Lehrbuch ambulante psychiatrische Pflege

Lehrbuch ambulante psychiatrische Pflege

Ingo Tschinke, Udo Finklenburg, Béatrice Gähler, Tim Konhäuser (Hrsg.)

Ingo Tschinke
Udo Finklenburg
Béatrice Gähler
Tim Konhäuser
(Hrsg.)

Lehrbuch ambulante psychiatrische Pflege

unter Mitarbeit von

Melanie Rogner
Peter Roddau
Britta Schneider-Tschinke
David Schmid
Frank Voss

hogrefe

Ingo Tschinke (Hrsg.) Pflegefachmann, Fachpfleger in der Psychiatrie, Dipl. Pflegewirt (FH), Master of Nursing (Univ.), Master of Science Pflege- und Gesundheitswissenschaft (Univ.), DE-Rotenburg
E-Mail: tschinke.ingo@gmx.de

Udo Finklenburg (Hrsg.) CAS Ambulante Psychiatrische Pflege, MAS Mental Health, CH-Pieterlen
PsyKP, MAS Mental Health (BFH), freiberuflicher Psychiatriepfleger in der Region Biel / Seeland (CH)
E-Mail: u.finklenburg@just-do-it.ch

Béatrice Gähler (Hrsg.) Dipl. Pflegefachfrau Psychiatrie, CAS Ambulante Psychiatrische Pflege, MAS Mental Health (BFH), CH-Büren an der Aare
E-Mail: b.gaehler@just-do-it.ch

Tim Konhäuser (Hrsg.) Fachkrankenpfleger Psychiatrie; Fachwirt für Organisation und Führung, Schwerpunkt Sozialwesen, CH-Guntamdingen
E-Mail: tim.konhaeuser@verua.ch

Bibliografische Information der Deutschen Nationalbibliothek
Die Deutsche Nationalbibliothek verzeichnet diese Publikation in der Deutschen Nationalbibliografie; detaillierte bibliografische Daten sind im Internet über http://www.dnb.de abrufbar.

Anregungen und Zuschriften bitte an:
Hogrefe AG
Lektorat Pflege
z.Hd.: Jürgen Georg
Länggass-Strasse 76
3012 Bern
Schweiz
Tel. +41 31 300 45 00
info@hogrefe.ch
www.hogrefe.ch

Lektorat: Jürgen Georg, Tom Sonntag, Joëlle Zemp
Bearbeitung: Tom Sonntag
Herstellung: Daniel Berger
Umschlagabbildung: Martin Glauser, Uttigen
Umschlaggestaltung: Claude Borer, Riehen
Illustration/Fotos (Innenteil): Tim Konhäuser
Satz: punktgenau GmbH, Bühl
Druck und buchbinderische Verarbeitung: Multiprint Ltd., Kostinbrod
Printed in Bulgaria

1. Auflage 2022

(E-Book-ISBN_PDF 978-3-456-95691-6)
(E-Book-ISBN_EPUB 978-3-456-75691-2)
ISBN 978-3-456-85691-9
https://doi.org/10.1024/85691-000

Inhaltsverzeichnis

Geleitwort von Regula Lüthi

Vier versierte Fachpersonen aus der ambulanten psychiatrischen Pflege haben ein Mammutwerk geschaffen, das nun einem geneigten Publikum zur Verfügung steht. Wie die drei Herausgeber und die Herausgeberin schreiben, richtet sich das Lehrbuch nicht nur an Fachpersonen, die in der ambulanten psychiatrischen Versorgung arbeiten, sondern an alle Interessierten, die in die Welt der ambulanten und aufsuchenden Pflege eintauchen möchten.

Und wer eintaucht, erhält eine große Menge an wertvollen Impulsen – sei dies, um die eigene Tätigkeit zu reflektieren oder sei es, um eine Ahnung vom reichen Schatz dieser Arbeit zu erhalten. Es gilt die Übersicht zu behalten in den Settings der stationären und ambulanten oder aufsuchenden Pflege. Vieles ist für alle Pflegefachpersonen gültig, es ist zwar essenziell für die ambulante psychiatrische Pflege, hat aber auch seine Berechtigung für die Arbeit im stationären oder teilstationären Bereich. Es gilt ebenfalls die Übersicht zu behalten bei den Unterschieden zwischen Deutschland und der Schweiz – die Gesetzgebungen und die Finanzierungsströme sind doch sehr unterschiedlich.

Während die Details zur Entstehungsgeschichte und zu den Länderunterschieden sich eher an die Expertinnen und Experten im ambulanten und aufsuchenden Setting richten, sind Haltungsfragen und Pflegephänomene für alle in der Psychiatrie tätigen Pflegefachpersonen nutzbar. Das ganz Spezifische an der ambulanten und aufsuchenden Pflege in der Psychiatrie ist immer wieder eingebettet in ein übergeordnetes Verständnis und auf Recoveryorientierung ausgerichtetes Handeln. Die Hinwendung zur Partizipation, zur Hoffnung vermittelnden Begleitung in allen Lebenslagen zieht sich wie ein roter Faden durch das Buch.

Meiner Ansicht nach werden sich die Gemeinsamkeiten und der Einbezug der Nutzerinnen und Nutzer über die kommenden Jahre verstärken, sodass wir nicht mehr groß unterscheiden werden zwischen stationär und ambulant, sondern nur noch davon sprechen, welche Unterstützung die Nutzerinnen und Nutzer im Verlaufe ihres Lebensweges als adäquat erachten. Sie selbst steuern zum Großteil den Bedarf an Leistungen, den sie benötigen.

Dieses Buch bietet den Leserinnen und Lesern einen großen Schatz an Informationen und an Unterstützung in der eigenen Arbeit. Es ist sicher nicht in einem Atemzug lesbar, sondern soll mithilfe der einzelnen Kapitel Wissen vermitteln, zur Diskussion anregen. Es gilt, selbst eine Auswahl zu treffen und sich einzulesen – je nach Interesse werden ganz unterschiedliche Buchseiten von großer Wichtigkeit sein. Ich wünsche den Leserinnen und Lesern viel Freude am Inhalt und bin überzeugt, dass das Herausgeberteam es außerordentlich schätzt, wenn es Rückmeldungen zur Nutzbarkeit der Texte erhält. Nur durch diesen Austausch gewinnt die ambulante und aufsuchende psychiatrische Pflege ein immer klareres Profil und wird ein noch sichtbareres und respektierteres Puzzleteil in einer integrierten Versorgungslandschaft.

Regula Lüthi
Direktorin Pflege, Medizinisch-Therapeutische Dienste und Soziale Arbeit der Universitären Psychiatrischen Kliniken Basel
Co-Präsidentin/Präsidentin von Swiss Nurse Leaders 2013–2020

Vorwort der Herausgeber

Bei der Versorgung kranker und pflegebedürftiger Menschen gilt der Grundsatz „ambulant vor stationär“. Vieles wird darunter subsumiert, angefangen bei ambulanten Operationen über „blutige Entlassungen“ bis hin zur häuslich aufsuchenden Pflege in allen Disziplinen.

Von diesem Trend ist auch die Psychiatrie nicht ausgenommen geblieben. Seit Jahren bestehende Ambulatorien der Kliniken erleben eine größere Bedeutung, Kliniken bieten aufsuchende Krisenbegleitung an und psychiatrisch Pflegende nutzen zunehmend Möglichkeiten, sich im ambulanten Rahmen selbstständig zu machen. Dies ist zwar je nach Kanton und Bundesland mit unterschiedlichen gesetzlichen Hürden versehen, aber die Entwicklung lässt sich nicht mehr aufhalten: Zumindest in der Schweiz kann inzwischen von einer flächendeckenden ambulant-psychiatrisch-pflegerischen Versorgung gesprochen werden.

Zunehmend vernetzen sich ambulant-psychiatrisch Pflegende, verstehen sich selbst als gesundheitspolitische Kraft, die immer mehr Gehör findet. Es wird über die ambulante psychiatrische Pflege geforscht, zunehmend publiziert, und an den Hochschulen werden zusätzliche Professuren geschaffen, wie erst vor Kurzem an der Berner Fachhochschule.

Das alles kann aber nicht darüber hinwegtäuschen, dass es bislang keine oder nur wenige Hilfestellungen für die Arbeit im ambulanten Setting gibt. Bruno Hemkendreis und Volker Haßlinger (2014) beschäftigen sich in ihrem Buch zwar mit der häuslichen psychiatrischen Pflege, unserer Ansicht nach bleiben dabei aber wichtige Aspekte unberücksichtigt. Wie arbeitet beispielsweise eine Fachperson, die bislang in der Klinik über die Schlüsselgewalt verfügte, in einer Situation, in welcher sie nur noch „Gaststatus“ (Meyer, 2016) genießt? Wie organisiert sich die ambulante psychiatrische Pflege, wie grenzt sie sich ab (von den Klienten, den Angehörigen, den Ansprüchen von Ärzten und Sozialdiensten)?

Das vorliegende Buch möchte auf diese und andere Fragen Antworten geben, ohne „Handlungsanweisungen“ zu liefern. Gefragt ist, wie allgemein in der ambulanten psychiatrischen Pflege, das selbstständige, eigenverantwortliche Denken und Handeln. Ganz im Sinne des Recoverys bietet dieses Buch Anregungen, Hintergründe und Entscheidungshilfen an.

Zielgruppe sind Psychiatriepflegende – sowohl in Organisationen (Pflegedienst, Psychiatrie-Spitex) als auch freiberuflich Pflegende und Lernende an den Pflegeschulen unterschiedlicher Stufen – und alle Interessierten, die, wie es Regula Lüthi so treffend formuliert hat, „in die Welt der ambulanten und aufsuchenden Pflege eintauchen möchten“.

Wir als Herausgeberteam wünschen den Leserinnen und Lesern eine anregende Lektüre und ein nützliches Nachschlagewerk, welches im Berufsalltag eine große Hilfe darstellen möge.

Rotenburg, Biel und Tübingen, im Januar 2021
Ingo Tschinke
Udo Finklenburg
Béatrice Gähler-Schwab
Tim Konhäuser

1 Warum ein Lehrbuch für die ambulante psychiatrische Pflege?

Ingo Tschinke

In den letzten beiden Jahrzehnten hat sich die psychiatrische Pflege weiter professionalisiert (Sauter et al., 2011; Schädle-Deininger & Wegmüller, 2017). Es sind zum Teil umfangreiche Lehrbücher und Zeitschriften auf dem deutschsprachigen Markt erhältlich, die sich mit der praktischen Arbeit in der Psychiatrie, mit der Kunst der Beziehungsarbeit und der Wissenschaftlichkeit der psychiatrischen Pflege befassen. Deswegen mag man sich fragen, warum es jetzt noch ein Lehrbuch für die ambulante psychiatrische Pflege braucht – wiederholt es nicht nur das, was wir schon aus der stationären Pflege wissen? Diese Frage lässt sich sowohl mit einem Ja als auch Nein beantworten. Auf der einen Seite kann in der ambulanten psychiatrischen Pflege vieles mit dem, was sich im stationären Bereich entwickelt hat, gleichgesetzt werden, auf der anderen Seite gibt es aber auch große Unterschiede zur stationären Versorgung (Hemkendreis & Haßlinger, 2014).

Die psychiatrische Pflege hat im stationären Bereich eine wichtige Position bei der professionellen Behandlung von psychiatrischen Patienten übernommen (Schädle-Deininger & Wegmüller, 2017). Viele Betroffene in der psychiatrischen Versorgung berichten, dass sie von der Beziehungsgestaltung und dem stationären Bereich einer psychiatrischen Fachklinik profitiert haben (Tschinke, 2006). Aber was passiert nach der stationären Versorgung? Haben wir die Drehtürpsychiatrie überwunden oder ist es nicht doch in vielen Regionen noch so, dass das ambulante System nicht entsprechend ausgebaut ist, um erneute und vielleicht unnötige Aufenthalte in einer Klinik zu verhindern? Vor allem in den ländlichen Regionen Deutschlands, aber auch in Österreich und in der Schweiz ist die fachärztliche Versorgung kaum als flächendeckend zu bezeichnen, und fast überall besteht eine lange Warteliste für eine psychotherapeutische Nachsorge (Walle et al., 2010). Angesichts dieser Situation plädieren Walle et al. (2010) schon länger für eine Neuorganisation der psychiatrischen Versorgung nach dem Vorbild eines ambulant gesteuerten Netzwerks, bei dem die Kooperation zwischen Haus-, Facharzt und ambulant-aufsuchender Fachpflege den Kernbereich des Hilfesystems bildet. Gerade für Menschen mit einer schweren psychischen Erkrankung, mit einer komplexen Problemlage und einem länger andauernden Unterstützungsbedarf ist eine vernetzte und gemeindenahe psychiatrische Versorgung von elementarer Bedeutung, in welcher die ambulante psychiatrische Pflege eine wichtige Rolle für eine recovery- und personenorientierte Begleitung einnimmt, wie dies auch in der S3-Leitlinie „Psychosoziale Therapien bei schweren psychischen Erkrankungen" hervorgehoben wird (DGPPN, 2019).

Obwohl im deutschsprachigen Raum bereits viele Fachpublikationen zur psychiatrischen Pflege existieren, befassen sich nur wenige davon speziell mit dem ambulanten Setting. Die bislang erschienenen Veröffentlichungen beziehen sich zumeist auf die stationäre Arbeit und die Rahmenbedingungen, wie sie auf psychiatrischen Stationen gängig sind. Im stationären Bereich befinden sich die Betroffenen in einer für sie fremden Lebenswelt, die als Arbeitswelt der psychiatrischen Fachkraft sehr viel vertrauter ist als den Betroffenen (Simpson, 2009). Daher geht es im stationären Bereich vielfach darum, wie die Betroffenen von dem Aufenthalt profitieren können. Dies umfasst schützende und pflegetherapeutische Aspekte, die den Patienten dazu befähigen sollen, sein Leben im häuslichen Umfeld besser gestalten zu können. Das bedeutet, dass wir als psychiatrisch Pflegende im übertragenen Sinne mit den Betroffenen erarbeiten, wie das Überleben draußen funktionieren könnte, worauf sie zu achten haben und was hilfreiche Instrumente zur Bewältigung des Lebens im Alltag des sozialen Umfeldes sein können. Die Entlassung aus der Klinik mag vielen Betroffenen dann als Stoß ins kalte Wasser erscheinen: Jetzt müssen sie allein umsetzen, was in der Klinik gemeinsam mit Therapeuten und der psychiatrischen Pflege erarbeitet worden ist. Die eigene Lebensumwelt hat sich allerdings nur wenig oder gar nicht verändert, sodass Betroffene oft kaum Unterstützung erhalten und auf sich gestellt durchaus überfordert sein können (Finkelman, 1997; Ryan, 2009).

In der ambulanten psychiatrischen Pflege sehen dagegen die Rahmenbedingungen anders aus. Die professionellen psychiatrisch Pflegenden setzen sich nicht prospektiv mit den Betroffenen auseinander, sondern orientieren sich im ambulanten Feld gemeinsam mit den Betroffenen (und wichtigen Bezugspersonen) an deren Zielen (Slade, 2009). Dabei befindet sich die psychiatrische Fachkraft in der Lebenswelt der Betroffenen, was sehr viel Anpassung, Flexibilität und eine fundierte recoveryorientierte Haltung erfordert (Slade et al., 2017). Des Weiteren muss sich die Pflegeperson gut im sozialpsychiatrischen Netzwerk mit niedergelassenen Fachärzten, Hausärzten, den sozialpsychiatrischen Verbünden und verschiedenen Trägern der psychiatrischen (Kliniken etc.) und sozialpsychiatrischen Einrichtungen (Eingliederungshilfe, Jugendhilfe etc.) bewegen können und mit diesen interagieren (Walle et al., 2010). Dabei arbeiten ambulant-psychiatrisch Pflegende in einem erhöhten Maße mit den Betroffenen zusammen und weitaus weniger in einem multiprofessionellen Team, wie dies im stationären Bereich der Fall ist.

Zum Verständnis von ambulanter psychiatrischer Pflege in diesem Buch

Die ambulante psychiatrische Pflege (APP) versteht sich als extramurale Pflegedienstleistung, welche unabhängig von Institutionen, wie Kliniken, psychiatrische Institutsambulanzen oder psychiatrische Ambulatorien, im Auftrag des Klienten auf Verordnung eines Arztes hin erbracht wird und die sich mit anderen Leistungserbringern (Hausärzte, Psychiater, weitere Pflegedienste, geschützte Werkstätten etc.) vernetzt.

Das Arbeitsfeld der ambulanten psychiatrischen Pflege ist das persönliche Umfeld des Klienten mit den entsprechenden Bedingungen (Wohn-, Arbeits- und finanzielle Situation, Vernetzung mit Familie, Freunden, Nachbarschaft) und den damit bezeichneten Problemstellungen unter Einbezug der Diagnose, der Symptome und der aktuellen Therapie. Daraus erhebt die Pflegefachperson den individuellen Pflegebedarf in Absprache mit dem verordnenden Arzt und dem Krankenversicherer. Entsprechend resultieren die Begriffe „aufsuchend" (zum Klienten gehend) und „häuslich" (im Umfeld des Klienten).

In diesem Rahmen ist es die Aufgabe der Pflegefachperson, mit ihrer Fachkompetenz den Klienten bei der Bewältigung seiner Lebens- und Alltagsprobleme zu unterstützen, zu einem besseren Verständnis der eigenen Problematik und Symptomatik beizutragen und seine Selbstbefähigung zu fördern. Die Pflegefachperson versteht sich nicht als die „führende", sondern als begleitend-reflektierende Person, welche den Klienten im Sinne des Recoveryansatzes darin unterstützt, seinen Genesungsweg zu finden.

Mit dem vorliegenden Werk möchte das Herausgeberteam insbesondere die Unterschiede zur stationären Pflege herausarbeiten, aber auch Gemeinsamkeiten aufzeigen. Aus diesem Grund orientieren wir uns an dem im Hogrefe Verlag erschienenen „Lehrbuch Psychiatrische Pflege" von Sauter et al. (2011). Wir werden bei Gemeinsamkeiten in der psychiatrischen Arbeit auf dieses Lehrbuch verweisen und die Unterschiede insbesondere in Bezug auf die ambulante psychiatrisch-pflegerische Arbeit herausstellen.

Der Herausgeberin und den Herausgebern geht es mit diesem Buch auch darum, psychiatrisches Handwerkszeug aufzuzeigen, welches ambulant für die tägliche Arbeit eingesetzt werden kann. So wie für einen guten Handwerker ein zweckmäßig ausgestatteter Werkzeugkasten unverzichtbar ist, so soll dieses Lehrbuch praxisbezogenes Grundlagen- und Handlungswissen bereitstellen, das für die Arbeit in der ambulanten psychiatrischen Pflege unentbehrlich ist. Natürlich brauchen Handwerker unterschiedliches Handwerkszeug, wie einen Hammer, mit dem etwas festgemacht werden kann, eine Zange, mit der sich etwas lösen lässt, oder eine Drahtschere, die Unnötiges abtrennt – jeder Handwerker stellt sich seinen Werkzeugkasten entsprechend zusammen. Und genauso soll auch die psychiatrische Pflegefachkraft je nach Aufgabenstellung für die pflegerische Versorgung entscheiden, welche „Werkzeuge" in den eigenen „Werkzeugkasten" kommen. Einige davon sind für den ständigen Einsatz vorgesehen (z. B. aktives Zuhören, wirksame Fragen), andere werden für bestimmte Aufgaben und nach den eigenen Präferenzen von den Pflegenden ausgesucht, zum Beispiel bestimmte Modelle (wie das REACH©-Modell zur Stärken- und Ressourcenförderung) oder Maßnahmen (z. B. Achtsamkeitstraining, Resilienzförderung, Familienaufstellungen).

Aus diesem Grund stehen für uns die psychiatrische Pflegefachkraft und die Frage, welche Kompetenzen sie in ambulanten und aufsuchenden Settings benötigt, im Vordergrund. Deshalb widmen wir diesem Aspekt einen besonders großen Anteil in diesem Buch. Wichtig sind hier vor allem die recoveryorientierte Haltung gegenüber den Betroffenen, die Beziehungsfähigkeit, die ethische Einstellung, die Fähigkeit zur Selbstreflexion und die Vernetzungsarbeit im sozialpsychiatrischen Kontext. Dies stellt für uns die Grundlage dar, um die Kunst der psychiatrischen Pflege ausüben zu können – die gelingende pflegetherapeutische Beziehung, die für beide Seiten wirksam sein soll. Wir gehen davon aus, dass diese Kunst der Pflege den Rahmen darstellt, in welchem jedwede psychiatrische Betreuungs- und Behandlungssituation auf dem Genesungsweg des Betroffenen gemeistert werden kann.

Der zweite Schwerpunkt liegt auf den Nutzerinnen und Nutzern des psychiatrischen Versorgungssystems und ihren Lebensräumen und Umständen, in denen sie sich bewegen. Dazu werden wir auch die verschiedenen Betreuungssettings der Gerontopsychiatrie, der Kinder- und Jugendpsychiatrie, der interkulturellen Pflege wie auch die forensische Versorgung beleuchten.

Die ambulante psychiatrische Arbeit kann aber nur innerhalb eines rechtlichen Rahmens geleistet werden, den wir zu Beginn erläutern. Dies betrifft sowohl die gesetzlichen Rahmenbedingungen in Deutschland und in der Schweiz, unter denen die ambulante psychiatrische Pflege erbracht werden kann, als auch die rechtlichen Strukturen der psychiatrischen Versorgung. Dies stellt bereits ein breites Spannungsfeld dar, da die Bedingungen in der Schweiz kantonal unterschiedlich sind und auch in Deutschland noch große Unterschiede in den einzelnen Bundesländern bestehen.

Ein weiterer Aspekt in diesem Buch stellt die Organisation der ambulanten Versorgung dar. In Deutschland kann die Versorgung in der Regelversorgung nur durch einen ambulanten Pflegedienst geleistet werden, während in der Schweiz die meisten psychiatrisch Pflegenden als selbstständige Fachkräfte tätig sind. So werden wir sowohl die Organisation eines Pflegedienstes aufzeigen als auch das Selbstmanagement für eine Fachkraft.

Ein weiteres Kapitel wird sich mit den Instrumenten in der ambulanten psychiatrischen Pflege befassen, wie die Bedarfserhebung und die Assessments subjektiver und objektiver Daten. Dabei werden wir auch praktische Pflegemodelle und Konzepte aufzeigen wie zum Beispiel den Ansatz der Resilienzförderung, das REACH©-Modell zur Stärken- und Ressourcenförderung, die „Low Intensity Cognitive Behaviour Therapy“ (LICBT) und andere Therapiekonzepte im ambulanten Feld.

Da es für die ambulante psychiatrische Pflege unerlässlich ist, sich zu vernetzen, werden wir die sozialpsychiatrischen Verbünde in Deutschland mit ihren Akteuren wie auch die psychiatrischen Versorgungsstrukturen in der Schweiz vorstellen. Zum Schluss geht das Buch kurz auf die Fort- und Weiterbildung und die berufspolitische Interessenvertretung in der ambulanten psychiatrischen Pflege ein.

Das vorliegende Buch richtet sich in erster Linie an Pflegende, die in der psychiatrischen häuslichen Krankenpflege arbeiten, es ist aber auch für stationär-psychiatrisch Pflegende, die sich über die Inhalte der psychiatrischen häuslichen Krankenpflege und über Recovery informieren möchten, und für Interessierte, die eine Vorstellung davon bekommen wollen, wie die Arbeit in der ambulanten psychiatrischen Pflege aussieht und was man dafür benötigt, um in diesem Bereich als Pflegefachkraft tätig zu sein, geeignet. Es soll ein Lehrbuch für die ambulante psychiatrische Pflege sein, welches wissenschaftlich fundiert den State of the Art der Pflege aufzeigt, aber auch Reflexionsmöglichkeiten und Hintergrundwissen für die tägliche Arbeit bietet. Die Autorinnen und Autoren sind selbst langjährig in der ambulanten psychiatrischen Pflege tätig – als Pflegende, als fachliche Leitungen eines Pflegedienstes, als Organisatoren von integrierter Versorgung und als Vertreter verschiedener Fachpflegeorganisationen in Deutschland und in der Schweiz.

Nicht zuletzt soll dieses Buch die ambulante psychiatrische Pflege als spannendes und zukunftsorientiertes Berufsfeld aufzeigen, welches die Autorinnen und Autoren nicht missen möchten.

2
Entwicklung der ambulanten psychiatrischen Pflege

Dieses Kapitel zeigt die Entwicklung der ambulanten psychiatrischen Pflege in Deutschland und in der Schweiz auf und stellt dar, wie sich dieser Bereich in beiden Ländern organisiert.

2.1 Ambulante psychiatrische Pflege in Deutschland

Ingo Tschinke

Häusliche Krankenpflege wurde bis 1996 in Deutschland in erster Linie von Gemeindeschwestern und der Freien Wohlfahrtspflege erbracht. Mit der Pflegereform wurde 1996 die Pflegeversicherung als eigenständiger Zweig der Sozialversicherung und als Pflichtversicherung eingeführt; seitdem werden Arbeitgeber und Arbeitnehmer solidarisch zu Beiträgen zur Finanzierung der Pflegeversicherung herangezogen (analog zur gesetzlichen Krankenversicherung). Durch die Abgrenzung der Pflege in Grundpflege und Behandlungspflege ist die Grundpflege in der Pflegeversicherung verortet worden, während die Behandlungspflege als Krankenhausvermeidungspflege (§ 37 Absatz 1 SGB V) und Sicherungspflege zur Sicherung der ärztlichen Behandlung (§ 37 Absatz 2 SGB V) eingestuft wurde.

Vor dem Hintergrund des in der deutschen Gesundheitspolitik geltenden Grundsatzes „ambulant vor stationär“ waren Maßnahmen erforderlich, die die ambulante gegenüber der stationären Versorgung fördern sollten, um die klinische Behandlung zu reduzieren und das ambulante Setting unter der Regie der Haus- und Fachärzte zu stärken (Simon, 2017). Durch die Einführung des Pflegeversicherungsgesetzes und die Festlegungen der Häuslichen Krankenpflege-Richtlinie im Jahre 2000 wurde denn auch die ambulante pflegerische Versorgung erheblich verbessert. Bei all diesen Bemühungen wurde allerdings die ambulante psychiatrische Pflege außen vorgelassen. Um hier Rahmenbedingungen festzulegen, vergab das Bundesministerium für Gesundheit den Auftrag zur Erstellung einer Studie, mit der die von 1987 bis 1999 geförderten Modellprojekte zur Stärkung der ambulanten psychiatrischen Pflege evaluiert werden sollten. Anhand der Ergebnisse sollten Empfehlungen für eine Ergänzung der HKP-Richtlinie um die psychiatrische Krankenpflege erarbeitet werden (Böker-Scharnhölz & Pörksen, 1999, 2000).

Böker-Scharnhölz und Pörksen (2000) machten in ihrem abschließenden Gutachten deutlich, dass aufgrund der qualitativen und quantitativen Wichtigkeit psychiatrischer Pflege in jedem klinischen Setting davon auszugehen ist, dass die psychiatrische Pflege auch im ambulanten Bereich einen wichtigen Anteil übernehmen kann. Diese Sicht teilen viele deutsche Autoren bis heute, indem sie ebenso darauf verweisen, dass die mehrdimensionale Behandlung ein unabdingbarer Teil der medizinischen Praxis geworden ist und auch einen wichtigen Anteil an der Gesundheitsversorgung psychisch kranker Menschen innehat (z.B. Dörner et al., 2017; Kunze et al., 2010).

Das Bundesgesundheitsministerium beauftragte schließlich die AG „HKP psychisch Kranke“ mit der Ausarbeitung eines Entwurfs, um die Regelungsbedarfe in der psychiatrischen häuslichen Krankenpflege (pHKP) entsprechend anzupassen. Die neu gefasste Richtlinie über die Verordnung von häuslicher Krankenpflege (Häusliche Krankenpflege-Richtlinie, HKP-RL) wurde am 15. Februar 2005 verabschiedet. In einer Beschlussbegründung erläuterte der Gemeinsame Bundesausschuss (G-BA) die Gründe für die Regelungen zur Indikation, Frequenz und Dauer (G-BA, 2005). Die in der HKP-RL enthaltenen Regelungen zur psychiatrischen häuslichen Krankenpflege wurden inzwischen erneut überarbeitet und die Änderungen vom G-BA 2018 beschlossen (G-BA, 2018).

Um die Wirksamkeit ambulanter psychiatrischer Pflege nachweisen zu können, wurde im Vorfeld der Neufassung der HKP-Richtlinie von 2005 – wie schon angedeutet – eine umfassende indikationsoffene Literaturrecherche durchgeführt, die sowohl deutsche wie auch internationale Quellen einbezog, um Evidenzen für Maßnahmen der häuslichen Krankenpflege zu finden (G-BA, 2005). Bei der Aktualisierung der Regelungen zur psychiatrischen häuslichen Krankenpflege im Rahmen der HKP-RL von 2018 konnte der G-BA in Deutschland auf eine mehr als zehnjährige Erfahrung zurückgreifen; außerdem hatte er die anhörungsberechtigten Organisationen, darunter die Bundesinitiative Ambulante Psychiatrische Pflege (BAPP e.V.), hinzugeladen. Die Begründungen zur Aktualisierung der Richtlinie lassen sich in erster Linie auch auf diese Anhörungen zurückführen (G-BA, 2018).

Grundsätzlich ist der Beschluss einer Richtlinie stets auch als eine politische Entscheidung zur Einflussnahme auf die Verteilung von Ressourcen anzusehen. Aus soziologischer Sicht lässt sich solch eine Konstruktion als ein Beispiel betrachten, in welchem Literatur zu einem Thema oder einer Fragestellung zusammengetragen wird, um daraus Legitimationen kognitiver und normativer Art abzuleiten. Diese Form der Literaturauslegung wird auch bei dem Experten-Gutachten von Dr. med. Tolzin vom MDK Mecklenburg-Vorpommern aus dem Jahre 2004, das der Gemeinsame Bundesausschuss zu den Indikationen für die ambulante psychiatrische Pflege in Deutschland angefordert hatte, deutlich (Tolzin, 2004). Tolzin kommt darin zu dem Schluss, dass die ambulante psychiatrische Pflege ein typisches Beispiel für eine Über- und Fehlversorgung im deutschen Gesundheitswesen ist und dass Menschen mit Depressionen, Angst- oder Zwangserkrankungen oder jeder Art von Persönlichkeits- und Essstörungen ausschließlich durch Psychiater und Psychotherapeuten betreut werden sollten (Tolzin, 2004). Aus dem Gutachten spricht denn auch mehr das Interesse der Gesundheitspolitik an einer Sicherung der ärztlichen Versorgung als die ernsthafte Absicht in Bezug auf eine neutrale, wissenschaftliche Bewertung der Zulassung ambulanter psychiatrischer Pflegedienste.

Während die somatische Pflege von allen Pflegediensten bundesweit erbracht werden kann, unterliegt die ambulante psychiatrische Pflege gemäß § 132a SGB V einem besonderen Zulassungsverfahren für die Pflegedienste, die entsprechende Leistungen anbieten möchten. Diese Zulassung wird durch die Landesverbände der Krankenkassen geregelt. Dabei ergibt sich das Problem, dass die einzelnen Landesverbände der Krankenkassen bei der Zulassung von Leistungen der ambulanten psychiatrischen Pflege sehr unterschiedlich verfahren. Während in einigen Bundesländern (z.B. Niedersachsen, Bremen, Hamburg und Berlin) allen Anbietern, die die Voraussetzungen erfüllen, die Zulassung erteilt wird, bleibt sie in anderen Ländern (z.B. Baden-Württemberg, Bayern und Hessen) versagt. Hinter dieser Vorgehensweise lässt sich durchaus eine unterschiedliche Bewertung vermuten (Tschinke,

2013, die aber dazu führt, dass betroffenen Patienten in den entsprechenden Bundesländern der Zugang zu einer ambulanten psychiatrischen Versorgung verwehrt wird, was einer scharfen und direkten Rationierung im Sinne der Gesundheitsökonomie gleichkommt (Lauterbach et al., 2013). Damit werden Menschen Leistungen vorenthalten, die nach Studien, die vom G-BA überprüft wurden, nachweislich eine bessere Teilhabe am Alltagsleben als eine rein klinische Behandlung gewährleisten und die seit 2005 Bestandteil einer Richtlinie sind, die für alle Krankenkassen gesetzlich bindend ist. Außerdem wird Menschen eine Leistung versagt, die nur unzureichend durch die fachärztlichen Versorgungsstrukturen und Psychotherapeuten aufgefangen werden kann (Walle et al., 2010).

Das ist eine erstaunliche Tatsache, denn mit der psychiatrischen häuslichen Krankenpflege kann man in der außerstationären Versorgung einiges bewirken, was ganz in der Zielsetzung der Gemeindepsychiatrie liegt (Dörner et al., 2017). Von ablehnenden Landesverbänden der AOK wird häufig argumentiert, dass die ambulante psychiatrische Pflege einen weiteren Kostentreiber im Gesundheitswesen darstellen könnte und nur begrenzt Kosteneinsparungen zu erkennen sind. Dem lässt sich entgegenhalten, dass viele Studien aus den USA und Großbritannien belegen, dass durch eine flächendeckende ambulante psychiatrische Versorgungsstruktur sehr effektiv und effizient Kosten im Gesundheitswesen eingespart werden können (Tschinke, 2007). Allerdings werden von den Krankenkassen nicht die Bedingungen geschaffen, tatsächlich größere Patientenkontingente versorgen zu können, um dadurch nicht nur weitere Kosten zu verursachen, sondern auch Einsparungspotenziale zu ermöglichen. Bei einer Anhörung ging ein Vertreter der AOK in Bayern sogar so weit zu behaupten, dass man die Umsetzung der Regelversorgung nicht für notwendig erachte, da bisher keine Nachfrage danach bestehe (Tschinke, 2013). Diese Argumentation zum Verhältnis von Angebot und Nachfrage ähnelt sehr der Frage „Was war zuerst da: die Henne oder das Ei?“.

Dass es auch anders geht, zeigt das Bundesland Niedersachsen. Mit der Niedersächsischen Arbeitsgemeinschaft Ambulante Psychiatrische Pflege (NAAPPF) wurde unter der Schirmherrschaft des Landesfachbeirates Psychiatrie des Landes Niedersachsen mit den Vertretern der Modellprojekte in Niedersachsen eine Grundlage geschaffen, die eine flächendeckende und adäquate Versorgung ermöglicht hat. Der Regelversorgungsvertrag wurde mit den Leistungserbringern und den Krankenkassen abgestimmt, sodass Niedersachsen bis heute das einzige Flächenland ist, das die Versorgung psychisch erkrankter Menschen an jedem Ort durch zurzeit 48 zugelassene Pflegedienste sichert.

Dass in anderen Bundesländern wie Hessen, Baden-Württemberg, Bayern, Schleswig-Holstein und Rheinland-Pfalz bis heute keine angemessene Regelversorgung durch ambulante psychiatrische Pflegedienste existiert – sieht man einmal von den punktuellen integrierten Versorgungsmodellen ab – sollte Anlass sein, in der Öffentlichkeit zur Diskussion zu stellen, ob diese gesundheitsökonomisch motivierte Richtungsentscheidung tatsächlich der Deckelung von Gesundheitskosten dient und ob es wirklich im Interesse der Versicherten sein kann, die Gewährung von Leistungen der Gesundheitsversorgung nur nach Kostengesichtspunkten zu bewerten. Die von der niederländischen Regierung in den 1990er-Jahren eingesetzte Dunning-Kommission entwickelte vier Entscheidungskriterien, um ethisch angemessener beurteilen zu können, ob eine medizinische Leistung in die solidarisch finanzierte Grundversorgung aufgenommen werden soll: Nützlichkeit, Effektivität, Effizienz und Eigenverantwortung (Wallner, 2007). Überprüft man die ambulante psychiatrische Pflege nach dem ersten Kriterium, so lässt sich ihre Nützlichkeit zum Beispiel bei der Wiederherstellung aktiver Partizipationsmöglichkeiten in der Gesellschaft anhand der vom G-BA vorgefundenen Studienlage klar belegen. Auch ihre Effektivität konnte durch den G-BA bestätigt werden. Die Effizienz wurde durch Kosten-Nutzen-Analysen in den Bundesländern, die flächendeckend ambulant-psychiatrisch versorgen, nachgewiesen (Walle et al., 2010). Mit dem vierten Kriterium sollen solche Leistungen erkannt werden, die der persönlichen Verantwortung überlassen werden können, was durch hohe Kosten und geringe oder fehlende Outcome-Wirkungen zu belegen ist.

2.2 Die ambulante Psychiatriepflege in der Schweiz

Udo Finklenburg

1995 wurde durch den Zusammenschluss der Schweizerischen Vereinigung der Hauspflegeorganisationen (SVHO) und der Schweizerischen Vereinigung der Gemeindekrankenpflege- und Gesundheitspflegeorganisationen (SVGO) der Verband Spitex Schweiz gegründet, der die bis dahin auf kommunaler und kantonaler Ebene existierenden Verbände der Krankenpflege und der Familienhilfe unter einem nationalen Dach zusammenfasste. „Der in den 1960er-Jahren geprägte Begriff der Spitex ist eine Kurzform für Spitalexterne Kranken- und Gesundheitspflege in der Schweiz. Er umfasst alle ambulanten und halbambulanten Dienste des Gesundheits- und Sozialwesens wie Gemeindekrankenpflege, Hauspflege und Familienhilfe, Haushaltshilfe und weitere Dienste wie Laiendienste, Ergo- und Physiotherapie, Hausarzt- oder Hebammenleistungen, Mütterberatung oder Sozialarbeit. Die Hauptaufgaben der Spitex verschoben sich von der Wöchnerinnenpflege und der Familienhilfe zur Betreuung von Betagten und chronisch Kranken" (Lischer, 2013, o. S.).

Ausschlaggebend für den Zusammenschluss war die Einführung der obligatorischen Krankenversicherung 1996 in der Schweiz; seitdem müssen die von der Spitex erbrachten Pflegeleistungen von den Krankenkassen bezahlt werden. Zugleich wurde mit der Neufassung der Krankenpflege-Leistungsverordnung (KLV Art. 7) und der Neuformulierung der Krankenversicherungsverordnung (KVV Art. 49) nach dem Grundsatz „ambulant vor stationär" der Grundstein für eine umfassende ambulante Versorgung gelegt. Zu den bestehenden Nonprofit-Spitexdiensten kamen seither immer mehr private Spitex-Organisationen und freiberuflich tätige Pflegefachleute hinzu.

Zögerlich begannen auch die ersten ambulanten psychiatrischen Dienste von freiberuflichen Psychiatriepflegefachpersonen und Spitex-Verbänden mit ihrer Tätigkeit, bis Anfang der 2000er-Jahre eine große Schweizer Krankenkasse die Existenz der psychiatrischen Pflege mit der Begründung anzweifelte, dass nirgendwo in den Gesetzestexten die Psychiatriepflege erwähnt werden würde, und die Zahlungen einstellte. Viele Freiberufler führte diese Entscheidung in existenzielle Schwierigkeiten und letztlich zur Aufgabe ihrer Tätigkeit. Gleichwohl kämpfte der Schweizerische Berufsverband Krankenpflege (SBK) zusammen mit den Betroffenen gerichtlich für eine Anerkennung ihrer Arbeit und hatte letztlich vor dem Schweizerischen Bundesversicherungsgericht 2004 Erfolg. Das Gericht bestätigte nicht nur die Existenz der Psychiatriepflege, sondern gab an den Gesetzgeber den Auftrag, vorhandene Gesetzeslücken zu schließen und die ambulante Psychiatriepflege verbindlich zu regeln.

In einem ersten Schritt wurde 2007 die Krankenpflege-Leistungsverordnung an das Urteil angepasst, im zweiten Schritt wurde von 2009 bis 2011 die Finanzierung der gesamten ambulanten Pflege überprüft und als unzureichend erkannt. Die Differenz zwischen einer ausreichenden Finanzierung und dem tatsächlich ausgezahlten Betrag wurde als „Restkosten" bezeichnet, und das Bundesamt für Gesundheit (BAG) vereinbarte mit der Gesundheitsdirektorenkonferenz, dass sich die Kantone dafür verantwortlich zu fühlen hätten. In der Folge gab es 26 verschiedene Lösungen, die von „sehr befriedigend" und „innovativ" bis hin zu „ignorant" und „verwaltungsmäßig inakzeptabel" reichten, und dieser Prozess der Umsetzung war bis zum Sommer 2019 immer noch nicht abgeschlossen. Zumindest veränderte sich die Finanzierung in den meisten Kantonen dahingehend, dass sie kostendeckend wurde.

Seit jenem Urteil begann in der Schweiz ein Boom für ambulante psychiatrische Leistungen. In den ersten Jahren waren es fast ausschließlich freiberuflich tätige Psychiatriepflegefachpersonen, die dieses Angebot vertraten und in mühevoller Kleinstarbeit bei den Zuweisern bekannt machten. Später übernahmen auch immer mehr Spitexdienste dieses Angebot, und inzwischen kann (zumindest in der Deutschschweiz) von einem flächendeckenden Angebot gesprochen werden. Die große Kritik der Krankenkassen ist, dass die ambulante Psychiatriepflege sich ihren Markt selbst schafft, aber die Erfahrungen zeigen eigentlich, dass das Angebot immer noch viel zu klein ist, um alle Klienten, die eigentlich eine Begleitung benötigen, aufzufangen – sei es, um den Rückfall nach einem Klinikaustritt oder einen Klinikeintritt in einer Krise zu vermeiden, oder sei es, psychisch erkrankten Menschen dabei zu helfen, das Leben, etwa im Rahmen eines individuellen Recoveryplans, wieder in den Griff zu bekommen.

2007 gründete sich der Verein Ambulante Psychiatrische Pflege (VAPP), um das Angebot (der damals nur von freiberuflich Tätigen erbrachten Dienstleistungen) bekannter zu machen, die Anbieter erreichbar zu machen und die Gos und No-Gos aufzuzeigen. Der Verein öffnete sich 2015 für die in der Spitex angestellten Psychiatriepflegenden und versteht sich heute als Fachvertretung für alle ambulanten Psychiatriepflegenden. Als übergeordneter Vertragspartner für die Krankenkassen und die Kantone sowie den Bund tritt nach wie vor der Schweizerische Berufsverband Krankenpflege (SBK) für die Freiberufler auf.

3
Die professionelle Haltung ambulant-psychiatrisch Pflegender

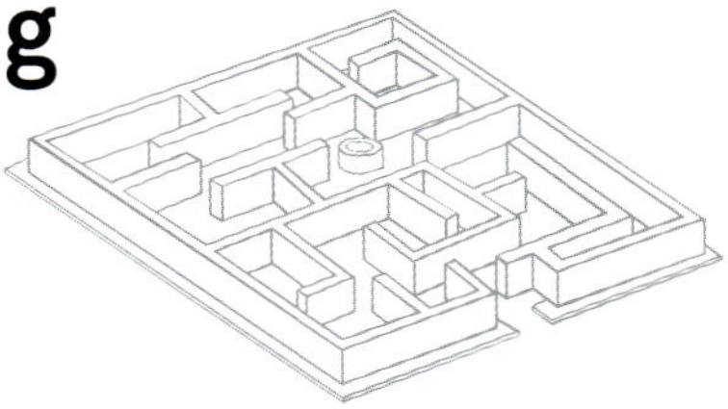

Die Beziehung zwischen psychisch erkrankten Menschen und Pflegenden bildet die Grundlage für das konkrete Handeln in der ambulanten psychiatrischen Pflege – die Gestaltung dieser Beziehung hat einen entscheidenden Einfluss auf die Qualität der pflegetherapeutischen Interaktion. Eng verknüpft damit sind bestimmte Haltungen und Orientierungen wie etwa eine Begleitung nach dem personenzentrierten Recoveryansatz.

Für das Herausgeberteam ist die Förderung des persönlichen Genesungsweges grundlegend für die Arbeit mit Menschen in der ambulanten psychiatrischen Pflege. Dieser Ansatz bestimmt unsere Sicht auf die Beziehung und Interaktion zwischen Pflegenden und Betroffenen und auf ihre praktische Ausgestaltung; er spiegelt sich in einer professionellen recovery-orientierten Grundhaltung wider, die es den Betroffenen ermöglichen möchte, ihren eigenen Genesungsweg zu finden und zu beschreiten. Betroffene und Pflegende begegnen sich dabei als gleichberechtigte Partner auf Augenhöhe.

Diese Ausrichtung der psychiatrischen Pflege und Begleitung im ambulanten Feld an der Unterstützung von Menschen auf ihrem Genesungsweg im Sinne eines individuellen Recoveryprozesses zieht sich wie ein roter Faden durch das gesamte Werk. Sie zeigt sich auch bei den Darstellungen der Pflegemodelle und Therapiekonzepte und in den Ausführungen zur partnerschaftlichen Zusammenarbeit zwischen Betroffenen und Professionellen auf dem Genesungsweg, den man für eine begrenzte Zeit miteinander geht. Dazu beleuchten wir Aspekte der Ethik, Lebensweltorientierung, Autonomie und der Förderung von Inklusion und Teilhabe. Auch lassen wir Betroffene und Pflegefachpersonen sowie Angehörige und andere wichtige Ansprechpersonen zu Wort kommen.

Die professionelle Haltung psychiatrisch Pflegender kommt auch durch die Bezeichnung der Menschen, mit denen wir zusammenarbeiten, zum Ausdruck – wir sprechen in diesem Buch in der Regel von Klienten oder Betroffenen und weichen davon nur in Ausnahmen (bei anderen Versorgungskontexten, in Erfahrungsberichten) ab (s. ausführlicher **Kap. 3.2**).

3.1 Die psychiatrisch-pflegerische Grundhaltung

Ingo Tschinke, Udo Finklenburg, Béatrice Gähler-Schwab und Tim Konhäuser

Die Grundhaltung psychiatrisch Pflegender ist der wichtigste und elementarste Aspekt in der Begleitung von Menschen mit psychischen Erkrankungen auf ihrem persönlichen Recoveryweg (Slade, 2013). Viele professionelle psychiatrisch Tätige wissen darum, dass die pflegerische Grundhaltung das maßgebliche Qualitätsmerkmal psychiatrischer Pflege ist (Schädle-Deininger & Wegmüller, 2017). Diese Haltung wird bestimmt durch die eigenen Werte und Einstellungen, durch persönliche Rollen- und Weltbilder und therapeutische Grundhaltungen (z.B. Empathie, Wertschätzung, Recoveryorientierung, Unterstützung von Empowerment, Selbstmanagement, Vertrauen und Zuversicht), die psychiatrisch Pflegende in sich tragen bzw. verinnerlicht haben und mit denen sie sich über die Reflexion der eigenen Erfahrungen und Fähigkeiten und die Auseinandersetzung mit relevanten theoretischen Konzepten beschäftigen sollten (Dörner, 2003). Diese Haltung von psychiatrisch Pflegenden – deutlich werdend durch den Aufbau einer tragfähigen therapeutischen Beziehung – stellt unter anderem die Kunst der psychiatrischen Pflege dar und führt durch die Orientierung an den Evidenzen der Wissenschaft zu einer professionellen Begleitung (Barker, 2009; Norman & Ryrie, 2013). Maßgeblich ist hierbei eine recoveryorientierte Haltung, die eine Begegnung von Mensch zu Mensch ermöglicht, sich an den Werten und Behandlungspräferenzen der Klienten ausrichtet und diese zielorientiert in eigener Verantwortung begleitet (Slade, 2009).

3.1.1 Die Grundhaltung in der Praxis

Man kann die Grundhaltung psychiatrisch Pflegender als etwas definieren, das die Grundnormen einer Person umfasst – die Letztnormen, wie Klaus Dörner (2003) sie beschreibt, an denen man in seiner Arbeit nicht vorbeikommt. Die Grundhaltung ist bestimmt durch meine innersten Werte und ethischen Vorstellungen, die mir einen Wertekompass für mein tägliches Handeln geben und mich mit meiner Umwelt moralisch interagieren lassen (Schädle-Deininger & Villinger, 1997). Somit ist die Grundhaltung etwas, das ich durch Erfahrungen in meinem Leben herausbilde und nicht etwas, was sich kognitiv „lernen" lässt. Es muss reflexivlernend erfahren werden (Johns, 2017; Muster-Wäbs & Schneider, 2005). Die Grundhaltung ist einerseits durch ein Werteverständnis tief verankert, andererseits wird sie durch bestätigende oder konkurrierende Einstellungen bestärkt. Sie kann somit kontinuierlich reflektiert und weiterentwickelt werden (Dörner, 2003).

Professionell psychiatrisch Pflegende sollten sich ihrer Einstellungen gegenüber psychisch erkrankten Menschen bewusst sein. Sie sollten in der Praxis stets hinterfragen, ob ihr Handeln und ihr Denken dem entspricht, was sie von anderen erwarten, wenn sie in der gleichen Situation wären (Johns, 2017). Jede Interaktion im ambulanten Feld oder allein schon der Besuch führt zu einer Beeinflussung der Situation des Betroffenen in seinem häuslichen Umfeld (Finkelman, 1997). Schon allein die Informationsasymmetrie zwischen dem Pflegenden und dem Betroffenen kann das Machtverhältnis beeinflussen. Dessen müssen sich psychiatrisch Pflegende im ambulanten Feld bewusst sein, insbesondere dann, wenn sie den Betroffenen recoveryorientiert begleiten wollen (Barker, 2009).

Im Gegensatz zu dem Psychiater ist die psychiatrische Pflegefachkraft gerade im ambulanten Feld darauf angewiesen, das Gespräch und die Beziehung zu nutzen, da Medikamente nicht zur primären Intervention der Pflege gehören. Insofern ist die Grundhaltung und die Kunst des Sicheinlassens als „pathetische" Fähigkeit notwendig (Dörner, 2003). Psychiatrisch Pflegende sind sowohl im stationären als auch im ambulanten Feld meist diejenigen, die den Betroffenen am häufigsten begegnen und sie im Alltag bei der Bewältigung von und im Umgang mit Krankheitssymptomen unterstützen. Häufig berichten Klienten im ambulanten Feld, dass die ambulante psychiatrische Pflege einen wichtigen Anteil an ihrer Genesung hatte und nicht unbedingt die Begegnung mit dem Facharzt in der Sprechstunde oder die alleinige Wirkung der Medikamente (Barker, 2009). Dazu ist es natürlich notwendig, dass die Pflege den Betroffenen in erster Linie mit einer glaubwürdigen und respektvollen Haltung begegnet. Es kommt dabei eher zweitrangig auf die Werkzeuge an, die sich die psychiatrischen Fachkräfte angeeignet haben, wie zum Beispiel die Ansätze der Verhaltenstherapie, der Resilienzförderung oder des sozialen Kompetenztrainings. Die psychiatrische Pflegefachkraft begegnet dem Betroffenen von Mensch zu Mensch.

Die Erfahrung zeigt, dass aufgrund der großen Nachfrage in der ambulanten psychiatrischen Krankenpflege häufig schon unerfahrene Pflegende in der psychiatrischen Pflege eingesetzt werden müssen. Als Führungskraft und fachliche Leitung kann darauf aufgebaut werden, wenn junge Pflegende die richtige Grundhaltung mit humanistischen Werten mitbringen. Diese Werte sind die Basis, auf der trotz geringer Berufserfahrung die Beziehungspflege intuitiv genutzt werden kann (Bauer, 2018). Diese psychiatrisch Pflegenden erarbeiten sich schnell eine recoveryorientierte Haltung, während direktiv und unreflektiert arbeitende Pflegende mit noch so viel Erfahrung in größte Schwierigkeiten kommen können (Bird et al., 2014).

Die Qualität der Pflege bestimmt dabei auch zu einem großen Teil der Pflegeempfänger selbst. Die Begleitung in der ambulanten psychiatrischen Krankenpflege ist auf die Bedarfe und Bedürfnisse der Betroffenen auszurichten, das heißt, für die Grundhaltung des Pflegenden ist die Recoveryorientierung zur Unterstützung des Genesungsprozesses des Betroffenen als erstes und wichtigstes Ziel der psychiatrisch-pflegerischen Versorgung von zentraler Bedeutung. Behandlungsangebote können diesen Prozess unterstützen, jedoch ist die Beziehung zwischen dem Betroffenen und der Pflegefachkraft die Basis der Zusammenarbeit. Auch wenn die Krisenintervention oder das Krisenmanagement manchmal im Vordergrund stehen, sollte das primäre Ziel immer die recoveryorientierte Unterstützung sein (Bird et al., 2014). Die Handlungen der Pflegenden sind primär auf die Identifizierung, die Erarbeitung und die Unterstützung der Ziele der Betroffenen auszurichten. Wenn Menschen die Verantwortung für ihr Leben wieder in die eigenen Hände nehmen sollen, dann ist bei der Unterstützung dieses Prozesses die Vermeidung klinischer Interpretationen und Vorgaben unerlässlich. Der Fokus liegt nicht auf den Symptomen des Betroffenen, sondern auf der Erhöhung seiner Lebensqualität. Die zur Verfügung gestellte Unterstützung sollte konsistent mit den Werten des Betroffenen sein und sich an seinen Lebenszielen ausrichten (Bird et al., 2014). Die Arbeit in der psychiatrischen Versorgung sollte immer so ausgerichtet sein, dass die Betroffenen in die Lage versetzt werden, verantwortlich für ihr Leben sein zu können. Es ist nicht die Aufgabe der Pflegefachkraft, Menschen zu „reparieren" oder sie „zum Recovery zu führen". Ihre primäre Aufgabe besteht darin, Menschen so zu unterstützen, dass sie ein für sich passendes Selbstmanagement für ihr Leben entwickeln und anwenden können (Bird et al., 2014).

Eine ressourcenfördernde Haltung gegenüber den Betroffenen einzunehmen, ist im Grunde eine Handlungsweise, die sich in der Positiven Psychologie (als Enkelin der Humanistischen Psychologie) schon seit den 1950er-Jahren wiederfindet (Lermer, 2019). Der US-amerikanische Psychologe Abraham Maslow führte den Begriff ein, als er sich mit einem Konzept zur Hierarchie menschlicher Bedürfnisse befasste, wonach das Handeln des Menschen dadurch motiviert ist, dass zunächst bestimmte Grundbedürfnisse erfüllt werden müssen, bevor das Streben nach Selbstverwirklichung immer mehr in den Vordergrund treten kann (Maslow, 2018). Davon beeinflusst existiert inzwischen eine große Bandbreite an methodischen Ansätzen, von den Grundhaltungen in der klientenzentrierten Gesprächsführung Carl Rogers' (Rogers, 2017) über Aaron Antonovskys Modell der Salutogenese (Antonovsky & Franke, 1997) bis zum Konzept des „Wellbeing" von Martin Seligman (Peterson & Seligman, 2004).

3.1.1.1 Die klientenzentrierte Grundhaltung

In seinem Ansatz der klientenzentrierten Gesprächsführung hat Carl Rogers wichtige Aspekte einer klientenzentrierten Grundhaltung formuliert, die bis heute eine hohe Relevanz haben. Dazu gehört die Kongruenz, worunter

Rogers Echtheit, Unverfälschtheit, Transparenz versteht (Weinberger, 2013). Auf die recoveryorientierte psychiatrische Pflege übertragen bedeutet dies, dass Pflegende den Betroffenen so gegenübertreten, wie sie wirklich sind. Das heißt, dass Pflegende auch über ihre eigenen Gefühle und Einstellungen offen reden; sie dürfen sich nicht hinter Floskeln, Fassaden oder Rollen verbergen, sondern müssen sich in allen Situationen auch emotional einbringen können. Dies ist insbesondere im ambulanten Feld von großer Notwendigkeit, da es hier keinerlei Institution gibt, hinter der sich der psychiatrisch Pflegende schützend verbergen oder auf die er sich berufen kann. Dabei darf er sich selbst als Person nicht verleugnen, darf keine Abwehrhaltungen einnehmen und muss sich vor allem als Helfer seines Gegenübers verstehen, der aus dieser Beziehung ebenfalls gestärkt und mit neuen Lernerfahrungen hervorgehen kann (Frenzel, 2001). Dazu bedarf es einer klaren Haltung in der Persönlichkeit des Pflegenden, was nicht immer einfach ist. Rogers macht deutlich, dass entscheidend für diese Haltung die persönliche Einstellung – und nicht die Technik – ist, also allein die menschliche Substanz (Rogers, 2017). Pflegende müssen sich also in der pflegerisch-therapeutischen Beziehung selbst erleben, wahrnehmen und einbringen können.

Ein weiterer Aspekt ist eine nicht-wertende Grundhaltung, zum Beispiel durch Empathie, dem einfühlenden Verstehen. Diese Haltung beschreibt Rogers als einen der heikelsten Aspekte einer klientenzentrierten Grundhaltung. Es bedeutet nämlich für professionelle psychiatrisch Pflegende, sich auf die innere Welt des psychisch erkrankten Menschen einzulassen, wozu es aber auch notwendig ist, dass sich der Betroffene selbst seiner eigenen innersten Aspekte bewusst ist (Rogers, 2017). Dies gemeinsam zu erforschen, bedeutet auch, sich mit den Gedankenwelten des Betroffenen im Sinne eines konstruktivistisch-ganzheitlichen Verständnisses auseinanderzusetzen (Frenzel, 2001). Diese innere Welt, bestehend aus Gefühlen, Empfindungen und mit Wertungen verbundenen Erfahrungen und Wahrnehmungen, muss nun auf einem langen Weg der Selbstexploration gemeinsam offengelegt werden. Durch ständiges Feedback mit eigenen Worten versucht der Pflegende hierbei, selektiv (nicht interpretativ) die gefühls- und erlebnismäßigen Inhalte aus den Gesprächen mit seinem Gegenüber aufzugreifen und ihm dann mitzuteilen, was er glaubt, von dessen Erlebniswelt verstanden zu haben (Rogers & Rosenberg, 2016).

Der dritte Aspekt umfasst die bedingungslose positive Zuwendung, das heißt, das Akzeptieren dessen, was aktuell in der Lebenswelt des Betroffenen ist. Jedwedes Gefühl darf vom Betroffenen ausgelebt werden, wie Verwirrung, Groll, Furcht, Zorn, Wut, Mut, Liebe oder Stolz (Rogers, 2017). Der Pflegende sollte in der Lage sein, diese Gefühle ohne Wertungen und Vorurteile anzunehmen. Erreichen kann man diese positive Wertschätzung nur, indem man sein Gegenüber als eigenständigen Menschen respektiert, mitsamt seiner Gefühlswelt und den daraus resultierenden Handlungen (Rogers & Rosenberg, 2016). Dazu ist es notwendig, sich seiner eigenen Werte, Einstellungen und Meinungen bewusst zu sein, damit es gelingt, den anderen Menschen so anzunehmen, wie er ist (Barker, 2009).

3.1.1.2 Die sozialpsychiatrische Grundhaltung

In ihrer Definition, die immer noch Gültigkeit hat, beschreiben Hilde Schädle-Deininger und Ulrike Villinger (1997) diese pflegerische Grundhaltung wie folgt:

- Ich muss die Begegnung mit dem anderen, mir fremden Menschen wollen.
- Ich achte die Einzigartigkeit jedes Menschen.
- Ich betrachte den Menschen als handelndes Subjekt, das mir seine Lebens- und Krankheitserfahrung voraushat.
- Ich trage die Verantwortung für mein berufliches Handeln.

- Ich weiß, dass ich Fehler mache.
- Ich kann ebenso auch von einer psychischen Erkrankung betroffen sein wie jeder andere auch.

Zwischen diesen sozialpsychiatrisch geprägten Aussagen und einer Recoveryorientierung müssen Brücken geschlagen werden, denn eine Ausrichtung auf Recovery bedeutet eindeutig eine Reduktion von gut gemeinter Fürsorge, die auf lange Sicht sogar schädlich sein kann und damit zu keiner Nachhaltigkeit führt (Slade, 2009). Eine Begleitung nach dem personenzentrierten Recoveryansatz ist darauf ausgerichtet, dass sich professionelle psychiatrisch Pflegende mit psychisch erkrankten Menschen über deren und die eigenen Werte auseinandersetzen und über Verantwortung und Handlungsmöglichkeiten reflektieren, woraus sich die Präferenzen für die Begleitung ergeben sollten (Bird et al., 2014). Dazu braucht es das Interesse des Pflegenden, die Geschichte des anderen, fremden Menschen zu erforschen und ihm eine Stimme zu geben, um zu entdecken, in welchem Kontext der Mensch entstanden ist und lebt (Barker & Buchanan-Barker, 2013; Grey et al., 2014).

3.1.1.3 Die reflektierende Grundhaltung

Nach dem Reflexionsmodell von Christopher Johns ist es sinnvoll, eine Vision von der eigenen Praxis zu haben, einen Leitstern, der sich aus eigenen Werten (humanistisch, christlich etc.) und Einstellungen zusammensetzt (Johns, 2017). Dazu ist es auch notwendig, sich mit den äußeren Beschränkungen auseinanderzusetzen, die eine reflexive Haltung beeinflussen können (Fay, 1987). Hierbei handelt es sich um

- Tradition (mit gesellschaftlichen Zwängen und Sichtweisen),
- Macht (Hierarchie zwischen Professionellen und Klienten) und
- Sozialisation (auch professionell Pflegende sind Teil einer normativen und vorurteilsgeprägten Gesellschaft).

Menschen mit psychischen Erkrankungen vorurteilsfrei zu begegnen, kann professionell Pflegenden viel Anstrengung abverlangen – gerade in schwierigen Situationen (Goffman, 2014). Dazu sollte der Pflegende die eigene Selbstdarstellung reflektieren und sich seiner beruflichen Identität, seines Verhaltens und seiner Wirkung auf andere bewusst sein, um sich in verschiedenen Situationen kongruent verhalten zu können (Goffman & Dahrendorf, 2017).

Der reflektierend professionell Pflegende setzt sich offen und neugierig mit den eigenen Handlungen auseinander, nimmt sich und den Betroffenen wahr und beobachtet das, was aus der Folge einer Intervention passiert (Johns, 2017). Genauso wie man in einer Interaktion nicht *nicht* kommunizieren kann, gibt es keine Pflegesituation, in der man nicht in eine Beziehung tritt (Bauer, 2018). Diese interaktionelle Beziehung ist in der psychiatrischen häuslichen Krankenpflege die Grundlage der Zusammenarbeit. Dazu ist es notwendig, dass psychiatrische Pflegekräfte bereit sind, sich in einem Prozess ständiger Reflexion mit dem eigenen Selbst auseinanderzusetzen. Auf dem Weg zu einer reflektierten Pflegepraxis helfen die zehn Cs des Reflexionsmodells von Christopher Johns (Johns, 2004):

1. **Commitment** (Engagement) – Ich glaube daran, dass ich selbst und meine Handlungsweise von Belang sind. Ich übernehme Selbstverantwortung und stelle normative Reaktionsmuster offen, neugierig und bereitwillig in Frage.
2. **Contradictions** (Widersprüchlichkeiten) – Ich decke die Diskrepanz zwischen der idealen und tatsächlichen Handlungsweise auf und verstehe sie.
3. **Conflict** (Konflikt) – Ich nutze die Konfliktenergie im Widerspruch als Triebkraft für geeignete Maßnahmen.
4. **Challenge and support** (Herausforderung und Unterstützung) – Ich hinterfrage normative Denk- und Handlungsmuster auf konstruktive Weise.
5. **Catharsis** (Katharsis) – Ich arbeite negative Gefühle auf.

6. **Creativity** (Kreativität) – Ich gehe über mein eigenes Ich hinaus und nehme neue Sichtweisen und Reaktionsmuster an.
7. **Connection** (Verknüpfung) – Ich binde neue Einsichten in den realen Berufsalltag ein und erkenne an, dass Erfahrungen einem zeitlichen Wandel unterworfen sind.
8. **Caring** (Fürsorge) – Ich setze eine wünschenswerte Handlungsweise in die Realität um.
9. **Congruence** (Kongruenz) – Ich wende die Reflexion an als Spiegelbild für eine Pflegepraxis der Fürsorge.
10. **Constructing** (Aufbau von persönlichem Praxiswissen) – Ich verknüpfe persönliche Erfahrungen und einschlägige Theorien zu einem praktischen Wissensschatz.

Die kritische Reflexion der eigenen Pflegepraxis und der Person mit ihrem Verhalten und ihren Einstellungen fördert die Entwicklung von einer technisierten Pflege zu einer Kunst der Pflege (Barker, 2009; Johns, 2017; Norman & Ryrie, 2013). Für die ambulante psychiatrische Pflege bedeutet die Kunst der Pflege insbesondere bei einer recoveryorientierten Ausrichtung, dass sich Pflegende immer bewusst machen müssen, dass eine zu fürsorgliche und direktive Pflege zu Abhängigkeiten und Bevormundung führen kann (Slade, 2009).

3.1.1.4 Die recoveryorientierte Grundhaltung

Obgleich die Recoveryorientierung als Grundhaltung bei der Beziehungsgestaltung zwischen professionell Pflegenden und Betroffenen international und national einen zunehmenden Einfluss auf die psychiatrische, psychotherapeutische und psychosoziale Behandlung und Begleitung gewinnt, weist der Begriff eine gewisse Unschärfe auf (DGPPN, 2019). In der Literatur wird zwischen klinischem und persönlichem Recovery unterschieden (Perkins & Slade, 2012). So wird im klassischen medizinischen Kontext unter Recovery die Reduktion von Symptomen und Funktionseinschränkungen mit dem langfristigen Ziel einer Remission verstanden (Andreasen et al., 2005; DGPPN, 2019), um in die normativen und beruflichen Rollen zurückzukehren oder anderen Versorgungsstrukturen zugeführt zu werden (Slade, 2009).

Persönliches Recovery bedeutet, dass die Klienten darüber entscheiden, inwieweit die psychiatrische Versorgung von ihnen in Anspruch genommen wird oder auch nicht (Pilgrim & McCranie, 2013). Wird die Begleitung in Anspruch genommen, ist die Basis der Versorgung die recoveryorientierte Beziehung. Sie erwartet von dem professionell Pflegenden, die eigene Haltung und den Pflegeprozess zu reflektieren und bewusst wahrzunehmen, wie er dabei helfen kann, den Recoveryprozess des Klienten wirksam zu unterstützen (Bird et al., 2014).

Der Zugang zu einer recoveryfördernden Beziehung umfasst das Grundwissen über den persönlichen Recoveryprozess, die Reflexion der recoveryunterstützenden persönlichen Haltungen und Annahmen, eine gemeinsame Teamhaltung, die auf Recovery ausgerichtet ist, und eigene Coaching-Fähigkeiten, die die Grundlage der Arbeitspraxis bei der Begleitung während des Genesungsprozesses bilden. Für eine recoveryorientierte Grundhaltung bedarf es dreier wichtiger Grundeinstellungen (Bird et al., 2014).

1. Die erste Grundeinstellung zielt darauf ab, dass Klienten ihre Werte und Behandlungsziele mit den professionell Pflegenden zur Diskussion stellen können und die Behandlungsplanung auf diesen Werten und Behandlungszielen basiert. Das erfordert, dass die Grundwerte und Einstellungen der Klienten erforscht werden, um die Behandlungsziele darauf ausrichten zu können (Slade, 2009). Vielen Klienten sind diese Werte zunächst nicht klar, sodass sie geduldig herausgearbeitet werden müssen, wie dies auch Barker und Buchanan-Barker in ihrem Gezeiten-Modell fordern (Barker & Buchanan-Barker, 2013).

2. Die zweite Grundeinstellung beinhaltet, dass sich die Begleitung auf dem Genesungsweg nach den persönlichen Stärken und Ressourcen des Klienten richtet (Bird et al., 2014).
3. Die dritte Grundeinstellung betont die klare Zielorientierung der Begleitung von Klienten auf ihrem persönlichen Genesungsweg. Dabei ist persönliches Recovery kein Outcome, sondern ein Prozess, bei dem psychiatrisch Tätige den Betroffenen ein Stück weit begleiten, ohne eine Abhängigkeit durch Fürsorge auszulösen (Lüthi, 2010).

Recovery aus dieser Sicht kann als ein persönlicher Prozess der Veränderung der eigenen Einstellungen, Werte, Gefühle und Ziele betrachtet werden. Zu diesem Veränderungsprozess gehört die Auseinandersetzung mit der psychischen Erkrankung, die Suche nach Strategien, mit ihr umzugehen, und die Entwicklung von Verantwortung für das eigene Leben und von Perspektiven, um im Leben wieder Sinn zu finden – auch mit oder gerade trotz noch vorhandener Einschränkungen durch die Erkrankung (Anthony, 1993; DGPPN, 2019). Das Wort „Recovery" wird in der deutschen Sprache meistens mit dem Begriff „Genesung" übersetzt. Wir verwenden in diesem Buch aber das englische Wort – wie in der Fachliteratur allgemein üblich.

Der grundsätzliche Glaube daran, dass Menschen mit psychischen Erkrankungen sich von gesunden Menschen unterscheiden, stellt eine Barriere für den Prozess des Recoverys dar. Stigmatisierung und Diskriminierung äußern sich häufig im alltäglichen Sprachgebrauch, deswegen spielt die Sprache eine große Rolle im Recoveryprozess (Barker & Buchanan-Barker, 2013). Um Recovery zu unterstützen, ist es außerdem sehr hilfreich, sich damit auseinanderzusetzen, wie Menschen mit einer psychischen Erkrankung – wie jeder andere – an unserer Gesellschaft teilhaben können. Jede Art von Stigma gegenüber Menschen, die psychiatrische Hilfe in Anspruch nehmen, muss überwunden werden, damit Klienten des psychiatrischen Versorgungssystems als Empfänger einer Gesundheitsdienstleistung wahrgenommen werden (Bird et al., 2014).

3.1.2 Persönliche Eigenschaften und Fähigkeiten psychiatrisch Pflegender

Wie bereits Patricia Benner aufzeigte, entwickeln Pflegende – nach Auffassung des Herausgeberteams insbesondere psychiatrisch Pflegende – im Laufe ihres Berufslebens verschiedene Kompetenzstufen. Nach dem Stufenmodell zur Pflegekompetenz von Benner (2017) reichen die Kompetenzstufen vom Anfänger oder Novizen über den fortgeschrittenen Anfänger, den kompetent Handelnden und den Erfahrenen bis zum Pflegeexperten. Je nach Kompetenzstufe ist der Pflegende mehr oder weniger in der Lage, intuitiv zu entscheiden, was in bestimmten Pflegesituationen zu tun ist, und dieses Wissen mit dem für die individuelle Pflegesituation erforderlichen, evidenzbasierten Behandlungswissen zu verknüpfen und zu nutzen (Behrens & Langer, 2016). Für die ambulante psychiatrische Pflege ist es notwendig, Pflegende ab der Kompetenzstufe des kompetent Handelnden einzusetzen, was auch die Rahmenempfehlung zur Häuslichen Krankenpflege vorsieht. Insofern gehen wir für die psychiatrische häusliche Krankenpflege davon aus, dass Pflegende bereits einige Erfahrung nach ihrer grundständigen Ausbildung gesammelt haben. Jeder psychiatrisch Pflegende hat sich dabei mit der Zeit bestimmte Werkzeuge (Interventionen) angeeignet, die er für sich als persönlich passend empfindet und in der Versorgung einsetzt. Dabei gibt es bestimmte Vorlieben, je nach eigener Ausrichtung und eigenem Kompetenzprofil (Anderl-Doliwa, 2017). Anderl-Doliwa konnte anhand dieser Merkmale in ihrer Dissertation speziell bei ambulantpsychiatrisch Pflegenden drei Kompetenzprofile herausarbeiten, die über die Zeitspanne ihrer Arbeit recht stabil blieben. Dabei handelt es sich zum einen um den Alltagsbegleiter – diese Pflegeperson achtet auf Schwierigkeiten im häuslichen Umfeld, bei der Haushaltsführung und der grundsätzlichen Versorgung im engeren Umfeld. Der Vernetzer arbeitet dagegen mehr im gemeindepsychiatrischen Kontext und vernetzt den Betroffenen im sozialpsychiatrischen Verbund mit Freizeitmöglichkeiten und Selbsthilfegruppen. Das dritte Kompetenzprofil bildet den psychotherapeutisch Pflegenden ab, von dem Pflegemodelle, Theorien zur Gesprächsführung, zum sozialen Kompetenztraining, der Resilienzförderung und andere Konzepte im ambulanten Feld genutzt werden (Anderl-Doliwa, 2017). Nach den drei Kompetenzprofilen bei ambulant-psychiatrisch Pflegenden richtet sich auch die Ausstattung des persönlichen Werkzeugkastens mit den „Tools", die benötigt und präferiert werden. Nach den Forschungsergebnissen von Anderl-Doliwa sind diese Kompetenzprofile klar voneinander abgrenzbar (Anderl-Doliwa, 2017), sodass der Alltagsbegleiter meist mehr im Praxisbezug bleibt, während der psychotherapeutisch arbeitende Pflegende lieber Interventionen verwendet, die sich grundlegender Theorien bedienen. Die Entwicklung der Kompetenzstufen ist sowohl von den persönlichen Fähigkeiten, etwa dem Reflexionsvermögen, als auch dem Überwinden von internen und externen Konventionen und dem Interesse an dem Fremden und Anderen abhängig (Johns, 2017). So wie der nicht endende Prozess des persönlichen Recoverys des Klienten ist auch der Reflexionsprozess des professionellen psychiatrisch Pflegenden nicht beendet, solange dieser als Lehrender und Lernender in einer dynamischen Beziehung mit dem Klienten steht (Peplau, 1995). Die Entwicklung vom Anfänger zum Experten erwartet von den Pflegenden, sich ständig mit der eigenen Entwicklung auseinanderzusetzen. In der ambulanten psychiatrischen Pflege ist diese Auseinandersetzung von großer Notwendigkeit, da professionell Pflegende nicht auf ein klinisches Team, einen Arzt oder Psychologen zurückgreifen können, sondern in der direkten, persönlichen Interaktion mit den Klienten auf sich gestellt agieren.

Notwendig für die eigene Entwicklung ist eine grundsätzliche Offenheit, um Vertrauen in der Beziehung aufzubauen. Des Weiteren bedarf es eines beständigen Interesses an der Begegnung mit dem Anderen und dem Fremden, an der persönlichen Lebens- und Krankheitsgeschichte des Gegenübers, um diesem unvoreingenommen gegenübertreten zu können. Wie schon im Abschnitt zur reflektierenden Grundhaltung beschrieben, sollte die Auseinandersetzung und Reflexion des eigenen Störungserlebens bei relativer Störungsfreiheit kultiviert werden. Das bedeutet die Erforschung des eigenen Selbst bezogen auf die bestehenden Resilienzen (s. **Kap. 5.4**) sowie die Auseinandersetzung mit den eigenen Rollen im professionellen und privaten Kontext und reflexiv mit dem eigenen Selbst und dem Gegenüber. Um sich auch gegenüber anderen kulturellen Identitäten und Religionen öffnen zu können, bedarf es einer Reflexion der eigenen Spiritualität und des Glaubens. Auch hier muss eine professionelle Pflegeperson wertfrei handeln können. Schlussendlich sollte man sich der persönlichen Motive in seiner Arbeit und Professionalität bewusst sein.

Ein weiterer wichtiger Aspekt ist die bewusste Auseinandersetzung mit dem eigenen Wertesystem. Genauso wie es von Wichtigkeit für den persönlichen Recoveryprozess der Klienten ist, dass diese ihre eigenen Werte und Einstellungen wahrnehmen und reflektieren, so müssen sich auch die psychiatrisch Pflegenden ihre Werte und Einstellungen bewusst machen. Es ist von großer Relevanz, sich um den eigenen Altruismus Gedanken zu machen, der zu einer übermäßigen Fürsorge und die Klienten in eine Abhängigkeit führen kann. Dies widerspricht dem Autonomieprinzip des Recoveryansatzes (Slade, 2009). Mit einer bewussten Wahrnehmung des Umgangs mit Macht, Autorität und Hierarchie zwischen den „wissenden Professionellen" und den Betroffenen, die über keinen Zugang zu ihren Ressourcen, Stärken und dem eigenen Empowerment verfügen, sowie möglicher Einschränkungen der Resilienz der Betroffenen kann einem Ungleichgewicht in der Beziehung zwischen Pflegeperson und Klient entgegengewirkt werden (Dörner, 2003; Dörner et al., 2017).

Das Gleiche gilt für den Paternalismus, die wohlmeinende Entscheidungsabnahme mit der Tendenz zum Zwang, den nicht selten Ärzte nutzen, um Betroffene zur Einnahme von Medikamenten zu bewegen, indem sie ihnen – wider besseren Wissens – eine garantiert schlechte Perspektive aussprechen (Le Boutillier et al., 2015; Mankiewicz & Renton, 2017). Professionelle psychiatrisch Pflegende sollten sich immer bewusst sein, wann sie Klienten beeinflussen und auch manipulieren und sich hinterfragen, ob dies kongruent ist mit einer recoveryorientierten Beziehung.

Des Weiteren sollten sich professionelle psychiatrisch Pflegende mit ihrem eigenen Weltbild auseinandersetzen, das heißt mit dem gesellschaftlichen Kontext, in dem sie tätig sind, und wie dieser das eigene Pflegeverständnis beeinflusst (s. dazu **Kap. 3.7** zum ethischen Handeln in der Pflege). Dazu gehört auch, anzuerkennen, dass das ambulante Pflegesystem in Deutschland und in der Schweiz einen Wirtschaftsfaktor darstellt, in das ich mich als professionell Tätiger verorte (Hohm, 2002). Dies bedeutet zu hinterfragen, ob Leistung nur gegen Geld erfolgen soll und ob es ethisch vertretbar ist, dass beispielsweise die Leistung sofort eingestellt wird, wenn die Krankenkasse – vielleicht aus einer falschen Annahme heraus – die Kostenübernahme nicht ausspricht. Auch spielt es eine Rolle, wie ich mich ethisch-moralisch gegenüber Straftätern aus dem Maßregelvollzug (wie pädophilen Menschen und Sexualstraftätern) verhalte, die in eine ambulante Nachsorge kommen (Schmidt-Quernheim & Hax-Schoppenhorst, 2018; s. auch **Kap. 8.4**). Professionelle psychiatrisch Pflegende werden aber auch immer häufiger mit Menschen aus anderen Kulturkreisen oder mit differenten religiösen Traditionen konfrontiert, die andere Wertvorstellungen haben. Hier stellt sich die Frage, inwieweit mit dem derartig „Fremden" umgegangen werden kann (Kızılhan, 2013; Wohlfart & Zaumseil, 2006) (s. auch **Kap. 8.5**).

Ein weiterer wichtiger Aspekt in der Auseinandersetzung als professionell Pflegender ist das eigene Rollenverständnis gegenüber Klienten. Das Rollenverständnis umfasst sowohl die gesellschaftliche Rolle wie auch die Rolle im Leben der Klienten. Dazu gehört auch, sich der eigenen Sexualität und ihrer Wirkung auf die Klienten bewusst zu sein.

Professionelle psychiatrisch Pflegende sollten auf jeden Fall die Fähigkeit zum Aufbau von Vertrauen besitzen, um eine recoveryorientierte Beziehung gestalten zu können. Dies bedeutet, die eigenen Stärken und Ressourcen zu kennen, aber auch die eigenen Schwächen bewusst zu nutzen, um sich darüber mit den Betroffenen auseinanderzusetzen (Schrank et al., 2015). Auch der positive Umgang mit der eigenen Verletzlichkeit und die Nutzung der eigenen Erfahrungskompetenz zur Bewältigung psychischer Erkrankung haben sich in der Praxis als hilfreich erwiesen (Stuber et al., 2014).

Recovery bedeutet, den Fokus von der Erkrankung wegzunehmen und auf die positiven Anteile des Lebens, die unbelastet von psychischer Erkrankung sind, zu richten, um die Fähigkeit zum Selbstmanagement zur Gestaltung des eigenen Lebens zu stärken. Fortune et al. (2016) stützen sich dabei auf das CHIME-Rahmenkonzept (**Abb. 3-1**), das für den Recoveryprozess fünf Aspekte definiert, von denen angenommen wird, dass sie für die praktische Recoveryarbeit von hoher Relevanz sind (Delman & Delman, 2017; Repper & Perkins, 2009).

CHIME-Rahmenkonzept

Connectedness – die Verbundenheit und Vernetzung mit der Gemeinschaft, einem stützenden System von Freunden, Peers und tragfähigen Beziehungen (außerhalb eines Psychiatriesystems)

Hope and Optimism – durch den Glauben an die eigenen Lösungen (durch Recovery) Motivation zur Veränderung, das Erkennen der Wichtigkeit der eigenen Erfahrung, Sichtweise des posttraumatischen Wachstums (Krankheit als Chance)
Identity – Identitätsfindung durch die Überwindung eigener und fremder Stigmata, Neuorientierung des eigenen Selbst aufgrund von Stärken und Ressourcen zur Förderung der Selbstakzeptanz und des Selbstvertrauens
Meaning – Auseinandersetzung mit der eigenen Sinnhaftigkeit aufgrund der inneren Werte, Diskussion über Sinn oder Unsinn der Erkrankung, Anerkennung der Erkrankung als Teil der Person, das Verstehen des eigenen Selbst zur Förderung der Selbstakzeptanz
Empowerment – Stärkung der Selbstverantwortung und Förderung der eigenen Stärken, Kontrolle über das eigene Leben und Förderung der eigenen Kompetenzen und Resilienzen (Slade & Longden, 2015).

Fragen Sie sich selbst als professionell Pflegender, ob Sie die oben beschriebenen Aspekte zur Förderung des Recoveryprozesses schon nutzen oder noch nach einem stärker biomedizinischen Gesundheitsverständnis handeln. In vielen Community Mental Health Teams in anderen Ländern, z.B. Australien oder Großbritannien, wird etwa versucht, die Sprache frei von pathologisierenden Zuschreibungen zu halten. Es geht dabei darum, auf lebensbejahende Faktoren zu schauen und mit einfachsten Bewältigungsmechanismen positive Antworten auf die Herausforderungen des Lebens zu finden (Slade, 2009). Richtet man den Blick auf die lebensbejahenden Faktoren, dann lässt sich auch die Begegnung von Mensch zu Mensch leichter gestalten (Bauer, 2018).

In einer recoveryorientierten Art und Weise zu arbeiten, verändert die Bedeutung der Professionalität. Der psychiatrisch Pflegende sollte die Rolle als Experte nicht mehr so wichtig nehmen – für viele Berufsgruppen ist das Niederlegen dieser Rüstung weitaus schwerer als für die Pflege. Natürlich gibt es zu Beginn einer

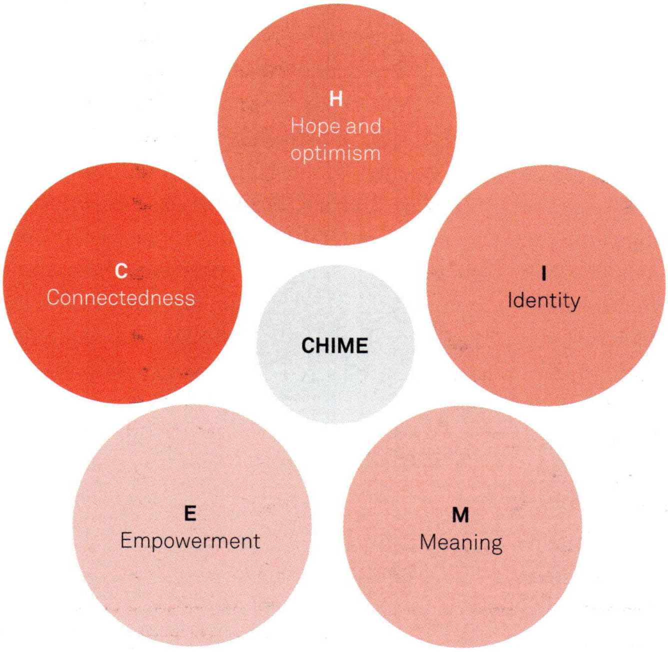

Abbildung 3-1: Das CHIME-Rahmenkonzept (Quelle: Fortune et al., 2016, S. 5)

Erkrankung viele Menschen, die erst einmal etwas über ihre Erkrankung wissen wollen und uns als Experten nutzen, aber wir müssen erkennen, wann diese Rolle in den Hintergrund treten kann. Weitaus wichtiger ist die Rolle als Coach bzw. Befähiger bei der Begleitung der Betroffenen (s. **Kap. 5.3**). So manch ein reflektierter Praktiker aus der psychiatrischen Pflege, der viel externes Wissen und internes Expertentum erworben hat, mag sich an dieser Stelle durchaus fragen, ob die fachliche Qualifikation nichts mehr wert ist, wenn sie mir nur wenig in der recoveryorientierten Beziehung und im Coaching-Prozess hilft. Diese Transition erfordert sehr viel emotionale Reife und Resilienz (Slade, 2009). Die Expertise ist die „Pflicht-Übung" in der psychiatrischen Pflege und die Recoveryorientierung als Form einer eigenen Kunst die „Kür-Übung" (Barker, 2009; Norman & Ryrie, 2013). „Es erfordert einen hohen Grad an innerer Haltung, die harte Realität zu akzeptieren, dass die Arbeit zur Förderung der Recovery von den Professionellen sehr viel mehr Haltung erwartet, um ihre eigenen Werte, Begrenzungen und Glaubenssätze zu reflektieren" (Slade, 2009, S. 123).

3.2 Zur Benennung der Betroffenen in diesem Buch

Udo Finklenburg, Béatrice Gähler-Schwab, Tim Konhäuser und Ingo Tschinke

Wir als Herausgeberteam möchten an dieser Stelle auf die Bezeichnung für die Menschen eingehen, die wir auf ihrem Genesungsweg begleiten. Wir sind der Auffassung, dass es eine wichtige Rolle spielt, wie wir über diese Menschen sprechen. Auf der einen Seite wird gesagt, dass es sich bei der Bezeichnung des betroffenen Personenkreises in erster Linie um ein internes Problem handelt und es nur die betreffende Person etwas angeht, wie sie angesprochen werden möchte. Auf der anderen Seite findet sich die Tendenz, nicht mehr von psychischen Erkrankungen, sondern von Transmitterstörungen zu sprechen – z.B. die Schizophrenie in eine „Dopamindysregulationsstörung" umzubenennen (Kingdon et al., 2013). In den angloamerikanischen Ländern hilft man sich in der medizinischen Fachliteratur meist über die Diagnose und adressiert die Betroffenen darüber (Read & Dillon, 2013). Repper und Perkins (2009) wiederum kritisieren Phrasen wie beispielsweise „Personen mit mentalen Gesundheitsproblemen" und fragen sich, was denn Gesundheitsprobleme anderes sind als Erkrankungen. Nach dem Gezeiten-Modell von Phil Barker und Poppy Buchanan-Barker gibt es nur Personen und Menschen. Auf der anderen Seite kann das Problem der Benennung darauf ausgerichtet werden, wie die betroffenen Personen sich selbst im Kontext der Psychiatrie und des psychiatrischen Hilfesystems betrachten (Slade, 2009).

Im deutschsprachigen Raum werden psychisch beeinträchtigte oder erkrankte Menschen je nach Kontext verschieden bezeichnet. Es werden Begriffe wie Patient, Klient, Pflegeempfänger, Nutzer, Kranker, Versicherter, Betroffener, Überlebender (und weitere) genutzt. In der psychiatrischen Versorgung spiegelt die Verwendung der unterschiedlichen Begriffe das Denken und damit auch das Handeln sowohl der Person, die die Hilfestellung gibt, als auch der Person, die die Hilfestellung erhält. In vielen Fachgremien wird ein Diskurs über die korrekte Begrifflichkeit seit Jahren ohne einheitliches Ergebnis geführt. Vorwiegend im ärztlichen Bereich wird der Begriff des Patienten genutzt und lässt damit eine eher paternalistische Haltung im Denken und Handeln/Behandeln vermuten. Stationäre Settings, die in der Regel durch die medizinische Behandlung dominiert sind, haben diese Begrifflichkeit für alle Professionen auch im Sinne einer „gemeinsamen Sprache" übernommen. Viele in der ambulanten psychiatrischen Pflege tätige Fachpersonen benutzen mittlerweile eher den Begriff des Klienten.

Wir haben uns für die Begriffe „Betroffene" und „Klienten" wegen ihrer großen Verbreitung entschieden. Wir klammern explizit die Bezeichnung als Patient im ambulant-psychiatrischen Versorgungskontext aus. Die Betroffenen werden auch nicht als Nutzer benannt, da die persönliche Recoveryreise auch außerhalb des genutzten Psychiatriesystems stattfinden kann. Der Nutzer-Begriff wurde zwar in der Gesundheitswissenschaft breit diskutiert (Schaeffer, 2004), seine Verwendung hat sich aber im fachlichen Sprachgebrauch letzten Endes nicht durchsetzen können.

Es ist empfehlenswert, für sich selbst eine Sprachregelung auf der Basis der eigenen Haltung zu finden und diese zu nutzen. Pflegefachpersonen sollten sich aber der Wirkung, die von dem Gebrauch der einzelnen Begriffe ausgeht, bewusst sein. In der folgenden Tabelle wird ein Überblick über die Bedeutung der einzelnen verwendeten Begriffe in Bezug auf den Empfänger der Leistung und den Leistungserbringer gegeben (**Tab. 3-1**).

Die Diskussion darüber, wie wir mit den Menschen in unserem beruflichen Umfeld sprachlich umgehen, ist noch nicht zum Abschluss gekommen. Wünschenswert ist, im Umgang mit Menschen mit Psychiatrieerfahrung innerhalb einer Organisation – im Idealfall auch sektorenübergreifend – eine einheitliche Sprachregelung zu etablieren, was zur Professionalisierung der interprofessionellen Behandlung beiträgt und Unsicherheiten gegenüber den Empfängern der Leistungen mindert. Wichtig dabei ist der aktive Einbezug der Betroffenen. Menschen mit einzigartigen oder ungewöhnlichen Erfahrungen haben das Recht auf eine unbelastete Terminologie ohne wertende oder stigmatisierende Benennungen.

Tabelle 3-1: Definitionen (Quelle: Dudenredaktion, n. d.)

Begriff	Bedeutung
Patient	von einem Arzt, einer Ärztin oder einem Angehörigen anderer Heilberufe behandelte oder betreute Person (aus der Sicht dessen, der sie [ärztlich] behandelt oder betreut oder dessen, der diese Perspektive einnimmt)
Klient	jemand, der [gegen Bezahlung] Rat, Hilfe bei jemandem sucht, der jemanden beauftragt, seine Interessen wahrzunehmen
Nutzer	1. (Amtssprache) juristische Person, die die Berechtigung hat, etwas zu nutzen; 2. jemand, der etwas nutzt
Kranker	jemand, der krank ist
Versicherter/ Versicherungsnehmer	jemand, der sich bei einer Versicherungsgesellschaft gegen etwas versichert hat
Überlebender	1. etwas (Schweres, Gefahrvolles) lebend überstehen; 2. über jemandes Tod hinaus leben; 3. nicht mehr in die gegenwärtige Zeit passen, veraltet sein
Leistungsempfänger	Empfänger von Leistungen
Person	1. Mensch als Individuum, in seiner spezifischen Eigenart als Träger eines einheitlichen, bewussten Ichs; 2. (seltener) Persönlichkeit; 3. Figur, Gestalt in der Dichtung oder im Film; 4. (emotional) Person im Hinblick auf eine aus Sprechersicht positive oder negative Wertung; 5. (Sprachwissenschaft) Form des Verbs oder Pronomens, die an die sprechende[n], an die angesprochene[n] oder an die Person[en] oder [Sachen], über die gesprochen wird, geknüpft ist

3.3 Pflegemodelle der Recovery- und Stärkenorientierung

Ingo Tschinke

Die Begleitung von Menschen mit psychischen Erkrankungen auf ihrem persönlichen Genesungsweg durch psychiatrische Pflegefachpersonen bildet die Grundlage für die Zusammenarbeit in einem recoveryorientierten ambulanten Setting. Diese Form der Begleitung erfordert eine besondere Gestaltung der Pflegebeziehung mit bestimmten Haltungen und Sichtweisen der Pflegefachperson in der pflegetherapeutischen Interaktion. Mit der Thematik der Beziehung und Interaktion zwischen Pflegenden und zu pflegenden Menschen haben sich schon viele Pflegetheoretiker und -theoretikerinnen befasst (Peplau, 1995; Jones et al., 2017). Barker und Buchanan-Barker (2020) haben bei ihrer Auseinandersetzung mit dem Recoveryansatz festgestellt, dass ein Modell für die Pflege benötigt wird, das theoriegeleitetes Handeln in der Praxis ermöglicht. Deshalb entwickelten sie das Gezeiten-Modell, das sich metaphorisch der Seefahrt und des Wassers bedient, um in einer bildhaften Sprache die Entwicklung von Menschen mit psychischen Erkrankungen darzustellen (Barker & Buchanan-Barker, 2020). Trotz der metaphorischen Sprache erfüllt das Gezeiten-Modell für die psychische Gesundheit die pflegewissenschaftlichen Ansprüche, die an konzeptionelle Modelle und Theorien gestellt werden (Fawcett, 1998, 1999; Theune, 2016). Damit bietet es einen geeigneten theoretischen Bezugsrahmen und stellt gerade für die ambulante psychiatrische Pflege ein tragfähiges Konzept dar (Theune, 2016). Des Weiteren lassen sich im Zusammenhang mit den recoveryorientierten Aspekten der Stärkenförderung und Ressourcenorientierung aus dem Gezeiten-Modell die von den Praktikern gewünschten Interventionen theoriegestützt ableiten (Weißflog et al., 2016). Neben dem Gezeiten-Modell werden in diesem Kontext im Folgenden auch das Coaching-Modell „REACH“ zur Stärkenförderung und Zielorientierung (Grey et al., 2014), das Salutogenese-Konzept von Antonovsky (Antonovsky & Franke, 1997), das sich mit gesunderhaltenden Faktoren befasst, und das Konzept der Förderung von Resilienzfaktoren, die Menschen psychisch stabil erhalten können (Rönnau-Böse & Fröhlich-Gildhoff, 2015), vorgestellt. Die Auseinandersetzung mit den praxisbezogenen Befähigerkriterien aus dem Gezeiten-Modell soll dabei helfen, den Theorie-Praxis-Transfer zu gestalten. Mithilfe eines am REACH©-Modell ausgerichteten Coachings lassen sich die Befähigerkriterien auch im täglichen Handeln zur Anwendung bringen.

3.3.1 Zum Modellbegriff in der Pflege

Ein Begriff und seine Bedeutung sind selten eindeutig und präzise festgelegt, erst recht nicht, wenn es um so hochabstrakte gedankliche Konstrukte wie den Pflegeprozess oder um Vorgänge wie die Interaktion in der Pflege geht, die sich nur schwer definieren und in eine Theorie fassen lassen (Meleis & Brock, 1999). Da aber in der Wissenschaft die Bedeutung eines Begriffes so klar und genau wie möglich definiert sein muss, wurden in der Pflege Modelle entwickelt, die nicht den Anspruch haben, die Pflege an und für sich zu erklären, sondern die für bestimmte Situationen und Betrachtungsweisen Gültigkeit haben. Als Beispiele für bestimmte Betrachtungsweisen sei hier die Sicht von Systemfunktionen in dem Modell der familien- und umweltorientierten Pflege angeführt (Friedemann & Köhlen, 2018) oder das Sunrise-Modell von Leininger zum Umgang mit dem Fremden in der transkulturellen Pflege von Menschen mit Migrationshintergrund (Fawcett, 1998), aus welchem auch theoretische Konzepte zur Pflege von Ureinwohnern in Australien abgeleitet wurden, die zwar fremd, aber bei Weitem keine Migranten sind (King & Averis, 2000). Diese Art der konzeptuellen Modelle in der Pflege deckt von ihrer Reichweite her einen bestimmten Ausschnitt aus der Pflege ab, sie erklärt aber nicht die Pflege als solche wie ein Metaparadigma (Fawcett, 1998) oder die generellen Pflegetheorien, welche in ihrer Abstraktion den Anspruch erheben, Pflege erklären zu wollen (Meleis & Brock, 1999). Als konzeptionelles Modell befasst sich das Gezeiten-Modell mit dem Umgang der psychiatrischen Pflege mit Menschen, die von psychischer Erkrankung betroffen sind, und mit deren Genesungsweg im Sinne eines persönlichen Recoveryprozesses. Das Gezeiten-Modell setzt im Kern auf die Konzepte der Kommunikation und des holistischen Verstehens von Werten und Geschichten der Menschen wie auch auf das individuelle Lebensweltkonzept eines jeden Menschen (Barker & Buchanan-Barker, 2020).

3.3.2 Gezeiten-Modell: Grundlagen

Die Grundlagen für das Gezeiten-Modell wurden vor etwa 25 Jahren gelegt, als sich im Rahmen von Forschungsaufträgen zur Entwicklung eines Pflegemodells Barker et al. (2004) die Frage stellten, wozu die psychiatrische Pflege eigentlich gut und notwendig ist. Als Resultat einer umfangreichen Studie konnten die Autoren nachweisen, dass nicht die Übernahme von medizinischen Fachaufgaben zur Identitätsbildung der Pflege beiträgt, sondern die Begegnung mit dem persönlichen Ich einer der wichtigsten Aspekte der psychiatrischen Pflege darstellt (Barker et al., 1999). Die psychiatrische Pflege sollte sich nicht von einem paternalistischen Verständnis der Pflegebeziehung leiten lassen, sondern Betroffene als gleichberechtigte Partner ansehen, um eine Begegnung von Mensch zu Mensch zu ermöglichen (Barker & Buchanan-Barker, 2005, 2011). In dem Gezeiten-Modell wurde die Sprache daher bewusst einfach gehalten, damit sowohl Betroffene wie auch die psychiatrisch Pflegenden gemeinsam über die Instrumente des Modells sprechen können (Barker, 2001). Die Orientierung an der individuellen Lebens- und Krankheitsgeschichte spielt eine wichtige Rolle in dem Modell. Ziel ist es, anhand von Erlebnissen und Erzählungen – auch zum Umgang mit herausfordernden Situationen oder Krisen – die Lebenswelt des Klienten nachzuvollziehen und zu verstehen und ein Narrativ für das eigene Krankheitserleben zu entwickeln, um das Heilungspotenzial zu fördern, indem die Werte und Einstellungen herausgearbeitet werden, die Zuversicht und Hoffnung vermitteln (Barker, 2002). Es geht also darum, nicht die krankheitsspezifischen Aspekte in den Vordergrund zu stellen, sondern die positiven Aspekte des Lebens, die unbelastet sind von psychischer Erkrankung, wie die Vernetzung im sozialen Umfeld, Hoffnung, Identität, Sinnhaftigkeit des eigenen Lebens und die Selbstbefähigung im Sinne von Empowerment (Barker, 2003; Fortune et al., 2016). Der Klient selbst ist dabei die Haupttriebkraft für die Genesung, um das eigene Leben wieder in Besitz zu nehmen. Pflegende unterstützen über den therapeutischen Prozess die Genesung im Sinne des persönlichen Recoverys (Barker & Buchanan-Barker, 2020). Damit greift die Zielrichtung des Gezeiten-Modells die Konzeptionen des Recoverys auf, die bei der Entstehung des Modells 1997 zunächst die gemeindenahe psychiatrische Versorgung insbesondere in Großbritannien allmählich zu beeinflussen begannen (Shepherd et al., 2008; Slade, 2009).

Mit dem Gezeiten-Modell versuchen Barker und Buchanan-Barker den Recoverygedanken in die Praxis umzusetzen. Das Modell basiert auf zehn Grundwerten, den sogenannten Verpflichtungen, die mithilfe von 20 Befähigungen in Kompetenzen übersetzt werden. Diese Kompetenzen befähigen die Pflegenden, ihre Klienten zielgerichtet zu unterstützen (Barker & Buchanan-Barker, 2020).

1. Die persönliche Stimme wertschätzen – die Geschichte der Person über das Erleben psychischer Leiden oder damit zusammenhängender Probleme des Lebens ist der Anfangs- und Endpunkt der gesamten helfenden Begegnung. Sie umfasst nicht nur den

Bericht der Person über ihre Nöte, sondern auch die Hoffnung auf deren Lösung.
- Befähigung 1: Der Praktiker weist die Kompetenz auf, der Geschichte der Person aktiv zuzuhören.
- Befähigung 2: Der Praktiker hilft der Person, ihre Geschichte in ihren eigenen Worten festzuhalten.

2. Die Sprache respektieren – die Person hat eine einzigartige Weise entwickelt, um die Lebensgeschichte zum Ausdruck zu bringen und anderen wiederzugeben, was nur sie selbst wissen kann.
   - Befähigung 3: Der Praktiker hilft der Person, sich stets in ihrer eigenen Sprache auszudrücken.
   - Befähigung 4: Der Praktiker hilft der Person, ihr Verständnis spezifischer Erfahrungen durch persönliche Geschichten, Anekdoten, Gleichnisse oder Metaphern auszudrücken.
3. Zum Lehrling werden – die Person ist Expertin ihrer Lebensgeschichte. Der Praktiker lernt von ihr, „was getan werden muss" oder „was funktioniert".
   - Befähigung 5: Der Praktiker entwickelt einen Pflegeplan, der, wo immer möglich, auf den geäußerten Erfordernissen, Bedürfnissen und Wünschen der Person beruht.
   - Befähigung 6: Der Praktiker hilft der Person, spezifische Probleme des Lebens zu identifizieren und herauszuarbeiten, was getan werden kann, um sie anzugehen.
4. Verfügbare Mittel und Wege nutzen – die Geschichte der Person enthält Beispiele, was „funktioniert hat" oder „funktionieren könnte". Diese Beispiele liefern die hauptsächlichen Mittel, die eingesetzt werden müssen, um Recovery zu entfalten oder aufzubauen.
   - Befähigung 7: Der Praktiker hilft der Person, ihre Wahrnehmung für das zu schärfen, was in Bezug auf spezifische Probleme des Lebens für oder gegen sie arbeitet.
   - Befähigung 8: Der Praktiker unterstützt die Person, herauszufinden, was bestimmte Menschen tun können oder könnten, um ihr beim weiteren Umgang mit spezifischen Problemen des Lebens zu helfen.
5. Den nächsten Schritt gestalten – der Helfer und die Person arbeiten zusammen, um zu einer Einschätzung dessen zu kommen, was „jetzt" getan werden muss. Der erste Schritt besteht darin, aufzudecken, welche Macht Veränderung hat, indem man auf das Endziel hinweist.
   - Befähigung 9: Der Praktiker hilft der Person zu identifizieren, welche Art von Veränderung ein Schritt in die Richtung der Lösung oder des Sich-Entfernens von einem spezifischen Problem des Lebens wäre.
   - Befähigung 10: Der Praktiker hilft der Person zu ermitteln, was in der unmittelbaren Zukunft geschehen muss, um ihr zu helfen, diesen „positiven Schritt" in Richtung auf ihr gewünschtes Ziel nach und nach auch zu erleben.
6. Zeit schenken – die Zeit, die der Praktiker und die Person zusammen verbringen, ist der Grundstein des Wandlungsprozesses.
   - Befähigung 11: Der Praktiker hilft der Person, ihre Wahrnehmung dafür zu entwickeln, dass eine fest zugeordnete Zeit aufgewandt wird, um die spezifischen Bedürfnisse anzusprechen.
   - Befähigung 12: Der Praktiker erkennt den Wert der Zeit an, welche die Person dem Prozess des Assessments und der Pflege widmet.
7. Ehrliche Neugierde entwickeln – die Person schreibt eine Lebensgeschichte, ist jedoch kein offenes Buch. Praktiker müssen Wege entwickeln, echtes Interesse an der Geschichte zum Ausdruck zu bringen, um den Erzähler der Geschichte besser verstehen zu können.
   - Befähigung 13: Der Praktiker zeigt Interesse an der Geschichte der Person, in-

dem er um Klärung bestimmter Punkte und um weitere Beispiele oder Details bittet.
   - Befähigung 14: Der Praktiker zeigt Bereitschaft, der Person zu helfen, ihre Geschichte in ihrem eigenen Tempo zu entfalten.
8. Wissen, dass kontinuierliche Veränderung stattfindet – das Grundprinzip des Gezeiten-Modells ist, dass Wandel unvermeidbar ist, weil er kontinuierlich stattfindet. Die Aufgabe des professionellen Helfers besteht darin, ein Bewusstsein dafür zu entwickeln, wie dieser Wandel geschieht und wie sich das Wissen darüber dafür nutzen ließe, die Person aus Gefahr und Leid heraus und zurück auf den Kurs des Rückforderns und Recoverys zu lenken.
   - Befähigung 15: Der Praktiker hilft der Person, ein Bewusstsein für die feinsten Veränderungen – im Denken, Fühlen und Handeln – zu entwickeln.
   - Befähigung 16: Der Praktiker hilft der Person, ein Bewusstsein dafür zu entwickeln, wie sie selbst, andere Personen oder Ereignisse diese Veränderungen beeinflusst haben.
9. Persönliche Lebensweisheit enthüllen – die Person hat beim Schreiben der Lebensgeschichte einen großen Vorrat an persönlicher Lebensweisheit angelegt. Eine der zentralen Aufgaben des Helfers besteht darin, beim Enthüllen dieser Lebensweisheit zu assistieren.
   - Befähigung 17: Der Praktiker hilft der Person, persönliche Stärken und Schwächen zu identifizieren und ein Bewusstsein dafür zu entwickeln.
   - Befähigung 18: Der Praktiker hilft der Person, den Glauben an sich selbst zu entwickeln und damit ihre Fähigkeit zu fördern, sich selbst zu helfen.
10. Transparent sein – die Beziehung beruht auf gegenseitigem Vertrauen.
   - Befähigung 19: Ziel des Praktikers ist es, sicherzustellen, dass der Person jederzeit alle Pflege- und Versorgungsprozesse klar sind.
   - Befähigung 20: Der Praktiker stellt sicher, dass die Person Kopien aller Dokumente des Assessments und der Pflege- und Versorgungsplanung zur eigenen Nutzung erhält.

Das Gezeiten-Modell besteht des Weiteren aus den drei Dimensionen „Selbst", „Welt" und „Andere", mit deren Hilfe die Lebenswelt des Betroffenen mit seinem Krankheitserleben abgebildet werden soll. Die erste Dimension beinhaltet die private Welt des Betroffenen, in der er lebt und die unmittelbar von der psychischen Erkrankung betroffen ist. Das umfasst das reale Leben mit Wohnung und Familie, aber auch die innere Lebenswelt (s. auch **Kap. 3.7**) mit ihren Gefühlen, Gedanken, Werten und Einstellungen. Die Dimension der Welt umfasst die Umwelt, mit der der Betroffene interagiert. Dabei geht es darum, den Betroffenen und seine Lebensprobleme zu verstehen, um Ressourcen, die zur Problemlösung beitragen können, zu identifizieren (Repper & Perkins, 2009). Die Dimension „Andere" bezieht die sozialen und persönlichen Beziehungen mit ein, zum Beispiel über die gemeinsame Auseinandersetzung in einer Gruppe, zum Zwecke der Recovery- und Stärkenförderung.

3.3.3 Gezeiten-Modell: Praktische Umsetzung

Die zehn Verpflichtungen zur Befähigung der Pflegenden zielen in erster Linie darauf ab, die Kommunikation zu suchen und zu stärken. Dabei geht es darum, den persönlichen Recoveryprozess der Klienten zu unterstützen, indem der Fokus nicht auf die psychische Erkrankung, sondern auf die zu erreichende Zufriedenheit im Leben trotz bestehender Symptome gerichtet wird (Slade, 2013). Es geht nicht vorrangig um eine Heilung oder Wiederherstellung, sondern um den Aufbau von Stärken und Resilienzen und um ein positives Erleben des eigenen

Selbst. Bei den Verpflichtungen 1–3 geht es darum, über ein Narrativ die Erkrankung des Betroffenen und wie sie erlebt wird wahrzunehmen und die Lebenswelt des Betroffenen zu erforschen. Dabei steht der Aufbau einer brückenschlagenden Beziehung zwischen dem psychiatrisch Pflegenden und dem Betroffenen im Mittelpunkt. Der Pflegende sollte dabei stets im Sinn haben, dass es immer Hoffnung und Lösungen gibt und dass alles möglich ist, und diese Zuversicht sollte in der Arbeit mit dem Betroffenen auch ausgestrahlt werden. Ohne die Vermittlung von Hoffnung wird es schwer für den psychiatrisch Pflegenden, den Betroffenen auf seinem persönlichen Recoveryweg zu begleiten.

Die Beziehung zwischen dem psychiatrisch Pflegenden und dem Betroffenen sollte von Vertrauen geprägt sein, sodass der Betroffene wahrnehmen kann, dass es bei der Begleitung nicht um Fürsorge geht, die ihm etwas abnehmen will – im Sinne einer an Defiziten orientierten Hilfe – sondern darum, dass die Verantwortung bei ihm, dem Betroffenen, liegt. Dazu gehören die Verpflichtungen 4–6, bei denen nach Stärken und Ressourcen gesucht wird. Es ist wichtig, die Werte und Einstellungen des Betroffenen herauszuarbeiten und ihm ins Bewusstsein zu bringen. Danach lassen sich dann die Ziele des Pflegeplans ausrichten, die mit den verfügbaren Mitteln und in einzelnen Handlungsschritten erreicht werden können. Diese Handlungsschritte sollten angemessen und nicht zu groß sein. Auch sollte das Bewusstsein damit verknüpft sein, dass Recoverywege selten linear verlaufen, sondern in viele Richtungen abzweigen können – manchmal auch in die rückwärtige Richtung (Barker & Buchanan-Barker, 2020).

Das darf aber bei der Begleitung weder den Betroffenen noch den psychiatrisch Pflegenden entmutigen, sondern Hoffnung und Optimismus sollten das Vorankommen stets begleiten und tragen. Hierzu ist es von Wichtigkeit, auch den salutogenetischen Aspekt der Selbstheilung und die Abwehrkräfte gegen psychische Erkrankungen in der Reflexion des eigenen Selbst zu erarbeiten (Barwinski, 2016). Ohne den Aufbau von Hoffnung und den Optimismus, dass die inneren Stärken eine Veränderung ermöglichen, werden nachhaltige Schritte nur schwer umsetzbar sein. Auch muss der Betroffene erkennen, dass zur Veränderung der Blick nach vorn gerichtet werden muss, wozu die radikale Akzeptanz notwendig ist, denn durch das Hadern mit der Vergangenheit kann sich die Person nicht in die Zukunft bewegen (Rampe, 2010). Dazu ist es notwendig, die Opferhaltung zu verlassen, denn als Opfer bin ich handlungsunfähig und es werden weiterhin andere über mich entscheiden. Bei der Vermittlung dieser Aspekte kann dem psychiatrisch Pflegenden ein eigener Coaching-Stil helfen (Starr, 2016), der auch die Grundlage des REACH©-Modells darstellt, welches in **Kapitel 5.5** näher beschrieben wird.

Die Verpflichtungen 7–9 sollen die Wahrnehmung des Betroffenen schärfen, um eigene Stärken und Schwächen zu erkennen und Ressourcen zu aktivieren, die für den Betroffenen im Vorfeld noch unerreichbar schienen. Hierbei geht es darum, den Prozesscharakter des Recoverys zu erkennen, sodass der Betroffene feststellen kann, dass er sich in einem Prozess beständiger Veränderung befindet, in welchem er selbst die Regie für die eigene Genesung übernimmt und entscheidet, inwieweit er das Psychiatriesystem für den eigenen Weg nutzen will (Pilgrim & McCranie, 2013; Rapp & Goscha, 2006). Verpflichtung 10 betrifft die Transparenz bei der Dokumentation; wichtig ist, dass immer mit dem Betroffenen dokumentiert wird und er stets über den Betreuungsprozess informiert ist.

Das Gezeiten-Modell wird bereits seit längerer Zeit in Großbritannien, Australien, den USA, Kanada und in anderen Ländern eingesetzt. So wurde in einem Projekt zur Einbettung des Gezeiten-Modells in die interprofessionelle Teamarbeit im stationären Bereich in Kanada eine deutlich bessere Zufriedenheit bei den Betroffenen in fast allen Belangen festgestellt (Berger, 2006). In diesem Projekt wurde durch einen interdisziplinären Behandlungsplan der Lebensgeschichte der Betroffenen besser Rechnung getragen, und die Ziele wurden eindeutig an den Bedürfnissen der Betroffenen ausgerichtet und nicht daran, was das Team für die Betroffenen als das Beste empfunden hätte (Slade, 2009). In einem weiteren Projekt in Kanada wurde die Entwicklung einer definierten Vorgehensweise zur Umsetzung der Befähigerkriterien in einem 180-Betten-Klinikum unter Praxisbedingungen erprobt; das Ergebnis zeigte eine deutlich größere Zufriedenheit der Klienten wie auch der Mitarbeiter (Brookes et al., 2006). Hervorzuheben bei diesem Projekt ist, dass alle Berufsgruppen an der Behandlung mitgewirkt hatten.

Beide Projekte waren allerdings trotz ihrer Recoveryausrichtung an das biomedizinische Diktum einer Behandlung in einer Klinik gebunden. In der ambulanten psychiatrischen Ausrichtung in Großbritannien wird die biomedizinische Sichtweise dagegen überwiegend nicht mehr als sinnvoll für den Genesungsprozess betrachtet (Slade, 2009). In der folgenden Tabelle werden die biomedizinische Ausrichtung und die Recoveryorientierung zur Verdeutlichung der Unterschiede einander gegenübergestellt (**Tab. 3-2**).

Die Hinwendung zu einer gelebten Recoveryorientierung ist mit einem deutlichen Perspektivenwechsel in der Ausrichtung und Haltung gegenüber den Betroffenen verbunden. Er bedeutet die Abkehr von einem paternalistisch geprägten Fürsorgedenken, bei dem Experten (Ärzte, Psychologen und Pflegende) darüber entscheiden, was gut für den Klienten ist. Bei dieser Sichtweise geht es vielfach um die Risikovermeidung und das Finden von kurzfristigen Lösungen, die aber auf lange Sicht die Betroffenen in eine Chronifizierung und gelernte Hilflosigkeit führen können. In Deutschland und in der Schweiz ist durch die tradierte biopsychosoziale Prägung der ärztlich-medizinischen Krankenhäuser dieser Perspektivenwechsel nicht so einfach umzusetzen, auch wenn eine stärkere Förderung von Recovery und Empowerment durch die S3-Praxisleitlinien in Psychiatrie und Psychotherapie gefordert wird (DGPPN, 2019). Die ambulante psychiatrische Pflege kann sich leichter verändern, denn die Umsetzung gelingt durch Fachpflegekräfte im ambulanten Setting wahrscheinlich besser, da die Pflegedienste homogener strukturiert sind und sehr viel mehr Freiheiten bei der inhaltlichen Gestaltung der psychiatrischen Arbeit durch ihre Zeitkontingente in der Häuslichkeit haben. Durch diese Zeitkontingente wird es in der Zusammenarbeit zwischen Betroffenen und Pflegenden leichter möglich, die Stärken und Ressourcen Betroffener unter Einbeziehung ihrer Werte und Einstellungen zu erarbeiten und zu fördern.

3.3.4 Stärkenförderung mit dem REACH©-Modell

Nachdem das Konzept des Recoverys in Großbritannien in die Gesundheitsrichtlinien aufgenommen worden war, stellte sich dort die Frage nach der Umsetzung in den ambulanten Diensten, in denen Ärzte, Psychologen, Sozialarbeiter und psychiatrische Fachpflegekräfte zusammenarbeiten (Community Mental Health Teams). Um eine recoveryorientierte Arbeitsweise zu entwickeln, bedarf es in erster Linie einer Veränderung der Rolle der professionell Pflegenden dergestalt, dass sie sich nicht mehr als eine Person mit Expertenstatus und Autorität sehen, sondern sich mehr als Coach oder Trainer verstehen, der seine professionellen Fähigkeiten und sein Wissen zur Verfügung stellt, während er gleichzeitig von Betroffenen lernt, die als Experten aus Erfahrung oder Peers fungieren und die Pflegenden in ihrer Arbeit unterstützen (Shepherd et al., 2008).

Nach dem Rollenverständnis von Hildegard Peplau (1995) in ihrem Modell der interpersonalen Beziehung in der Pflege nehmen Pflegende innerhalb des Pflegeprozesses verschiedene Rollen ein, um dadurch den zu Pflegenden besser kennenzulernen und zu unterstützen, so unter anderem die Rolle des Lehrenden oder die Rolle des Lernenden – Barker und Buchanan-

Barker (2003) sprechen davon, dass man zum „Lehrling" wird. Dabei entscheiden die Pflegenden, welche Rolle zu einer bestimmten Zeit am besten geeignet ist. Pflegende müssen sich dieser Rollen, die sie übernehmen, bewusst sein (Peplau, 1995).

In Großbritannien wurde von der REFOCUS-Forschungsgruppe eine theoretische

Tabelle 3-2: Prinzipien des biomedizinischen und biopsychosozialen Krankheitskonzeptes und der Recoveryausrichtung im Vergleich (Quelle: Adaption nach Slade, 2009, S. 15)

Domäne	biomedizinische und biopsychosoziale Sichtweise	Recoveryorientierung
Verantwortung	Arbeit zum Besten des Betroffenen, Verantwortung liegt beim Kliniker	Verantwortung liegt bei dem Betroffenen (Ausnahmen bei bedrohlichen Krisen)
Verantwortung des Klinikers	Diagnostik und Behandlung der psychischen Erkrankung	Beratung und Coaching des Betroffenen zur Unterstützung des persönlichen Recoveryprozesses
Verantwortung des Betroffenen	Behandlung wie verordnet zu akzeptieren und ihr zu folgen	Beschreitung des persönlichen Recoveryweges, um individuelle Stärken zu entwickeln und zu nutzen
Beziehung zu dem Betroffenen	Experte und Akzeptierender	Begegnung von Mensch zu Mensch auf Augenhöhe
Verständnis für die psychische Erkrankung	Psychopathologie, die aus einer gestörten Stoffwechselstörung entstanden ist	psychische Erkrankung als Hindernis, das durch die Fokussierung auf eigene Stärken und persönliche Entwicklung überwunden werden kann
Fokus des Assessments	intrapsychische Defizite und Probleme	die Lebensgeschichte des Menschen, Neuorientierung auf die persönliche Genesung mithilfe von Stärken und Ressourcen
Sinngebung für den Betroffenen	peripheres Interesse	Fokus liegt auf Vernetzung, Hoffnung, Identität, Singebung und Empowerment
Ziel des Assessments	Identifizierung der psychischen Erkrankung und die daraus ableitbare Diagnose	Herausarbeitung von Werten und Einstellungen, an denen sich die Behandlungsvereinbarung zur Stärkenförderung orientiert
Handlungsmotivation	Vermeidung von Symptomen oder Leiden	Weg zu einem befriedigenden, hoffnungsvollen und in soziale Bezüge eingebetteten Leben
Minimalziel	Reduktion der Symptome und Abbau von Fähigkeitsstörungen	Erkennen des Weges zum persönlichen Recovery
Maximalziel	Heilung der Erkrankung	zufriedenes Leben auch mit anhaltenden Symptomen
Evaluation der Behandlung	Beurteilung durch Experten nach objektiven Outcome-Kriterien	Beurteilung durch den Betroffenen nach eigenem Empfinden

Grundlage für die Implementierung einer recoveryorientierten Arbeitsweise und Recovery fördernden Haltung entwickelt (Leamy et al., 2014). In diesem Rahmen wurde das REACH©-Modell (Grey et al., 2014) für das Gesundheitssystem in Großbritannien konzipiert, um ambulanten Teams die prozessorientierte Umsetzung in der Recoverybegleitung zu ermöglichen (Bird et al., 2014) (**Abb. 3-2**).

Das REACH©-Modell baut auf den gleichen Aspekten der Förderung des persönlichen Recoverys auf wie das Gezeiten-Modell von Barker und Buchanan-Barker, sodass beide Modelle gut miteinander zu verknüpfen sind. Wo Barker und Buchanan-Barker größtenteils noch sehr metaphorisch bleiben, wird das REACH©-Modell in seinen Aktivitäten konkreter, sodass Pflegende mit der Kombination beider Modelle sowohl einer theoretischen Fundierung ihrer Arbeit als auch den Anforderungen einer recoveryorientierten Pflegepraxis gerecht werden.

In der Phase der *Reflexion* wird dem Betroffenen Zeit gegeben, eine tragfähige Beziehung zu dem psychiatrisch Pflegenden aufzubauen und zu klären, wie die konkrete Förderung aussehen soll und ob dem Betroffenen das Grundkonzept des Recoveryprozesses verständlich ist. Dabei sollten die Aspekte der Vernetzung, Hoffnung, Identität, Sinngebung und des Empowerments anhand des CHIME-Rahmenkonzepts besprochen und geklärt werden, welche davon gemeinsam erkundet werden müssen (Slade et al., 2015).

Nachdem gemeinsam die Vorgaben zur Zusammenarbeit zwischen dem psychiatrisch Pflegenden und dem Betroffenen abgesprochen worden sind, geht es in der nächsten Phase der *Erforschung* um die individuelle Lebens- und Krankheitsgeschichte und ihren besonderen Wert für den Betroffenen. Barker und Buchanan-Barker gehen auf diesen Schritt entsprechend den Verpflichtungen 1, 2 und 7 in ihrem Gezeiten-Modell ein (die persönliche Stimme wertschätzen, die Sprache des Betroffenen respektieren, eine ehrliche Neugier entwickeln). Bei dem REACH©-Modell geht es in dieser Phase besonders darum, durch die Instrumente des aktiven Zuhörens und des Stel-

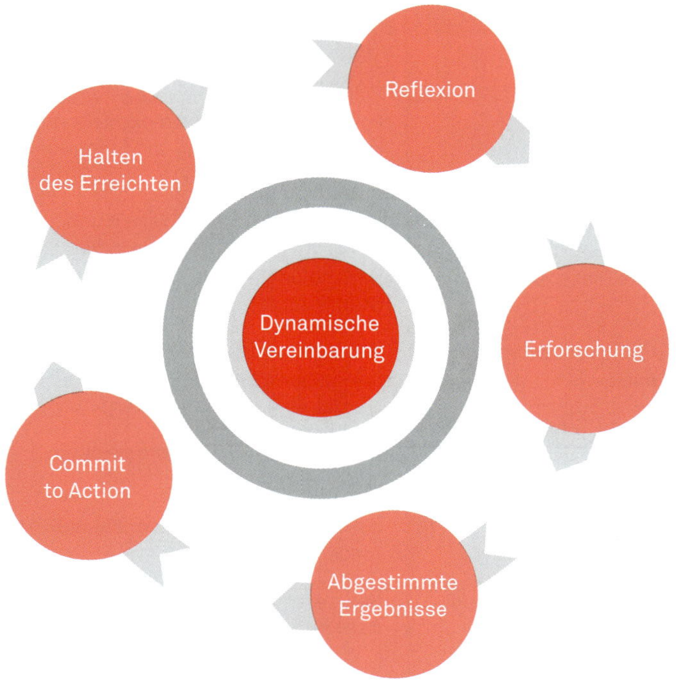

Abbildung 3-2: Grafische Darstellung des REACH®-Modells (Quelle: Grey et al., 2014, S. 5. Copyright © SLaM Partners, South London and Maudsley NHS Foundation Trust 2012. Mit freundlicher Genehmigung)

lens wirksamer Fragen die Werte und Einstellungen für die Zielorientierung noch differenzierter herauszuarbeiten (s. auch **Kap. 5.1** zu den Interventionen in der ambulanten psychiatrischen Pflege und **Kap. 5.5** zum REACH©-Modell). Dabei geht es auch darum, die externe und interne Lebenswelt und die eigenen Weltbilder zu erkunden (s. **Kap. 3.8**), um herauszufinden, welche Hemmnisse dem Betroffenen im Wege stehen.

Bei der *Abstimmung der Ergebnisse* geht es in dem nächsten Schritt der Pflegeprozessplanung darum, die Ziele konkret zu formulieren, die in dem Betreuungszeitraum auch realistisch erreicht werden können. Da die Begleitung zeitlich begrenzt ist, gilt es die Ziele auf den persönlichen Recoveryprozess abzustimmen und die Schritte konkret festzulegen. Diese werden dann in der dynamischen Vereinbarung schriftlich festgehalten, was der Verpflichtung 10 in dem Gezeiten-Modell entspricht (Transparenz bei der Dokumentation). Die dynamische Vereinbarung kann immer wieder angepasst werden, denn der Recoveryprozess soll es gestatten, Fehler zu machen und neue Wege auszuprobieren, was durchaus zu einem Zickzackkurs für das Schiff des Lebens führen kann (Barker & Buchanan-Barker, 2020).

In der nächsten Phase *Commit to Action* werden die Ziele in kleinere und machbare Handlungsschritte zerlegt, die nach der SMART-Formel (spezifisch, machbar, attraktiv, realistisch und terminiert) formuliert sein sollten. Dieser Phase entsprechen in dem Gezeiten-Modell die Verpflichtungen 4 und 5, bei denen es um die Nutzung der verfügbaren Mittel und die Formulierung der nächsten Schritte geht.

In der Phase *Halten des Erreichten* geht es darum, die Wahrnehmung des Betroffenen darauf auszurichten, auch kleinste Veränderungen in dem Genesungsprozess zu erkennen und diese positiv zu sehen. Dies entspricht der Verpflichtung 8 des Gezeiten-Modells, wo es um die Schärfung der eigenen Wahrnehmung des Betroffenen geht, damit er das prozesshafte Vorankommen erkennen kann. Durch die gemeinsame Evaluation kann dann die dynamische Vereinbarung zwischen dem psychiatrisch Pflegenden und dem Betroffenen noch einmal neu gefasst oder überarbeitet und angepasst werden. Dadurch stellt sich der Pflegeprozess als ein kybernetischer Regelkreis mit den Schritten Assessment (Reflexion und Erforschung), Zielformulierung (Abstimmung der Ergebnisse), Durchführung (Commit to Action – Handlungsschritte formulieren und durchführen) und Evaluation (Halten des Erreichten) dar, der die verpflichtende Grundlage für die pflegerische Arbeit bildet (Wilkinson, 2012).

Konkretisierung von Zielen mit der SMART-Formel

Das Akronym SMART kommt ursprünglich aus dem Projektmanagement, wo es zur Konkretisierung von Zielen dient. Mithilfe dieser Formel sollen Ziele sowohl für die Projektteilnehmer als auch den Auftraggeber klar formuliert werden, damit alle Beteiligten wissen, wovon gesprochen wird. Die SMART-Ziele wurden in der psychiatrischen Versorgung im Rahmen der Eingliederungshilfe für psychisch erkrankte Menschen adaptiert, um die Hilfepläne konkreter zu fassen und eine längerfristige Versorgung effektiv zu gestalten (Penlington, 2018).

- Spezifisch
  Ein Ziel sollte so genau und konkret wie möglich sein, also: „Auseinandersetzung und Klärung der finanziellen Probleme durch den Betroffenen mit Unterstützung bis zum 31.12.2019", „Begleitung zur Agentur für Arbeit am …", „Gespräch mit dem Betreuer am …" statt nur als Ziel „Klärung der Finanzen" zu dokumentieren. Je konkreter die Schritte zur Zielerreichung formuliert sind, desto besser. Dies gilt auch für weiche Faktoren wie Hoffnung; so sollten konkret hoffnungsfördernde Maßnahmen besprochen werden, die gemeinsam oder allein durchgeführt werden, um sie danach zu reflektieren.

- Messbar
  Wichtig ist die Nennung eines Mengengerüstes, einer Zeitangabe oder eines sonstigen messbaren Kriteriums. Ungünstige Formulierungen sind beispielsweise „Umgang mit Geld". Solchen Formulierungen fehlt ein konkretes messbares Kriterium. Beispiele: „Erstellung eines Budgetplans für den laufenden Monat durch den Betroffenen", „Kontrolle der Ausgaben durch ein Haushaltsbuch", „Einhaltung der Ausgaben in Höhe von ... Euro" (statt „kann mit Geld umgehen"). Durch Skalierungsfragen (Wo sehen Sie sich gerade auf einer Skala von 1 bis 10?) lassen sich auch die weichen Faktoren wie Hoffnung, Grad der Autonomie, Zufriedenheit etc. erfassen, die dementsprechend auch zu dokumentieren sind.
- Attraktiv
  Ziele, die dem Betroffenen nicht als hilfreich erscheinen, werden nicht umgesetzt. Daher müssen Ziele im Einklang mit den Werten und Bedürfnissen des Betroffenen erstellt werden, da sie ansonsten wenig Aussicht auf Erfolg haben. Beispiel: statt „Vernetzung des Betroffenen innerhalb der Gemeinde" (die mag für den Betroffenen gar nicht von Interesse sein) besser „Betroffener möchte Kontakt zu einem Tier. Konkrete Vereinbarung mit dem Tierheim XY, sodass der Betroffene regelmäßig mit einem Hund spazieren gehen kann, was ihm sonst nicht möglich wäre (aufgrund von Verantwortung/Raum etc.)".
- Realistisch
  Dieses Kriterium hängt eng mit dem vorigen Merkmal zusammen. Realistische Ziele werden leichter akzeptiert und motivieren deutlich stärker als solche, die bereits im Vorfeld als unrealistisch angesehen werden. Beispiel: „Verständnis für das persönliche Recovery bis zum 31.12.2019" (statt „Genesung bis Ende des Jahres").
- Terminierbar
  Ein einfaches Kriterium: die Nennung einer Zeitangabe. Dies trifft nicht immer für alle Ziele zu. Handelt es sich beispielsweise um ein rein finanzielles Ziel (z.B. Budget-Einhaltung des Betroffenen) oder um ein rein technisches Ziel (Wohnungsentrümpelung), spielt die Terminierbarkeit häufig keine Rolle. Terminziele werden oft separat formuliert.

Das REACH©-Modell bedient sich der Methode des Coachings, da Coaching im Vergleich zur Therapie einen ergebnisoffenen Prozess darstellt, der sich an die Bedarfe und die Lebensumstände besser anpassen lässt (Alexander, 2010). Das Coaching trägt den hoffnungsvollen Aspekt in sich, dass jeder Mensch die Ressourcen und Stärken hat, seine Probleme und Lebenszweifel in den Griff zu bekommen. Coaching ist keine Therapie, da Therapie einem Leitlinienkonzept zugrunde liegt und damit einen Anfang und ein Ende hat. Bei therapeutischen Interventionen, zum Beispiel Psychoedukation oder kognitive Verhaltenstherapie, geht es darum, Wissen zu vermitteln, welches in kognitiven Prozessen zur Verbesserung des Verhaltens des Klienten führt, da der Klient dann mehr über seine eigene Erkrankung weiß oder sein Verhalten aufgrund eines Reflexionsprozesses neu ausrichten und modifizieren kann (Starr, 2016). Das Coaching, vor allem das sogenannte Life-Coaching, richtet sich an den Alltagsaktivitäten aus und geht dabei sehr kleinschrittig vor, um den Alltag und die Lebenswelt des Klienten neu zu konstruieren. Es eignet sich gut für die Umsetzung des Gezeiten- und des REACH©-Modells (Schmidt-Lellek & Buer, 2011). Durch die Gegenüberstellung der Ziele von Life-Coaching und Recoveryförderung wird deutlich, dass die Methode des Life-Coachings sehr gut geeignet ist, um Recovery umzusetzen (Bora et al., 2010). Wir haben in **Kapitel 5.3** dem Life-Coaching zur Unterstützung der Recoveryorientierung ein eigenes Kapitel gewidmet.

3.3.5 Förderung von Resilienzfaktoren

Als Resilienzen werden Abwehrfaktoren bezeichnet, von denen angenommen wird, dass sie als innere Einstellungen Menschen psychisch gesund erhalten. In der Wissenschaft wird ein Diskurs darüber geführt, was diese Schutzfaktoren genau ausmacht, einig ist man sich aber darüber, dass es stärkende Faktoren gibt, die Menschen gesund erhalten. Genauso wurden im Vulnerabilitäts-Stress-Modell (Dörner et al., 2017) bestimmte belastende Faktoren herausgearbeitet, die zum Beispiel eine Schizophrenie begünstigen sollen. Der Begriff Resilienz leitet sich aus dem Englischen „resilience" ab und bedeutet „Spannkraft, Widerstandsfähigkeit, Elastizität". Damit ist die Fähigkeit des Individuums gemeint, erfolgreich mit belastenden Lebensumständen und negativen Stressfolgen umgehen zu können (Wustmann, 2015). Die Resilienzfaktoren werden unterschiedlich definiert, aber es zeigt sich, dass zum Beispiel Hoffnung und Optimismus wichtige Faktoren sind, die dazu beitragen, dass Betroffene erkennen, dass in ihnen selbst die Lösungen liegen. Ein weiterer Faktor besteht in der Akzeptanz der Umstände und des eigenen Selbst, das heißt, dass die eigene Erkrankung und das, was zu der aktuellen Situation des Betroffenen geführt hat, anerkannt werden. Des Weiteren spielt die Selbstverantwortung für die eigene Person und Gesundheit eine wichtige Rolle, sodass Betroffene erkennen können, dass nicht andere die Lösungen haben, sondern diese aus ihnen selbst erwachsen müssen. Ein weiterer Faktor ist die Selbstwirksamkeit, das heißt die Fähigkeit, für sich selbst Sorge tragen zu können und sich nicht als ein Opfer anderer Menschen zu empfinden. Eine wichtige Rolle spielt auch die Fähigkeit, lösungsorientiert zu denken und zu handeln und nicht auf einzelne Probleme fixiert zu sein. Auch die Vernetzung mit anderen Menschen und die Verbundenheit mit Organisationen und Gruppen ist von Bedeutung. Schließlich stellt der positive Blick in die Zukunft einen wichtigen Schutzfaktor dar.

Die hier genannten Faktoren sind die wichtigsten, die Menschen eine höhere Resistenz gegenüber psychischen Erkrankungen verleihen können (Fröhlich-Gildhoff & Rönnau-Böse, 2015). Allerdings sind Resilienzen nicht persönlichkeitsstabil, sodass Menschen zu einem Zeitpunkt resilient sein können und zu einem anderen vulnerabel, wenn sie beispielsweise von schweren Schicksalsschlägen getroffen werden. Dies zeigt aber auch, dass Resilienzen zu jedem Zeitpunkt des Lebens erlernt werden können (Barwinski, 2016). Durch die Eigenaktivität, wie sie von Piaget (2016) definiert wird, können diese Resilienzen verstärkt werden. Durch die Fähigkeit, die eigenen Handlungen positiv wahrzunehmen und sich selbst zu bestärken, kann Resilienz genauso erlernt werden wie soziale Kompetenzen (Hinsch & Pfingsten, 2015). Das Erlernen ist aber nur dann möglich, wenn Vulnerabilitäten bestehen, die sich der Betroffene selbst eingestehen kann, denn da, wo Schwächen sind, die reflexiv wahrgenommen werden können, können Stärken hervortreten (Barwinski, 2016). Dazu gilt es, die Schwächen zu erkennen und die Bereitschaft zu entwickeln, diese auch verändern zu wollen. Bei bestimmten Krankheitsbildern, wie zum Beispiel bei Menschen mit Persönlichkeitsstörungen, ist dies durchaus schwieriger als bei anderen. Die Problematik lässt sich gut an dem Beispiel der Figur des Stadtneurotikers (aus dem gleichnamigen Kinofilm) illustrieren, wo die Figur des Stadtneurotikers, gespielt von dem Schauspieler Woody Allen, sagt, dass es ihm so gehe wie Groucho Marx, der meinte, dass er niemals einem Club beitreten würde, der ihn als Mitglied akzeptieren würde. In solch einem Fall kann es zu keinem Veränderungsprozess kommen, denn der Betroffene erwartet, dass sich der psychiatrisch Pflegende seinem Selbstbild anschließt, da ansonsten etwas nicht stimmen kann.

Resilienzen können sich im Laufe des Lebens durchaus wandeln, da Menschen in den verschiedenen Lebensphasen unterschiedliche Herausforderungen meistern müssen. Während im frühen Erwachsenenalter die Berufsfindung und -ausbildung sowie der Beginn von langjährigen und festen Beziehungen seinen Anfang nimmt, sind wir im mittleren Erwachsenenalter eher mit gesundheitlichen Fragestellungen sowie Rückprüfungen und Infragestellungen von Lebenszielen konfrontiert. Daran machen sich auch die Resilienzen fest, die wir entwickeln und die wir zur Abwehr von psychischen Überforderungen und Stress nutzen können (Rönnau-Böse & Fröhlich-Gildhoff, 2015).

3.3.6 Positive Psychologie und Salutogenese

Das Salutogenese-Konzept geht der Frage nach, was Menschen gesunderhält und was ihnen die Kraft gibt, Unbill, Stress und Schicksalsschlägen nicht anheimzufallen, sondern ihnen zu widerstehen (Antonovsky & Franke, 1997). Schon im Wortstamm des Begriffs Salutogenese lässt sich erkennen, dass es um die Selbstheilungskräfte des Menschen geht und nicht um eine Heilung von außen. Das Wort setzt sich aus „salus“ (Wohl, Heil, Gesundheit) und „genesis“ (Entstehung, Herstellung) zusammen; es ist nicht das „sanare“ (jemanden heil machen) gemeint (Barwinski, 2016). So wie bei der Orientierung an Resilienzfaktoren einzelne Persönlichkeitsmerkmale gefördert werden, um eine Veränderung hervorzurufen, etwa durch Akzeptanz, Hoffnung und Selbstwirksamkeit, so wird bei dem Salutogenese-Konzept die Kohärenz als Faktor des Verstehens gewürdigt, der Menschen dabei hilft, einen Sinn in den Lebensumständen zu erkennen, um dadurch zu einem besseren, ganzheitlichen Verständnis der Krankheitssituation zu gelangen. Durch die Erforschung der Biografie und der damit verbundenen Werte und Stärken nach dem REACH©-Modell bzw. die Darstellung der persönlichen Geschichte nach dem Gezeiten-Modell können lebensgeschichtliche Ereignisse identifiziert werden, die bis in die Gegenwart den Alltag und das Denken negativ beeinflussen und damit den Prozess der Entwicklung behindern. Durch die reflektierende Auseinandersetzung mit diesen Lebensereignissen lassen sich die stressauslösenden Faktoren ermitteln, die bisher im Lebenskontext noch nicht verstanden worden sind und dadurch eine Menge an Problemen verursachen, wie zum Beispiel das Erziehungsverhalten der Eltern, Kränkungen und Ausgrenzungen durch Mitschüler in der Schulzeit und anderes mehr. Viele Betroffene stellen sich an dieser Stelle die Frage nach dem Warum (Warum haben meine Eltern so gehandelt? Warum waren andere Menschen so gemein zu mir?). Durch das Verstehen im Sinne der Salutogenese kann es gelingen, sich mit den Themen Schuld, Scham, Akzeptanz und Vergebung zu beschäftigen, um die Stressfaktoren zu reduzieren. Wenn zum Beispiel Betroffene verstehen, in welchem Kontext ihre Eltern gehandelt haben und ihnen mit Verständnis begegnen können, ist eine Vergebung möglich und die Frage nach dem Warum kann überwunden werden. Durch das Verstehen des Ursprungs von inneren Stressfaktoren, den angemessenen Umgang mit Scham und Schuldgefühlen sowie eine innere Vergebung kann ein Sinnverständnis entwickelt werden. Erst mit diesem Sinnverständnis können Stressfaktoren überwunden und neue Handlungsoptionen sichtbar werden. Diese salutogenetische Auseinandersetzung mit Stressfaktoren ist ein wichtiger Anteil der Aufgaben und Tätigkeiten in der ambulanten psychiatrischen Pflege (Weißflog et al., 2016). So konnten auch Langeland et al. (2006) in einer randomisierten kontrollierten Experimentalstudie nachweisen, dass Bewältigungsstrategien, die konsequent nach salutogenetischen Prinzipien erarbeitet wurden, einen deutlich positiveren Effekt auf die Teilnehmer an der Studie hatten als andere Ansätze.

Dem salutogenetischen Prinzip folgt auch die Positive Psychotherapie, die sich nicht an den Defiziten orientiert, sondern an den vorhandenen Stärken und Ressourcen des Menschen (Peseschkian et al., 2006). Ähnlich wie die Förderung der Stärken nach dem REACH©-Modell geht die Positive Psychotherapie davon aus, dass die Psychopathologie und die therapeutische Arbeit an den Defiziten eher hinderlich sind und stattdessen die positiven Aspekte, die psychosoziale Kreativität der Betroffenen, zu bestärken sind, um die Krankheitsbewältigung zu ermöglichen (Rashid et al., 2017).

Die Positive Psychologie und ihr Hauptvertreter, Martin Seligman, ein amerikanischer Psychologe, beschäftigen sich seit Längerem mit der Erreichung von persönlichem Glück und damit, was das Leben lebenswert macht. Seligman spricht inzwischen von dem Wohlbefinden, da Glück mehr etwas Zufälliges umschreibt als das Resultat einer geplanten und zielführenden Handlung (Seligman, 2015). Er definiert das Wohlbefinden durch die fünf Elemente des PERMA-Konzepts: Positive Emotions, Engagement, Relationships, Meaning und Accomplishment (Seligman, 2011). Nach diesem Konzept geht es darum, positive Emotionen zu erzeugen wie zum Beispiel Freude, Zufriedenheit oder Ausgeglichenheit. Diese positiven Emotionen können durch die Nutzung von Achtsamkeit, Wertschätzung und Dankbarkeit gerade gegenüber den kleinen Dingen des Lebens erzielt werden (Hoffnung und Zuversicht können nun einmal nicht auf negativen Einstellungen gedeihen). Engagement ist die Triebfeder des Lebens, das heißt, dass man etwas unternimmt, das Freude bereitet und damit auch Nachhaltigkeit besitzt. Außerdem benötigt das Wohlbefinden unterstützende soziale Kontakte zu Gleichgesinnten, Menschen aus der Gemeinde, die Familie und Freunde. Sinn oder Sinnhaftigkeit kann ein Mensch in seinen Werten und Motiven finden, wenn er diesen folgt. Menschen streben nach Sinnhaftigkeit, ist etwas sinnlos, machen wir uns selten auf den Weg. Um Hoffnung und Sinn zu finden, bedarf es der Zielorientierung und -erreichung (Accomplishment), denn nur, wenn der Mensch ein Ziel hat, kann er dies auch erreichen. Dazu gehört, die notwendigen Stärken und Ressourcen zu aktivieren, um Ziele erarbeiten und sich auf den Weg machen zu können (Seligman, 2015).

Die Elemente des PERMA-Konzepts decken sich größtenteils mit dem CHIME-Rahmenkonzept, das die fünf Aspekte Vernetzung, Hoffnung, Identität, Sinnfindung und Empowerment in den Vordergrund stellt, von denen angenommen wird, dass sie für die praktische Recoveryarbeit von hoher Relevanz sind (Leamy et al., 2011) (s. dazu auch **Kap. 5.3** und **5.6**). Übereinstimmungen gibt es auch mit den Faktoren, die in der Resilienzforschung identifiziert werden konnten – wie Optimismus, Selbstverantwortung, Selbstakzeptanz, Vernetzung, Lösungsfokussierung, Selbstwirksamkeit und Zukunftsorientierung (Rönnau-Böse & Fröhlich-Gildhoff, 2015) – und die auch in der Psychotherapie zur Anwendung kommen (Barwinski, 2016). Auch die Humanistische Psychologie befasst sich mit den Selbstheilungsaspekten des Menschen (Maslow, 2018). Ein wichtiger Aspekt in der professionellen Haltung gegenüber den Betroffenen ist dabei, ein „Geben und Nehmen" in dem Austausch zu gestalten, um den Betroffenen das Gefühl der Wertschätzung zu vermitteln, wobei die neutrale Haltung, wie sie Sigmund Freud predigte, zu verlassen ist, da es sonst zu einer eindimensionalen Beziehung kommt (Davidson, 2009). Es geht immer darum, den Betroffenen durch die Haltung das Gefühl zu vermitteln, eine vollwertige Person zu sein, um Stigmatisierung und Diskriminierung zu vermeiden (Davidson, 2019).

3.3.7 Professioneller Umgang mit Modellen

Durch die Darstellung der Grundlagen des Gezeiten-Modells, des REACH©-Modells, der Resilienzförderung, der Salutogenese und der Positiven Psychologie wurden die wesentlichen Bausteine für eine theoretische Fundierung der Recoveryorientierung vorgestellt und erläutert. Anhand dieser theoretischen Grundlagen lassen sich die Aufgaben und Tätigkeiten der ambulanten psychiatrischen Pflege ableiten, die ihr dabei helfen, sich gegenüber dem Gesundheitssystem als wichtigen Faktor darzustellen. Die Alltagsbegleitung und die Förderung des persönlichen Recoverys der Betroffenen in ihrer Lebenswelt benötigen diese theoretische Fundierung, um gegenüber den Ärzten und Psychotherapeuten die eigene Domäne und Abgrenzung zur Therapie darstellen zu können. Ebenso kann gegenüber den Betroffenen ein klares Bild des Angebotes der ambulanten psychiatrischen Pflege aufgezeigt werden (Weißflog et al., 2016).

Der Recoveryansatz rückt mehr und mehr in den Blick der ambulanten psychiatrischen Gesundheitsversorgung, wie dies auch in der S3-Leitlinie zu psychosozialen Therapien bei schweren psychischen Erkrankungen empfohlen und begründet wird: „Menschen mit schweren psychischen Erkrankungen sollten in ihrem individuellen Recovery-Prozess unterstützt werden. Neben gezielten evidenzbasierten Interventionen, die die Betroffenen im Rahmen ihrer individuellen Ziele und Wünsche unterstützen, sie in ihrer Autonomie und Individualität stärken und die eine Inklusion in alle Lebensbereiche und Lebensqualität fördern, sollte in allen Bereichen der Versorgung eine Recovery-Orientierung entwickelt und gelebt werden. Die Grundlage hierfür liegt in einem gemeinsamen Verständnis von Recovery, das Gegenstand von Aushandlungsprozessen ist" (DGPPN, 2019, S. 36). Des Weiteren wird in der Leitlinie die ambulante psychiatrische Pflege als geeignet identifiziert, um den persönlichen Recoveryprozess der Betroffenen zu unterstützen: „Ambulante Psychiatrische Pflege (APP) ist geeignet, den breiten und oft wechselnden Hilfebedarfen von Menschen mit schweren psychischen Störungen und ihren Angehörigen im direkten Lebensumfeld mit einer großen Vielfalt wirksamer Interventionen zu begegnen. APP soll als Hilfe in Krisenzeiten, als mittel- und längerfristige Unterstützung bei Funktionseinschränkungen, zur Herstellung/Förderung von Selbst- und Krankheitsmanagement sowie zur Förderung individueller Recovery-Prozesse verordnet werden" (DGPPN, 2019, S. 127).

Allerdings gibt es keine klare Beschreibung oder gar wissenschaftlichen Nachweise aus Deutschland oder der Schweiz, wie die ambulante Begleitung zur Förderung des individuellen Recoveryprozesses aussehen soll. Durch die Nutzung der hier vorgestellten theoretischen Modelle und Ansätze und deren Transfer in die praktische Arbeit mit dem Pflegeprozess (s. **Kap. 5.6**) soll daher deutlich werden, welchen Anteil die ambulante psychiatrische Pflege in der Recoveryförderung einbringen kann. Dabei kann die psychiatrische Pflege in Deutschland und in der Schweiz auf die Beziehungsorientierung aufbauen, die sich seit längerer Zeit schon etabliert hat (Bauer, 2018; Kistner, 2002; Tschinke et al., 2012).

In dem Bundesland Niedersachsen wird laut Landespsychiatrieplan die psychiatrische häusliche Krankenpflege durch ihre Ausrichtung auf Recovery und Empowerment beim Aufbau der geplanten gemeindepsychiatrischen Zentren als wichtiger Teil gesehen (Niedersächsisches Ministerium für Soziales, Gesundheit und Gleichstellung, 2016). Dies ist bereits in den Niederlanden durch die Einrichtung einer recoveryorientierten gemeindenah-aufsuchenden Hilfe (Flexible Assertive Community Treatment [FACT]) verwirklicht worden (Veldhuizen & Bähler, 2017), einem Beispiel, dem Niedersachsen folgen möchte. Dadurch soll insbesondere die Haltung hin zu einer Recoveryorientierung in der Psychiatrieversorgung gefördert werden, die eine Behandlung „auf Augenhöhe" ermöglicht, und zwar mithilfe der gemeinsamen Entscheidungsfindung, von Peer-Angeboten, der Förderung von Selbsthilfe und anderer Maßnahmen (Niedersächsisches Ministerium für Soziales, Gesundheit und Gleichstellung, 2016). Auf diese Aufgaben und Tätigkeiten sollte die ambulante psychiatrische Pflege mit theoriefundierten Konzepten vorbereitet sein, damit sie die Aufgabe der Recoveryorientierung und -förderung maßgeblich wahrnehmen kann (Tschinke, 2018).

Je nach den Präferenzen, die psychiatrisch Pflegende in ihrer Arbeit setzen, ob sie also eher Alltagsbegleiter, Vernetzer oder theoriegeleitete Pflegefachperson sind (Anderl-Doliwa, 2017), lässt sich dies mit dem Gezeiten-Modell verknüpfen. Wichtig ist, den Perspektivenwechsel zu vollziehen, weg von der defizitorientierten Behandlung hin zu der personenzentrierten, auf die Stärken des Betroffenen ausgerichteten Begleitung. Dabei geht es darum, die positiven Aspekte der Hoffnung und des Glaubens daran, dass Lösungen immer möglich sind, gegenüber dem Betroffenen auch zu vertreten. Verstehen wir uns nicht auf der kommunikativen Ebene und haben psychiatrisch Pflegende die Hoffnung auf Besserung und Genesung aufgegeben, dann haben wir verloren (Barker, 2009).

Als psychiatrische Pflegefachkraft sollte man sich zu jedem Zeitpunkt die Fragen stellen können: Welche Ziele verfolge ich gerade in der praktischen Arbeit mit den Betroffenen? Kann ich den Betroffenen und den behandelnden Fachärzten jederzeit erklären, nach welchen theoretischen Ansätzen ich arbeite? Sollte an einer Recoveryförderung nicht gearbeitet werden, kann ich dies begründen – weil zum Beispiel lebenswichtige Probleme wie Wohnen, Finanzen und Beziehungen zuerst zu regeln sind oder andere Maßnahmen wie eine Verhaltenstherapie bei Angsterkrankungen im Vordergrund stehen? Welche besonderen Stärken habe ich als psychiatrische Fachkraft, sodass ich intuitives und theoriegeleitetes Wissen im Rahmen meines Arbeitsstils miteinander kombinieren kann? Bin ich mir im Klaren darüber, ob ich eher als Alltagsbegleiter, Vernetzer oder psychotherapeutische Pflegefachkraft arbeite und kann ich dabei meinen psychiatrischen Werkzeugkasten theoriegeleitet einsetzen?

3.4 Betroffene und Professionelle als Pflegepartner

Melanie Rogner und Ingo Tschinke

In der ambulanten psychiatrischen Pflege ist die Zusammenarbeit als Partner auf Augenhöhe sowohl für professionell Pflegende als auch Betroffene von enormer Wichtigkeit. Bei der persönlichen Recoveryreise handelt es sich um einen Prozess, der vielfach vom Trial-and-Error-Prinzip lebt (DGPPN, 2019). Insofern ist die vertrauensvolle Beziehungsarbeit ein Schwerpunkt der Zusammenarbeit zwischen Pflegenden und Betroffenen (Bauer, 2018). Dabei sollten immer die Autonomie und der Wille des Betroffenen berücksichtigt werden (Slade, 2009). Was bedeutet es aber konkret, Pflegepartner auf Augenhöhe zu sein? Welche Funktion und welchen Stellenwert hat die psychiatrische Krankenpflege für den individuellen Genesungsweg?

Im Folgenden stellt Melanie Rogner aus der Ich-Perspektive ihre eigene Sichtweise als Betroffene dar. Sie kennt ihre Psychose seit über 20 Jahren und hat auf ihrem eigenen Genesungsweg viele Behandlungen, Kliniken, Ärzte und auch ambulante psychiatrische Pflegedienste kennengelernt. Sie ist zertifizierte Ex-In-Erfahrungsexpertin für Menschen mit Psychiatrieerfahrung und arbeitet als selbstständige Dozentin zum Thema Recovery; sie ist Mutter von zwei Kindern und empfindet sich als sehr zufriedenen Menschen, da sie ihr Leben mit der Psychose gut im Griff hat.

Der Verein „EX-IN" bildet in Deutschland und in der Schweiz Menschen mit Psychiatrieerfahrung zu Erfahrungsexperten und Genesungsbegleitern aus. Dieser Ausbildungsansatz basiert auf Ideen aus den 1980er-Jahren in Großbritannien und den Niederlanden. Das Kürzel „EX-IN" steht für die englische Bezeichnung „Experienced Involvement" und bedeutet übersetzt „die Beteiligung Erfahrener". Nach dem zugrunde liegenden Konzept begleiten Menschen, die selbst in psychiatrischer Behandlung waren, nach Absolvierung einer Ex-In-Schulung andere Betroffene als kompetente Akteure durch das psychiatrische Hilfesystem (Psychiatrienetz, 2019).

3.5 Betroffene als Partner in der APP – ein Erfahrenenbericht

Melanie Rogner

Ich bin Nutzerin der psychiatrischen häuslichen Krankenpflege (offizielle Bezeichnung für die ambulante psychiatrische Pflege in

Deutschland) seit 2011. Für mich bedeutet diese Option der Behandlung mehr Eigenverantwortlichkeit, mehr Freiraum im Umgang mit meiner Erkrankung und – das ist das Wichtigste – die Vermeidung von Krankenhausaufenthalten. Dabei ist zu unterscheiden zwischen recoveryorientierter Pflege, die von Empowerment und Selbstverantwortung getragen wird, und einer fürsorglichen und bevormundenden Pflege, die dem Nutzer Vieles abnimmt und zu einer Abhängigkeit führen kann. Für mich als Nutzerin ist die recoveryorientierte Pflege der hilfreichste Ansatz gewesen, der mir in meiner Psychiatriegeschichte begegnet ist. Eine fürsorgliche, bevormundende Pflege, in welcher der Dienstleister dem Nutzer vormacht, den Weg zu seiner Genesung zu kennen und ihn damit vorschreibt, führt am Ziel vorbei und ist stets zu vermeiden.

Im Folgenden soll deshalb die Bedeutsamkeit der psychiatrischen häuslichen Krankenpflege für Betroffene aufgezeigt werden, auch anhand eigener Erfahrungen.

Die ambulante psychiatrische Krankenpflege unterscheidet sich in wesentlichen Punkten von dem stationären Setting in der Behandlung psychischer Erkrankungen. Zunächst befindet sich der Anbieter der ambulanten psychiatrischen Pflege im Machtbereich des Nutzers und ist somit bei ihm zu Gast. Ich als Nutzerin fühle mich in meiner vertrauten Umgebung sicher und geborgen. Das Eingangsgespräch war für mich dahingehend wichtig, dass meine vergangenen und aktuellen Lebensumstände erfasst und ein Gespräch über zwei Stunden geführt wurde, welches als Basis für weitere Gespräche über die Symptome meiner Psychose – die eine Form der Konfliktverarbeitung ist – genutzt werden konnte. Die stationäre Behandlung konzentriert sich nach meiner Erfahrung mehr auf die Symptombehandlung mit dem Ziel einer Reduktion von Symptomen mithilfe von Medikation (also auf das klinische Recovery), wobei die Ursachen außer Acht gelassen werden (Slade, 2013). Im ambulanten Setting geht es mehr darum, Menschen mit psychischen Erkrankungen im Rahmen eines individuellen Recoveryprozesses zu unterstützen.

Meine Reise durch die Psychiatrien führte mich quer durch Norddeutschland. Ich traf sehr unterschiedliche Fachärzte der Psychiatrie, psychologische Psychotherapeuten und Krankenpfleger und -pflegerinnen der Psychiatrie. Ich sammelte Erfahrungen in geschlossenen Abteilungen, auf offenen Stationen und in einer Tagesklinik, die in meiner Krankheitsgeschichte den Wendepunkt für mich bedeutete. Ich fand letztendlich einen Arzt, der auf Augenhöhe mit mir sprach, was für mich bedeutete, endlich ernst genommen zu werden mit all meinen Sorgen, Ängsten und Befürchtungen, aber auch mit meinem Glück und meiner Hoffnung. Plötzlich zählte meine Meinung und waren meine Wünsche für mein weiteres Leben mit der Erkrankung nicht mehr unwichtig. Mir wurde wieder die Verantwortung für mein eigenes Leben übertragen – ein sehr befriedigendes Gefühl, die Machtlosigkeit in aktives Handeln umgestalten zu können. Große Bedeutung kommt hierbei der psychiatrischen häuslichen Krankenpflege zu, die mich ab diesem Zeitpunkt im Jahr 2011 durch mein Leben begleitet hat, und damit meine ich alle Facetten des Lebens, auch diejenigen, die mit der Diagnose Schizophrenie zunächst nichts zu tun hatten. Durch ein höheres Zeitkontingent, was in meinem Fall zur Verfügung stand, konnten die wirklichen Bedarfe ermittelt werden. Diese Möglichkeiten werden bislang im stationären Bereich nicht genutzt, und in der ärztlichen Versorgung fehlt es massiv an Zeit. Es gibt zwar die Möglichkeit, dass Arzt sowie Klinik und die psychiatrische häusliche Krankenpflege ergänzend zusammenarbeiten. Meiner Erfahrung nach ist die Beziehung in der Zusammenarbeit zwischen Kliniken und ambulanter psychiatrischer Pflege jedoch bislang von Misstrauen und Konkurrenzdenken geprägt. Dies gilt es im Interesse des Nutzers abzubauen. Die ambulante psychiatrische Pflege ist im Zweifel am besten über die Nutzer und ihre Krankheitsgeschichte aufgeklärt. Im Idealfall ist bei der ambulanten psychiatrischen Pflege sogar eine Vorausverfügung hinterlegt, die im Falle einer Akutsituation der Klinik vorgelegt werden kann und die rechtlich bindend ist und allen Beteiligten erklärt, was zu tun ist. Die Nutzer bleiben so auch in Krisen handlungsfähig.

Der ambulante psychiatrische Dienst begibt sich mit dem Betroffenen auf eine spannende Reise zur Identität des Betroffenen und zu seinen Ressourcen. Nach dem CHIME-Framework (s. **Kap. 5.3**) sind dabei folgende Aspekte wichtig: Vernetzung, Hoffnung, Identität, Sinngebung und Empowerment (Fortune et al., 2016).

In meinem Fall habe ich hinsichtlich der Vernetzung einen guten Kontakt zu meiner unmittelbaren Nachbarschaft aufgebaut, die von meiner psychischen Erkrankung und der Diagnose Schizophrenie auch weiß. Hier muss ich mich nicht verstecken. Des Weiteren habe ich die Elternvertretung im Kindergarten meines ersten Sohnes ehrenamtlich übernommen, was zu einem guten Kontakt zu den anderen Eltern und zu den Erzieherinnen sowie zu der Leitung des Kindergartens geführt hat. Der Kindergarten wusste ebenfalls von meiner psychischen Erkrankung und der Diagnose Schizophrenie.

Von essenzieller Bedeutung ist die Hoffnung. Krisen sind zeitlich begrenzt und können überwunden werden. Dies ist an keine bestimmten Zeiten gebunden, sondern bei jedem Nutzer individuell anders. Hätten ich, die Menschen in meinem persönlichen Umfeld (Ehemann, Freunde etc.) sowie die ambulante psychiatrische Pflege keine Hoffnung gehabt, dann hätte ich meine zwei Kinder nicht bekommen oder hätte die Chance, vielleicht doch eine Arbeit zu finden, verworfen. Ich hätte mein Leben nicht mehr gelebt. Ziele zu bilden und darauf hinzuarbeiten, macht Hoffnung und führt zu lösungsorientiertem Handeln.

Die eigene Identität wiederzufinden und die Krankheit zu inkludieren oder das erste Mal im eigenen Leben zu entdecken, auch das ist für mich essenziell gewesen für die Überwindung der Krankheit und die Übernahme von mehr Eigenverantwortlichkeit und Autonomie für das eigene Leben. Welche Rollen nehme ich im Leben ein? Bin ich Mutter, Freundin, Ehefrau, Tochter? Welche Eigenschaften machen mich aus? Was gefällt mir im Leben, was nicht? Wie verarbeite ich die Geschehnisse aus der Vergangenheit, die mich heute immer noch belasten, oder womit komme ich auch gut zurecht, obwohl mir traumatische Ereignisse passiert sind? Was hat mich gestärkt?

Der Prozess der Entdeckung der eigenen Persönlichkeit ist einem steten Wandel unterworfen, da sich der Nutzer mit jedem Schritt zur Authentizität verändert. Mit dem Finden der eigenen Persönlichkeit veränderte sich bei mir auch die Psychose mit ihren Symptomen. Anfangs hörte ich noch Stimmen, ich konnte mit Gott reden und ihn zum Lachen bringen, war von einem Dämon besessen und selbst ein gefallener Engel. Mit den Jahren wurde aus der paranoiden Psychose eine schizoaffektive Psychose. Die Stimmen sind verschwunden, manche Trigger auch. Mit der Erstarkung meines Selbstwertgefühls haben sich die Symptome auf ein Minimum reduziert, und ich kann nun gut mit ihnen leben.

Das Tempo und den Weg zur Veränderung und Einbeziehung der Erkrankung in das eigene Leben habe ich vorgegeben. Der Facharzt und der ambulante psychiatrische Dienst haben hierbei die Aufgabe, mich zu begleiten. Meine Frühwarnsymptomatik der eigenen Psychose beispielsweise ließ sich nur identifizieren, indem ich mehrere Schübe wirklich durchgemacht habe.

So konnte ich meine Erkrankung erforschen, um die nötige Medikation zu finden und andere erprobte Maßnahmen zu ergreifen, wie zum Beispiel mehr Schlaf, vorübergehender Rückzug und Kaffeeverzicht (Kaffeekonsum schränkt die Wirksamkeit von Quetiapin ein). Voraussetzung für solche Maßnahmen ist, dass der Klient seinen wirklichen Willen kennt und dieser nicht von Familie, Freunden, Bekannten oder der Gesellschaft geprägt ist. Was sind meine Normen und Werte? Welche Normen und Werte will der Klient selbst vertreten und passen sie zu seiner

Identität? Die Erschaffung von Authentizität und Kongruenz ist hierbei wichtig, denn der Nutzer wird auf der Suche nach seiner Identität auch Seiten an sich sehen, die er gar nicht mag. Diese gilt es entweder proaktiv zu ändern oder für sich selbst zu akzeptieren. Mir hat es geholfen, meine manchmal aufbrausende Art, wenn mich etwas ärgert, als gegeben hinzunehmen und dazu zu stehen. Denn kein Mensch mag alle Seiten an sich selbst, jeder kennt Teile seiner Identität, auf die er gern verzichten möchte. Das heißt auch, besonnen und fürsorglich mit sich selbst umzugehen.

Auch hierbei fungiert die ambulante psychiatrische Pflege als Begleiter und Coach, die dem Klienten zuhören und ihn spiegeln, ihn auf Erreichtes aufmerksam machen und Konflikte ansprechen. Oft sind die Klienten so sehr auf die negativen Ereignisse in ihrem Leben fokussiert, dass sie all die positiven Seiten gar nicht erkennen oder beachten. Ich dachte jahrelang, ich hätte nichts erreicht im Leben, da ich nicht in den Beruf gefunden habe. Die ambulante psychiatrische Pflege machte mich darauf aufmerksam, dass ich zwei universitäre Abschlüsse habe, obwohl ich die ganze Zeit psychotische Symptome hatte. Ich hatte einen Weg gefunden, die Symptome zu ignorieren, mich gegebenenfalls zurückzuziehen oder sie auch in Vorlesungen auszuhalten. Ich hatte etwas geschafft, ohne mir dessen bewusst zu sein und das erst in der Spiegelung durch die ambulante psychiatrische Pflege an die Oberfläche trat. Dies bedeutet, Ressourcen für den Klienten erkennbar zu machen, darauf hinzuweisen und sie damit zu festigen. Besitzt der Klient schon Resilienzfaktoren, stellt sich die Frage, wie die ambulante psychiatrische Pflege gemeinsam mit dem Klienten diese Fähigkeiten zur Problemlösung nutzen kann. Wenn der Klient keine Resilienzfaktoren besitzt, wie kann die ambulante psychiatrische Pflege gemeinsam mit ihm diese finden und fördern? Ressourcenorientierte Konzepte wie zum Beispiel die Salutogenese von Antonovsky spielen eine tragende Rolle bei der Konzentration auf die Stärken und Talente des Klienten, die für die Identitätsbildung von großer Bedeutung sind.

Was die Sinngebung betrifft, hatte alles, was mir passiert ist, eine tiefere Funktion. Rückblickend ist meine Psychose der Schlüssel gewesen, um ein selbstbestimmtes Leben führen zu können. Unter der machtvollen und demütigenden Hand einer aus meiner Sicht gestörten Mutter war die selbstbestimmte Lebensführung nicht vorgesehen und das von mir als pathologisch empfundene Familiensystem, das um meine Mutter kreiste, zu stark, um sich dagegen stellen zu können. Die Psychose war ein legitimer Ausweg aus einer scheinbar ausweglosen Situation: Herauszutreten aus der Opferrolle und sich einem selbstbestimmten Leben zuzuwenden.

Empowerment meint in diesem Kontext die Zurückgewinnung von Stärke und Einfluss auf das eigene Leben (Utschakowski et al., 2016). Mithilfe der ambulanten psychiatrischen Pflege und meiner engsten Menschen in meinem Leben habe ich die Kontrolle zurückgewonnen. Damit ich diese nicht in einer Krise verliere, habe ich eine Vorausverfügung erstellt, die meinem Mann und dem ambulanten psychiatrischen Pflegedienst vorliegt, damit ich in einer Akutsituation Herr meiner Selbst bleibe und in diesem Sinne handlungsfähig bin (Perkins & Rinaldi, 2007c).

Mein Wille als Nutzerin geht vor. Wünsche ich mir die Einbeziehung von anderen Personen, wie zum Beispiel der Familie oder von Freunden, dann ist das zu respektieren und ein Weg zu finden, damit umzugehen. Mein Wille und meine Autonomie als Nutzerin spielten beispielsweise auch eine Rolle bei der Einnahme von Medikamenten. Mit Ende zwanzig wollte ich es ohne Medikamente probieren. Ich musste feststellen, dass dies bei mir nicht möglich war, da erneute Schübe schnell und heftig auftraten. Und genau hier liegt der entscheidende Punkt: Hätte ich es als Nutzerin nicht selbstverantwortlich ausprobiert – trotz des entgegengesetzten Rates meines damaligen Arztes – wäre ich selbst nicht zu dem Schluss gekommen, dass in meinem Fall Medikamente nötig sind. Danach beschloss ich selbst, Medikamente zu nehmen, sie wurden nicht einfach nur vom Arzt angeordnet. Genauso verhält es sich mit geeigneten Gegenmaßnahmen während der Frühwarnsymptomatik, um einen Schub zu verhindern. So habe ich verschiedene Maßnahmen ausprobiert und bin darauf gekommen, dass es mir in einer Phase der Frühwarnsymptomatik gut tut, viel zu schlafen, Spaziergänge zu unternehmen, mich mit Menschen zu umgeben, die mir wohlgesonnen sind, oder im Extremfall die Notfallmedikation einzunehmen, die ich vorher mit meinem Arzt besprochen habe.

Der Prozess, der bei der Selbstfindung im Umgang mit der eigenen Erkrankung entsteht, ist individuell und wichtig, das heißt, was bei dem einen Nutzer nützlich war und ist, muss für einen anderen Nutzer nicht gut sein, vielleicht ist es bei diesem sogar schädlich. So wollte eine Mitarbeiterin eines Fachpflegedienstes einen Konflikt (meine Angst darüber, mein Mann könne fremdgehen) schriftlich bearbeiten. Das war dahingehend falsch und problematisch, da ich dieses Misstrauen meinem Mann gegenüber nur hatte, wenn es mir schlecht ging; wenn es mir gut ging, dann war das Vertrauen da. Mit anderen Worten bedeutet das: Das Misstrauen meinem Mann gegenüber ist ein Symptom meines Frühwarnsystems und kein echter Konflikt, der bearbeitet werden müsste. Das Symptom ist nur Ausdruck dessen, was ich in meiner Ursprungsfamilie erlebt habe, nämlich dass meine engsten Vertrauten mein Vertrauen missbrauchten. Um das zu erkennen, bedarf es eines intensiven Eingangsgesprächs zur Durchleuchtung des Lebens des Klienten, um eben Konflikt und Symptom auseinanderhalten zu können.

Für die Unterstützung bei der Suche nach der eigenen Identität braucht es auch eine Haltung des ambulanten psychiatrischen Dienstes auf Augenhöhe mit dem Klienten. Pflegepartner zu sein bedeutet hierbei, hierarchische Strukturen aufzugeben, dem ambulanten psychiatrischen Dienst nicht mehr die alleinige Führung zu überlassen und Verantwortung für das eigene Leben zu übernehmen. Dies fängt mit kleinen Dingen an, wie zum Beispiel die regelmäßigen Termine für die Blutuntersuchung selbst einzuhalten und nicht darauf zu warten, dass der Arzt oder der Pflegedienst mich dort hinschickt. Pflegepartner zu sein heißt auch, aus der Passivität herauszukommen, aktiv zu werden bei der eigenen Lebensgestaltung, zurück zur Normalität zu finden und den ambulanten psychiatrischen Dienst eben als solchen auch wahrzunehmen – als Dienst, der in Anspruch genommen werden kann als Unterstützung und Hilfe auf dem eigenen Weg zur Genesung.

Pflegepartner begeben sich gemeinsam auf den Weg der Genesung, auf Augenhöhe. Hierbei ist es wichtig, dass die Beziehung zwischen den Pflegepartnern von Vertrauen und gegenseitigem Respekt getragen wird und gemeinsam Normen und Werte für den gegenseitigen Umgang gefunden werden. Unter Beachtung der Normen und Werte des Klienten baut der ambulante psychiatrische Dienst eine vertrauensvolle Beziehung auf, die es dem Klienten ermöglicht, sich zu öffnen und infolgedessen auch über schwierige Konflikte oder Erlebtes zu sprechen. Auf Augenhöhe bedeutet aber auch, dass der Klient nicht gegängelt werden darf, wenn der ambulante psychiatrische Dienst meint, die Lösung des Problems oder des Konflikts schon zu kennen. Die Lösung eines Problems oder Konflikts liegt im Klienten selbst. Die ambulante psychiatrische Pflege übernimmt hierbei die Aufgabe, mit dem Klienten zu erforschen, worin die Lösung liegen könnte. Der Klient übernimmt hierbei die Führung. Die ambulante psychiatrische Pflege gibt Anstöße, die den Klienten auffordern, umzudenken. Der Klient gibt die Ziele vor, die er erreichen möchte, und der ambulante psychiatrische Pflegedienst übernimmt in diesem Punkt die Aufgabe zu beraten, wie die Ziele erreicht werden können, zum Beispiel mit mehreren Zwischenzielen oder mit Anleitungen, wenn normale Alltagstätigkeiten wie das Aufräumen der Wohnung nicht mehr funktionieren, oder mithilfe eines

Coachings, um die eigenen Ziele überhaupt festlegen zu können. In meinem Fall drehten sich die Gespräche mit der ambulanten psychiatrischen Pflege jahrelang um meine Mutter, wie narzisstisch ich sie empfand und dass ich gesehen habe, wie sie manipulativ Menschen für ihre Zwecke benutzte, auch, um mir zu schaden. Erst als ich den Kontakt zu meiner gesamten Familie abbrach, konnte ich mich auf den Weg der Genesung begeben. Dieser Bruch mit meiner originären Familie war ein sehr langer Weg, auf dem mich die ambulante psychiatrische Pflege begleitet hat. Ich wollte etwas tun, war aber vor lauter Verzweiflung in der Opferrolle zunächst handlungsunfähig. Insgeheim wusste ich, dass um den Kontaktabbruch kein Weg vorbeiführen würde. Erst als ich anfing, mir eine eigene Identität aufzubauen (zunächst eine liebevolle Mutter zu sein, um dann auch andere Rollen zu übernehmen), konnte ich die innere Leere füllen, die geblieben wäre, hätte ich den Bruch von Anfang an vollzogen. Denn als Tochter einer selbstbezogenen Mutter hatte ich keine Identität. Der Bruch mit der Familie hätte mir zu einem früheren Zeitpunkt den Boden unter den Füßen weggezogen. Gemeinsam mit der ambulanten psychiatrischen Pflege begab ich mich nach dem Kontaktabbruch dann auf die Suche zu mir selbst.

Damit nimmt die ambulante psychiatrische Krankenpflege eine tragende Rolle in Bezug auf die Funktion und Wichtigkeit des eigenen Genesungsweges ein. Denn sie stützt den Nutzer in Akutsituationen und begleitet ihn auf dem Weg der von dem Nutzer selbstgesteuerten Richtung zur Genesung. Der Weg ist das Ziel.

Neben der gemeinsamen Suche nach der Identität des Klienten, der Stärkung seiner Ressourcen, dem Anleiten, Begleiten und Coachen ist ein wesentlicher Bestandteil der Aufgaben der psychiatrischen häuslichen Krankenpflege die Aufrechterhaltung der Hoffnung. Ohne Hoffnung gibt es keinen Antrieb, etwas in seinem Leben zu verändern, ohne Hoffnung begibt man sich nicht auf die Suche nach der eigenen Identität, ohne Hoffnung bleibt der Klient in einer katatonischen Lebenshaltung gefangen. Ohne Hoffnung gibt es keine Genesung. Maßgebend ist, dem Klienten zu vermitteln, dass die Situation der Verzweiflung nur eine vorübergehende ist und ein Zustand erreicht werden kann, der wieder lebenswert ist und Freude bereitet, eventuell sogar mit Restsymptomatik. Der feste Glaube daran, dass es auch nach Jahren einer schweren Erkrankung eine wesentliche Verbesserung der Jetzt-Situation geben kann, ist die wichtigste Aufgabe der psychiatrischen Krankenpflege. Damit steht und fällt von Anfang an die Genesung des Klienten.

Darüber hinaus hat die psychiatrische häusliche Krankenpflege auch eine therapeutische Funktion. Die Wahnvorstellungen in einer Psychose sind Teil der Konfliktlösungsstrategie der betroffenen Person. Realitätsabgleiche können Gedanken in die richtige Richtung lenken, nämlich in Richtung Realität. Dies wiederum öffnet dem Betroffenen weitere Türen, um mit seinen Konflikten anders umzugehen, ebenso mit seiner Psychose und den damit einhergehenden Symptomen. Auf diese Weise konnten in meinem Fall zu meinen pathologischen Gedanken (z. B., dass alle über mich lachen, wenn jemand in der Nähe lacht) Alternativen gesucht und gefunden werden (sie lachen über sich selbst, sie haben etwas Lustiges erlebt etc.), um dann die Frage zu stellen: Warum stellt die Klientin eine Beziehung zu den lachenden Menschen her und legt diese gegen sich negativ aus? Die Antworten können vielfältig sein, sie hatten in meinem Fall aber alle etwas mit meiner Vergangenheit zu tun, da in meiner Familie viel über mich gelacht wurde in verschiedensten Situationen und ich nie ernst genommen wurde.

Somit fängt die psychiatrische häusliche Krankenpflege die Klienten in einer akuten, pathologischen Notsituation auf, wenn der Facharzt nicht ausreichend Zeit für intensivere Gespräche hat oder die Wartezeit für einen Therapieplatz beim psychologischen Psychotherapeuten zu lang ist.

Bei all diesen Aspekten ist die psychiatrische häusliche Krankenpflege für den Klienten aus der Psychiatrielandschaft nicht mehr wegzudenken, zumal sie in ihrer Funktion und Wichtigkeit eine echte Alternative gegenüber der stationären Behandlung darstellt und wesentlich intensiver ist, ohne den Klienten so zu belasten, wie es beispielsweise bei einer psychologischen Psychotherapie der Fall ist.

3.6 Werden mit den anderen – eine gemeinsame Reise

Ingo Tschinke

Den Weg des persönlichen Recoverys bestimmt grundsätzlich jeder Mensch mit einer psychischen Erkrankung für sich selbst, das heißt, die Betroffenen entscheiden, ob und inwieweit sie das psychiatrische Versorgungssystem nutzen möchten oder auch nicht (Slade & Longden, 2015). Nach der Sichtweise der „positiven Begleitung" (Pilgrim & McCranie, 2013) nutzen Betroffene das Versorgungssystem – das im positiven Sinne zum Genesungsweg gestaltet sein sollte – damit professionelle psychiatrisch Tätige (Ärzte, Psychologen, Pflegende) sie auf diesem Weg informieren, beraten, unterstützen und coachen und damit die Betroffenen in die Lage versetzen, die eigenen Stärken und Ressourcen zu nutzen, um trotz psychischer Erkrankung ein erfülltes und glückliches Leben führen zu können (Amering & Schmolke, 2012). Anne Helm (2009) beschreibt als Expertin aus Erfahrung ihren persönlichen Recoveryprozess als ein Puzzle, von dem sie keine Vorgabe hat, wie das Bild am Ende aussehen soll, und von dem sie weiß, dass einige Steine eigentlich nicht dazugehören (sie aber nicht weiß, welche) und einige Steine verloren gegangen sind (vielleicht für immer). Sie betont, dass auf ihrem langen Genesungsweg in Neuseeland die Wichtigkeit der Wahrhaftigkeit in der Beziehung mit dem Betroffenen ein unterstützender Faktor gewesen ist und dass es weitaus mehr darum geht, die Gleichartigkeiten in einer Beziehung zwischen Pflegenden und Betroffenen zu erkennen als die Unterschiede, die sich insbesondere an der Diagnose festmachen (Helm, 2009).

Psychiatrisch Pflegende sollten in der Lage sein zu erkennen, was psychiatrische Versorgung aus der individuellen Sicht von Betroffenen bedeutet (was u.a. von früheren Erfahrungen mit psychiatrischer Behandlung abhängt). Dazu ist es notwendig, dass psychiatrisch Pflegende nicht automatisch davon ausgehen, dass sie als professionell Helfende gesehen werden, die immer nur das Gute wollen und denen man per se das Vertrauen schenkt. Wir Pflegenden sind zunächst Fremde in der Häuslichkeit des Betroffenen, und dieser soll uns jetzt sein Herz öffnen und uns seine intimsten Gedanken anvertrauen (Finkelman, 1997)? Psychiatrisch Pflegende müssen lernen zu reflektieren, wie es ihnen selbst dabei gehen würde, wenn ein Fremder zu ihnen zu Besuch kommt und etwas sehr Intimes über sie wissen möchte – erst recht vor dem Hintergrund, dass es nicht wenige Betroffene gibt, die schon einmal negative Erfahrungen mit der psychiatrischen Versorgung gemacht haben (Johns, 2017). Wie häufig passiert es noch heute, dass Psychiater in einer Klinik oder auch ambulant recht schnell erkennen wollen, was für die Betroffenen akut gerade das Richtige ist (Helm, 2009)?

Wenn psychiatrisch Pflegende Betroffene begleiten wollen, so müssen sie sich bewusst machen, dass sie sich die Offenheit und das Vertrauen, das sie von den Betroffenen zu erhalten erhoffen, erst einmal verdienen müssen (Finkelman, 1997; Peplau, 1995). Es ist wichtig, mit den Betroffenen zu klären, wie die psychiatrische Pflege gesehen wird, um herauszufinden, was richtig ist und was auch falsch sein kann (Cusack et al., 2017). Auf dem Wege der Begleitung ist wichtig, zuerst den Menschen zu sehen und dann die Diagnose, um sich nicht selbst durch eine Fokussierung auf die Defizite bei der Begleitung die Hoffnung zu nehmen (Horgan et al., 2018). Eine Sichtweise, die auf den Stärken und Ressourcen der Betroffenen fokussiert ist, hat bei den Betroffenen einen positiven Effekt, der Hoffnung und Optimismus verleiht (Slade et al., 2014). Eine therapeutische Kultur, die auf Optimismus und Zukunftsorientierung aufbaut, ist einer der wichtigsten Bestandteile der psychiatrisch-pflegerischen Recoveryorientierung, der von psychiatrisch Pflegenden erworben werden muss (Thompson, 2017). Laut einer Studie aus Norwegen erwarten Betroffene von einem psychiatrischen Dienst die Vermittlung von Hoffnung, die Entwicklung von Bewältigungsstrategien, eine sinnvolle Beratung, um Optionen und Lösungen für ihre Alltagsprobleme zu entwickeln, und eine praktische Assistenz (Biringer et al., 2017).

3.6.1 Begleitung auf dem Genesungsweg

Viele psychiatrisch Pflegende können auf ein Expertenwissen über die Pathologien psychischer Erkrankungen und ihre Behandlung zurückgreifen, welches sie während der Ausbildung, in Weiterbildungen und durch berufspraktische Erfahrungen erlernt und vertieft haben. Diese Kombination aus intuitivem und theoriegeleitetem Wissen macht sie zum psychiatrischen Pflegeexperten (Behrens & Langer, 2016). Dieses Expertenwissen sollte eingebunden sein in eine ethische Grundhaltung und damit psychiatrisch Pflegende in die Lage versetzen, in jeder Situation zu erkennen, wie Betroffene professionell zu begleiten und zu unterstützen sind (Benner, 2017). In der ambulanten psychiatrischen Pflege ist die Begegnung mit Betroffenen immer auch beeinflusst durch deren Lebenswelt, die unkalkulierbare Faktoren beinhaltet, die den professionell Pflegenden zu Beginn der Versorgung unbekannt sind (Finkelman, 1997). Dazu kommt nicht vorhandenes Erfahrungswissen aufseiten der psychiatrisch Pflegenden, denn nur wenige dürften eine psychische Erkrankung schon einmal am eigenen Leib erlebt und durchlebt haben. Aus diesem Grund sollte es ein gemeinsamer Prozess sein, dieses Erfahrungswissen in einem ganzheitlichen Sinne zu erforschen (Wilkin, 2009). Das auf Zuhören, dem Stellen wirksamer Fragen und dem Coaching-Prozess beruhende pflegerische Handeln sollte stets die Autonomie und den Willen der Betroffenen berücksichtigen (Slade, 2017). Barker bezeichnet die psychiatrische Pflege als eine Art Handwerk, welches fokussiert ist auf die Entwicklung des Menschen, der sich in einer psychischen Ausnahmesituation befindet (Wilkin, 2009). Dazu ist es für psychiatrisch Pflegende von Wichtigkeit, sich sowohl der Sprache der Wissenschaft zu bedienen, um Zusammenhänge zu erkennen, als auch der emotionalen Sprache von Mensch zu Mensch – die Sprache des Herzens (Barker, 2009). Eine herausragende Rolle spielt hierbei die Beziehungsgestaltung, wie sie schon durch die „Bezugspflege" (Sauter et al., 2011) organisatorisch und inhaltlich durch die „Beziehungspflege" (Bauer, 2018) umgesetzt wird. Dies lässt sich als die Kunst definieren, welche die psychiatrische Pflege so besonders macht (Norman & Ryrie, 2013). Viele psychiatrisch Pflegende nutzen zur Beziehungsgestaltung auch die Möglichkeiten der darstellerischen Kunst, indem sie gestalterische Mittel wie Malerei, Musik, Gesang, das Geschichtenerzählen, Humor, Philosophie und das Drama miteinbeziehen (Wilkin, 2009). Genauso kreativ wie diese Formen der Kunst sollte sich die pflegetherapeutische Beziehung entwickeln. Dabei sind die Betroffenen immer diejenigen, die psychiatrisch Pflegende in ihre Lebenswelt einladen, um die Schatztruhe ihrer Stärken und Ressourcen zu öffnen. Es sollte darauf geachtet werden, dass psychiatrisch Pflegende nicht zu schnell Lösungen für die Probleme der Betroffenen präsentieren oder sich auf die aufzufangenden Defizite stürzen, um diese dann aus ihrer Sicht zu bewältigen. Dadurch könnten die Betroffenen uns ihre Probleme quasi wie Knochen einem Hund präsentieren, auf die sich Pflegende dann stürzen, um vorschnell zu Lösungen zu gelangen, die nur dem Wohlergehen der Pflegenden nützen, den Betroffenen aber keine Orientierung bieten und sie nicht voranbringen.

Sowohl psychiatrisch Pflegende als auch Betroffene mit viel Psychiatrieerfahrung kennen diese Umgangsweise, bei der die Betroffenen zumeist defizitorientiert behandelt werden und es fast immer nur darum geht, die Defizite der Betroffenen aufzuarbeiten und zu kompensieren. Reflektierende Betroffene erwarten von psychiatrisch Pflegenden die Fähigkeit, dass diese den Betroffenen mit ehrlichem Respekt begegnen und in der Lage sind, eine Atmosphäre des Vertrauens und Verstehens aufzubauen. Es gilt, den Betroffenen ohne jede Bewertung oder Interpretation zuzuhören und ihnen zu vermitteln, dass man an ihr Genesungspotenzial glaubt. Es sollte immer der Mensch hinter dem Label der Diagnose und der Symptome erkannt werden, denn schlussendlich sind Diagnosen nur ein Konstrukt und keine verlässliche Gesamtdarstellung der Person (Russinova et al., 2011). Das bestätigen auch Mike Slade und Eleanor Longden (2015) in ihrem Artikel zur empirischen Evidenz von Recovery, in dem sie deutlich machen, dass die eigene Genesung nicht durch Experten (Pflegende, Psychologen, Ärzte), sondern nur von den Betroffenen selbst beurteilt werden sollte. Ebenso stellen beide Autoren klar, dass jemand, der sich selbst nicht mehr als krank empfindet und damit auch nicht mehr den Kriterien einer Diagnose entspricht, dann auch von dieser Diagnose in der Form einer Entstigmatisierung befreit werden sollte (was bei der Diagnose einer Schizophrenie, bipolaren Störung oder einer Persönlichkeitsstörung so in der Praxis durchaus kaum umgesetzt wird).

Werden diese Aspekte durch psychiatrisch Pflegende berücksichtigt, dann kann es recoveryorientiert zu einer Atmosphäre des Wachstums und der Entwicklung kommen, in der psychiatrisch Pflegende den Betroffenen aktiv zuhören können, um aus ihren Geschichten gemeinsam mögliche Stärken und Ressourcen herauszuarbeiten. Der Recoveryprozess kann dadurch nicht nur zu einer Wiederherstellung führen, sondern es kann sogar zu einer Erweiterung des eigenen Selbst durch neue Erkenntnisse und den Aufbau von persönlichen Resilienzen kommen, die vorher in der Form bei den Betroffenen nicht entwickelt waren. Einige Betroffene beschreiben, dass ihr Genesungsweg ihnen Dinge aufgezeigt und über Probleme hinweggeholfen hat, was vorher für die Betroffenen unvorstellbar war (Deegan, 2019). Patricia Deegan (2005) beschreibt diese Entdeckung der eigenen Bewältigungsstrategien als persönliche Medizin, die sie selbst als positiver empfunden hat als die pharmakologische Unterstützung.

Dieser Transformationsprozess zur Entdeckung des persönlichen Recoveryweges verlangt sowohl Betroffenen als auch psychiatrisch Pflegenden einiges an gemeinsamer Reflexionsarbeit ab, denn es geht in dem gemeinsamen Beziehungsprozess darum, eine neue Definition des Selbst zu finden, die vorher nicht erkennbar war. Betroffene mit langer Krankheitsdauer sind es gewohnt, dass der Fokus stets auf die Auseinandersetzung mit der Erkrankung mit ihren Symptomen gerichtet wird, und daher fällt es schwer, die Sicht auf die Faktoren der Selbstbefähigung, Autonomie und Selbstbestimmung zu lenken (Helm, 2009). Mit einem Vorgehen, das sich an dem REACH©-Modell orientiert, soll Pflegefachkräften und Betroffenen geholfen werden, diese Sichtweise auf die Stärken und Ressourcen der Betroffenen einzunehmen (Grey et al., 2014) (s. **Kap. 5.5**).

Mike Slade (2010) weist psychiatrisch Tätige darauf hin, dass jeder Mensch auf sein eigenes Wohlergehen achtet und somit auch eine persönliche Erfahrung zur Entwicklung von Zufriedenheit besitzt. Auf diese persönliche Erfahrung sollten psychiatrisch Tätige zurückgreifen, um einen Transfer dieser Erfahrung in ihre Arbeit mit den Betroffenen zu ermöglichen, da diese schließlich genauso die Zufriedenheit und das Wohlergehen anstreben. Viele psychiatrisch Tätige wissen viel über die Behandlung von psychischen Krankheiten und den Umgang mit den Symptomen, aber meistens zu wenig über die Förderung des Wohlergehens und die Förderung der Stärken der Betroffenen (Slade, 2010). Dabei wissen Pflegefachkräfte zumeist genau, was ihnen selbst in ihrem Leben wichtig ist, was für sie persönlich wichtige Faktoren der Gesunderhaltung und des Wohlergehens sind und welche Faktoren ihnen beim Erreichen der eigenen Lebenszufriedenheit im privaten wie beruflichen Kontext helfen. Betrachtet die Pflegefachkraft reflexiv durch diese Linse das Wohlergehen der Betroffenen, so kann es gelingen, den Fokus mehr auf die Genesung und die positiven Aspekte im Leben zu lenken (Slade et al., 2017). Untersuchungen zeigen eine deutliche Korrelation des eigenen Wohlergehens mit der Förderung der eigenen Stärken, sodass Pflegefachkräfte durch die Entwicklung von Bewältigungsstrategien zur Überwindung eigener Krisen im Rahmen des Recoveryprozesses als Vorbild oder „Role-Model" für den Betroffenen dienen können (Schrank et al., 2015). Auch der positive Umgang mit der eigenen Verletzlichkeit und die Nutzung der eigenen Erfahrungskompetenz hat sich in der Praxis für Pflegefachkräfte als hilfreich erwiesen (Stuber et al., 2014).

Ein weiterer wichtiger Aspekt stellt die Berücksichtigung der Komplexität des Recoveryprozesses dar. Einige Studien zeigen, dass das persönliche Recovery zwar in erster Linie von der Person des Betroffenen selbst abhängig ist, aber auch von der Kontrolle der Betroffenen über ihre Lebenswelt. Diese Kontrolle ist ein komplexes Resultat aus sozialen und ökonomischen Faktoren der Umwelt der Betroffenen. Bei dem persönlichen Recovery sollte es also nicht nur darum gehen, sich über störungsfreie Phasen zu freuen, sondern es sollte die Veränderung von Ursachen für Störungen genauso berücksichtigt werden (Yates et al., 2012).

3.6.2 Erfahrungen professionell Pflegender mit den Betroffenen

Als psychiatrisch Pflegender ist es ein besonderes Ereignis, Menschen zu erleben, die ihren eigenen Recoveryweg gefunden haben. Insbesondere wenn man über lange Zeit als professionell Pflegender tätig ist, ist es eine besondere Freude, durch die Veränderung der Haltung und Sichtweise die Erfahrung zu machen, dass Recovery funktioniert. Damit verbunden ist auch eine besondere berufliche Befriedigung, da die Zufriedenheit der Betroffenen den Pflegenden zeigt, wofür sie gearbeitet haben. In diesem Fall gelingt es psychiatrisch Pflegenden auch häufiger, sich ganz neuen Sichtweisen zu öffnen, wodurch sich auch ganz neue Behandlungsoptionen für die Betroffenen ergeben können. Als Beispiel für solch eine Zusammenarbeit möchte ich als Autor dieses Kapitels Frau Melanie Rogner anführen, eine Autorin und Expertin aus Erfahrung, die uns Herausgeber bei diesem Buch unterstützt hat. Ich habe sie selbst als Bezugspflegekraft seit 2011 begleitet, und wir sind gemeinsam den Weg ihrer Genesung gegangen. Gemeinsam mit ihrer Familie haben wir schwere Phasen der Psychose erlebt (die aufgrund ihrer Schwangerschaften auftraten), wir haben gemeinsam ihre Lebenswelt und ihre Lebensgeschichte erforscht und uns an die Bearbeitung ihrer Probleme gemacht. Frau Rogner musste dabei einige schwierige Entscheidungen für ihre Lebenswelt treffen. Durch die gemeinsame Arbeit an ihren sozialen Kompetenzen konnten diese gestärkt werden, und durch die Reflexion über ihre eigenen Resilienzen konnten solche erstmalig erarbeitet und bestärkt werden, die vorher gar nicht vorhanden waren. Danach war es an der Zeit, nach neuen Perspektiven zu schauen. Da sie ein Studium in Sozialwissenschaften absolviert und mit dem Bachelor of Arts abgeschlossen hat, haben wir uns gemeinsam auf den Weg gemacht, um im Rahmen meiner Masterarbeit auf dem Gebiet der Pflegewissenschaft die REFOCUS-Recoveryschulungen in Niedersachsen qualitativ in Fokusgruppen zu erforschen (Tschinke, 2018). In der Folge dieser Arbeit haben wir 2018 damit begonnen, psychiatrische Pflegedienste in Inhouseschulungen zum Recovery-Coach auszubilden, was auch einen Teil des Genesungsprozesses von Frau Rogner umfasste (Tschinke & Rogner, 2019). Den Recoveryweg haben wir beide dabei nie verlassen, und wir beide wissen, dass wir auch als Experten diesen Weg weiterhin gehen werden, auf dem es durchaus wieder erforderlich werden kann, dass wir eine erneute Erkrankungsphase von Frau Rogner durchwandern müssen, denn trotz aller Veränderungen existiert eine professionelle Zusammenarbeit zwischen Frau Rogner als Betroffene und mir als professionell Pflegenden weiterhin. Wir können auf Augenhöhe weiterarbeiten, sowohl als Dozenten wie auch als psychiatrisch Pflegender und Betroffene während einer Krankheitsphase, um danach wieder als Dozenten weiterzumachen.

3.7 Ethisches Handeln in der ambulanten psychiatrischen Pflege

Ingo Tschinke

In den vorherigen Kapiteln haben wir bereits viel über die recoveryorientierte Haltung von psychiatrisch Pflegenden im Umgang mit den Betroffenen gesprochen. Das ethische Fundament dieser Haltung ist geprägt durch humanistische Werte, welche die Entwicklung des Recoveryansatzes beeinflusst haben, wie zum Beispiel Autonomie, Selbstbestimmung, Selbstverantwortung, Mitbestimmung bei therapeutischen Entscheidungen (Slade, 2009). Diese Haltung sollte genutzt werden wie ein ethischer Kompass, der die Richtung des Handelns in der Beziehung mit den Betroffenen vorgibt. Der Kompass wird durch die persönlichen Werte und Einstellungen der psychiatrisch Pflegenden mitbestimmt, so wie auch das Recovery auf den Werten der Betroffenen aufbaut. Auch wenn es uns nicht immer bewusst ist, orientieren sich diese Werte und Einstellungen an unserer Alltagsmoral, die sich zusammensetzt aus den gesellschaftlichen Werten und dem, was die normative Ethik für das menschliche Miteinander als gut und richtig vorgibt. Dabei handelt es sich um Werte wie Wahrhaftigkeit, Loyalität, Vertrauen, Fürsorge usw., die psychiatrisch Pflegende in ihrem Tun beeinflussen. Diese Werte und die daraus resultierende Grundhaltung werfen in bestimmten Situationen aber auch Fragen auf. Ethische Fragestellungen sind etwa berührt, wenn psychiatrisch Pflegende mit Angehörigen in einen Konflikt geraten, weil diese erwarten, dass der junge an Schizophrenie erkrankte Sohn fürsorglich an die Hand genommen wird, damit seine Wohnung nicht verwahrlost oder er die gut gemeinten Ratschläge der Eltern annimmt. Ebenso können Pflegende in eine Situation geraten, in der sie einen Disput mit einem niedergelassenen Facharzt führen müssen, wenn dieser beispielsweise auf der Compliance des Betroffenen bei der Medikamenteneinnahme besteht oder sich der biomedizinischen Sichtweise verpflichtet fühlt. Eine weitere Problematik kann sich ergeben, wenn Betroffene trotz vorhandener Symptome zwar in der Lage sind, ihren Alltag zu meistern, aber durch irrationales Handeln ihr Umfeld irritieren. Und auch die Auseinandersetzung mit verschiedenen therapeutischen Ansätzen und ihrer unterschiedlichen Zielausrichtung kann durchaus eine Herausforderung für das ethische Handeln in der ambulanten psychiatrischen Pflege darstellen. Aus diesem Grund ist es notwendig, sich mit grundsätzlichen Fragestellungen der Ethik und des moralischen Handelns zu beschäftigen. In diesem Kapitel soll die Relevanz von Prinzipien ethischen Handelns in der ambulanten psychiatrischen Pflege anhand von praktischen Beispielen veranschaulicht und diskutiert werden. Als theoretische Grundlage für die Analyse werden zwei bedeutende Grundpositionen aus dem Bereich der Moralphilosophie herangezogen und gegenübergestellt: die Pflichtethik von Immanuel Kant und die utilitaristische Ethik von John Stuart Mill.

Um die besondere Problematik der Alltagsethik, der ethischen Theorien und des moralischen Handelns zu veranschaulichen, werden uns in diesem Kapitel Kevin und Marcel begleiten.

Kevin und Marcel – Ein Fallbeispiel
Marcel ist psychiatrische Fachkraft mittleren Alters in der ambulanten psychiatrischen Pflege. Er hat sich umfassend mit dem Thema Recovery beschäftigt, da er sich dort mit seinen persönlichen Wertvorstellungen zum Umgang mit anderen Menschen bestätigt sieht. Ihm ist es wichtig, anderen Menschen zu helfen, und er betrachtet sich als altruistisch. Ein wichtiger Grundsatz ist für ihn, niemandem Schaden zuzufügen. Er schätzt Ehrlichkeit und eine vertrauensvolle Zusammenarbeit mit den Betroffenen.

Vor Kurzem hat Marcel den jungen Kevin als Bezugspflegekraft übernommen. Kevin ist ein begnadeter Musiker, der Klavier, die Gitarre und das Schlagzeug beherrscht. Ebenso wie Marcel fragt Kevin häufig nach dem Sinn des Lebens und seiner eigenen Identität. In seiner Psychose ist er davon überzeugt, ein Alien in Form eines Tintenfisches (Squid) zu sein, dessen Raumschiff hinter dem Mond versteckt ist. Er glaubt, in diesem Leben in einen menschlichen Körper hineingeboren worden zu sein, um sich davon zu überzeugen, dass die Welt reif ist für die Alien-Technologie, um sie dann damit zu beglücken. Er versteht, dass die Psychiater glauben, dass er eine Psychose habe – würde ihm jemand seine Geschichte erzählen, würde er auch denken, derjenige habe nicht alle Tassen im Schrank. Deswegen nimmt er auch die ihm verordneten Medikamente ein, die allerdings dafür gesorgt haben, dass er mit seinen 1,90 m Körpergröße inzwischen 145 kg wiegt. Er fühlt sich dadurch lethargisch und muss sich zu seinen Alltagsaufgaben immer wieder aufraffen. Seine familiäre Situation ist schwierig, da die Eltern getrennt leben und sowohl die musikalisch-esoterische Mutter als auch der strenge und ordnungsliebende Vater ihre eigenen Vorstellungen über das Leben von Kevin haben, denen ihr Sohn folgen soll.

Die Fallbeispiele mit Kevin und Marcel dienen der Illustration ethischen Handelns in der ambulanten psychiatrischen Pflege. Sie sind entsprechend hervorgehoben, um dem Leser das Auffinden zu erleichtern.

3.7.1 Definition

Ethik ist eine Form der angewandten Philosophie, die nach Antworten auf Lebensfragen (Lebensgestaltung, Umgang der Menschen miteinander, Lebensziele) sucht und bei der Beurteilung des Handelns hilft (Wallner, 2007). Jeder Mensch ist durch die Werte geprägt, die er durch seine Erziehung, Bildung und die Gesellschaft erfahren hat. Dadurch entwickelt sich eine Alltagsethik, die eine Richtschnur vorgibt, um entscheiden zu können, was ein Mensch tun darf und was nicht. Man unterscheidet dabei zwischen deskriptiven (du hast gelogen) und präskriptiven Aussagen (du sollst nicht lügen). Präskriptive Aussagen beschreiben, was man nicht machen soll. Sie implizieren gleichzeitig normative Handlungsanweisungen bzw. Verhaltensvorgaben; bezogen auf die Haltung Pflegender in der Recoveryorientierung kann es sich dabei beispielsweise um die Achtung von Autonomie, Selbstbestimmung und Selbstverantwortung handeln (Frey & Schmalzried, 2013). Der britische Philosoph David Hume weist allerdings darauf hin, dass aus dem Sein nicht zwangsläufig das Sollen erfolgt, das heißt, auch wenn eine normative Verhaltensvorgabe mich dazu auffordert, sich gegenüber den Betroffenen niemals aufzuregen, kann es doch passieren, dass mir der Kragen platzt. Auch wenn es nicht immer gelingt, sich daran zu halten, so behält eine normative Handlungsanweisung dennoch ihre Gültigkeit (Precht, 2018). In unserem alltäglichen Sprachgebrauch werden Ethik und Moral häufig synonym gebraucht. In der Ethik werden eher Fragen nach der allgemeinen Lebensführung gestellt, wie etwa die Frage, was ein gutes Leben ist – diese Frage stellt sich zum Beispiel Aristoteles in seinem Werk zur Nikomachischen Ethik und entwickelt daraus die Tugendethik. Moralische Handlungen sind dagegen mit präskriptiven Handlungsanweisungen verknüpft, wie „du sollst nicht töten, lügen, stehlen" usw., die sich auf zwischenmenschliche Bereiche beziehen. Zusammengefasst ist Ethik die wissenschaftliche Auseinandersetzung mit moralischen Angelegenheiten (Wiesemann, 2003), während sich der Begriff der Moral mit den praktischen Handlungsanweisungen in ethischen Angelegenheiten befasst. Ethik handelt vom richtigen und falschen Tun und versucht, zwischen Gut und Böse zu unterscheiden (Sauter et al., 2011).

Kevin und Marcel – Orientierung an Grundwerten

Marcel hat bei seinem ersten Kontakt mit Kevin über die Inhalte der psychiatrischen Pflege gesprochen und ihm dabei auch mitgeteilt, dass seine Grundhaltung recoveryorientiert ist und was er damit verbindet. Kevin findet die Werte wie Selbstbestimmung, Autonomie und Selbstverantwortung gut und ist von Marcels Haltung recht angetan. Er fühlt sich dadurch schon jetzt ernst genommen. Schon in dem ersten Gespräch haben sich die beiden über die wichtigen Werte beim Aufbau einer Beziehung ausgetauscht. Dabei wurde reflektiert, was man voneinander erwartet: Aufrichtigkeit, Verlässlichkeit, gegenseitige Wertschätzung, vertrauensvolle Zusammenarbeit. Da beide einen hohen moralischen Anspruch haben, vereinbaren sie gemeinsam, sich daran zu halten.

3.7.2 Ethik und Recovery im Gesundheitswesen

Durch die Ratifizierung der UN-Behindertenrechtskonvention im Jahre 2008 wurden die Inklusion und die Teilhabe von Menschen mit Behinderung in das öffentliche Bewusstsein getragen. Dazu gehört auch, dass Menschen mit psychischen Problemlagen oder Menschen, die auf das psychiatrische Versorgungssystem angewiesen sind, einen Anspruch auf eine recoveryorientierte Versorgung haben, die ethische Werte wie Selbstverantwortung, Selbstbestimmtheit und Autonomie unterstützt. Für die an der Ausarbeitung beteiligten Betroffenenverbände war es wichtig, dass Betroffene nicht von vornherein als krank abgestempelt, sondern als Menschen gesehen werden, die von einer Behinderung der gesellschaftlichen Teilhabe als Folge psychischer Problemlagen betroffen sind (Amering & Schmolke, 2012). Durch die UN-Behindertenrechtskonvention und die von ihr ausgelöste Veränderung ethischer Einstellungen gegenüber psychisch behinderten Menschen hat sich zum Beispiel die Rechtsprechung in Deutschland zu Zwangsbehandlungen 2012 konsequent geändert, was in der Folge zu einer Novellierung des Betreuungsrechts und zu Reformen des Landesrechts in den einzelnen Bundesländern zur Unterbringung psychisch kranker Menschen bei akuter Selbst- oder Fremdgefährdung in einem psychiatrischen Fachkrankenhaus (Psychisch-Kranken-Gesetze, PsychKG) geführt hat (Vollmann et al., 2017). Die Veränderung der Sichtweise von psychischer Erkrankung hat auch dazu geführt, dass bei ethisch motivierten Konflikten in der psychiatrischen Praxis häufiger das Spannungsfeld von Fürsorgedenken, Selbstbestimmung und Teilhabe betrachtet wird (Vollmann et al., 2017). Selbstbestimmung und die Teilhabe psychisch kranker und behinderter Menschen am Leben in der Gesellschaft haben in der heutigen Versorgung einen hohen Stellenwert.

Kevin und Marcel – Fürsorgedenken versus Teilhabe

Kevin schildert Marcel bei der Erarbeitung seiner Biografie, dass er ein recht gutes Abitur hat und zu Beginn seines Studiums der Musikwissenschaften ganz froh war, den Streitigkeiten in seiner Familie entkommen zu sein. Er hatte zunehmend das Gefühl, nicht zu dieser Familie zu gehören. Er kam dann zu der Erkenntnis, dass er ein Alien sei, welches man seiner Familie wie ein Wechselbalg untergejubelt habe. Er habe dann seinen Alltag immer weniger hinbekommen, und nachdem er seinen Kommilitonen und den Professoren von seinem Alien-Dasein erzählt habe, habe man ihn in die Psychiatrie gebracht. Dort sprach ein Psychiater mit ihm etwa eine Stunde lang, und seitdem gelte er als schizophren. Er hat dann Medikamente bekommen, die ihn müde und hungrig machten. Er wurde immer träger und habe über die Zeit 50 kg an Gewicht zugenommen. Man habe sich immer fürsorglich um ihn gekümmert – ihn genährt, gekleidet und ihm Unterkunft in Wohnheimen gegeben. Geholfen hat das alles wenig, weil er keine Lust gehabt habe auf die Dinge, die man ihm vorschlug, zum Beispiel in einer Behindertenwerkstatt oder in der Tagesstätte zu arbeiten. Er wolle lieber Musik machen, eine Band haben und an Jam-Sessions teilnehmen. Da er aber alle Vorschläge ausschlug und viel im Bett lag und schlief, hatten nach seiner Auffassung die psychiatrisch Tätigen im Krankenhaus und in den Wohnheimen schließlich keine Lust mehr, ihm zu helfen. So wandere er nun seit fünf Jahren von Einrichtung zu Einrichtung oder zum Obdachlosenheim oder zum Vater, aber keiner wolle ihn haben und traue ihm noch etwas zu – er sich selbst am allerwenigsten.

Auch in Krisenzeiten dürfen Selbstbestimmung und Teilhabe nicht einer paternalistisch geprägten Fürsorge weichen (Vollmann & Scholten, 2017). Auch in Krisen ist zu beachten, dass es sich bei dem geäußerten Willen der Betroffenen um einen selbstbestimmten Willen im Sinne der Patientenautonomie handelt. Nur wenn dieser krankheitsbedingt nicht gegeben ist, darf dagegen gehandelt werden. Psychiatrisch Tätige mussten sich in der Akutpsychiatrie schon lange mit der schwierigen Situation auseinandersetzen, einzuschätzen, ab wann Betroffene aufgrund ihrer Symptomatik nicht mehr in der Lage sind, autonom zu handeln und Verantwortung zu übernehmen. Die Annahme eines plötzlichen Wechsels von Entscheidungsfähigkeit zur Entscheidungsunfähigkeit stellt ethisch betrachtet eine sehr pessimistische Sichtweise der Leistungsfähigkeit psychisch Erkrankter dar (Jaeger & Hoff, 2012). Daher sollten ethisch-normative Modelle entwickelt werden, mit deren Hilfe geklärt werden kann, ab wann Menschen die Entscheidungsfähigkeit tatsächlich abgesprochen werden kann und paternalistische Maßnahmen durchgeführt werden müssen, ohne dass der Grundgedanke von Recovery aus den Augen verloren wird (Slade, 2009). Dabei kann Zwang schon allein dadurch entstehen, dass ein Psychiater einem Betroffenen mit Schizophrenie eine schlechte Prognose ausstellt, obgleich er nicht weiß, wie sich der Krankheitsverlauf tatsächlich entwickeln wird, nur um den Betroffenen dazu zu bewegen, compliant die Medikamente einzunehmen (Le Boutillier et al., 2015).

Um recoveryorientiert pflegen zu können, braucht es auch eine neue ethisch-normative Sichtweise auf die Selbstbestimmung und -verantwortung (Le Boutillier et al., 2011). Das Psychiatriesystem in Deutschland ist allerdings zumindest in der Akutpsychiatrie zurzeit noch paternalistisch ausgerichtet, und psychiatrisch Tätige sprechen Menschen mit psychischen Erkrankungen vielfach noch nicht die ihnen zustehende Autonomie im Sinne des Recoverygedankens zu, wie dies bereits seit langer Zeit gefordert wird (Amering & Schmolke, 2012; Goffman, 2014; Vollmann et al., 2017). Für den alltäglichen Umgang mit Betroffenen in der ambulanten psychiatrischen Pflege spielt – gerade in Bezug auf die Recoveryorientierung – eine klare Haltung durch den professionell Pflegenden eine elementare Rolle (Moxham et al., 2017; Perlman et al., 2017). Dass diese ethisch-wertorientierte Haltung einen normativen Charakter für die ambulante psychiatrische Pflege bekommen muss, zeigt sich auch an der Novellierung der S3-Praxisleitlinie zu psychosozialen Therapien bei schweren psychischen Erkrankungen der Deutschen Gesellschaft für Psychiatrie und Psychotherapie, Psychosomatik und Nervenheilkunde (DGPPN), die der ambulanten psychiatrischen Pflege (APP) eine große Kompetenz für Recovery zuspricht: „APP soll als Hilfe in Krisenzeiten, als mittel- und längerfristige Unterstützung bei Funktionseinschränkungen, zur Herstellung/Förderung von Selbst- und Krankheitsmanagement sowie zur Förderung individueller Recovery-Prozesse verordnet werden“ (DGPPN, 2019, S. 39).

Kevin und Marcel – Grundwerte als Handlungsleitlinie

Marcel arbeitet schon recht lange in der Psychiatrie und hat in seiner beruflichen Laufbahn festgestellt, dass es für ihn moralisch wichtig ist, keine Macht über Menschen auszuüben. Bei einem Einsatz auf einer geschlossenen Station bemerkte er, dass er in ein moralisches Dilemma gerät, wenn Macht über andere missbraucht wird, damit sie sich „angemessen“ verhalten. Ihm ist es wichtig, moralisch integer zu sein, so wie dies der griechische Philosoph Platon in seiner Geschichte der „Politea“ beschreibt, in der es um Macht, Missbrauch und Korrumpierung durch Macht geht. Platon geht davon aus, dass ein Mensch seinen inneren Frieden bzw. Zufriedenheit findet, wenn er sich moralisch richtig verhält und sich nicht durch das System oder die Ausübung von Macht korrumpieren lässt. Marcel hat deswegen den Weg in die ambulante psychiatrische Pflege gewählt, da er hier nicht in die Situation kommt, Macht über andere auszuüben oder Entscheidungen anderer mittragen zu müssen, die er moralisch nicht verantworten kann. Marcel zieht seine Stärke daraus, dass er weiß, wer er ist und was er mit seinen Fähigkeiten vermag. Seit Marcel sich mit dem Konzept des Recoverys befasst hat, sieht er sich in seinem moralischen Handeln bestätigt, denn Autonomie, Selbstverantwortung und Selbstbestimmung sind Teil seiner Grundwerte in der beruflichen Tätigkeit. Diese Stimmigkeit des Konzepts mit seiner Arbeit hat bei Marcel zu einer größeren Arbeitszufriedenheit geführt.

Psychiatrische Fachpflegekräfte können immer wieder in ein ethisches Dilemma kommen, wenn sie Aufträge erhalten, die sie aus ethischen Gründen nicht mittragen können, zum Beispiel den klaren Auftrag eines Facharztes, den Betroffenen zur Medikamenteneinnahme zu bewegen, deren Notwendigkeit sich nur schwer einschätzen lässt – wie bei Klienten mit einer Selbst- oder Fremdgefährdung (Schramme, 2017) oder wenn Verwahrlosung droht, wo Fragen der Selbstbestimmung berührt sein können (Jaeger & Hoff, 2012). In der Schweiz kann sich eine ethische Fragestellung ergeben, wenn ein Betroffener unter der Verfügung der Kinder- und Erwachsenenschutzbehörde (KESB) behandelt wird, da dort Zwangsmedikation verordnet wird und klare Verhaltensregeln durch die Betroffenen einzuhalten sind, die die ambulante psychiatrische Pflege kontrollieren muss (Rätz & Finklenburg, 2017).

3.7.3 Alltagsmoral und philosophische Theorien

Im beruflichen Alltag einer ambulant tätigen psychiatrischen Pflegefachkraft lassen sich viele ethische Entscheidungen mithilfe der Alltagsethik bewerten, zum Beispiel, wenn ein Mensch mit einer psychischen Erkrankung ausgegrenzt oder gemobbt wird. Wir brauchen nicht lange darüber nachzudenken, ob solch ein Verhalten richtig ist. Wir können etwas dagegen unternehmen, auch wenn zusätzliche Überlegungen, selbst vielleicht Opfer von Ausgrenzung oder Mobbing zu werden, uns davon abhalten mögen. Dafür bedarf es keiner besonderen Theorie – die Alltagsmoral, über die alle Menschen verfügen, reicht meist völlig aus, um mithilfe der eigenen Wertvorstellungen spontan zu entscheiden, was in dem normalen Alltag richtig ist und was falsch. Dabei spielen sogenannte moralische Grundüberzeugungen eine Rolle, die Menschen helfen zu entscheiden, wie sie in einer bestimmten Situation richtig handeln. Die Alltagsmoral hat sich aus der Erziehung, dem gesellschaftlichen Kontext, der vorherrschenden Religion, den eigenen Erfahrungen und persönlichen Überzeugungen herausgebildet. Menschen aus dem gleichen Kulturkreis unterscheiden sich in ihren Moralvorstellungen meist nur marginal.

Philosophische Theorien sind in dieser Hinsicht lediglich eine systematischere Aufarbeitung von moralischen Überzeugungen. Außerdem lässt sich durch die Theorien begründen, warum bestimmte Überzeugungen richtig sind und andere nicht, ohne dass psychiatrisch Tätige auf ihren persönlichen Kompass der Grundüberzeugungen verweisen müssen. Dabei wird meist das oberste Handlungs- oder Leitprinzip formuliert, auf das psychiatrisch Tätige zurückgreifen können und mit dessen Hilfe sie erkennen können, welche Handlung in einer gegebenen Situation richtig ist.

In Immanuel Kants (1724–1804) deontologischer Ethik ist das oberste Leitprinzip der kategorische Imperativ, bei John Stuart Mills (1806–1873) Utilitarismus ist es das Nützlichkeitsprinzip. Kants kategorischer Imperativ besagt vereinfacht, dass diejenige Handlung die moralisch richtige ist, bei der wir uns vorstellen und wünschen können, dass jeder, der sich in einer vergleichbaren Situation befindet, ebenso handelt. Man kann den kategorischen Imperativ auch mit dem Luther-Grundsatz „Was du nicht möchtest, dass man dir tu, das füg auch keinem andern zu“ vergleichen. Diese Goldene Regel ist dem kategorischen Imperativ sehr ähnlich, lässt aber andere Aspekte wie zum Beispiel die Motivation des Handelns unberücksichtigt (Weischedel, 1996).

Der Kern der deontologischen Ethik (von griechisch „déon“, das Nötige oder Erforderliche; daher auch Pflichtethik oder -lehre genannt) ist das moralische Handeln und Verhalten, nicht zwingend das Ergebnis. Wenn also ein Mensch beispielsweise gemäß seines an präskriptiven Normen ausgerichteten moralischen Verhaltens sich verpflichtet fühlt, immer die Wahrheit zu sagen, kann dieses Verhalten in der letzten Konsequenz auch zu unerwünschten Resultaten führen, denn niemand wird solch einem Menschen ein Geheimnis anvertrauen oder etwas unter der Hand sagen. Für Kant kommt es auf das Ergebnis des moralischen Handelns nicht an, wichtig ist die Form und das Motiv des Handelns, nämlich der gute Wille, der autonom und frei entscheidet (Kant, 2015). Für die Beurteilung einer Handlung als moralisch richtig dürfen also die Konsequenzen einer Handlung keine Rolle spielen. Entscheidend ist vielmehr, dass eine Handlung, die wir uneingeschränkt als gut und moralisch richtig finden, durch den guten Willen bestimmt wird. Das bedeutet nach dem deontologischen Verständnis von Kant: Eine Handlung muss ausschließlich aus moralischer Pflicht erfolgen, damit sie als sittlich bezeichnet werden darf. Sie muss ohne Absicht oder Zweck geschehen und frei von menschlichen Neigungen wie Mitgefühl, Ehrlichkeit oder Liebe sein (Sauter et al., 2011).

Kevin und Marcel – Handeln nach dem kategorischen Imperativ

Kevin möchte seine Medikamente nicht nehmen und teilt Marcel mit, dass er beabsichtigt, diese abzusetzen. Die Frage, ob er dies seinem Facharzt mitgeteilt habe, verneint er und meint, dass er ihm das auch nicht sagen will. Er geht davon aus, dass der Facharzt ihn dann unter Druck setzt und eventuell die Behandlung abbrechen wird. Kevin erwartet aufgrund der positiven Beziehung zu Marcel, dass dieser dem Facharzt auch nichts sagt, wenn er danach gefragt wird. Marcel erläutert Kevin, dass die moralische Basis für ihn in einer vertrauensvollen Beziehung darin besteht, nicht zu lügen, also ehrlich zu sein und die Wahrheit zu sagen. Gemäß dieser Annahme überzeugt Marcel Kevin davon, mit dem Arzt ehrlich und offen umzugehen, da er ja auch von dem Arzt eine vertrauensvolle Beziehung erwartet, in der Kevin vom Arzt nicht belogen wird. Dabei liegt die moralische Motivation darin, nicht zu lügen, weil dies moralisch richtig ist. Dabei spielt das Ergebnis keine Rolle, was im Fall von Kevin eventuell dazu führen kann, dass der Arzt tatsächlich sagt, dass er ihn nicht weiter behandeln will.

Der Utilitarismus von Mill geht im Gegensatz zu Kants Pflichtethik vom Nützlichkeitsprinzip aus, das heißt, ein Handeln wird dann als moralisch richtig bewertet, wenn es den größten Nutzen für die Allgemeinheit erzielt. Mill geht davon aus, dass jeder Mensch solche Handlungen für sich wählt, die für ihn persönlich die besten Folgen haben, das heißt, sein persönliches Glück maximieren und Leiden mindern (Wolf, 2012). Wahres Glück erlangt man allerdings nur, wenn man sich für das Glück aller Menschen, also das Gemeinwohl, einsetzt. Die utilitaristische Ethik und ihre Auswirkungen auf ethisches Handeln lassen sich beispielsweise an gesundheitsökonomischen Entscheidungen deutlich machen: Ein hirntoter Mensch liegt in einem Krankenhaus auf der Intensivstation und verursacht dadurch hohe Kosten im Gesundheitswesen. Es liegt aber im Interesse der Versichertengemeinschaft, die von ihr aufgewendeten Beiträge und Steuern zur Finanzierung dieser Kosten möglichst niedrig zu halten. Hier steht also das Glück des Einzelnen (lebensverlängernde Maßnahmen in Anspruch nehmen zu dürfen) gegen das Glück einer Mehrheit. In einem Gesundheitswesen, das utilitaristisch ausgerichtet ist (z. B. in Großbritannien, Australien), würde man sich ethisch dafür entscheiden, die Beatmungsmaschine auszuschalten, da so die Kosten des Gesundheitssystems gesenkt werden können (Glück der Mehrheit) und wenigstens das Leiden des Einzelnen durch eine medizinisch nicht notwendige lebensverlängernde Maßnahme gemindert würde (Wolf, 2012). Dieses Vorgehen würde der Pflichtethik widersprechen, denn hier ist das oberste Prinzip, Menschen zu helfen und alles zu tun, um Leben zu erhalten. Dagegen erwartet das Nützlichkeitsprinzip des Utilitarismus den größtmöglichen Nutzen einer moralischen Haltung für möglichst viele Menschen, weshalb der Utilitarismus auch als Konsequenzialismus oder teleologische Ethik (von griechisch „télos“, Zweck, Ziel) bezeichnet wird (Frey & Schmalzried, 2013).

Kevin und Marcel – Handeln nach dem Nützlichkeitsprinzip

Der Facharzt von Kevin hat ein konservatives Verständnis der Behandlung von Menschen mit Psychose. Es geht ihm gemäß einer leitlinienkonformen Behandlung darum, dass die Symptome reduziert werden und Kevin gesellschaftskonform funktioniert. Dabei sieht er die Behandlung in seiner Verantwortung und geht davon aus, dass seine paternalistische Haltung zum Besten von Kevin ist, da Kevin die Situation aufgrund der Erkrankung kaum richtig einschätzen kann. Da Kevin immer noch glaubt, ein Alien zu sein, hat der Arzt die Medikamentengabe deutlich erhöht und erwähnt gegenüber Kevin jedes Mal bei der Konsultation, dass er aufgrund seiner chronischen Erkrankung eine negative Prognose hat und die Perspektiven für ein normales Leben eher schlecht sind, wenn er die Medikamente nicht in der verordneten Form einnimmt. Der Facharzt weiß zwar, dass er Prognose und Perspektive für die Zukunft nicht genau vorhersagen kann, aber da er erwartet, dass Kevin die Medikamente einnimmt und dies auch als seinen gesellschaftlichen Auftrag ansieht, erscheint ihm seine Entscheidung, Kevin unter Druck zu setzen, als nützlich. In der Konsequenz seines Handelns sieht der Facharzt den größtmöglichen Nutzen für die Gesellschaft, Menschen mit Psychose der Heilung zuzuführen. Dabei steht das Glück des Einzelnen hinter dem Glück der Gesellschaft zurück.

Als Kevin ihm ehrlich mitteilt, dass er die Medikamente nicht mehr nehmen will, kommt der Facharzt zu dem Schluss, dass er die Verantwortung als Arzt nicht mehr tragen kann. Da der Facharzt und Kevin ein eher unterschiedliches Verständnis von Selbst- und Fremdverantwortung, Autonomie und Selbstbestimmung haben, beschließen sie gemeinsam, die Behandlung zu beenden.

3.7.4 Ethisches Handeln – Kants Pflichtethik und Mills Nützlichkeitsdenken

Im Folgenden werden aus der Pflichtenlehre Kants die normativen Aspekte dieses Ethiksystems noch einmal aufgegriffen, um zu verdeutlichen, wie psychiatrisch Pflegende diese Systematik für ihr eigenes Handeln nutzen können. Wie bereits ausgeführt, bildet der kategorische Imperativ den Kern in der Ethik von Kant. Danach handelt eine Person nach der Maxime, von der sie ausgeht, dass ihr Handeln einem allgemeinen Gesetz entspricht, nach dem alle Menschen gleichermaßen handeln. Nach dem kategorischen Imperativ wird aus dieser Handlungsmaxime, wenn sie sich verallgemeinern lässt, eine Pflicht, das heißt, dass diese Handlung moralisch zulässig und sogar geboten ist (Weischedel, 1996). In der Grundlegung zur Metaphysik der Sitten geht Kant davon aus, dass der gute Wille ohne Einschränkung für gut gehalten werden kann und dass allein dieser gute Wille das ist, was zählt. Der gute Wille ist gut, weil er durch die Pflicht bestimmt wird, so zu handeln. Bei einer Handlung, die aus Pflicht getan wird, zählt allein die Absicht hinter der Handlung, unabhängig davon, was das Ergebnis der Handlung ist. Wozu man verpflichtet ist, wird durch den kategorischen Imperativ ausgedrückt. Wenn man das Gute will und nichts dafür unternimmt, ist das auch eine Handlung. Pflicht besteht nicht zufälligerweise, sie besteht immer und muss die moralisch richtige Handlung bestimmen. Ihre Merkmale sind die Notwendigkeit und die Allgemeingültigkeit. Diese Pflicht muss in den Eigenschaften des Menschen verankert sein. Nach Kant ist der Mensch ein Mischwesen aus Vernunft und Sinnlichkeit. Als sinnliche Wesen haben wir Neigungen, worunter Kant Emotionen, Wünsche, Triebe und Instinkte versteht, die der Mensch nicht steuern kann (Weischedel, 1996). Deswegen kann die Pflicht nicht durch Neigungen beeinflusst sein, denn die Pflicht erfordert die Notwendigkeit und die Allgemeingültigkeit, während Neigungen individuell und zufällig sind. Die Vernunft ist dagegen nicht zufällig, denn als vernunftbegabte Wesen kommen wir bei den meisten moralischen Überlegungen zu demselben Ergebnis, nach dem wir handeln sollen – dem Imperativ. Ist dieser Imperativ verallgemeinerbar und durch Neigung beeinflusst, kommt es zur pflichtgemäßen Handlung, wo die Motivation eher zufällig ist, je nach den Neigungen, die damit verbunden sind.

Kevin und Marcel – der gute Wille und die Pflicht zur Handlung
Marcel möchte als ambulant tätige psychiatrische Pflegefachkraft Menschen dabei helfen, trotz psychischer Erkrankung eine neue Lebensperspektive zu finden. Sein „guter Wille“ besteht darin, sein professionelles Wissen Betroffenen zur Verfügung zu stellen, um gemeinsam im Sinne des persönlichen Recoverys die Lebensqualität und Lebenszufriedenheit der Betroffenen zu verbessern. Aus diesem „guten Willen“ ergibt sich für ihn die Pflicht, seine Handlungen danach auszurichten, und zwar unabhängig davon, ob diese Handlungen genau zu dem angestrebten Ziel führen, weil die Zielerreichung von personenbezogenen oder intrinsischen Faktoren abhängig ist, die im Einflussbereich der Betroffenen liegen, die Marcel nur mittelbar beeinflussen kann und will. Daraus ergibt sich für Marcel die Handlungsverpflichtung, das

persönliche Recovery zusammen mit den Betroffenen im Rahmen ihrer individuellen Autonomie, Selbstbestimmung und Selbstverantwortung zu fördern. Marcel hat von dem Krankenhaus durch die dort für Kevin bei seinem letzten Aufenthalt zuständige Mitarbeiterin erfahren, dass Kevin nur im Bett gelegen habe und wenig zu motivieren gewesen sei. Daher hätte das Team auch keine Veranlassung gesehen, Kevin zu helfen oder mit ihm Perspektiven zu entwickeln. Marcel erkennt für sich, dass in dem Team der „gute Wille" nicht zu einem Handeln aus Pflicht geführt hat, sondern durch Neigung (Emotionen) in eine pflichtgemäße Handlung mündete – nur jemanden zu helfen, wenn er sich angepasst verhält. Nach seiner Auffassung ist diese Handlungsmaxime falsch. Für ihn besteht die Notwendigkeit, recoveryorientiert zu handeln, und zwar allgemeingültig, ohne seine Motivation und sein Handeln von inneren Faktoren des Verhaltens der Betroffenen abhängig zu machen.

Nach Kant ist der gute Wille der freie Wille, der unabhängig von kausalen Zusammenhängen ist. Moralisch frei zu handeln, bedeutet, dass wir den Willen haben, unser Handeln nur an der reinen Form eines allgemeinen Gesetzes auszurichten, unabhängig von fremdbestimmten Einflüssen von außen (Weischedel, 1996). Damit muss eine Handlung frei von Neigung sein. Psychiatrisch Pflegende, die sich den ethischen Werten des Recoveryansatzes verpflichtet fühlen, sollten ihr Handeln stets reflektieren und selbstkritisch hinterfragen. Sie können in Konfliktsituationen auf der Basis ihres ethischen Handelns offen mit Ärger oder Frustrationen umgehen und darüber mit den Betroffenen reden. Neigung (durch Emotionen) darf im ethischen Handeln nach dem kategorischen Imperativ keine Rolle spielen. Die Absicht hinter dem Handeln ist ausschlaggebend, und die sollte bei jeder psychiatrischen Fachkraft durch die Vernunft entschieden werden.

Kant sieht das ebenso, denn für ihn ist die Autonomie das höchste Gut des frei denkenden Menschen, der nur dem freien Willen unterworfen ist und damit auch Verantwortung für die freie Entfaltung des Willens von anderen übernimmt. Kant spricht dem Menschen die Mündigkeit zu, eigene Entscheidungen zu treffen; bringen wir Menschen in die Unmündigkeit durch Autorität, einen bevormundenden Paternalismus oder Überfürsorge, so berauben wir sie ihres freien Willens. Da der Mensch nach Kant eine uneingeschränkte Würde besitzt und nicht instrumentalisiert werden darf, sind die Selbstbestimmung und die Selbstverantwortung maßgebliche Aspekte der Menschenwürde. So kann eine psychiatrische Pflegefachkraft bei der Auseinandersetzung mit den Werten der deontologischen Ethik – Freiheit, Gleichheit, Mündigkeit und Achtung der Menschenwürde – erkennen, dass diese mit den Werten der Recoveryorientierung wie Autonomie, Selbstbestimmung und Selbstverantwortung gleichgesetzt werden können, woraus sich eine normative Handlungsmaxime für die recoveryorientiere psychiatrische Pflege ergeben kann.

Kevin und Marcel – Mündigkeit und Selbstverantwortung

Marcel hat Kevin geholfen, einen neuen Facharzt in seiner Region zu finden, von dem Marcel weiß, dass er humanistisch ausgerichtet ist. Der Facharzt sieht sich der Deontologie und dem Existenzialismus verpflichtet, das heißt, er sieht es als seine Pflicht an, Menschen zu helfen, ein besseres Leben zu führen und Leiden zu vermindern. Außerdem weiß er, dass er Menschen mit schweren psychischen Erkrankungen nicht heilen kann, aber durch Medikamente kann er Leiden mindern und er kann Menschen psychoedukativ beraten, wie sie mit der Erkrankung umgehen können. Da der Facharzt im Sinne der Ethik von Kant an die

Autonomie des freien Willens glaubt, die Gleichheit des Menschseins, die Mündigkeit des Einzelnen und an die Unantastbarkeit der Würde des Menschen, kann er die Entscheidung von Kevin akzeptieren, erst einmal auf Medikamente zu verzichten. Im ärztlichen Gespräch mit Kevin und Marcel berät er zu den Medikamenten, belässt aber die Entscheidung eindeutig in der Verantwortung von Kevin. Marcel schildert dem Facharzt seine Zielrichtungen im Sinne der Recoveryorientierung und kann diesen aufgrund seiner inneren ethischen Einstellung zur Zustimmung bewegen. Der Arzt weiß, dass Fremdbestimmung und Autoritätsglaube in der Psychiatrie schädlich sind, wenn der Mensch die Suche nach dem eigenen Selbst aufgibt und das Leben als unveränderbar ansieht. Er unterstützt Marcel dabei, dass Kevin eigene, von ihm als sinnvoll akzeptierte Ziele finden soll, die für ihn identitätsbildend sind.

Wie sehen nun Entscheidungen von psychiatrisch Pflegenden nach der Systematik der Deontologie und des Utilitarismus aus, und wie können sie begründet werden? Denn darauf kommt es an, dass ich mein Handeln ethisch begründen kann und die Systematik meines Handelns erkennbar wird. Stellen wir uns also folgende Situation vor, der wir in der ambulanten psychiatrischen Pflege immer wieder begegnen: die Konfrontation mit einem Messie-Haushalt.

Marcel und Frau M. – Deontologie versus Utilitarismus

Frau M. (71) wohnt in einem kleinen Dorf in Niedersachsen. Sie hat das Haus ihrer Eltern geerbt, die sie bis zu ihrem Tod gepflegt hatte. Frau M. leidet seit vielen Jahren unter einer bipolaren Störung und erlebt immer wieder Krankheitsphasen, die mit einem starken Realitätsverlust einhergehen. Nach einem Klinikaufenthalt hat Marcel den Auftrag bekommen, sich um Frau M. zu kümmern. Da Frau M. von ihrer Krankenkasse in ein Modell der integrierten Versorgung eingeschrieben wird, hat Marcel zwei Jahre Zeit, Frau M. zu begleiten. Erst nach dem ersten Kontakt, der noch vor dem Haus stattfindet, lässt sie Marcel zu sich ins Haus. Dort herrschen chaotische Zustände: Alles ist mit Hausrat und Müll vollgestellt, die Küche ist vollgestopft mit Zeitungen und Tüten unterschiedlichen Inhalts. Es gibt nur Gänge durch das Haus, und Frau M. erwähnt mehr beiläufig, dass sie in der letzten Zeit wohl nicht zum Aufräumen gekommen sei. Nachdem Marcel Frau M. erläutert hat, was seine Aufgabe in der ambulanten psychiatrischen Pflege ist, stellt sie resigniert fest, dass er dann wohl nicht ihre Wohnung aufräumen würde, was er bejaht. Er empfiehlt Frau M. die Einrichtung eines Pflegegrades, was sie allerdings strikt ablehnt, weil dann ja der Medizinische Dienst zu ihr ins Haus käme. In dem ersten Gespräch mit dem Betreuer von Frau M., der erst vor dem Klinikaufenthalt eingesetzt wurde, macht dieser deutlich, dass er es für dringend geboten hält, das Haus von Frau M. zu reinigen, wofür er auch ihr Vermögen nutzen würde.

Welche Möglichkeiten haben Marcel und der Betreuer zu entscheiden? Für die beschriebene Situation bieten sich beispielsweise folgende Handlungsoptionen an:

1. Der Betreuer entscheidet, dass die Wohnung gereinigt und renoviert wird. Er beauftragt ein Unternehmen, welches das Haus von Frau M. entrümpelt und alles, was nicht unbedingt benötigt wird, entsorgt. Er will dies auch gegen den Willen von Frau M. durchsetzen und dafür die Ersparnisse von Frau M. nutzen. Marcel soll Frau M. davon überzeugen, dass diese Maßnahme notwendig und sinnvoll ist.

2. Der Betreuer will sich mit Frau M. nicht weiter auseinandersetzen und überlässt es Marcel, Frau M. davon zu überzeugen, dass ihre Wohnung in Ordnung gebracht wird. Da er dafür zwei Jahre Zeit hat, ist dem Betreuer egal, wann die Maßnahme umgesetzt wird, zumal Frau M. in ihrem eigenen Haus wohnt und niemanden damit belastet, wie es in ihrem Haus aussieht.
3. Der Betreuer sieht es als seinen Auftrag an, dass die Wohnung gereinigt und renoviert wird. Er will sich aber nicht mit Frau M. darüber auseinandersetzen, sondern Marcel davon überzeugen, dass er auf Frau M. Druck ausübt, damit sie einer Entrümpelung ihrer Wohnung zustimmt. Sollte er diese Aufgabe nicht übernehmen wollen, so würde er einen anderen psychiatrischen Pflegedienst damit beauftragen.

Marcel sieht sich aufgrund seiner recoveryorientierten Haltung verpflichtet, seine Handlungen als psychiatrischer Fachpfleger auf die Autonomie, Selbstbestimmung und Selbstverantwortung der Betroffenen auszurichten. Aus der Perspektive der deontologischen Ethik ist es sein freier und guter Wille, auf diese Art und Weise auch Frau M. zu unterstützen und ihr zu helfen. Sein Motiv ist für ihn allgemeingültig, denn er wünscht sich, dass alle psychiatrisch Pflegenden so handeln. Daher sieht er es als seine absolute Pflicht an, die Autonomie, Selbstbestimmung und Selbstverantwortung von Frau M. nicht zu verletzen, sondern sie zu fördern.

Der Betreuer sieht den Sachverhalt aus seiner Sicht eher pragmatisch. Für ihn ist wichtig, die von ihm definierten Ziele der Betreuung zu erreichen. Er vertritt die Auffassung, dass es durchaus auch nützlich sein kann, gegen den Willen der Betroffenen zu entscheiden, wenn am Ende das Richtige dabei herauskommt. Seiner Meinung nach heiligt der Zweck die Mittel, denn er habe einen gesellschaftlichen Auftrag durch das Amtsgericht.

Das ethische Handeln in den drei Handlungsoptionen soll nun mithilfe der Prinzipien von Kants Pflichtethik und Mills Nützlichkeitsdenken bewertet werden.

1. Bei der ersten Option ist für den Betreuer das Endergebnis ausschlaggebend: die Wohnung muss aufgeräumt werden. Sein Handeln orientiert sich aus moralischer Sicht an reinen Nützlichkeitserwägungen, was dazu führt, dass er Frau M. verärgert (weil er gegen ihren Willen handelt) und sich selbst mit dem Ärger von Frau M. und einer eventuell drohenden Beschwerde beim Amtsgericht befassen muss, was ihn Zeit und Nerven kostet. Marcel, der sich den ethischen Werten der deontologischen Ethik – Freiheit, Gleichheit, Mündigkeit und Achtung der Menschenwürde – verpflichtet fühlt, muss erkennen, dass er bei dieser Option gegen die Werte der Recoveryorientierung verstoßen wird und durch den Betreuer instrumentalisiert werden soll, um Frau M. zu dem von dem Betreuer gewünschten Verhalten zu bewegen. Ergebnis: Diese Handlungsoption ergibt sowohl Probleme für den Betreuer als auch für Marcel und ist deswegen abzulehnen.
2. Bei der zweiten Option überlässt es der Betreuer Marcel, das gewünschte Ergebnis zu erreichen, für Ordnung in dem Haus zu sorgen. Frau M. ist das Verhalten des Betreuers nur recht, und sie ist glücklich darüber, dass es ihm gleichgültig ist, wann und wie das Entrümpeln ihres Hauses erfolgen soll. Marcel kann bei dieser Handlungsoption seine ethischen Werte bewahren und bespricht mit Frau M. verschiedene Wahlmöglichkeiten unter Berücksichtigung der Selbstbestimmung und Selbstverantwortung nach dem Recoveryansatz. Ergebnis: Bei einer Orientierung an reinen Nützlichkeitserwägungen kommen am Ende – vorausgesetzt, es kommt zu der Entrümpelung – alle Beteiligten „auf ihre Kosten“: der Betreuer, weil er keine Arbeit hat und dennoch sein Ziel langfristig erreichen kann, Frau M., weil man sie in Ruhe lässt und sie mit ihrem Haus machen kann, was sie will, und Marcel, weil er

nicht gegen seine Maxime, aus Pflicht zu handeln, verstoßen muss und die Absicht seines Handelns als gut ansehen kann.

3. Bei der letzten Option erscheint es dem Betreuer sinnvoll und nützlich, mit der Androhung der Beauftragung eines anderen Pflegediensten Druck auf Marcel auszuüben, damit dieser Frau M. überredet, die Hausentrümpelung durchführen zu lassen. Für den Betreuer ergeben sich mehrere Vorteile: Frau M. ist nicht auf ihn wütend, sondern auf Marcel, weil dieser ihr Stress macht; ob Marcel mit der Situation glücklich ist, ist dem Betreuer egal, weil er seinem Auftrag in jedem Fall nachkommen kann; Frau M. kann glücklich sein, weil ihre Wohnung wieder ordentlich ist; wenn Marcel nicht mitspielt, besteht die Möglichkeit, einen anderen Pflegedienst zu beauftragen, der nicht so moralisierend daherkommt. Es könnte aber sein, dass Frau M. einen anderen Dienst nicht akzeptiert, und dann hätte der Betreuer nichts gewonnen. Marcel weiß, dass er bei dieser Option gegen seinen ethischen Grundsatz verstoßen muss, da er Druck auf Frau M. ausüben muss und selbst von dem Betreuer unter Druck gesetzt wird. Da er es als seine ethische Pflicht ansieht, Menschen zu helfen, dürfen die Konsequenzen seiner Entscheidung – zum Beispiel Ärger mit seinem Arbeitgeber, Enttäuschung von Frau M. – keine Rolle spielen.

Für Marcel hält nur die zweite Option einer Überprüfung stand – die Optionen 1 und 3 sind nicht akzeptabel, da er in beiden Fällen gegen sein Gewissen handeln müsste, das ihm seine persönliche Ethik vorschreibt. Marcel weiß auch, dass er bei Handlungsoption 2 darauf achten muss, dass seine Begleitung nicht durch Emotionen seinerseits beeinflusst werden darf. In diesem Sinne ist es nicht von Relevanz, ob Frau M. seine Hilfe annimmt und aktiv wird oder inaktiv bleibt. Sollte Marcel sich darüber ärgern und dies seine Handlungsweise beeinflussen, kann es zu einem pflichtgemäßen Handeln kommen, bei dem die Absicht des moralischen Handelns verloren geht. Marcel weiß, dass seine Triebfeder die Achtung der Person ist und seine Handlungen aus Pflicht einzuhalten sind, und dabei muss er unabhängig sein von dem, was Frau M. daraus macht.

Der Betreuer könnte nach dem Nützlichkeitsprinzip alle drei Optionen wählen, wobei die erste Option konfliktgetragen und die zweite Option zu undifferenziert ist. Die dritte Option ist am erfolgversprechendsten.

3.7.5 Der Konflikt zwischen „gesund" und „krank"

Eine weitere ethische Problematik liegt in der Definition von Gesundheit und Krankheit. Menschen mit schweren psychischen Erkrankungen werden regulär im Rahmen des klinischen Recoverys als „in Remission" bezeichnet, wenn die Symptome reduziert oder rückläufig sind. Damit werden diese Erkrankungen, unabhängig vom persönlichen Empfinden der Betroffenen, zu chronischen Erkrankungen deklariert, sodass zum Beispiel Menschen mit Psychosen, bipolaren Störungen und Persönlichkeitsstörungen als „unheilbar" krank definiert werden könnten, was in der Geschichte der Psychiatrie schon der Fall war. Wie durch epidemiologische Studien festgestellt wurde, entsteht dadurch für Menschen mit psychischen Erkrankungen in den Industrieländern ein erhöhtes Mortalitätsrisiko, früher zu versterben, das bei Männern im Durchschnitt 20 Jahre und bei Frauen 15 Jahre beträgt (Thornicroft, 2011). Wie problematisch diese Form der Stigmatisierung ist, zeigt sich auch aus anderer Sicht: Viele ältere Menschen und Patienten mit bestimmten Vorerkrankungen haben durch die COVID-19-Pandemie erfahren, dass sie plötzlich zu einer schützenswerten Risikogruppe gehörten und das Haus nicht mehr verlassen durften. Schnell wurden Rufe laut, dass man doch die Risikogruppen einfach wegschließen und isolieren solle, damit die anderen ihr normales Alltagsleben fortführen könnten – eine Vorstellung, die ethisch höchst fragwürdig ist.

Patricia Deegan und Ron Coleman beschreiben als Betroffene, dass die Bezeichnung ihrer Person als krank und als schizophren zu einem massiven Verlust ihrer Identität geführt habe, der erst durch die Transformation des eigenen Selbst in einem Recoveryprozess überwunden werden konnte (Coleman, 2018; Deegan, 2001). Für Menschen mit einer psychischen Erkrankung bedeutet die Zuschreibung als psychisch krank nicht selten eine Stigmatisierung durch das eigene Selbst und andere. Tritt als Folge der Erkrankung auch noch ein Verlust an Selbstbestimmung und Autonomie ein, kann es zu einer Regression mit dem Verlust der eigenen Fähigkeiten und des Selbstbewusstseins kommen sowie zur Wahrnehmung der Erkrankung als fremd und störend und nicht zur eigenen Person dazugehörend. Ein paternalistisch geprägtes Fürsorgedenken kann dann langfristig eine Chronifizierung der Erkrankung fördern und Betroffene von dem Psychiatriesystem abhängig machen. Andererseits ist es notwendig, Menschen als krank zu definieren, damit Betroffene eine Gesundheitsleistung durch das Gesundheitssystem erhalten können (Amering & Schmolke, 2012).

Im Sinne des Recoverygedankens geht es darum, dass Betroffene Lebenszufriedenheit und Wohlergehen spüren und sich nicht als krank empfinden. Dies machen Slade und Longden mit ihren sieben Botschaften der empirischen Evidenz des Recoverys noch einmal sehr deutlich (Slade & Longden, 2015):

1. Die Genesung (Recovery) sollte am besten durch die Person beurteilt werden, die mit der Krankheitserfahrung lebt.
2. Viele Menschen mit psychischen Problemen genesen.
3. Wenn eine Person die Kriterien einer psychischen Erkrankung nicht mehr erfüllt, dann ist sie nicht krank.
4. Diagnosen sind keine robuste Grundlage.
5. Behandlung ist eine Möglichkeit von vielen, um zu genesen.
6. Einige Menschen möchten psychiatrische Dienste nicht in Anspruch nehmen.
7. Die Ursachen und das Erleben von psychischer Erkrankung sind unterschiedlich.

Allerdings bedarf es bei der Umsetzung dieser Botschaften einer ethischen Grundhaltung, die nach der deontologischen Ethik von Kant durch Selbstbestimmung, Selbstverantwortung und Autonomie geprägt sein muss. Es zeigt sich, dass viele Autoren vor allem in den USA, Großbritannien und Australien sich Gedanken gemacht haben, um Recovery im Psychiatriesystem umzusetzen. Ein Beispiel hierfür ist das Illness Management and Recovery Program, welches strukturiert Psychoedukation, Medikamentenmanagement und Recovery an den „kranken" Menschen bringt (Gingerich & Mueser, 2016). Dieser und andere ähnliche Ansätze folgen weiterhin den Grundsätzen des bisherigen Psychiatriesystems und der Definition von gesund und krank; sie sind zwar recoveryorientiert, stellen aber die biopsychosoziale Ausrichtung des Systems nicht in Frage. Viele Menschen, die sich in Deutschland professionell oder als Betroffene mit Recovery beschäftigen, erleben dieses Psychiatriesystem noch immer als ein Hindernis, das Menschen dem biopsychosozialen Krankheitskonzept unterwirft. Aus diesem Grund bedarf es einer ethischen Diskussion über Krankheit, Autonomie, Selbstbestimmung und Selbstverantwortung im Sinne der Pflichtethik von Kant. Psychiatrisch Pflegende sollten den „guten Willen" haben, die Autonomie, Selbstbestimmung und Selbstverantwortung von Menschen mit psychischen Problemen zu fördern, womit sich eine paternalistisch geprägte Fürsorge aus ethischen Gründen verbietet. Da nach Kant Menschen nicht instrumentalisiert werden dürfen und wir die Mündigkeit, die Entwicklung des freien Willens und die Gleichheit deontologisch anerkennen müssen, muss sich das Psychiatriesystem an den Betroffenen ausrichten und nicht umgekehrt. Die Recoveryorientierung führt dazu, dass diese Aspekte in den Vordergrund gerückt werden und dass deontologisches Handeln konsequent umgesetzt werden kann. Die Umsetzung dieser ethischen Reformation wird sich erst in der Zukunft zeigen, die Diskussion über eine stärkere ethisch-normative Ausrichtung muss aber geführt werden.

Kevin und Marcel – gesund versus krank
Kevin definiert sich nicht als krank; er sei ein Alien und fühle sich dadurch eher fremd in der menschlichen Gesellschaft. Marcel hat ihm mitgeteilt, dass er seine Selbstwahrnehmung als seine Realität akzeptiert, die er allerdings nicht teilt. Er würde ihn nicht grundsätzlich als krank bezeichnen, sondern eher als psychisch beeinträchtigt, weil seine Sichtweise Kevin in der Auseinandersetzung mit seinem Umfeld tatsächlich behindert. Allerdings weiß Marcel auch, dass er die Krankheitsdiagnose und die Darstellung der Fähigkeitsstörungen von Kevin gegenüber der Krankenkasse benötigt, um Leistungen für ihn zu bekommen. Dieser Widerspruch ist Marcel bewusst. Es bedeutet für ihn immer wieder eine Herausforderung, Menschen in ihren Defiziten und Krankheitsmerkmalen darzustellen, um ihr Kranksein zu beschreiben, obgleich er nach seinen Wertvorstellungen Menschen mit bestehenden Symptomen nicht mehr zwingend als krank bezeichnen möchte, insbesondere dann, wenn sie nach dem Recoveryansatz als genesen zu betrachten sind.

3.7.6 Schwierige ethische Fragestellungen

In der psychiatrischen Pflege gibt es immer wieder Situationen, in denen auf den ersten Blick nicht klar ist, wie wir uns verhalten sollen, oder in denen das, was wir ethisch eigentlich tun sollten, in einen Konflikt mit unseren persönlichen Überzeugungen gerät. In ein solches ethisches Dilemma können Pflegende zum Beispiel kommen, wenn sie einen pädophilen Straftäter oder einen Vergewaltiger im Rahmen der psychiatrischen Pflege versorgen sollen, weil dieser unter einer Depression leidet oder Anzeichen für eine Suizidgefährdung vorhanden sind. Es ist möglich, dass Pflegende die Versorgung für sich persönlich als schwierig erachten, weil sie die geschehene Tat im Vordergrund sehen. Betrachtet man diesen Fall allerdings unter den Gesichtspunkten der deontologischen Ethik, dann ist dieser Mensch ein psychisch Leidender, bei dem die Pflicht besteht, ihm zu helfen. Wenn man ihm mit der Emotion (Neigung) der Verachtung wegen der begangenen Tat begegnet, dann kann die daraus resultierende Handlung der Verweigerung der Versorgung ethisch nicht richtig sein, denn das Handeln sollte von der Vernunft geleitet sein. Vernünftig zu handeln bedeutet, dass ich nicht über den Menschen und seine Handlungen zu richten habe. Daher besteht die Notwendigkeit bzw. Pflicht, diesem Menschen zu helfen.

In der psychiatrischen Versorgung kann sich aber auch die Frage nach der Kompatibilität des Verständnisses von Recovery mit dem Umgang mit Krisen stellen (Jaeger & Hoff, 2012). Le Boutillier et al. (2015) zeigen in ihrer Studie aus Großbritannien auf, dass die Förderung von Autonomie und Selbstbestimmung oder der Schutz der Betroffenen in Krisen im Rahmen des Recoveryansatzes Ärzte und Psychologen in ein ethisches Dilemma führen kann, das nur schwer zu lösen ist. In der Untersuchung standen viele der Befragten einer Recoveryorientierung eher ablehnend gegenüber und verorteten diese bei den Sozialarbeitern und den Pflegenden, da sie die Verantwortung für die Betroffenen haben würden. Dies zeigt den Grundkonflikt in der Psychiatrie in Bezug auf Recovery auf, wo sich die Konzepte der Selbstbestimmung, Autonomie und Selbstverantwortung (vertreten durch den therapeutischen Liberalismus, verbunden mit einer gewissen Risikofreudigkeit) auf der einen Seite und der Fremdbestimmung (vertreten durch die therapeutische Grundhaltung des Paternalismus, verbunden mit dem Gefühl der Sicherheit) auf der anderen Seite diametral gegenüberstehen (Vita &

Barlati, 2018). Einen weiteren ethischen Konflikt zeigen Le Boutillier et al. (2015) mit der Informationsasymmetrie zwischen professionell Tätigen und Betroffenen im Versorgungssystem auf, die sich etwa dadurch äußert, dass ein Arzt einem Patienten ein Horrorszenario aufzeigt, wenn dieser nicht die Medikation befolgt, und damit einen ethisch fragwürdigen Zwang ausübt. Laut dem Psychiater Stefan Weinmann (2019) gibt es in der Schizophrenie-Behandlung keinerlei Evidenzen, die einen solchen Zwang rechtfertigen, um die Compliance zu erhöhen. Auch die Kommunikation kann aus ethischer Sicht Probleme aufwerfen; Pflegende sollten sich daher bewusst machen, welche Wirkung von ihrem Sprachgebrauch ausgeht und wie dieser das Denken und Handeln beeinflusst (Dörner, 2003).

Besonders schwierig sind ethische Fragestellungen bei den besonders vulnerablen Betroffenengruppen in der Kinder- und Jugendpsychiatrie (Huck, 2015) und in der gerontopsychiatrischen Betreuung zu beantworten, wenn der freie Wille und die Selbstbestimmungsfähigkeit noch nicht oder nicht mehr klar erkennbar sind (Gather, 2016). Wenn in der ambulanten psychiatrischen Pflege mit diesen Gruppen gearbeitet wird, müssen klare Entscheidungsfindungskonzepte vorhanden sein, um paternalistische Entscheidungen zu vermeiden. Bei wichtigen Entscheidungen müssen möglichst alle Beteiligten bis zum Betreuungsgericht mit einbezogen werden, um für die Betroffenen die richtige Entscheidung zu finden. Dafür können Ansätze gemeinsamer Entscheidungsfindung genutzt werden, wie zum Beispiel der Trialog (Schäfer & Schöttes, 2016). Hierbei werden Angehörige oder andere wichtige Personen von den Betroffenen benannt, die im Sinne einer Patientenverfügung bei Entscheidungsfindungen, zum Beispiel im Falle von Selbst- oder Fremdgefährdung, einbezogen werden. Dabei kann auch die Betreuung durch Ex-In-Genesungsbegleiter hilfreich sein, denn sie helfen in den Diskussionsrunden schon allein durch ihre Anwesenheit wie auch durch das Einbringen eigener Erfahrungen und Sichtweisen bei ethischen Fragestellungen (Werning, 2017).

3.8 Lebensweltorientierte Begleitung

Ingo Tschinke, Udo Finklenburg, Béatrice Gähler-Schwab, Tim Konhäuser und Melanie Rogner

Der Wecker klingelt, ich muss aufstehen, obwohl ich nur schlafen möchte. Ich muss funktionieren für meine Kinder, zumindest, bis ich meinen sechsjährigen Sohn in den Kindergarten gebracht habe und die Haushaltshilfe sich um mein Baby kümmert und ihm die Flasche gibt. Ich bin seit einer Woche aus der Geschlossenen raus und zittere am ganzen Körper – ich hoffe, die anderen Eltern im Kindergarten merken es nicht. Mit der Bezugserzieherin für meinen Sohn muss ich auch noch reden. Wenn es nach meinem Geist und Körper ginge, würde ich für mehrere Wochen das Haus nicht verlassen, sondern nur noch schlafen. Manchmal kommen wieder diese Gedanken hoch, ich sei für meinen Mann und meine Kinder nur eine Belastung. Dann fährt mir der Schreck in die Glieder. So fing es an, bevor ich zu viele Tabletten nahm und mich umbringen wollte – für meine Familie. Oh Gott, was hätte ich fast angerichtet! Ich muss das in den Griff bekommen! Wenn ich daran denke, dass mein sechsjähriger Sohn mich auf der Geschlossenen besuchen wollte und nicht durfte mit den Worten einer Krankenschwester: „Du darfst nicht hier rein, manche Menschen sind hier gefährlich“, kommen mir immer noch die Tränen; hoffentlich denkst du jetzt nicht, deine Mama ist gefährlich. Ich muss mich anstrengen, zu Kräften kommen, alles wieder in Ordnung bringen. Ich weiß, das braucht Zeit, und ich hoffe, meine Familie bleibt bei mir.

Diese Situation habe ich, Melanie Rogner, wirklich erlebt. Ich beging einen Suizidversuch, um meine Familie von mir als Ballast zu befreien, und hätte fast alle zerstört. Meine Lebenswelt bestand in meinem Kopf ausschließlich aus meiner Familie, meinem Mann und meinen Kindern. Mir hat es geholfen, dass die psychiatrische häusliche Krankenpflege in mein Haus kam, um meine aktuelle Lebenswelt zu verstehen. Dabei spielte es keine Rolle, dass ich in einem großen Haus mit Garten lebte, mit einem großen Hund und netten Nachbarn. Meine Lebenswelt bestand aus Ängsten, die um meine selbstgeschaffene Familie kreisten. Wird mein Mann nun unsere Jungs nehmen und mich verlassen, was denken meine Schwiegereltern? Das Ausmaß meines Handelns in der Psychose war für mich zutiefst schockierend. Niemals hätte ich es für möglich gehalten, dass ich so etwas tun könnte – auch nicht in der Psychose. Als ein Mitarbeiter der ambulanten psychiatrischen Pflege in mein Haus kam, um meine Lebenswelt zu verstehen, konnte ich über diese Ängste reden, die ganz real waren. Ich konnte aber auch über die nicht realen Ängste sprechen, dass nun die Nachbarschaft über mich reden würde und nichts mehr mit mir zu tun haben wolle. Realitätsabgleiche waren hier wichtig, um die psychotische Lebenswelt mit der realen Lebenswelt zu vergleichen und im genesenden Zustand deckungsgleich werden zu lassen.

Psychiatrisch Pflegende sollten alle belastenden wie auch stärkenden Faktoren in der Häuslichkeit des Betroffenen erfassen und dem Betroffenen dabei helfen, stabil zu bleiben und die vorhandenen Stärken und Ressourcen zu nutzen. Dazu müssen sich Pflegende einen umfassenden Eindruck von seiner Lebenslage und seiner Lebenswelt verschaffen, um deren Komplexität gerecht zu werden (Salter & Turner, 2008). Ein wichtiger Aspekt dabei ist die Sichtweise der Lebensweltorientierung. Psychiatrisch Pflegende suchen den Betroffenen in seiner Häuslichkeit, in seinem Umfeld auf und sind Gast in seinem Haus bzw. bei ihm; sie müssen versuchen, Vertrauen zu schaffen, um die Lebenswelt des Betroffenen erkunden zu können (Finkelman, 1997). Dabei geht es nicht nur um die Erfassung der Rahmenbedingungen, die uns durchaus schon eine Menge über den Menschen sagen, es geht auch darum, die Konstruktionen nachzuvollziehen, die die Welt des Betroffenen bestimmen.

Wir alle leben in unserer eigenen Lebenswelt, wobei uns zumeist nicht bewusst ist, wie wir uns diese Welt konstruieren und wie das System funktioniert, in dem wir existieren. Daher sollten wir uns öfter fragen, wie diese Lebenswelt entstanden ist. Warum prägen mich bestimmte Werte und Einstellungen und warum möchte ich meine Lebenswelt so haben, wie sie ist? Welche Rolle spielt die psychische Gesundheit in meinem Leben darin und wie sorge ich dafür? Was bedeutet für mich die Vernetzung mit meinen Freunden und mit meiner Familie, was gibt mir den täglichen Optimismus für meine Arbeit? Was macht meine eigene Identität als Mensch und in meinem Beruf aus, was gibt mir Sinn in meinem Leben, welche Werte sind mir wichtig und was brauche ich, damit ich mich selbst bestärken kann? Genauso wie ich mich das selbst zu meiner eigenen Lebenswelt fragen sollte, so sollte ich diese in der professionellen Pflegebeziehung zusammen mit dem Betroffenen erforschen. Die gemeinsame Auseinandersetzung macht uns beide zum Lehrenden und Lernenden (Peplau, 1995; Rapp & Goscha, 2006).

Auf einen besonderen Zusammenhang zwischen dem eigenen Wohlergehen und dem Transfer entsprechender Erfahrungen auf die eigene Arbeit weist Mike Slade hin, wonach professionell Tätige viel über die Behandlung von psychischen Krankheiten und den Umgang damit wissen, aber zumeist wenig über die Förderung des Wohlergehens und die Förderung der Stärken (Slade, 2010). Sind sich professionell Pflegende beispielsweise der Verletzlichkeit ihrer eigenen Person in der Reflexion ihrer Arbeit und des eigenen Lebens bewusst, so können sie das gewonnene Verständnis über ihre eigene Lebensweltkonstruktion nutzen, um mit den Lebensweltkonstruktionen anderer zu arbeiten (Stuber et al.,

2014). In diesem Zusammenhang weisen Schrank et al. (2015) auf eine deutliche Korrelation zwischen dem eigenen Wohlergehen und der Förderung der eigenen Stärken hin, sodass Pflegende als Vorbild oder „Role-Model" für den Betroffenen dienen können.

Ein weiterer wichtiger Aspekt besteht darin, dass psychiatrisch Pflegende den Mut finden, dem Betroffenen die Verantwortung für sein Wohlergehen zuzusprechen. Das bedeutet, das Vertrauen zu haben, dass der Betroffene aus seiner subjektiven Lebenswelt heraustreten kann, um für sich Lösungen zu entwickeln, die eine Nachhaltigkeit besitzen (Slade, 2009).

3.8.1 Zum Begriff der Lebensweltorientierung

Die Lebensweltorientierung ist ein Begriff aus der Sozialen Arbeit, der in erster Linie den Alltag von betroffenen Menschen und deren Selbstdeutung in den Blick nimmt und weniger einer institutionalisierten Sichtweise aus Anamnese, Diagnostik und Therapie folgt (Thiersch, 2015). Hierbei gilt es, den Respekt vor fremden Lebensentwürfen und deren Akzeptanz in den Vordergrund zu rücken und sich gemäß der Interpretation der Betroffenen die Problembewältigungsstrategien in der Realität ihrer Lebenswelt anzuschauen. Dies erfordert von den psychiatrisch Pflegenden ein hohes Maß an kritisch-reflexiver Bewertung ihrer Arbeit und die Bewusstmachung ihrer Rollen in der Lebenswelt der Betroffenen (Thiersch, 2014) In der systemisch-konstruktivistischen Sicht auf die Lebensweltorientierung wird in der zentralen Grundannahme einer grundsätzlichen Doppelbindung menschlicher Strukturentwicklung davon ausgegangen, dass der Mensch seine eigene Lebenswelt in einer Wechselwirkung von Wirklichkeit und Realität konstruiert (Watzlawick, 2017). „Einerseits ist die Lebenswirklichkeit eines jeden Menschen dessen subjektives Konstrukt, andererseits ist dieses Konstrukt nicht beliebig, sondern – bei aller Subjektivität aufgrund der strukturellen Koppelung des Menschen an seine Umwelt – eben durch die Rahmenbedingungen dieser Umwelt beeinflusst und begrenzt" (Kraus & Krieger, 2016, S. 101).

An diesem Punkt stellt sich dann berechtigterweise die Frage, wie man sich an der Lebenswelt eines Menschen orientieren kann, wenn es sich um dessen subjektive Konstruktion handelt. Außenstehenden Beobachtern ist es zumeist nicht möglich, die Lebenswelt anderer zu erkennen, sondern lediglich deren Lebenslage (das heißt die Umstände, in denen der Betroffene existiert). Doch gerade diese Einsicht, dass die subjektive Lebenswelt verborgen und eine subjektive Konstruktion ist, stellt einen entscheidenden Gewinn dar. Sie verhindert nämlich vorschnelles Urteilen und die Vorstellung, man könne nur über das Erfassen der Lebensbedingungen eines Menschen (Lebenslage) dessen subjektive Wirklichkeit (Lebenswelt) erkennen und verstehen (Kraus & Krieger, 2016).

3.8.2 Praktische Arbeit in der Lebensweltorientierung

Beim ersten Besuch in der Häuslichkeit öffnet sich eine fremde Welt für den psychiatrisch Pflegenden. Schon die ersten Eindrücke über die Wohnverhältnisse zeigen etwas über die Lebensumstände und das Lebensumfeld des Betroffenen. Wohnt der Betroffene in einem Wohnblock oder in einem Wohnhaus? Wie sieht der Garten aus – ist er sehr gepflegt oder ist die Versorgung eher von sekundärer Wichtigkeit? Wie sieht die Haushaltsführung aus, wie richtet sich der Betroffene ein und gibt es einen erkennbaren Einrichtungsstil? Diese Lebensumstände sind aber nur ein Teil der Lebenswelt des Betroffenen. Einen anderen nicht minder wichtigen Teil bilden die Denkkonstrukte des Menschen, die seine innere Lebenswelt ausmachen und die erforscht werden müssen.

Als Professioneller sollte man einen Plan verfolgen, der zwei Ziele hat: Erstens geht es darum, dass solche Ziele mit dem Betroffenen angestrebt werden, die langfristig die Unterstützung durch die ambulante psychiatrische Pflege entbehrlich machen, und zweitens geht es darum, systematisch die Konstruktion der Lebenswelt des Betroffenen zu erforschen, um eine Lebensweltorientierung zu gewährleisten (Salter & Turner, 2008). Dazu ist es notwendig, die Methoden des Zuhörens und des Coachings zu nutzen (s. **Kap. 5.1** und **5.3**). Beim Coaching geht es darum, den Betroffenen so zu unterstützen, dass er eine aktive Rolle übernehmen kann. Pflegende fördern dabei den Genesungsprozess durch die Aktivierung von Ressourcen und Selbstheilungskräften in einer Art und Weise, welche die Selbstmanagementkompetenzen des Betroffenen zur Entwicklung bringen. „Das bedeutet nicht, alles allein schaffen zu müssen. Es bedeutet, für das eigene Wohlergehen selbst verantwortlich zu sein, einschließlich der Suche nach Hilfe und Unterstützung von außen, falls erforderlich" (Slade, 2013b, S. 5). Für Pflegende heißt das, bewusst nicht in Aktivität zu verfallen und nur sehr begrenzt Ideen einzubringen, im besten Falle gar keine. Es gilt immer wieder, die Welt des Betroffenen zu erforschen und herauszubekommen, warum etwas in dieser Welt so funktioniert und warum etwas nicht geht. Der Betroffene soll bestärkt werden in dem, was er tun will – egal, in welche Richtung sich das bewegt (Salter & Turner, 2008).

Es ist anzuraten, einen systemischen Zugang für die innere Welt der Betroffenen zu wählen, um diese zu erforschen (Salter & Turner, 2008). Dabei stehen die Akzeptanz und der Respekt gegenüber dem anderen im Vordergrund. Probleme des Betroffenen sollten aus Sicht der Wertephilosophie und der Lebenswelt heraus verstanden und identifiziert werden. Der beste Weg für einen solchen Zugang besteht darin, die Betroffenen nach einem Vorgehen, das sich an dem REACH©-Modell orientiert, als einen sehr aktiven Part in die Betreuung und Behandlung miteinzubeziehen. Auf diese Weise kann gemeinsam erforscht werden, was die Betroffenen über sich selbst denken, über ihre Lebenswelt, ihre Probleme und wie sie glauben, diese lösen zu können. Die Glaubenssätze, das heißt die Werte und Einstellungen der Betroffenen, sind wichtige Determinanten, die die Stimmung und das Verhalten von Betroffenen beeinflussen können. Dies gilt insbesondere für die Interaktionen mit der Umwelt, die wiederum Einfluss auf die Glaubenssätze und Stimmungen haben können. Dieser zweigleisige Interaktionsprozess sollte im Sinne der Betroffenen objektiv analysiert werden. Eine mögliche Änderung und Anpassung der Lebenswelt ist auch von der äußeren Lebenswelt der Betroffenen abhängig. Wenn zum Beispiel die Familie, der Partner oder andere wichtige Beteiligte ein festes Bild von dem Betroffenen haben, kann es notwendig sein, die entsprechende Interaktion mit dem Betroffenen zu analysieren, damit vorhandene Begrenzungen der Lebenswelt des Betroffenen auch wahrgenommen werden können (Repper & Perkins, 2009).

Sind festgefügte Glaubenssätze, Wertvorstellungen, Einstellungen sowie andere Begrenzungen in Interaktionsprozessen identifiziert worden, dann können sie auch als solche Aspekte objektiv benannt werden, und ihre Intensität kann gemessen werden. Wird diese Intensität gemessen, dann wird sie auch während der gesamten Begleitung eine Rolle spielen. Alle negativen Einstellungen und pathologischen Aspekte können immer wieder zur Diskussion gestellt werden, um sie als Herausforderungen in das Gegenteil zu verkehren und zu meistern. Auf diese Weise können Stärken und Ressourcen für den Genesungsweg herausgearbeitet werden, ohne dass eine Unter- oder Überforderung der Betroffenen eintritt (Salter & Turner, 2008).

3.8.3 Rolle der psychiatrisch Pflegenden

Psychiatrische Pflege zu leisten heißt auch, die meiste Zeit im Unklaren zu sein. Wir kennen vielleicht unsere eigene Lebenswelt zu einem großen Teil, aber selbst sehr erfahrene psychiatrisch Pflegende wissen, dass auch sie blinde Flecken haben. Die Lebenswelt der Betroffenen ist uns gänzlich unbekannt, und wir müssen unsere eigene Angst, die wir bei der Begegnung mit dem Fremden verspüren, tolerieren können (Wilkin, 2009). Das bedeutet, eindeutig mit dem Menschen „sein" zu wollen und im übertragenen Sinne die „Füße still zu halten". Da psychiatrisch Pflegende häufig den Drang zur „Fürsorge" haben, ist es schwer, tolerant gegenüber den Unsicherheiten, Zweifeln und mitunter wirren Vorstellungen der Betroffenen zu sein und nicht nach Fakten und Begründungen Ausschau zu halten. Es bedeutet faktisch, dem Betroffenen nonverbal immer wieder zum Ausdruck zu bringen, dass man als psychiatrisch Pflegender Zeit hat und bereit ist, auf dem Genesungsweg des Betroffenen immer wieder neu Vereinbarungen und Kompromisse zu machen (Grey et al., 2014). Die Interventionen der professionell Pflegenden müssen darauf ausgerichtet sein, die Betroffenen durch Coaching durch die Prozesse zu begleiten (Slade et al., 2015).

Die Rolle der psychiatrisch Pflegenden im ambulanten Feld hat sich durch den ressourcenorientierten Ansatz des Recoverykonzepts sehr stark verändert. Während Anita Finkelman in ihrem Buch „Psychiatric home care" noch die Rolle relativ eindeutig über Leistungen der Fürsorge definiert (Finkelman, 1997), tritt dieses Verständnis in der recoveryorientierten Versorgung in den Hintergrund, wohingegen die Perspektive des Betroffenen, seine Autonomie und seine Verantwortung eine dominante Rolle spielen (Cotter, 2017; Trenoweth, 2017; Wrycraft & Coad, 2017). Psychiatrisch Tätige sollten nicht die negativen Einstellungen von Betroffenen, Angehörigen, Professionellen, Institutionen wie auch der Gesellschaft übernehmen, weil dies zu einer Stigmatisierung führen kann. Die Lebenswelt der Betroffenen ist geprägt von negativen Attributen gegenüber Menschen mit psychischen Erkrankungen, und es gilt, diese Attribute in Frage zu stellen, um Hoffnung für den persönlichen Recoveryprozess zu finden (Amering & Schmolke, 2012). Psychiatrisch Tätige sollten dies bei der Begleitung der Betroffenen stets bedenken, dass sie, wenn sie etwas Gutes bewirken möchten, nicht die Diskriminierung durch das eigene Selbst, die Gesellschaft und andere unterstützen dürfen (Delman & Delman, 2017). Es ist ein schwieriger Prozess, dass Betroffene, um professionelle Hilfe durch das psychiatrische Versorgungssystem zu bekommen, sich der Konstruktion einer psychiatrischen Diagnose unterwerfen müssen und diese Diagnose die Lebenswelt der Betroffenen völlig durcheinander bringen kann. „Es fühlte sich an wie das Ende der Welt, als man mir vor 20 Jahren die Diagnose der Schizophrenie stellte. Vorher hatte ich ein ausgefülltes Leben. Ich habe hart gearbeitet, hatte viele Freunde und war ständig auf Partys unterwegs. Nach der Diagnose durch den Psychiater war das alles nach seiner Aussage vorbei. Er sagte mir, ich werde keine Kinder haben oder jemals wieder arbeiten, und ich dachte nur für mich selbst: ‚Ich will diese Schizophrenie nicht!'" (Aussage eines Betroffenen gegenüber dem psychiatrischen Dienst).

In der Reflexion wissen psychiatrisch Pflegende, dass ihre Lebenswelt nicht die Lebenswelt des Betroffenen sein kann, dazu sind die systemischen Lebenskonstrukte zu unterschiedlich. Trotz alledem befinden wir uns alle auf einem eigenen Lebensweg, auf dem die einen mit mehr Resilienzen und Dispositionen unterwegs sind und die anderen mit weniger Ressourcen und Stärken. Schlussendlich befindet sich jeder Professionelle und Betroffene auf seinem persönlichen Recoveryweg (Helm, 2009). Einige Betroffene vertreten die Ansicht, dass neben der partnerschaftlichen Beziehung, der Akzeptanz des Fremden, der Empathie, dem Respekt, dem Aufbau von Stärken, der Hoffnung und der Zuversicht eine bedingungslose, einseitige, befreiende und auf andere zentrierte Liebe (Nächstenliebe – Agape) sehr förderlich ist (Helm, 2009; Whitehill,

2009). Dazu gehört auch, dass professionell Pflegende das Zutrauen und das Vertrauen haben, dem Betroffenen die Verantwortung für seinen Genesungsweg zu übertragen (Slade, 2013a).

3.9 Autonomie und Wille des Betroffenen

Ingo Tschinke, Melanie Rogner, Udo Finklenburg, Béatrice Gähler-Schwab und Tim Konhäuser

Psychiatrisch-pflegerisches Handeln umfasst in erster Linie das Sein und das Begleiten von Menschen, die unter den Auswirkungen eines psychischen „Ver-rückt"-Seins oder einer „Störung" leiden. Es sollte und darf nicht bedeuten, dass Probleme Betroffener von den psychiatrisch Pflegenden bearbeitet werden, um dann Lösungen für die Betroffenen zu definieren. In dieser Weise zu verfahren würde bedeuten, den Menschen die Möglichkeit zu nehmen, eigene Erfahrungen zu machen – sie durch die psychiatrische Pflege zu behindern, anstatt den eigenen Genesungsweg zu finden und zu gehen (Wilkin, 2009). Daraus ergibt sich, dass psychiatrisch Pflegende im ambulanten Setting ohne Zustimmung und ohne die ausdrückliche Willenserklärung vonseiten der Betroffenen keine Vorschläge für eine pflegerische Handlung unterbreiten sollten – gemäß dem Grundsatz „No decision about me without me" („Shared decision-making, informed consent") (Slade, 2017). Im psychiatrischen Bereich geht es dabei nicht nur um die Zustimmung zu medikamentösen Therapien oder sonstigen möglichen Interventionen, sondern die Betroffenen sollten auch über ihre eigenen Möglichkeiten und die Konsequenzen von Entscheidungen informiert sein, ohne dass daran Bedingungen geknüpft werden – persönliches Recovery bedeutet, persönliche Entscheidungen zu treffen, auch wenn dieser Prozess etwas länger dauert (Slade, 2009).

Sichtweise einer Betroffenen
Kinder zu bekommen, war eine meiner wichtigsten eigenen Entscheidungen. Ich habe mich mit meinem Arzt beraten und mit einem Mitarbeiter der ambulanten psychiatrischen Pflege. Beide haben mich aufgeklärt über den drohenden Rückfall in die Psychose bei einer Schwangerschaft, aber auch nach der Geburt. Es wurden vonseiten des Arztes Bedenken geäußert hinsichtlich einer zweiten Schwangerschaft. Ich habe mich dennoch ganz bewusst mit meinem Mann für meine zwei Kinder entschieden, trotz der drohenden Risiken. Wir banden alle nötigen Beteiligten in die Planung der Schwangerschaften mit ein – Familie, Psychiater und meine Frauenärztin sowie den vertrauten Mitarbeiter der ambulanten psychiatrischen Pflege. Die Rückfälle kamen dann auch, bei meinem ersten Sohn während der Schwangerschaft und bei meinem zweiten Sohn kurz nach der Geburt. Trotzdem würde ich alles genauso wieder tun. Um nichts in der Welt würde ich meine Kinder hergeben, die mir auch immer wieder Antrieb und Motor sind bei allem, was ich tue, um gesund zu bleiben und meine Krankheit im Griff zu behalten.

3.9.1 Shared decision-making

In der ambulanten psychiatrisch-pflegerischen Begleitung gibt es wichtige Punkte, bei denen es notwendig ist, gemeinsame Entscheidungen darüber zu treffen, wie die Begleitung stattzufinden hat, zum Beispiel im Aufnahmeprozess, bei der Erforschung von Werten und Behandlungspräferenzen und bei der Entwicklung von Zielen und ihrer Umsetzung (Grey et al., 2014). Im Folgenden soll es darum gehen, wie psychiatrisch Pflegende den Willen der Betroffenen herausarbeiten und ihnen gleichzeitig alle Informationen und Optionen darstellen können, die zur Verfügung stehen. Dazu ist es notwendig zu eruieren, auf welchem Wissensstand sich die Betroffenen befinden und welche Informationen und Optionen ihnen nicht bekannt sind (Trenoweth, 2017). Des Weiteren soll darauf eingegangen werden, wie der Behandlungsauftrag im Sinne einer gemeinsamen Entscheidungsfindung (Shared decision-making) definiert werden kann, ohne dass die Betroffenen den Pflegenden allein die Entscheidung als Experten überlassen (Coulter & Collins, 2011). Dazu sollte der Pflegende die Entscheidungsfindung reflexiv begleiten und die Verantwortung deutlich bei den Betroffenen belassen (Johns, 2017).

Die partizipative Entscheidungsfindung (Shared decision-making) wird als ein Prozess definiert, in welchem Pflegende und Betroffene zusammenarbeiten, um Testoptionen, Behandlungen, Unterstützungs- und Organisationsmodule auszuwählen, die auf klinischer Evidenz beruhen und die Präferenzen des aufgeklärten Betroffenen berücksichtigen. Dazu gehören auch evidenzbasierte Betroffeneninformationen über verschiedene Optionen, Ergebnisse und Unsicherheiten in Zusammenarbeit mit neutralen Patientenberatern und ein System zur Dokumentation und Einarbeitung von Präferenzen der Betroffenen (Coulter & Collins, 2011). Wie einige Studien zeigen, werden viele Betroffene zwar über die durchgeführte Behandlung aufgeklärt, aber es wird nicht über verschiedene Optionen der Behandlung gesprochen. Auch werden keine Gespräche darüber geführt, welche Präferenzen die Betroffenen haben (De Las Cuevas et al., 2013). Die CEDAR-Studie zum Shared decision-making in verschiedenen europäischen Ländern zeigte im Ergebnis, dass sowohl die Betroffenen als auch die psychiatrisch Pflegenden ein Interesse daran haben, Entscheidungen nicht allein, sondern gemeinsam zu treffen, wozu es allerdings notwendig ist, dass Betroffene über alle Optionen aufgeklärt werden (Puschner et al., 2016).

Bei der dynamischen Behandlungsvereinbarung zwischen psychiatrisch Pflegendem und dem Betroffenen nach dem REACH©-Modell (s. **Kap. 5.5**) sollte Wert darauf gelegt werden, dass der Wille des Betroffenen klar und eindeutig erfasst und alle Entscheidungen schriftlich niedergelegt werden (Grey et al., 2014). Das umfasst auch die Information darüber, was die Behandlungsvereinbarung bedeutet und welche Konsequenzen sie hat. Wichtig sind auch Vereinbarungen zum Krisen- bzw. Risikomanagement wie eine Recovery-Vorausverfügung, um im Vorfeld zu klären, wie mit Krisen umzugehen ist (Perkins & Rinaldi, 2007c). Krisenpläne sollten gleich zu Beginn der Behandlung erstellt werden, damit der freie Wille auch in Krisensituationen Berücksichtigung finden kann (Walle et al., 2010). Außerdem muss der Betroffene wissen, welche Konsequenzen sein Verhalten bei einer Suizid- und Fremdgefährdung haben wird. Auch sollte darüber aufgeklärt werden, wie Recovery als protektiver Faktor gegen Suizidalität genutzt werden kann (Jahn et al., 2016).

Sichtweise einer Betroffenen

Ein anderes Beispiel für die Autonomie und den Willen des Nutzers ist die Vorausverfügung, die ich ausgefüllt habe für den Fall, dass ich akut eingewiesen werde und meinen Willen nicht mehr klar artikulieren kann, beispielsweise wenn ich mich selbst gefährde oder eine Fremdgefährdung vorliegt. Diese Vorausverfügung ist rechtlich bindend und gibt vor, wie mit mir umzugehen ist, was gerade in meinem Kopf vor sich geht, wenn ich suizidale Gedanken bekomme, und wie man dies an meinem Verhalten erkennt. Sie enthält aber auch Hinweise darüber, wann ich auf dem Weg der Besserung bin und wie man dies wiederum an meinem Verhalten erkennt. Außerdem enthält sie Hinweise darauf, welche Medikamente ich in der Akutsituation haben möchte und welche Medikamente ich nicht vertrage. So bestehe ich etwa auf der Gabe von Haldol® in der Akutsituation, weil ich damit nach sehr kurzer Zeit wieder klar im Kopf bin und den Krankenhausaufenthalt schnell beenden und nach Hause kann, wo dann die Betreuung durch die psychiatrische häusliche Krankenpflege weitergeht. Durch die Vorausverfügung bleibe ich handlungsfähig auch in Krisenzeiten und habe Einfluss auf meine Behandlung, um das Krankenhaus so schnell wie möglich zu verlassen, was mir persönlich sehr wichtig ist aufgrund meiner eigenen Psychiatriegeschichte.

3.9.2 Professioneller Umgang mit dem Willen des Betroffenen

Im Sinne der Recoveryorientierung sollte der Wille des Betroffenen als maßgeblich dienen. Dies gilt es beim ersten Kontakt mitzuteilen. Bei diesem Kontakt sollten die Versorgungsbedingungen dargelegt werden und das, um was es in der Begleitung geht. Das bedeutet auch, dem Betroffenen zu erklären, dass sich eine recoveryorientierte Begleitung in erster Linie auf den Coaching-Prozess stützt und insofern keine Therapie darstellt. Der Betroffene sollte über alle Aspekte einer Begleitung informiert sein, um dementsprechend seinen Willen bezüglich der Behandlungsvereinbarung deutlich machen zu können. Im nächsten Schritt sollte die Krankheitsgeschichte des Betroffenen erforscht werden, um eine pflegerische Beziehung im Sinne des Recoveryansatzes aufzubauen (s. **Kap. 5.3**). Hier ist es wichtig, die Konstruktion der Lebenswelt des Betroffenen zu analysieren, um in einem holistischen Sinne zu verstehen, warum der Betroffene so denkt, wie er denkt, und warum es bestimmte Hindernisse und Blockaden durch Denkweisen, die Familie und das Umfeld gibt (s. **Kap. 3.7**). Durch die Erforschung der Werte und der Behandlungspräferenzen lässt sich der Wille des Betroffenen erkennen, der sich dann in der dynamischen Behandlungsvereinbarung wiederfinden sollte (s. **Kap. 5.5**). Diese sollte es auch ermöglichen, Veränderungen des Willens des Betroffenen zu berücksichtigen, um dynamisch an die Ziele des Betroffenen angepasst werden zu können. Gerade bei der Festlegung von Handlungsschritten zur Erreichung der Ziele des Betroffenen kann es immer wieder zu einer neuerlichen Konsensfindung kommen, die eine Überarbeitung der dynamischen Behandlungsvereinbarung nach sich zieht.

Die Achtung des Betroffenenwillens stößt an Grenzen, wenn Betroffene erwarten, dass destruktive Verhaltensweisen (z.B. Suizidgedanken) oder negative Sichtweisen des Betroffenen als Folge einer schweren Persönlichkeitsstörung unterstützt werden oder der Pflegende sich mit dem Betroffenen befreundet oder kriminelles Verhalten gutheißt. Es gilt in dem Prozess der Beziehung und Begleitung auf dem persönlichen Recoveryweg des Betroffenen stets die professionellen Grenzen auszuloten und gegenüber dem Betroffenen auch eindeutig und transparent zu formulieren.

Sichtweise einer Betroffenen

Meine Geschichte dem Mitarbeiter der ambulanten psychiatrischen Pflege mitteilen zu dürfen, war für mich einer der vielen Schlüssel zur Genesung. Ich fühlte mich verstanden, wenn der psychiatrisch Tätige meine Darstellungen noch einmal in eigenen Worten wiedergab. Es wurden meine familiären Probleme und Sorgen mit meiner Ursprungsfamilie sehr ernst genommen und nicht mehr abgetan als wahnhafte Phänomene, denn diese Probleme waren real und stürzten mich immer wieder in die Psychose, wenn ich Kontakt mit meiner originären Familie hatte. Danach konnten wir gemeinsam meine psychotischen Symptome und ihre wahnhaften Inhalte genau verstehen – woher sie kamen, wie sie mit meiner Lebenswelt zusammenhingen. Es stellte sich heraus, dass meine originäre Familie einen evidenten Teil an meinen wahnhaften Inhalten hatte: Immer, wenn ich mit ihr zusammen war, entwickelte ich psychotische Symptome und mir ging es sehr schlecht. Ich verarbeitete in dieser Form die

Konflikte mit ihr. Nach sehr vielen und langen Gesprächen mit dem psychiatrisch Tätigen zu dieser Problematik entschied ich mich, mich von meiner Ursprungsfamilie zu trennen und erkenne heute diese wesentliche Handlung als erste existenzielle Entscheidung in Richtung Genesung, auch wenn mir dieser Schritt sehr schwer gefallen ist. Ohne die Erfassung meiner Lebenswelt in dem Aufnahmegespräch und ohne die weiteren Analysen meiner Symptome wäre mir ein zufriedenes, glückliches Leben, wie ich es jetzt führe, verwehrt geblieben. Zu diesem Punkt ist mir wichtig zu sagen, dass der psychiatrisch Tätige nicht die Entscheidung zu dieser Problematik, mich von meiner Familie zu trennen, für mich fällte, sondern dass ich diesen Schritt vollzog und auch die Verantwortung dafür übernahm – nur so kann ich auch damit leben.

Es ist für professionelle psychiatrisch Pflegende immer wieder schwierig zu beurteilen, ob ich einem Betroffenen gerecht werde in dem, was ich mit ihm vereinbare. Daher sollte reflektiert werden, ob ich die Bedürfnisse und Präferenzen des Betroffenen wirklich erfahren und verstanden habe und ob der Betroffene seinen eigenen Willen geäußert hat. Des Weiteren sollte ich mich fragen, wie ich auf sich ändernde Willensäußerungen reagiere und wie flexibel ich damit umgehen kann.

3.10 Angehörige und Umwelteinbezug

Ingo Tschinke, Udo Finklenburg, Béatrice Gähler-Schwab und Tim Konhäuser

Die Menschen, die durch einen ambulanten psychiatrischen Pflegedienst betreut werden, stehen immer in einem Kontext zu ihrem Umfeld. Als soziale Wesen befinden sich Betroffene in einem Zusammenhang mit ihrer Ursprungsfamilie, mit den Eltern und Geschwistern und auch mit ihrem nahen Umfeld wie Partner, Kinder und Freunde. Die Einbeziehung von Angehörigen und wichtigen Dritten stellt sich ganz anders dar als im klinischen Alltag, denn sie befinden sich im ambulanten Feld meistens dort, wo sich auch der Betroffene befindet: in dem häuslichen Umfeld. Während in einem stationären Setting die Angehörigen während der Behandlung meist nur eine Rolle am Rande spielen, sind sie in der Häuslichkeit in der Mitte des Geschehens. Dies kann sowohl positive als auch negative Einflüsse auf die Begleitung haben. Die Familie und die nahen Angehörigen können wichtige Faktoren der Unterstützung sein, der Betroffene kann aber auch Symptomträger des pathologischen Familiensystems sein oder sich in einem negativen Umfeld befinden, wo beispielsweise Drogen- oder Alkoholkonsum oder andere negative Faktoren die psychische Gesundheit des Betroffenen belasten (Salter & Turner, 2008). Es stellt sich daher immer zuerst die Frage, inwieweit der Betroffene seine Familie, Angehörige, Freunde und andere wichtige Ansprechpersonen miteinbeziehen möchte. Dieser Frage wird in dem folgenden Beitrag nachgegangen: Wie können professionelle psychiatrisch Pflegende mit dem Einbezug von Angehörigen aus praktischer, systemischer und rechtlicher Sicht umgehen?

Es soll im Folgenden darüber nachgedacht werden, wie viel Einfluss Angehörige oder wichtige Ansprechpersonen auf den Genesungsweg und die Betreuung durch die ambulante psychiatrische Pflege nehmen dürfen. Es geht zum Beispiel um Fragen, wann Angehörige dabei sein dürfen, wann es wichtig ist, gemeinsam ein Gespräch zu führen oder auch Grenzen zu setzen, damit man mit dem Betroffenen allein sprechen kann. Das Gespräch mit Angehörigen kann dabei helfen, das Lebensumfeld des Betroffenen und die Konstruktion seiner Lebenswelt zu verstehen. Wichtig ist auch, den Angehörigen den Umgang mit dem Betroffenen zu erleichtern, also die Psychoedukation für Angehörige zu nutzen, um eine neue Perspektive für die Angehörigen zu eröffnen, beispielsweise, damit sie die Recoveryorientierung und den damit verbundenen Coaching-Prozess verstehen und dadurch diese Konzepte mittragen und unterstützen können. Es ist schwer für Angehörige zu sehen, dass ihre nahen Verwandten (Kinder, Partner) leiden, und viele wünschen sich, dass schnell etwas passiert und dass sich jemand kümmert.

Zunächst stellt sich die Frage, wer per Definition überhaupt zu den Angehörigen zu zählen ist und wer die weiteren wichtigen Dritten oder Ansprechpersonen sind (Finkelman, 1997). Als Angehörige kann man alle Verwandten bezeichnen sowie Lebens- und Ehepartner. Dabei ist immer zu beachten, wie nahe die Eltern, die Geschwister und die Partner einander sind. Dies ist in jeder Familienkonstellation anders und sollte einer genauen Betrachtung unterzogen werden. Hierzu empfiehlt sich das Familien-Assessment der Familien- und Umweltorientierten Pflege als gutes Hilfsmittel, um einen Überblick über die Familie aus der Sicht des Betroffenen zu bekommen (Friedemann & Köhlen, 2018). Wichtige Dritte sind alle Menschen, die Betroffene für sich als wichtige Personen definieren; dies können enge Freunde, Mitbewohner, Mitglieder der Selbsthilfegruppe, Nachbarn, aber auch professionelle Helfer wie Betreuer oder der Facharzt sein. Wichtig ist, dass der Betroffene definiert, wen er dazu zählt (Davidson et al., 2007; Friedemann & Köhlen, 2018).

Da die Versorgung zumeist in dem unmittelbaren Lebensumfeld des Betroffenen stattfindet, sind Angehörige schnell ein wichtiger Faktor in der Versorgung. Sie haben eine deutlich größere Präsenz im ambulanten Setting als im stationären Bereich, wo sie nur als Besucher oder hinzugezogene Angehörige wahrgenommen werden. Es gibt aber auch Betroffene, die andere Örtlichkeiten für die Besuche der ambulanten psychiatrischen Pflege aufsuchen, weil sie nicht möchten, dass Angehörige in der Nähe sind. Dazu gehören oft Eltern, die ihre Kinder, aber auch Partner nicht mit ihren Geschichten und Gesprächen belasten wollen, aber auch Betroffene, die nicht wollen, dass Angehörige ihnen zuhören, weil sie sich dann offenbaren würden. Daher ist es wichtig, dass definiert wird, was ein sonstiger geeigneter Ort ist, wo die psychiatrische Pflege stattfindet. Man sollte sich auch von dem Betroffenen unterschreiben lassen, dass es sein Wunsch ist, dass die ambulante psychiatrische Pflege nicht in der eigenen Häuslichkeit erbracht wird, da es ansonsten zu Fehlinterpretationen aufseiten der Krankenkassen bei Nachprüfungen durch den Medizinischen Dienst der Krankenkassen (MDK) kommen kann.

Nicht selten fühlen sich Angehörige von Betroffenen schwierigen Situationen (z. B. Verwahrlosung, Desorientiertheit) hilflos ausgeliefert und wünschen sich Unterstützung vom Versorgungssystem, die in vielen Bundesländern vom Sozialpsychiatrischen Dienst der Kommunen in Anspruch genommen werden kann. Diese Hilfen führen häufig zu klinischen Zwangsmaßnahmen, die allerdings an der Situation in der Häuslichkeit wenig verändern. In der Schweiz kann sich diese „Zwangshilfe“ durch die Verfügung der Kinder- und Erwachsenenschutzbehörde (KESB) ergeben, wobei dann der Betroffene die Hilfe der ambulanten Dienste mit einem milden Zwang akzeptieren muss (Rätz & Finklenburg, 2017). Die aufsuchende Tätigkeit der ambulanten psychiatrischen Pflege bietet dagegen häufig eine schonendere Möglichkeit, Probleme und offene Fragen gemeinsam zu besprechen und Lösungen zu finden.

In der systemischen Betrachtung von Luhmann sind Familien sogenannte autopoietische (das heißt sich selbst erhaltende) Systeme (Berghaus & Luhmann, 2011). Selbst völlig pathologische Systeme, in denen der Vater durch Alkoholismus die Familie schädigt, die Mutter als Co-Alkoholikerin das System stützt und die Kinder das Elend in der Familie nicht nach außen tragen und immer gute Miene zum bösen Spiel machen, sind über Jahre und Jahrzehnte funktionierende Systeme. Insofern ist es von besonderer Wichtigkeit, um die Lebensweltkonstruktion des Betroffenen auch im Sinne der Salutogenese nachvollziehen zu können, die Interaktion mit den Angehörigen verstehbar zu machen und zu realisieren, in welcher Rolle der Betroffene in dem System steht. Werden er in dem Familiensystem als eindeutig krank und die anderen Familienmitglieder als eindeutig gesund definiert, muss dem Betroffenen vermittelt werden, dass es diese Eindeutigkeit nicht gibt, sondern dass nur durch ihn selbst definiert werden kann, was krank und was gesund ist (Fortune et al., 2016). Gerade im Sinne des Recoveryansatzes ist es sinnvoll, auch mit der Familie darüber zu diskutieren, was gesund und was krank ist, denn wenn die Familie die Hoffnung für den psychisch kranken Angehörigen aufgegeben hat, hat es der Betroffene schwer, dagegen die eigene Hoffnung zu entwickeln. Krank ist derjenige, der sich als krank definiert, und genauso ist der gesund, der sich als solches empfindet – wie der querschnittgelähmte Rollstuhlfahrer, der Hochleistungssport betreibt, oder der Mensch mit einem Diabetes Typ I, der völlig normal seinem Leben nachgeht, obgleich er weiß, dass er ohne Insulin die nächsten 24 Stunden nicht überlebt, oder der Mensch mit Schizophrenie, der seine Frühwarnsysteme als positiven Hinweis der Selbstachtsamkeit sieht und sich trotz Symptomen als gesund und recovered fühlt (Franke, 2012; Slade, 2009).

3.10.1 Der Angehörige als Kooperationspartner

Bei der Betrachtung eines Familiensystems sollten Schuldzuweisungen für die psychische Erkrankung eines Familienmitglieds oder Entwicklungen, die falsch gelaufen sind, nach Möglichkeit unterbleiben. Solche Erklärungen helfen niemanden, auch wenn die Familie tatsächlich schädigend war (Dörner et al., 2014). Diese Sichtweise hilft nur eine Opferhaltung zu bestätigen, die das Erleben einer Selbstwirksamkeit unmöglich macht. Betroffene und die Familie sollten krankmachende Fehlentwicklungen erst einmal als das ansehen, was sie sind, um dann weitere Schritte nach vorn zu gehen. Psychiatrisch Pflegende sollten sich bewusst machen, dass die Familie immer Teil des Versorgungssystems ist und das immer unfreiwillig, denn niemand wünscht sich eine psychische Erkrankung für jemand anders (Heim, 2014). Familienangehörige haben häufig das Gefühl, etwas falsch zu machen, wenn sie sich einmischen oder fürsorglich kümmern oder wenn sie den Betroffenen einfach gewähren lassen, weil sie meinen, ihn im Stich zu lassen. In diesem Dilemma zwischen Fürsorge und Im-Stich-Lassen stecken aber auch psychiatrisch Pflegende, wenn es darum geht, Betroffene auf ihrem Recoveryweg zu begleiten. Deswegen ist es wichtig zu sehen, dass der Weg der Genesungsbegleitung nur gemeinsam gegangen werden kann und dass weder das, von dem die Angehörigen meinen, dass es gut und richtig ist, noch das, von dem die psychiatrisch Pflegenden meinen, dass es für den Betroffenen passend ist, allein ausschlaggebend sein kann. Wir müssen gemeinsam den Weg des Verstehens gehen, zusammen mit den Angehörigen und mit den Betroffenen, nur dann gelingt es, einen Weg zu finden, der so individuell ist wie die Betroffenen selbst (Heim, 2014).

Darüber entscheiden, wer einbezogen wird, wenn die Hilfe der ambulanten psychiatrischen Pflege in Anspruch genommen werden soll, muss der Betroffene. Er muss über die Datenschutzverordnung aufgeklärt werden und darüber, dass der Pflegedienst an diese gebunden ist. Damit sind die Betroffenen die Entscheider, die auch bestimmen, mit wem gesprochen werden darf. Es ist zumeist schon eine Entlastung für die Angehörigen, dass jemand zu den Betroffenen nach Hause kommt und dort gemeinsam mit ihnen an Lösungen arbeitet. Man schaue in diesem Kontext einmal nach Großbritannien, wo die psychiatrische Versorgung viel mehr als bei uns ambulant stattfindet und auch der Arzt die Betroffenen zu Hause besucht, um die Situation einzuschätzen und entsprechende Maßnahmen zu treffen. „Solche milden Mittel zur Unterstützung psychisch kranker Menschen und zur Vermeidung von Zwangsmaßnahmen sind zum Beispiel aufsuchende Hilfsangebote in der eigenen Wohnung mit dem Ziel, das Vertrauen des psychisch kranken Menschen zu gewinnen und ihm die erforderlichen Hilfen zu verschaffen. Dies auch, wenn der psychisch kranke Mensch dies Angebot nicht selbst anfordert oder zunächst sogar ablehnt! Ziel dieser Hilfsangebote soll letztlich gerade die Vermeidung von Zwang, die Wiederherstellung eines eigenbestimmten Lebens in Würde sein" (Meyer, 2016, S. 5).

Dass solche Maßnahmen durchaus auch paternalistisch sein können, sollte allerdings auch nicht unerwähnt bleiben. Nicht wenige Ärzte und Psychologen in Großbritannien haben Schwierigkeiten, aufsuchende Psychiatriepflege und Recoveryorientierung in ihrem Handeln miteinander zu verbinden, denn Betroffene müssen immer überzeugt werden, und der Grat zwischen Überzeugung und Bevormundung kann schmal sein und dann letztlich wieder zu einer paternalistisch geprägten Fürsorge führen (Le Boutillier et al., 2015; Heinz et al., 2016). Es ist durchaus sinnvoll, die Spielregeln auszuloten und diese gemeinsam mit den Betroffenen festzulegen, beispielsweise durch einen Wächtervertrag bei einer bipolaren Störung oder einen Versorgungsvertrag bei Menschen mit einer Psychose, wo festgelegt wird, wann Angehörige aktiv werden und wann sie die Füße still halten sollten (Khaschei, 2014). Man muss erwachsene Menschen nicht erziehen wollen, auch wenn sie eine psychische Erkrankung haben – die Freiheit des Willens sollte nur sehr selten eingeschränkt werden (Juckel & Hoffmann, 2016).

Die Zusammenarbeit und Kooperation mit Angehörigen kann insbesondere dann gelingen, wenn diese den Genesungsprozess im Rahmen des persönlichen Recoverys genauso nachvollziehen können wie der Betroffene selbst, das heißt, die Unterstützung in dem Prozess gilt nicht nur für den Betroffenen, sondern auch für die Angehörigen. Wenn der Betroffene für sich nachvollziehen kann, dass die Krise, die er durchmacht, einen Sinn hat, kann auch die Familie davon profitieren und an Stärke und Kompetenz gewinnen (Uhlmann, 2014). Viele erfahrene Angehörige betrachten das Wissen, das sie über die Erkrankung des Betroffenen gewonnen haben, zwar als wichtig, hätten aber gern auf die negativen Erlebnisse verzichtet (Heim, 2014; Khaschei, 2014). Es sollte die Aufgabe der ambulanten psychiatrischen Pflege sein, den Angehörigen das Verständnis zu vermitteln, die Erkrankung des Betroffenen anzunehmen und zu akzeptieren, weil ein Hadern mit der Erkrankung ein Hadern mit dem Betroffenen bedeutet (Bock et al., 2014).

3.10.2 Pflegende Angehörige

In der Gerontopsychiatrie trifft man häufig auf pflegende Angehörige, die von hirnorganischen und degenerativen Erkrankungen Betroffene versorgen. In diesem Fall sind meist die Angehörigen der Dreh- und Angelpunkt der gesamten Versorgung und sollten auch entsprechend berücksichtigt werden. So sollte die ambulante psychiatrische Pflege eine klare und eindeutige Unterstützung für die pflegenden Angehörigen sein. Zumeist möchten die Pflegenden ihre zum Beispiel an einer Demenz erkrankten Angehörigen nicht in ein Heim geben, sondern möglichst lange ein System des Alltags aufrechterhalten. Dafür benötigen die pflegenden Angehörigen durch die ambulante psychiatrische Pflege ein Case-Management, welches ein Netzwerk der Versorgung um die Betroffenen herum aufbaut. Dazu gilt es, die Pflegeversicherung zur Feststellung eines Pflegegrades zu aktivieren. In der Praxis in Deutschland hat sich insbesondere in Niedersachsen gezeigt, dass der Bereich der Gerontopsychiatrie fast kaum noch eine Rolle in der aktiven Versorgung spielt, da mit der Reform der Pflegeversicherung von 2008 der Versorgung von Demenzerkrankten mehr Raum zugewiesen wurde und auch die Krankenkassen rigider im Verordnungsmanagement mit dieser Gruppe von Betroffenen in der APP umgehen (Harnau et al., 2012).

3.10.3 Kinder und Jugendliche als Angehörige

Kinder und Jugendliche in Familiensystemen mit einem psychisch erkrankten Elternteil sind eine sehr vulnerable Gruppe von Angehörigen. Ihr wird inzwischen durch die Bundesarbeitsgemeinschaft Kinder psychisch erkrankter Eltern (BAG KipE) mehr Aufmerksamkeit geschenkt (Jungbauer, 2016). Es gibt in vielen Städten und Gemeinden Projekte, die Kinder durch Patenschaften, Jugendschutzgruppen (z. B. Kidstime) oder Angebote psychiatrischer Vereine und Kliniken (z. B. das Neuköllner Modell) unterstützen (Kölch et al., 2014). Trotz solcher Angebote sind Familien durch psychische Erkrankungen belastet, und diese Belastungen treffen Kinder und Jugendliche in einem besonderen Maße, da sie aus entwicklungspsychologischer Sicht meist nicht in der Lage sind, wahrzunehmen, was mit dem betroffenen Elternteil passiert. Der Alltag ist durch die psychische Erkrankung maßgeblich beeinflusst, und gerade diesen gilt es für Kinder und Jugendliche aufrechtzuerhalten (Jungbauer, 2016). Es gibt bei den Belastungen eine deutliche geschlechtsspezifische Ausrichtung, denn mehrheitlich leben Kinder bei ihren Müttern, die unter einer psychischen Erkrankung leiden, während ein nur geringer Prozentsatz von Kindern allein mit ihren Vätern zusammenlebt. Bei Kindern ist in der aufsuchenden psychiatrischen Pflege darauf zu achten, welche Angebote und Entlastungsmöglichkeiten für sie zur Verfügung stehen, denn man kann davon ausgehen, dass Kinder ein extrem hohes Risiko tragen, später auch selbst eine psychische Erkrankung zu erleiden (Plass & Wiegand-Grefe, 2012). Trotzdem sollte man nicht davon ausgehen, dass solche Familien für die Kinder generell negativ sind, sondern sehen, dass sie durch bestimmte Faktoren mehr belastet sind als andere Familien. Durch eine kindgerechte Psychoedukation, wie „Mamas Monster“ (Mosch, 2014), „Sonnige Traurigtage“ (Homeier & Mattejat, 2018) oder „Mama, Mia und das Schleuderprogramm – Kindern Borderline erklären“ (Tilly & Offermann, 2013), kann sowohl den Eltern als auch den Kindern etwas an die Hand gegeben werden, um die Umstände zu verstehen. Durch die gemeinsame Entwicklung von Resilienzen und Bewältigungsstrategien können Kinder gestärkt werden (Lenz, 2012). Die Familien und damit auch die Kinder in den Genesungsprozess miteinzubeziehen, macht auch in Krisen Sinn, denn zum einen wird damit dem Wunsch nach Beteiligung und Solidarität entsprochen, zum anderen berichten viele Studien von positiven Effekten bei einem guten Einbezug (Uhlmann, 2014). Dazu wurden gute Modelle entwickelt, die unter Berücksichtigung des Genesungsprozesses mithilfe des Recoveryansatzes die Gestaltung der familiären Pflege mit der aktiven Einbeziehung der Kinder und Jugendlichen weiter verbessern (Metzing, 2007).

3.10.4 Belastete Angehörige

Insbesondere bei einer länger bestehenden Erkrankung sind Angehörige sehr belastet durch die Erfahrungen, die sie mit den Betroffenen und deren psychischer Erkrankung gemacht haben. Der Eigensinn einer psychischen Erkrankung und das Verhalten der Betroffenen ist aus Sicht der Angehörigen für viele nicht nachvollziehbar (Heim, 2014). Sie erleben die Erkrankung häufig als eine Art Behinderung und Belastung im Alltagsleben und suchen nach einer Lösung. Das ist durchaus richtig, aber die Zielrichtung der belasteten Angehörigen besteht meistens in Handlung und nicht im Verstehen des Betroffenen. Dies kann sowohl bei den Betroffenen als auch Angehörigen einen interaktionellen Stress auslösen, der die Konflikte noch verstärkt. Belastete Angehörige wünschen sich Hilfe, und diese sollte ihnen durch die Reflexion des eigenen Handelns gegeben werden, sodass sie erkennen können, dass der Betroffene – auch wenn er mein Angehöriger ist – für sich selbst verantwortlich ist und dass psychische Erkrankung nicht dazu führen darf, den Betroffenen zu erziehen oder paternalistisch dem Guten im Leben zuzuführen. Eine umfangreiche qualitative Studie aus Kanada, die die Sichtweisen von Betroffenen, Angehörigen und psychiatrisch Tätigen in Bezug auf den Recoveryprozess untersucht hat, zeigt, dass die Sichtweisen der Angehörigen und der Betroffenen die größten Differenzen aufweisen (Noiseux et al., 2010). Die Angehörigen benötigen für das Verstehen genauso viel Zeit wie die Betroffenen selbst, und sie können von Selbsthilfegruppen, trialogischen Zusammenkünften und Angehörigenverbänden profitieren, wo sie deutlich entlastet werden und lernen, den Genesungsweg gemeinsam mit den Betroffenen zu gehen (Bock et al., 2014).

3.10.5 Übergriffige Angehörige

Im ambulanten Kontakt mit Betroffenen erleben psychiatrisch Pflegende durchaus auch Angehörige, die als omnipotente Manager auftreten und dabei eine starke Übergriffigkeit zeigen, gegen die sich die Betroffenen mehr oder weniger abgrenzen können. In solchen Situationen zeigt sich, dass die Betroffenen eventuell in dem familiären System gefangen sind und dass es notwendig ist, klärende Gespräche mit den Betroffenen und ihren Angehörigen zu führen, um deren Werte in Bezug auf die Familie und das Vorhandensein wichtiger Resilienzfaktoren zu ermitteln. Es muss gemeinsam erarbeitet werden, ob es sinnvoll für den eigenen Genesungsweg ist, das Familiensystem zu verlassen, wenn man es nicht verändern kann.

3.10.6 Fehlende und sich nicht kümmernde Angehörige

Wenn Angehörige fehlen oder sich nicht für die Belange der Betroffenen interessieren oder sich zurückgezogen haben, weil sie mit der Erkrankung überfordert sind, ist es manchmal leichter, mit den Betroffenen zusammenzuarbeiten. Auch hier gilt es, durch die Erforschung der Werte und Belange der Betroffenen zu klären, inwieweit es von Wichtigkeit ist, mit den Angehörigen wieder in Kontakt zu kommen und sie in den Genesungsprozess einzubeziehen. Sollte dies für die Betroffenen nicht von Belang sein, dann sollte im Vordergrund stehen, die Selbstverantwortung wahrzunehmen und mit den verloren gegangenen Kontakten abzuschließen und sich zukunftsorientiert um eine tragende und sinnvolle Vernetzung zu bemühen.

3.10.7 Zum professionellen Umgang mit Angehörigen

Bei der Erforschung der Werte und Behandlungspräferenzen von Betroffenen ist von Wichtigkeit, eine Netzwerkkarte zu erstellen, um aufzuzeigen, wer zum System des Betroffenen gehört. Das können auf der einen Seite erst einmal die Angehörigen aus der Familie sein, dann wichtige Dritte und schließlich die helfenden und unterstützenden Menschen aus dem sozialpsychiatrischen Versorgungssystem – soweit dies gewünscht wird. Bei dieser Klärung der Netzwerke lässt sich dann auch besprechen, wer wann wie viel Verantwortung übernimmt. Damit kann die Übernahme von Selbstverantwortung im Hilfesystem besser geklärt werden und auch, inwieweit es vonnöten ist, sich diese Verantwortung zurückzuholen (auch wenn sie gut gemeint ist). Das Assessment zur Familien- und Umweltorientierten Pflege hat sich, bezogen auf die Funktionen in dem Familiensystem, in der Praxis als sehr hilfreich erwiesen (Friedemann & Köhlen, 2018). In diesem Assessment werden die Aufgaben und Verantwortungen thematisch gut differenziert erfasst; sie können dann mit den Betroffenen nach dem Stärkenmodell analysiert werden, wodurch die Recovery fördernden Anteile in den Vordergrund gestellt werden (Rapp & Goscha, 2006). Das Stärkenmodell fördert insbesondere die Teilhabe an der Gesellschaft (s. **Kap. 3.11** zur Inklusion). Das Assessment der Familien- und Umweltorientierten Pflege beleuchtet die Aspekte vom Systemerhalt her: Wer hat welche Verantwortung im Alltag und wer kümmert sich um die Alltagsgestaltung, die Haushaltsführung, die Finanzen etc. – thematisiert wird alles, was der Mensch zur Selbstversorgung benötigt, damit er in seinem System funktionieren kann. Der zweite Aspekt beleuchtet die Kohärenz, die Stimmigkeit des familiären Systems, das heißt, wie die Familienmitglieder miteinander umgehen, ob es Konflikte gibt und wie diese geklärt werden, ob Emotionen gezeigt werden dürfen und anderes mehr. Ein weiterer Aspekt ist die Individuation, die das umfasst, was die Familie zusammenhält, wie Vertrautheit, Loyalität, gemeinsame Interessen, Religiosität und Spiritualität. Mit der Kohärenz und der Individuation zeigt sich die Spiritualität des Gesamtsystems. Als vierter Aspekt kommen die Systemveränderungen hinzu, das heißt, wie gut die Familie mit Veränderungen umgehen kann und wie sie auf Fremdes und Ungewöhnliches reagiert. Gibt es gemeinsame Bewältigungsstrategien und wie funktionieren diese? Der erste und vierte Aspekt haben Einfluss auf die Regulation des Systems, also seine Anpassungsfähigkeit. Der dritte und vierte Aspekt weisen auf das Wachstum hin, welches die Familie erleben kann, also auch das Wachstum, das sie durch die Krise des Betroffenen erleben kann (Tschinke, 2010). Im Anschluss an dieses Assessment kann noch das Instrument der Familienaufstellungen genutzt werden, um zu eruieren, wie die Mitglieder miteinander interagieren und welche Konsequenzen durch die Veränderung des Betroffenen auftreten können. Dazu lässt sich leicht jede Form von Figuren nutzen, die auf einem Tisch die Mitglieder der Familie und wichtige Dritte symbolisieren.

Abschließend soll noch einmal auf den Umgang mit der Schweigepflicht und dem Datenschutz hingewiesen werden. Zu beachten ist insbesondere, dass Angehörige nur auf den ausdrücklichen und dokumentierten Wunsch des Betroffenen angesprochen werden dürfen. Im Falle einer Erlaubnis sollte der Betroffene immer über die Gespräche und ihren Inhalt informiert werden. Kein Kontakt mit Personen, wenn keine Schweigepflichtentbindung vorliegt, auch wenn diese Personen mit dem Betroffenen eng verwandt sind!

Angehörigen sollte im Übrigen mit dem gleichen Ernst und der gleichen Wertfreiheit begegnet werden wie den Betroffenen – aber immer nur in Bezug zu den Betroffenen, denn diese stehen im Fokus. Dabei sollten professionell Pflegende den Angehörigen mit einem einfühlenden Verstehen gegenübertreten und beachten, dass Angehörige durch Psychoedukation und den Umgang mit der psychischen Erkrankung in eine Überforderungssituation kommen können, was nach Möglichkeit vermieden werden sollte.

3.11 Förderung von Inklusion und Teilhabe

Ingo Tschinke, Udo Finklenburg, Béatrice Gähler-Schwab und Tim Konhäuser

Inklusion und Stigmatisierung sind noch immer Teil unseres Denkens in der Gesellschaft, besonders gegenüber Menschen mit Psychosen und Persönlichkeitsstörungen (Finzen, 2013). Sie sind noch nicht „in der Mitte der Gesellschaft" angekommen, im Gegensatz zu Menschen mit Depressionen und Angststörungen, wo es in jüngerer Zeit durch Outings und Suiziden von prominenten Menschen zu einer überfälligen Diskussion über psychische Erkrankungen und ihre Stigmatisierung gekommen ist. Stigmatisierung und Diskriminierung machen hoffnungslos und resignativ. „Why try?" (Warum sollte ich es versuchen?) wurde zum Slogan der britischen Anti-Stigma-Kampagne und zum Ausdruck der Förderung von Recovery. Recovery braucht Hoffnung und Inklusion und Menschen, die offen und bereitwillig über ihre Erkrankung sprechen, wie zum Beispiel den Nobelpreisträger John Nash („A Beautiful Mind") oder andere Betroffene, die zeigen, dass die Psychose eine Erkrankung ist wie juveniler Diabetes oder Multiple Sklerose (Finzen, 2013).

In der ambulanten psychiatrischen Pflege sind wir in der Häuslichkeit des Betroffenen direkt mit seinem Umfeld konfrontiert, wie den Nachbarn, der Familie und anderen Personen, die mit dem Betroffenen zu tun haben. Wie häufig kommt es in Ämtern zu schwierigen Konfrontationen, weil psychische Reaktionen falsch eingeschätzt und konfrontativ angegangen werden? Die Begleitung zu Behörden und anderen Institutionen ist etwas, das vielen Menschen aufgrund ihrer Vulnerabilität große Angst macht. Auch die Diskussion um die Selbststigmatisierung der Betroffenen muss geführt werden. Man weiß inzwischen, dass Selbststigmatisierung schlimmere Folgen haben kann als die Stigmatisierung durch andere. Viele Betroffene stimmen den negativen und stereotypen Sichtweisen zu, anstatt sich dagegen zu wehren (Rüsch & Berger, 2012).

Ein Leben muss nicht normal sein, neben der Normalität kann auch eine Nicht-Normalität existieren (Amering & Schmolke, 2012). Durch die Förderung von Kommunikation und Beteiligung kann die Selbststigmatisierung überwunden und die Fähigkeit zur Selbstwirksamkeit aktiviert und trainiert werden (Hamann et al., 2017). Nicht der Umgang mit Behinderung soll zur Normalität werden, sondern das Zusammenleben aller Menschen mit und ohne Behinderung. Folglich hat sich nicht der Mensch mit Behinderung zur Wahrung seiner Rechte anzupassen, sondern eine Gesellschaft muss von Anfang an das Leben aller in ihr – gleich, ob mit oder ohne Behinderung – ermöglichen. Diese gleichberechtigte Teilhabe am Leben in der Gesellschaft, die Inklusion, ist auch Leitgedanke der Behindertenrechtskonvention.

Das Schweizer Manifest zur psychischen Gesundheit befasst sich ebenfalls mit den Aspekten Inklusion, Teilhabe und Antistigmatisierung (Mütsch et al., 2014). Das Manifest soll Basis für das professionelle Handeln sein. Die Haltung zur psychischen Gesundheit wird darin folgendermaßen dargelegt (Mütsch et al., 2014, S. 2):

„Die psychische Verfassung ist ein zentrales Merkmal des Menschen. Psychische, körperliche und soziale Gesundheit sind grundsätzlich gleichwertig und vielfältig voneinander abhängig. Sie sollen nicht gegeneinander ausgespielt werden, sondern sind vernetzt zu betrachten und zu bearbeiten. Die fachliche Zusammenarbeit muss diesem Umstand auch in Macht- und Ressourcenfragen Rechnung tragen. Es braucht in allen Bereichen einen systematischen Einbezug des Fachwissens zu psychischer Gesundheit. Psychische Gesundheit ist abhängig von Veranlagung, biografischen Erfahrungen, Verhaltensweisen, von sozialen und kulturellen Merkmalen der Gruppen und Gemeinschaften sowie von Umweltbedingungen und Gesellschaftsverhältnissen. Auch psychische Gefährdung, Beeinträchtigung und Krankheit sind das Produkt dieser komplexen Wechselwirkungen. Eine Gesellschaft, welche dieser Komplexität Rechnung trägt, sorgt für gesunde Lebensbedingungen und begegnet psychisch belasteten Menschen unvoreingenommen und respektvoll. Information, Austausch und Reflexion in der Bevölkerung – insbesondere auch unter Fachpersonen – wirken Schuldzuweisungen und Stigmatisierungen entgegen."

Nach der Deklaration von Turku zum Beitrag der psychiatrischen Pflege zur Versorgung von Menschen mit psychischen Beeinträchtigungen sollen psychiatrisch Pflegende die Patientenerwartungen auf Hoffnung und Recovery fokussieren, indem Modelle der Rehabilitation und des Recovery-Prozesses genutzt werden. Vorrangiges Ziel sei, eine sinnvolle Rückkehr in die Gesellschaft zu erreichen. Für Patienten, bei denen dies nicht möglich ist, solle ein optimales Maß an Unabhängigkeit und sozialer Inklusion angestrebt werden. Auch für spezielle Patientengruppen, z. B. psychisch beeinträchtigte Kinder, Abhängigkeitserkrankte oder Flüchtlinge, sollen die gleichen Prinzipien zur Anwendung kommen (Horatio: European Psychiatric Nurses, 2011).

3.11.1 Inklusion im Recoveryprozess

Nach den Prinzipien des Recoveryansatzes zur Zielerreichung in der ambulanten psychiatrischen Pflege gehören Empowerment und Inklusion zu den wichtigsten Bausteinen bei der Begleitung von psychisch erkrankten Menschen. Dazu ist es zunächst wichtig, eine gelingende Beziehung mit den Betroffenen zu ermöglichen. Dazu bedarf es einer entsprechenden Haltung, die den Betroffenen in seiner Individualität wertschätzt und annimmt und ihm mit Akzeptanz und empathischem Verstehen begegnet (Repper & Perkins, 2009). Repper und Perkins (2009) empfehlen, die folgenden Grundsätze zu beachten:

- Finde positive und liebenswerte Aspekte an der Person.
- Erkenne den Unterschied zwischen „Faulheit" und „Motivationslosigkeit" und die Schwierigkeiten, die sich aus den kognitiven und emotionalen Problemen dieses Menschen ergeben.
- Lasse es zu, dass Dinge sich erst allmählich entwickeln, und freue dich über kleinste Erfolge.
- Fördere und ermutige die Person, so unabhängig und autonom zu werden, soweit es möglich ist.
- Betrachte es aus der Perspektive des anderen.
- Achte auf die Gesundheit deiner eigenen Person.

In der ambulanten psychiatrischen Pflege ist es hilfreich, an den gesundheitsfördernden Aspekten nach den Rahmenbedingungen des CHIME-Frameworks zu arbeiten (Fortune et al., 2016):

- **Connectedness** (Vernetzung)
  Im Rahmen von Inklusion und Teilhabe ist es notwendig, dass sich der Mensch vernetzt. Wir alle möchten Teil einer Gemeinschaft sein, möchten Freunde finden, den Kontakt zu den Nachbarn pflegen. Menschen mit psychischen Erkrankungen bremsen sich durch Selbststigmatisierung so manches Mal selbst aus: Sie arbeiten nicht mehr, beziehen eine Erwerbsminderungsrente und meinen dann, als negativer und fauler Mensch gesehen zu werden (Finzen, 2013). Aus diesem Grund können sie nicht auf andere zugehen. Dem wirkt der Offene Dialog entgegen, ein Therapieprojekt aus Finnland, das durch offene Kommunikation alle Beteiligten des Netzwerkes miteinbezieht, sodass eine Vernetzung in alle Bereiche stattfinden kann (Seikulla et al., 2003). Ein weiteres Hindernis besteht in der Angst Betroffener, nicht angenommen und abgelehnt zu werden, der Angst Professioneller, dass durch die Vulnerabilität Betroffener eine Kommunikation und Öffnung nachteilige Wirkungen haben kann, und in der Angst der Gesellschaft, mit psychisch erkrankten Menschen nicht umgehen zu können. All diese Ängste fördern eine Ausgrenzung. Ihnen sollte entgegengewirkt werden, durch die Ermutigung des Betroffenen, Zuversicht und Vertrauen des Professionellen und Angebote der Aufklärung und offenen Kommunikation für die Gesellschaft (Rapp & Goscha, 2006).
- **Hope and optimism** (Hoffnung und Optimismus)
  Hoffnung und Optimismus sind die wichtigsten Faktoren im persönlichen Recoveryprozess; sie spielen bei der Erreichung des Ziels der sozialen Inklusion eine wichtige Rolle. Patricia Deegan, Professorin, Betroffene und Aktivistin, beschreibt eindrucksvoll aus ihrer Zeit als Studentin die Enttäuschung der Pflegenden, die sie bei ihrem zweiten Aufenthalt in der Psychiatrie sehen konnte, dass sie nun chronifiziert sei, und das habe ihr jede Hoffnung genommen (Rapp & Goscha, 2006). Dies zeigt, wie wichtig es ist, dass psychiatrisch Pflegende die Hoffnung in sich tragen, dass es für die mit der psychischen Erkrankung verbundenen Probleme Lösungswege gibt – was gelingen kann, wenn sie einmal bei Betroffenen erlebt haben, wie Recovery wirkt. Dazu ist es notwendig, Stärken, Ressourcen und Kompetenzen herauszuarbeiten (s. **Kap. 5.5**). Die Hoffnung darf auch durch Rückschläge nicht verloren werden – gemäß dem Motto „Hinfallen, aufstehen, Krönchen richten und weitergehen".

- **Identity** (Identitätsfindung)
Die Klärung der Identität mit den Wertvorstellungen und Einstellungen der Betroffenen ist ein wichtiger Aspekt für den persönlichen Genesungsprozess. Es muss gemeinsam herausgearbeitet werden, was die Individualität des Betroffenen ausmacht. Viele Menschen äußern immer wieder, dass sie von anderen so akzeptiert werden möchten wie sie sind, ohne gleichzeitig beschreiben zu können, was denn da eigentlich gemocht werden soll, was die Person ausmacht. Dazu ist es wichtig, sich Rollen klarzumachen, die in der Familie und im Freundeskreis eingenommen werden und die identitätsbildend sind. Es sollte deutlich werden, dass es schwierig ist, sich nur noch über die Erkrankung zu identifizieren, wodurch die Selbststigmatisierung gefördert wird (Freimüller et al., 2012). Als Teil der Identität gehört es dazu, dass Betroffene verstehen, dass sie die Selbstverantwortung für ihr Leben haben und durch ihren Glauben an sich selbst sich dafür entscheiden, selbstwirksam zu werden.
- **Meaning** (Sinnfindung)
Jeder Mensch trägt den Willen nach Sinn in sich. Er ist auch die Grundlage des Salutogenese-Ansatzes, denn nur wenn durch das Verstehen eines Umstandes etwas für jemanden einen Sinn ergibt, kann er auch damit umgehen. Ohne Sinn erlebe ich Stress auf allen Ebenen (Antonovsky & Franke, 1997). Die Sinnsuche ist ein wichtiger Faktor im Recoveryprozess (Bock et al., 2014; Khaschei, 2014; Uhlmann, 2014). Sinnstiftung dient dazu, das Wohlbefinden wiederherzustellen; sie ist den emotionsregulierenden Bewältigungsstrategien ähnlich und weist damit auch eine besondere Nachhaltigkeit auf (Bock et al., 2014).
- **Empowerment** (Ermächtigung)
Bewältigungsstrategien, welche die Betroffenen zur Selbstwirksamkeit nutzen können, sind Handlungen, die das eigene Selbst bestärken. Dabei kann die Nutzung von Peers und deren Erfahrung sehr hilfreich sein. Es zeigt sich, dass Betroffene, die in ihrem persönlichen Recoveryprozess schon weiter vorangeschritten sind und sich als Experte aus Erfahrung mit anderen Betroffenen auseinandersetzen, einen sehr positiven Effekt für sich und andere erzielen können (Repper & Perkins, 2009). Auch in der Zusammenarbeit mit Professionellen in Anti-Stigma-Kampagnen zeigt es sich, dass durch die Mitwirkung von Experten aus Erfahrung diese Kampagnen einen sehr viel größeren Effekt haben (Freimüller et al., 2012).

3.11.2 Recovery und Inklusion fördernde Ansätze

Um die genannten Recovery und Inklusion unterstützenden Aspekte nach dem CHIME-Framework zu fördern, wurden verschiedene Ansätze entwickelt, die gerade Menschen mit einer schweren psychischen Erkrankung helfen sollen. Diese Modelle verlassen größtenteils den biomedizinischen und biopsychosozialen Ansatz zur Behandlung von Psychosen, die in erster Linie die medikamentöse und die damit in Zusammenhang stehende Adhärenz-Therapie im Vordergrund sehen. Die neuen Konzepte können gerade durch die ihnen zugrunde liegende Haltung sehr hilfreich sein, auch im Alltag der psychiatrischen häuslichen Krankenpflege. Laura Ahern und Dan Fisher entwickelten als professionell Tätige und Experten aus Erfahrung das Empowerment-Modell und den PACE-Leitfaden (Personal Assistance in Community Existence) als Programm für Menschen mit einer schwerwiegenden psychischen Erkrankung (Amering & Schmolke, 2012). Die Prinzipien von PACE umfassen nach Amering und Schmolke (2012):

- Menschen können auch von schwersten Formen psychischer Erkrankungen „recovern".
- „Psychische Erkrankung" ist ein Etikett für schwerwiegende emotionale Leidenszustände, die das Leben einer Person in der Gesellschaft stören.

- Menschen sehnen sich nach emotionaler Verbindung mit anderen, besonders wenn sie unter emotionalen Störungen leiden.
- Vertrauen ist ein Eckpfeiler von Recovery.
- Menschen, die an dich glauben, können dir helfen zu recovern.
- Menschen müssen ihren eigenen Träumen folgen, um zu recovern.
- Misstrauen führt zu einem vermehrten Kontrollbedürfnis und stört das Recovery.
- Selbstbestimmung ist essenziell für Recovery.
- Menschen, die recovern, und die Menschen um sie herum müssen an Recovery glauben.
- Respekt und Würde sind von vitaler Bedeutung für Recovery.
- Alles, was wir über die Wichtigkeit von Beziehungen wissen, trifft genauso auf Menschen mit dem Etikett „psychische Erkrankung" zu.
- Sich emotional sicher zu fühlen in Beziehungen, ist unerlässlich dafür, Gefühle auszudrücken, was wiederum zum Recovery beiträgt.
- Bedeutung und Sinn von schweren emotionalen Leidenszuständen zu verstehen, hilft zum Recovery.

Die Bedürfnisangepasste Behandlung (Need Adapted Treatment) ist ein Projekt aus Schweden, welches bei Erstmanifestationen von an Schizophrenie erkrankten Menschen aktiv wird, um durch diese Frühintervention eine Chronifizierung zu verhindern (Aderhold et al., 2003). Die Bedürfnisangepasste Behandlung ist in erster Linie eine ambulante Leistung, die schon früh eine ichstützende und problemorientierte Therapie anbietet. Die Familie wird innerhalb von 48 Stunden miteinbezogen, und es sollen mit der Familie gemeinsam Lösungen gefunden werden. Dabei kommen auch psychoedukative Verfahren und in späteren Phasen des Projektes das Soteria-Konzept zur Anwendung (Mosher et al., 2004). Die Bedürfnisangepasste Behandlung ist wie die ambulante psychiatrische Pflege gemeindepsychiatrisch ausgerichtet. Die Teams sind räumlich vor Ort und erarbeiten zusammen mit den niedergelassenen Fachärzten und dem ambulanten psychiatrischen Netzwerk Verbundlösungen. Die professionellen Helfer nehmen unabhängig von der Berufsgruppe, der sie angehören, eine psychotherapeutische Haltung ein: Sie machen das Verstehen der individuellen Situation und der individuellen Bedürfnisse zum Ausgangspunkt ihres Handelns. Die Beziehungen zwischen allen Beteiligten und die eigene kognitiv-emotionale Beteiligung werden als „Werkzeuge" psychiatrischer Hilfe genutzt und fortlaufend reflektiert. Eine recoveryorientierte Haltung ist somit nicht nur eine Sache psychologischer und ärztlicher Spezialisten oder spezieller Einrichtungen, sondern gehört zum Gemeingut aller Berufsgruppen und Dienste. Schließlich ist der bedürfnisangepasste Ansatz „systemisch", Klienten und Angehörige werden als Experten für ihr Leben angesehen und respektiert, und Professionelle entwickeln gemeinsam mit ihnen die für sie am besten passende Hilfeplanung. Der Erfolg des bedürfnisangepassten Ansatzes beruht sicher zu einem guten Teil darauf, dass hier individuell innovative Vorgehensweisen möglich werden, die keine Institution mit standardisierten Hilfeangeboten hätte ersinnen oder gar umsetzen können (Cullberg et al., 2003).

In ähnlicher Form ist das Stärkenmodell nach Charles Rapp von der Universität Kansas auf die Recoveryförderung ausgerichtet (Rapp & Goscha, 2006). Das Stärkenmodell umfasst neben den recoveryförderlichen Faktoren in der Ergänzung auch Merkmale sozialer Inklusion, die zu einer Verbesserung von sozialen Funktionen beitragen:

- Wohnung (eine Wohnung haben und diese unterhalten, inklusive eines Gartens)
- Arbeit (am liebsten bezahlt, aber auch unbezahlt als Ehrenamt)
- Lernen (Ausbildung, so auch zum Beispiel das Erlernen eines Instruments)
- Freizeit (Hobbys, Ausgehen, Sport, Musik, Computerspiele)

- Beziehungen (Liebe, Freunde, Familie, Nachbarn etc.)
- Selbstversorgung (Einkauf, Haushaltsführung, Finanzen, soziale Kompetenzen etc.)
- Gesundheit (Symptome, Suchtverhalten, Kondition, körperliche Erkrankungen)
- Sinngebung (Antrieb, innere Motivation, Lebensanschauung und Anerkennung von Bedeutung).

Des Weiteren ist es sinnvoll, eine Anti-Stigma-Kompetenz zu entwickeln. Sie besteht aus dem Wissen über psychische Erkrankungen, die Bedeutung des Stigmas für Betroffene, die Geschichte der Psychiatrie, über Menschenrechte und die Behindertenrechtskonvention, Selbsthilfe und Recovery. Im Verhalten psychiatrisch Pflegender äußert sich eine Anti-Stigma-Kompetenz in Zivilcourage, einem sensiblen Sprachgebrauch, einer direkten Thematisierung von Stigmatisierung, in Empowerment und Selbstbefähigung und einer bewussten Konfliktbearbeitung. In der Haltung spielen die Sensibilität für Stigmatisierungsprozesse, die Reflexion der eigenen Rolle, Respekt gegenüber der menschlichen Verschiedenheit und Würde, Akzeptanz, Empathie, Bemühen um Gewaltfreiheit in der Sprache und im Handeln, die Wertschätzung der eigenen Person sowie die Recovery- und Ressourcenorientierung eine wichtige Rolle (Freimüller et al., 2012). Selbststigmatisierung und Scham sind eng verbunden mit einem geringen Beteiligungsverhalten und mangelndem kritischen Denken, was dazu führt, dass Betroffene im klinischen Kontext weniger in der Lage sind, sich an der gemeinsamen Entscheidungsfindung zu beteiligen, was wiederum zu paternalistischen Entscheidungen führt, welche die Hoffnung der Betroffenen zerstören. Paternalistische Entscheidungen fördern dann wiederum die Selbststigmatisierung und führen zu einem schlechten Gesundheitserleben. Interventionen, welche die Selbststigmatisierung reduzieren und das kritische Denken und die Partizipation in der Kommunikation fördern, führen dagegen zur Stärkung des Genesungsprozesses (Hamann et al., 2017). Psychiatrisch Pflegende, die selbst eine psychische Krise erlebt und überwunden haben, können die eigene Vulnerabilität und ihre Krankheitsgeschichte nutzen, um neben der Rolle des professionell Pflegenden auch die eines Experten aus Erfahrung einzunehmen (Schrank et al., 2015).

3.12 Ich, die Pflegefachperson

Béatrice Gähler-Schwab und
Tim Konhäuser

Definition

Was ist eine Pflegefachperson, was umfasst die Gesundheits- und Krankenpflege als Beruf? Welche Aufgaben hat jemand, der diesen Beruf ausübt, zu erfüllen? Welches Selbstverständnis haben professionell Pflegende in den verschiedenen Versorgungssektoren und inwiefern unterscheiden sich die Aufgabenprofile einer ambulanten psychiatrisch tätigen Pflegefachperson von denen der im stationären Setting pflegenden Fachperson? National und international ist die Rolle der Pflege einem kontinuierlichen Wandel unterworfen. Verschiedenste Einflüsse, zum Beispiel demografische, politische, rechtliche und wirtschaftliche Veränderungen, aber auch interprofessionelle und durch unsere Klienten und ihre Angehörigen definierte Anforderungen an die Pflegenden erfordern eine ständige Auseinandersetzung mit der eigenen, der interpersonellen und der berufspolitischen Entwicklung.

Aktuell unterstützen die Berufsverbände aus 135 Ländern mit ihrer Mitgliedschaft die vom International Council of Nurses (ICN) bereits im Jahre 1987 erstellte Definition der Pflegefachperson (ICN, 1987, o.S.):

Definition of a Nurse

The nurse is a person who has completed a program of basic, generalized nursing education and is authorized by the appropriate regulatory authority to practice nursing in his/her country. Basic nursing education is a formally recognised programme of study providing a broad and sound foundation in the behavioural, life, and nursing sciences for the general practice of nursing, for a leadership role, and for post-basic education for specialty or advanced nursing practice. The nurse is prepared and authorized (1) to engage in the general scope of nursing practice, including the promotion of health, prevention of illness, and care of physically ill, mentally ill, and disabled people of all ages and in all health care and other community settings; (2) to carry out health care teaching; (3) to participate fully as a member of the health care team; (4) to supervise and train nursing and health care auxiliaries; and (5) to be involved in research. (ICN, 1987)

Eine weitere Definition findet sich im Mosby's Medical Dictionary (O'Toole, 2017, S. 1478):

Psychiatric nursing

The branch of nursing concerned with the prevention, care, and cure of mental disorders and their sequelae. It uses theories of human behavior as its scientific framework and requires the use of the self as its art or expression in nursing practice. Some of the activities of the psychiatric nurse include providing a safe therapeutic milieu; working with patients or clients on the real day-to-day problems they face; identifying and caring for the physical aspects of the patient's problems, including drug therapy reactions; assuming the role of social agent or parent for the patient in various recreational, occupational, and social situations; conducting psychotherapy; and providing leadership and clinical assistance for other nurses and health care workers. Psychiatric nurses work in many settings; their responsibilities vary with the setting and with the level of expertise, experience, and training of the individual nurse. Also called **mental health nursing**.

Tätigkeitsprofil

Leider sind in vielen Ländern weder die Zugangsvoraussetzungen für eine Tätigkeit in der ambulanten psychiatrischen Pflege noch die Aufgaben und Tätigkeiten eines ambulant psychiatrisch Pflegenden klar definiert. Selbst Interessenvertretungen wie der Verein Ambulante Psychiatrische Pflege (VAPP) in der Schweiz und die Bundesinitiative Ambulante Psychiatrische Pflege (BAPP) in Deutschland tun sich offenbar schwer damit. Von der BAPP wurde 2003 ein Tätigkeitskatalog erarbeitet und auf der Homepage veröffentlicht (BAPP, 2003). Diese Vorlage diente immer wieder Leistungsfinanzierern als Tätigkeitsprofil. Richter und Hahn veröffentlichten im Jahr 2009 eine Metaanalyse über das formelle und informelle Aufgabenprofil in der ambulanten psychiatrischen Pflege aus der Sicht von Pflegenden. In dieser Veröffentlichung wird auch auf die Problematik der Überforderung und einer nicht adäquaten Situationseinschätzung durch zu wenig qualifizierte Fachkräfte hingewiesen (Richter & Hahn, 2009).

2016 veröffentlichten Weißflog, Schoppmann und Richter eine länderübergreifende Studie zu den Aufgaben und Tätigkeiten in der ambulanten psychiatrischen Pflege in der Schweiz und in Deutschland (Weißflog et al., 2016). In dieser Delphi-Studie wurden folgende Tätigkeiten von Mitarbeitern und Führungskräften in der ambulanten psychiatrischen Pflege genannt:

- Beziehungsgestaltung als Grundlage der psychosozialen Unterstützung
- Pflegediagnostischer Prozess (Schweiz)/ Pflegeprozess (Deutschland)
- Training von Alltagsfertigkeiten und sozialen Kompetenzen
- Management akuter psychischer Krisen
- Training kognitiver Fähigkeiten
- Gesundheitsförderung
- Unterstützung/Sichern der ärztlichen Behandlung
- Förderung des eigenverantwortlichen Umgangs mit Medikamenten

- Management somatischer Begleiterkrankungen
- Zusammenarbeit mit Familienangehörigen, Partnern und anderen Bezugspersonen
- Koordination und Vermittlung von Hilfen/Netzwerkbildung
- Kooperation mit anderen an der Behandlung beteiligten Professionen und Diensten/Networking
- Öffentlichkeitsarbeit
- Qualitätssicherung.

In vielen Punkten scheint sich die Arbeit nicht wesentlich von der in stationären Einrichtungen zu unterscheiden. Wie bereits ausgeführt, ist die ambulante psychiatrische Pflege aber in einem besonderen Maße darauf angewiesen, einen verbindlichen Arbeitskonsens mit dem Betroffenen zu finden. Eine Pflegefachperson muss dem Betroffenen die Möglichkeit geben, seinen Hauptfokus in das Geschehen einzubringen, damit eine konstruktive Arbeit überhaupt möglich wird. Gleiches gilt für die Zusammenarbeit mit anderen beteiligten Professionen und Diensten sowie für die oft recht intensive Zusammenarbeit mit Angehörigen und Bezugspersonen der Betroffenen. Auch die Öffentlichkeitsarbeit spielt eine wesentliche Rolle in der engen Zusammenarbeit mit Psychiatern, aber auch beispielsweise mit Arbeitgebern oder anderen Institutionen (z.B. Behörden).

4 Zur Organisation der ambulanten psychiatrischen Pflege

Unabhängig davon, ob psychiatrisch Pflegende in Pflegeorganisationen (Pflegedienst, Psychiatrie-Spitex) eingebunden oder freiberuflich als Einzelpflegekraft tätig sind, muss Vieles in der Struktur und den Prozessen der Aufbau- und Ablauforganisation berücksichtigt werden, um eine professionelle psychiatrische Versorgung zu gewährleisten. Zumeist sind in der ambulanten Leistungserbringung die gesetzlichen und vertraglichen Bedingungen maßgebend für die Organisation eines Pflegedienstes in Deutschland und auch für die freiberufliche Tätigkeit in der Schweiz. Daher nehmen die entsprechenden Rahmenbedingungen in den folgenden Kapiteln einen wichtigen Anteil ein.

Des Weiteren existieren auch viele Tools für die tägliche Arbeit, die psychiatrisch Pflegenden die Durchführung ihrer Aufgaben erleichtern. Es gibt aber auch Vieles, was ein Pflegedienst als Grundstrukturen – insbesondere bezogen auf das Personal – vorhalten muss, um den Qualitätsanforderungen gerecht zu werden. Die ambulante psychiatrische Pflege ist maßgeblich eine selbstorganisierte Tätigkeit, die dem Einzelnen viel Handlungs- und Entscheidungsfreiheit ermöglicht, aber auch die Fähigkeit zur Flexibilität bei der Selbstorganisation der Arbeitsprozesse erfordert.

Ebenso entwickeln sich immer neue Formen und Innovationen in der psychiatrischen Versorgung, denen sich Pflegende immer wieder von Neuem stellen müssen. Ein wichtiger Aspekt hierbei ist die Umsetzung von Recovery in Pflegediensten in Deutschland. Dazu bedarf es einer erfolgreichen Gestaltung von Veränderungsprozessen im Rahmen eines strukturierten Change-Managements. Denn Recovery ist eine Intervention, die durch Leadership, Führung und die gesamte Organisation mitgetragen werden muss.

4.1 Psychiatrische Pflege in Deutschland und in der Schweiz

Ingo Tschinke

Ambulante psychiatrische Pflege findet unter unterschiedlichen Behandlungsbedingungen statt – z. B. in der Häuslichkeit der Betroffenen, in Tageskliniken oder in der stationsäquivalenten Behandlung und anderen klinikspezifischen ambulanten und teilstationären Begleitungsformen. In diesem Buch gehen wir nur auf die psychiatrische häusliche Krankenpflege (pHKP) – so die offizielle Bezeichnung in Deutschland – ein, die dort nach § 37 Absatz 1 und Absatz 2 SGB V unter die Behandlungspflege subsumiert wird und in der Regelversorgung nur durch einen ambulanten Pflegedienst geleistet werden darf, während in der Schweiz die ambulante psychiatrische Pflege durch die Spitzex oder freiberufliche psychiatrische Fachpflegekräfte erbracht wird. Dabei sind auch die gesetzlichen Regelungen in Deutschland und in der Schweiz sehr unterschiedlich. In Deutschland ist die fachliche Leistungserbringung in der ambulanten psychiatrischen Pflege an die Zulassung eines Pflegedienstes und an den Abschluss eines Versorgungsvertrages gebunden (§ 132a SGB V). Dieser Versorgungsvertrag regelt die Struktur-, Prozess- und Ergebniskriterien, die ein Fachpflegedienst zu erbringen hat, um eine Berechtigung zur Leistungserbringung zu erhalten. Durch die in Deutschland bundesweit gültigen Rahmenempfehlungen für den Versorgungsvertrag nach § 132a SGB V gleichen sich die Fachpflegedienste in Deutschland zumeist in ihrer Aufbau- und Ablauforganisation, die Unterschiede zeigen sich lediglich in Details, beispielsweise bei der Form der Digitalisierung oder bei der direkten Leistungserbringung in der Gestaltung des Pflegeprozesses vor Ort. In der direkten Leistungserbringung reicht die Qualität von der einfachen Alltagsbegleitung bis hin zu einer recoveryorientierten Prozessplanung nach dem Gezeiten-Modell mit anspruchsvollen pflegetherapeutischen Maßnahmen wie der Low Intensity Cognitive Behaviour Therapy.

Einen weiteren Teil der psychiatrischen Versorgung in Deutschland bilden die Versorgungsverträge im Rahmen der integrierten Versorgung nach § 140 SGB V. Voraussetzung hier ist zumeist, dass die Pflegedienste eine Zulassung zur Regelversorgung nach dem Versorgungsvertrag gemäß § 132a SGB V vorweisen können. In den Bundesländern, in denen keine psychiatrische häusliche Krankenpflege wegen fehlender Verträge existiert, behelfen sich die Krankenkassen im Rahmen der besonderen Versorgung (§ 140 SGB V) zumeist mit Diensten der Eingliederungshilfe, die normalerweise Leistungen nach § 53 SGB XII erbringen. Das Bundesversicherungsamt hat diese Praxis schon häufiger kritisiert, dass Leistungserbringer aus dem Bereich des Bundesteilhabegesetzes Leistungen der Krankenkassen erbringen. Bei der integrierten Versorgung handelt es sich um ein freiwilliges Leistungsangebot der Krankenkassen, die Versorgungsmodelle mit verschiedenen Leistungserbringern abschließen, um die Versorgungssituation der Versicherten zu verbessern. Hierbei handelt es sich um unterschiedliche Versorgungsmodelle, von denen einige in **Kapitel 4.1.3** dargestellt werden.

Eine Weiterentwicklung könnte die Richtlinie zur Regelung für eine berufsgruppenübergreifende, koordinierte und strukturierte Versorgung insbesondere für schwer psychisch kranke Versicherte mit einem komplexen psychiatrischen oder psychotherapeutischen Behandlungsbedarf darstellen, über die im Unterausschuss des G-BA zurzeit verhandelt wird. Hier sollen Fachärzte, psychologische Psychotherapeuten, die Institutsambulanzen psychiatrischer Fachklinken sowie Ergotherapeuten, Soziotherapeuten und psychiatrische Pflegefachkräfte in einem gesteuerten Team zusammenarbeiten, um dem komplexen Versorgungsbedarf ambulant besser gerecht werden zu können. Ohne an dieser Stelle weiter auf die inhaltliche Ausgestaltung eingehen zu wollen, denn dazu sind die Strukturen und die Umsetzung noch zu unklar definiert, ist in Ansätzen erkennbar, dass psychiatrische Fachkräfte als Einzelpersonen an einem solchen Netzwerk partizipieren könnten. In den Bundesländern, in der die pHKP zurzeit noch keine große Rolle in der Versorgung darstellt, sollen trotzdem psychiatrische Pflegekräfte miteinbezogen werden können, die eine Qualifikation nach den Bundesrahmenrichtlinien zur pHKP erfüllen. Das heißt, es kann im Rahmen dieser Versorgung auch eine Selbstständigkeit als psychiatrische Pflegefachkraft ermöglicht werden, die innerhalb des berufsgruppenübergreifenden Teams eine wichtige Rolle einnehmen würde. Die Zukunft wird zeigen, ob dies umsetzbar sein wird und ob die Krankenkassen auch Einzelpersonen eine Zulassung für solche Teams aussprechen werden, was diese zum jetzigen Zeitpunkt psychiatrischen Pflegediensten verwehren.

4.1.1 Psychiatrische Fachpflegedienste in Deutschland

Die ambulante psychiatrische Pflege kann in vielen Feldern der psychiatrischen Versorgung durchgeführt werden, wie durch psychiatrische

Institutsambulanzen, die Fachkliniken angegliedert sind oder durch stationsäquivalente Leistungen eines Krankenhauses. In erster Linie wird darunter allerdings die psychiatrische Pflege durch einen Fachpflegedienst gemäß der Richtlinie zur psychiatrischen häuslichen Krankenpflege (pHKP) nach § 92 SGB V verstanden (G-BA, 2018), der eine Zulassung nach § 132a SGB V zur Erbringung ambulanter pflegerischer Leistungen im Bereich der pHKP besitzt (AOK Niedersachsen, 2021).

Während beispielsweise in Großbritannien die ambulante psychiatrische Pflege als Teil einer Komplexleistung durch Assertive Community Health Teams des National Health Service, die aus Ärzten, Psychologen, Sozialarbeitern und psychiatrischen Pflegefachkräften bestehen, erbracht wird (Ryan, 2009), wird die ambulante psychiatrische Pflege in Deutschland durch Pflegedienste in privater, gesellschaftlicher und freigemeinnütziger Trägerschaft gewährleistet. Im Gegensatz zu der Schweiz ist es in Deutschland bisher (außer im Bereich der Soziotherapie nach § 37a SGB V) nicht möglich, als freiberufliche Pflegekraft unabhängig von einem Fachpflegedienst in der Regelversorgung zu arbeiten.

4.1.1.1 Gesetzliche Grundlagen

Grundlage für die Erbringung von Leistungen der ambulanten psychiatrischen Pflege ist gemäß § 92 SGB V die Richtlinie über die Verordnung von häuslicher Krankenpflege (Häusliche Krankenpflege-Richtlinie), die in der letzten Fassung von 2018 vom Gemeinsamen Bundesausschuss, bestehend aus den Spitzenverbänden der gesetzlichen Krankenkassen und der Fachärzteverbände sowie den Betroffenen- und Angehörigenverbänden, beschlossen wurde. Die Richtlinie regelt die Verordnung häuslicher Krankenpflege, deren Dauer und deren Genehmigung durch die beteiligten Vertragsparteien. Bestandteil der Richtlinie ist ein Verzeichnis verordnungsfähiger Maßnahmen und ein Sachverzeichnis (G-BA, 2018, 2020).

Dazu kommen die Rahmenempfehlungen nach § 132a Absatz 1 SGB V zur Versorgung mit Häuslicher Krankenpflege vom 10.12.2013 in der Fassung vom 14.10.2020, die vom Spitzenverband der gesetzlichen Krankenkassen und den Pflegefachverbänden vereinbart werden (GKV-Spitzenverband, 2020). Aus den Rahmenempfehlungen und den allgemeinen HKP-Richtlinien wird der Mustervertrag zur Leistungserbringung von den Landesverbänden der Krankenkassen entworfen. Nicht in allen Bundesländern existieren Musterverträge, die abgeschlossenen Verträge gleichen sich aber.

4.1.1.2 Operatives Geschäft eines Pflegedienstes

In der unternehmerischen Praxis eines psychiatrischen Fachpflegedienstes spielt die effektive und effiziente Personaleinsatzplanung eine immens wichtige Rolle. In der psychiatrischen Pflege wird die Dienstplanung zumeist in gemeinsamer Absprache mit den Klienten durch die fachpflegerischen Mitarbeiter durchgeführt. Durch diese autonome Dienstplanung ist für die Mitarbeiter eine sehr individuelle Dienstplangestaltung möglich. Die Mitarbeiter erhalten im Bezugspflegesystem eine bestimmte Anzahl von zu versorgenden Klienten mit einem individuellen Stundenkontingent, aus dem sich die Arbeitszeit des Mitarbeiters ergibt. Da die Mitarbeiter diese individuelle Arbeitszeitgestaltung in der Hand haben, ist es in einem ambulanten psychiatrischen Pflegedienst von großer Wichtigkeit, den pflegerischen Mitarbeitern zu vermitteln, dass ein möglichst hoher Anteil der Arbeitszeit in die direkte Versorgung der Klienten fließen muss. Dieser Anteil sollte etwa bei 80–85 % der Arbeitszeit liegen, der Rest entfällt auf die Overheadzeiten wie Fahrzeiten, Teambesprechungen, Fortbildungen und Organisationszeiten. Aus dem klinischen Kontext wissen viele Mitarbeiter in der psychiatrischen Pflege, dass viel Zeit für Besprechungen über die Klienten und für die organisatorische Arbeit auf einer psychiatrischen Station aufgewendet wird. Es muss also gerade bei klinischen Mitarbeitern zu einer „Enthospitalisierung“ kommen, das heißt, die fachliche Leitung muss vermitteln, dass weitaus mehr mit als über die Klienten gesprochen werden muss. In einer psychiatrischen Klinik wird in Dienstbesprechungen, Supervisionen etc. häufig über die Klienten im Team reflektiert, und es werden individuelle interprofessionelle Behandlungskonzepte vereinbart. Außerdem muss die Pflege stationär noch viele organisatorische Abläufe erbringen, sodass etwa 20 % der Arbeitszeit direkt mit den Klienten verbracht wird. Von dieser Arbeitsweise des Austausches und der Besprechung müssen sich Pflegende in einem psychiatrischen Pflegedienst verabschieden. Es handelt sich bei der Leistung des Pflegedienstes nicht um eine Komplexleistung wie bei einem Krankenhaus, bei der der gleiche Satz für den Klienten gezahlt wird, unabhängig davon, ob man mit diesem in direktem Kontakt steht oder nicht. Die Pflegeleistung ist in der Regelversorgung eine direkte Leistung, die „face to face“ zu erbringen ist. Auch Telefonate für Organisation oder Notfälle können nicht abgerechnet werden, weil es sich nicht um einen Face-to-Face-Kontakt handelt (in der integrierten Versorgung wird dies zu einem bestimmten Teil als Leistung berechnet). Dementsprechend muss dann auch die Tourenplanung in einem Pflegedienst gestaltet sein (s. **Kap. 4.2**). Des Weiteren handelt es sich bei der Arbeitszeit um eine Vertrauensarbeitszeit. Dies muss auch deutlich zwischen der verantwortlichen Pflegefachkraft und den pflegerischen Mitarbeitern kommuniziert werden. Ohne eine klar dokumentierte Dienstplanung in einem psychiatrischen Pflegedokumentationssystem ist allerdings für die fachliche Leitung die Arbeitszeitgestaltung kaum noch nachvollziehbar. Aus persönlicher Erfahrung des Autors zeigte sich, dass bei Fachpflegediensten ohne eine solche digitale Dienstplanungsgestaltung Mitarbeiter ihre Arbeitszeit durchaus missbrauchen können – ausgefallene Termine werden nicht dokumentiert, und diese Zeit wird dafür verwendet, dass sich die Mitarbeiter im Büro aufhalten, um sich mit Kollegen auszutauschen, zu dokumentieren oder andere Overheadzeiten zu produzieren. Insofern ist Vertrauen gut, Kontrolle aber (leider) in Form der Dienstplanbegleitung mithilfe eines digitalen Pflegedokumentationssystems notwendig.

Einen weiteren wichtigen Anteil am operativen Geschäft eines Pflegedienstes hat die Akquise der Klienten über die Verordner der ambulanten psychiatrischen Pflege. Dazu ist eine gute Zusammenarbeit mit den niedergelassenen Fachärzten, Psychotherapeuten, psychiatrischen Fachkliniken und Institutsambulanzen unerlässlich. Um die Vorteile der ambulanten psychiatrischen Pflege deutlich zu machen, reicht es meistens nicht aus zu schildern, dass Klienten von einer gemeinsamen Behandlung deutlich profitieren können. Es gilt, neben der Qualität der pflegerischen Versorgung durch Alltagsbegleitung, kompensatorische Hilfen, Krisenintervention, Resilienzförderung und eine recoveryorientierte Versorgung darzulegen, dass ein großer Vorteil für die Fachärzte durch die Einsparung von Zeit entsteht, wenn sie ambulante psychiatrische Pflege verordnen. Psychiater erhalten als Vergütung von den gesetzlichen Krankenkassen eine Quartalspauschale pro Versicherten, die sich durch häufige Kontakte zu dem Versicherten nicht steigern lässt, sondern konstant bleibt. Das bedeutet: Je häufiger der Facharzt den Klienten sieht, desto weniger andere Klienten kann er betreuen, ohne dass sich dies monetär auszahlt. Durch die Übernahme von Klienten mit einem häufigen Arztkontakt durch den ambulanten psychiatrischen Pflegedienst kann sich der Facharzt mehr um andere Klienten kümmern. Für die niedergelassenen Psychotherapeuten ergibt sich zudem die Möglichkeit, dass Expositionen bei neurotischen Störungen (Phobien, Angst- und Zwangsstörungen), die der psychologische Psychotherapeut nicht praktisch durchführen kann, durch die Bezugspflegekräfte des Fachdienstes übernommen werden können. Des Weiteren können psychologische Psychotherapeuten durch die Verordnung von psychiatrischer häuslicher Krankenpflege eine Alternative zu einer länger andauernden Psychotherapie aufzeigen.

Fachärzte und psychologische Psychotherapeuten erhalten durch eine enge Zusammenarbeit mit dem Fachpflegedienst Informationen über Krisensituationen im häuslichen Umfeld, wodurch es nicht zu einer akuten Konsultation kommen muss, für die gerade die Psychotherapeuten nicht aufgestellt sind. Ebenso können Informationen des Arztes und des Psychotherapeuten an die Klienten durch den Fachpflegedienst gegeben werden, ohne dass die Klienten sich in der Praxis vorstellen müssen. Durch die Verordnung von ambulanter psychiatrischer Pflege kann eine medikamentöse Therapie begleitet und eine Adhärenz erzielt werden.

Die Erfahrung mit der Praxis zeigt allerdings auch, dass es sinnvoll ist, dass der Pflegedienst gegenüber dem Facharzt mit einer Stimme spricht und dass aus diesem Grund die Kommunikation mit den Verordnern in erster Linie über die fachliche Leitung geführt wird. Es muss darauf geachtet werden, dass ein Pflegedienst im Auftrag des Facharztes arbeitet und dementsprechend dessen Ziele verfolgt. Widersprüchlichkeiten in der Versorgung bei einer medikamentösen Therapie und einer Recoveryausrichtung der Behandlung durch den Pflegedienst sollten immer zuerst mit dem behandelnden Facharzt besprochen werden. Bei einer vorherrschenden biomedizinischen Ausrichtung eines Facharztes und eines recoveryorientierten Pflegedienstes sollte die fachliche Leitung in der Lage sein, zwischen den differenten Zielrichtungen durch Maßnahmen des Change-Managements und des transformationalen Leaderships zu vermitteln (s. **Kap. 4.7** & **Kap. 4.8**). Ein Fachpflegedienst sollte sich des Weiteren um die Vernetzung im sozialpsychiatrischen Verbund kümmern und dabei auch in der Lage sein, die Fachärzte und den Pflegedienst als ein Team darzustellen und dies auch zu leben.

Bei den internen Prozessen stellt das Aufnahmemanagement des Pflegedienstes einen der wichtigsten Aspekte dar. Dazu ist es notwendig, eine zuverlässige Bürokraft zu haben, die gute kommunikative Fähigkeiten besitzt, um das Verordnungsmanagement mit den Facharztpraxen und Krankenkassen in einer guten Kooperation durchzuführen. Der Pflegedienst sollte eine schnelle Reaktionsfähigkeit haben, um sowohl den Fachärzten als auch den Klienten kurzfristig (d. h. innerhalb von Tagen) seine Dienste anbieten zu können. Hierzu sind auch gute Marketingstrategien wichtig, beispielsweise mit Flyern, die von den Klienten als ansprechend und positiv empfunden werden (s. **Kap. 4.9**).

Die psychiatrische häusliche Krankenpflege wird künftig in Deutschland in der ambulanten Versorgung eine immer wichtigere Rolle spielen. Das zeigt zum Beispiel ein Entwurf des Gemeinsamen Bundesausschusses zur Implementierung eines ambulanten Netzwerkverbunds, der zum Zeitpunkt der Manuskripterstellung für dieses Buch noch nicht veröffentlicht vorlag. Nach diesem Entwurf ist damit zu rechnen, dass zukünftig Fachpflegekräfte mit einer sozialpsychiatrischen Zusatzqualifikation oder einer ähnlichen Ausbildung selbstständig eine Tätigkeit in den geplanten Netzwerkverbünden ausführen können. Dabei sollen die Akteure der ambulanten Versorgung im SGB-V-Bereich – Fachärzte, Psychotherapeuten, Institutsambulanzen, Ergotherapeuten und Fachpflegekräfte – unter Steuerung eines gemeinsamen Netzwerkverbundes zusammenarbeiten. Die Zukunft wird zeigen, ob sich dies umsetzen lässt.

Bei der Gründung eines Fachpflegedienstes müssen sich die Unternehmensgründer fragen, wie sie die folgenden Strukturkriterien erfüllen können:

- Anmeldung des Dienstes als autonome Organisation des Gesundheitswesens (Institutionskennzeichen, Anmeldung als Arbeitgeber bei den Sozialkassen, der Berufsgenossenschaft, der Agentur für Arbeit und dem Finanzamt)
- Wahl der Gesellschaftsform des Unternehmens und Gemeinnützigkeit (Personengesellschaft oder Kapitalgesellschaft)

- Beschaffung der räumlichen Ausstattung und der Fahrzeuge für den Pflegedienst
- personelle Ausstattung (fachliche Leitung mit vorgeschriebenen Qualifikationen sowie Stellvertretung und weitere Mitarbeiter mit vertraglichen Qualifikationen).

Des Weiteren müssen folgende Prozesse gewährleistet sein:
- Dokumentation der erbrachten Leistungen in einem digitalen System (z. B. PAPP)
- Konzept zur Tourenplanung eines Fachpflegedienstes und regionale Festlegung
- Erstellung eines Pflegekonzepts und Qualitätsmanagementsystems
- Marketing des Fachpflegedienstes und Außendarstellung
- Zusammenarbeit mit den Fachärzten und psychologischen Psychotherapeuten
- Vernetzung im sozialpsychiatrischen System.

4.1.2 Psychiatrische Pflege in der Schweiz

Béatrice Gähler-Schwab und Udo Finklenburg

Die schweizerische Gesetzgebung lässt verschiedene Formen aufsuchender Psychiatriepflege zu:

Spitalexterne Pflege (Spitex)
- Der größte Teil der Aufträge im Rahmen der ambulanten psychiatrischen Pflege wird von der Spitex übernommen, welche als halbstaatliche Institution in den Kantonen breit aufgestellt ist. Sie ging aus den ehemaligen „Gemeindeschwestern" hervor und muss die Grundversorgung (und damit auch die psychiatrische Pflege) sicherstellen. Im Rahmen des Sicherstellungsauftrages wird die Spitex dafür zusätzlich finanziert – neben den allgemeinen Entschädigungen, welche alle Anbieter gleichermaßen erhalten. – Die Spitex ist hierarchisch organisiert, wird in der Regel von einem Verein getragen und stellt ihre Mitarbeiter zunehmend im Rahmen eines Gesamtarbeitsvertrages ein.
- Spitex-Organisationen im Rahmen von „Spitex privée Suisse" (Verband der privaten Spitex-Anbieter) sind Private, der Spitex ähnliche Organisationen, welche keine Versorgungspflicht haben.

Freiberufliche ambulante psychiatrische Pflege
- Einzelpersonen, als Namensfirma registriert, ohne Versorgungspflicht und mit klaren Weiterbildungs- und Zulassungsvoraussetzungen
- aufsuchende Dienste der psychiatrischen Ambulatorien
- Den Kliniken angeschlossene Außenstellen, welche als Ergänzung zum institutionellen Angebot stationsäquivalente Behandlungen oder Akut- und Übergangspflege anbieten. Häufig sind die Angebote an spezielle Diagnosen gebunden (ICD-10 F2 und F3).

Für alle Anbieter der ambulanten psychiatrischen Pflege gilt die Bedingung: Den Bedarf für ambulante psychiatrische Pflege darf nur eine Pflegefachperson erheben, welche die Bedingungen nach der Krankenpflege-Leistungsverordnung (Artikel 7 Absatz 2bis litt. b. KLV) erfüllt. Diese Leistungsvoraussetzungen besagen, dass sie mindestens zwei Jahre unter einer fachlich qualifizierten Leitung psychiatrisch-pflegerisch gearbeitet haben muss. Auf Antrag erhält sie eine Bedarfsabklärungsnummer, welche dies belegt (s. auch www.bedarf-psychiatrie-schweiz.ch).

Als Leistungen grenzt die Krankenpflege-Leistungsverordnung nach Artikel 7 Absatz 1 ein:

„Als Leistungen nach Artikel 33 Buchstaben b KVV gelten Untersuchungen, Behandlungen und Pflegemaßnahmen, die aufgrund der Bedarfsabklärung nach Absatz 2 Buchstabe a und nach Artikel 8 auf ärztliche Anordnung hin oder im ärztlichen Auftrag erbracht werden:

a. von Pflegefachfrauen und Pflegefachmännern (Art. 49 KVV);
b. von Organisationen der Krankenpflege und Hilfe zu Hause (Art. 51 KVV);
c. von Pflegeheimen (Art. 39 Abs. 3 des Krankenversicherungsgesetzes vom 18. März 1994, KVG)."

4.1.2.1 Besonderheiten für die ambulante psychiatrische Pflege

- *Psychiatrische Ambulatorien* verstehen sich als Zweigstellen der für die Region zuständigen psychiatrischen Kliniken. Sie rechnen ihre Leistungen über die Kliniken ab und bieten nur begrenzt aufsuchende Dienstleistungen. In der Schweiz werden die Ambulatorien nicht zur ambulanten psychiatrischen Pflege gerechnet.
- Die *(öffentliche) Spitex* entstand aus dörflichen bzw. städtischen Vereinen, welche seit Anfang des 20. Jahrhunderts die Gemeindekrankenpflege sicherstellten. Mit den zunehmenden Ansprüchen an ambulante Leistungen wurden daraus leistungsstarke Unternehmen, welche sich zunehmend zu regionalen Organisationen zusammenschlossen. Die Spitex muss die gesamte Bandbreite der Krankenpflege anbieten; sie ist verpflichtet, jeden Auftrag anzunehmen und innerhalb einer sinnvollen Frist (von Kanton zu Kanton unterschiedlich) den ersten Termin zu gewährleisten. Darüber hinaus hat die Spitex eine Ausbildungsverpflichtung und ist inzwischen schweizweit verpflichtet, einen 24-Stunden-Pikettdienst (Rufbereitschaft) anzubieten. Lange Zeit spielte die psychiatrische Pflege in der Spitex nur eine untergeordnete Rolle. Erst mit der Revision von Artikel 7 der Krankenpflege-Leistungsverordnung (KLV) von 2007 wurde dieser Bereich zunehmend ausgebaut und inzwischen ist jeder Spitex-Verein genötigt, ambulante psychiatrische Pflege anzubieten.
- Die *privaten Spitex-Organisationen* können in jedem Schweizer Kanton gegründet werden. Die Bedingungen werden von den jeweiligen Gesundheitsdepartements publiziert, ebenso erteilen diese die Betriebsbewilligung. Zudem hat die Association Spitex privée Suisse (ASPS) eigene Administrativverträge mit der Santé Suisse, dem Verband der Schweizer Krankenkassen. Außer der Einhaltung des Administrativvertrags und gewisser Ausbildungsverpflichtungen hat die Spitex privée keine Einschränkungen; hier arbeiten klar gewinnorientierte Betriebe, welche Aufträge ablehnen dürfen. Nur wenige Organisationen der Spitex privée bieten psychiatrische Pflege an.
- Die *freiberuflich Pflegenden* sind eingebunden in unterschiedliche Vertragswerke, welche die Leistungserbringung, die Administration und die Qualität betreffen (zum Qualitätsmanagement s. auch Kap. 4.12). Rechtlich gilt die freiberufliche Pflegeperson als Einzelfirma, in Verhandlungen mit Krankenkassen, den Kantonen und dem Bund wird sie vertreten durch den Schweizerischen Berufsverband Krankenpflege (SBK). Im Unterschied zu den anderen Anbietern arbeitet die freiberufliche (psychiatrische) Pflegefachperson in fachlicher Eigenverantwortung. Dazu benötigt sie eine von den Kantonen ausgestellte, für den jeweiligen Kanton gültige Berufsausübungsbewilligung und für die psychiatrische Pflege eine „Bedarfsausübungsbewilligung". Beides berechtigt dann zur selbstständigen Ausführung der Pflege und der Abrechnung mit den Krankenkassen.

Innerhalb des Artikels 7 der KLV werden die unterschiedlichen Leistungsarten der ambulanten Pflege beschrieben, die psychiatrische Pflege wird dabei nicht explizit erwähnt. Die Absätze, welche primär die Psychiatrie umschreiben, sind sehr offen formuliert, was einerseits einen großen Freiraum erlaubt, andererseits immer wieder zu Interpretationskonflikten mit den Krankenkassen führt. Relevante Leistungen im Sinne des Artikels 7 Absatz 2bis litt. b. KLV sind:

1. Maßnahmen der Abklärung, Beratung und Koordination:
   - Ermittlung des Pflegebedarfs und des Umfelds des Patienten und Planung der notwendigen Maßnahmen
   - Beratung des Patienten sowie gegebenenfalls der nichtberuflich an der Krankenpflege Mitwirkenden bei der Durchführung der Krankenpflege, insbesondere im Umgang mit Krankheitssymptomen, bei der Einnahme von Medikamenten oder beim Gebrauch medizinischer Geräte und Vornahme der notwendigen Kontrollen
   - Koordination der Maßnahmen sowie Vorkehrungen im Hinblick auf Komplikationen in komplexen und instabilen Pflegesituationen durch spezialisierte Pflegefachpersonen.
2. Maßnahmen der Untersuchung und der Behandlung:
   - Vorbereitung und Verabreichung von Medikamenten sowie Dokumentation der damit verbundenen Tätigkeiten
   - pflegerische Maßnahmen zur Umsetzung der ärztlichen Therapie im Alltag, wie Einüben von Bewältigungsstrategien und Anleitung im Umgang mit Aggression, Angst, Wahnvorstellungen
   - Unterstützung für psychisch kranke Personen in Krisensituationen, insbesondere zur Vermeidung von akuter Selbst- oder Fremdgefährdung.
3. Maßnahmen der Grundpflege:
   - Maßnahmen zur Überwachung und Unterstützung psychisch kranker Personen in der grundlegenden Alltagsbewältigung, wie Erarbeitung und Einübung einer angepassten Tagesstruktur, zielgerichtetes Training zur Gestaltung und Förderung sozialer Kontakte, Unterstützung beim Einsatz von Orientierungshilfen und Sicherheitsmaßnahmen.

Einzelne Leistungen dürfen nur mit ausreichend Erfahrung erbracht werden (KLV Artikel 7 Absatz 2bis litt. b. KLV). Des Weiteren setzt der Bund in Artikel 7a der KLV die Tarife fest, mit welchen die Leistungsarten bei den Krankenkassen abgerechnet werden können. Die Beiträge der Krankenkassen sind nicht kostendeckend, sodass die Kantone verpflichtet worden sind, eine sogenannte „Restkostenentschädigung“ zu gewähren. Die Umsetzung wird von jedem Kanton anders gestaltet. Um die Leistungen abrechnen zu können, benötigen freiberuflich Pflegende eine Berufsausübungsbewilligung (Organisationen eine Betriebsbewilligung) und von den Krankenkassen eine ZSR-Nummer, welche zur Abrechnung berechtigt. Abgerechnet wird „tiers payant“, also direkt mit der Kasse, nicht über den Klient.

Grundsätzlich muss sich jeder Anbieter bewusst sein, mit welchen Inhalten und in welcher Intensität er die aufsuchende Pflege anbieten kann. So ist es zum Beispiel Freiberuflichen Pflegefachpersonen fast unmöglich, täglich zu den Klienten zu gehen, für Organisationen ist es schwierig, fixe Bezugspersonen zu stellen. Um aber gleichwohl eine umfassende Pflege, welche alle Bedürfnisse der Klienten abdeckt, anbieten zu können, ist eine Vernetzung mit den anderen Anbietern ambulanter Pflege ebenso wie mit den weiteren Dienstleistern wie geschützten Werkstätten, Vormundschaftsbehörden, Psychiatern, Kliniken und Hausärzten unumgänglich. Dies kann nicht erzwungen werden, sondern ist nur erreichbar, wenn die Beziehungen stets gepflegt werden.

Eine gute Vernetzung ist auch förderlich für eine angemessene Auslastung der Kapazitäten und allfällige Hilfestellungen im Krankheits- und Urlaubsfall. Für die Qualität ist es hilfreich, so viel spezialisiertes Personal wie möglich zu haben; bei den freiberuflich Pflegenden wiederum sind die Bedingungen dafür klar definiert (s. **Kap. 4.12**).

Ein weiteres Thema ist die Erreichbarkeit, insbesondere in Notfällen. Ausgehend davon, dass die wichtigste Grundlage der ambulanten psychiatrischen Pflege die vertrauensvolle pflegetherapeutische Beziehung ist, welche davon ausgeht, dass die Pflegefachperson in schwierigen Situationen zur Seite steht, muss eine akute Erreichbarkeit gegeben sein. Ob dies mit dem Verweis auf den nächstgelegenen Notfalldienst, den organisationseigenen Pikettdienst oder mit der persönlichen 24/7-Telefonbereitschaft (24 Stunden am Tag, 7 Tage die Woche) geboten wird, ist eine Frage der persönlichen Vorlieben. Die Autoren können aus eigener Erfahrung berichten, dass die 24/7-Telefonbereitschaft nicht von den Klienten missbraucht wird, sondern eher als ein Schatz gehütet wird. Das Gleiche gilt für die mobile Erreichbarkeit. Rein rechtlich ist es möglich, als Freiberufler Aufträge in der ganzen Schweiz anzunehmen. Es stellt sich allerdings die Frage, ob dies auch verantwortbar ist. In der Praxis hat sich eine Distanz von rund 20 Minuten bewährt, sodass Notfälle schnell aufgesucht werden können.

Fragen zur weiterführenden Reflexion
Welches Geschäftsmodell entspricht mir?
Denke ich als Unternehmer?
Suche ich die Sicherheit einer Anstellung?
Möchte ich Pflege fachlich korrekt frei gestalten können?
Suche ich klare Vorgaben?
Bin ich bereit, an 365 Tagen im Jahr 24 Stunden lang in Bereitschaft zu sein?
Bin ich bereit, nicht nur vernetzt zu denken, sondern auch die Vernetzung anzustreben?

4.1.3 Selektivverträge der besonderen Versorgung

Ingo Tschinke

In Deutschland spielt neben der Regelversorgung (s. **Kap. 4.1.1**) die besondere Versorgung (§ 140a SGB V) in der ambulanten psychiatrischen Versorgung eine wichtige Rolle. Jeder Fachpflegedienst in Deutschland wird sich damit auseinandersetzen müssen und sollte darüber informiert sein. In dem Bundesland Niedersachsen werden in der besonderen Versorgung 30 bis 50 % des Gesamtleistungsvolumens eines Fachpflegedienstes geleistet (Walle et al., 2010). Grundsätzlich stellt die besondere Versorgung eine Versorgungsform dar, die die Situation der Versicherten in der Gesamtversorgung durch die Zusammenarbeit der Leistungserbringer mit den gesetzlichen Krankenkassen verbessern soll. Es handelt sich im Rahmen der psychiatrischen Versorgung um ein sogenanntes Komplexleistungssystem, bei dem die Leistungserbringer mit den Krankenkassen und einer vorgeschriebenen Managementgesellschaft vertrauensvoll zusammenarbeiten (Walle et al., 2010). Die besondere Versorgung geht als freiwilliges Angebot damit über die Regelversorgung hinaus. Da es sich um ein freiwilliges Angebot der Krankenkassen handelt, kann dieses Angebot allerdings ohne Ankündigung wieder zurückgezogen werden – wie inzwischen auch mehrfach geschehen. Es handelt sich hier um ein selektives Angebot, bei dem die Krankenkasse bzw. die Managementgesellschaft entscheidet, mit welchem Leistungserbringer (Facharztpraxis, psychiatrische Institutsambulanz oder Fachpflegedienst) sie einen Vertrag abschließt oder auch nicht. Der Vorteil der Krankenkasse liegt eindeutig darin, dass durch die Förderung des ambulanten Systems die Versicherten besser gesteuert werden können und die Krankenkasse durch die Verhinderung von teuren Klinikaufenthalten Geld spart. Dafür bieten die gesetzlichen Krankenkassen ein Angebot, das in der Laufzeit die Regelversorgung überschreitet und andere Angebote möglich macht, wie zum Beispiel die ambulante Gruppentherapie. Des Weiteren verzichten die gesetzlichen Krankenkassen bei der besonderen Versorgung auf die Zuzahlung gemäß § 62 SGB V, was das Angebot für die Versicherten noch attraktiver machen kann. Der Vorteil der Facharztpraxis liegt darin, dass besondere Versorgungsformen, die eine verschiedene Leistungssektoren übergreifende oder eine interdisziplinär fachübergreifende Versorgung (integrierte Versorgung) ermöglichen, zusätzliche Einkünfte einbringen, die außerhalb des Budgets der Kassenärztlichen Vereinigung (KV) gezahlt werden, und dass sich durch die Fachpflegedienste auch Menschen mit schweren psychischen Erkrankungen zu Hause versorgen lassen können, ohne dass diese ständig die Praxis aufsuchen müssen. Die Fachpflegedienste sind somit der verlängerte Arm des Arztes oder die Intervention, die einen Klinikaufenthalt verhindern kann. Der Vorteil der Versicherten liegt darin, dass sie eine umfangreichere Behandlung erhalten, die sich insbesondere in einem längeren Versorgungszeitraum darstellt, denn kaum eine schwere psychische Erkrankung ist über den Zeitraum von vier Monaten behandlungsfähig (Tschinke, 2013).

Voraussetzungen

Die Grundvoraussetzung für einen Fachpflegedienst in Niedersachsen, der an der besonderen Versorgung teilnehmen möchte, ist der Abschluss eines Vertrages nach § 132a SGB V, was bedeutet, dass der Pflegedienst die Qualitätsbedingungen bei der Personalausstattung und der Organisation erfüllen wie auch die Richtlinie zur psychiatrischen häuslichen Krankenpflege gemäß § 92 SGB V umsetzen muss (Walle et al., 2010). Bei der besonderen Versorgung in Niedersachsen kommen größtenteils Angebote zum Zuge, bei denen eine Managementgesellschaft Verträge mit Leistungserbringern (Fachpflegedienste, Facharztpraxen etc.) abschließt, die dann im Auftrag der Managementgesellschaft die Leistung erbringen und diese über die budgetführende Managementgesellschaft abrechnen. Es gibt einige psychiatrisch tätige Organisationen, die in bestimmten Bundesländern sowohl Leistungserbringer als auch Managementgesellschaft sind, was die Versorgung noch komplexer in der Leistung darstellen kann. Des Weiteren gibt es auch Regionen wie in Nordrhein-Westfalen und Rheinland-Pfalz, wo die besondere Versorgung zumeist die gesamte Versorgung darstellt, da die Regelversorgung dort unzureichend gestaltet ist. In einigen Bundesländern (z.B. Schleswig-Holstein, Bayern) schließen die Krankenkassen sogar Versorgungsverträge (Selektivverträge) mit Leistungserbringern aus dem SGB-IX-Bereich (Eingliederungshilfe) ab, da Fachpflegediensten die Zulassung durch die AOK Nordwest verweigert wird, was das Bundesversicherungsamt in den letzten Jahren aufgrund der mangelnden Qualifikationsvoraussetzungen berechtigt kritisiert hat (Kolbeck, 2014). Grundsätzlich können die gesetzlichen Krankenkassen Verträge mit Leistungserbringern über eine besondere Versorgung der Versicherten abschließen, um eine Versorgung über die verschiedenen Leistungssektoren übergreifend oder eine interdisziplinär-fachübergreifende Versorgung (integrierte Versorgung) mit Beteiligung vertragsärztlicher Leistungserbringer zu ermöglichen. Zu diesen Organisationen gehören:

- die zur Versorgung der Versicherten berechtigten Leistungserbringer oder deren Gemeinschaften
- Träger von Einrichtungen, die eine besondere Versorgung durch zur Versorgung der Versicherten nach dem vierten Kapitel des SGB V berechtigte Leistungserbringer anbieten
- Pflegekassen und zugelassene Pflegeeinrichtungen auf der Grundlage des § 92b SGB XI
- Praxiskliniken nach § 115 Absatz 2 Satz 1 Nummer 1 SGB V
- pharmazeutische Unternehmer
- Hersteller von Medizinprodukten im Sinne des Gesetzes über Medizinprodukte
- kassenärztliche Vereinigungen zur Unterstützung von Mitgliedern, die an der besonderen Versorgung teilnehmen.

In Niedersachsen sind die Modelle der besonderen Versorgung zurzeit an die psychiatrischen Diagnosen gebunden. In der besonderen Versorgung ist, anders als in der Regelversorgung, derzeit noch keine Öffnungsklausel formuliert worden, sodass die besondere Versorgung auch bei einer besonderen Schwere der Erkrankung diagnoseoffen verordnet werden kann. Aktuell sieht sich die besondere Versorgung nicht im gerontopsychiatrischen, sondern eher im allgemeinpsychiatrischen Setting gut aufgestellt, denn Modelle zu hirnorganischen Erkrankungen können nur in Verbindung mit wahnhaften Inhalten verordnet werden. Ebenso ist bei einigen Versorgungsverträgen ein höherer Pflegegrad ein Ausschlusskriterium. Vor allem viele neurotische Erkrankungen aus dem Bereich der Phobien, der Panikstörungen und Zwangserkrankungen sind verordnungsfähige Diagnosen.

Die besondere Versorgung hat den Vorteil, dass eine längerfristige und damit effektivere Versorgung möglich ist. Trotzdem ist es wichtig, schon zu Beginn einzuplanen, dass die Begleitung befristet ist und die Versorgung in der Regel nur eine kurzfristige Begleitung auf dem Genesungsweg des Betroffenen ermöglicht. Daher gilt es, eine überfürsorgliche Haltung zu vermeiden und die Selbstverantwortung eindeutig bei den Betroffenen zu belassen. Die Erarbeitung von Zielen und Perspektiven sollte so strukturiert sein, dass die wichtigsten Problemfelder innerhalb von zwei Jahren bearbeitet werden können.

Beispiele

In Niedersachsen gibt es durch die Allgemeine Ortskrankenkasse (AOK) einen Selektivvertrag zur Schizophrenie-Versorgung, der aufgrund seiner Natur einer Diagnoseeinschränkung unterliegt – denn nur Diagnosen aus dem Schizophrenie- (F 20.x) und dem schizoaffektiven Bereich (F 25.x) sind hier verordnungsfähig. Die Dauer des Vertrages ist unbegrenzt und kann theoretisch lebenslang von den Betroffenen genutzt werden. Bei diesem Vertrag handelt es sich um einen Budgetvertrag, in dem die Stunden aller versorgten Betroffenen in einem Topf zusammengeführt werden, aus dem die Versorgung gestaltet wird. Da manche Betroffene mit dieser Diagnose durch Maßnahmen der Eingliederungshilfe, der Tages- und Werkstätten für psychisch Erkrankte gut eingebunden sind in das sozialpsychiatrische Netzwerk, werden in diesen Fällen die Leistungen nur im Notfall und zu kurzen Kontaktaufnahmen genutzt, während andere das System deutlich mehr nutzen und somit die Stundenkontingente von anderen eingeschriebenen Betroffenen in Anspruch nehmen. Hier ist die Budgetsteuerung als Steuerungselement gegenüber den Pflegediensten sehr wichtig, um Malus-Zahlungen und Abzüge in der Bezahlung zu verhindern. Dieser Vertrag macht allerdings nur einen kleinen Teil der Versorgung aus, weil er sehr auf Menschen mit Schizophrenien fokussiert ist.

Es gibt Selektivverträge (IKK Classic, HKK, BKK LV Mitte, BKK Mobil Oil), die ihre Leistungen über eine Managementgesellschaft individualisiert auf den einzelnen Versicherten anbieten, das heißt, jedem Betroffenen, der sich einschreiben lässt, stehen 100 Stunden über einen Zeitraum von zwei Jahren zu Verfügung. Die Einschreibung erfolgt auch diagnosebezogen, ist aber inzwischen fast deckungsgleich mit den zulässigen Diagnosen der Regelversorgung. Der Vorteil liegt eindeutig in dem längeren Zeitraum, in welchem sich gerade die Folgen einer schweren psychischen Erkrankung in ein posttraumatisches Wachstum durch eine Förderung des persönlichen Recoverys umwandeln lassen (Slade et al., 2019). Die Studien von Blanchard et al. (1995) und Draper (2000) belegen, dass bei der Behandlung von schweren Depressionen eine auf vier Monate begrenzte Begleitung zu kurz greift, da nachweisliche Erfolge zumeist erst nach neun Monaten erkennbar sind.

4.2 Tourenplanung

Peter Roddau, Udo Finklenburg
und Ingo Tschinke

Die Tourenplanung ist für die ambulante aufsuchende Pflege das Herzstück bei der Planung der Leistungserbringung. Eine effektive und effiziente Tourenplanung spiegelt sich in der Wirtschaftlichkeit eines Pflegedienstes, einer Spitex-Organisation oder in der Selbstständigkeit wider und ist elementar für den monetären Erfolg. Dabei ist es unerheblich, ob eine Pflegekraft die Tourenplanung für sich innerhalb eines Pflegedienstes, einer Organisation oder als selbstständig tätige Pflegefachkraft plant – das Ziel ist überall die Vermeidung von sogenannten Overheadzeiten. Dazu gehören beispielsweise Fahrzeiten, Dokumentationen außerhalb der Besuchszeiten, Besprechungen über den Klienten, Dienstbesprechungen und der zeitliche Aufwand für die Vernetzungsarbeit innerhalb der sozialpsychiatrischen Versorgungsstrukturen. Viele dieser Overheadzeiten sind unvermeidbar und durch den Versorgungsvertrag in Deutschland sogar vorgeschrieben (s. **Kap. 4.1.1**), weshalb eine sorgfältige Tourenplanung für jede Pflegekraft unerlässlich ist. Als eigenverantwortlich arbeitende Einzelperson ist eine wohlüberlegte und den Bedürfnissen angepasste Planung von Einsatzgebiet, Streckenplanung und Zeitaufwand nicht nur ressourcenschonend, sondern letztlich berufserhaltend und qualitätssichernd.

Mangels verlässlicher Studien zur Orientierung entschied der Vorstand des Vereins Ambulante Psychiatrische Pflege (VAPP) in der Schweiz, dass im Sinne einer sinnvollen Notfallversorgung, welche zumindest für die eigenen Klienten gewährleistet sein sollte, die Aufträge nicht weiter als 20 Minuten respektive 30 km vom Firmensitz entfernt sein sollten (mit dem schnellsten zur Verfügung stehenden Verkehrsmittel). Das ist nicht immer realisierbar, man denke an die Versorgung der Alpentäler oder auf den Inseln, aber als Faustregel hat sich dies bewährt. Wobei die Praxis zeigt, dass Notfallkontakte sich zumeist telefonisch klären lassen und tatsächliche Vor-Ort-Einsätze meist nicht notwendig sind bzw. kritische Notfälle durch die Einschaltung der örtlichen Notfalleinrichtungen (Polizei, Feuerwehr) über die Leitstelle gemanagt werden können, welche dann gegebenenfalls auch die Rufbereitschaft des Ordnungsamtes hinzuzieht, um etwa eine Einweisung auszusprechen.

Dabei muss für jede Pflegefachkraft erkennbar sein, wie viel Einsatzstunden diese benötigt, damit der notwendige Umsatz erwirtschaftet und eine Bezugsgröße von 80 % im Klienteneinsatz umgesetzt werden kann. Jede Fachpflegekraft muss erkennen können, welche Arbeitszeit sich aus der Planung von 80 % Zeit beim Klienten und 20 % an Overheadzeiten ergibt. Außerdem sollten die Fachpflegekräfte einschätzen können, wie sich logische Arbeitsabläufe und die Bedürfnisse und Notwendigkeiten der Klienten kombinieren lassen. Dazu muss sowohl für die Pflegekraft eines Pflegedienstes als auch für freiberuflich arbeitende Pflegekräfte eingeschätzt werden, welche Verkehrsmittel mit welcher Ausstattung benötigt werden. Zu der Gesamtplanung gehört auch die Planung der Notfallerreichbarkeit bzw. des Bereitschaftsdienstes.

4.2.1 Was ist Tourenplanung?

Die „Tourenplanung ist ein Planungsvorgang, bei dem (Transport-)Aufträge zu Touren gruppiert und in eine Reihenfolge gebracht werden. Dabei wird in der Regel eine Tour von einer Person oder einem Fahrzeug durchgeführt. Dieser Planungsprozess ist in allen Bereichen bedeutend, in denen eine Vielzahl von Aufträgen und Touren geplant werden muss. Beispiele sind die Belieferung von Filialen eines Händlers, die Abholung von Post, die Mülleinsammlung, die Personenbeförderung und der Einsatz von Servicepersonal. Bei regelmäßigen Strecken wie im Kurier-Express-Paket-Dienst bilden sich so Transportnetzstrukturen" (Wikipedia, 2020, o.S.). Eine Tour ist eine Menge von Orten, die auf einer Fahrt, beginnend und endend in demselben Ausgangsort, angefahren werden. Eine Route besteht aus mehreren Teilstrecken, wobei jede Teilstrecke jeweils zwei Orte miteinander verbindet. Wenn Start- und Zielort identisch sind, spricht man von einer geschlossenen Tour, ansonsten von einer offenen Tour. Ein Termin ist ein (für etwas Bestimmtes) festgelegter Zeitpunkt – zum Beispiel ein Tag, bis zu dem oder an dem etwas geschehen soll. Dazu kommen noch Überlegungen zur Kostenersparnis, zur CO_2-Reduktion und, nicht zu vergessen, zu den persönlichen Bedürfnissen und Möglichkeiten der Klienten (Beispiel: Klienten im ersten Arbeitsmarkt sind selten tagsüber erreichbar).

4.2.2 Überlegungen zur Tourenplanung

Tourenplanung in der alltäglichen Praxis der psychiatrischen häuslichen Krankenpflege ist eine ständige Herausforderung für jeden einzelnen Mitarbeiter (Novak & Faller, 1999). Um in einem psychiatrischen Fachpflegedienst wirtschaftlich arbeiten zu können, muss die Tourenplanung aller Mitarbeiter möglichst effizient sein. Effizienz in diesem Kontext beschreibt den Grad der abrechenbaren Zeit des einzelnen Mitarbeiters gegenüber allen anderen nicht abrechenbaren Zeiten dieses Mitarbeiters. Wir gehen in dieser Darstellung davon aus, dass jeder Mitarbeiter seine Touren mit seinen Betroffenen selbst plant. Daher ist die Verteilung der Klienten auf die Mitarbeiter eine wichtige Tätigkeit der fachlichen Leitung, die die Leistungserbringung in einem Fachpflegedienst zu steuern hat (Hielscher et al., 2013).

Die erste Herausforderung besteht in der Beschreibung eines sinnvollen und bewirtschaftbaren Einsatzgebietes. In dem bereits genannten Einsatzgebiet mit einem Radius von etwa 30 km gibt es zum Beispiel eine größere Stadt, viele kleinere und größere Dörfer sowie einzelne abseits gelegene Höfe. Ungefähr die Hälfte der Klienten lebt in der Stadt, während ein Drittel in den Dörfern wohnt und die anderen Klienten sich verstreut in den Gebieten dazwischen aufhalten. Einzelne Klienten sind Frühaufsteher, sie sind froh, wenn die ambulante psychiatrische Pflege morgens kommt. Andere sind um 10 Uhr noch in einem nicht weckbaren Zustand, sodass vor 14 Uhr gar nicht angeklopft werden braucht. Das Einverständnis des Klienten vorausgesetzt, wäre es eine Überlegung, mit einer früheren Zeit an einer anderen Tagesstrukturierung zu arbeiten. Verschiedene Klienten arbeiten morgens in einer geschützten Werkstatt, wieder andere haben eine Anstellung im ersten Arbeitsmarkt mit unterschiedlichen Dienstzeiten (z.B. im Verkauf).

Festlegung des Einsatzgebietes

Am sinnvollsten wäre morgens der Ablauf Hr. Z, Fr. Y, Hr. X. Dummerweise lebt Hr. Z in der Stadt, Fr. Y 20 km außerhalb der Stadt und Hr. X wieder am anderen Ende des Einsatzgebietes. Mit einigen Überlegungen und großem Entgegenkommen der Klienten kann die Strecke optimiert werden (zuerst Fr. Y, dann Hr. Z, dann Hr. X). Aber dann fällt Fr. Y aus, und im Nachbardorf von Hr.n X ist ein neuer Klient. Alles geht von vorn los ...

Bestimmung der Arbeitszeit

Jede Pflegefachperson, ob selbstständig oder in einem Pflegedienst angestellt, kann die individuelle Arbeitszeit den eigenen Bedürfnissen entsprechend selbst bestimmen. Lediglich das Arbeitszeitgesetz zeigt dazu in Deutschland Grenzen auf. Umso mehr sollte eine Pflegefachkraft darauf achten, dass sie Überlegungen zur Psychohygiene (s. auch **Kap. 4.3**), Erholungszeiten und die Pflege von Sozialkontakten in ihr Selbstmanagement mit einbaut. Für Selbstständige könnte dabei eine Orientierung an den Arbeitszeiten im Rahmen von Arbeitsverträgen eines Pflegedienstes hilfreich sein.

Auf jeden Fall müssen Pausen mit eingeplant werden sowie die Zeit, die man von einem zum nächsten Klienten benötigt, je nach Wahl des Verkehrsmittels. Für einen Pflegedienst sind die Pausen nach dem Arbeitszeitgesetz vorgeschrieben, sie sollten auch von selbstständig tätigen Pflegekräften eingehalten werden. Auf der Basis dieser Überlegungen sollten pro Arbeitstag 5–7 jeweils einstündige Termine möglich sein.

Festlegung der Touren

Wann genau welcher Klient besucht wird, ist immer eine Verhandlungssache. Grundlegende Faktoren sind der erhobene Pflegebedarf und eine persönliche Zuverlässigkeit sowohl aufseiten der Fachpflegekraft als auch des Klienten. Die Klienten sind zumeist bereit, den Pflegenden entgegenzukommen, wenn sie merken, dass sie in ihren Bedürfnissen ernst genommen werden, wenn ihnen auf Augenhöhe begegnet wird. Neben der Strecken- und Kostenoptimierung können auch therapeutische Überlegungen eine Rolle spielen, zum Beispiel kann es Sinn machen, depressiven Klienten über ihr Morgentief hinwegzuhelfen.

Eine wichtige Überlegung ist auch, ob mit fixen Terminen gearbeitet wird (zu Fr. Y gehe ich jeden Mittwoch um 8 Uhr) oder flexibel (gemeinsame Absprache des jeweils nächsten Termins und Ortes). Beide Systeme haben ihre organisatorischen und therapeutischen Vorteile.

Wahl des Verkehrsmittels

Im städtischen Bereich ist ein Fahrrad, eine Monatskarte im öffentlichen Nahverkehr oder ein (Elektro-)Kleinwagen für Kurzstrecken sinnvoll. Im ländlichen Bereich führt kein Weg an einem Auto vorbei, und ausgehend davon, dass ein großer Teil des Tages im Auto verbracht wird, gilt es zwischen Komfort- und ökologischen Argumenten abzuwägen. Auf jeden Fall zu empfehlen ist eine Freisprechanlage, da viele telefonische Anfragen während der Fahrtzeiten abgearbeitet werden. Bei der Wahl des Fahrzeugs ist auch zu überlegen, ob regelmäßig ein Rollator, Rollstuhl oder das eigene Fahrrad transportiert werden muss.

4.2.3 Tourenplanung in der Praxis

Der erste Schritt bei der Tourenplanung in einem Fachpflegedienst erfolgt durch die fachliche Leitung mit der Verteilung der zu betreuenden Klienten auf die pflegerischen Mitarbeiter. Um die Klienten möglichst effizient versorgen zu können, gilt es die folgenden vier Punkte zu beachten:

- persönliche Präferenzen der Klienten (z. B. gewünschtes Geschlecht, favorisiertes Alter des psychiatrisch Pflegenden u. Ä.)
- zeitliche Kapazitäten der Mitarbeiter
- räumliche Nähe zu anderen von einem Mitarbeiter betreuten Klienten
- persönliche Eignung (neuer oder unerfahrener Mitarbeiter, besondere Erfahrungen mit bestimmten Krankheitsbildern, besondere Qualifikationen von Mitarbeitern u. Ä.).

Im Rahmen der Tourenplanung sollte jeder Mitarbeiter über eine ausreichende Zahl von zu betreuenden Klienten verfügen, die je nach Leistungsart unterschiedliche Behandlungsintervalle oder Behandlungsintensitäten aufweisen können. Welche Zahl als ausreichend anzusehen ist, hängt von der vereinbarten Arbeitszeit des Mitarbeiters, der zur Verfügung stehenden Behandlungszeit (verordnete Leistungszeit) sowie anderen fest eingeplanten Terminen des Mitarbeiters (Teambesprechung, Supervision, Organisationszeiten, Wegezeiten) ab. Wenn Touren neu geplant werden müssen (z. B. weil ein neuer Klient betreut werden muss), ist es besonders herausfordernd, diese schnell und an die verschiedenen Bedürfnisse der einzelnen Klienten angepasst sowie auf die gesamte Tourenplanung des Einsatzzeitraumes (z. B. eine Woche) bezogen unter dem Gesichtspunkt der Effizienz abzustimmen. Dabei müssen folgende Aspekte beachtet werden:

- Nähe des zuerst aufzusuchenden Klienten zum Wohnort des betreuenden Mitarbeiters
- Nähe der anderen Klienten zum Wohnort des jeweils davor betreuten Klienten
- an die jeweiligen Tagesstrukturen der Klienten angepasste Besuchszeiten
- vorgegebene Termine von anderen an der Betreuung Beteiligten (z. B. Fachärzte, Therapeuten)
- Dauer der einzelnen Klientenkontakte und Termine
- Nähe des letzten aufzusuchenden Klienten zum Wohnort des betreuenden Mitarbeiters.

Für eine vorhandene Tourenplanung ist es meist sinnvoll, 10–14 Tage in die Zukunft zu planen, um die Wegstrecken zwischen den einzelnen Klienten möglichst kurz halten zu können. Die vorausschauende Tourenplanung erlaubt es zum einen, schnell zu überblicken, wann aufgrund auslaufender Verordnungen oder aus der Betreuung ausscheidender Klienten Lücken in der Tourenplanung und für die Mitarbeiter aufzufüllende Arbeitszeiten entstehen. Diese Planung setzt einige Grundlagen voraus: Die selbstverantwortlichen Mitarbeiter müssen vorausschauend planen können, sie kennen ihr Einsatzgebiet, sie können die Klienten davon überzeugen, wie wichtig eine vorausschauende Terminplanung ist, die Verbindlichkeit der gemeinsam vereinbarten Termine ist gewährleistet. Um eine hohe Verbindlichkeit herzustellen, gibt es mehrere Wege, zum Beispiel eine Behandlungsvereinbarung oder einen Pflegevertrag, wo der Zeitraum für die Absage eines Termins geregelt ist, oder die Vereinbarung von Vertragsstrafen bei Nichteinhaltung (z.B. eine finanzielle Entschädigung für entstandene Ausfallkosten).

Es ist wichtig, den Mitarbeiter entsprechend zu coachen und ihm die Wichtigkeit der vorausschauenden und effizienten Tourenplanung zu vermitteln. So kann eine ineffiziente Tourenplanung schnell zu einem Umsatzverlust in Höhe von mehreren Hundert Euro führen.

Rechenbeispiel

Wir gehen von folgenden Prämissen aus:
Eine Leistungsstunde pHKP wird mit EUR 57,50 vergütet. Beide Mitarbeiter haben Klienten in einem Umkreis von ca. 15–20 km um ihre Wohnorte. Beide Mitarbeiter haben im selben Zeitraum gleich viele sonstige Termine (Teambesprechungen, Supervisionen). Der einzige Unterschied bei diesem Rechenbeispiel liegt in der Effizienz der Tourenplanung, also den Wegstrecken, die beide Mitarbeiter jeweils zwischen den von ihnen aufzusuchenden Klienten zurücklegen müssen.
Max Mustermann arbeitet Vollzeit mit 172,3 Stunden je Monat (40 Stunden bei 4,33 Wochen je Monat). Er hat im Januar tatsächlich 172,3 Stunden gearbeitet und davon 141,29 Stunden im direkten Klientenkontakt. Das bedeutet, dass er eine Effizienz (abrechenbare Arbeitszeit gegenüber gesamter Arbeitszeit) von 82% erreicht. Dies ergibt einen Umsatz von EUR 8124,18 für den Monat. Er hat seine Tage so geplant, dass die zu besuchenden Klienten nahe beieinander wohnen und alle klientenbezogenen Tätigkeiten auch beim Klienten erbracht werden (z.B. Dokumentation, Pflegeplanung). Ausfallzeiten wurden von ihm für abrechenbare Telefonkontakte genutzt.
Jan Mustermeier arbeitet ebenfalls Vollzeit mit 172,3 Stunden je Monat (40 Stunden bei 4,33 Wochen je Monat). Er hat im Januar tatsächlich 172,3 Stunden gearbeitet und davon 124,06 Stunden im direkten Klientenkontakt. Das bedeutet, dass er eine Effizienz (abrechenbare Arbeitszeit gegenüber gesamter Arbeitszeit) von 72% erreicht. Dies macht einen Umsatz von EUR 7133,45 für den Monat. Jan hat nicht darauf geachtet, dass die zu besuchenden Klienten recht weit voneinander entfernt wohnen, sodass er die Woche zigmal durch den Landkreis fährt. Des Weiteren kommt es bei ihm auch zu Ausfallzeiten, die er mit Dokumentationen oder Planungen füllt, die er eigentlich beim Klienten machen sollte. Außerdem neigt er dazu, dass bei abgesagten Terminen nicht die fachliche Leitung gefragt wird (was er machen könnte), sondern fährt einfach nach Hause – was wiederholt zu Minusstunden geführt hat.
Mitarbeiter Jan Mustermeier hat also EUR 990,73 weniger Umsatz erzielt, und das nur aufgrund einer ineffizienten Tourenplanung. Eine effiziente Tourenplanung ist in der psychiatrischen häuslichen Krankenpflege wichtig, um die Arbeitszeit für viele und längere Klientenkontakte nutzen zu können. Jan Mustermeier verbringt bei seinen Klienten im gleichen Zeitraum 17,23 Stunden weniger Zeit! Das bedeutet, dass er in einem Monat etwas mehr als 2 volle Arbeitstage weniger Zeit hat, seine Klienten zu unterstützen, als Max Mustermann. Obwohl beide in diesem Szenario die gleichen Voraussetzungen haben.

4.2.4 Besonderheiten bei der Tourenplanung

Als besonders problematisch erweisen sich in der psychiatrischen häuslichen Krankenpflege zum einen akut auftretende Krisensituationen, die einen sofortigen Handlungs- und Unterstützungsbedarf auslösen. In solch einem Fall muss gegebenenfalls die geplante Tour abgebrochen werden, und die nächsten Termine müssen abgesagt werden, um die akute Krisensituation zu bewältigen. Dies kann zu erhöhten Fahrzeiten und zu nicht abrechenbaren Einsatzzeiten (z .B. Telefonkontakte mit dem Betroffenen, seinem Umfeld und weiteren Beteiligten) führen, die sich nachteilig auf die Effizienz auswirken.

Als weitere besondere Problematik sind kurzfristig abgesagte Termine oder zum vereinbarten Termin nicht anwesende Klienten zu nennen. Hierbei ist die von dem Mitarbeiter zur Verfügung gestellte Arbeitszeit nicht abrechenbar, und somit sinkt die Effizienz des Mitarbeiters, wobei dem durch strukturelle Hilfen wie Vereinbarungen oder Terminzettel entgegengewirkt werden kann. Des Weiteren kann der Mitarbeiter versuchen, nachfolgende Termine vorzuziehen und auszuweiten. Eine weitere Möglichkeit, die ausgefallene Zeit abrechenbar zu füllen, sind die im Rahmen der besonderen Versorgung (§ 140 SGB V) möglichen Telefonate mit Klienten, die schon einige Zeit nicht mehr kontaktiert wurden und die daher eine telefonische Kontaktaufnahme erforderlich machen (gilt nicht für die Schweiz).

Es liegt in der Natur der ambulanten psychiatrischen Pflege, dass sie „aufsuchend“ arbeitet. Folglich sind Überlegungen zur Mobilität ein Muss – auch über das Wochenende. So muss eine ständige Erreichbarkeit, insbesondere in Notfällen, gewährleistet werden können. Bei selbstständig arbeitenden Pflegenden kann diese Verpflichtung entweder durch eine alleinige Bereitschaft, eine Ablöseverpflichtung mit anderen selbstständig Pflegenden oder durch einen mit Kollegen organisierten Bereitschaftsdienst erreicht werden. Dies gilt ebenso für einen Fachpflegedienst, der dies durch die höhere Zahl seiner Mitarbeiter intern sehr viel besser umsetzen kann.

In der Schweiz ist weder vom Gesetzgeber noch innerhalb des Administrativvertrages eine Wegentschädigung vorgesehen, welche dem Klienten in Rechnung gestellt werden kann. Einzelne Kantone bieten im Zusammenhang mit der Restkostenentschädigung eine Wegpauschale an. Die Wegepauschale in Deutschland ist aufgrund der Berechnung für somatische Pflegedienste sehr niedrig und wird von den Krankenkassen aus diesem Grund auch nicht zur Diskussion gestellt, um nicht neue Begehrlichkeiten zu wecken. Deshalb werden Fahrzeiten der psychiatrischen Dienste eher in die Versorgungspauschalen „eingepreist“.

4.3 Selbstmanagement

Udo Finklenburg

Sowohl in der freiberuflichen ambulanten Psychiatriepflege als auch in einem Angestelltenverhältnis (Spitex, Pflegedienst) ist das Selbstmanagement ein wesentlicher Faktor, um die Aufgaben der ambulanten psychiatrischen Pflege lange und mit Elan erfüllen zu können (Schädle-Deininger & Mayer, 2019). Termine müssen rechtzeitig beendet werden, Wegezeiten geplant und eingehalten werden, und für alle weiteren Tätigkeiten (Dokumentation, Abrechnung, Absprachen im Netz, Einholen von Verordnungen etc.) muss auch Zeit eingeplant werden, ganz abgesehen von Kriseneinsätzen und Vertretungen für Kollegen.

Und dann will die Pflegefachperson ja auch noch ihr Leben leben ...

Der Begriff Selbstmanagement bezeichnet die Kompetenz, die eigene persönliche und berufliche Entwicklung weitgehend unabhängig von äußeren Einflüssen zu gestalten. Ohne bewusste Planung läuft die psychiatrische ambulant tätige Pflegefachperson Gefahr, sich in der Arbeit zu verlieren und letztlich keine Zeit mehr für die eigenen Bedürfnisse zu haben. Unter dem Termindruck wird die Administration auf den Abend oder gar auf das Wochenende verschoben, der Druck der Erreichbarkeit lässt keine Entspannung entstehen, die Work-Life-Balance gerät aus den Fugen (Schädle-Deininger & Mayer, 2019).

Eine wohlüberlegte Infrastruktur (s. **Kap. 4.4**) und eine durchdachte Tourenplanung (s. **Kap. 4.2**) sind schon äußerst hilfreich in Bezug auf ein erfolgreiches Selbstmanagement. Aber ein ebenso wichtiger Faktor wie die äußeren Bedingungen ist die eigene Haltung: Habe ich eine Arbeit, die ich erledigen muss, oder eine Aufgabe, die ich erfüllen darf? Bin ich verantwortlich für den Erfolg meiner Aufgabe oder ist vielmehr der Weg das Ziel? So wie man nicht ausschließen kann, dass eine 40-Stunden-Woche nur bedingt eingehalten werden kann, so sollte die Pflegefachperson es sich auch erlauben, bei ausgefallenen Terminen die Arbeitszeit für eine Pause im Café zu nutzen, das Fahrzeug zu reinigen oder Klienten aus der besonderen Versorgung, zu denen seit einiger Zeit kein Kontakt besteht, anzurufen, um sich nach ihrem Befinden zu erkundigen. Sorgsam sollten in der Freizeit Hobbys und Freundschaften gepflegt werden. Viele, die in der ambulanten psychiatrischen Pflege arbeiten, beschreiben, dass sie nach den Klientenkontakten kaum noch die Energie haben, sich anderen Menschen auszusetzen. Rückzug ist die Folge, Freundschaften werden vernachlässigt, und eine wesentliche Chance zum Ausgleich wird verpasst. Zum Selbstmanagement gehört neben der Erfüllung einer anspruchsvollen Aufgabe (pünktlich, verlässlich, kompetent), sich um die eigenen Bedürfnisse zu kümmern. Diese dürfen keinesfalls vernachlässigt werden. Arbeitsaufwand und Freizeitaktivitäten sollten sich derart die Waage halten, dass die Pflegefachperson sich den Anforderungen der Arbeit mit genügend Energiereserven stellen kann und in der Freizeit ausreichend anregende Erholung findet.

Ein ebenfalls wesentlicher Aspekt des Selbstmanagements ist es, dass keine Themen der Klienten mit in den Feierabend genommen werden. Nach Möglichkeit sollte der Fall geschlossen werden, wenn die Haustüre des Klienten hinter einem ins Schloss fällt. Offene Fragen sollten möglichst sofort bearbeitet und erledigt werden. Wenn ein Thema bis in die Freizeit die Pflegefachperson beschäftigt, wäre das ein Anlass, es in die Intervision mitzunehmen (Dörner et al., 2017).

Besonderheiten für die ambulante psychiatrische Pflege

Neben den oben genannten grundlegenden Aspekten gibt es spezielle Bedingungen, die in der ambulanten psychiatrischen Pflege zu erfüllen sind. So fordert zum Beispiel der Kanton Bern in der Schweiz eine hohe Erreichbarkeit für die Klienten der ambulanten Pflegeanbieter (24/7 – der Klient muss jederzeit eine informierte Fachperson erreichen können). Dies gilt als erfüllt, wenn innerhalb des Netzwerks ein Pikettdienst angeboten wird oder ein Spitexdienst seinen Nachtdienst zur Verfügung stellt.

Die persönliche 24/7-Erreichbarkeit über das Handy wird unterschiedlich beurteilt. Viele befürchten eine mangelnde Abgrenzung von Arbeit und Freizeit, andere durften dagegen erfahren, dass die Klienten durchaus verantwortungsvoll mit dieser Möglichkeit umgehen können.

4.4 Infrastruktur

Udo Finklenburg

Nur wenige Berufe kommen mit so wenig Struktur-Werkzeug aus wie die ambulante psychiatrische Pflege. Es besteht die Versuchung zu sagen, dass wir unsere Sinne und unsere Sprache brauchen, sonst nichts. Gleichwohl muss die Arbeit dokumentiert werden, die Erreichbarkeit ist zu gewährleisten, die Wege von Klient zu Klient sollten ohne großen Zeitverlust zu bewältigen sein, und die monatliche Abrechnung sollte nicht zu einer Nachtschicht ausarten – dies alles mit dem Anspruch, den bürokratischen Aufwand so gering wie möglich zu halten. Folglich muss sich die Pflegefachperson Gedanken über eigene Bedürfnisse, Ansprüche und die Notwendigkeiten machen. Dies variiert mit der Art der Anstellung; eine freiberufliche Pflegefachperson in der Schweiz hat andere Ansprüche an die Infrastruktur als jemand, der in der Spitex oder in einer psychiatrischen Institutsambulanz arbeitet.

4.4.1 Infrastrukturelle Voraussetzungen

4.4.1.1 Erreichbarkeit

In vielen Regionen der Schweiz ist eine 24/7-Erreichbarkeit vertraglich festgelegt. Wie diese ausgestaltet wird, obliegt der jeweiligen Organisation oder der freiberuflich tätigen Pflegefachperson. Beispielsweise wäre es möglich, einen Pikettdienst bzw. Bereitschaftsdienst einzurichten oder mit einer anderen Organisation eine Kooperation abzuschließen. Denkbar ist auch, den Klienten das Angebot zu machen, rund um die Uhr erreichbar zu sein – je nach Dringlichkeit des Anliegens. Zuweiser und andere Fachpersonen aus dem Betreuungssetting (Ärzte, Sozialarbeiter etc.) erwarten die Erreichbarkeit während der Bürozeiten. Dies bedeutet, dass die Pflegefachperson über ein Handy, sinnvollerweise ein Smartphone mit einem Flatrate-Abo, verfügen sollte. Zu überlegen ist auch, ein Headset oder eine Freisprechanlage im Auto zu haben. Ob ein Anrufbeantworter genutzt wird oder ob aus dem Protokoll des Handys heraus direkt zurückgerufen wird, ist eine Frage der persönlichen Vorlieben.

Achtung! In Deutschland drohen Sanktionen für das Telefonieren ohne Freisprechanlage (bei „Handy am Steuer" ein Bußgeld von 100 Euro sowie ein Punkt in Flensburg; § 23 StVO). In der Schweiz wird das Telefonieren ohne Freisprecheinrichtung während der Fahrt mit einer Buße von 100 Schweizer Franken belegt (Anhang 1 Ziffer 311 der Ordnungsbussenverordnung). Telefonieren am Steuer oder das Bedienen von Kommunikations- und Informationssystemen kann je nach Fall zu einem Entzug des Führerausweises, hohen Bußen oder zu einer Freiheitsstrafe führen (www.bfu.ch – Abruf vom 21. Januar 2021). Telefonieren während der Fahrt ohne Freisprechanlage hat in der Schweiz bei Unfällen auch schon zu Leistungskürzungen der Unfallversicherung wegen grober Fahrlässigkeit geführt (Art. 37 Abs. 2 Unfallversicherungsgesetz).

Ebenso ist es eine Frage der persönlichen Schwerpunktsetzung, ob die Erreichbarkeit oder die Konzentration auf den jeweiligen Termin beim Klienten in den Vordergrund gestellt wird. Gegebenenfalls muss nach ein oder zwei Anrufen während eines Klientengesprächs das Handy auf lautlos gestellt werden.

Eine Visitenkarte (rückseitig als Terminkarte) ist in vielerlei Hinsicht hilfreich und sinnvoll. Sie stellt sicher, dass der Klient über alle wichtigen Informationen verfügt, um die Betreuungsperson zu erreichen und die Termine einzuhalten. Des Weiteren ist es sinnvoll, anderen involvierten Diensten oder Personen die Visitenkarte schnell übergeben zu können. Bei der Gestaltung kommt es weniger auf ein innovatives Aussehen als auf einen sinnvollen Inhalt mit allen Kontaktdaten und gegebenenfalls der Zulassungsnummer an.

Mobilität

Während es in städtischen Gebieten durchaus denkbar ist, die Klientenbesuche mit dem Fahrrad oder dem öffentlichen Nahverkehr zu bewältigen, besteht in ländlichen Regionen die Notwendigkeit für ein (Dienst-)Auto. Der Verein Ambulante Psychiatrische Pflege (VAPP) gibt hierzu die Empfehlung, dass Klienten innerhalb von 20 Minuten (zu Fuß oder mit Fahrrad, Auto, Bahn, Bus. **Abb. 4-1**) erreichbar sein müssen, um im Krisenfall schnell reagieren zu können (s. **Kap. 4.2** Tourenplanung). Bei dem Einsatz eines Autos gilt es zu überlegen, welche Anforderungen es erfüllen soll: Ein Kleinwagen hält die Kosten niedrig und lässt sich leicht parken, mit einem Kombi oder Minivan kann auch

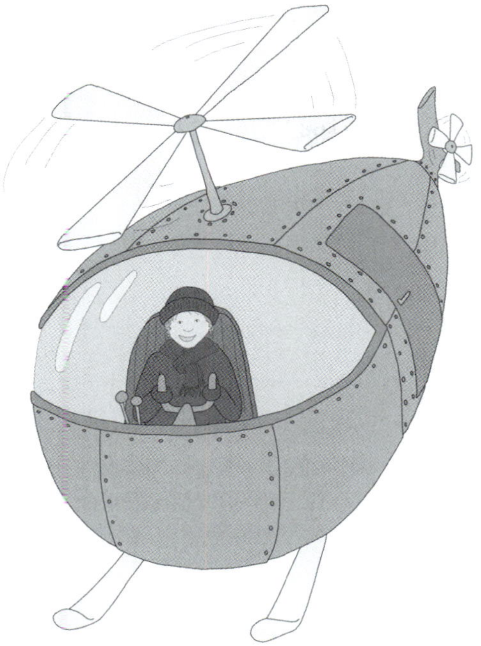

Abbildung 4-1: Manchmal wäre ein Heli nicht schlecht (Grafik: N. Finklenburg)

schon mal ein Rollator oder Rollstuhl mitgenommen werden.

Achtung! In vielen Gemeinden und Städten sind spezielle Parkkarten für ambulante Pflegedienste erhältlich.

4.4.1.2 Dokumentation

In allen Regionen ist die Dokumentation der erbrachten Leistungen, teilweise vertraglich oder vom Gesetzgeber geregelt, Pflicht. Dazu empfiehlt es sich, auf ein professionelles Tool zurückzugreifen. Ein leistungsfähiges Dokumentationssystem sollte sowohl in Deutschland als auch in der Schweiz folgende Leistungsmerkmale erfüllen:

- Verlaufsberichte mit Leistungsart und Zeitaufwand
- Klientenstammdaten
- Assessment- und Bedarfserhebungswerkzeug
- Adressdatenbank, aufgeschlüsselt nach Fachpersonen und Angehörige
- Abrechnungstool
- Rechnungskontrolle
- Vorbereitung für zukünftige elektronische Datenübermittlung.

Darüber hinaus muss eine Datensicherung und die Teamfähigkeit garantiert werden, sodass Vertretungen leicht organisierbar sind. In der Regel bieten serverbasierte Programme diese Möglichkeit. Auf dem Markt sind verschiedene Systeme erhältlich, die von den Kostenträgern akzeptiert werden und die mit unterschiedlichen Kosten und Schulungsbedarfen verbunden sind.

4.4.1.3 Verwaltung

Vor dem Hintergrund, dass Klientendaten bis zu zehn Jahre (s. **Kap. 6.7** Datenschutz) nach Ende eines Auftrags aufbewahrt werden müssen, stellt sich die Frage, wie die Büroorganisation aussehen muss. Ein Großteil der Daten ist digitalisiert und gesichert. Gleichwohl fallen immer noch viele Dokumente auf Papier an. Ob Hängeregistraturen, persönliche Ordner für jeden Klienten oder das komplett papierlose Büro durch Digitalisierung – jede Variante ist korrekt und kann nach den persönlichen Bedürfnissen organisiert werden.

Eine Agenda oder Terminkalender ist ein zentrales Werkzeug in der ambulanten psychiatrischen Pflege. Dabei spielt es keine Rolle, ob es auf dem PC oder Handy zugänglich ist oder altbewährt in Papierform. Wichtig sind dabei Übersichtlichkeit und Lesbarkeit auch bei regelmäßiger Anpassung der Termine an die aktuellen Gegebenheiten. Mittelfristig ist zu überlegen, ob nicht zumindest eine Digitalisierung der Terminverwaltung anzustreben ist.

Werbung

Eine übersichtliche und leicht zu navigierende Website ist ein Muss, gut verlinkt und mindestens mit den Menüpunkten:

- Wer? (Wer ist die anbietende Person, das anbietende Team? Jedes Teammitglied kann

mit einem Foto und einem kurzen Text vorgestellt werden)
- Wo? (In welcher Region besteht das Angebot?)
- Was? (Nach welchen Grundsätzen wird die ambulante psychiatrische Pflege angeboten, z.B. Recoveryhaltung, DBT, KVT, spezielle Sprachkenntnisse etc.).

Die gleichen Inhalte sollten sich in einem gut strukturierten Flyer wiederfinden. Eine Visitenkarte, wie weiter oben beschrieben, rundet die Darstellung ab. Als Ausdruck der Corporate Identity sind passend designtes Briefpapier und Umschläge möglich.

Allerdings macht es keinen Sinn, Flyer unaufgefordert beispielsweise an Sozialdienste, Psychiater oder Kliniken zu versenden; sie werden von den Empfängern nicht gelesen. Sinnvoller ist es, bei jeder Verordnung, welche bei einem neuen Arzt eingefordert wird, bei jeder Kommunikation mit einer neuen Behörde, Klinik oder Sozialdienst Flyer und Visitenkarte abzugeben und sich eventuell zu einem Teamgespräch einladen zu lassen, um den Dienst vorzustellen. Auch Werbung via Tageszeitungen oder Lokalradio bringt nicht viel. Wichtig ist, dass die Fachkreise angesprochen werden und den Klienten die verschiedenen Möglichkeiten (Freiberufler oder Spitex, Intensität der Besuche, Medikamentenmanagement) vorschlagen können.

Letztlich ist eine gute Vernetzung in lokalen und überregionalen Fachkreisen die beste Werbung, und nicht zuletzt auch die Mitgliedschaft in einem Fachverband.

Kostenmanagement

Je nach Region, in welcher der ambulant psychiatrisch Pflegende tätig ist, kann das Bruttoeinkommen beeindruckend sein. Dabei muss immer beachtet werden, dass den Einnahmen nicht zu unterschätzende Ausgaben gegenüberstehen. Für freiberuflich Tätige ist es auf jeden Fall sinnvoll, einen Buchhaltungskurs zu belegen (wenn es selbst gemacht werden soll) oder sich eine niederprozentige Bürokraft oder einen Treuhänder zu leisten.

Unentgeltliche Anstrengungen (nicht abrechenbare Leistungen, Besuch von Kursen und Tagungen) sollten als „Investition in die Zukunft“ angesehen werden; sie helfen, das eigene Ansehen und den Respekt in der Region zu steigern.

4.4.1.4 Ausstattung

Neben den unabdingbaren Ausstattungen wie Handy, Fahrzeug, computergestützte Dokumentation und Archivierung erweist sich noch verschiedenes anderes Equipment als sinnvoll:
- eine sichere Mailadresse (z.B. in der Schweiz mit einer HIN-E-Mail-Adresse)
- Aktenvernichter mit entsprechender Sicherheitsstufe (Klientenunterlagen dürfen nicht ins Altpapier)
- Scanner (zur Digitalisierung von Dokumenten)
- Faxgerät (zur schnellen Übermittlung von Verordnungen und Berichten)
- Kühlschrank (für zu kühlende Medikamente)
- Spritzenmaterial (Depotinjektionen)
- Blutzucker-/Blutdruck-Messgerät.

Nicht notwendig, aber durchaus sinnvoll sind:
- ein internetfähiger Tablet-PC (für Recherchen zusammen mit dem Klienten oder zum Ausnutzen der Zeit bei ausgefallenen Terminen, z.B. zum Schreiben von Pflegeberichten)
- ein Alkoholtester (zur Sicherheit, z.B. bei der Abgabe von Antabus®).

Wer allein arbeitet (z.B. Freiberufler in der Schweiz) und seine Administration daheim erledigt, läuft Gefahr, Arbeit und Freizeit nicht mehr abgrenzen zu können. Gegebenenfalls macht es dann Sinn, sich ein Büro räumlich getrennt in zentraler Lage zu mieten.

4.5 Aufnahme- und Entlassungsmanagement

Ingo Tschinke

Eine gut geplante und strukturiere Aufnahme zeigt die Qualität eines psychiatrischen Fachpflegedienstes, sowohl hinsichtlich der Reaktionsfähigkeit als auch der Prozessgestaltung der ambulanten psychiatrischen Pflege. Hierbei spielt es keine große Rolle, ob Betroffene vom Facharzt, von einer Fachklinik oder von anderen Personen aus dem psychiatrischen Netzwerk von dem Fachpflegedienst erfahren oder durch eigene Initiative den Pflegedienst ansprechen. Der Prozess zur Aufnahme sollte klar definiert sein und die Aufnahme sollte möglichst zügig erfolgen. Bei einer hohen Nachfrage sollte abgeklärt werden, ob etwa wegen der Akuität der Symptomatik eine rasche Krisenintervention erfolgen muss, um eine Klinikaufnahme nach Möglichkeit zu vermeiden. Des Weiteren sollte zwischen dem Verordner und dem Fachpflegedienst die Aufgabenstellung für die Versorgung kommuniziert werden, die dann in dem Aufnahmegespräch mit dem Betroffenen thematisiert werden sollte, um die wichtigen Aspekte der Versorgung gemeinsam zu definieren. Ebenso ist es sinnvoll, schon früh in der Versorgung zu besprechen, was die Wünsche und Ziele des Betroffenen sind, um diese auch in der zur Verfügung stehenden Zeit umsetzen zu können. Auch sollten eine Ermittlung der Behandlungspräferenzen und – falls notwendig – unterstützende und nachfolgende Versorgungsformen initiiert werden, wie zum Beispiel die Beantragung eines Pflegegrades, um langfristig Betreuungsleistungen wie auch Maßnahmen nach dem Bundesteilhabegesetz (BTHG) beanspruchen zu können. Des Weiteren ist es zielführend, dass schon bald nach der Aufnahme an die Entlassung gedacht wird, damit frühzeitig eine Überleitung in andere Versorgungssysteme geplant werden kann.

Beim Aufnahme- und Entlassungsmanagement sollte die Recoveryorientierung stets berücksichtigt werden, um die Stärken und die Autonomie der Betroffenen zu fördern und eine größtmögliche Unabhängigkeit von dem Psychiatriesystem zu gewährleisten (Amering & Schmolke, 2012).

4.5.1 Gesetzliche Grundlagen in Deutschland

Die Aufnahme in die ambulante psychiatrische Pflege erfolgt in Deutschland als Krankenhausvermeidungspflege, wenn Krankenhausbehandlung geboten, aber nicht durchführbar ist (§ 37 Absatz 1 SGB V), und als Sicherungspflege, wenn die ärztliche Behandlung gesichert werden muss (§ 37 Absatz 2 SGB V) (Becker & Kingreen, 2018). Die Versorgung erfolgt auf der Grundlage der Richtlinie des Gemeinsamen Bundesausschusses über die Verordnung von häuslicher Krankenpflege für psychisch Kranke (HKP-RL; G-BA, 2018). Der Fachpflegedienst hat diese Pflege gemäß des mit der Krankenkasse abzuschließenden Regelversorgungsvertrages nach § 132a SGB V in seinem vertraglich vereinbarten Einzugsbereich zu erbringen und sicherzustellen (AOK Niedersachsen, 2021). Sie muss eine bedarfsgerechte und gleichmäßige, dem allgemein anerkannten Stand der medizinischen und pflegefachlichen Erkenntnisse entsprechende Versorgung der Versicherten gewährleisten. Die Versorgung der Versicherten muss ausreichend und zweckmäßig sein, darf aber das Maß des Notwendigen nicht überschreiten und muss wirtschaftlich erbracht werden (§ 4 Absatz 1 des Regelversorgungsvertrages der AOK Niedersachsen). Nach der Richtlinie des G-BA muss die Verordnung für die psychiatrische häusliche Krankenpflege durch einen von der Kassenärztlichen Vereinigung zugelassenen Facharzt für Psychiatrie, Nervenheilkunde, Neurologie, Psychosomatik, Psychotherapie oder Kinder- und Jugendpsychiatrie oder durch einen psychologischen Psychotherapeuten bzw. psychologischen Kinder- und Jugendpsychologen erfolgen (§ 4 Absatz 6 HKP-RL). Abweichend kann die Verordnung auch durch einen Hausarzt erfolgen, wobei ein Gesamtverordnungszeitraum von sechs Wochen nicht überschritten werden sollte (§ 4 Absatz 6 Satz 4ff. HKP-RL). Die Verordnung ist ebenfalls durch eine Fachklinik für Psychiatrie im Rahmen des Entlassungsmanagements für den Zeitraum von sieben Kalendertagen zulässig (§ 7 Absatz 5 HKP-RL).

Im Rahmen der besonderen Versorgung nach § 140a SGB V besteht die Möglichkeit, individuelle Verträge zwischen einzelnen Leistungserbringern und den gesetzlichen Krankenversicherern (Selektivverträge) abzuschließen. So können gesetzlich zugelassene Leistungserbringer einzeln oder unter dem Dach einer Managementgesellschaft besondere Konditionen für die Versorgung von bestimmten Betroffenengruppen mit einer Krankenkasse frei aushandeln. Die Managementgesellschaft wird in der Regel durch den Facharzt über die Einschreibung informiert und dann einem Fachpflegedienst zugewiesen, der dann mit dem Betroffenen in Kontakt tritt.

Das Entlassungsmanagement sollte langfristig geplant werden, da auch die Beantragung von Pflegegraden oder die Hilfekonferenzen für das ambulant betreute Wohnen nach dem BTHG einen gewissen Zeitraum für die Vorplanung benötigen. Die notwendigen Hilfen sollten für die Betroffenen möglichst ohne unnötige Versorgungslücken erbracht werden.

4.5.2 Umsetzung im operativen Bereich

Die erste Information über die ambulante psychiatrische Pflege erfolgt im ambulanten Bereich durch den niedergelassenen Facharzt oder den psychologischen Psychotherapeuten, der die Betroffenen grob über die Form und den Zweck dieser Pflege aufklärt. Dazu wird den Betroffenen entsprechendes Informationsmaterial ausgehändigt (z.B. Flyer; diese sollten den Fachärzten durch den Fachpflegedienst in ausreichendem Maße zur Verfügung gestellt werden). In der Praxis zeigt sich, dass die Fachärzte die Flyer den Betroffenen aushändigen und sie zu einer Kontaktaufnahme mit dem Pflegedienst auffordern, damit dieser die Motivation für die Inanspruchnahme des Hilfsangebotes überprüfen kann.

Bei einer Kontaktaufnahme durch den Betroffenen sollten dessen personenbezogenen Daten (wie Adresse, Telefonnummern, E-Mail-Adressen, Kontaktdaten von Angehörigen und Betreuern etc.) als notwendige Information für den Fachpflegedienst aufgenommen werden. Dem Betroffenen sollte mitgeteilt werden, dass alle weiteren Informationen während des Aufnahmegesprächs mitgeteilt werden. Die Kontaktaufnahme sollte durch die Verwaltung im Rahmen des Aufnahmemanagements erfolgen. Die Verwaltungsfachkraft muss dazu über alle verordnungsrelevanten Kriterien informiert sein, um Facharztpraxen, Fachkliniken und den Betroffenen die richtigen Informationen zu geben.

Im Rahmen des Aufnahmemanagements erhält der Betroffene eine Informationsmappe mit allen relevanten Informationen. Dazu gehört die Mitteilung der Kontaktmöglichkeiten mit dem Fachpflegedienst einschließlich der fachlichen Leitung und der Notfallrufnummern. Der Betroffene erhält einen Notfallpass mit allen wichtigen Informationen über Ansprechpersonen (Ärzte, Betreuer, wichtige Personen, Angehörige, Fachdienst) und Medikamente (aktuelle Medikation, Bedarfsmedikamente und Medikamente, die vermieden werden sollten), der mit ihm gemeinsam ausgefüllt werden sollte. Des Weiteren sollte ein gemeinsamer Krisenplan erstellt werden, der bei dem Betroffenen als auch bei dem Fachdienst hinterlegt wird. Ergänzend könnte auch eine Vorausverfügung für einen eventuellen klinischen Aufenthalt abgefasst werden (Perkins & Rinaldi, 2007c). Es sollte auch ein Informationsblatt über die gesetzliche Zuzahlung, Transportregularien, die Kontaktaufnahme bei Terminabsagen und mit Regeln für Fehlbesuche ausgehändigt werden. Sinnvoll ist auch eine Übersicht des Gesamtangebotes der ambulanten psychiatrischen Pflege, damit der Betroffene sich ein Bild über die Versorgung machen kann.

Das Aufnahmegespräch sollte einer bestimmten Struktur folgen, um systematisch und zielgerichtet alle wichtigen Informationen für eine an den individuellen Bedürfnissen des Betroffenen angepasste ambulante psychiatrische Pflege zu sammeln. Dazu werden von dem Betroffenen zunächst die Umstände ermittelt, die aus seiner Sicht zur Kontaktaufnahme geführt haben. So wird danach gefragt, welche Entwicklung der Krankheitsverlauf in der letzten Zeit genommen hat und was die Krankheit für den Betroffenen bedeutet. Wichtig sind auch Informationen über etwaige vorherige Behandlungen in Kliniken oder bei Psychotherapeuten oder Psychologen und was der Betroffene bei diesen Behandlungen als positiv und hilfreich empfunden hat. Dabei sollte auch ermittelt werden, inwieweit der Betroffene sozial vernetzt ist und wer aus diesem Netzwerk in die Behandlung miteinbezogen werden kann. Als Nächstes sollte herausgefunden werden, in welchem Maß der Betroffene seine Erkrankung als Teil der eigenen Identität betrachtet und ihr mit Akzeptanz begegnet. Soweit möglich, sollte auch die subjektive Sinngebung der Erkrankung eruiert werden und ob der Betroffene sich unterstützt und empowert fühlt.

Im Rahmen der laufenden Versorgung sollte ein Netzwerk für den Betroffenen aufgebaut werden, was davon abhängig ist, in welcher Phase des persönlichen Recoverys sich der Betroffene befindet und welche Form von Unterstützung er für sich annehmen kann (s. **Kap. 5.3** Life-Coaching). Steht die persönliche Recoveryentwicklung des Betroffenen noch sehr am Anfang, dann wird noch eine starke Abhängigkeit vom Psychiatriesystem vorhanden sein. Je autonomer Betroffene werden, desto konstruktiver können sich persönliche Vernetzungen entwickeln.

Dementsprechend sollte auch die Überleitung in weiterführende Bereiche angepasst werden. Grundsätzlich sollen psychisch belastete Menschen nicht bevormundet werden, da sich ansonsten die Abhängigkeit in einem psychiatrischen Versorgungssystem manifestieren kann. In der Vergangenheit gab es gerade für Menschen mit einer Psychose recht schnell eine Überleitung in betreute Wohneinrichtungen oder in einzelbetreutes Wohnen. Dies kann im ersten Moment als hilfreich erscheinen, führt aber zu einer gelernten Hilflosigkeit, die dann durch positiv gedachte Fürsorgehaltungen von psychiatrisch Tätigen noch verstärkt wird (Slade, 2009). Insofern sollte eher langfristig bedacht werden, was die Stärken und die Selbstverantwortung von Menschen mit einer psychischen Erkrankung fördert.

Wie bereits erwähnt, sollte schon bei der Aufnahme die Entlassung mitgedacht werden. Schon kurz nach der Aufnahme lässt sich meist erkennen, wie die Hilfesituation nach vier Monaten einzuschätzen ist und welche Prozesse (Pflegegrad beantragen, Maßnahmen des BTHG wie betreutes Wohnen, Rehabilitationsmaßnahmen wie ein RPK, Berufsförderung etc.) zu initiieren sind. Diese Prozesse sollten während der Versorgung eingeleitet werden, sodass notwendige Hilfestellungen vor der Beendigung der psychiatrischen Pflege etabliert sind. Des Weiteren sollte thematisiert werden, dass es die Aufgabe der ambulanten psychiatrischen Pflege ist, sich überflüssig zu machen und dass sie keine Begleitung für eine längere Dauer ist. Es sollte der persönliche Recoveryweg bei den Betroffenen in der Weise umgesetzt werden, dass deutlich wird, dass sie die Verantwortung für diesen Prozess haben und dass dieser lebenslange Prozess nur kurzzeitig von psychiatrischen Hilfesystemen unterstützt wird.

Zusammenfassend sei darauf hingewiesen, dass Menschen mit einer psychischen Erkrankung möglichst komplikationslos und ohne schwierige Schnittstellen die Aufnahme in die ambulante psychiatrische Pflege ermöglicht werden soll. Der Aufnahmeprozess soll transparent, das heißt, für die Betroffenen stets durchschaubar gestaltet sein. Das Aufnahmegespräch beginnt mit einer gemeinsamen Klärung des Auftrages für die ambulante psychiatrische Pflege, die dann durch die Beziehungsprozesse weiter fortgeführt wird. Während der Behandlung soll schon früh geklärt werden, ob eine weitere Überleitung in Folgesysteme notwendig ist. Dabei soll stets berücksichtigt werden, dass die Stärken und Ressourcen gefördert und Betroffene nicht in eine Abhängigkeit geführt werden.

Für die Organisation des Aufnahme- und Entlassungsmanagements sollten folgende Prozesse bedacht werden:

- Wie können Betroffene mit dem Fachpflegedienst Kontakt aufnehmen?
- Ist die Kontaktaufnahme individuell und prozesshaft geregelt, unabhängig davon, durch wen Betroffene zugewiesen werden oder ob sie selbst Kontakt aufnehmen, und welche Daten werden erhoben?
- Wie ist die Aufnahme gestaltet? Gibt es eine Regelung, wer die Aufnahme übernimmt, oder übernimmt die Aufgabe die zugeordnete Bezugspflege?
- Wann und wie wird die Auseinandersetzung mit dem persönlichen Recovery geplant? Findet schon im Aufnahmegespräch eine Aufklärung über die recoveryorientierte Handlungsweise des Fachpflegedienstes statt?
- Wie sind die Prozesse des Aufnahmegesprächs geregelt? Was wird besprochen, werden Vorstellungen, Behandlungspräferenzen und Ziele geklärt?
- Wann werden weiterführende Prozesse eingeleitet und wie werden Verlängerungen und Entlassungen aus der ambulanten psychiatrischen Pflege geplant?

4.6 Dokumentation in der psychiatrischen Pflege

Ingo Tschinke

Die psychiatrische Pflegedokumentation wird von vielen psychiatrisch Pflegenden häufig als ein notwendiges Übel betrachtet, dem in der Administration der Versorgung nachgekommen werden muss. Aus diesem Grund befassen sich viele Pflegende nach ihrem Examen kaum noch mit dem Trainieren einer guten Dokumentation (Ward, 2009). Manchmal zeigt erst eine Krise oder ein besonderer Zwischenfall in der Versorgung, wie wichtig eine gute Dokumentation ist. Eine gute Dokumentation sollte den Prozess des Pflegehandelns und das Vorankommen des Betroffenen in jeder Phase des Pflegeprozesses beschreiben und dokumentieren. Psychiatrisch Pflegende müssen sich darüber im Klaren sein, dass die klare, nachvollziehbare und lesbare Pflegedokumentation ein Zeichen der Professionalität darstellt.

Für die Pflegedokumentation in Deutschland und in der Schweiz gelten jeweils besondere Spezifika, die wir in den folgenden beiden Kapiteln darstellen.

4.6.1 Dokumentation in einem Pflegedienst in Deutschland

Ingo Tschinke

Die Dokumentation der ambulanten psychiatrischen Pflegeleistung nimmt einen wichtigen Teil der Arbeit in der psychiatrischen häuslichen Krankenpflege ein. Dabei spielen insbesondere die Transparenz und die Nachvollziehbarkeit eine besondere Rolle. Für pflegerische Mitarbeiter, die den Betroffenen in Vertretungssituationen übernehmen, muss zu jedem Zeitpunkt erkennbar sein, worüber mit dem Betroffenen gesprochen wurde und was für den Betroffenen aktuell von Wichtigkeit ist. Auch muss dokumentiert sein, inwieweit die Genesung im Rahmen der Pflegeprozessplanung vorangeschritten ist. Für Krisensituationen muss ein Krisenplan hinterlegt sein, auf den Kollegen im Bereitschaftsdienst zurückgreifen können. Dazu ist für einen psychiatrischen Pflegedienst eine elektronische Dokumentation sehr wünschenswert, damit der Pflegeprozess und notwendige Maßnahmen für Krisen sofort erkennbar sind (Schmidt & Meißner, 2009). Die Dokumentation soll zu jedem Zeitpunkt transparent gestaltet sein, was eine Grundvoraussetzung für die Umsetzung des Gezeiten-Modells ist (Barker & Buchanan-Barker, 2020). Aus diesem Grund sollte die Dokumentation gemeinsam mit dem Betroffenen durchgeführt werden, wodurch zugleich Wertungen und Interpretationen vonseiten der Pflegefachpersonen vermieden werden (Barker, 2009; Ward, 2009).

Die Pflegedokumentation ist eine Prüfungsgrundlage des Medizinischen Dienstes der gesetzlichen Krankenkassen. Grundlage dafür sind die Rahmenempfehlungen nach § 132a Absatz 1 SGB V zur Versorgung mit häuslicher Krankenpflege vom 16.07.2020. Des Weiteren soll in der Dokumentation der Pflegeprozess klar erkennbar sein. Der Pflegeprozess kann zum Beispiel durch das REACH©-Modell (s. **Kap. 5.6**) dargestellt werden – da sich die einzelnen Schritte des Regelkreises recoveryorientiert darstellen lassen (Wilkinson, 2012). Phil Barker erläutert im Rahmen seines Gezeiten-Modells, was man mit den Betroffenen gemeinsam dokumentieren sollte und wie dies transparent umgesetzt werden kann (Barker, 2009; Barker & Buchanan-Barker, 2020). Des Weiteren soll für den Leser die Leistungsdokumentation mit den Fahrzeiten zur An- und Abfahrt dargestellt werden, da dies eine große Relevanz für die Abrechnung hat. Außerdem muss die Datenschutzrichtlinie berücksichtigt werden; das Einhalten des Datenschutzes und der Schweigepflicht sind auch im Zusammenhang mit der Dokumentation relevant.

Gemäß den Rahmenempfehlungen nach § 132a Absatz 1 SGB V zur Versorgung mit häuslicher Krankenpflege vom 16.07.2020 hat ein Pflegedienst ein geeignetes Dokumentationssystem anzuwenden, das für die Erbringung der Leistungen eine übersichtliche und nachvollziehbare Dokumentation ermöglicht. Geeignet sind Dokumentationssysteme, mit denen die Dokumentation der auf die Erbringung der Leistung bezogenen Informationssammlung, von Hinweisen zur Durchführung und zur Leistungserbringung, von Verlaufsbeobachtungen und notwendigen Abstimmungen mit den behandelnden Vertragsärzten möglich ist. Das Dokumentationssystem hat auch die Dokumentation der Planung der Durchführung der Leistungen zu ermöglichen, soweit eine Planung erforderlich ist.

Zu Beginn des Versorgungsauftrages erfasst der Pflegedienst Stammdaten sowie die leistungsbezogenen Angaben der ärztlichen Verordnung und erhebt bei Bedarf weitere Informationen, die für eine ordnungsmäße Durchführung der Leistungen erforderlich sind. Auf dieser Grundlage werden die Leistungen durchgeführt. Die Leistungserbringung wird im Anschluss an die Durchführung auf dem Durchführungsnachweis/Leistungsnachweis durch die ausführende Pflegekraft abgezeichnet.

Messwerte von mit Messungen verbundenen Leistungen der häuslichen Krankenpflege sowie Besonderheiten oder Abweichungen bei der Durchführung der Leistungen oder Beobachtungen im Verlauf werden im Pflegebericht/Berichtsblatt bzw. in speziellen Formularen festgehalten. Über leistungsrelevante Veränderungen berichtet der Pflegedienst den behandelnden Vertragsärzten. Diese entscheiden über die erforderlichen Maßnahmen, die sich daraus ergeben. Bei einer Änderung der ärztlichen Verordnung wird die Durchführung entsprechend angepasst.

Die Dokumentation ist in der Regel bei den Versicherten aufzubewahren. Soweit eine sichere Aufbewahrung dort nicht möglich ist, ist die Dokumentation beim ambulanten Pflegedienst zu hinterlegen. Die Aufbewahrungsfrist für die Dokumentation beträgt mindestens drei Jahre nach Ende des Kalenderjahres der Leistungserbringung. Die Vertragsärzte können bei einem Hausbesuch die Pflegedokumentation einsehen, für ihre Entscheidungen auswerten und bei Bedarf Anordnungen darin vermerken. Wenn eine elektronische Dokumentation erfolgt, ist durch den Pflegedienst sicherzustellen, dass insbesondere die an der Versorgung beteiligten Vertragsärzte Zugriff auf die Informationen in der Dokumentation haben.

Die ständige Rechtsprechung erwartet eine klare Dokumentation der pflegerischen Interventionen, ansonsten kommt es zu einer Beweislastumkehr zugunsten des Klienten und es wird davon ausgegangen, dass die Intervention nicht erbracht wurde und der Pflegedienst in der Haftung steht. Dies gilt insbesondere bei den Leistungsnachweisen in der ambulanten Pflege, wenn eine Streitigkeit darüber entsteht, ob die Bezugspflegekraft vor Ort gewesen ist oder nicht. Im Krankenpflegegesetz (KrPflG) wird die Pflegedokumentation als eines der Ausbildungsziele vorgeschrieben, sie ist daher durch jede Pflegefachkraft durchzuführen. In der Psychiatrie-Personalverordnung (Psych-PV) werden der Dokumentation und Erstellung eines individuellen Pflegeplans ein besonderer Zeitrahmen zugestanden, der demzufolge auch zwingend umzusetzen ist. Das Fünfte Buch des Sozialgesetzbuches sieht in § 137 zwingend eine Qualitätssicherung in Form einer Dokumentation vor. Auch in der Rahmenberufsordnung des Deutschen Pflegerats wird in § 3 die Dokumentation als Berufspflicht aufgeführt. Auch die Musterberufsordnung für Ärzte beschreibt in § 10 klar die Dokumentationspflichten.

4.6.1.1 Anforderungen an die psychiatrische Pflegedokumentation

Als Erstes sollte die Frage gestellt werden, ob der Pflegedienst eine Papier- oder eine elektronische Dokumentation wählen soll. In der Praxis mit Pflegediensten in Deutschland hat sich herausgestellt, dass die elektronische Dokumentation – wie sie von bestimmten Firmen speziell für die ambulante psychiatrische Pflege zur Verfügung gestellt wird – eine überprüfbare Leistungserbringung möglich macht, die sich als fälschungsfrei und dokumentationssicher im Sinne der Qualitätssicherung nach § 137 SGB V erwiesen hat. In den Jahren 2018/2019 wurden alle psychiatrischen Pflegedienste in Niedersachsen durch den MDK überprüft, und es ergaben sich – nach den Aussagen der prüfenden Krankenkassen – im Rahmen dieser Überprüfungen hauptsächlich Auffälligkeiten in der Leistungsdokumentation und der Nachvollziehbarkeit des Pflegeprozesses bei Pflegediensten, die eine Papierdokumentation genutzt haben. Daher sollte in der ambulanten psychiatrischen Pflege einer elektronischen Dokumentation den Vorzug gegeben werden, um gegebenenfalls rechtssicher jegliche Betrugsvorwürfe im Keim ersticken zu können und damit den Pflegedienst auch in seinem Bestand zu sichern. Daher wird in der weiteren Beschreibung von einer elektronischen Form der Dokumentation ausgegangen.

Eine professionelle Pflegedokumentation erfüllt folgende Anforderungen (Ward, 2009):

- Betroffene werden bei der Dokumentation der Pflegeleistungen und der Inhalte der Gespräche miteinbezogen; das betrifft auch die Form, wie Informationen aufgeschrieben werden, und die Evaluation.
- Die Dokumentation sollte akkurat und prägnant sein; viele Worte führen nicht zwingend zu mehr Information; die Inhalte müssen klar und schnell erfasst werden können.
- Die Dokumentation muss prozessbeschreibend sein – Aussagen wie „hat gut geschlafen“ oder „keine Veränderung“ sagen nichts aus und sind daher zu vermeiden. Es dürfen nur Veränderungen dokumentiert werden, die sich in die eine oder andere Richtung auswirken.
- Die Dokumentation muss informationsspezifisch sein; besondere Informationen der Versorgung sollten hervorgehoben oder an besonderer Stelle dokumentiert werden (z. B. in der Pflegeplanung).
- Der Pflegeprozess muss in seinem systematischen und zielgerichteten Ablauf, mit dem Pflegende Probleme erfassen und angemessene pflegerische Maßnahmen planen, durchführen und evaluieren, erkennbar sein.
- Zu einem späteren Zeitpunkt nachgetragene Einträge müssen eindeutig gekennzeichnet sein, sodass sichtbar wird, dass die Dokumentation nachgeholt wurde.
- Für die Dokumentation sollten nur Vorlagen genutzt werden, die für eine professionelle Dokumentation geeignet sind.

- Bei falschen Dokumentationen oder Änderungen in der Dokumentation müssen vorgenommene Veränderungen stets nachvollziehbar sein.
- Wenn ein Krisenplan Teil der Dokumentation ist, sollte ein schneller digitaler Zugriff möglich sein oder ein gesondertes Dokument genutzt werden, sodass Mitarbeiter schnell darauf zugreifen können.

4.6.1.2 Professionelle Umsetzung

Zunächst sollten die Stammdaten des Betroffenen erfasst werden – mit Namen, Geburtsdatum, Adressen und Erreichbarkeit. Des Weiteren sollte der Facharzt und gegebenenfalls Hausarzt, Betreuer, Krankenkasse und Bezugspflegekraft hinterlegt sein. Da die Dienstplanung meist personenbezogen und selbstorganisiert stattfindet, sollte die Dokumentation ein Terminplanungsmodul für die Tages-, Wochen- und Monatsplanung enthalten. Die Verträge und Verordnungen sollten eingetragen und nachvollziehbar hinterlegt sein. Ebenso gehören die Dokumentation der Aufnahmevereinbarungen, der Pflegevertrag (falls notwendig), die Datenschutzerklärung und die Schweigepflichtentbindung hinterlegt. Die Leistungserbringung muss anhand der Berichte der Verlaufsdokumentation klar erkennbar sein. Für alle Betroffenen sollten auch Krisenpläne und Behandlungsvereinbarungen verfügbar sein, damit der Bereitschaftsdienst schnell auf diese Informationen zurückgreifen kann (s. auch **Kap. 6.3** Risikomanagement). Viele elektronische Dokumentationssysteme haben die Möglichkeit, durch Schnittstellen mit den Abrechnungsinstituten der Krankenkassen und der Managementgesellschaften in der besonderen Versorgung per DATEV (Elektronische Datenübermittlung zu Abrechnungszwecken) die Rechnungslegung zu gestalten.

Die Verlaufsdokumentation muss den Pflegeprozess eindeutig erkennbar machen, der sich auch in der Pflegeplanung niederschlägt. Pflegerische Interventionen müssen geplant umgesetzt und sich somit auch in der Dokumentation in der ambulanten psychiatrischen Pflege widerspiegeln (Ward, 2009). Zu Beginn der Versorgung sollten im Erstassessment (Aufnahmegespräch) die Grundlagen der Versorgung zusammen mit den durch den Facharzt definierten Fähigkeitsstörungen aufgenommen werden. Die Fähigkeitsstörungen können in einem Fähigkeitsstörungsbogen dokumentiert werden. Dieses Dokument, das von der Bundesinitiative Ambulante Psychiatrische Pflege (BAPP e.V.) entwickelt worden ist, erfasst die Fähigkeitsstörungen aus Sicht des Verordners und die grundsätzlichen Maßnahmen des Fachpflegedienstes. Die Einbußen bzw. Fähigkeitsstörungen werden in einer defizitorientierten Sichtweise dargestellt. Anschließend werden durch den Verordner noch die Ziele und Maßnahmen definiert, nach denen sich der psychiatrische Fachpflegedienst bei der Versorgungsplanung auszurichten hat. Nach dem REACH©-Modell sollte nun durch die Bezugspflegekraft mit dem Betroffenen über die verordneten Maßnahmen (die auf dem Formularblatt sehr offen formuliert sind) und die eigenen Vorstellungen und Ansprüche gesprochen werden (Reflexionsphase) (Grey et al., 2014). Dazu sollte eine tragfähige Beziehung zu dem Betroffenen aufgebaut werden, die eine wertschätzende und Recovery fördernde Zusammenarbeit ermöglicht (Reynolds, 2009; Ellis & Day, 2018). Anschließend werden die Lebens- und Krankheitsgeschichte und die aktuelle Lebenswelt des Betroffenen erfasst (Phase der Erforschung). Danach sollte der Pflegeprozess in die konkrete Planungsphase übergehen. Nach der Abstimmung der Ziele zwischen dem Betroffenen und der Bezugspflegekraft werden diese schriftlich in der Dokumentation in Form einer Behandlungsvereinbarung fixiert; diese kann immer wieder im Laufe des Pflegeprozesses dynamisch angepasst werden. Im Rahmen einer gemeinsamen Abstimmung (Commitment) zur Feststellung der einzelnen Handlungsschritte wird dann der Pflegeprozess durch individuelle Interventionen (z.B. in Form der Low Intensity Cognitive Behaviour Therapy) (Marrinan, 2019) oder andere Maßnahmen wie beispielsweise der lösungsorientierten Zielerreichung (Pryjmachuk, 2019; Ryrie, 2018; Webster, 2009) inhaltlich ausgestaltet. Die Behandlungsziele sollten immer wieder überprüft und abgestimmt werden, damit das Halten des Erreichten möglich ist und der Betroffene auch Fortschritte und Veränderungen erkennen kann. Dabei können auch ethische Aspekte wie Fragen zur Autonomie, Selbstverantwortung und Mitbestimmung bei therapeutischen Entscheidungen thematisiert und die Ergebnisse dokumentiert werden, damit diese stets Berücksichtigung finden (Lakeman, 2009). Eine recoveryorientierte Begleitung bedeutet, dass die Selbstbestimmung des Betroffenen als ethisches Gut stets Vorrang vor allen anderen Maßnahmen hat, es sein denn, die Entscheidungsfähigkeit ist nach gültigen Kriterien nicht mehr gegeben (Vollmann & Scholten, 2017). In dieser Weise kann der Pflegeprozess durch einen lebendigen Vertrag seine Dynamik entfalten, wobei die einzelnen Schritte wie Planung der Pflege, ihre Durchführung und Überprüfung zusammen mit der Dokumentation ein sinnvolles Ganzes ergeben.

Eine verantwortliche fachliche Leitung eines Fachpflegedienstes sollte sich fragen, ob sie folgende Maßnahmen gut umgesetzt hat:

- Habe ich die Grundlage der Rahmenempfehlungen nach § 132a Absatz 1 SGB V umgesetzt?
- Habe ich Bedingungen für die praktische Pflegedokumentation geschaffen und sind die Mitarbeiter dementsprechend qualifiziert?
- Liegen alle notwendigen Formulare der Dokumentation vor (z.B. Stammdaten-Blatt, Schweigepflichtentbindung, Medikamentenplan, Krisenplan, Verlaufsdokumentation etc.)?
- Habe ich für den Pflegedienst geklärt, ob eine Papier- oder eine digitale Dokumentation durchgeführt werden soll?
- Findet durch die Mitarbeiter eine aktuelle und zeitnahe Dokumentation des Pflegebesuchs statt?
- Sind alle pflegerischen Mitarbeiter mit den notwendigen Materialien für die Dokumentation ausgestattet?
- Findet die Dokumentation gemeinsam mit den Betroffenen statt?
- Ist die Darstellung des Pflegeprozesses im Genesungsverlauf der Betroffenen systematisch, nachvollziehbar und transparent?
- Wird auf die Einhaltung der Datenschutz-Grundverordnung und der Schweigepflicht geachtet?
- Wie findet die Erstellung eines Krisenplans statt und hat jeder Mitarbeiter im Bereitschaftsdienst Zugriff auf den Krisenplan?
- Findet ein Austausch zwischen Verordner und Betroffenen über seinen Genesungsweg statt?

4.6.2 Dokumentation in der Schweiz

Béatrice Gähler-Schwab und
Udo Finklenburg

Ergänzend zu den Ausführungen in **Kapitel 2.6.1** verlangt der Schweizer Gesetzgeber einige Details. Die Pflegedokumentation ist der Beleg für die korrekte Durchführung der ambulanten Arbeit und häufig die einzige Möglichkeit, sein Tagwerk zu reflektieren. Manchmal kann sie auch zur persönlichen Absicherung dienen. Aber sicherlich sollte sie keinen Platz bieten für Abwertungen und Beschimpfungen der involvierten Personen.

„Die Pflegedokumentation ist ein individualisiertes Dokument, das alle Informationen über die gepflegte Person zusammenfasst. Es trägt den präventiven, diagnostischen, therapeutischen, pflegerischen, gesundheitsfördernden und beziehungsbezogenen Aspekten Rechnung“ (SBK, 2020, S. 11).

Die Dokumentation dient

- als Mittel zur Absicherung der eigenen Arbeit (rechtliche Funktion)

- zur Belegung der abgerechneten Leistungen (wirtschaftliche Funktion)
- zur Dokumentation der geleisteten Arbeit (berufsbezogene Funktion).

4.6.2.1 Rahmenbedingungen

Jeder Eintrag ist mit Namen und Datum versehen. Es werden keine Korrekturen vorgenommen. Korrekturstifte oder Löschen sind nicht gestattet. Die Einträge belegen die vollzogene Handlung und sind in Absicht (Ziel), Handlung und Wirkung nachvollziehbar vorzunehmen. Die Pflegedokumentation muss entsprechend dem jeweiligen kantonalen Recht archiviert werden; als Faustregel können zehn Jahre Aufbewahrung nach Abschluss des Auftrags gelten.

Berufsbezogene Funktion

„Die Pflegefachperson erhält und übermittelt eine beeindruckende Menge an Informationen unterschiedlicher Art und Herkunft. Sie ist oft Drehscheibe zwischen den verschiedenen Disziplinen. Diese zahlreichen Akteure rund um den Patienten erfordern eine Disziplin bei der Nachführung der Pflegedokumentation, denn diese ist die wichtigste Informationsquelle und ein unersetzliches Instrument für alle Berufstätigen, beispielsweise für die Pflegeplanung und die Leistungserfassung. Sie offenbart die spezifische und unverzichtbare Arbeit der Pflegefachpersonen“ (SBK, 2020, S. 7).

4.6.2.2 Wirtschaftliche Funktion

Die Krankenkassen führen den Grundsatz, dass eine Leistung, welche nicht dokumentiert ist, nicht geleistet ist. Folglich ist der Pflegebericht der Spiegel, der Nachweis des eigenen Handelns und die Basis für die Abrechnung mit den Kostenträgern. Formulierungen wie „Heute ging es Hrn. X gut“ verbieten sich daher, ebenso wie die Darstellung von Leistungen, welche nicht im Leistungskatalog stehen („Der Spaziergang hat Fr. Y gut getan“).

4.6.2.3 Rechtliche Funktion

Die Dokumentation dient aber auch der persönlichen Absicherung („Ich erlebe Hrn. Z hoch suizidal. Sowohl der informierte Hausarzt als auch der Psychiater sahen aber keinen Handlungsbedarf“). Als Pflegeperson sind einem die Hände in einer solchen Situation gebunden, durch die entsprechende Dokumentation ist sie aber wieder abgesichert. Ähnliches gilt für viele andere Situationen, in denen die Pflege Realitäten akzeptieren muss: Medikamentenverweigerung, kritische Wohnungszustände (Verwahrlosung, Ungeziefer), subaggressive Zustände. Allen Situationen ist gleich, dass die Pflege dies melden muss, die zuständigen Stellen aber nicht in die Handlung kommen (s. **Kap. 6.6** Haftungsrecht).

4.6.2.4 Besonderheiten für die ambulante psychiatrische Pflege

In der Regel führt die psychiatrische Pflegefachperson die Einsätze allein aus und muss vor Ort selbst und unabhängig Entscheidungen treffen. Vielleicht gibt es im Hintergrund noch ein Team oder andere Freiberufler, mit denen man sich austauschen kann, aber zunächst muss allein entschieden werden. Dies macht die ambulante Arbeit angreifbar, verletzlich. Es dient der eigenen Sicherheit, das professionelle Vorgehen auch professionell zu dokumentieren – als Leistungsnachweis, als Information und als rechtliche Absicherung.

Darüber hinaus kann die tägliche Dokumentation als Tagesreflexion dienen („Was habe ich eigentlich heute alles gemacht?“) oder aber auch zum Abschluss eines Einsatzes zur Reflexion zusammen mit dem Klienten („Fr. W, was soll ich für heute aufschreiben?“).

Die Leistung der Dokumentation ist integrierter Bestandteil der Krankenkassentarife.

4.7 Systemveränderung und Change-Management

Ingo Tschinke

Durch die Dominanz des biopsychosozialen Krankheitskonzepts in der psychiatrischen Versorgung in Deutschland vollzieht sich der Wandel zu einer recoveryorientierten Sichtweise recht langsam. In den S3-Praxisleitlinien in Psychiatrie und Psychotherapie wird eine Recoveryorientierung zwar empfohlen und die ambulante psychiatrische Pflege für die Umsetzung auch als geeignet identifiziert (DGPPN, 2019), trotzdem lässt sich diese systemische Veränderung als komplexe Intervention unter den Fachärzten, Psychotherapeuten und in psychiatrischen Fachpflegediensten nicht so schnell umsetzen (Richards & Hallberg, 2015). Es besteht für die ambulante psychiatrische Pflege hierzulande noch ein Nachholbedarf im Vergleich zu den recoveryorientierten ambulanten Versorgungsmodellen wie zum Beispiel in Großbritannien, Australien und den USA (Schulz, 2014). Dies zeigt sich auch darin, dass das recoveryorientierte Gezeiten-Modell in den deutschsprachigen Ländern in der Praxis bisher erst einen geringen Durchdringungsgrad erreicht hat, obgleich es seit geraumer Zeit in deutscher Übersetzung vorliegt und in der zweiten Auflage bereits erweitert wurde (Barker & Buchanan-Barker, 2020). Auch in der ambulanten psychiatrischen Pflege spielt die biopsychosoziale Sichtweise noch immer eine wichtige Rolle, und dass diese eine paternalistische Haltung im Denken und Handeln unterstützt, ist vielen Pflegekräften noch nicht klar geworden. Die Transformation in einem Fachpflegedienst von einer fürsorglichen Pflege mit schnellen Lösungen für die Betroffenen zu einer recoveryorientierten Dienstleistung mit neuen Ansätzen und Wegen der Gesundung ist immer ein schweres Unterfangen (McKenna et al., 2014). Die Haltung der Fachkräfte, aller Mitarbeiter und der Geschäftsführung innerhalb einer Organisation zu verändern, stellt eine komplexe Veränderung inhaltlicher Prozesse in einer Pflegeorganisation dar, da die Recoveryorientierung nicht nur das operative Handeln verändert, sondern alle Prozesse einer Organisation betrifft (Slade et al., 2011). Dies zeigen auch Erfahrungen aus Australien und den USA, wo ambulante Teams in sogenannten Assertive Community Mental Health Teams zusammenarbeiten, in denen alle Berufsgruppen an einem Strang ziehen müssen, um Recovery umzusetzen (Leamy et al., 2016). Vor allem Ärzte und Psychologen tun sich schwer, Recovery mitzutragen (Le Boutillier et al., 2015b). Durch die Rückbesinnung auf die personenzentrierte Arbeitsweise kann sich die psychiatrische Pflege von dem biomedizinischen Modell abwenden und sich auf das, was die psychiatrische Pflege ausmacht – Beziehungsarbeit und Förderung des individuellen Selbst – fokussieren (Barker & Buchanan-Barker, 2011). Die Recoveryorientierung fordert ein Umdenken in der psychiatrischen Pflege, denn dabei geht es darum, die Ziele des Betroffenen zu verfolgen, die geduldig erarbeitet werden müssen (Le Boutillier et al., 2015a). Die Kompetenzen von professionellen psychiatrischen Fachpflegekräften müssen in einer anderen Art und Weise genutzt werden, um durch ein ganzheitliches Verstehen des Gegenübers dessen Genesungsweg zu finden und zu verfolgen und eine Nachhaltigkeit zu erzielen (Williams & Tufford, 2012). Die Effektivität und Qualität eines psychiatrischen Dienstes sollte aus diesem Grund aus der Perspektive der Betroffenen betrachtet werden, weshalb es sehr sinnvoll ist, sogenannte Recovery-Peers mit in die Teams hineinzunehmen, um eine ständige Reflexion im Team durchführen zu können (Happell, 2008). Um Recovery in der Teamausrichtung umsetzen zu können, bedarf es der Nutzung von Recovery fördernden Modellen, wie das Gezeiten-Modell, das REACH©-Modell oder das Modell zur Stärkenförderung, die alle auf einer recoveryförderlichen Beziehung basieren (Shepherd et al., 2014).

Es erfordert umfangreiche Schulungen und das Festlegen von Handlungsleitlinien, damit in dem Fachpflegedienst auch jeder danach handelt. Durch ein komplexes Change-Management kann eine recoveryorientierte Pflege als Pflegekultur entwickelt werden (McKenna et al., 2014). In Großbritannien wurde für die Umsetzung von Recovery 2011 die landesweit aktive Organisation „Implementing Recovery through Organisational Change“ (ImROC) ins Leben gerufen, um zum Beispiel die Umsetzung von Recovery in ambulanten Teams zu fördern (Repper & Perkins, 2015). In diesem Kapitel geht es um die systemische und schrittweise Implementierung der Recoveryorientierung in einem Pflegedienst (Skolarus & Sales, 2015). Dazu werden tragfähige Konzepte aufgezeigt, damit Recovery in all seinen Ausprägungen verstanden wird – wozu es auch Peers in den psychiatrischen Teams braucht, die Recovery für die pflegerischen Mitarbeiter fassbar machen (Amering & Schmolke, 2012).

4.7.1 Systemveränderung

Ein Systemwandel bedeutet, die klinische Behandlung von psychischen Erkrankungen nicht mehr dominant in den Vordergrund zu stellen, sondern nur noch als ein Baustein in einer recoveryorientierten Versorgung zu betrachten. Recoveryorientierung bedeutet, dass die Betroffenen die Verantwortung für sich und ihr Leben haben und nicht geschützt werden müssen (Grey et al., 2014). Psychiatrisch Pflegende müssen erkennen, dass sie Betroffene nur ein Stück weit auf ihrem Genesungsweg begleiten können, den diese größtenteils allein beschreiten müssen. Handeln und agieren psychiatrisch Pflegende mehr als die Betroffenen in der Versorgung, dann zeigt dies eher die Hilflosigkeit der Pflegenden, ins Handeln zu kommen (Amering & Schmolke, 2012). Als psychiatrisch Pflegender muss und sollte ich mir stets das salutogenetische Konzept vor Augen halten, in dem es erst einmal um das holistische Verstehen geht, damit es für psychiatrisch Pflegende und Betroffene einen Sinn ergibt, dass wir zusammensitzen und miteinander sprechen (Antonovsky & Franke, 1997; Wydler, 2010). Es geht nicht darum, den Menschen zu behandeln, sondern ihn zum Weg seiner eigenen Zufriedenheit zu begleiten, der durch Life-Coaching gefördert wird (Bora et al., 2010; Starr, 2016).

Im Rahmen der Systemveränderung sollte jedes Mitglied des Teams in der Lage sein, eine Recovery fördernde Beziehung mit den Betroffenen aufnehmen und auch aufrechterhalten zu können (Shepherd et al., 2014). Für die Aufrechterhaltung der Beziehung sollten gemeinsam die Werte der Betroffenen ermittelt werden, die maßgeblich die Beziehung und Begleitung bestimmen werden. Durch beziehungsförderliche Fähigkeiten wie Empathie, Wärme und Respekt sollen die persönliche Hoffnung und die angestrebten Ziele gefördert werden. Betroffene sollten dabei das Gefühl der Kontrolle haben, auch wenn sie durch Professionelle unterstützt werden. Zur Unterstützung sollten alle Mitarbeiter in der Lage sein, Narrative (Recoverygeschichten) zu erforschen, Stärken und Ressourcen zu fördern und Coaching-Methoden anzuwenden. Die Mitarbeiter sollten die Anwendung des „Persönlichen Recovery Plan“ (Perkins & Rinaldi, 2007b) kennen und zur Förderung des Selbstmanagements imstande sein. Es sollte eine gemeinsame Entscheidungsfindung – insbesondere mit Ärzten und Psychologen – geben wie auch eine personenzentrierte Krisenplanung erstellt werden (Perkins & Rinaldi, 2007a; Shepherd et al., 2014).

Auch für Betroffene ist der Recoveryansatz zunächst völlig neu, zumal gerade chronisch erkrankte Menschen aus der Standardbehandlung eine andere Umgangsweise kennen. Um zu verdeutlichen, was wann in welcher Phase stattfindet, wurde zum Beispiel in Großbritannien das Vier-Phasen-Modell des Staates Ohio in den USA übernommen (Townsend et al., 2004). Dieses Modell wird ausführlicher in **Kapitel 5.3** erläutert.

- Phase 1: dependent/unaware (abhängig/unbewusst)

- Phase 2: dependent/aware (abhängig/bewusst)
- Phase 3: independent/aware (unabhängig/bewusst)
- Phase 4: interdependent/aware (interdependent/bewusst).

4.7.2 Change-Management und Nachhaltigkeit

In den USA, Großbritannien und Australien hat sich das psychiatrische Versorgungssystem gemeinsam mit Betroffenen darüber Gedanken gemacht, wie die Umsetzung der Recoveryorientierung in der Versorgung bewerkstelligt werden kann und welche Veränderungsprozesse dafür notwendig sind (Farkas et al., 2005). Folgende Aspekte wurden als maßgeblich betrachtet:

- **Personenzentrierung:** Die Versorgung soll an den individuellen Bedürfnissen ausgerichtet sein, und der Betroffene sollte nicht als Versorgungsfall betrachtet werden. Dazu ist es notwendig, herauszubekommen, was er möchte, damit nachhaltige Ziele und Behandlungsangebote formuliert werden können. Es dürfen keine Angebote im Vorfeld erfolgen, denen sich die Betroffenen anpassen müssen, sondern die Angebote müssen auf den Stärken und Ressourcen der Betroffenen aufbauen.
- **Betroffeneneinbezug:** Betroffene müssen Teil der Behandlung und Teil eines psychiatrischen Teams sein, um eine beständige Reflexion in der Arbeit zu gewährleisten. Dadurch kann eine partnerschaftliche Umsetzung von Recovery mit all seinen Aspekten erfolgen. Das umfasst auch das Recht auf Mitbestimmung der Planung, Organisation und Evaluation durch die Betroffenen, denen es beim persönlichen Recovery helfen soll. Die Einbeziehung von Betroffenen wird immer mehr zum Qualitätskriterium in Einrichtungen des Gesundheitswesens.
- **Selbstbestimmung/Wahlfreiheit:** Die Organisation ermöglicht es Betroffenen, alle Aspekte des Recoverys für sich zu erkunden und alle Entscheidungen über die Behandlung und Betreuung selbst zu treffen. Das betrifft unter anderem die Betreuungsziele, die Auswahl der Hilfen, die dem Erreichen der Ziele dienen, sowie den Zeitpunkt von Kontakten oder den Verzicht auf Kontakte zu der Einrichtung. Der Grad der Mitwirkung der Betroffenen sollte kein Entscheidungskriterium der Einrichtung sein, ob die Versorgung erfolgt oder nicht.
- **Wachstumspotenzial:** Die Einrichtung konzentriert sich auf das in jedem Menschen innewohnende Potenzial der Genesung. Die Hoffnung darf bei niemandem aufgegeben werden, es gibt keine hoffnungslosen Fälle, bei denen die Helfer aufgeben. Die Verpflichtung auf das Potenzial, welches jedem Menschen innewohnt, muss eingegangen werden. Für die Einrichtung heißt das, sich daran zu messen, wie die Hoffnung und der Glaube an die Möglichkeiten des Wachstums gelebt werden. Dies bedeutet, dass Fortschritte durch die Einrichtung erkannt und anerkannt werden müssen.

Daraus ergeben sich für die Organisation, die Administration und die Personalpolitik folgende zu berücksichtigende Aspekte (Amering & Schmolke, 2012; Farkas et al., 2005):

- **Leitbilder und Aufträge:** Leitbilder einer Organisation konzentrieren sich nicht mehr auf die Betreuung und Behandlung von psychiatrisch erkrankten Menschen, sondern sie sind danach ausgerichtet, eine größtmögliche Zufriedenheit der Betroffenen zu erreichen. Die Leitbilder werden zusammen mit Betroffenen erstellt und sind jederzeit zugänglich.
- **Richtlinien:** Es gilt der Grundsatz „person first“, sodass das, was die Person wählt, ausschlaggebend ist für die Behandlung und Begleitung und keine Behandlungsrichtlinien oder Vorgaben als Voraussetzung, um Angebote nutzen zu können (z.B. wie bei der deutschen Rentenversicherung, bei der vor

der Inanspruchnahme von Teilhabe am Arbeitsleben immer erst eine stationäre oder ambulante medizinische Rehabilitation in Anspruch genommen werden muss). Es wird auch in den Richtlinien darauf Rücksicht genommen, wie über den Betroffenen gesprochen wird.

- **Vorgehensweisen:** Allgemeine Informationsbroschüren sollen ersetzt werden durch individuelle Informationen, welche die Betroffenen wünschen. Die Information beinhaltet hauptsächlich das, was die jeweilige Institution anbieten kann und was nicht. Die Betroffenen haben darüber hinaus jederzeit das Recht und die Möglichkeit, die Dokumentation einzusehen, die im besten Fall immer mit den Betroffenen erstellt wird.
- **Qualitätssicherung:** Anstatt sich nur an den Struktur-, Prozess- und Ergebniskriterien des Medizinischen Dienstes auszurichten, wird die Qualität dadurch definiert, was die Betroffenen sich von dem Fachdienst wünschen; sie wird an den Kriterien gemessen, welche die Betroffenen auswählen. Qualitätssicherungszirkel sollten Betroffene immer miteinbeziehen, wie auch Angehörige und externe Dritte, die an der Qualität des Unternehmens interessiert sind.
- **physische Umgebung:** Es soll kein Unterschied gemacht werden zwischen den Betroffenen und den psychiatrischen Mitarbeitern (wie z.B. bei der Nutzung sanitärer Anlagen wie der Personaltoilette).
- **Vernetzung mit den Gemeinden:** Der Fachdienst sollte nicht nur vernetzt sein mit den sozialpsychiatrischen Einrichtungen, sondern auch mit Freizeitstätten, den kirchlichen Organisationen und den anderen Einrichtungen einer Gemeinde.
- **Personalauswahl:** Die Personalauswahl sollte sich nicht nur an der beruflichen Qualifikation ausrichten, sondern an dem Wissen über Recovery und daran, wie Beziehungen positiv gestaltet werden können, der Fähigkeit zum Erhalt von Hoffnung, dem Glauben an Entwicklungsmöglichkeiten und einer nicht-diskriminierenden Haltung den Betroffenen gegenüber. Als günstig hat sich erwiesen, dass Menschen nicht nur Erfahrungen aus beruflicher Kompetenz mitbringen, sondern auch solche, die aus eigenen psychischen Krisen resultieren.
- **Ausbildung:** Mitarbeiter sollen in ihrer Ausbildung nicht nur auf Schwierigkeiten vorbereitet werden, sondern vielmehr auch darauf, mit Erfolg umzugehen und dem Potenzial, das in den Betroffenen steckt. Krisen sollten als Chance in der Gesamtentwicklungslinie des Menschen begriffen werden, dazu braucht es Kommunikation und Austausch mit Menschen, die selbst die Krankheit überwunden haben, wie in Recovery-Colleges (Kelly et al., 2017).
- **Leitung:** Die Geschäftsführung einer Einrichtung muss sich in Supervisionen genauso wie die Mitarbeiter mit Recoverywerten auseinandersetzen. Aufstieg und Profilierungsmöglichkeiten orientieren sich an dem Wissen über Recoverywerte und den Fähigkeiten zu Unterstützung von Recoveryprozessen. Dazu gehört die Akzeptanz von Entscheidungen der Betroffenen, auch wenn man selbst nicht so entscheiden würde.

Für eine entsprechende Transformation von Organisationen führt Mike Slade (2009) sieben notwendige Schritte aus:

Schritt 1: Führe den Prozess

- Dazu bedarf es einer transformationalen Leadership, wie auch in Kapitel 4.8 näher erläutert wird. Es geht darum, eine Vision zu entwickeln und das Team oder die Institution mitzuziehen. Dazu muss das Thema auch eine hohe Dringlichkeit – auch vonseiten der Führung – erhalten (Schulung aller Mitarbeiter zum Zeitpunkt X, Recoveryorientierung bis Ende des Jahres etc.). Des Weiteren muss es Beauftragte in psychiatrischen Fachpflegediensten geben, die fest dafür zuständig sind, die Umsetzung von Recovery mit allen Mitarbeitern zu reflektieren und diese zu einer recoveryförderlichen Haltung und einem entsprechenden Verhalten anzuhalten (Tschinke, 2018). Daraus muss sich eine Vision – ein Leitstern – entwickeln, die immer wieder bezogen auf ihre Stimmigkeit thematisiert wird. Die Beauftragten sollten alle Mitarbeiter unterstützen, Recovery konkret mit den Betroffenen umzusetzen, das heißt, individuell an den Behandlungsaufträgen und den Phasen des Recoverys der Betroffenen zu arbeiten. Dazu sollten auch Meilensteine definiert werden, an denen das Team das Vorankommen in dem Verfolgen der Vision erkennen können. Es sollte dann auch wiederholt Phasen der Konsolidierung geben, während weiter an der Veränderung gearbeitet werden kann – bis dann die Recoveryorientierung institutionalisiert ist und den Kern der Arbeit bildet.

Schritt 2: Artikuliere Recoverywerte

- Es muss immer wieder darüber gesprochen werden, dass Recovery nur über eine Beziehungsgestaltung mit den Betroffenen stattfinden kann – man kann nicht für jemanden den Recoveryprozess gestalten. Die Selbstverantwortung, die dem Betroffenen zugesprochen wird, ist die Grundlage seines Genesungsprozesses, bei dem die Betroffenen die Arbeit machen, ihr Leben zu gestalten, und nicht die Professionellen. Professionelle können dabei helfen. Dabei geht es um die Zufriedenheit des Menschen innerhalb seines Systems; es sollten die Baustellen bearbeitet werden, welche die Betroffenen wichtig finden, und nicht allein die Symptome. Es sollte sowohl innerhalb der Institution als auch mit dem Betroffenen über den Sinn der Behandlung gesprochen werden; wenn wir gemeinsam verstehen, warum bestimmte Dinge so sind, wie sie sind, können sie uns nicht mehr stressen (Lorenz & Petzold, 2016).

Schritt 3: Maximiere die Prozesse der Recoveryorientierung bei den Mitarbeitern

- In der psychiatrischen Versorgung wird von den Betroffenen immer sehr viel von der Kompetenz der psychiatrisch Tätigen abhängig gemacht (Barker et al., 2004). In Deutschland und in der Schweiz wurde in den letzten Jahren der Personenzentrierung durch Beziehungsarbeit sehr viel Raum gegeben. Aufbauend auf der sozialpsychiatrischen Versorgungsstruktur lässt sich ein Wandel zur Recoveryförderung gestalten. Dazu müssen psychiatrisch Pflegende die Haltung zur Fürsorge aufgeben und sich die Recoveryprinzipien aneignen. Mithilfe eines Recoverybeauftragten sollten die Werte und das Verständnis für Recovery unter den Mitarbeitern gefördert werden (Tschinke, 2018). Dazu ist ein umfangreiches Training notwendig, um sich die Instrumente des Life-Coachings (s. **Kap. 5.3**), der Resilienzförderung (s. **Kap. 5.4**) und des REACH©-Modells (s. **Kap. 5.5**) anzueignen (Bird et al., 2014; Grey et al., 2014). Da es bei dem Systemwandel um eine Implementierung einer komplexen Intervention geht, ist eine systemische und schrittweise Umsetzung notwendig (Skolarus & Sales, 2015). Um die Implementierung von Veränderungsprozessen in der psychiatrischen Versorgungspraxis zu unterstützen, empfiehlt sich PARiHS (Promoting Action on Research Implementation in Health Services), eine Methode, mit der evidenzbasiert die Implementierung von komplexen Interventionen geplant, strukturiert und evaluiert werden kann (Harvey & Kitson, 2016; Kitson et al., 1998; Roes et al., 2013).

Schritt 4: Entwickle spezifische recoveryförderliche Fähigkeiten

- Nach der allgemeinen Schulung aller Mitarbeiter sollten noch drei spezifische Fähigkeiten in der Mitarbeiterschaft besonders gefördert werden. Dabei handelt es sich um den Umgang mit Ressourcen und Behinderungen, wobei der Umgang mit Stärken und

Ressourcen besonders gefördert wird und bestehende Einschränkungen akzeptiert und angenommen werden können (s. dazu auch das Stärken-Modell unter **Kap. 3.3**). Dazu kommt als weitere Fähigkeit die Identifizierung von Werten und die Entwicklung von Zielen, auf die in dem Genesungsprozess hingearbeitet werden soll (s. dazu Life-Coaching in **Kap. 5.3**). Die dritte wichtige Fähigkeit besteht darin, dass psychiatrisch Pflegende mit den Betroffenen über deren Sinngebung im Leben sprechen. Dies bedeutet, die Lebensweltkonstruktion des Betroffenen zu verstehen, um dann durch das Verstehen eine Sinngebung erkennen und herausarbeiten zu können. Dazu ist es notwendig, dass Pflegende das Konzept der Salutogenese erfassen und umsetzen können (Antonovsky & Franke, 1997).

Schritt 5: Verdeutliche an Rollenbeispielen

- Durch den Einbezug von Betroffenen in Teamsitzungen, Fortbildungen und Qualitätszirkeln können die Aspekte des Recoveryansatzes die Organisation nach innen und nach außen immer mehr durchdringen. Dabei sollten die Geschichten der Betroffenen einen Raum finden, um anschaulich zu machen, wie sie ihren persönlichen Recoveryprozess durchschritten haben.

Schritt 6: Evaluiere den Erfolg der Umsetzung und Zielerreichung

- Nach der Begleitung sollten gemeinsam mit den Betroffenen die Prozesse herausgearbeitet werden, die zu den erfolgreichen Genesungsprozessen beigetragen haben. Es sollte den Betroffenen aufgezeigt werden, welche Möglichkeiten in der Institution bestehen, sodass sie ihren Anteil in die Versorgung einbringen können.

Schritt 7: Nutze die Kraft der Nutzer

- Wenn eine Organisation die Schritte 1 bis 6 unter Einbeziehung der Betroffenen umgesetzt hat, wird die Institution zum Instrument der Recoveryförderung an und für sich. Die Institution kann dadurch die Fähigkeiten der Pflegenden und die der mitarbeitenden Betroffenen bündeln, um noch mehr Menschen auf ihrer persönlichen Recoveryreise zu begleiten.

Die Umsetzung des Recoveryansatzes in psychiatrischen Institutionen ist eine sehr komplexe Angelegenheit, die weit darüber hinausgeht, was psychiatrische Institutionen im klinischen Kontext zurzeit zulassen können. In steuerfinanzierten Systemen wird Recovery als positiver Faktor zur Erstellung von Behandlungsrichtlinien angesehen, an dem eine generelle Ausrichtung des gesamten Systems erfolgt. Dies ist in einem fraktionierten System wie in Deutschland und in der Schweiz viel schwieriger umzusetzen. Durch Recoveryschulungen müssen Anfänge auch in Deutschland und in der Schweiz gemacht werden – auch wenn eine komplette Durchdringung in weiter Ferne liegt, so sollte uns doch die Vision von Recovery tragen.

Ein Pflegedienst sollte sich vor einer Systemveränderung folgende grundsätzliche Fragen stellen:

- Ist der Pflegedienst bereit, sich der komplexen Veränderung zu einer Recoveryorientierung zu stellen?
- Kann der Pflegedienst in allen Phasen des Genesungsweges das richtige Angebot zur Recoveryvermittlung umsetzen?
- Sind alle Mitarbeiter und auch die Geschäftsführung bereit, Recovery zu leben und zu vermitteln?
- Ist der Pflegedienst in der Lage, die Veränderungsprozesse mit viel Energie anzugehen und dabei auch einen langen Atem zu beweisen?
- Kann der Betrieb die sieben Schritte zur Transformation des Unternehmens umsetzen und leben?

4.8 Businessplanung und transformationale Führung

Ingo Tschinke

Im klinischen Kontext der Komplexbehandlung eines Krankenhauses ist es für die meisten psychiatrisch Pflegenden die Regel, dass recht viel Zeit damit verbracht wird, über die Betroffenen auf der Station zu sprechen, sie zu organisieren und in den Ablauf miteinzubeziehen. Ein kleinerer Anteil umfasst auch das persönliche Gespräch zwischen Bezugspflegekraft und Betroffenen, aber dieser Teil umfasst etwa 20–30 % der Arbeit. In der ambulanten psychiatrischen Pflege ist dies kaum möglich; hier müssen 80–85 % der Arbeitszeit im direkten 1:1-Kontakt mit dem Betroffenen erbracht werden. Für ein tragfähiges betriebswirtschaftliches Unternehmen (Pflegedienst) ist bei den derzeit vorherrschenden Strukturen und Finanzierungsmöglichkeiten ein Höchstmaß an Effektivität und Effizienz vonnöten, um das zu leisten. Dies bedeutet beispielsweise, dass der Betrieb sogenannte Overheadzeiten auf ein Minimum reduzieren muss. Da es sich um einen psychiatrischen Fachdienst handelt, in dem sich Pflegende stärkenfördernd, einfühlsam und recoveryorientiert verhalten sollen, muss vonseiten der Führungskräfte über einen partizipativen Führungsstil hinaus ein Konzept für einen Führungsstil verfolgt werden, bei dem Pflegende motiviert werden, selbstständig und eigeninitiativ entsprechende Werte und Einstellungen bei der Beziehungsgestaltung anzunehmen und im Sinne gemeinsamer Ziele von Mitarbeiterschaft und Unternehmensführung längerfristig zu verfolgen (Dubrin et al., 2006). Dazu gehört, dass sich der Umgang der Führung mit den Mitarbeitern in einem recoveryorientierten Fachdienst durch eine achtsame Führung auszeichnet (Johns, 2018).

Leadership (Führung) benötigt im Vergleich zum regulären Management eine kooperative Zusammenarbeit und Teamarbeit in einem aktiven Netzwerk, in welchem Schlüsselpersonen durch Überzeugungskraft die Motivation im Team voranbringen. Leadership beinhaltet auch, Mitarbeiter zu ermutigen, sich auf Veränderungsprozesse einzulassen, und das Unternehmen so flexibel zu halten, dass es auf die Anforderungen des Marktes reagieren kann. Ein Leader führt mit Visionen ein Unternehmen, während ein Manager die Visionen implementiert und umsetzt. Leadership besteht nach Nelson Mandela darin, dass eine Person dermaßen die Führung lebt wie ein Schafhirte seine Herde führt: Er bleibt hinter der Herde zurück und lässt die anderen voranschreiten in einer Art und Weise, dass sie nicht realisieren, von hinten geführt zu werden (Simpson, 2009). Leadership bedeutet, als beispielhaftes Rollenmodell für die Mitarbeiter durch Expertise zu dienen. Führung passiert dann eher durch Einflussnahme als durch reine Autorität. Auch Veränderung wird durch Leader durchgeführt, und sie schauen dabei eher auf das Vorankommen bei der Reise in ein neues Territorium als auf das Ergebnis (wie der Manager). Veränderung ist für diesen Führungsstil eine wichtige Konstante; Leader verstehen, was Menschen motiviert und können dies nutzen, um das Unternehmen auf neue Herausforderungen einzustellen, ohne dass das Gefühl entsteht, dass „wieder eine neue Sau durchs Dorf getrieben wird“ ohne Beteiligung der Mitarbeiter. Es wird immer eine Win-win-Situation angestrebt und ein transformationaler Führungsstil bevorzugt. Transformational bedeutet in diesem Sinne Interaktion und Beteiligung, mit einer Wertschätzung gegenüber Menschen, der Delegation von Autorität und der Beteiligung an Entscheidungsprozessen.

4.8.1 Operative Planung

Psychiatrische Pflegedienste in Deutschland sind an die Strukturkriterien gebunden, die sich aus dem Regelversorgungsvertrag gemäß § 132a SGB V ergeben. Zu diesen Kriterien gehört, dass der Fachpflegedienst eine eigene betriebswirtschaftliche Einheit darstellen muss.

Aus diesem Grund muss ein Pflegedienst sich aus sich selbst heraus finanzieren können, das heißt, die Einkünfte des Unternehmens müssen zumindest einen neutralen Geschäftsabschluss gewährleisten. Selbst als gemeinnützige gGmbH ist er dazu genötigt, Gewinne zu machen, um diese als Investitionen in die Zukunft zu nutzen. Aus betriebswirtschaftlicher Sicht muss aus der Leistungserbringung der Mitarbeiter der Pflege der Betrieb in der Lage sein, nicht nur die Gehälter der Pflegenden zu zahlen, sondern auch die Overheadkosten für Mieten, Fahrzeuge, Büroausstattung und Gehälter der Büroangestellten zu tragen. Dazu gehören auch die Ausfallzeiten der Mitarbeiter, die durch Urlaub, Krankheit und Kuren entstehen. Es zeigt sich immer wieder, wie schwierig es ist, dies den Mitarbeitern zu vermitteln, auch, dass durch eine Reduktion der Einnahmen durch gemeinsame Besprechungen, umfangreiche Fortbildungen und lange Einarbeitungszeiten dem Unternehmen Verluste entstehen, die es finanziell stark belasten können.

Die psychiatrische häusliche Krankenpflege gibt psychiatrisch Pflegenden Zeiteinheiten vor, nach denen sie gemäß des Vergütungsvertrages (AOK Niedersachsen, 2021) berechnet wird. Es können bis zu maximal 14 Einheiten erbracht werden, wobei eine Einheit durch den Gemeinsamen Bundesausschuss inzwischen mit 60 Minuten bundeseinheitlich definiert worden ist, wodurch sich eine maximale wöchentliche Versorgungszeit von bis zu 14 Stunden ergibt. In der Berechnung einer Vollzeitstelle kann ein Mitarbeiter etwa 6000 bis 7000 Euro erbringen, wenn er ständig mehr als 80 % seiner Arbeitszeit bei den Klienten verbringt. Bei Mitarbeitern mit Teilzeitstellen reduziert sich jeweils der Anteil der Arbeitsleistung im Verhältnis zu den Overheadzeiten. Auch fallen immer wieder Mitarbeiter durch Krankheit, Urlaub und Fortbildungen aus. Das Fahrzeug muss für jeden einzelnen Mitarbeiter finanziert werden, ebenso die Räumlichkeiten und Overheadkosten des gesamten Betriebes. Dadurch steht und fällt ein Unternehmen mit der Motivation der Pflegenden. Es ist sinnvoll, durch transformationale Leadership die Mitarbeiter mitzunehmen bei dem gemeinsamen Projekt, gute psychiatrische Arbeit im Sinne des Recoveryansatzes umzusetzen und zu leben und durch ihre Haltung jeden Tag unter Beweis zu stellen. Dazu ist es notwendig, dass auch der betriebswirtschaftliche Hintergrund für die pflegerischen Mitarbeiter nachvollziehbar ist, damit sie verstehen, dass sich die von ihnen erarbeiteten Umsätze nicht 1 : 1 in Gehalt umsetzen lassen – so wie der Motor ein Fahrzeug zwar antreibt, aber nicht allein die Gesamtheit des Fahrzeugs darstellt.

4.8.2 Strategische Planung

Transformationale Leadership wird durch Visionen getragen – bestimmend ist hierbei der Charakter des Pioniers. Für die strategische Planung und die Ausrichtung auf das, was der Pflegedienst erreichen will, braucht die Organisation diese Visionen, um sie voranzubringen. Dies lässt sich auch im Qualitätsmanagement erkennen, denn wenn der Fachpflegedienst nur auf bestimmte Qualitätsstandards festgelegt ist, wird man nur eine bestimmte Qualität im Sinne der Qualitätssicherung erreichen, aber keine dauerhaften Qualitätsverbesserungen, denn diese richten sich nach dem Neuen, dem vielleicht Besseren aus – wo dies sein kann, weiß man noch nicht, weil man dort noch nicht angekommen ist. Für die psychiatrische Pflege bedeutet das, dass wir uns nach dem Stand der Wissenschaft ausrichten müssen und Evidenz in die alltägliche Arbeit integrieren (Behrens & Langer, 2016). Dazu bedarf es Pflegemanagementmodelle, die Evidenz in die Praxis transferieren können, denn die externe Evidenz muss immer angemessen zur internen Evidenz implementiert werden. Es handelt sich bei der Implementierung um einen aktiven und systemischen Prozess, um evidenzbasierte Interventionen in ein pflegerisches Setting zu integrieren. Der Prozess umfasst die Identifikation von förderlichen und hemmenden Faktoren, um eine komplexe Intervention tatsächlich in die Praxis umzusetzen (Herwig, 2018). Für diese Umsetzung bedarf es eines langen Atems, denn die Umsetzung von komplexen Interventionen – zum Beispiel der Recoveryorientierung eines Unternehmens – kann bis zu 20 Jahre dauern, bevor die Praxis durchdrungen wird (Roes et al., 2013). Gerade für die Umsetzung der Recoveryorientierung wird in vielen Betrieben bis zur völligen Durchdringung und zur Nachhaltigkeit, sodass jeder Betroffene davon profitieren kann, eine Umgestaltung des gesamten Betriebes benötigt (Amering & Schmolke, 2012; Slade, 2009).

4.8.3 Transformationale Führung

Kouzes und Posner (2017) empfehlen sieben Schritte, welche den Prozess der Transformationalen Leadership vorantreiben. Im Folgenden werden diese Schritte unter Bezugnahme auf die psychiatrische Pflege dargestellt (Simpson, 2009).

Schritt 1: Führungskräfte warten nicht

- Häufig verharren wir in der Pflege in vertrauten Verfahrensweisen und pochen darauf, dass das, was wir gelernt haben, von Wert ist und sich nicht so schnell verändern wird. Doch die Welt befindet sich in ständiger Veränderung, und wenn wir darauf schauen, was für neue Wege die Recoveryorientierung für die Betroffenen mit sich bringen kann, dann dürfen wir uns dem reflexiv nicht verschließen. Die Veränderungen passieren häufig im Kleinen in der Praxis, und wir dürfen nicht blind sein gegenüber der relativen Einfachheit des Recoverys. Wie auch das Vorankommen der Betroffenen bewegt sich alles in kleinen Schritten, und wir müssen diese für uns erkennen, um die Versorgung zu verbessern und in der Praxis weiterzuentwickeln. Pflege bewegt sich meist nicht aus den Lehrbüchern heraus in die Praxis, sondern muss sich durch die Praxis beweisen, so wie das aktive Zuhören und das Erzählen der individuellen Geschichten der Betroffenen. Dazu warten Führungskräfte nicht darauf, dass irgendwann einmal Zeit ist dafür, sondern versuchen es gemeinsam mit dem Team in die Praxis umzusetzen (Simpson, 2009).

Schritt 2: Der Charakter zählt

- Leader verfügen über Qualitäten wie Mut, Überzeugungskraft, Ehrlichkeit und ein vorausschauendes Wesen – sie werden im Team als Personen angesehen, die für etwas stehen. Ihre Arbeit wird eher angetrieben durch eine innere Moral anstatt durch reine Professionalität. Dadurch sind sie in der Lage, das Team auf ein höheres moralisches Level zu bringen (Simpson, 2009). Durch die wechselweise Wirkung zwischen dem Leader und dem Team können Visionen und Vorstellungen auf einer verbesserten Ebene transportiert werden (Johns, 2018).

Schritt 3: Leader haben ihren Kopf in den Wolken und die Füße auf dem Boden

- Leader sind in der Lage, innerhalb des Teams auch die Praxis eigenständig zu verändern. Sie leben Veränderung vor und können diese auch gegenüber dem Team vertreten. Gerade in der ambulanten psychiatrischen Pflege, die größtenteils frei ist von institutionellen Zwängen im direkten Kontakt mit den Betroffenen, können Leader die Veränderungen konkret an Beispielen aus der Praxis deutlich machen. Dazu ist es notwendig, gemeinsam zu schauen, wo wir jetzt stehen und wo wir hingehen wollen.

Schritt 4: Geteilte Werte

- Menschen neigen dazu, vom Weg abzukommen, wenn die Situationen unklar oder verwirrend werden. Deswegen ist es immer wieder notwendig, dass über gemeinsame Ziele und Werte gesprochen wird, damit diese gemeinsam hochgehalten werden können. Dies sollte mit den Visionen und der generellen Ausrichtung des Unternehmens übereinstimmen, damit die Werte in dem Unternehmen auch eine Konsistenz in sich tragen. Dies spielt gerade in ambulanten Teams eine wichtige Rolle, um eine Nachhaltigkeit herzustellen – wenn alle gemeinsam die Werte (wie z. B. durch das Recovery) immer wieder vortragen und diskutieren (Leamy et al., 2016).

Schritt 5: Du kannst es nicht allein schaffen

- Es gibt kein Leadership ohne ein Team. Die gemeinsamen Anstrengungen sind immer effektiver, als wenn man es allein umsetzt. Deswegen müssen Leader Menschen suchen, die sie im Team unterstützen, die angestrebten Ziele zu erreichen. Differenzen zwischen den Teammitgliedern sind kontraproduktiv, weshalb Leader bestrebt sind, das gesamte Team zusammenzuführen. Um diesen Blick einzunehmen, ist es notwendig, sein Team einmal zur eigenen Inspiration zu verlassen, um sich auf neue Sichtweisen auf Kongressen oder in der Auseinandersetzung mit anderen Führungskräften und akademischen Pflegenden einzulassen. Dadurch kann das Team durch einen erweiterten Kontext profitieren, in dem über sich hinaus vernetzt wird.

Schritt 6: Dein Vermächtnis wird bestimmt durch die Handlungen

- Leader sollten das, was sie von ihren Mitarbeitern erwarten, auch selbst umsetzen und bereit sein, dies zu leben. Es sind Handlungen, die zählen, und nicht nur Worte. Effektive Führungskräfte sind in der Lage, das umzusetzen, worüber sie im Team geredet haben, und dabei setzen sie auch die gemeinsamen Werte um. Partizipation und Einbezug sind dabei der Schlüssel zum Erfolg. In einer Umgebung, in welcher konsistent Veränderung gelebt wird, stellt die Führungskraft den stabilisierenden Faktor dar, indem sie das umsetzt, was sie kommuniziert. Leader setzen das um, was sie sagen, dass sie umsetzen wollen.

Schritt 7: Leadership ist eine gemeinsame Teamangelegenheit

- Dass Leader nur geboren werden können, ist ein Mythos. Leadership ist nicht etwas, was nur ein paar glückliche Menschen umsetzen können, sondern eine Kombination verschiedener beobachtbarer Praktiken, die erlernt werden können. Diejenigen, die dabei erfolgreich sind, sind auch in der Lage, das Team für sich zu gewinnen. Leader glauben an das, was sie leisten können, und entwickeln auch die Talente der anderen Mitglieder des Teams.

Bei der Umsetzung einer effektiven und effizienten Businessplanung und der transformationalen Leadership sollte ein Pflegedienst sich über folgende Fragen Gedanken machen:

- Ist der Pflegedienst in seinen Prozessen effektiv und effizient geplant?
- Ist der Pflegedienst mit seiner Businessplanung in der Lage, gute Gehälter zu zahlen, weil den Mitarbeitern vermittelt wurde, welchen Einfluss ihr Arbeitsverhalten auf den direkten Erfolg des Unternehmens hat?
- Hat das Unternehmen eine Vision für die Zukunft, aus der sich auch das Leitbild für das Unternehmen bildet?
- Sind die Führungskräfte in der Lage, eine transformationale Leadership umzusetzen?

4.9 Marketing

Ingo Tschinke

Für einen ambulanten psychiatrischen Pflegedienst spielt das Marketing im Vergleich zu somatischen Pflegediensten meist eine geringere Rolle, da es sich bei jenem Pflegedienst meistens um den einzigen in der Region handelt. Dieser Umstand ändert sich in den Bundesländern, welche die ambulante psychiatrische Pflege zulassen, langsam. Auch ist eine Entwicklung zu beobachten, dass für die Kliniken durch die Förderung der stationsäquivalenten Leistungen der ambulante Bereich ein immer größeres Interesse hervorruft. In diesem Zusammenhang ist es für ambulante psychiatrische Pflegedienste notwendig, sich mit dem Thema Marketing zu befassen – frei nach dem Motto „Tue Gutes und rede darüber" (Haubrock, 2018).

„Marketing ist die gezielte und zielgruppenorientierte Ausrichtung der Unternehmensaktivitäten an den Bedürfnissen des Marktes, insbesondere das Anpreisen und Anbieten von Waren und Dienstleistungen" (Frodl, 2011, S. 19). Das Marketing umfasst in erster Linie die Auseinandersetzung mit den vier Ps. Diese Faktoren werden von einem Unternehmen in einem individuellen Marketing-Mix zusammengestellt. Die vier Ps wurden im Laufe der Zeit auf die sieben Ps erweitert, wobei sich die ergänzten drei Faktoren insbesondere auf Dienstleistungen beziehen. Zu den sieben Ps zählen folgende Politiken (Meffert et al., 2019):

1. Produktpolitik (Product) – das Produkt des psychiatrischen Pflegedienstes ist die Begleitung und Betreuung von Menschen mit psychischen Problemen auf ihrem Genesungsweg.
2. Preispolitik (Price) – die Preise sind durch die Krankenkassen definiert und können nur begrenzt verhandelt werden.
3. Kommunikationspolitik (Promotion) – die Kommunikationspolitik ist jede Form der Begegnung und Auseinandersetzung mit den Betroffenen, den Fachärzten und den Krankenkassen.
4. Distributionspolitik (Place) – die Distribution umfasst die Region, die durch den Pflegedienst versorgt wird.
5. Personalpolitik (Personal) – die Personalpolitik beschäftigt sich mit den Personen, die die Leistung erbringen und die somit erheblichen Einfluss auf die Qualität des Produkts haben.
6. Prozesspolitik (Process) – innerhalb der Prozesspolitik steht der gesamte Ablauf der Dienstleistungserbringung im Vordergrund.
7. Ausstattungspolitik (Physical Facilities) – bei der Ausstattungspolitik geht es darum, wie der Fachpflegedienst in seinen Räumlichkeiten eingerichtet ist und welche Angebote der Dienst zum Beispiel in seinen Räumlichkeiten anbietet.

Wichtig für den Erfolg aller Marketingaktivitäten eines Unternehmens ist ein integratives Vorgehen beim Umsetzen des Marketing-Mix, was bedeutet, dass alle internen und externen Maßnahmen aufeinander abgestimmt werden und so die entstehenden Synergieeffekte genutzt werden können, damit sich das Unternehmen optimal auf dem Markt platzieren kann und vom Kunden als glaubwürdig wahrgenommen wird.

Das Marketing-Interesse ist für ein Unternehmen wie einen psychiatrischen Pflegedienst durchaus von einem größeren Interesse als für eine selbstständige psychiatrische Pflegefachkraft in der Schweiz. Man sollte sich bei der Frage nach dem Verkauf der eigenen Dienstleistung grundsätzlich fragen, wie viele Menschen es in Zukunft geben wird, die diese Dienstleistung anbieten, und wie gut und erfolgreich der Fachpflegedienst dargestellt wird. Bezogen auf die Produktpolitik handelt es sich um eine Dienstleistung, die bei den Betroffenen erbracht und durch den Auftrag eines Facharztes oder einer Fachklinik erfolgt. Die Zahlung erfolgt dann durch den Kostenträger der Versorgung (Krankenkasse). Somit existieren unterschiedliche Interessenten an der individuellen Leistung bei dem Betroffenen. Der Betroffene mag sich eine Verbesserung der Gesundheit versprechen und dabei die Handlung eher bei dem Dienst sehen und weniger in der Selbstverantwortung. Der Facharzt mag die Leistung als eine Form von Intervention ansehen, die in seinem Auftrag erfolgt und somit seiner Sichtweise folgt, die nicht zwingend recoveryorientiert sein muss. Dem Kostenträger geht es in erster Linie um die Arbeitsfähigkeit des Betroffenen und die Vermeidung von teurer klinischer Behandlung (Krankenhausvermeidung). Daraufhin muss der psychiatrische Fachpflegedienst sehr gut überlegen, wie er die Qualität seiner Leistungen nach außen vertritt und kommuniziert. Der Pflegedienst muss bei dem „Verkauf“ seines Produktes alle Beteiligten (Stakeholder) zufriedenstellen können denn er ist bei der Versorgung abhängig von dem Facharzt, da nur dieser die Leistung der ambulanten psychiatrischen Pflege auslösen kann. Für einen recoveryorientierten Fachpflegedienst gehört es allerdings im Marketing dazu, die grundsätzliche Haltung des Unternehmens und seiner Mitarbeiter darzulegen und was Recovery für den Dienst bedeutet, um seine Dienstleistung gegenüber den Klienten des Unternehmens auch transparent zu machen.

Wichtig in der Kommunikationspolitik ist das korporative Design. Webpräsenz, Informationsmaterialien und andere Kommunikationsmittel sollten immer das gleiche Aussehen haben, um damit einen Wiedererkennungswert zu erzielen. Der Name des Unternehmens soll eingängig und nicht zu kompliziert sein. Der psychiatrische Pflegedienst sollte seine Kommunikationspolitik durchaus auch dafür nutzen, um sich über den sozialpsychiatrischen Verbund hinaus bekannt zu machen, denn psychische Erkrankungen kommen überall vor; man sollte sich daher in den Gemeinden so weitreichend vernetzen wie nur möglich, um Betroffene überall anbinden zu können. Für die Betroffenen sollte der Name auch unabhängig von den betreuenden Mitarbeitern für die Qualität des Pflegedienstes stehen, zumal die Mund-zu-Mund-Propaganda in der psychiatrischen Pflege einen großen Stellenwert hat, da es unter den Betroffenen zumeist einen hohen Grad an Vernetzung gibt.

Eine schwierige Frage besteht in der Distribution der Leistungen, da die psychiatrische Pflege sich kaum auf einen kleinen regionalen Bereich beschränken lässt. Die Verordnungen der Fachärzte halten sich meist nicht an Landkreisgrenzen und somit muss durch den Fachpflegedienst definiert werden, wie weit er seinen Einzugsbereich ausweiten will. Aufgrund der Fahrzeiten und des Aufwands an Arbeitszeit ist dies im ländlichen Bereich eine wichtige Marketing-Entscheidung, die jeder Fachdienst für sich treffen muss.

In der Personalpolitik muss aufgrund der Personalknappheit im Bereich der Pflege geschaut werden, inwieweit fachliches Personal akquiriert werden kann. Wie bereits in **Kapitel 4.7** zum Change-Management ausgeführt, sollte der Recoveryansatz auch einen Einfluss auf die Personalpolitik haben, denn je mehr die Mitarbeiter durch ihre Haltung psychiatrische Arbeit im Sinne des Recoveryansatzes umsetzen und auch vertreten und leben können, desto mehr verbessert sich dadurch auch die Qualität der Leistungserbringung.

Die Prozesse der Versorgung sollten personenzentriert ausgerichtet sein, damit sich die Qualität der psychiatrischen Pflege direkt bei den Betroffenen zeigt. Gleichzeitig muss die Versorgung aber auch mit größter Effektivität und Effizienz erbracht werden, um den betriebswirtschaftlichen Bedürfnissen gerecht werden zu können.

Ein Unternehmen sollte auf einen guten Marketing-Mix achten und sich folgende Fragen stellen:

- Wie gestalte ich meine Produktpolitik und kann ich eine gleichbleibende Qualität unabhängig von den leistungserbringenden Mitarbeitern darstellen?
- Wie soll die Distributionspolitik in dem Unternehmen gestaltet sein – soll der Pflegedienst eher klein und fein sein oder deutliche regionale Expansionen durchführen?
- Wie betreibt der Pflegedienst seine Kommunikationspolitik gegenüber den Stakeholdern auf allen Ebenen?
- Verfügt der Pflegedienst über ein Corporate Design in seinen Dokumenten, in der Außendarstellung und beim Internetauftritt?

4.10 Vernetztes Denken

Béatrice Gähler-Schwab

Die Pflegefachperson setzt sich täglich mit verschiedenen Beeinträchtigungen, anderen Fachpersonen, Angehörigen und vorgegebenen

Strukturen auseinander. Gerade im ambulanten Setting wird von ihr erwartet, dass sie in der Lage ist, mit den Anforderungen umzugehen und lösungsorientiert zu handeln. Dabei muss sie konfliktfähig, offen und selbstreflektierend sein. Die Voraussetzung dafür ist, dass sie in der Lage ist, Zusammenhänge zu erkennen, diese in den Kontext zur Situation zu stellen und dementsprechend zu handeln. Dabei geht es ebenfalls darum, gemeinsam mit dem vorhandenen Setting einen Austausch zu fördern, um vorhandene Ressourcen zu nutzen, um eine Veränderung bei dem Betroffenen zu erreichen. Dabei ist es unabdingbar, offen und kritikfähig zu bleiben sowie sich und das eigene Handeln regelmäßig zu reflektieren.

Die Voraussetzung dafür ist in erster Linie gegenseitiges Vertrauen aller involvierten Personen. Für Fachpersonen bedeutet dies, weg von Lehrbuchhaltungen hin zu einer offenen, möglichst objektiven, individuell angepassten Haltungsweise zu kommen.

Die Pflegefachperson ist sich bewusst, dass ein vernetztes Denken eigene Ressourcen schont und gleichzeitig die Offenheit gegenüber anderen Professionen fördert. Die eigene Reflexionsbereitschaft wird angestoßen und die Konfliktfähigkeit gefördert. Die Auseinandersetzung mit den Folgen des eigenen Handelns wird ihr bewusst. Veränderungsprozesse werden gemeinsam mit anderen Fachpersonen angestrebt. Eine steigende Behandlungseffizienz ist die Folge davon.

Vernetztes Denken heißt, die Anforderungen und Zusammenhänge zu erkennen, sie gemeinsam unter Einbezug der vorhandenen Ressourcen mit allen Beteiligten zu reflektieren, um das beste und effizienteste Ergebnis für den Klienten und alle Beteiligten zu erarbeiten.

Die Ressourcen in der ambulanten psychiatrischen Pflege sind oft nicht auf den ersten Blick erkennbar, da in der Alltagsarbeit die Handlungen schnell und gezielt ausgeführt werden müssen. Der Einbezug von anderen Professionen wird zu wenig gefördert und in die Alltagsarbeit integriert. Handlungen werden zwar mit der nötigen Fachkompetenz ausgeführt, jedoch aufgrund verschiedener Einflüsse von außen zu wenig reflektiert oder gemeinsam mit anderen Professionen besprochen. Eigene Qualitätsansprüche sowie Qualitätsanforderungen von außen werden zu wenig beachtet und geachtet.

Vernetztes Denken ist in der ambulanten psychiatrischen Pflege sehr wichtig, vor allem dann, wenn es darum geht, Ressourcen des Klienten oder bei sich selbst zu schonen. Die eigenen Möglichkeiten und Grenzen sollten bekannt, reflektiert und angenommen sein. Es nützt allen Beteiligten wenig, wenn die Fachperson in der Zusammenarbeit mit Klienten ihre eigenen Grenzen nicht kennt oder anderen Professionen nicht offen begegnet und je nach Fall das bestehende Umfeld nicht in die Unterstützung einbezieht. Oft werden so die Transparenz und die Offenheit nicht gefördert, und es kommt zu Unruhe und unter Umständen zu zusätzlichen Krisensituationen. Es lohnt sich, zu Beginn einer Begleitung die bereits involvierten Personen zu kennen und gemeinsam mit dem Klienten Vorgehensweisen zu besprechen. Eigene Qualitätsansprüche und die Qualitätsanforderungen von außen müssen regelmäßig überprüft und reflektiert werden. Damit sich die Pflegefachperson der eigenen Wirkung bewusst wird, muss sie in der Lage sein, ihre erworbenen Fähigkeiten und Fertigkeiten bezüglich der Zusammenhänge zu erkennen, damit die Zusammenarbeit mit anderen Professionen auf gegenseitiger Wertschätzung basieren kann. Fördert die Pflegefachperson gleichzeitig ihre eigene objektive Haltung gegenüber allen Beteiligten, kann eine konstruktive, auf Augenhöhe basierende Zusammenarbeit auch funktionieren. Dies wiederum schont die eigenen und die Ressourcen des Umfeldes.

4.11 Qualitätsmanagement in einem Pflegedienst

Ingo Tschinke

Die Struktur-, Prozess- und Ergebniskriterien nach Donabedian (2003) stellen bis heute die Grundlage der Beschreibung des Qualitätsmanagements im Gesundheitswesen dar und bilden damit auch die Grundlage eines Qualitätsmanagementhandbuches. Aus diesem Grund ist auch der Regelversorgungsvertrag gemäß § 132a SGB V für die psychiatrische häusliche Krankenpflege nach diesen Kriterien definiert (AOK Niedersachsen, 2021). Ein psychiatrischer Pflegedienst muss für die Zulassung und bei der Überprüfung durch den Medizinischen Dienst der Krankenkassen (MDK) die Struktur-, Prozess- und Ergebniskriterien in einem Qualitätsmanagementhandbuch nachweisen können (s. **Kap. 4.1.1**). Das Qualitätsmanagementhandbuch ist die Grundlage für das Qualitätsmanagementsystem wie zum Beispiel der DIN ISO 9001:2015, dem EFQM- oder TQM-System. In dem folgenden Kapitel geht es zunächst kurz um die Grundbedingungen des Qualitätsmanagements eines Fachpflegedienstes (Hensen, 2019; Leal, 2020; Schmidt, 2016; Zink, 2004). Anschließend wird die Fragestellung behandelt, wie unter Einbeziehung der Betroffenen in das Qualitätsmanagement eines psychiatrischen Pflegedienstes ein gelebtes Recovery umgesetzt werden kann. Dabei werden zwar auch die Methoden des Qualitätsmanagements erläutert, aber immer mit Bezugnahme auf die Recoveryorientierung.

Die Qualität eines Pflegedienstes zeigt sich in der qualitativen Gestaltung der Prozesse zwischen Leistungsnehmer und -erbringer. Natürlich sind die Rahmenbedingungen eines Pflegedienstes nicht unerheblich, aber die „Stunde der Wahrheit“ in der Qualitätserbringung zeigt sich im direkten Kontakt zwischen Dienstleister und den Betroffenen. Die Qualitätserbringung in einem ambulanten psychiatrischen Pflegedienst ist abhängig von sogenannten Potenzialfaktoren, welche die Organisation durch die Räumlichkeiten, die funktionale Ausstattung, die Ausstattung mit Personal (mit einem definierten Qualifikationsgrad) und mit technischem Material (z. B. zur Dokumentation) zur Verfügung stellt. Dazu kommt die Ablaufgestaltung der Prozesse, die als Dienstleistung immateriell nach dem Uno-actu-Prinzip erbracht werden, das heißt, die Leistung ist sofort bei der Erbringung verbraucht, wobei der Leistungsnehmer Teil des Prozesses ist, sodass die Qualitätserbringung auch quantitativ und qualitativ abhängig ist von der Reaktionsbereitschaft der Betroffenen. Des Weiteren ist die Qualität der Leistung abhängig von den subjektbezogenen Einflussfaktoren der Akteure der Leistungserbringung (z. B. Haltung, Fähigkeiten, Leistungsbereitschaft), wobei gerade die Interaktion (Beziehungsgestaltung) zwischen dem Leistungsnehmer und dem Leistungserbringer eine maßgebliche Rolle spielt. Dadurch soll ein Outcome erzielt werden, das neben dem Leistungsnehmer auch die Stakeholder, die am Prozess der Leistungserbringung beteiligt sind, zufriedenstellen soll, wie Fachärzte, Krankenkassen, Arbeitgeber, die Gesellschaft (Hensen, 2019).

4.11.1 Grundlagen des Qualitätsmanagements für einen Fachpflegedienst

Die Strukturkriterien sind durch den Regelversorgungsvertrag gemäß § 132a SGB V in Deutschland vertraglich definiert (AOK Niedersachsen, 2021) (s. ausführlicher in **Kap. 4.1.1** und **6.2**). In diesem Beitrag wird beispielhaft auf den Regelversorgungsvertrag in Niedersachsen eingegangen, der auf den Rahmenempfehlungen nach § 132a Absatz 1 SGB V zur Versorgung mit häuslicher Krankenpflege basiert. Der Pflegedienst muss danach immer eine eigenwirtschaftliche Organisation sein, mit allen Verpflichtungen einer Organisation des Gesundheitswesens (Führen eines Institutionskennzeichens, Versicherungen, Mitglied der Berufsgenossenschaft etc.). Bei der betrieblichen Rechtsform einer Gesellschaft bürgerlichen Rechts (GbR), einer Gesellschaft mit beschränkter Haftung (GmbH), eines eingetragenen Vereins (e.V.) oder bei anderen Rechtsformen (OHG, KG, AG) müssen die entsprechenden Unterlagen bei der Krankenkasse, mit der ein Versorgungsvertrag abgeschlossen werden soll (z.B. Allgemeine Ortskrankenkasse [AOK] Niedersachsen), vorgelegt werden. Es müssen für die Inhaber und Gesellschafter wie auch für die fachliche Leitung und deren Stellvertretung polizeiliche Führungszeugnisse vorgelegt werden. Dann müssen funktionsfähige Räumlichkeiten vorgehalten werden, die durch Anlaufstellen ergänzt werden können. Die personelle Ausstattung muss mindestens fünf Fachpflegekräfte umfassen, die wöchentlich 115,5 Wochenstunden leisten können. Die fachliche Leitung muss innerhalb der letzten acht Jahre mindestens zwei Jahre lang eine praktische hauptberufliche Tätigkeit (mit mindestens 19,25 Wochenstunden) nach dem Pflegeexamen in einem psychiatrischen Krankenhaus, einer psychiatrischen Fachabteilung eines Krankenhauses oder in einer sozialpsychiatrischen Einrichtung (z.B. psychiatrische Institutsambulanz, Wohnheim oder betreutes Wohnen für psychisch kranke Menschen) sowie in der ambulanten psychiatrischen häuslichen Krankenpflege ausgeübt haben. Die fachlichen Voraussetzungen als verantwortliche Pflegefachkraft erfüllen Personen, die eine Ausbildung als

- Pflegefachfrau bzw. Pflegefachmann (nach dem PflBRefG) oder
- Gesundheits- und Krankenpfleger/-in (nach dem KrPflG) oder
- Gesundheits- und Kinderkrankenpfleger/-in (nach dem KrPflG oder nach dem PflBRefG) oder
- Altenpfleger/-in (nach dem Altenpflegegesetz vom 25.08.2003 oder nach dem PflBRefG) oder
- Altenpfleger/-in mit einer dreijährigen Ausbildung nach Landesrecht

abgeschlossen haben. Für die Anerkennung als verantwortliche Pflegefachkraft ist ferner Voraussetzung, dass eine Weiterbildungsmaßnahme für leitende Funktionen mit einer Mindeststundenzahl, die 460 Stunden nicht unterschreiten soll, erfolgreich durchgeführt wurde. Neben der Weiterbildung zur Leitungsqualifikation muss zusätzlich eine der folgenden Qualifikationen nachgewiesen werden:

- eine staatlich anerkannte/zertifizierte sozialpsychiatrische Zusatzausbildung oder
- eine Weiterbildung zur Fachkrankenschwester/zum Fachkrankenpfleger für Psychiatrie – gemäß der Weiterbildungsverordnung Psychiatrie oder der Weiterbildungsverordnung Gerontopsychiatrie oder der DKG-Empfehlung zur pflegerischen Weiterbildung in den Fachgebieten Pflege in der Psychiatrie, Psychosomatik und Psychotherapie – oder
- eine Weiterbildung auf der Grundlage des Curriculums „Ambulante und gemeindenahe Pflege psychisch kranker Menschen" (nach H. Haynert, Universität Witten/Herdecke, Dezember 2010), sofern neben dem Theorieteil des Curriculums ein verzahnter Praxisteil mindestens im Umfang von 120 Zeitstunden berufspraktischer Erfahrung mit Selbsterfahrung (ggf. in Kooperation) absolviert wird, oder
- ein staatlich anerkannter Studienabschluss mit dem Schwerpunkt psychiatrische Versorgung.

Alle Pflegefachkräfte, die eigenverantwortlich die fachpflegerische Versorgung bei Versicherten übernehmen, müssen neben einer Ausbildung in den oben genannten Berufen über eine ausreichende Berufserfahrung in der pflegerischen Versorgung von Patienten mit psychischen Erkrankungen verfügen oder eine Zusatzqualifikation in Psychiatrie oder Gerontopsychiatrie mit einem Umfang von mindestens 320 Zeitstunden nachweisen können.

Als ausreichende Berufserfahrung gilt eine einschlägige Berufserfahrung von mindestens einem Jahr hauptberuflicher Tätigkeit (mindestens 19,25 Wochenstunden) innerhalb der letzten fünf Jahre in einem der oben genannten Berufe in einem psychiatrischen Krankenhaus, in einer psychiatrischen/gerontopsychiatrischen Fachabteilung eines Krankenhauses oder in einer sozialpsychiatrischen Einrichtung (z.B. psychiatrische Institutsambulanz, Wohnheim oder betreutes Wohnen für psychisch kranke Menschen), in stationären Einrichtungen des SGB XI mit einem speziellen Versorgungsauftrag für psychisch erkrankte Pflegebedürftige sowie der ambulanten psychiatrischen häuslichen Krankenpflege anzusehen. Im Rahmen der psychiatrischen bzw. gerontopsychiatrischen Zusatzqualifikation müssen, bezogen auf den theoretischen Teil, mindestens folgende Inhalte vermittelt werden (in einem Umfang von mindestens 200 Zeitstunden):

- Pflege psychisch kranker Menschen planen, durchführen, dokumentieren
- professionelle Pflege psychisch kranker Menschen
- Mitwirkung bei Diagnostik und Therapie
- Kenntnisse über psychische Störungen und Begleitung psychisch kranker Menschen in Krisen und schwierigen Situationen.

Neben dem theoretischen Teil muss ein Praxisteil mit einem Umfang von wenigstens 120 Zeitstunden absolviert werden. Der Praxisteil kann in einem Krankenhaus, in einer psychiatrischen oder gerontopsychiatrischen Fachabteilung eines Krankenhauses oder in einer ambulanten, teilstationären oder stationären psychiatrischen oder gerontopsychiatrischen Einrichtung durchgeführt werden.

Für neu eingestellte sowie für alle bereits beschäftigten Pflegefachkräfte mit abgeschlossener dreijähriger Ausbildung, die nicht über eine Zusatzqualifikation in Psychiatrie oder Gerontopsychiatrie verfügen, hat der Pflegedienst die Berufserfahrung auf Anforderung entsprechend nachzuweisen. Sofern diese nicht gegeben ist, hat der Pflegedienst die betreffenden Pflegefachkräfte mit der Aufnahme der fachpflegerischen Versorgung bei Versicherten zur Zusatzqualifikation in Psychiatrie oder Gerontopsychiatrie anzumelden und deren Abschluss innerhalb nachzuweisen. Bis dahin dürfen diese Pflegefachkräfte nur unter folgenden Voraussetzungen eingesetzt werden:

- Die verantwortliche Pflegefachkraft oder Fachbereichsleitung hat sich vor dem erstmaligen Einsatz bei einem Versicherten zu vergewissern, dass die Versorgung durch die betreffende Pflegefachkraft im konkreten Fall möglich ist, und dies laufend weiter zu überwachen;
- bei der Versorgung ist neben der noch zu qualifizierenden Pflegefachkraft mindestens eine Pflegefachkraft einzusetzen, welche die Qualifikation bereits aufweist;
- es erfolgt eine dem Krankheitsbild entsprechende spezifische Einweisung und strukturierte Einarbeitung, und mindestens die ersten fünf Behandlungseinheiten in der Versorgung vor Ort werden durch eine bereits qualifizierte Pflegefachkraft begleitet.

Alle Pflegefachkräfte müssen über eine entsprechende spezifische Einweisung und strukturierte Einarbeitung verfügen. Der Träger des Pflegedienstes ist verpflichtet, die fachliche Kompetenz der Mitarbeiter des Pflegedienstes, die Leistungen der psychiatrischen Pflege erbringen, durch spezifische, interne oder externe Fortbildungen je Kalenderjahr zu gewährleisten. Ziel dieser Maßnahmen ist es, die entsprechenden Mitarbeiter in die Lage zu versetzen, die Versicherten nach dem jeweils anerkannten Stand medizinisch-pflegerischer Erkenntnisse zu versorgen.

Für die Strukturbedingungen gibt es nur das Vorhandensein oder Nicht-Vorhandensein des Strukturkriteriums. Da alle Strukturkriterien durch Vorlagen der erforderlichen Unterlagen belegt werden müssen, erhält ein Pflegedienst auch keine Zulassung zur Leistungserbringung, wenn die Faktoren nicht nachgewiesen werden können. Die Strukturkriterien müssen auch im laufenden Betrieb immer wieder auf dem neuesten Stand gehalten werden (Mitarbeiternachweise zu Arbeitsverträgen, Qualifikation etc.), da diese durch den Medizinischen Dienst der Krankenkassen (MDK) regelmäßig überprüft werden können (§ 26 Regelversorgungsvertrag pHKP Niedersachsen zur Qualitäts- und Abrechnungsprüfung).

Des Weiteren regelt der Regelversorgungsvertrag alle Angelegenheiten für die Prozesse der Leistungserbringung, wie die dafür vorgeschriebene Ausstattung, für die Umsetzung der Pflege im Pflegeprozess und der Pflegedokumentation, des internen Qualitätsmanagements wie auch die Zusammenarbeit mit allen Beteiligten an der Leistungserbringung, die Qualität der Pflege sowie die Wirtschaftlichkeit des Unternehmens. Hier lassen sich in der ambulanten psychiatrischen Pflege nur bestimmte Faktoren durch den MDK prüfen, wie die Abrechnung der Fahrzeiten, die Terminplanung, die Abrechnungen und die dazugehörige Dokumentation. Hier kommt es primär auf die Messbarkeit bestimmter Faktoren an; Faktoren wie Beziehungsqualität, Haltung, Leistungsbereitschaft der Mitarbeiter, Empathievermögen etc. sowie der Grad der Krankheitsbewältigung lassen sich nicht durch allgemeingültige Messkriterien nachweisen, da sie nur schwer quantifiziert werden können. Dabei sind es gerade die komplexeren Prozesse in der Leistungserbringung, die einen guten Fachpflegedienst von einem schlechten unterscheiden.

Dies zeigt sich insbesondere bei der Messung der Outcomes eines Fachpflegedienstes, wenn diese alle Outcome-Kriterien eines TQM-Systems berücksichtigen, das heißt die wirtschaftlichen, kundenbezogenen, mitarbeiterbezogenen und die gesellschaftlichen Ergebnisse, die alle Stakeholder und die Gesellschaft als solche umfassen. Bei einer Umsetzung von Recoveryorientierung in einem Unternehmen müssten sich bei allen Ergebnissen an vielen Stellen die Recoveryprozesse in den Ergebnissen darstellen lassen – das heißt bei den Betroffenen, die für sich benennen können, was Genesung und persönliches Recovery für sie bedeutet, bei den Mitarbeitern, die darstellen können, was für sie eine recoveryförderliche Haltung bedeutet und wie sie das persönliche Recovery bei den Betroffenen unterstützen können, aber auch bei den Angehörigen (durch ein Recoveryverständnis), den Fachärzten (durch die Genesung der Betroffenen), den Arbeitgebern (durch die Arbeitsaufnahme und geringere Absenzzeiten), bei den Krankenkassen (durch geringere Krankheitsausfälle), in der Gesellschaft (weil Betroffene sich nicht mehr verstecken und stigmatisieren lassen, sondern offensiv mit ihrer Erkrankung umgehen, sodass Recovery und seine Bedeutung in die Gesellschaft getragen wird) (Slade, 2009, 2013).

4.11.2 Qualitätsmanagement und Qualitätsmanagementsystem

Im Folgenden sollen kurz die Grundlagen für das Qualitätsmanagement aufgezeigt werden, wobei es durchaus sinnvoll ist, bei der Umsetzung von einem Qualitätsmanagementsystem in einem Unternehmen auf die umfangreiche Literatur zum Qualitätsmanagement im Gesundheitswesen zurückzugreifen. Es ist wichtig für die Qualitätssicherung, die Prozesse des Unternehmens zu beschreiben und in einem Qualitätshandbuch festzuhalten – viele Qualitätsmanagementsysteme, wie zum Beispiel die DIN EN ISO 9001:2015, beschreiben genau, wie diese Prozesse beschrieben und gesammelt werden können. Dadurch findet eine Standardisierung für die Abläufe statt, was die Arbeitsabläufe strukturierbar und für alle Mitarbeiter nachvollziehbar macht. Die Prozesse sollten gemäß des PDCA-Zyklus (oder auch Deming Circle – Plan, Do, Check, Act) beschrieben werden, um eine Überprüfung zur Qualitätsverbesserung möglich zu machen. Das Qualitätsmanagement umfasst auch die strategische Ausrichtung des Unternehmens, das heißt, wie sich das Unternehmen bzw. die Institution weiterentwickeln möchte. Dies sollte sich in der Qualitätspolitik darstellen, wonach sich dann auch die Qualitätsziele des Unternehmens ausrichten. Für die Umsetzung der Recoveryintervention zur Behandlung und Begleitung von Betroffenen in der Qualitätspolitik bedarf es dann noch zusätzlicher Instrumente, zum Beispiel PARiHS (Promoting Action on Research Implementation in Health Services) – eine Methode, die eine Umsetzung von Forschungsergebnissen in die praktische psychiatrische Arbeit ermöglicht (Harvey & Kitson, 2016; Herwig, 2018; Kitson et al., 1998).

Bei der Einrichtung eines Fachpflegedienstes muss sich das Qualitätsmanagement danach ausrichten, was für einen Fachpflegedienst umsetzbar ist. Das gängigste QM-System ist die DIN EN ISO 9001:2015. Diese Qualitätsmanagementnorm beschreibt, welche Anforderungen das Management eines Unternehmens erfüllen muss, um einem bestimmten Standard bei der Umsetzung des Qualitätsmanagements zu entsprechen. Sie kann für die Umsetzung innerhalb eines Unternehmens oder zum Nachweis bestimmter Standards gegenüber Dritten eingesetzt werden.

Eine besondere Bedeutung hat das Normenwerk rund um die Normenfamilie DIN EN ISO 9000 ff. gewonnen. Die wichtigsten Bestandteile sind:

- DIN EN ISO 9000:2015: Grundlagen und Begriffe
- DIN EN ISO 9001:2015: Anforderungen
- DIN EN ISO 9004:2018: Anleitung zum Erreichen eines nachhaltigen Erfolgs.

Die Bezeichnung macht deutlich, dass dieses Normenwerk auf nationaler (DIN), europäischer (EN) und weltweiter (ISO) Ebene gültig ist. Die Norm ist ein freiwilliger Standard, der eine einheitliche Behandlung des Qualitätsmanagements in Unternehmen sichert.

Eine komplexere Fortführung des Qualitätsmanagements stellt das Total Quality Management dar. Das Qualitätsmanagementsystem nach EFQM ist ein Beispiel für ein Total Quality Management (**Abb. 4-2**). Das EFQM-Modell für Business Excellence wurde 1991 als Rahmenrichtlinie für die Selbsteinschätzung von Organisationen und als Basis für ein dreistufiges Auszeichnungsprogramm eingeführt. Das Modell kann von allen Organisationen sowohl im öffentlichen wie auch privatwirtschaftlichen Bereich eingesetzt werden. Es ist ein Unternehmensmodell, das eine ganzheitliche Sicht auf die jeweilige Organisation ermöglichen soll. Aus diesem Grund unterscheidet der EFQM-Ansatz neun Kriterien, die sich in weitere Unterkriterien aufgliedern. Sie sind unterteilt in die fünf Befähiger- bzw. Voraussetzungskriterien – Führung, Politik und Strategie, Mitarbeiter, Partnerschaften und Ressourcen, Prozes-

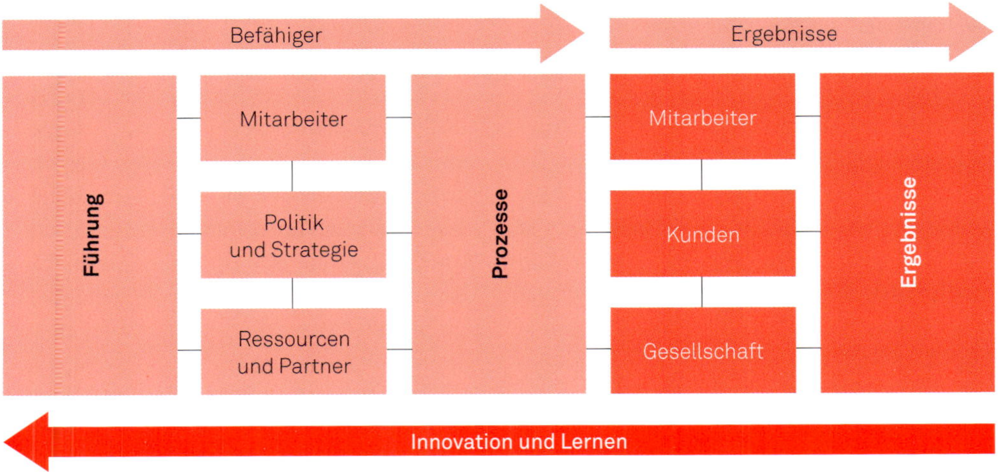

Abbildung 4-2: EFQM-Modell (Quelle: Zink, 2004, S. 168)

se – sowie die vier Ergebniskriterien, zu denen neben mitarbeiter- und kundenbezogenen Ergebnissen auch gesellschaftsbezogene und Schlüsselergebnisse gehören. Diese Kriterien sind innerhalb des EFQM-Prozesses von unterschiedlichem Bedeutungsgrad – die kundenbezogenen Ergebnisse machen allein 20 Prozent aus. Dadurch wird die starke Konzentration des Modells auf die Ausrichtung der Organisation auf die Kundenbeziehung verdeutlicht (Zink, 2004).

Als solches kann das EFQM-Modell auch als ein Instrument betrachtet werden, welches eine Hilfestellung für den Aufbau und die kontinuierliche Weiterentwicklung des Managementsystems eines Unternehmens gibt. Die starke Kundenorientierung ist eines der acht Grundprinzipien, auf denen das Qualitätsmanagement nach dem EFQM-Ansatz aufbaut. Die weiteren sind: Entwicklung von Partnerschaften (mit Lieferanten), gesellschaftliche Verantwortung, Ergebnisorientierung, Mitarbeiterentwicklung und Mitarbeiterbeteiligung, Management mittels Prozessen und Fakten, Führung und Zielkonsequenz sowie kontinuierliches Lernen, Verbesserung und Innovation (Zink, 2004).

4.11.3 Einführung von komplexen Interventionen

Die Implementierungs- und Disseminationsforschung hat sich in den letzten Jahren umfangreich mit der Einführung von komplexen Interventionen im Gesundheitswesen beschäftigt (Roes et al., 2013). Recovery ist in seiner Ausrichtung auf das gesamte Unternehmen auch als komplexe Intervention zu verstehen, da es die Haltung, die Beziehung (Interaktion), die Leistungsbereitschaft und die Qualität der Leistung der Pflegenden maßgeblich beeinflusst (s. **Kap. 4.7** Systemveränderung und Change-Management). Bei der konkreten Implementierung solcher komplexen Interventionen bedarf es einer Reflexion auf allen Ebenen einer Organisation (Quasdorf et al., 2013). Hilfreich bei einem Fachpflegedienst ist, dass wir es hier mit einer recht homogenen Struktur zu tun haben, da sich ein Pflegedienst anders als ein Krankenhaus nur auf eine Berufsgruppe – die Pflege – ausrichten muss (Tschinke, 2018). Bei der Wandlung der Ausrichtung eines Fachpflegedienstes muss allerdings berücksichtigt werden, dass sich umliegende Systeme nicht in dem gleichen Maß und mit der gleichen Geschwindigkeit verändern, was auch zu Konflikten und Auseinandersetzungen führen kann. Während andere Länder wie zum Beispiel Schottland, England und Australien ihre gesamte Gesundheitspolitik aufgrund eines staatlichen Gesundheitssystems auf Recovery ausrichten können (Bradstreet & McBrierty, 2012; Shepherd et al., 2014; Stratford et al., 2012), muss sich in Deutschland jede einzelne Institution mit Recovery und seiner Bedeutung auseinandersetzen, was zu völlig unterschiedlichen Entwicklungsgeschwindigkeiten innerhalb des Versorgungssystems führen kann. Dies kann zur Transformation von ganzen Berufsbereichen oder Versorgungskonzepten führen, wie zum Beispiel bei der Recoveryausrichtung in den USA, wo klare Guidelines für die Ärzte erarbeitet worden sind, wie sie Recovery in dem praktischen System der Versorgung umzusetzen haben (Sowers, 2005).

Die Umsetzung der Implementierung sollte nach dem PARiHS-Bezugsrahmen erfolgen (Harvey & Kitson, 2016; Kitson et al., 1998). Durch diesen Bezugsrahmen lässt sich zum Beispiel Recovery als Intervention mit einem hohen Evidenzgrad darstellen, bei der auch genau definiert ist, was in den persönlichen Recoveryphasen stattfindet und wie dabei durch Kliniker diese Prozesse unterstützt werden können (Townsend et al., 2004). Durch interne Coaching-Prozesse und Supervisionen sollte die Erfahrung der Mitarbeiter mit Recovery immer wieder reflektiert werden (Starr, 2016). Dazu sollte eine Recovery-Arbeitsgruppe mithilfe von Betroffenen (z. B. als EX-IN-Genesungsbegleiter) allen Mitarbeitern die Möglichkeit geben, durch die Reflexion der eigenen täglichen Praxis zu eruieren, ob die drei wichtigen Arbeitspraktiken und Haltungen des Recoveryansatzes umgesetzt werden können: die Unterstützung des persönlichen Recoveryprozesses, die Stärken- und Ressourcenförderung (Rapp & Goscha, 2006) und die Bestärkung der Selbstverantwortung (Grey et al., 2014). Die Prozesse sollten immer auf Augenhöhe zwischen Betroffenen und psychiatrisch Pflegenden gestaltet werden, sodass ein ständiger Wechsel zwischen den verschiedenen Ebenen stattfinden kann – gestern noch Betroffener mit Unterstützungsbedarf, heute ein EX-IN, der an dem Qualitätszirkel der Institution beteiligt ist, der morgen wieder Betreuter sein kann, der eine neue Krankheitsphase durchläuft (Repper & Perkins, 2015; Shepherd et al., 2008).

So sollten nach dem PARiHS-Bezugsrahmen die Transparenz durch Offenheit und Diskussionsbereitschaft, die Kultur der Institution durch manifestierte Werte, die bei jedem Prozess auf allen Ebenen spürbar und erlebbar sind, und die Führung durch transformationales Leadership (Dubrin et al., 2006; Johns, 2018) mit klaren Organisationsstrukturen dargestellt werden (s. **Kap. 4.7**) und in der Evaluation auf allen Ebenen ein Feedback über die Arbeitsleistung geben – auch den Betroffenen als externe Leistungsträger (Herwig, 2018). Für die Institution sollte durch die Qualitätsarbeitsgruppe des Recoverys unter Einbeziehung von Betroffenen eine kontinuierliche Begleitung mit hoher Intensität gewährleistet werden, wobei durch Beratung und kritische Reflexion im Rahmen von Coaching- und Supervisionsprozessen die Fähigkeiten und gelebten Werte immer wieder hinterfragt werden sollten.

In der Reflexion der Beteiligung von Peers (EX-IN) berichtet Moran, dass man sich in Israel bei der landesweiten Umsetzung von Recovery in der psychiatrischen Versorgung schon früh Gedanken gemacht hat über die Einbeziehung von „Psychiatrie-Nutzern" und Peers. So gibt es Peers in dem Gesundheitsministerium, die dort die Rechte der Nutzer und das Recovery auf politischer Ebene fördern sowie bei der Behandlung und der Qualitätsentwicklung, wo sie an der Entwicklung von Prozessen mitwirken, welche die Betroffenen betreffen (Moran, 2018).

4.12 Qualitätsmodell Schweiz

Béatrice Gähler-Schwab

In der Schweiz gelten für ambulant tätige Pflegefachpersonen klar festgelegte Qualitätsanforderungen. Diese müssen zwingend eingehalten werden, damit einerseits die Pflegeleistung abgegolten werden kann, andererseits die Klienten auch die Pflege erhalten, die sie benötigen. Die Grundvoraussetzungen, um Pflegeleistungen erbringen zu können, werden in **Kapitel 6.1** (Zulassungsbestimmungen für die ambulante psychiatrische Pflege in der Schweiz) aufgeführt.

Pflegefachpersonen in der ambulanten Versorgung unterstehen einerseits dem Administrativvertrag, welcher zwischen dem Berufsverband (SBK) und den vertragschließenden Krankenversicherern abgeschlossen wurde. In diesem Vertrag sind sowohl die administrativen Abläufe für ambulante Pflegeleistungen im Sinne von Artikel 25a KVG, Artikel 49 KVV und der Artikel 7ff. KLV als auch die Verpflichtung zur Qualitätssicherung geregelt. Die Qualitätssicherung ist für alle ambulanten Pflegefachpersonen verbindlich, die dem Administrativvertrag beigetreten sind. Zurzeit obliegt es dem Fachverband freiberufliche Pflege Schweiz (Curacasa), jährlich anhand von normativen Grundlagen – in diesem Fall der 16 Qualitätsnormen von Curacasa – eine Qualitätsschulung durchzuführen. Diese Qualitätstage finden jährlich statt. Gleichzeitig wird zusätzlich eine Selbstevaluation von der Pflegefachperson gefordert, welche als eigener Leistungsausweis gilt und durch eine Fremdevaluation, einem Audit, einer externen Stelle, überprüft werden kann. Diese Audits übernimmt in der Schweiz die Zertifizierungsstelle Concret AG.

Weiter ist es verpflichtend, regelmäßige Weiterbildungen zu besuchen, die wiederum sogenannte e-Log-Punkte geben. Die Pflegefachperson ist verpflichtet, für drei Jahre insgesamt 75 Punkte zu sammeln. Sind diese Voraussetzungen erfüllt, wird die Pflegefachperson auf der sogenannten White List aufgeführt. Diese White List steht per Ende jeden Jahres den Krankenversicherern und den Kantonen zur Verfügung und gibt einen Ausweis über die Einhaltung der geforderten Qualitätsanforderungen.

Die einzelnen Kantone in der Schweiz haben zusätzlich noch eigene Regelungen und Anforderungen an die Fachlichkeit der Pflegefachpersonen. Sie machen die Pflegefachpersonen ausdrücklich darauf aufmerksam, dass die lebenslange Fort- und Weiterbildung eine Berufspflicht für jede Pflegefachperson darstellt und die Nachweise jederzeit eingefordert werden können.

Grundsätzlich geht es darum, dass nicht nur die Fachverbände und die Regierung einen Nachweis bezüglich der Qualität erhalten. Auch die Klienten und die verordnenden Ärzte haben ein Interesse daran, dass die Pflegefachpersonen auf dem neuesten Stand der Erkenntnisse sind. Gerade die Klienten erwarten Pflegefachpersonen, die in der Lage sind, einen Bedarf einzuschätzen, daraus die Problematik zu erkennen, gemeinsam mit dem Klienten Ziele zu formulieren und schlussendlich die geeigneten Maßnahmen zu planen, durchzuführen und zu evaluieren. Diese Prozesse basieren auf den Qualitätsdimensionen nach Donabedian (2003):

- Strukturqualität – Voraussetzung/Rahmenbedingung, unter der die Leistung erbracht wird
- Prozessqualität – Art und Weise, wie die Leistungen erbracht und Handlungen durchgeführt werden
- Ergebnisqualität – Wirksamkeit, Zweckmäßigkeit und Wirtschaftlichkeit, mit der Pflegehandlungen zur Zufriedenheit der Klienten durchgeführt werden.

Aufgrund der großen allein getragenen Verantwortung kann eine regelmäßige Überprüfung der an sich selbst gestellten Qualitätsanforderungen sowie die Einhaltung der gesetzlich festgelegten Qualitätsanforderungen zu einer größeren Sicherheit in der Pflege der Klienten beitragen. Denn die Klienten in der ambulanten Versorgung sind darauf angewiesen, dass die Pflegefachperson auch weiß, was sie tut, und die Pflege nach bestem Wissen und Gewissen ausführt.

5 Instrumente in der ambulanten psychiatrischen Pflege

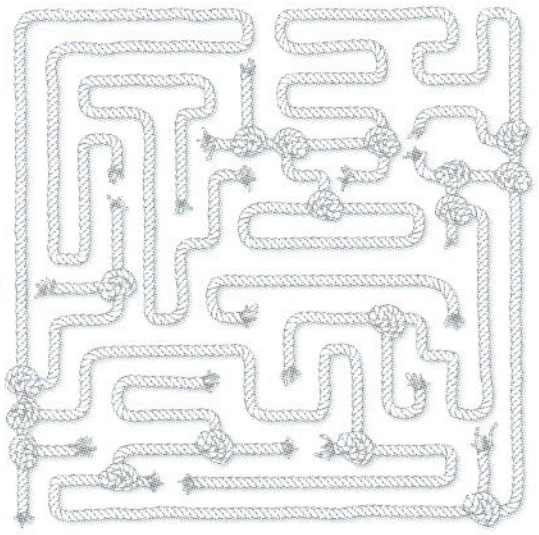

Die Umsetzung der ambulanten psychiatrischen Pflege stellt einen höchst individuellen Prozess dar. In ihm soll an die Individualität der Betroffenen angedockt werden – mit passenden Interventionen, welche die Ziele, Wünsche und Ressourcen der Betroffenen stärken. Daher benutzen wir auch die Metapher des Werkzeugkastens, dessen sich professionell Pflegende bedienen, um mit den passenden Instrumenten (Interventionen) die Betroffenen in ihrem individuellen Genesungsprozess zu unterstützen. In den folgenden Kapiteln stellen wir verschiedene Instrumente vor, die besonders gut geeignet sind, dem unterschiedlichen Hilfebedarf psychisch erkrankter Menschen durch ihre Ausrichtung am Recoverykonzept gerecht zu werden. Sie fördern insbesondere die Kommunikation mit den Betroffenen und ermöglichen es, Wertvorstellungen und Behandlungspräferenzen der Betroffenen zu erkunden. Daraus lassen sich dann die Ziele für den Pflegeprozess mit individuell angepassten Interventionen ableiten, die in dem gemeinsam zu gestaltenden Pflegeprozess umgesetzt werden.

Bei den Instrumenten geht es darum, die positiven Aspekte, die jeder Mensch in sich trägt, durch herauszuarbeitende persönliche Ressourcen und Stärken in gemeinsam abgestimmte Handlungen umzusetzen. Mithilfe der psychiatrischen Pflege sollen Betroffene erkennen können, dass es erstrebenswert ist, diese positiven Aspekte für den eigenen Genesungsweg zu nutzen. Dazu erläutern wir auch, wie die inneren Abwehrkräfte – die Resilienzen, die Menschen stärken – sinnvoll gefördert werden können. Wir zeigen mit dem REACH©-Modell ein Instrument auf, mit dem der Recoveryprozess bei den Betroffenen so unterstützt werden kann, dass die Lebensqualität gefördert und die Teilhabe am Leben in der Gesellschaft wieder möglich wird, und dass durch die dynamische Vereinbarung gleichzeitig eine hohe Verbindlichkeit für die professionelle Umsetzung des Pflegeprozesses gewährleistet werden kann.

Des Weiteren diskutieren wir auch die Verordnung von Psychopharmaka als eine Behandlungsmöglichkeit und inwieweit sich deren Einnahme mit dem Recoveryansatz vereinbaren lässt.

5.1 Interventionen in der psychiatrischen häuslichen Krankenpflege

Ingo Tschinke

In diesem Kapitel werden Interventionen aufgezeigt, die den individuellen Recoveryprozess von Betroffenen unterstützen und die daher für eine recoveryorientierte Grundhaltung und Versorgung unabdingbar sind. Neben diesen Interventionen können krankheitsspezifische Instrumente genutzt werden, die bei speziellen Problemlagen zum Einsatz kommen oder die von psychiatrisch Pflegenden als sinnvoll und tragfähig erachtet werden. Dazu gehören beispielsweise theoretische Ansätze wie Systemtheorie und Familienanalyse (Berghaus & Luhmann, 2011; Friedemann et al., 2010) oder das Achtsamkeitskonzept (Knuf & Hammer, 2013).

5.1.1 Aufbau und Gestaltung der Pflegebeziehung

Die erste wichtige Intervention, die im ambulanten psychiatrischen Bereich geleistet werden muss, ist die Etablierung einer tragfähigen Beziehung zwischen dem professionell Pflegenden und dem Betroffenen. Dazu gehört auch – falls vom Betroffenen gewünscht – die Einbeziehung von Angehörigen oder anderen wichtigen Bezugspersonen. Rüdiger Bauer formuliert frei nach der Kommunikationstheorie von Paul Watzlawick, dass man in der psychiatrischen Arbeit nicht *nicht* in Beziehung treten kann, was im Vergleich zum stationären Bereich noch sehr viel mehr für die ambulante Versorgung in der Häuslichkeit gilt (Bauer, 2018; Watzlawick, 2016). Wie bereits ältere wissenschaftliche Studien aufgezeigt haben, ist es für die Betroffenen in der ambulanten Versorgung nicht von so großer Wichtigkeit, in welcher Frequenz sie zu Hause aufgesucht werden. Wichtiger ist vielmehr, dass sie wissen, dass jemand, mit dem eine pflegerisch-therapeutische Beziehung besteht, zu ihnen kommt und sie unterstützt (Blanchard et al., 1994). Hinzu kommen als weitere wichtige Interventionen das Zuhören und die Nutzung von Fragen, die den Betroffenen die Möglichkeit zur Reflexion, zur Situationseinschätzung und zur Überprüfung geben können. Im Rahmen des Beziehungsaufbaus sollten eine Reflexion und die erste Einschätzung der Situation dazu genutzt werden, um den Auftrag des Arztes mit dem Wunsch des Betroffenen nach der Vorgehensweise im REACH©-Modell (s. **Kap. 5.5**) abzugleichen. Vielfach zeigt sich, dass die Leistungen der psychiatrischen häuslichen Krankenpflege (als eine Leistung der Krankenkassen zur Krankheitsbewältigung) erst erläutert werden müssen, um sie von anderen Leistungen wie der Psychotherapie oder pädagogischen Maßnahmen nach dem Bundesteilhabegesetz abzugrenzen. Daher sollte gemeinsam eruiert werden, warum die Pflegeperson den Betroffenen im Auftrag des Verordners besucht und was man voneinander erwartet. Dies bedeutet auch, dass man den Status des Gastes der psychiatrischen Pflege klärt und wie man miteinander umgehen möchte. Durch das gemeinsame Verstehen und Klären des Auftrages für die Intervention können Betroffene die Sinnhaftigkeit der Besuche erkennen (Lorenz & Petzold, 2016).

Im Sinne des Gezeiten-Modells ist die Erforschung der Werte und Wünsche für die Begleitung auf dem Genesungsweg sehr sinnvoll (Barker & Buchanan-Barker, 2013). Nach dem Verstehen der Werte und Einstellungen der Betroffenen durch die psychiatrisch Pflegenden können die Ziele für die Begleitung festgelegt werden. Zu diesem Zeitpunkt ist es von Wichtigkeit, dass die Betroffenen die Grundausrichtung des persönlichen Recoverys kognitiv erfassen, damit für sie erkennbar ist, warum die Ziele nicht von jemand anderem vorgegeben werden dürfen (Slade, 2009). Hierbei kann sich der „persönliche Recoveryplan“ (international bekannt als Wellness Recovery Action Plan) als hilfreich erweisen, um den Genesungsweg des persönlichen Recoverys zu verstehen (Perkins & Rinaldi, 2007a). Das bedeutet in der Konsequenz auch, dass ohne ein Vorhandensein von Zielen der Betroffenen auch kein Auftrag mehr besteht und die Begleitung zu einer „Alltagsbespaßung“ werden kann, bei der es nur darum geht, Zeit miteinander zu verbringen, ohne inhaltlich zu arbeiten. Diese Problematik sollte eindeutig mit den Betroffenen thematisiert werden. Häufig hindert eine massive Opferhaltung Betroffene daran, Behandlungsziele zu formulieren.

Nach dem Formulieren der Ziele geht es darum, die Stärken und Ressourcen zu identifizieren und herauszuarbeiten, um sie für die folgenden Schritte der Veränderung nutzbar zu machen (Rapp & Goscha, 2006). Die Ziele und die daraus erwachsenden Schritte sollten in einer dynamischen Vereinbarung im Sinne einer Behandlungsvereinbarung festgehalten werden, die immer wieder angepasst werden kann, da persönliche Recoverywege in ihrem Verlauf selten geradlinig sind (Grey et al., 2014). In der Evaluation sollte gemeinsam mit den Betroffenen die Wahrnehmung geschärft werden für das, was sich verändert, und für die Erfolge, so klein sie auch sein mögen.

Beteiligte Berufsgruppen

Im ambulanten Feld existieren meist unabhängig voneinander verschiedene Leistungsanbieter der psychiatrischen Versorgung, denen unterschiedliche Aufgaben zukommen. Diese Aufgaben der verschiedenen Berufsgruppen werden im Folgenden kurz erläutert:

Fachärztliche Versorgung

Die grundsätzlichen Aufgaben der Fachärzte bestehen darin, Diagnostik zu betreiben, die medikamentöse und spezielle ärztliche Behandlung durchzuführen und die Versorgung zu steuern, zum Beispiel durch weitere zu verordnende Maßnahmen wie Ergotherapie, Physiotherapie, Logopädie oder pHKP. Zu den Fachärzten, die eine Verordnung zur psychiatrischen häuslichen Krankenpflege erstellen dürfen, gehören Fachärzte für Nervenheilkunde, Neurologie, psychosomatische Medizin und Psychotherapie, Psychiatrie und Psychotherapie und Kinder- und Jugendpsychiatrie und -psychotherapie. Hausärzte dürfen nur Diagnosen von Fachkliniken oder einem der oben genannten Fachärzte übernehmen und keine eigene Diagnostik betreiben. Für die psychiatrische häusliche Krankenpflege ist der Facharzt – meist ein Psychiater – der wichtigste Ansprechpartner in der Versorgung, da die medizinische Sichtweise und die Krankheitsbewältigung im Fokus beider Berufsgruppen stehen, aber auch, weil der Facharzt im weiteren Sinne der Auftraggeber für die psychiatrische häusliche Krankenpflege durch Verordnung der Maßnahme ist.

Psychologische und ärztliche Psychotherapeuten

Die Berufsgruppe der psychologischen Psychotherapeuten verfügt ebenso wie die Fachärzte für Psychotherapie über eine kassenärztliche Zulassung zur Durchführung von leitlinienbasierten Therapieformen (Verhaltenstherapie, tiefenpsychologische Therapie und Psychoanalyse). Diese Leistung kann allein durch Psychotherapeuten veranlasst werden und bedarf keiner ärztlichen Verordnung. Seit dem 5. Dezember 2020 sind psychologische und ärztliche Psychotherapeuten sowie Kinder- und Jugendpsychotherapeuten ebenso wie die Fachärzte eine Berufsgruppe, die ambulante psychiatrische Pflege verordnen darf. Als Verordner sind sie ebenso wie die Fachärzte für die Aufsicht und Begleitung der Versorgung zuständig, das heißt, auch in Krisensituationen müssen sie als Ansprechpartner für die Betroffenen und den Fachdienst zur Verfügung stehen. Inwieweit Psychotherapeuten diese Aufgabe in Zukunft wahrnehmen, bleibt abzuwarten, da sich die Zusammenarbeit mit dieser Berufsgruppe bisher zumeist als unzureichend dargestellt hat.

Psychiatrische Pflege

Ziele der pflegerischen Versorgung sind die Unterstützung und Erreichung von bestmöglichen Behandlungs- und Betreuungsergebnissen sowie die Förderung einer bestmöglichen Lebensqualität in allen Phasen des Lebens. „Psychiatrische Pflegefachpersonen wollen – aufbauend auf den personalen Ressourcen der betroffenen Person sowie auf der Basis der sorgsamen Ermittlung und der gemeinsamen Klärung der Ziele – Wachstum, Entwicklung und Recovery von Menschen mit psychischen Hilfebedarfen fördern und unterstützen" (DGPPN, 2019, S. 127).

Sozialarbeiter/Sozialpädagogen des betreuten Wohnens

Der Auftrag des Bundesteilhabegesetzes nach dem Schwerbehindertengesetz für Sozialarbeiter und Sozialpädagogen ist in erster Linie, Menschen mit einer psychischen Erkrankung Teilhabe am gesellschaftlichen

Leben zu ermöglichen. Auch wenn eine Recoveryorientierung im Vordergrund steht, geht es hierbei weniger um die Krankheitsbewältigung, sondern mehr darum, den Alltag trotz Einschränkungen zu schaffen. Die Zusammenarbeit mit den Mitarbeitern des betreuten Wohnens findet zumeist in der Form von einer Überleitung von Menschen mit abklingender akuter Symptomatik in ein langfristiges Hilfesystem statt.

5.1.2 Kommunikative Interaktionen zur werteorientierten Versorgung

Maßnahmen der kommunikativen Interaktion umfassen Interventionen, bei denen zum Beispiel mithilfe von Fragebögen, Landkarten und Narrativen gemeinsam die Lebens- und Krankheitsgeschichte erarbeitet und die Wünsche an die Behandlungsplanung erfasst werden.

Bei den Besuchen und in der Kommunikation mit den Betroffenen in ihrer Häuslichkeit sollten sich psychiatrisch Pflegende stets ihren Gaststatus deutlich machen, denn sie befinden sich in dem Lebensraum des Betroffenen – den der Betroffene im Übrigen gestalten kann, wie er will. Sollte die Häuslichkeit nicht dazu geeignet sein, sich dort zu treffen, können Pflegende darauf hinweisen und einen besser geeigneten Ort aussuchen, was nach den meisten Regelverträgen in Deutschland zulässig ist. Natürlich kann im Interesse der eigenen Achtsamkeit auch darauf hingewiesen werden, wenn man bestimmte Verhaltensweisen nicht tolerieren kann oder will – wie das Rauchen oder den Konsum von Alkohol. Dies sollte stets offen und transparent kommuniziert werden. Die Kommunikation sollte auf den Betroffenen ausgerichtet werden und sich möglichst auf dem gleichen Kommunikationsniveau befinden. In der offenen Kommunikation geht es bei den ersten Schritten der Kontaktaufnahme um das Herstellen einer vertrauensvollen Arbeitsbasis mit der Bezugspflegekraft, was die Grundlage für die Recoveryorientierung in der Zusammenarbeit bildet (Tschinke et al., 2012). Im Vergleich zur stationären psychiatrisch-pflegerischen Versorgung präsentiert die Pflegekraft in der ambulanten psychiatrischen Pflege ihr „persönliches Ich", das heißt, es findet regulär kein Small Talk oder regulierende Gespräche (Teilnahme am Stationsablauf etc.) statt, wie dies im stationären Setting durchaus der Fall sein kann (Barker et al., 2004). In dem direkten Besuchskontakt richtet die Pflegekraft ihre gesamte Aufmerksamkeit auf den Betroffenen, zum Beispiel durch die Methode des aktiven Zuhörens. Dabei bedarf es auch immer wieder kurzer Unterbrechungen, um mit Gesprächen über den Alltag oder dem Einsatz von Humor wieder zu entspannen, da konzentriertes Zuhören mit der Fokussierung auf das Gespräch sehr anstrengend sein kann. Bei der Erforschung der Werte und Behandlungspräferenzen können kommunikativ auch unterschiedliche Zugänge genutzt werden. Bei Betroffenen, die offen mit dem Pflegenden kommunizieren können, mag dies allein über das Gespräch gelingen. Dazu empfiehlt sich ein Interviewleitfaden, der dabei hilfreich sein kann, dass solche Punkte berücksichtigt werden, die für den Genesungsprozess von Wichtigkeit sind (Doukas & Gorenflo, 1993; Rüdell et al., 2009). Dabei ist die respektvolle Neugier ein hilfreicher Zugang, um folgende Informationen und Wertvorstellungen zu erheben, die für den weiteren Pflegeprozess von Interesse sind:

- Fragen zur Biografie des Betroffenen (einschließlich seiner kulturellen Identität und möglicher transkultureller Aspekte, insbesondere Migrationshintergründe oder auch ein Aufwachsen in anderen Staatssystemen, wie der Deutschen Demokratischen Republik), zum Beispiel: Woher kommen Ihre Eltern, wie sind Sie aufgewachsen, wie haben Sie Ihre Kindheit, Schulzeit, Jugend erlebt, was hat Ihr soziales Leben ausgemacht, waren oder sind Sie Teil einer Gruppe, eines Vereins? Welche Werte haben für Sie aus dieser Zeit noch immer eine wichtige Bedeutung, wie bestimmte familiäre Werte, gesellschaftliche Werte etc.?

- Spielen Religion und Spiritualität für Sie eine Rolle? Falls ja, wie, in welcher Form? Was ist Ihr spiritueller/religiöser Hintergrund? Inwieweit beeinflusst Ihr Glaube Ihre Ansichten und Erfahrungen bezüglich der psychiatrischen Versorgung? Sind Ihre Wertvorstellungen stark durch Ihren Glauben beeinflusst?
- Spielt Ihre Identität als Mann oder Frau eine Rolle, wie Sie in der psychiatrischen Versorgung behandelt werden möchten? Falls ja, wie (z. B. Geschlecht des Pflegenden, Art der Behandlung)? Verbinden Sie bestimmte Wertvorstellungen mit ihrer sexuellen oder geschlechtlichen Identität, wie zum Beispiel Homosexualität, Asexualität, feministische Werteinstellungen?
- Gibt es etwas, was Sie bezüglich ihrer sexuellen Identität besprechen möchten oder gibt es dabei etwas Wichtiges für Sie? Falls ja, beeinflusst dies die Art der Versorgung für Sie?
- Erzählen Sie mir etwas über Ihr soziales Umfeld. Welche Rolle spielen Familie, Freunde und Peers in Ihrem Leben? Welche sozialen Rollen haben Sie (z. B. Rolle in der Gemeinschaft, soziales Netzwerk, Fürsorgende, Eltern, Peers mit gleicher und anderer Erfahrung) und was für Wertvorstellungen sind mit diesen Rollen verknüpft?
- Menschen verstehen die Erfahrung mit psychischer Erkrankung auf unterschiedliche Weise (z. B. als Krankheit, emotionale Krise, physische Erkrankung oder als spirituelle Erfahrung). Können Sie mir sagen, wie Sie Ihre Erfahrung benennen? Was denken Sie, hat bei Ihnen zu dieser Erfahrung geführt? Hat diese Erfahrung Ihre Grundwerte und Einstellungen in Erschütterung gebracht?
- Was umfasst Ihre vorherige(n) Erfahrung(en) mit psychiatrischer Versorgung? Was war für Sie hilfreich, was war nicht hilfreich bei der Inanspruchnahme psychiatrischer Versorgung? Wurden Ihre Werteinstellungen berücksichtigt oder wurden die Werte durch die psychiatrische Versorgung verletzt oder missachtet?
- Zum Thema Stigmatisierung und Diskriminierung: Behandeln Menschen Sie anders wegen der psychischen Erkrankung? Wurden Ihre Werte aufgrund der psychischen Erkrankung verletzt – wie zum Beispiel durch Respektlosigkeit, Verlust der Autonomie oder paternalistisches Verhalten? Haben Sie Erfahrungen gemacht mit anderen Formen von Stigmatisierung oder Diskriminierung (z. B. Rassismus oder Sexismus)? Falls ja, wie hat Sie das beeinflusst? Hat dies einen Einfluss auf die Versorgung, die Sie erhalten, gehabt?
- Andere wichtige Anteile Ihrer Identität: Gibt es etwas, was Sie noch ergänzen möchten (z. B. Identität als Kreativer, Läufer, Tänzer, Student, Elektriker, Lehrer)?
- Zur Ermittlung der Wünsche an die Begleitung: In welcher Weise haben die vorherigen Themen Einfluss auf Ihre Präferenzen an die Begleitung? Für jeden genannten Bereich: Welche Unterstützung möchten Sie haben? Wie möchten Sie, dass psychiatrisch Pflegende mit Ihnen zusammenarbeiten?

Der zweite Weg, um die Wertvorstellungen der zu unterstützenden Person zu erfassen, besteht in der Möglichkeit, dass Betroffene ihre Lebens- oder Krankheitsgeschichte aufschreiben und mit dem Pflegenden teilen. Inzwischen gibt es eine Reihe von Interventionen, die das subjektive Stigma-Erleben und die Selbststigmatisierung von Menschen mit psychischen Krankheiten adressieren, wie das posttraumatische Wachstum durch die Darstellung der eigenen Geschichte. So haben einzelne Studien aufgezeigt, dass die Intervention einer reflektierten Offenlegung der eigenen Erkrankung sehr wirksam sein kann. Beispielhaft sei hier das Programm „Honest, Open, Proud" genannt (Corrigan et al., 2012), das unter dem Titel „In Würde zu sich stehen" auch in einer manualisierten deutschsprachigen Version vorliegt (Rüsch et al., 2021). Ziel ist es, ein Narrativ für die eigene Krankheitserfahrung zu entwickeln und abzuwägen, in welchen Kontexten eine Offenlegung der Krankheit sinnvoll und wünschenswert ist (DGPPN, 2019). Dies ist ein wichtiger Schritt innerhalb der Erarbeitung des Narrativs des Betroffenen. Durch die Erkenntnis, dass die Erfahrung der psychischen Erkrankung einzigartig ist und einen Schatz darstellen kann, ist es möglich, das innerlich erlebte Schicksal zu überwinden und ein posttraumatisches Wachstum zu erleben, was den Recoveryprozess maßgeblich beeinflussen kann.

Da das Narrativ gänzlich außerhalb des Kontaktes entsteht, ist es wichtig, mitzuteilen, dass nicht alle Bereiche des Narrativs besprochen werden müssen. Betroffene können bestimmte Anteile des Narrativs für sich allein aufschreiben oder mit Freunden und der Familie teilen. Eine Möglichkeit, mit dem Narrativ zu beginnen, besteht darin, dem Betroffenen die oben aufgeführten Fragen in einer Art Vorlage auszuhändigen. Alternativ können folgende vorgeschlagene Fragen und Themen hilfreich sein:

- Dein Leben bis heute, einschließlich besonderer positiver und negativer Lebensereignisse.
- Was ist wichtig für dich? Welche Dinge in deinem Leben sind dir wichtig?
- Wie würdest du dich selbst gegenüber einer anderen Person beschreiben (z. B. deinen Hintergrund, deine Wertvorstellungen, deine Ansichten und deine Erfahrungen)?
- Wie viel Erfahrung hast du in deinem Leben mit der Psychiatrie gemacht?
- Was macht dein Leben sinnvoll?
- Was hat dir bisher auf deiner Recoveryreise geholfen oder würde dir helfen?
- Welche Dinge hatten einen negativen Effekt auf dein Wohlergeben oder deine Recoveryreise?
- Wie würdest du deine Erfahrungen mit psychiatrischer Behandlung beschreiben und was hast du aus dieser Erfahrung gelernt?
- Ich kenne Menschen, die mich respektieren, wenn ich (...).

Die dritte Möglichkeit, die Werte und Behandlungspräferenzen des Betroffenen zu verstehen und herauszuarbeiten, besteht darin, Lebenskarten zu entwerfen. Diese Methode basiert auf dem Mindmapping und kann gemeinsam angewendet werden, wobei alle möglichen Medien hinzugezogen werden können, wie Fotografien, gemalte Bilder oder einzelne Worte. Diese Karten lassen sich in vielen Formen umsetzen, die im Folgenden kurz dargestellt werden.

- Die *Beziehungslandkarte* visualisiert Beziehungen zwischen Menschen bzw. Akteuren in der Versorgung/Umwelt. Dargestellt werden Verbindungen in verschiedenen Beziehungssystemen wie Familie, Freunde, Gesellschaft oder der Bereich der psychiatrischen Versorgung. Es können Fotos, Bilder oder Worte eingezeichnet werden, die eine Nähe oder Wichtigkeit in Beziehungen haben. Hier können auch die Methoden des Soziogramms genutzt werden, wo mithilfe von Figuren Nähe und Distanz zum Beispiel in der Familie aufgezeigt werden kann.
- Die *Lebenslandkarte* ist fokussiert auf das bisherige Leben der Person. Manche finden es sinnvoll, dabei einer chronologischen Reihenfolge von der Geburt bis in die Jetztzeit zu folgen und dabei Ereignisse und Erfahrungen hervorzuheben, die für sie signifikant sind. Diese Chronologie mag positive Erfahrungen und Erreichtes umfassen, aber auch Zeiten des Traumas, Verlustes oder der Trauer.
- Die „*Wer bin ich?*“-Landkarte kann genutzt werden, um mehr über die Bereiche herauszubekommen, welche die Identität des Betroffenen bilden, was wichtig ist für sie und ihre Behandlung. Dazu können auch Bereiche eingebracht werden, die der Betroffene einfügen möchte, wie die Ethnie, Geschlecht, Kultur, Spiritualität etc. und andere Aspekte, die von Wichtigkeit sind.
- Die *Präferenzlandkarte* beschreibt die persönlichen Vorlieben, Interessen und Gaben einer Person. Diese Landkarte kann in Verbindung mit den anderen Karten erstellt werden, insbesondere der Lebens- und „Wer bin ich?“-Landkarte. Betroffene sollten hier

auch das darlegen, was sie mögen und was sie nicht leiden können. Hier können sich auch Abneigungen gegenüber der psychiatrischen Versorgung zeigen.

- Eine weitere Möglichkeit ist die *Wunschlandkarte*, die in zwei Bereiche aufgeteilt werden kann, wobei eine Hälfte die Entscheidungen repräsentiert, welche die Betroffenen in ihrem Leben getroffen haben, und die andere Hälfte solche Entscheidungen, die andere Menschen getroffen haben. Diese Landkarte kann dazu genutzt werden, um aufzuzeigen, in welchen Lebensbereichen und -abschnitten die Betroffenen die Kontrolle über ihr Leben gehabt haben und wo die Barrieren liegen, diese Kontrolle wieder zu übernehmen oder zurückzubekommen.
- Bei der *Respektlandkarte* geht es darum, herauszuarbeiten, wann sich eine Person respektiert fühlt. Dadurch kann aufgezeigt werden, wann sich die Person besonders respektiert und wann sie sich respektlos behandelt vorkommt. Erkundet werden kann auch, was die Person respektiert und an anderen und an sich selbst schätzt. Einige Menschen mögen dabei auch Barrieren des Respekts auf ihrer Karte sehen.

5.1.3 Kommunikation und aktives Zuhören

Die verbale Kommunikation im therapeutischen Kontext hat viele Ausprägungen. Idealerweise zeichnet sich eine gelingende Kommunikation dadurch aus, dass Informationen zwischen einem Sender und einem Empfänger so ausgetauscht werden, dass sie vom Empfänger verstanden werden können, was er seinerseits dem Sender bestätigt, sodass Einigkeit zwischen beiden Seiten herrscht, dass eine Botschaft verstanden wurde.

Insbesondere bei Menschen mit einer schweren psychischen Erkrankung kommt es nicht selten zu Kommunikationseinschränkungen, was in der Interaktion von beiden Seiten erfordert, sich auch jenseits konventioneller Sprachhandlungen auszudrücken. Dazu gehört von professioneller Seite, dem Klienten aktiv zuzuhören, Gefühle anzusprechen, einfühlsam mit der Person oder einer Situation umzugehen und sich weiterer interpersoneller Fähigkeiten wie auch nonverbaler Signale zu bedienen. Es ist auch darauf zu achten, wie sich die Stimmung des Klienten auf die Sprechgeschwindigkeit, die Genauigkeit der Artikulation und das Setzen von Pausen auswirkt. Hier sollten psychiatrisch Pflegende viel Geduld aufbringen, um den Gesprächsfluss nicht zu unterbrechen oder gar zum Versiegen zu bringen, um dann in ein Frage-Antwort-Spiel zu verfallen. Dabei ist es sinnvoll, durch bestärkende Gesten wie Nicken oder Zuwenden und Worte wie „Aha, interessant" oder „Hmh" sein Gegenüber zu bestärken, möglichst viel mitzuteilen. Dies gilt auch bei Menschen mit Psychosen, wo es zunächst nicht darum geht zu erklären, was die Fachperson weiß oder meint, sondern um die Förderung oder Unterstützung der emotionalen Öffnung des Klienten durch aktives Zuhören. Grundsätzlich gilt es, dass Menschen nicht in Watte gepackt werden müssen, sondern sie vorsichtig und sorgsam zur eigenen Verantwortung zu führen.

Das aktive Zuhören lässt sich in zwei Level einteilen. In Level 1 geht es darum, sich auf die Person zu fokussieren, noch einmal nachzufragen, ob die Aussagen richtig verstanden wurden, indem das Gesagte noch einmal wie gehört wiederholt wird. Dabei kann es allerdings passieren, dass man gedanklich abschweift und nicht zwingend beim Gegenüber bleibt. Deswegen kann es hilfreich sein, das Gesprochene zu spiegeln (Level 2), das heißt, dass psychiatrisch Pflegende die Worte des Gesagten in ihrem Kopf parallel wiederholen, so wie man eine Bewegung bei einer Sportübung gleichzeitig nachmacht. In dieser Art des Zuhörens kann man sich tatsächlich auf den Betroffenen richtig fokussieren, wie bei einem Paartanz, in dem ich gemeinsam mit meinem Tanzpartner eine gleiche Bewegung durchführe. Um dies zu üben, können Sie versuchen, beim Fernsehen oder Radiohören die Worte laut mitzusprechen. Danach versucht man, dies lautlos durchzuführen, so wie es bei den Betroffenen angewandt werden sollte. Durch dieses Spiegeln ist der Pflegende tatsächlich beim Betroffenen. Das Level 2 des aktiven Zuhörens ist recht anstrengend, und es sollte darauf geachtet werden, dass man es mit Level 1 abwechselt und in einem längeren Gespräch auch mal kurz zu trivialen Thematiken wechselt. Es ist sinnvoll, in der Aktivität des Alltagsbegleiters und bei Alltagsaktivitäten die Kommunikation in einer einfachen Form zu nutzen, um einfach nur die Gemeinsamkeit miteinander positiv wirken zu lassen und die momentane Lebensqualität zu fördern (Wrycraft & Coad, 2017).

5.1.4 Hilfreiche Fragen

Neben dem aktiven Zuhören ist das Stellen von hilfreichen Fragen sehr sinnvoll. Bei dieser Fragetechnik werden Fragen gestellt, die etwas in den Betroffenen bewegen können, Fragen, die zu einer bewussten Reflexion anregen. Das fängt schon mit der Frage „Wie geht es Ihnen?" oder „Wie fühlen Sie sich?" an. Im Alltagskontext mag man darauf antworten: „Es geht so" oder „Es ist okay". An dieser Stelle ist es an der psychiatrischen Fachkraft mitzuteilen, dass ihre Fragen ernst gemeint sind und nicht Floskeln enthalten. Wie auch die Fragen „Was haben Sie?" (an Ressourcen und Stärken, aber auch negative Gefühle, die man sein Eigen nennt) und genauso „Was fehlt Ihnen?" (z. B. mangelnde Resilienzen, Stärken, Gesundheit, Selbstbewusstsein etc.) – mit ihrer Hilfe kann darüber reflektiert werden, dass Betroffene nicht nur die Erkrankung haben, sondern auch viele Stärken, Ressourcen, Eigenschaften, Verbindungen etc. Beim Fehlen von Aspekten wie Hoffnung, Optimismus, Akzeptanz oder Lebenszufriedenheit können wirksame Fragen dabei helfen, Zustände wie Hoffnungslosigkeit aufzulösen, insbesondere dann, wenn Betroffene in bestimmten Denkmustern gefangen sind, die eine Veränderung zum persönlichen Recovery hin behindern (Wrycraft & Coad, 2017):

- fehlendes Selbstbewusstsein in dem Sinne, dass es sowieso niemanden interessiert, wie es einem geht
- mangelndes Selbstvertrauen, was von Veränderung abhält oder davon, etwas durchzuhalten
- geringe Motivation und wenig Energie, Veränderungen voranzutreiben
- das Gefühl von Überforderung, mit der Komplexität von Veränderungen umgehen zu können
- auch wenn es sinnvoll erscheint, die eigenen Verhaltensmuster zu verändern, nicht an sich selbst zu glauben und sich einzureden, dass das sowieso nicht klappt und dass ich lieber so bleibe, wie ich bin.

Durch die Nutzung von zirkulären Fragen kann es gelingen, eine andere Perspektive einzunehmen und dadurch auch negative Denkstrukturen aufzulösen, zum Beispiel: „Wenn Sie sich vorstellen, es gelingt Ihnen, in zehn Jahren eine positive Veränderung in Ihrem Leben durch Recovery zu erreichen, und Sie begegnen jetzt Ihrem eigenen Selbst, welches das geschafft hat, womit würde dieses Selbst Sie jetzt motivieren wollen?" oder „Wenn Sie sich vorstellen, dass Ihr Lehrer, der Ihnen früher so viel Gutes getan hat, Sie jetzt sehen würde, wie würde er versuchen, Sie positiv zu bestärken?". Durch solche Fragen kann dem Betroffenen ermöglicht werden, eine externe Perspektive auf sich einzunehmen, aus der das eigene Erleben und die aktuelle Lebenswirklichkeit betrachtet, reflektiert und zur Diskussion gestellt werden können.

Ebenso können Skalierungsfragen bei der Einschätzung von Wichtigkeit helfen, zum Beispiel: „Wie würden Sie das Problem auf einer Skala von 1 bis 10 für sich einschätzen?" Durch die Festlegung auf eine Zahl lässt sich dann das Problem weiter einkreisen mit den Fragen: „Wie könnte das Problem durch aktives Handeln zu einem Problem mit einer niedrigeren Wertigkeit werden?" oder „Wenn diese Handlungen durchgeführt werden würden, wer wäre für die Durchführung verantwortlich und was würde das mit der Wertigkeit des Problems machen?". Auf diese Art und Weise kann man durch Skalierungsfragen Ziele spezifischer festmachen und konkretisieren.

5.1.5 Persönlicher Recoveryplan

In den angloamerikanischen Ländern ist der „Wellness Recovery Action Plan" (WRAP) zu einem bewährten Instrument der psychiatrischen Versorgung geworden. Higgins et al. konnten in einer Mixed-Methods-Studie nachweisen, dass durch den Wellness Recovery Action Plan in Irland die Kenntnisse über den Recoveryansatz bei Betroffenen, Angehörigen wie auch psychiatrisch Pflegenden deutlich gesteigert werden konnten (Higgins et al., 2012). Ebenso konnte in einer randomisiert-kontrollierten Studie in den USA bei einer Untersuchung von 519 Probanden mit Psychosen, bipolaren Störungen, Depressionen und Angststörungen eine deutliche Verbesserung der Symptomlage festgestellt werden – im Vergleich zu Probanden, die eine Standardbehandlung erhielten – nachdem ambulante Recovery-Peers mit ihnen gemeinsam den Wellness Recovery Action Plan erarbeitet hatten (Cook et al., 2012). Zu einem ähnlichen Ergebnis kam eine randomisiert-kontrollierte Studie in Irland, die bei 36 Betroffenen die Anwendung durch psychiatrische Fachpflegekräfte untersuchte (O'Keeffe et al., 2016).

Der Wellness Recovery Action Plan (WRAP) wurde 2007 von Rachel Perkins und Miles Rinaldi für den National Health Service in Großbritannien entwickelt, um Betroffenen die Möglichkeit zur Erarbeitung ihres eigenen Recoveryplans zu ermöglichen (Perkins & Rinaldi, 2007a). Der Wellness Recovery Action Plan besteht aus einem Hauptbuch in Form einer Anleitung, einem Arbeitsbuch und einer Vorausverfügung, wobei die beiden letzten Teile gemeinsam mit dem Betroffenen bearbeitet werden können. In der Anleitung mit dem Titel „Das Leben wieder in den Griff bekommen. Ein Handbuch zur Planung deiner eigenen Recovery" geht es um die Auseinandersetzung mit dem Thema Recovery, was Recovery für Betroffene bedeutet und wie Betroffene dafür sorgen können, stabil zu bleiben und mit Höhen und Tiefen umzugehen. Außerdem geht es um das Verfolgen von Zielen und das Realisieren von Träumen durch recoveryorientierte Problemlösungsansätze. Dieses Buch sollte durch den Betroffenen erst einmal für sich allein erarbeitet werden, um deren Selbstbestimmung zu stärken, und kann anschließend mit der psychiatrischen Pflegeperson reflektiert werden (Perkins & Rinaldi, 2007a). Zu dem Hauptbuch kommt ein Arbeitsheft („Der persönliche Recovery-Plan"), das die Schritte zur Umsetzung des Recoveryprozesses aufgreift und zum Ausfüllen des Heftes ermuntert, was Betroffene möglichst in Begleitung von Peers oder psychiatrischen Fachpflegekräften tun sollten, um sofort eine Reflexion für sich zu haben (Perkins & Rinaldi, 2007b). Die beiden Materialien werden noch durch eine Vorausverfügung ergänzt. Die Vorausverfügung ist eine Patientenverfügung, die behandelnden Kliniken Hinweise geben soll, wie der Erkrankte in einer kritischen Phase behandelt werden will (Perkins & Rinaldi, 2007c). Die Vorausverfügung sollte in einer stabilen Phase ausgefüllt werden, und man kann sie auch noch vom Facharzt gegenzeichnen lassen.

5.1.6 Zielfestlegungen und Vereinbarungen

Ein weiterer wichtiger Aspekt in der Arbeit von psychiatrisch Pflegenden ist das Festlegen von Zielen. Nach dem Coaching-Modell „REACH" zur Stärkenförderung und Zielorientierung ist das Definieren von Zielen die Grundlage der Förderung des Recoveryprozesses. Eine weit verbreitete Methode, um Klienten zu helfen, Ziele zu formulieren, ist das GROW-Modell (Alexander, 2010). Um Ziele zu formulieren, ist es notwendig, dass zunächst negative Denkmuster überwunden werden, um aufzeigen zu können, dass Veränderungen möglich sind. Dabei kann es hilfreich sein, auf Erfahrungsberichte anderer Betroffener oder auf Peer-to-Peer-Bücher hinzuweisen (Bunt & Prins, 2018). Auch können spezifische Modelle hilfreich sein, wie das Ein-Personen-Rollenspiel sowie die Pro-und-Kontra-Diskussion (Sachse et al., 2018). An dieser Stelle sei auch auf die Konkretisierung von Zielen mit der SMART-Formel hingewiesen (s. **Kap. 3.3**).

Sollte sich abzeichnen, dass die Ziele in dieser Form nicht umsetzbar sind, sollte man sich gemeinsam die Hinderungsgründe anschauen. Es gibt immer Rückschritte und eigene Blockaden, die meist erst langsam erkannt werden – deshalb ist es wichtig, auch dem Versuch die notwendige Wertschätzung entgegenzubringen.

5.1.7 Stärken- und Ressourcenmodelle

Es hat sich in verschiedenen Untersuchungen gezeigt, dass Hilfen, die in der Häuslichkeit durchgeführt werden, die Stärken und Ressourcen besser fördern als institutionelle Angebote. Gerade im ländlichen Bereich können aufsuchende Dienste wie die ambulante psychiatrische Pflege bei der Stärken- und Ressourcenförderung nachhaltiger unterstützen (Dunstan & Anderson, 2018). Dabei ist es von Wichtigkeit, dass es sich immer um Aktivitäten handelt, die Betroffene für sich als wichtig erachten und nicht nur die psychiatrisch Pflegenden (Rapp & Goscha, 2006). Das Stärken-Modell von Charles Rapp und Rick Goscha richtet sich an den persönlichen Zielen aus. Wenn Menschen nicht an ihre Kompetenzen glauben oder das Zutrauen zu sich selbst und ihren Fähigkeiten verloren haben, bleibt nur wenig Lebensraum für sie, da sie sich zurückziehen und Hilfsangebote kaum genutzt werden. Somit sind Ressourcen und soziale Beziehungen eingeschränkt, und es stehen nur wenige Optionen zur Verfügung. Hier setzt das Stärken-Modell an, das mit den Betroffenen zusammen deren Stärken herausarbeitet (Talente, Kreativität etc.), um das Selbstvertrauen und das Selbstbewusstsein zu stärken und die Gewissheit, dass Veränderung möglich ist. Dies beinhaltet auch eine Veränderung in den Einstellungen gegenüber der psychischen Erkrankung von der Resignation oder gar Selbstaufgabe hin zu einem hoffnungsvollen Optimismus und dem Gefühl, die eigene Situation verbessern zu können durch aktives Selbstmanagement.

Junge Menschen mit der Erstmanifestation einer Psychose sollten mit den Ansätzen des Recoverys und des Stärken-Modells möglichst früh vertraut gemacht werden, damit sie in der Lage sind, sich und ihre Sichtweisen bzw. ihr Erleben zu vertreten, wozu es notwendig ist, dass auch vonseiten des psychiatrischen Versorgungssystems kritisches Denken und Nonkonformismus eher gefördert als unterdrückt werden (Kelly et al., 2009). Der Blickwinkel auf die Defizite führt eher zu einer Chronifizierung, denn Menschen, die das Gefühl haben, zu vulnerabel für jegliche Anstrengungen des Lebens zu sein und die von dem System durch Wohnheime, Kliniken, Werkstätten und Medikamente geschützt werden, entwickeln kaum die Sichtweise, dass für sie alles möglich ist, auch mit den Symptomen der Psychose (Cowger, 1994).

Beate Schrank ermittelte in einer Studie aus dem Jahr 2015, dass sich die Mitarbeiter in ambulanten psychiatrischen Teams in der Mehrzahl mit der Recoveryorientierung identifizierten, dass es ihnen aber Probleme bereitete, bei den Betroffenen auf die vorhandenen Stärken aufzubauen, was ihnen allerdings in ihrem eigenen privaten Kontext ohne Weiteres gelang (Schrank et al., 2015). Die Studie zeigt auf, wie wichtig es ist, ständig zu reflektieren, was wir selbst von uns erwarten und wo wir unsere eigenen Stärken und Ressourcen sehen und wie wir diese bei den Betroffenen einschätzen. Fast alle Menschen haben Krisen in ihrem Leben erfahren und sind gestärkt daraus hervorgegangen, und auch die psychische Erkrankung ist für Betroffene eine Chance zu erkennen, was sie erreichen können. Wir sollten sie dabei unterstützen.

5.2 Die Informationssammlung

Béatrice Gähler-Schwab

Ein neuer Auftrag in der ambulanten psychiatrischen Pflege bedeutet, dass sich die Pflegefachperson als Erstes einen Überblick verschaffen muss, um festzustellen, ob überhaupt ein Bedarf im Bereich der Psychiatriepflege vorliegt und eine Begleitung angezeigt ist. Es kommt durchaus vor, dass für Klienten, die das klinische Setting verlassen möchten, auf die Schnelle nach einer Nachsorgelösung gesucht wird. Oder dass Ärzte, Sozialarbeiter oder Angehörige der Meinung sind, dass ein Klient nicht mehr in der Lage ist, die Anforderungen seines häuslichen Umfelds zu bewältigen und zu verwahrlosen droht und in der ambulanten psychiatrischen Pflege die perfekte Lösung sehen. Daher ist eine umfassende Informationssammlung und eine Einschätzung der Auftragslage durch die Pflegefachperson wichtig. Pflegefachpersonen sollten sich bewusst machen, dass eine gut strukturierte und fundierte Informationssammlung die Qualität der Pflege verbessert. Relevante Informationen tragen zu einer sicheren und zweckorientierten Pflege bei.

In der psychiatrischen Pflege dient die Informationssammlung zum wesentlichen Teil der Erhebung von pflege- und behandlungsbezogenen Daten. Erfasst werden neben allgemeinen Angaben wie Geschlecht, Alter und allgemeiner Sozialstatus auch pflegerelevante Probleme und pflegerelevante biografische Informationen. Eine fortlaufende Informationssammlung ermöglicht der Pflegefachperson auch eine systematisierte Erfassung von Beobachtungen und Aussagen und hilft dabei, die Gesamtsituation eines Klienten zu beurteilen und den Unterstützungsbedarf einzuschätzen. Mithilfe der Informationen, welche die Pflegefachperson erhält, kann sie in Krisensituationen mit dem Klienten und seinen Angehörigen oder dem professionellen Umfeld gezielter kooperieren. Die Pflege des Klienten gestaltet sich ganzheitlicher, da unter Umständen vorausgegangene Problematiken bereits erfasst sind und erste Erkenntnisse oder gemeinsam mit dem Klienten erarbeitete Strukturen zu einer Lösung vorhanden sind.

Bei der Erstellung einer Informationssammlung ist außerdem zu beachten:

- Die Informationssammlung ist mit der ersten Erhebung nicht abgeschlossen. Sie wird während der gesamten Begleitung kontinuierlich erweitert und angepasst, da sich Zustände und Situationen verändern.
- Die Pflegefachperson bringt die gesetzlichen Voraussetzungen mit, um einen psychiatrischen Pflegebedarf relevant einschätzen zu können.
- Die Pflegefachperson informiert sich über verschiedene Instrumente zur Informationssammlung, entscheidet sich für ihr eigenes passendes Instrument und ist bestrebt, dieses regelmäßig zu überprüfen und anzupassen.
- Eine strukturierte Informationssammlung unterstützt die Pflegefachperson beim Identifizieren und Benennen von Ressourcen und Problembereichen.
- Die Informationssammlung ist der erste Schritt im Pflegeprozess.

Eine unregelmäßige und unstrukturierte Informationssammlung oder Datenerfassung erschwert das verlässliche Einschätzen von Zuständen und Situationen und kann zu schweren zusätzlichen Problematiken wie Vertrauensverlust oder Missverständnissen bis zum vollständigen Abbruch einer Begleitung führen. Risiken wie zum Beispiel einschießende akute Suizidalität werden zu spät oder gar nicht erkannt mit fatalen Auswirkungen auf die Sicherheit des Klienten. Die Qualität der Pflege leidet, weil prioritäre Probleme weder erkannt noch behandelt werden können. Ressourcen werden nicht beachtet und in den Pflegebedarf einbezogen. Situationseinschätzungen können nicht strukturiert und begründet werden. Der Bedarf basiert so auf Vermutungen. Außerdem wird der Klient verunsichert und es droht eine Dekompensation. Das kann dazu führen, dass die Verlässlichkeit und das Vertrauen, das Pflegefachpersonen oft genießen, in Frage gestellt werden. Eine mangelhafte Informationssammlung kann auch keine interprofessionelle Zusammenarbeit fördern, da die einzelnen Fachpersonen nichts voneinander wissen, keine Absprachen oder Ziele vereinbart werden und je nach Klientel keine Veränderungsprozesse stattfinden können.

5.2.1 Professioneller Umgang mit der Informationssammlung

Die Pflegefachperson muss sich bewusst machen, dass die Informationssammlung das wichtigste Instrument ist, um einen relevanten Pflegebedarf ermitteln zu können. Informationen über Klienten gelten als sensible Daten und sollten auch so behandelt werden. Das gilt auch für Daten, die durch das Einschätzen von Situationen und Zuständen des Klienten gewonnen werden. Anhand der erhobenen Daten muss die Pflegefachperson in der Lage sein, Wesentliches von Unwesentlichem zu trennen und objektiv anhand von Einschätzungsinstrumenten einen Pflegebedarf zu ermitteln. Die gewonnenen Informationen müssen priorisiert und in Problembereiche eingeteilt werden, da sie maßgeblich zur Formulierung von Zielen und Maßnahmen für den Klienten beitragen, die sich wiederum auf die Qualität der Pflege auswirken. Mit der Informationssammlung beginnt beim Lesen von Berichten, in Gesprächen mit Angehörigen oder im Austausch mit anderen Fachpersonen bereits die erste Phase des Pflegeprozesses. Die Informationssammlung gilt als Fundament des Pflegeprozesses und ist unabdingbar in der Pflege.

Nicht alle Informationen dürfen einfach so weitergegeben werden. Es kommt durchaus vor, dass die Pflegefachpersonen in „Geheimnisse" eingeweiht werden, die sie auf die dringliche Bitte des Klienten hin nicht weitergeben sollen. In solchen Fällen ist es wichtig, dass sich die Pflegefachperson klar macht, dass es gute Gründe oder sogar die Pflicht gibt, gegen eine Schweigepflicht zu verstoßen und von Klienten anvertraute Geheimnisse offenzulegen, nämlich beispielsweise dann, wenn nur so eine akute Selbst- oder Fremdgefährdung vermieden werden kann. Eine offene und kongruente Kommunikation gilt daher als Grundlage für eine professionelle und vertrauensvolle Pflegebeziehung. Wird jedoch bei der Informationssammlung festgestellt, dass eine Gefährdung anderer Personen besteht oder nicht ausgeschlossen werden kann, muss die Pflegefachperson in der Lage sein, Gefahren abzuwenden, damit andere oder sie selbst nicht zu Schaden kommen. Dieser Schutz hat höchste Priorität.

5.2.2 Besonderheiten für die ambulante psychiatrische Pflege

Die Informationssammlung im ambulanten Arbeitsfeld ist im Gegensatz zum institutionellen Umfeld komplexer und teils auch verwobener. Problematiken werden nicht sofort sichtbar oder angesprochen. So muss nicht nur eine Erhebung bezüglich der Schwierigkeiten stattfinden, sondern auch scheinbar unwesentliche Informationen wie der Einkaufstag oder der Waschtag beachtet werden. In der ambulanten Pflege geht es darum, den Klienten und sein Umfeld in ihrer Ganzheitlichkeit wahrzunehmen und einzuschätzen. Ressourcen von Klienten und deren Bezugspersonen sind dabei maßgeblich und müssen zwingend identifiziert und benannt werden. Alle für den Zustand des Klienten maßgeblichen Faktoren müssen laufend überprüft, Veränderungen der Krankheits- oder Krisensituation müssen zwingend erfasst und dokumentiert werden.

Eine Priorisierung der Probleme anhand von Aussagen des Klienten, der Angehörigen und aller übrigen Fachpersonen muss regelmäßig gemacht werden, damit Elemente wie Einflussfaktoren, Ursachen, Symptome und äußerliche Anzeichen wie zum Beispiel minimale Veränderungen im Haushalt erkannt werden können und der Klient die Pflegeleistung erhält, die er gerade aktuell benötigt.

Anhand der Informationssammlung wird ebenfalls der Bedarf ermittelt, wie viel Zeit und wie viele Besuche angezeigt sind, welche und wie viel Unterstützung gefordert wird oder angezeigt ist. In diesem Fall muss die Pflegefachperson in der Lage sein, anhand der geltenden Bestimmungen den Pflegebedarf einzuschätzen und zu ermitteln, sodass ihre Handlungen in der Systematik und ihren Inhalten mit den Vorgaben übereinstimmen. Dabei orientiert sich die Pflegefachperson an Wirksamkeit, Zweckmäßigkeit und Wirtschaftlichkeit. Zeichnet sich anhand der gemachten Informationen kein Handlungsbedarf ab, so muss die Pflegefachperson fundiert, differenziert und nachvollziehbar eine Begleitung auch mal ablehnen können.

5.3 Life-Coaching zur Recoveryorientierung

Ingo Tschinke

Mit dem Gezeiten-Modell versuchen Barker und Buchanan-Barker (2020), den Recoverygedanken in die Praxis umzusetzen. Das Modell basiert auf zehn Grundwerten, den sogenannten Verpflichtungen, die mithilfe von 20 Befähigungen in Kompetenzen übersetzt werden. Diese Kompetenzen befähigen die Pflegenden, Klienten zielgerichtet zu unterstützen. Im Mittelpunkt psychiatrischer Pflege steht nach Auffassung der Autoren keinesfalls die ordnungsgemäße Durchführung therapeutischer Maßnahmen unter der kontrollierenden Aufsicht der Pflegenden. „Wir müssen uns vergewissern, dass wir helfen und befähigen, aber nicht intervenieren“ (Barker & Buchanan-Barker, 2020, S. 47). Die Frage, die sich hier berechtigterweise stellt, ist, wie solch eine partnerschaftlich ausgerichtete, personenorientierte Zusammenarbeit in der Pflegepraxis umgesetzt werden soll. Es geht ja bei der Versorgung von Menschen mit schweren psychischen Erkrankungen um existenzielle Lebensfragen, die durchaus einen ethisch-philosophischen Blickwinkel notwendig machen, aber auch Instrumente zur Bearbeitung dieser Lebensfragen erfordern. Als Instrument bietet sich das Life-Coaching an und als sinnorientierte Betrachtungsweise die Logotherapie von Viktor Frankl (Fintz, 2014).

Das Life-Coaching kann sich in der Versorgung von Menschen mit psychischen Erkrankungen als sehr hilfreiches Instrument erweisen, da es den ganzen Menschen betrachtet und die im Zusammenhang mit seiner Erkrankung eingebrachten Themen in einen Zusammenhang mit dem gesamten Leben des Klienten stellt (horizontale Amplifikation). Es sieht hinter den eingebrachten Themen existenzielle persönliche Fragen der Lebensführung (vertikale Amplifikation). Im übertragenen Sinn heißt dies: Der Sinn der Erkrankung kann nur geklärt werden, wenn der Sinn des Lebens bedacht wird (Buer & Schmidt-Lellek, 2014). Des Weiteren kann es für den psychiatrisch Pflegenden sinnvoll sein, sich mit philosophischen Fragestellungen des „Hineingeworfensein“ in das Leben von Martin Heidegger (Rentsch, 2015), dem „Schwindel der Freiheit“ zur existenziellen Verantwortung und Selbstbestimmung von Sören Kierkegaard und der Angst vor der Freiheit der Entscheidungen – dass alles geht und wir uns nicht den Zwängen der äußeren Konformität unterwerfen müssen – nach Jean-Paul Sartre (Sartre et al., 2012) zu befassen.

In diesem Kapitel soll auf Aspekte des Coachings im Rahmen des Recoveryansatzes bei der Arbeit mit Menschen mit psychischen Erkrankungen näher eingegangen und erläutert werden, wie die praktische Umsetzung aussehen kann. Wenn sich die psychiatrische Pflege an dem Recoverykonzept ausrichten soll, „dann gilt es, die professionellen Rollen an diesen Ansatz anzupassen. Im Kern bedeutet dies z. B., dass psychiatrisch Pflegende eher als Coach denn als Experte des Patienten ihre Rolle ausfüllen. Betroffene werden bestmöglich auf ihrer individuellen Reise unterstützt. Im Zentrum steht weniger die Frage nach den Defiziten, sondern die Frage nach der individuellen Bedeutung der Erkrankung“ (Schulz & Zuaboni, 2012, S. 232).

Das sogenannte Life-Coaching, das in der Wirtschaft und im Sport schon lange Einzug gehalten hat, weist viele Nutzungsmöglichkeiten für die Recoverybegleitung auf (Bora et al., 2010). Beim Life-Coaching in der ambulant-psychiatriepflegerischen Versorgung geht es nicht um das Erreichen sportlicher Ziele, sondern um das Erlernen eines eigenen Coaching-Stils, der den Coach dazu befähigt, den Genesungsprozess von Betroffenen individuell zu begleiten. Dabei kommt ein spezieller Kommunikationsstil in Form der personenzentrierten Gesprächsführung zum Einsatz, um Betroffene bei der Entfaltung ihres Selbsthilfepotenzials und der Übernahme von Verantwortung für das eigene Leben zu unterstützen. Dabei geht es auch um einen Perspektivenwechsel bei der Zielformulierung; Ziele müssen nicht unbedingt erreicht werden, wichtiger ist, deren Richtung klarer zu machen. Betroffene werden nur kurzzeitig auf ihrem Genesungsweg von professionell Pflegenden begleitet: Sie haben schon vor der Begegnung den einen oder anderen Sturm auf ihrem Lebensschiff erlebt – und nun haben sie bei dem Pflegenden angelegt und benötigen kurzzeitig Unterstützung, um sich dann wieder auf den Weg zu machen. Der professionell Pflegende begleitet den Lebensweg also nur für kurze Zeit und muss daher in der Lage sein, sich auch wieder entbehrlich zu machen.

5.3.1 Recovery und Life-Coaching im Vergleich

In beiden Ansätzen geht es um die Bearbeitung von Lebensfragen zur Sinnorientierung und Selbstbestimmung. Mithilfe des CHIME-Rahmenkonzepts werden diese Lebensfragen einer existenzphilosophischen Betrachtungsweise im weitesten Sinne unterzogen.

Das Life-Coaching betrachtet die zu bearbeitenden Themen stets im Zusammenhang mit dem gesamten Leben des Hilfesuchenden und sieht hinter diesen Themen existenzielle persönliche Fragen der Lebensführung berührt. Das Ziel der Lebenszufriedenheit ist eingebettet in ein glückendes Leben, in etwas, zu dem ich mich entscheide und nicht in etwas, was einfach passiert. Verantwortung in meinem Leben zu übernehmen heißt, ein verantwortungsvolles Leben führen zu wollen, in dem ich mich nicht ständig als Opfer meiner Lebensumstände wahrnehme (Buer & Schmidt-Lellek, 2014). Dabei geht es nach Sören Kierkegaard auch darum, einen „ästhetischen“, das heißt lebensbejahenden und schönen Lebensstil zu führen (Pieper, 2018). Das Life-Coaching gibt dem Coaching eine existenzielle Dimension und will damit eine ermutigende Perspektive eröffnen. Positive Erfahrungen sollen verstärkt und negative Erfahrungen einer Korrektur unterzogen werden. Auch sollen kritische Sichtweisen aufgegriffen und auf Gefahren im Sinne von „Frühwarnsymptomen“ aufmerksam gemacht werden (Buer & Schmidt-Lellek, 2014).

Die Vorteile des Life-Coachings für professionell Pflegende liegen in den folgenden Aspekten (Buer & Schmidt-Lellek, 2014; Slade, 2009):

- Es wird davon ausgegangen, dass die Betroffenen in der Lage sind, ihr Leben selbst zu regeln. Die Fähigkeit zur persönlichen Verantwortung wird als gegeben angesehen.
- Dieser Ansatz unterscheidet sich von traditionellen Ansätzen, bei denen der Fokus auf der Behandlung der Erkrankung liegt. Beim Life-Coaching geht es darum, wie die Person mit einer psychischen Erkrankung leben kann und nicht darum, die Erkrankung therapeutisch zu behandeln.
- Die Rolle des Coaches besteht darin, die Aktivierung von Fähigkeiten zur Selbstkorrektur des eigenen Verhaltens zu ermöglichen, anstatt das Problem zu lösen. Dies führt zur Betonung von Stärken und bestehenden unterstützenden Beziehungen statt zur Betonung von Defiziten.

- In der Coaching-Beziehung ist die Energie auf die Ziele der Person gerichtet und nicht auf die Ziele des Coaches. Die Fähigkeiten des Coaches sind daher Ressourcen, die angeboten werden. Die Anwendung dieser Fähigkeiten ist kein Selbstzweck.
- Der Betroffene ist Produkt und zugleich Gestalter seiner Lebenswelt/Interaktionsräume. Damit findet eine Abgrenzung statt zu jeglichem Funktionalismus, Strukturalismus und Instrumentalismus.
- Betroffene brauchen bei ihrem Tun ein „Erleben von Sinn", das sowohl subjektiv als auch intersubjektiv bzw. kollektiv geprägt ist.
- Der Mensch ist zur Freiheit gerufen: Er muss autonom sein Leben entwerfen und sich der Freiheit durch selbstbestimmte Entscheidungen des Lebens stellen. Damit muss er sich auch seinen Ängsten auf der Metaebene stellen.
- Der Betroffene muss sich auf seine Herausforderungen des Lebens authentische Antworten geben können und durch die Transformation des Recoverys über sich hinauswachsen.
- Der Betroffene hat die Kraft dazu, wenn er Vertrauen in seinen persönlichen (Recovery-)Lebensprozess entwickelt.
- Beide Beteiligten – Coach und Betroffener – müssen einen aktiven Beitrag leisten, damit die Beziehung zwischen beiden funktioniert.

Normalerweise gehen Menschen mit psychischen Problemen, die sich an die psychiatrische häusliche Krankenpflege wenden, davon aus, dass sie Hilfe bekommen, welche die Symptome und Einschränkungen überwindet, und nicht davon, Angebote zu erhalten, die darauf ausgerichtet sind, Resilienzen zu fördern, Stärken herauszuarbeiten und Ressourcen zu nutzen (Green et al., 2006). Solche Angebote rücken zunehmend in den Fokus von ambulanten Diensten, die auch vermehrt darauf achten, die Expertise von Genesungsbegleitern oder Experten aus Erfahrung zu nutzen. Dies führt zu einer höheren Gewichtung des Genesungs- bzw. Recoveryprozesses insbesondere bei Menschen mit schweren psychischen Erkrankungen mit dem Ziel, trotz der Erkrankung ein sinnvolles Leben zu führen (Bora et al., 2010). Ein Vergleich der Prinzipien des Recoverys und des Life-Coachings macht die Unterschiede in der Zielsetzung beider Ansätze deutlich (**Tab. 5-1**).

5.3.2 Praktische Umsetzung

Die Realisierung des personenzentrierten Ansatzes bei Coaching-Gesprächen in der Begleitung von psychisch erkrankten Menschen ist eine Herausforderung, und es braucht dazu einiges an Erfahrung aufseiten der psychiatrisch Pflegenden (Bird et al., 2014). Der Coaching-Prozess ist im Ergebnis offen, man kann zu Beginn nicht genau absehen, wohin er führen wird. Er muss auch nicht geradlinig verlaufen und er darf auch Fehler und Rückschläge beinhalten. Wie das persönliche Recovery geht das Life-Coaching auch von dem Prinzip des Versuchs und Irrtums aus. Es geht im Coaching-Prozess durchaus darum, dass wir als Menschen gerade aus Fehlern, Krisen und Niederlagen lernen können, um danach wieder aufzustehen und unseren Weg weiterzugehen.

In der werte- und sinnorientierten Arbeit soll mit den Betroffenen das Warum herausgearbeitet werden – oder wie Nietzsche es formuliert: „Hat man sein warum? des Lebens, so verträgt man sich fast mit jedem wie?" (Nietzsche, 2008, S. 12). Der Psychiater Viktor Frankl beobachtete sowohl in seiner Zeit als Arzt als auch während seiner Gefangenschaft in mehreren Konzentrationslagern, dass Menschen, die wussten, warum sie weiterleben sollten, auch unzumutbare Umstände des Lebens ertrugen (Frankl, 2018). Laut Frankl ist die Existenz nicht einfach nur da, sondern sie ist „entscheidendes Sein": „Dasein ist ein Sein, was immer noch entscheidet, was es ist" (Frankl, 1982, S. 225). Es ist mehr als das bloße Vorhandensein – das „Da-Sein" im Sinne Heideggers – denn das menschliche Dasein ist ein Verantwortlichsein, weil es Freisein ist. Dabei entgeht der Mensch

Tabelle 5-1: Prinzipien des Recoverys und des Life-Coachings im Vergleich (Quelle: Bora et al., 2010, S. 460)

Prinzipien des Recoverys	Prinzipien des Life-Coachings
Recovery dreht sich um den Aufbau eines sinnvollen und befriedigenden Lebens, welches von den psychisch erkrankten Menschen definiert wird, auch wenn Symptome oder Probleme noch immer präsent sind.	Menschen werden nicht gebrochen, deswegen muss man sie auch nicht reparieren. Coaching dreht sich darum, aufzudecken, was der Mensch wirklich will. Die Werteorientierung steht im Fokus und wird genutzt, um sich der Fülle an eigenen Stärken und Ressourcen bewusst zu werden.
Die helfende Beziehung zwischen Professionellen und Betroffenen wandelt sich von der Experten-Patienten-Beziehung zu einer begleitenden und coachenden Partnerschaft auf der Entdeckungsreise des eigenen Selbst.	Die Coachingbeziehung ist eine Partnerschaft zwischen Gleichen, sie ist nicht direktiv und hat nichts mit Beratung oder Anleitung zu tun.
Hoffnung ist elementar für das Recovery und kann durch Menschen genutzt werden, die eine aktive Kontrolle über ihr Leben erzielen, indem sie von anderen Experten aus Erfahrung lernen.	Menschen haben Ressourcen und Fähigkeiten, um jegliche Veränderung zu erreichen. Sie haben die Freiheit zu entscheiden, was der Sinn und Inhalt ihres Lebens ist.
Recovery bedeutet einen Perspektivenwechsel weg von der Fokussierung auf Pathologie, Krankheit und Symptome hin zu einer Fokussierung auf Gesundheit, Stärken und Wohlergehen.	Positives soll bestärkt werden und Negatives einer Korrektur zugeführt werden. Wir sollten uns nach Karl Jaspers nicht auf das Negative fokussieren, denn dadurch steht auch nur das Negative im Vordergrund unserer Lebensführung.
Menschen werden ermuntert, Fähigkeiten zur Selbstfürsorge und Selbstorganisation in der Art zu entwickeln, wie es am besten für sie funktioniert. Es gibt keine „Lösung, die für alle passt".	Menschen können ihre eigenen Lösungen entwickeln. Jedes Individuum ist ultimativ verantwortlich für die Resultate, die es entwickelt hat.
Recovery befasst sich mit der Entdeckung oder oft auch mit der Wiederentdeckung eines Gefühls für die persönliche Identität, die separiert ist von Krankheit und Behinderung.	Die Vergangenheit bestimmt nicht meine Zukunft. Es besteht die Notwendigkeit des Zuhörens und der Anerkennung der Geschichte des anderen und seiner Erfahrungen aus der Vergangenheit. Danach sollten mit Unterstützung neue Geschichten entstehen, um das wahre Potenzial zu erschließen und aktiv an einer Veränderung des Lebens zu arbeiten.
Es geht darum, eine Sinngebung in der persönlichen Erfahrung zu erkennen und diese Erfahrung wertzuschätzen. Aus dieser Bewältigung kann eine spirituelle Kraft gewonnen werden, die religiös oder säkulär ausgerichtet sein kann.	Der spirituelle/philosophische Aspekt des Coachings betrachtet, wer der Mensch in Wirklichkeit ist und was der Sinn des Lebens ist.

in keinem Augenblick seines Lebens dem Zwang zur Wahl unter den verschiedenen Möglichkeiten. Die Existenz kann sich in jedem Augenblick bewahren oder verlieren. Sie verwirklicht sich nicht in der Theorie oder im Denken, sondern nur im Handeln (Riemeyer, 2007). Jean-Paul Sartre kommt in seinem Existenzialismus zu dem gleichen Ergebnis, dass der Mensch sich nur durch sein Handeln definiert: „In Wirklichkeit kann der Mensch nur handeln; seine Gedanken sind Entwürfe und Verpflichtungen, seine Gefühle Unternehmungen; er ist

ME-Rahmenkonzept zu arbeiten. Das operative Handeln von ambulanten Diensten, Tageskliniken, psychiatrischen Institutsambulanzen sollte komplett institutionell sich auf diese Menschen einstellen und Recovery in das Zentrum der Versorgung stellen.

In *Phase 3* ist sich der Betroffene seiner Verantwortung und seines Handeln bewusst, dass er sein Leben wieder selbst in den Griff bekommt (independent/aware). Er erkennt, dass er selbst etwas für sein Wohlergeben tun muss und dafür Hilfe in Anspruch nehmen kann, je nach seinen Bedürfnissen. In dieser Phase kann es auch gelingen, dass der Betroffene seine Krankheitsgeschichte rekonstruiert und erzählt und anderen dadurch hilft. Beziehungen gestalten sich auf Augenhöhe, das psychiatrische Versorgungssystem verliert an Bedeutung und damit auch an Attraktivität. Der Betroffene orientiert sich immer mehr an seiner eigenen „Normalität" und kann das Hilfesystem verlassen. Dabei wird er weiter gefördert und ermuntert, um unabhängig zu werden.

In dieser Phase sollte psychiatrische Pflege den Betroffenen auf seinem persönlichen Genesungsweg nach seinen Behandlungspräferenzen begleiten und unterstützen. Sein Selbstbewusstsein und Selbstwertgefühl sollte gestärkt werden, damit er auch dann, wenn es zu Rückschritten oder falschen Entscheidungen kommt, den Genesungsweg nicht verlässt. In dieser Phase stehen bei der Begleitung die Selbstbestimmung und Autonomie im Vordergrund, und die psychiatrische Pflege sollte daran arbeiten, sich entbehrlich zu machen. Psychiatrische Organisationen sollten ihre Prozesse darauf abstimmen, den Nutzeraspekt in den Vordergrund zu stellen (Schaeffer, 2004).

Die *vierte Phase* bedeutet, dass der Betroffene sein Leben allein steuern kann (interdependent/aware). Unterstützung holt sich der Betroffene so, wie er sie für sich selbst braucht. Therapien oder medikamentöse Behandlungen laufen weiter, ohne dass der Betroffene Teil des Versorgungssystems sein muss. Wenn er im System bleibt, dann als aktiver Helfer oder Dozent. Professionelle helfen dabei, sich von der Patienten-/Klientenrolle zu verabschieden, wobei klar ist, dass man jederzeit ins System zurückkehren kann, wenn Kriseninterventionen notwendig sind.

In dieser Phase benötigt der Betroffene die Organisationen der psychiatrischen Versorgung, um dort als Peer auf allen Ebenen unterstützend tätig zu werden. Eine Organisation sollte gemeinsam mit Peers Prozesse in Qualitätsmanagement und -gestaltung entwerfen, um die Organisation noch besser auf die Unterstützung individueller Recoveryprozesse einzurichten. Es sollte eine Koproduktion in Organisationen und Recovery-Colleges stattfinden (Dalgarno & Oates, 2018; Pledger, 2018).

5.3.3 Professioneller Umgang

Der Life-Coaching-Prozess ist darauf ausgerichtet, dass der Sinn des persönlichen Recoverys gemeinsam in der interaktionellen Beziehung erforscht und umgesetzt wird. Es ist nicht möglich, im Sinne des Fürsorgekonzepts Recovery für Menschen umzusetzen (Slade, 2009). Vielen psychiatrisch Pflegenden werden im Aufnahmegespräch mit den Betroffenen schnell viele Dinge oder Aktionen einfallen, die angefasst werden sollten und wo man in die Handlung kommen kann. Beim wohlmeinenden fürsorglichen Handeln in der Sozialpsychiatrie haben wir in den Unterstützungsprozessen den Menschen auch Vieles abgenommen; dadurch kann es zu einer erlernten Hilflosigkeit kommen, in der Menschen nur noch ihr Schicksal ertragen. Forschungen in Großbritannien und anderen Ländern haben nachgewiesen, dass Recovery nicht der Krankheitssystematik folgen darf, sondern andere Aspekte in den Vordergrund stellen muss. Es ergaben sich sieben evidenzbasierte Botschaften (Slade & Longden, 2015):

1. Die Genesung (Recovery) sollte am besten durch die Person beurteilt werden, die mit der Krankheitserfahrung lebt.
2. Viele Menschen mit psychischen Problemen genesen.

3. Wenn eine Person die Kriterien einer psychischen Erkrankung nicht mehr erfüllt, dann ist sie nicht krank.
4. Diagnosen sind keine robuste Grundlage.
5. Behandlung ist eine Möglichkeit von vielen, um zu genesen.
6. Einige Menschen möchten psychiatrische Dienste nicht in Anspruch nehmen.
7. Die Ursachen und das Erleben von psychischer Erkrankung sind unterschiedlich.

Für das Recovery spielt die Behandlung, das heißt die Reduktion der Symptome und die Fokussierung auf die Symptome, eine geringe Rolle. Es geht vielmehr um die Fokussierung auf die Stärken und Ressourcen, die ein Mensch hat, und wie diese durch seine Kreativität und seinen Ideenreichtum entfesselt werden können. Dies zeigt auch das CHIME-Konzept, welches im Life-Coaching eine gewichtige Rolle spielt. In einem systematischen Review konnten Leamy et al. (2011) dazu herausarbeiten, dass es bestimmte Merkmale gibt, die den Genesungsweg von Betroffenen maßgeblich beeinflussen. Es zeigte sich im Ergebnis, dass das persönliche Recovery als aktiver, individueller und einzigartiger, nicht-linearer Prozess verstanden werden kann. Auch wurde das Vier-Phasen-Modell von Townsend et al., (2004) durch die Arbeit noch einmal bestätigt, und es zeigte sich, dass Recovery als multidimensionaler Prozess geprägt ist durch das Prinzip Versuch und Irrtum (Leamy et al., 2011). Recovery ist auch ein Ringen um das innere Verstehen von Sinn und Identität und somit auch eine Transformation, indem durch ein posttraumatisches Wachstum Entwicklungsprozesse angestoßen werden können, über die psychische Erkrankung hinauszuwachsen (Slade et al., 2019).

Die Autoren identifizierten zudem mit dem CHIME-Rahmenkonzept bedeutende Prozessvariablen für den Recoveryprozess, von denen angenommen wird, dass sie für die praktische Recoveryarbeit von hoher Relevanz sind (Leamy et al., 2014). In der folgenden Darstellung dieser Prozessvariablen werden auch die damit verbundenen Werte sowie philosophische Aspekte, die sich mit diesen Werten verknüpfen lassen, herausgearbeitet.

5.3.4 Connectedness – Verbundenheit

Bei dieser Prozessvariable geht es um Aspekte wie Einbeziehung Psychiatrieerfahrener, positive Beziehungen durch die Unterstützung anderer oder Teil der Gesellschaft zu sein. Als Wert geht es bei dieser Prozessvariablen um die Verbundenheit mit anderen Menschen, mit meiner Umwelt, und den Wert, den diese Verbundenheit in mir auslöst. Bei der Auseinandersetzung mit Verbundenheit sollte auch die Biografie des Betroffenen analysiert werden, um herauszufinden, mit was oder wem der Mensch eine besondere Verbundenheit empfindet und ob sich diese negativ (z. B. belastende Familienbeziehungen oder Dependenzen) oder positiv (z. B. Aufbau von Vertrauen, uneingeschränkte Zuwendung beispielsweise durch Tiere) auswirkt. Nach Heidegger ist eine solche Verbundenheit auch mit Objekten möglich, wenn wir diesen Objekten eine Bedeutung in dem eigenen Sein geben. Das heißt, ein Tisch kann einfach nur ein Tisch sein; setzen wir ihn aber mit unserem Dasein in Verbindung – der Küchentisch als ein Tisch, an dem ich mit meiner geschiedenen Frau immer gefrühstückt habe, der Tisch im Esszimmer, an dem ich mit den Kindern lustige Spiele spiele oder auf dem an den Feiertagen große Familienessen aufgetischt werden – entsteht zu diesen „meinen“ Dingen und „meinen“ Leuten ein besonderer Bezug (Demmerling, 2015). Heidegger beschreibt dies auch als Allegorie, wonach mein Sein wie eine Lichtung im Wald ist, auf die das eine oder andere Wesen hinaustritt und dann im „Mitsein“ mit mir eine Bedeutung bekommt (Bakewell, 2018). Insbesondere dieses Mitsein, das Teilen des Seins auf der gleichen Zeitebene, der Umwelt und der Umweltbedingungen und -regeln, spielt für mich im Alltag eine große Rolle. Der Verlust dieses Mitseins durch eine psychische

Erkrankung kann daher zu schweren Sinnkrisen führen. Der Mensch ist nicht einfach in Beziehungen eingebunden, sondern er ist bezogen auf andere und kann darum auch nicht anders, als zu dieser Grundtatsache Stellung zu beziehen. Vielen Menschen mit einer psychischen Erkrankung ist bekannt, dass sie durch die psychische Erkrankung das Mitsein verlieren und keinen Bezug mehr zu den anderen, sie umgebenden Menschen aufbauen können, wodurch die Verbundenheit mit dem eigenen „Da-Sein" und dem „In-der-Welt-Sein" anders und fremd wird, wie es bei einer Psychose der Fall sein kann. Daher ist die Analyse der Verbundenheit wichtig, gerade auch für die Zeit nach der Erkrankung. Emmanuel Lévinas (1906–1995) macht in seiner Interpretation des Existenzialismus deutlich, dass man durch das In-Beziehung-Treten zu dem Anderen sich in eine Verbindlichkeit begibt, die auch eine Verantwortlichkeit mit sich bringt – die Lévinas in seiner Verantwortlichkeitsethik veranschaulicht (Lévinas, 2012). Diese Verbundenheit mit der Verantwortlichkeit kann viele positive Aspekte haben; Betroffene merken dies beispielsweise, wenn sie in eine Verbindlichkeit bzw. Verantwortlichkeit mit Mitbetroffenen eintreten. Dabei spielt das Wirgefühl eine tragende Rolle, denn Subjektivität braucht Intersubjektivität, um entstehen zu können, und geht ihr nicht voraus (Kahlenberg, 2010).

5.3.5 Hope – Hoffnung/Optimismus

Bei dieser Prozessvariable geht es um Aspekte wie Glaube an Recovery, Motivation für Veränderung, Träume und Sehnsüchte. Leamy et al. (2011) zeigen auf, dass mit dem Thema Hoffnung und Optimismus zumeist der Gedanke verknüpft wird, dass eine Veränderung des Lebens, eine Transformation von einem erkrankten Menschen zu einem Menschen, der auf seinem persönlichen Recoveryweg unterwegs ist, möglich ist. Es geht bei dem Wert der Hoffnung nicht darum zu hoffen, dass alles wieder gut wird, sondern darum, der Erkrankung mit Akzeptanz zu begegnen und die Hoffnung in sich zu tragen, das Leben in den Griff zu bekommen und dass sich ein neuer Weg im Laufe des persönlichen Recoveryprozesses ergeben wird. In seinem jüngst erschienenen Werk weist Jonathan Lear aus philosophischer Sicht darauf hin, dass die „radikale Hoffnung" zur Transformation und Neuausrichtung hilfreich und notwendig ist (Lear & Pier, 2020). Er macht dies deutlich an dem indigenen Volk der Crow, die sich der Übermacht der weißen Einwanderer stellen mussten. Lear stellt die Frage, wie wir mit der Möglichkeit umgehen sollen, dass unsere eigene (innere) Kultur zusammenbrechen kann und wie wir mit dieser Verwundbarkeit leben sollen. Ist es sinnvoll, sich einer solchen Herausforderung mutig zu stellen? Nach Kant (2015) haben wir die Pflicht zur Hoffnung, da Hoffnungslosigkeit nur zu Zynismus und Resignation führt. Sich einer solchen Herausforderung zur Transformation der eigenen inneren Kultur zu stellen, die das bisherige Selbst und Sein völlig in Frage stellt, dazu bedarf es Hoffnung und Optimismus, um den Willen für eine Veränderung aufzubauen (Schrank et al., 2015). Hoffnung ist ein Aspekt, der stark durch die Spiritualität beeinflusst wird. Verschiedene Untersuchungen haben gezeigt, dass Hoffnung durch eine gelebte Religiosität, aber auch durch die Entwicklung einer eigenen Philosophie der Selbsterkenntnis gefördert wird (Schrank et al., 2012). In diesem Zusammenhang weisen verschiedene Arbeiten darauf hin, dass die Förderung der Hoffnung, dass eine Veränderung möglich ist, durch psychiatrisches Fachpersonal eine besondere Wichtigkeit für die Betroffenen hat, insbesondere wenn eigene Erfahrungen mit dem Umgang mit Hoffnung eingebracht werden (Salgado et al., 2010; Schrank et al., 2015). Durch die Erkenntnis, dass Betroffene durch posttraumatisches Wachstum die Krankheit auch als Chance begreifen können, werden positive Gedanken geweckt, die den Wert der Hoffnung unterstützen, dass der Mensch über sich hinauswachsen kann (Hallschmitt, 2020; Slade et al., 2019).

5.3.6 Identity – Identität

Wie schon Patricia Deegan (2001) berichtete, gehen schwere psychische Erkrankungen meist mit einem Verlust der Identität einher. Leamy et al. (2011) machen in ihrem Review darauf aufmerksam, dass eine Auseinandersetzung mit den Dimensionen der Identität, wozu für die Autoren das eigene Sein und das Selbstwerden gehören, ein wichtiger Aspekt des persönlichen Recoveryprozesses darstellt. Durch die Rekonstruktion und Neudefinierung des eigenen Seins und Selbst ist es möglich, den tieferen Sinn der psychischen Erkrankung im posttraumatischen Wachstum zu erkennen (Slade et al., 2019). Durch die Rekonstruktion der Identität ist dann auch eine Überwindung von Selbststigmatisierung und der Stigmatisierung durch andere möglich sowie eine Neudefinition des Seins.

Kierkegaards Ausgangsfrage zur Identität ist, was es heißt, ein Mensch zu sein – und zwar nicht als Teil eines Systems, sondern als radikal selbstbestimmendes Individuum. Unser Leben ist durch unser Handeln bestimmt, dieses wiederum durch unsere Entscheidungen, entsprechend bedeutsam ist, wie wir unsere Entscheidungen treffen. Wie Hegel versteht auch Kierkegaard moralische Entscheidungen als Wahl zwischen dem Ästhetisch-Sinnlichen (der unmittelbaren Befriedigung) und dem Ethischen. Anders als Hegel hält Kierkegaard aber den Menschen in seinen moralischen Entscheidungen für absolut frei, ungedeckt durch höhere Instanzen sind sie rein subjektiv. Allein unser Wille bestimmt unser Urteil. Allerdings fühlen wir uns dadurch nicht glücklich, denn die absolute Wahlfreiheit versetzt uns in Angst und Schrecken. Dies erleben wir bei allen moralischen Entscheidungen, die wir für uns oder andere treffen müssen, sobald wir uns klar machen, selbst die furchtbarsten Entscheidungen zu treffen. Dies bezeichnet Kierkegaard als den „Schwindel der Freiheit“, wodurch wir in Verzweiflung stürzen können, sich uns andererseits aber auch die Chance bietet, nicht gedankenlos zu reagieren, sondern eine bewusste Wahl zu treffen. Auf diese Weise wachsen Selbstbewusstsein und persönliches Verantwortungsgefühl (Pieper, 2018). Durch moralische Reflexionen des eigenen Handelns und bereits von in der Vergangenheit getroffenen Entscheidungen kann sich das Selbst herausbilden. Nach Kierkegaard steht das Selbst in einem Spannungsverhältnis zwischen seiner Vergangenheit und dem gegenwärtigen Verhalten, wobei jeder aktuelle Vollzug durch seine Rückbezüglichkeit untrennbar mit einer vorangegangenen Verhältnishaftigkeit verbunden ist. Demnach kann das Selbst als eine Diathese zwischen „immer schon“ und „noch nicht“ verstanden werden. Sie wird vermittelt über die Selbstreflexion und die damit einhergehende, immer neu aufbrechende Konfrontation mit dem vergangenen Selbst („immer schon“) sowie der geforderten Einnahme eines Verhältnisses hierzu („noch nicht“) (Banser & Bode, 2018, S. 28). Heidegger (1889–1976) greift diese Frage nach dem Sein, der Existenz des Selbst, auf, erklärt dies aber nicht als Reaktion auf die äußere Umwelt, sondern aus sich selbst heraus. Wenn der Mensch die Frage nach seinem „Da-Sein“ stellt (Wie ist es, ein Mensch zu sein?), werden wir auf uns selbst zurückgeworfen, da wir uns selbst fragen, warum wir existieren. Heidegger geht davon aus, dass der Mensch in die Welt hineingeworfen wird, die vor uns da war und nach uns sein wird. Wir geben dann der Welt einen Sinn, indem wir uns eine Bestimmung suchen, die auf dem beruht, was uns wichtig ist – wir erlernen einen Beruf, gründen eine Familie, bauen ein Haus etc. – und entwerfen mit diesen „Projekten“ unsere Wertigkeit und Identität. Wir definieren unsere Existenz. Wie bei der Prozessvariable der Verbundenheit weiter oben schon ausgeführt, können wir den Bezug zu dieser Existenz verlieren, wenn wir mit unserem Dasein in eine existenzielle Krise geraten und wir unsere Existenz durch einen ausgeprägten Negativismus in Frage stellen und das Mitsein mit anderen Menschen verlieren (Bakewell, 2018). Nach dem Existenzialismus von Sartre (1905–

1980) muss sich die Existenz des Menschen – durch seine Freiheit der Entscheidung – immer wieder selbst schaffen (Sartre et al., 2014). Sartre et al. (2014) fordern daher den Menschen auf, eingefahrene Wege zu hinterfragen und sich immer wieder klar zu machen, dass er in einer Welt lebt, in der nichts vorherbestimmt ist. Daher müssen wir uns ständig bewusst entscheiden, wie wir uns verhalten oder wie wir handeln wollen, da wir sonst in unbewusste Verhaltensmuster zurückfallen. Freiheit heißt nämlich auch, Verantwortung zu haben für das, was jeder aus seiner Existenz aufgrund seiner Entscheidungen macht. Wenn uns ein System nicht unsere Entscheidungen abnimmt und für uns entscheidet, dann sind wir zur Freiheit verdammt, einer Freiheit, der wir uns stellen müssen (Sartre et al., 2014).

5.3.7 Meaning – Sinngebung

Leamy et al. (2011) fanden heraus, dass die Sinngebung (neben der Hoffnung) eine der wichtigsten Prozessvariablen in dem CHIME-Rahmenkonzept darstellt. Nach Kierkegaard ist jeder Mensch dafür verantwortlich, seinem persönlichen Leben einen Sinn zu geben und dieses Leben leidenschaftlich zu leben, trotz alledem, was das Leben dem Menschen an Herausforderungen abverlangt (Pieper, 2018). Kierkegaard und Nietzsche sahen das Leben an sich als sinnlos an, daher sollte der Mensch sich der Herausforderung stellen, seinen persönlichen Sinn im Leben zu finden (Barker, 2011). Bei einem Verlust der Sinngebung als Folge einer psychischen Erkrankung ist eine Transformation vonnöten, zum Beispiel in dem Rahmen eines Recoveryprozesses, um eine neue Sinngebung anzustoßen. Dazu ist es notwendig, die Schritte der Salutogenese zu gehen, damit Betroffene den Sinn ihrer psychischen Erkrankung sehen können; erst dieses Verständnis ermöglicht ein Handeln (Antonovsky & Franke, 1997; Langeland et al., 2006). Der so erarbeitete Lebenssinn kann ein ausgeprägter Motivator sein. Es geht darum zu ermitteln, welches Ausmaß der Lebenssinn vor und nach der Krise hatte, um die Sinnkrise genau erfassen zu können (Schnell, 2020). Eine abwesende Sinnerfüllung führt laut Viktor Frankl zu einer unweigerlichen Sinnkrise, da er davon ausgeht, dass der Mensch einen universellen Willen zum Sinn hat (Frankl, 2007). Neuere Studienergebnisse legen nahe, dass Frankl in seiner Annahme Recht hat, denn je mehr Sinnerfüllung (Kohärenz, Bedeutsamkeit, Orientierung, Zugehörigkeit) Menschen erleben, desto psychisch und physisch gesünder sind sie. Sinnerfüllte Menschen sind hoffnungsvoller und optimistischer als Menschen, die wenig Sinn in ihrem Leben sehen. Ebenso sind ihre Selbstwirksamkeit, Resilienz und ihre Selbstregulationsfähigkeit stärker ausgeprägt (Schnell, 2020). Menschen, die sich gedanklich auf ihre Erkrankung einlassen können und ihr mit Akzeptanz und Hoffnung begegnen, können ein posttraumatisches Wachstum erleben, was die Lebensqualität deutlich verbessern kann (Zöllner et al., 2006). Zöllner beschreibt dazu fünf Lebensbereiche, in denen sich posttraumatisches Wachstum manifestieren kann (Zöllner et al., 2006):

- Intensivere Wertschätzung des eigenen Lebens: Betroffene geben an, einen neuen Blick für das Wesentliche im Leben zu haben. Sie erfreuen sich an den kleinen Dingen im Leben. Sie nehmen sich achtsamer, bewusster und wertschätzender wahr.
- Eine Intensivierung persönlicher Beziehungen: Es kommt zu engeren Beziehungen zu Menschen, die sich als „wahre Freunde" bewährt haben, und zu einer Distanzierung von belastenden oder oberflächlichen Kontakten.
- Das Bewusstwerden der eigenen Stärken: Aus der Erfahrung der eigenen Verletzlichkeit in der schweren psychischen Erkrankung als vorhandene Realität kann das Selbstvertrauen gewonnen werden, durch die eigenen Stärken erneuten Krisen durch willentliche Steuerung der Symptome besser begegnen zu können.

- Entdeckung neuer Möglichkeiten: Prioritäten ändern sich, und die Unterbrechung erlaubt es uns, aus Strukturen auszubrechen, die zuvor intern nicht gelöst werden konnten. So werden andere Möglichkeiten, zum Beispiel als Peers, erkannt und wahrgenommen, und die Betroffenen werden dadurch als die wahren Experten für ihre psychische Erkrankung verstanden (Schnell, 2020).

5.3.8 Empowerment – Selbstverantwortung und eigene Stärken

Nach Leamy et al. (2011) spielen die Übernahme von Verantwortlichkeit für das eigene Leben und die Erlangung von Autonomie als Werte eine zentrale Rolle des Empowerments („No decision about me, without me!"). Auch Kant sieht diese Werte als das Wichtigste an, was dem Menschen nicht genommen werden sollte – die Verantwortlichkeit, die Freiheit des Willens, Autonomie sowie Mündigkeit und Gerechtigkeit (Frey & Schmalzried, 2013). Dazu ist es im Sinne des Recoverys notwendig, die Kontrolle über das eigene Leben zurückzubekommen. Nach Poppy Buchanan-Barker bedeutet diese Kontrolle, zurückzubekommen, das einzufordern, was genommen wurde – so sollten sich Betroffene ihr „Leben", ihre „Identität" und ihr „Narrativ" zurückholen (Buchanan-Barker, 2011). Buchanan-Barker (2011) schreibt, dass Recovery vieles bedeutet, aber im Herzen ist der Sinn immer der Gleiche:

- Zurücknahme von (etwas) – es wieder in die eigene Hand nehmen oder „Wiederinbesitznahme"
- Zurückbekommen von einem inneren Selbst oder etwas, was verloren ging
- Zurückgewinnen von Boden, der verloren ging
- Finden von etwas, was bereits einmal vorhanden war
- Zurückbringen von Menschen, deren Freundschaft verloren ging
- Zurückbekommen von Rechten, die man einst besaß
- Überwindung des Schmerzes, den man in sich trägt
- Verwinden eines Verlustes oder Unglücks.

Durch die Fokussierung auf die eigenen Stärken und Ressourcen können neue Möglichkeiten und Perspektiven entwickelt werden (Knuf, 2016). Durch diese neuen Perspektiven können auch Stärken herausgearbeitet werden, die den Betroffenen im Vorfeld gar nicht bewusst waren, wenn sie zum Beispiel im Vorfeld schüchterne und zurückhaltende Menschen waren und dann zu Dozenten für Recovery oder politische Kämpfer für die Rechte psychisch erkrankter Menschen werden. Wie schon Jean-Paul Sartre im Existenzialismus hervorhob, der Mensch hat nur seinen eigenen Horizont und die physischen Gegebenheiten, die ihn in seiner Freiheit begrenzen (Sartre et al., 2012).

Bei der Begleitung des Genesungsprozesses von Betroffenen mithilfe der Methode des Life-Coachings spielen, wie bereits ausgeführt, die eigenen Werte, Haltungen und Einstellungen als ambulant-psychiatrisch Pflegender eine große Rolle. Diese Werte und Einstellungen sind auch danach ausgerichtet, wie Menschen über sich selbst denken und wie sie ihre Realität betrachten (Fischer, 2011). So geht es beim Life-Coaching darum zu erforschen, was die Realität des Betroffenen ist und welche seiner Sichtweisen und Einstellungen ihn blockieren. Es geht dann darum, gemeinsam mit dem Pflegenden daran zu arbeiten, dass der Betroffene einen Perspektivenwechsel vornehmen kann. In seinem Höhlengleichnis macht schon Platon deutlich, dass man Mut braucht, um sich mit einer neuen Sichtweise und der neuen Wirklichkeit ins Auge zu schauen und die Verwirrung und Verunsicherung zuzulassen, die daraus erwachsen kann. So geht es vielen Betroffenen, die der Überzeugung sind, dass sich an ihren Einstellungen nichts ändern kann, denn es muss eine langsame Auseinandersetzung stattfinden. Dazu sollte ein ganzheitliches Verständnis des Betroffenen und seiner psychischen Erkrankung nach salutogenetischen Prinzipien erarbeitet werden, damit eine Sinngebung erfolgen kann (Antonovsky & Franke, 1997). Erst durch dieses Verständnis und die Kenntnis der Werte des Betroffenen können seine Ziele verstanden werden, die dann in einem kleinschrittigen Vorgehen erarbeitet und erreicht versucht werden können.

Fragen zur weiterführenden Reflexion
Um Ihre eigenen Wertvorstellungen zu klären, sollten Sie einmal hinterfragen, was Sie dazu bewogen hat, in der ambulanten psychiatrischen Pflege zu arbeiten. War es ein tieferes inneres Bedürfnis oder eher Zufall? Wollten Sie schon immer anderen Menschen helfen oder ist Ihre Arbeit für Sie ein Job wie andere auch? Versuchen Sie auch einmal, im Sinne des Life-Coachings persönliche Probleme zu betrachten – einmal im Sinne Ihrer Lebensgestaltung und dann im Rahmen Ihrer Lebensbestimmung. Haben Sie sich selbst dazu entschieden, glücklich zu sein, und tun Sie alles dafür, damit Sie ein Leben führen können, das Ihnen Glück und persönliche Befriedigung gibt? Diese und andere Fragen sollten Sie sich immer erst selbst stellen und dann gemeinsam mit den Betroffenen klären. Haben Sie immer eine Antwort gefunden?

5.4 Resilienzförderung

Melanie Rogner und Ingo Tschinke

Resilienz bedeutet die Fähigkeit, mentale Abwehrkräfte nutzen zu können, um sich trotz Belastungen oder widriger Lebensumstände psychisch gesund zu entwickeln (Fröhlich-Gildhoff & Rönnau-Böse, 2015). Diese Abwehrkräfte können bereits in der Kindheit ausgebildet werden und verstärken oder schwächen sich im Laufe des Lebens (Barwinski, 2016). Bei der Resilienz können als externe Faktoren zum Beispiel ein gesundes Umfeld und eine unterstützende Familie eine wichtige Rolle spielen, im Folgenden geht es aber mehr um die intrinsischen Faktoren, die dem Individuum helfen, psychisch gesund zu bleiben. Im recoveryorientierten Genesungsprozess bedeutet die Nutzung von Resilienzen, Frühwarnsymptome besser zu nutzen und die Abwehrkräfte gegen erneute Krisen zu stärken. Die psychiatrische häusliche Krankenpflege kann die Resilienzfaktoren im Alltag sinnvoll einsetzen, um diese in der alltäglichen Reflexion des Denkens des Betroffenen über sich selbst zu bearbeiten. Heller bezeichnet dies in ihrem Werk als die „Sieben Schlüssel der Resilienz“, die aus Hoffnung/Optimismus, Selbstverantwortung, Akzeptanz, Selbstwirksamkeit, Lösungsorientierung, Vernetzung und Ausrichtung auf die Zukunft bestehen (Heller, 2015; Rampe, 2010). Diese protektiven Faktoren sollen im Alltag und im Beruf helfen, mit Stress und Belastungen besser umzugehen, aber auch psychiatrisch Pflegende sollten sie für sich persönlich reflektieren, um sie in der Arbeit mit den Betroffenen nutzen zu können (McAllister et al., 2013).

In diesem Kapitel soll anhand von eigenen Beispielen der Autorin dieses Beitrages aufgezeigt werden, wie die Resilienzfaktoren im Genesungsprozess gefördert und individuell eingesetzt werden können, um das persönliche Recovery von Betroffenen zu fördern und zu unterstützen. Die Förderung der Resilienzfaktoren und Copingstrategien als protektiver Faktor kann helfen, Rückfälle durch die Stärkung des eigenen Selbst zu verhindern (Chesterson, 2009).

Der Begriff Resilienz leitet sich aus dem englischen „resilience“ her und bedeutet Spannkraft, Widerstandsfähigkeit und Elastizität. Damit ist die Fähigkeit des Individuums gemeint, erfolgreich mit belastenden Lebensumständen und negativen Stressfolgen umgehen zu können (Wustmann, 2015). Es existieren unterschiedliche Definitionen von Resilienz, je nachdem, aus welchem Fachgebiet der Begriff betrachtet wird. Allgemein kann damit die psychische Widerstandskraft gegenüber biologischen, psychologischen und psychosozialen Entwicklungsrisiken gesehen werden (Wustmann, 2015). Bengel und Lyssenko (2012, zitiert nach Rönnau-Böse & Fröhlich-Gildhoff, 2015, S. 126) haben nach umfassenden Literaturanalysen nachweisen können, dass folgende Resilienzen sich als schützend im Erwachsenenalter erwiesen:

- das Erleben von positiven Emotionen, die mit Kreativität, Flexibilität und Problemlösungsstrategien in Zusammenhang stehen; das Gleiche gilt aber auch für das Zulassen von negativen Emotionen;
- Optimismus zur Überwindung von Problemlagen und -situationen;
- die Hoffnung, dass das Leben positiv gestaltet werden kann, was auch konsistent mit der Verfolgung von Zielen in Zusammenhang steht;
- Selbstwirksamkeit – dieser Faktor hat sich in allen Studien als sehr konsistent herausgestellt; eine hohe Selbstwirksamkeit motiviert, aktiv Bewältigungsstrategien zu entwickeln und diese positiv zu bewerten;
- Selbstwertgefühl; es zeigte sich, dass ein negatives Selbstwertgefühl zu Depressionen und negativer Selbstwirksamkeit führt;
- Kontrollüberzeugung, das heißt, dass der Betroffene das Gefühl hat, die Verantwortung und Kontrolle über sein Leben zu haben;
- Kohärenzgefühl; es konnte durch verschiedene Langzeitstudien zur Salutogenese nachgewiesen werden, dass die Abfolge von Verstehen, Sinngebung und um dann zur Handlung zu kommen zur Steigerung der Widerstandskraft von Menschen führt;
- Hardiness besteht aus Herausforderung, Kontrolle und Engagement; Hardiness hilft besonders bei katastrophalen Lebensereignissen, damit Menschen nicht aus der Bahn geworfen werden;
- Religiosität und Spiritualität schützen vor schwierigen Lebensereignissen, weil Betroffene nicht das Gefühl haben, mit dem Problem allein umgehen zu müssen, da eine höhere Wesenheit existiert, die ihnen beisteht;
- Copingstrategien zeigen eine positive Umgangsweise mit Problemen, wobei sich aktiv-konfrontierende anstatt passiv-vermeidende Strategien eher als schützend erwiesen haben;
- Vernetzung hat sich in vielen Studien als ein sehr positiver schützender Faktor ergeben.

In der neurophysiologischen Definition hat ein führender Hirnforscher, Richard Davidson, dazu den sogenannten emotionalen Stil beschrieben (Davidson & Begley, 2012). In seinem Modell geht Davidson davon aus, dass jeder Mensch im Laufe seiner Lerngeschichte individuelle emotionale Gewohnheiten entwickelt, die sich wiederum direkt auf neurophysiologischer Ebene im Gehirn spiegeln (Blickhan, 2018). Nach seinem Modell besteht der emotionale Stil aus den folgenden sechs Facetten:

- Resilienz: Diese Facette des emotionalen Stils beschreibt die Geschwindigkeit, mit der man sich körperlich und psychisch von Rückschlägen erholt.
- Grundeinstellungen: Kernstück dieser Facette ist die Dauerhaftigkeit positiver Emotionen. Hier geht es um das grundsätzliche Wahrnehmen positiver Aspekte, noch mehr aber um die Ausdauer beim Erleben positiver Emotionen.
- Soziale Intuition: Hier spielt die Aufmerksamkeit für soziale Reize eine große Rolle. Diese Facette des emotionalen Stils beschreibt die Fähigkeit, nonverbale Signale eines Partners zu erkennen, und ist damit verwandt mit emotionaler Intelligenz.
- Selbstwahrnehmung: Bei dieser Facette geht es um das Verständnis eigener Emotionen und körperlicher Reaktionen. Auch die Empathiefähigkeit im Sinne des Ein- und Mitfühlens spielt dabei eine Rolle.
- Kontextsensibilität: Damit ist die Fähigkeit gemeint, sein eigenes Verhalten an die Umwelt anzupassen und angemessen zu reagieren.
- Aufmerksamkeit: Die letzte Facette bezeichnet die Fähigkeit, die Aufmerksamkeit zu fokussieren und zu halten. Sie entspricht also in vielem der klassischen Achtsamkeit.

Nach dem Erklärungsmodell der Salutogenese lassen sich konkret auch die Resilienzfaktoren einsetzen. Früher wurde diese Widerstandskraft auch in dem biologischen Modell des Vulnerabilitäts-Stress-Modells erklärt, in welchem davon ausgegangen wird, dass eine Störung aus einer Kombination von Veranlagung und aktueller Belastung entsteht (Zuckerman, 1999). Das Vulnerabilitäts-Stress-Modell beschreibt Resilienz als Reaktionsform, bei der der Mensch trotz hoher persönlicher Vulnerabilität unter Belastung keine Symptome einer Störung entwickelt. Der neuere Ansatz des Modells der unterschiedlichen Empfindlichkeiten geht davon aus, dass der Mensch auch eine Empfindsamkeit bzw. Empfänglichkeit für Außenreize hat, was als „entwicklungsunabhängige Formbarkeit" bezeichnet wird (Belsky & Pluess, 2009). „Formbarere" Menschen sind für Einflüsse aus der Umwelt empfänglicher und reagieren deshalb stärker auf negative, aber auch positive Umwelteinflüsse. Dies bedeutet, dass Menschen mit einer ausgeprägten Resilienz vor dem Auftreten von psychischen Erkrankungen deutlich besser geschützt sind als „formbarere" Menschen. Die „formbareren" Menschen weisen aber einen deutlicheren „Empfindlichkeitsvorteil" auf und reagieren auf positive Einflüsse (wie z. B. Interventionen der pHKP) sehr viel besser als Menschen mit einem „Widerstandsvorteil" der ausgeprägten Resilienz – die dies vielleicht als unnötig abwehren (Pluess & Belsky, 2013). Dies erklärt auch, warum Menschen aus Lebenskrisen im Sinne des posttraumatischen Wachstums gestärkt hervorgehen können (Blickhan, 2018; Tedeschi et al., 2018), was auch nachweislich bei psychischen Erkrankungen im Recoveryprozess seine Wirksamkeit zeigt (Slade et al., 2019).

Grundlegend geht es in dem Recoveryprozess nicht um die Reduktion von Symptomen und deren Folgen, sondern um die allgemeine Stärkung der persönlichen Entwicklung mit allen Ressourcen, die zur Verfügung stehen, um das Individuum zu einer besseren Lebensqualität zu führen. Daher ist es wichtig, die Resilienzfaktoren im Kontext der Alltagsbewältigung zu sehen, in allen Dingen, die ein Mensch achtsam für sich jeden Tag unternimmt. Die Positive Psychologie hat aufgezeigt, dass sich die Resilienzfaktoren durch Training stärken lassen (Hinsch & Pfingsten, 2015; Seligman, 2015). Das positive Denken erzeugt eine emotionale Zuversicht, dass äußere Faktoren mich nicht mehr so stark belasten wie dies vorher der Fall war. Im dem folgenden Text beschreibt Melanie Rogner sehr differenziert, wie es ihr gelungen ist, die Selbstwirksamkeit in dieser Hinsicht zu nutzen. Die Hoffnung und der Optimismus, dass alle Lösungen für menschliche Probleme im eigenen Selbst liegen und dass es möglich ist, den Weg dorthin zu finden, wird schon seit langer Zeit in der Klienten-/Personenzentrierung beschrieben (Frenzel, 2001). In der Auseinandersetzung mit dem Betroffenen gilt es diese Hoffnung für die innere Hilfe und den eigenen Optimismus zu wecken, was auch bedeutet, sich von dem Gedanken zu verabschieden, dass jemand anderes oder ein Umstand für die innere Zufriedenheit sorgt. Dazu gehört im ersten Schritt das Verstehen des eigenen Selbst, denn durch das Verstehen der Zusammenhänge im Kontext der Entstehung von Erkrankungen im eigenen Selbst lassen sich auch Wege aus dem inneren Gefängnis finden (Lorenz & Petzold, 2016). Dies gilt für Psychosen genauso wie für affektive Störungen, Neurosen und auch Persönlichkeitsstörungen.

5.4.1 Die sieben Schlüssel der Resilienz

Resilienz bedeutet, die folgenden sieben Faktoren in ein Gleichgewicht zu bringen (Rampe, 2010). Alle sieben Faktoren sind für eine ausgeglichene Entwicklung von gleicher Bedeutung und müssen oft in einem aktiven Lernprozess antrainiert werden. Niemand behauptet, dass dieser Lernprozess einfach ist, aber er lohnt sich auf jeden Fall für alle, die ein selbstbestimmtes aktives Leben führen möchten.

Hoffnung und Optimismus

- Der erste Faktor umfasst Hoffnung und Optimismus. Betroffene müssen begreifen, dass Krisen, egal, wie schlimm sie sind, in der Regel zeitlich begrenzt sind. Dazu gehört zu lernen, dass aus einer Krise auch etwas Gutes entstehen kann. Resiliente Menschen setzen ihren Optimismus ganz gezielt ein, um ihre eigenen Ressourcen effektiv und zielgenau zu verwenden. Sie haben die Hoffnung, dass Krisen zeitlich begrenzt sind und überwunden werden können.
- Persönliche Erfahrung der Autorin:
  Ich sehe meine Psychose heute als damaligen, legitimen Ausweg aus einer Situation, die mich im normal-gesunden Zustand überfordert hätte und die ich emotional nicht ertragen hätte: der Ausstieg aus dem Familiensystem, der Ausstieg aus der Bevormundung und Kontrolle durch die Familie, der Ausstieg aus der Opferrolle – weg von dem beleidigenden, verletzenden und zerstörerischen Verhalten durch meine gesamte Familie. Meine Krankheit hat einen tieferen Sinn, der es mir nun erlaubt, nach vorn zu sehen und neue Projekte anzugehen – oder eben auch Kinder bekommen zu haben.

Akzeptanz

- Der zweite Resilienzfaktor ist die Akzeptanz der Krise und dass Dinge so sind, wie sie sind. Nur wenn die Krise erkannt und akzeptiert wird, kann sie auch angegangen werden. Damit ist die Akzeptanz die Vorstufe zur Bewältigung der Krise. Akzeptanz bedeutet auch, dass Dinge, die in der Vergangenheit geschehen sind, nicht mehr rückgängig gemacht werden können. Der Blick sollte in die Zukunft gerichtet werden und darf nicht in der Vergangenheit festhängen (Lorenz & Petzold, 2016).
- Persönliche Erfahrung der Autorin:
  Ich musste akzeptieren, dass ich nie die Tochter sein würde, die sich meine Mutter gewünscht hat, sondern ganz im Gegenteil diejenige bin, die die Eigenschaften vereint, die sie überhaupt nicht leiden kann. Andersherum musste ich auch akzeptieren, dass meine Mutter und ich niemals zusammenfinden würden. Ich hatte versucht, das System der Familie zu ändern, bin aber gescheitert und musste als letzte Konsequenz die Familie verlassen. Dabei hat mir die Akzeptanz der eigenen Rolle als böse Tochter sehr geholfen. Erst als ich die Krankheit mit all ihren unangenehmen Seiten und Formen akzeptiert hatte, konnte ich mich darauf konzentrieren, was gut in meinem Leben lief und was ich noch üben bzw. woran ich noch arbeiten musste, zum Beispiel soziale Kontakte zu knüpfen. Dabei hat mir ein soziales Kompetenztraining sehr geholfen und mein erster Sohn, der Ansporn und Motivator für das Einüben des Gelernten war und ist.

Lösungsorientierung

- Hier geht es darum, nach einer Lösung zu suchen. Die Lösungsorientierung hängt weitestgehend von der persönlichen Einstellung ab. Wichtig ist dabei, welche Erwartungen Betroffene an ihre Zukunft haben und wie ihre weiteren Ziele aussehen.
- Persönliche Erfahrung der Autorin:
  Der erste Schritt zur Lösung meines Problems war die Aufgabe der ursprünglichen Familie und das Verlassen des pathologischen Familiensystems. Danach konnte ich mich meiner eigenen Familie widmen mit meinem Mann und meinen beiden Kindern. Das Knüpfen von sozialen Kontakten gehörte ebenso dazu, um meinen (zunächst) ersten Sohn im Kindergarten nicht zu isolieren. Die ersten Zwischenziele wollte ich demnach für meinen Sohn erreichen. Die weiteren Ziele nahm und nehme ich für mich in Anspruch, um beruflich doch noch Fuß zu fassen. Zunächst übernahm ich die Elternvertretung im Kindergarten für mehrere Jahre, später kam noch das Amt der ersten Vorsitzenden des Fördervereins des Kindergartens hinzu. Über diese zwei Äm-

ter und die damit verbundene Erforschung meines Selbst bekam ich so viel Bestätigung, dass sich ein Teil meiner Identität gefestigt hat und mein Selbstwertgefühl aufgebaut wurde. Danach habe ich mir die Zusammenarbeit mit Herrn Tschinke bei seiner Masterthesis zugetraut, und nun sitze ich hier vor Ihnen und berichte von meinen Erfahrungen und habe die EX-IN-Ausbildung gemacht. Das alles waren und sind große Schritte für mich, die noch vor ein paar Jahren undenkbar gewesen wären. Hilfreich ist hierbei auch, Ruhe zu bewahren in Krisenzeiten, meinen Mann mit einzubeziehen und eine Vorausverfügung zu schreiben für den Fall, dass ich nicht mehr selbst entscheiden kann.

Selbstwirksamkeit

- Der Vorteil, den resiliente Menschen haben, ist die Tatsache, dass sie ihre Aufmerksamkeit nicht nur auf andere Personen und Umstände richten, sondern in erster Linie auf sich selbst. Sie sehen sich nicht in einer Opferrolle, sondern setzen sich aktiv mit bestehenden Situationen auseinander und versuchen, sie zu ihren Gunsten zu verändern. Das müssen Personen mit gering ausgeprägtem Selbstbewusstsein und Selbstvertrauen oft erst wieder lernen.
- Persönliche Erfahrung der Autorin
  Vorher war ich die Tochter, die nie allein etwas hingekriegt hat, die zu sensibel und empfindlich war und ständig Unterstützung von den Eltern brauchte, und die eigentlich das ungewollte Kind darstellte. Ich spiele nun die Rolle der bösen Tochter, die undankbar ihre Familie verlassen hat und den Kontakt zu den Enkelkindern verbietet, und zwar im vollen Bewusstsein und selbstgesteuert und gewollt. Die heutige Melanie hat nichts mehr mit der kleinen Melanie von damals zu tun. Ich habe mir verschiedene Identitäten aufbauen können, zum Beispiel die Rolle als Mutter, die von meiner eigenen Mutter unberührt blieb, dann die Elternvertreterin im Kindergarten, die sich mit den Eltern und der Kita-Leitung auseinandersetzt, oder auch die Rolle als EX-IN, in der ich mich selbst sehr wiederfinde und meine Erkrankung und die eigene Psychiatriegeschichte einen Sinn bekommen. Ich trete aus der passiven Opferrolle heraus und nehme eine aktive Rolle in meinem Leben ein.

Übernahme von Verantwortung für das eigene Leben

- Dazu gehört natürlich auch, dass die Konsequenzen für das eigene Tun übernommen werden. Hilfreich ist dabei der Aufbau eines stabilen Netzwerks.
- Persönliche Erfahrung der Autorin:
  Die größte Verantwortung, die ich übernommen habe, ist diejenige, Kinder zu bekommen. Das schließt nämlich gleichzeitig mit ein, dass ich mich um mich selbst kümmern muss – nur wenn es mir gut geht, kann ich mich um meine Kinder kümmern und meinen Kindern wird es gut gehen. Nur wenn ich meine Sorgen und Ängste selbst beseitige und glücklich werde, sind mein Ehemann und meine Kinder in der Lage, als meine Familie glücklich zu werden.

Neue Netzwerke aufbauen

- Auffallend ist, dass resiliente Menschen in den meisten Fällen ein gut funktionierendes soziales Netzwerk haben. Sie haben immer jemanden, der ihnen zuhört und ihnen dabei behilflich ist, eine Lösung für die unterschiedlichsten Probleme zu finden.
- Persönliche Erfahrung der Autorin:
  Ich habe einen guten Draht zu anderen Eltern aus dem Kindergarten aus der Funktion heraus, im Elternbeirat zu sein. Gleichzeitig habe ich ein gutes freundschaftliches Verhältnis zu unserer unmittelbaren Nachbarschaft. Auswärtige Freunde, insbesondere eine Freundin, die ebenfalls psychisch erkrankt ist, gibt es zudem. Sie alle spiegeln denjenigen Menschen in mir, den ich sein will.

Zukunft planen und gestalten

- Mit neu erwachtem Elan sollte es dann auch gelingen, die Zukunft neu zu planen. Das setzt allerdings voraus, dass Betroffene erkennen, dass sie immer eine Wahlmöglichkeit haben. Es gibt immer verschiedene Optionen. Wird die Zukunft entsprechend den eigenen Möglichkeiten geplant, bleibt sie beherrschbar, und große Krisen können in den meisten Fällen in Eigenregie bewältigt werden.
- Persönliche Erfahrung der Autorin:
  Stellen Sie sich ein Boot auf hoher See vor. Das Boot ist mit den neuesten Instrumenten und Gadgets ausgestattet. Alle Offiziere und Matrosen sind voll ausgebildet. Die Treibstofftanks sind voll. Der Maschinenpark ist in Ordnung. Alles ist fit und in Ordnung. Außer, dass das Boot auf die hohe See hinausfährt, aber der Kommandant kennt das Ziel nicht, wo es denn überhaupt hingehen soll.

5.4.2 Resilienztraining

Karen Reivich beschreibt, wie mithilfe eines Trainingsmodells Resilienzfaktoren gelernt werden können (Reivich & Shatté, 2003). Reivich und Shatté (2003) definieren Resilienz als die Fähigkeit, mit Schwierigkeiten umzugehen. Diese Kompetenz umfasst kognitive, emotionale und verhaltensbezogene Elemente, also die Frage, ob man mit Mut oder Zuversicht bzw. mit Zögern und Hilflosigkeit auf Belastungen reagiert. Danach ist Resilienz auch an einen persönlichen Denkstil gebunden, der gemäß der Attributionstheorie verändert werden kann (Blickhan, 2018). Zu Reivichs und Shattés (2003) Resilienztraining gehören sieben spezifische Fähigkeiten, die Melanie Rogner im Folgenden aus persönlicher Erfahrung darstellt.

1. Gedankenmuster erkennen und konstruktiv nutzen – Realitätsabgleich

- Welche Gedanken lösen in schwierigen Situationen Unwohlsein aus? Wie realistisch sind sie? Diese Gedanken aufzuschreiben und genau zu untersuchen, kann helfen; Realitätsabgleich durch Kontakt mit der Bezugspflegekraft.
- Persönliche Erfahrung der Autorin:
  Ich musste meine schwierigen Situationen identifizieren: Wo, wer oder was triggert mich? Welches Verhalten anderer löst bei mir das Gedankenkarussell aus, das sich nur schwer wieder bremsen lässt? Menschen lachen in meiner Nähe – mein Gedanke: Sie lachen über mich. Das Gedankenkarussell beginnt sich zu drehen („ich bin lächerlich“, „ich bin nichts wert“, „ich bin eine Witzfigur“). Mail an die Bezugspflege geschrieben, in der ich die Situation schilderte und meine Gefühle, die durch die Situation getriggert wurden. Schon das Schreiben gab mir Entlastung, denn ich bemerkte, dass die Antwort in mir steckte. Es kam dann die Antwort mit Realitätsabgleich, dass meine Ursprungsfamilie mich so behandelt hat, und die Erinnerung daran, dass es eine traumatische Reaktion auf den Trigger „Lachen“ war. Uminterpretation möglich durch das Suchen von Alternativen (Menschen lachen, weil ihnen etwas Lustiges passiert ist; Menschen lachen, weil sie gut gelaunt sind; Menschen lachen über sich selbst).
- Das Stoppen des Gedankenkarussells kann der Nutzer üben, inklusive der Uminterpretation innerhalb von Sekunden, ohne Hilfe von außen, durch Realitätsabgleiche.

2. Denkfehler identifizieren, „Denkfallen“ vermeiden

- Denkfehler gilt es zu identifizieren und zu korrigieren.
- Persönliche Erfahrung der Autorin:
  Ich habe mir immer die Schuld für alles gegeben: Ich bin schuld, dass ich es nicht in den Beruf geschafft habe; ich bin schuld daran, wenn meine Mutter mich verletzt; ich bin schuld an dem mangelnden Wohlbefinden meiner Mutter; ich bin schuld daran, wenn andere Menschen mich nicht mögen, ich bin schuld an meiner Krankheit. Ich

musste begreifen, dass jeder für sich selbst verantwortlich ist, das heißt, dass ich umdenken musste, meine Mutter ist allein für ihr Glück verantwortlich, ebenso wie ich für meines. Außerdem musste ich erkennen, dass es immer mehrere Gründe gibt, die zu Misserfolgen oder mangelndem Wohlbefinden führen, die es dann zu erkennen gilt, wenn die automatisierten Gedanken („ich bin schuld") wieder an die Oberfläche treten.

3. Glaubenssätze aufspüren – „Eisberge" entdecken

- Jeder hat Vorstellungen davon, wie ein Mensch zu sein hat oder wie er sich verhalten soll oder wie Dinge gemacht werden sollen. Sie sollten aufgespürt und auf ihre Gültigkeit überprüft werden.
- Persönliche Erfahrung der Autorin:
  Die Akzeptanz meines eigenen gewählten Lebensentwurfs – der für mich so gar nichts mit dem meiner Mutter zu tun hat – hilft mir, mich nicht schlecht zu fühlen, nur weil ich beschlossen habe, der Typ Mensch zu sein, den meine Mutter kategorisch ablehnt. Die Erkenntnis und Akzeptanz, ich möchte nicht so sein, wie meine Mutter mich „geplant" hat, hat mir geholfen, mich weiterzuentwickeln.

4. Problemlösungskompetenz trainieren

- Jeder sollte überprüfen, wie er Probleme analysiert und Lösungsmöglichkeiten sucht. Dabei geht es um das Trainieren der eigenen Resilienz, also der Fähigkeit, mit einem gegebenen Problem konstruktiv umgehen zu können.
- Persönliche Erfahrung der Autorin:
  Meine Frühwarnsymptomatik zu analysieren, hat mir geholfen, einen drohenden psychotischen Schub abzuwenden, indem ich bestimmte Maßnahmen ergreife, wie zum Beispiel den Verzicht auf Kaffee, viel zu schlafen und nur angenehme Dinge zu unternehmen (mit dem Hund in den Wald gehen und achtsam die Umgebung wahrnehmen, nähen oder mich mit einer Freundin treffen), die mich zurück in die Realität bringen. Ein eigener Realitätsabgleich (Was könnte es noch für Gründe geben, weshalb die anderen lachen? Weswegen denke ich überhaupt gerade, dass ich der Grund bin, weswegen sie lachen?) ad hoc während der Situation, in der ich denke, dass andere über mich lachen, bremst das Gedankenkarussell in meinem Kopf und dämpft die negativen Emotionen, die mit der triggernden Situation verbunden sind.

5. Katastrophendenken stoppen – sich auf das Wichtige konzentrieren

- Wer immer gleich an das Schlimmste denkt, lähmt sich in kritischen Situationen selbst. Das Wenn-Dann-Denken muss gestoppt und ein Krisenplan entworfen werden.
- Persönliche Erfahrung der Autorin:
  Früher, wenn ich die ersten Frühwarnsymptome hatte, dachten ich und mein Umfeld, dass ich auf jeden Fall schnell in eine Klinik müsste, in die ich aber gar nicht wollte. Heute weiß ich, dass meine Frühwarnsymptomatik mich vor Schlimmerem bewahrt und mich nicht zwangsläufig zum Schlimmsten führt. Jetzt habe ich einen Krisenplan entworfen, in dem ich mich schriftlich selbst daran erinnere, was ich tun kann, damit es mir wieder besser geht. Sollte das wider Erwarten nicht helfen, besteht eine Vorausverfügung für den schlimmsten Fall, dass ich tatsächlich in eine Klinik muss zur Akutbehandlung (nicht mehr Frühwarnsymptomatik!). Diese habe ich für meinen Mann hinterlegt, die Klinik muss sich daran halten, sie ist gesetzlich dazu verpflichtet. Somit bin ich nicht mehr handlungsunfähig – auch nicht in Akutsituationen. Meine Vorausverfügung enthält Angaben dazu, welche Medikamente ich vertrage und welche nicht und wer kontaktiert werden soll, wenn ich so krank werde, dass ich nicht mehr selbst entscheiden kann. Vor allen Dingen enthält die Vorausverfügung aber auch eine Be-

schreibung an Verhaltensweisen, wie ich bin, wenn es mir sehr schlecht geht, und wie ich bin, wenn es mir wieder gut geht. Werte, die mir wichtig sind im Umgang mit mir in Krankheitsphasen, ergänzen die Vorausverfügung (z.B. die Begegnung auf Augenhöhe sowie ein respektvoller und wertschätzender Umgang). Wichtig sind auch die Angaben darüber, wie die Pflegenden auf keinen Fall auf mich reagieren sollten und was ich brauche, wenn ich in der Klinik untergebracht bin – in der Hauptsache sind das Schlaf und Ruhe.

6. Beruhigen und Fokussieren – Ruhe finden

- Wer sehr aufgeregt ist, hat selten die Kraft und Ruhe, die notwendige Gedankenkontrolle zu halten. Entspannungstechniken helfen.
- Persönliche Erfahrung der Autorin: Erfahre ich erste Frühwarnzeichen, bleibe ich ruhig und atme tief durch, außerdem sorge ich für ausreichend Schlaf, teilweise auch während des Tages. Der Schlaf sorgt für innere Ruhe. Sollte ich Probleme beim Einschlafen haben, dann kontrolliere ich meine Atmung in einem regelmäßigen Rhythmus, der es mir ermöglicht, ruhiger zu werden.

7. Resilienz in Echtzeit praktizieren und anwenden

- Integrieren Sie die Techniken in Ihren Alltag. Ersetzen Sie schädliche Gedanken durch angemessene Gedanken.
- Persönliche Erfahrung der Autorin: Den schädlichen Gedanken „Mir passiert beruflich gerade so viel Gutes, das kann gar nicht echt sein, die Menschen um mich herum wollen mich als Heuchlerin enttarnen" wandle ich um in „Schön, dass mir gerade so viel Gutes beruflich passiert, jetzt machen meine Psychiatriegeschichte und mein Studium der Sozialwissenschaften einen Sinn, niemand würde sich derartig umständlich die Mühe machen, mich als Heuchlerin darzustellen".

Die ersten drei Aspekte betreffen die Einsicht als primär kognitive Fähigkeiten, die weiteren vier Resilienz-Skills bezeichnen mehr das konkrete Verhalten. Insgesamt geht es bei diesem Verständnis von Resilienzen um die Fähigkeit zur Emotionsregulation, Impulskontrolle und zum Belohnungsaufschub. Dabei spielt – im Sinne des eigenen Optimismus und der Selbstwirksamkeit – die generelle Einstellung eine Rolle und ebenso die persönliche Empathiefähigkeit (Blickhan, 2018).

5.4.3 Praktische Philosophie nutzen

Neben den Resilienzen, die sich aus unseren Lebenserfahrungen speisen, gibt es auch noch bestimmte Haltungen und Sichtweisen praktisch gelebter Philosophie, die sich nutzen lassen, um eine größere innere Ruhe zu finden.

Rechthaberei aufgeben und intelligent handeln

- Jeder kennt den Ausspruch: „Du hast recht und ich habe meine Ruhe". Dies gilt normalerweise als ein Zeichen der Resignation, doch nicht so in der praktischen Philosophie, denn dort ist es besser, intelligent zu handeln als recht zu haben. Wenn zum Beispiel jemand einen Fehler macht, den man eventuell vorausgesehen hat, dann reagiert der Betroffene meist eher beschämt oder ärgerlich. Greift man stattdessen sofort die Möglichkeit auf, wie dieser Fehler gemeinsam beseitigt werden kann, behält man das gemeinsame Ziel im Auge und stellt man die verständnisvolle Haltung in den Vordergrund, bringt dieses Handeln das gemeinsame Projekt eher voran. Nicht auf sein Recht zu bestehen, heißt nicht, seine Meinung oder Werte zurückzustellen – dazu lässt sich der Diskurs nutzen, in dem auch unterschiedliche Auffassungen nebeneinanderstehen können (Hallschmitt, 2020). Sollte etwas gegen mein ethisches Handeln verstoßen oder es zu kritischen Situationen oder Risiken kommen, ist meine Auffassung klar zu vertreten und die Konsequenz des Handelns darzustellen (Suizid, Straftat, Drogenkonsum etc.).

Dummheit als Ursache

- Immer wieder machen Menschen die Erfahrung, dass sie vergessen, missverstanden oder verletzt werden. Eine Richtlinie der praktischen Philosophie besagt, dass man dieses Verhalten nicht gleich auf böse Absicht, Vorsatz oder Heimtücke zurückführen sollte. Es kann nämlich schlicht auf Dummheit oder Vergesslichkeit beruhen. Erhält man zum Beispiel eine Einladung nicht, kann es sein, dass man schlicht vergessen wurde. Sobald Gefühle ins Spiel kommen, wie zum Beispiel bei einer persönlich erlebten Verletzung, weil eine Person eine andere vergessen hat, vernachlässigt man eine plausible Erklärung. Diese Erkenntnis nennt man Hanlon's Rasiermesser (Hanlon's Razor). Sie lautet: „Schreibe nicht dem Motiv der Bosheit etwas zu, was du mit Dummheit erklären kannst". Dadurch lassen sich viele Konflikte und Missverständnisse im Alltag der Betroffenen vermeiden. Falls die allgemeine Grundhaltung gegenüber anderen Menschen wohlwollend ist, nimmt man eher an, dass den Handlungsmotiven ein guter Wille zugrunde liegt. Diese Einstellung muss man sich immer wieder bewusst machen und sie trainieren (Hallschmitt, 2020).

Das Nächstliegende zuerst

- In der Wissenschaft kennt man diese Vorgehensweise schon lange. Sie wird als Ockham's Rasiermesser (Occam's Razor) bezeichnet. Hat man mehrere Erklärungsmodelle zur Auswahl, sollte man zuerst das einfachste wählen und es erst erweitern, wenn es nicht ausreicht bzw. sich als falsch erweist. Für den Alltag bedeutet dieser Ratschlag aus der praktischen Philosophie, sich Stress zu ersparen und den Überblick zu bewahren, indem man das Nächstliegende erwägt und nicht das Unwahrscheinlichste oder Schlimmste. Es gibt viele Situationen, in denen eine einfache und naheliegende Erklärung anzunehmen ist, die dann auch entlastet, anstatt zu belasten. Ist zum Beispiel jemand zu spät zu einer Verabredung, dann ist eher anzunehmen, dass er zu spät losgefahren ist oder im Stau steht, statt von einem Unfall oder einer bewussten Kränkung auszugehen. So lassen sich auch besser Lösungen finden – erst das Einfache denken und erst dann komplizierte Lösungen ins Auge fassen (Hallschmitt, 2020).

Carpe diem – im Hier und Jetzt leben

- Jeder kennt diesen Ausspruch, der so viel bedeutet wie „nutze den Tag!" oder „genieße den Augenblick!". Die praktische Philosophie verweist darauf, die Möglichkeiten zu nutzen, anstatt sie zum Beispiel aus Trägheit oder Antriebslosigkeit vorbeigehen zu lassen. Das bedeutet, gute Vorsätze in die Tat umzusetzen, gute Gelegenheiten zu nutzen etc. Dazu ist es notwendig, klare und bewusste Entscheidungen zu treffen.

5.5 REACH©-Modell der dynamischen Behandlungsvereinbarung

Ingo Tschinke

Das primäre Ziel eines psychiatrischen Fachdienstes oder einer selbstständig arbeitenden Pflegekraft sollte darin bestehen, den persönlichen Recoveryprozess Betroffener zu unterstützen. Auch wenn die Begleitung einen wichtigen Anteil auf dem Weg zur Genesung darstellt, darf diese nicht die einzige Option darstellen, denn andere Aspekte wie zum Beispiel die Vernetzung der Betroffenen in der Gemeinde sind ebenso wichtig zu nehmen. Genauso kann eine Krisenintervention oder das Benennen von Risiken und Gefahren manchmal im Vordergrund stehen, aber auch dabei dürfen niemals die primären Ziele der Recoveryunterstützung aus den Augen verloren werden. Das Handeln von psychiatrisch Pflegenden sollte primär auf die Erforschung, die Entwicklung, die unterstützende Arbeit und auf die Ziele der Person fokussiert sein. Wenn Menschen die Verantwortung für ihr eigenes Leben übernehmen, dann bedeutet dieser Prozess auch, dass Vermutungen und Vorschläge zu unterbleiben haben. Stattdessen geht es darum, eine Unterstützung anzubieten, die konsistent ist mit den Werten der Betroffenen und auf deren Lebensziele hinarbeitet. Nach dem Verständnis des Recoveryansatzes ist es nicht die Aufgabe der Pflegenden, Menschen zu reparieren oder Recovery für sie durchzuführen. Die primäre Tätigkeit besteht darin, Menschen dabei zu unterstützen, ihr Selbstmanagement für das eigene Leben zu entwickeln und zu nutzen (Bird et al., 2014).

Dazu gehört, die persönlichen Werte sowie die Bedürfnisse und Bedarfe der Betroffenen zu verstehen. Die Förderung der persönlichen Stärken und die Fähigkeit, ambulante Leistungen in Anspruch nehmen zu können, kann den Betroffenen dabei helfen, ihren persönlichen Genesungsweg zu finden und weiter zu verfolgen. Die Identifizierung von persönlichen Zielen und das Erarbeiten der dazu notwendigen Zwischenschritte verstärken den persönlichen Recoveryprozess. Diese beiden Komponenten sind eng miteinander verbunden. Für die professionell Pflegenden ist von besonderer Wichtigkeit, eine partnerschaftliche und offene Beziehung zu den Betroffenen herzustellen. Dabei muss die Beziehungsarbeit dermaßen gestaltet werden, dass auch kritische Aspekte angesprochen werden können und es auch möglich ist, das konfrontative Gespräch zu suchen. Eine Recovery fördernde Arbeitspraxis wird nur dann den persönlichen Recoveryprozess unterstützen können, wenn sie im Kontext einer recoveryorientierten Beziehung stattfindet (Bird et al., 2014).

Eine tragfähige und personenzentrierte Beziehung ist die Grundlage der Zusammenarbeit. Eine recoveryfördernde Beziehung sorgt dafür, dass Pflegende und Betroffene als Partner zusammenarbeiten. In dieser Partnerschaft nutzen psychiatrisch Pflegende ihre klinische Expertise als Ressource für das Individuum. Es darf keine Asymmetrie entstehen, vielmehr geht es um eine Versorgung auf Augenhöhe, von Mensch zu Mensch, in der Professionelle ihr Wissen den Betroffenen zur Verfügung stellen (Repper & Perkins, 2009). So sollen Pflegende und Betroffene voneinander lernen, wie neue Wege der Zusammenarbeit funktionieren können. Für die Pflegenden bedeutet die Recovery fördernde Beziehung, dass die eigene innere Haltung bewusst wahrgenommen wird und dass Pflegende ihr Wissen über Recovery und die eigenen Coaching-Fähigkeiten in Beziehung zu den Betroffenen nutzen können. Die Betroffenen werden dabei als Experten ihrer persönlichen Erfahrung betrachtet und wertgeschätzt (Bird et al., 2014).

Die recoveryorientierte Versorgung ist fokussiert auf das Verstehen von Werten, Annahmen und Bedürfnissen Betroffener, sowohl im Allgemeinen als auch sehr spezifisch in Bezug auf die Genesungsbegleitung. Das schließt das Wissen um die Lebens- und Krankheitsgeschichte mit ein, um ein Verständnis von dem Erleben der Betroffenen zu bekommen, damit deren Werte herausgearbeitet werden können. Dies wird für einen personenzentrierten Zugang für die Behandlungsplanung benötigt und berücksichtigt die individualen Aspekte der Behandlungsplanung in dem sozialen Kontext der Betroffenen.

Recovery wird dadurch unterstützt, dass die individuellen, persönlichen Stärken der Betroffenen, ihre Unterstützungspotenziale und positiven Kontakte berücksichtigt werden. Die Identifizierung von persönlichen Stärken mag auch Fertigkeiten und Wissen beinhalten, die durch formale Bildung und Ausbildungen erworben wurden, durch Training und Berufserfahrung, aber auch persönliche Stärken wie zum Beispiel besondere Resilienzen, Optimismus, künstlerische Ressourcen, Leidenschaften, Naturverbundenheit, enge Familienbande, eine positive kulturelle oder religiöse Identität oder eine besondere lokale Verbundenheit. Das Ziel besteht darin, ein ganzheitliches Verständnis von einer Person zu ermöglichen, sodass sowohl die Stärken als auch die Defizite wahrgenommen werden können.

Die Arbeitsweise baut auf dem klinischen Prozess der Behandlungsplanung auf. Wichtige Aspekte hierbei sind das Identifizieren von persönlichen Zielen, eine Planung, die sich an den Ressourcen und Stärken orientiert, und die Befähigung, Aktivitäten in verschiedenen Lebensbereichen nachzugehen.

5.5.1 Das REACH©-Modell in der ambulant-psychiatrischen Praxis

Das REACH©-Modell (**Abb. 5-1**) wurde in Großbritannien speziell für die Anwendung im ambulanten Bereich entwickelt. Es soll dabei helfen, den Recoveryprozess bei den Betroffenen anzuregen und die Transformation zu einem möglichst selbstbestimmten, selbstverantwortlichen und autonomen Leben – trotz psychischer Erkrankung – zu unterstützen. Das Akronym REACH steht für folgende fünf Prozessschritte:

- **R**eflexion
- **E**rforschung
- **A**bstimmung der Ziele
- **C**ommit to Action (Festlegung der Handlungsschritte)
- **H**alten des Erreichten (Evaluation).

Die fünf Prozessschritte von REACH folgen dem kybernetischen Regelkreis des Pflegeprozesses mit seinen Schritten Assessment (Reflexion und Erforschung), Zielformulierung (Abstimmung der Ergebnisse), Durchführung (Commit to Action) und Evaluation (Halten des Erreichten). REACH baut auf den gleichen Aspekten der Förderung des persönlichen Recoverys auf wie die zehn Verpflichtungen des Gezeiten-Modells von Barker und Buchanan-Barker, sodass beide Modelle gut miteinander zu verknüpfen sind. Wo Barker und Buchanan-Barker größtenteils noch sehr metaphorisch bleiben, wird das REACH©-Modell in seinen Aktivitäten konkreter, sodass Pflegende mit der Kombina-

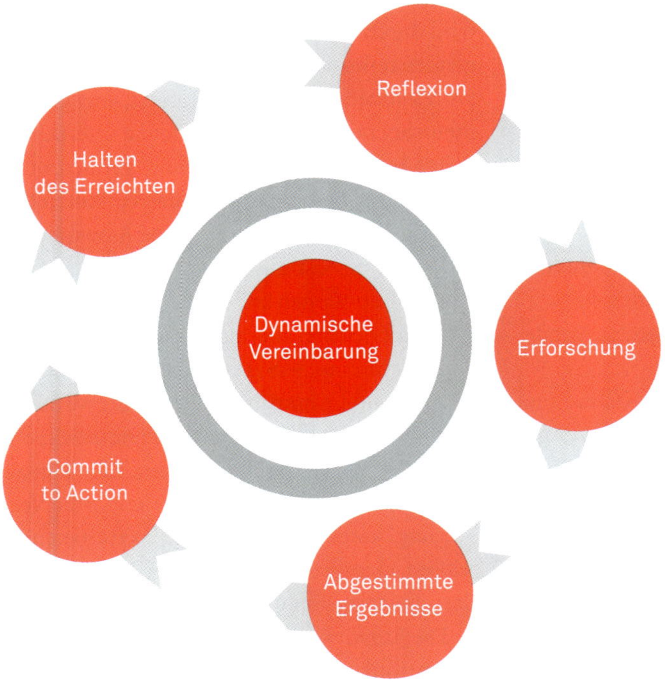

Abbildung 5-1: Grafische Darstellung des REACH®-Modells (Quelle: Grey et al., 2014, S. 5. © SLaM Partners, South London and Maudsley NHS Foundation Trust 2012, mit freundlicher Genehmigung).

tion beider Modelle sowohl einer theoretischen Fundierung ihrer Arbeit als auch den Anforderungen einer recoveryorientierten Pflegepraxis gerecht werden. Im Folgenden sollen die fünf Prozessschritte des REACH©-Modells dargelegt und mit den Inhalten der Grundhaltung und der Werteorientierung verknüpft werden, ohne die eine partnerschaftliche Zusammenarbeit nicht umzusetzen ist.

5.5.1.1 Reflexion

Bei dem ersten und gegebenenfalls den folgenden Kontakten sollte gemeinsam geklärt werden, warum der Betroffene die ambulante psychiatrische Pflege in Anspruch nehmen möchte. Was denkt sich der Betroffene dazu und warum glaubt er, dass der Facharzt es für notwendig erachtet, die ambulante psychiatrische Pflege zu dem Betroffenen in die Häuslichkeit zu schicken? Anhand des Fähigkeitsstörungsbogens, auf dem der Facharzt die Problemlagen angekreuzt hat (z. B. Störung im Antrieb, im Denken, in der Ausdauer und Belastbarkeit, im Umgang mit Krisen und Konfliktsituationen), sollte geklärt werden, wie der Betroffene darüber denkt und wie diese Störungen aus Sicht des Betroffenen konkret aussehen. Daraus lassen sich bereits erste Punkte für die Pflegeprozessplanung eruieren.

Die recoveryorientierte Haltung beinhaltet:

- Kongruenz/Echtheit in verbaler und nonverbaler Kommunikation
- Empathiefähigkeit, Erfassung des Menschen in seiner momentanen Situation
- einfühlendes und nicht-wertendes Verstehen
- partnerschaftliche Beziehungsgestaltung auf Augenhöhe
- keine Vorannahmen oder Interpretationen des Verhaltens oder Auftretens Betroffener
- respektvoller und akzeptierender Umgang
- Wahrnehmung von Wünschen, Träumen und Bedürfnissen
- Wahrnehmung der Werte des Betroffenen, die ihn bewegen und motivieren können
- Wahrnehmung des Menschen als selbstbestimmtes, selbstverantwortliches und autonom handelndes Individuum
- Wahrnehmung des Menschen mit seiner einzigartigen Lebensgeschichte und Krankheitserfahrung
- gemeinsame Entscheidungsfindung (Shared decision-making)
- Begleitung des Betroffenen, um seinen Recoveryprozess mit ihm (und nicht für ihn) zu gestalten
- Achtung der Geschwindigkeit des Betroffenen und Vermeidung von erlernter Hilflosigkeit, in der ihm Vieles abgenommen wird
- gemeinsame Beantwortung von existenziellen Fragen der Identität und Sinngebung
- Besprechung von Hindernissen in der Begleitung durch ausgeprägte Opferhaltung
- Wahrnehmung von Risiken und Bedrohungen für sich selbst und andere.

Die Menschen, die in der psychiatrischen Versorgung arbeiten, und die Menschen, die diese Versorgung nutzen, sind die wichtigen Mitwirkenden in dem personenzentrierten Recoveryprozess. Die Recovery fördernde Beziehung wird durch die Haltung des psychiatrisch Pflegenden reflexiv aufrechterhalten und durch das professionelle Wissen unterstützt, was oft gemeinsam mit eigenen spezifischen interpersonellen Fertigkeiten des Coachings genutzt wird. Die Haltung bestimmt somit das Verhalten des psychiatrisch Pflegenden. Einige Assessments erfragen nur bestimmte Aspekte aus dem Leben des Betroffenen und lassen andere Themen unberücksichtigt, die auch wichtig wären für die Zielplanung, wie zum Beispiel Aspekte der Identität und Sinngebung. Jede Intervention, auch die Entscheidung, nicht zu intervenieren, reflektiert Werte des Betroffenen. Eine konsequente Betonung der recoveryorientierten Versorgung besteht darin, dass alle Werte gleichermaßen identifiziert und für die gemeinsame Entscheidungsfindung genutzt werden.

Die Entwicklung von Beziehungen, die Recovery fördern, wird schwierig, wenn die beteiligten Personen die genannten Wertehaltungen nicht internalisieren. Allerdings ist diese Wertehaltung auch eine Herausforderung. So manches Mal äußern Menschen mit psychischen Erkrankungen, dass sie etwas möchten, was nicht nachvollziehbar ist oder sogar schädlich sein kann, oder sie lehnen Hilfe ab, obgleich ihr Leben aus Sicht des psychiatrisch Pflegenden erbärmlich erscheint. Die Herausforderung und Kunst der psychiatrischen Pflege besteht darin, in der Form darauf zu reagieren, dass es zu der recoveryorientierten Wertehaltung passt. Es kann deswegen für psychiatrisch Pflegende hilfreich sein, sich der eigenen persönlichen und professionellen Wertehaltung bewusst zu sein und so schnell wie möglich die gemeinsame Wertehaltung des Teams zu identifizieren, um Diskussionen, Handlungen und die Entscheidungsfindung darauf auszurichten. Für Menschen, die nichts mit einer solchen Wertehaltung anfangen können, wird die Arbeit eine schwierige Herausforderung werden (Bird et al., 2014).

Recovery unterstützende psychiatrisch Pflegende orientieren ihre Handlungen an den wichtigen Lebenswerten und den Behandlungspräferenzen der Betroffenen. Die Behandlung sollte sich an den Werten der Betroffenen orientieren, und es sollte Klarheit über die Werte herrschen. In einer gemeinsamen Entscheidungsfindung wird der Betroffene über alle Schritte informiert, nur auf diese Weise kann eine Arbeit mit dem Betroffenen und nicht für ihn erfolgen. Durch das Verstehen der Werte wird garantiert, dass die Behandlungsplanung mit den Werten des Betroffenen so konsistent wie möglich ist. Das Ziel der Arbeit ist es auch, die Dokumentation der Informationen über die Werte und Behandlungspräferenzen in ein klinisches Informationssystem umzusetzen.

5.5.1.2 Erforschung

In dem zweiten Prozessschritt, der meist schon überlappend mit dem ersten stattfindet, geht es darum, die Biografie einschließlich der Krankheitsgeschichte des Betroffenen zu erfassen. Viele Werte, Grundeinstellungen, Verhaltensweisen, aber auch Entstehungsursachen von Konflikten lassen sich darüber in Erfahrung bringen. Es sollten daher konkret die Fähigkeitsstörungen aufgegriffen werden und gemeinsam ermittelt werden, woran es liegen kann, dass der Betroffene sich in diesen Bereichen selbst „stört“ und „behindert“, das heißt, wie konkret seine Antriebsstörung aussieht und wo Grenzen in der Ausdauer und Belastbarkeit gesehen werden und warum. Nach dem Gezeiten-Modell sollten psychiatrisch Pflegende zum „Lehrling“ werden, um gemeinsam mit dem Betroffenen dessen lebendige Geschichte in seinen Worten und seiner Geschwindigkeit zu erforschen.

Wir alle haben unsere eigenen Werte, Einstellungen und Erfahrungen, die Einfluss darauf haben, wer wir sind. Als Individuum verstanden zu werden, ist ein wichtiger Beitrag zur Recovery. Bei der Begleitung im Recoveryprozess werden Werte, Behandlungspräferenzen und Bedürfnisse diskutiert, wahrgenommen und genutzt, um herauszubekommen, welche Art der Hilfe der Betroffene durch die psychiatrische Versorgung und andere Stellen benötigt, damit das persönliche Recovery unterstützt werden kann (Bird et al., 2014). Dabei werden auch sensible Themen berührt, wie erlebte Stigmatisierung, Diskriminierung, negative Erfahrungen mit einer früheren psychiatrischen Versorgung. Dieser Prozess benötigt Zeit und viele Gespräche, um Vertrauen aufzubauen, damit eine Diskussion über diese Themen stattfinden kann. Da sich auch die Werte und Behandlungspräferenzen der Betroffenen mit der Zeit verändern, darf es sich hierbei nicht um ein einmaliges Gespräch handeln (Bird et al., 2014).

Weitere wichtige Elemente umfassen die Bedeutung der Beziehungsgestaltung zwischen Case Manager und Patient, die Selbstbestimmung der Patienten, den Alltagsbezug und die unmittelbare soziale Umgebung als Ressource, die aufsuchende Tätigkeit sowie die Überzeugung, dass ein kontinuierliches Lernen, Wachsen und Verändern auch bei schweren psychischen Erkrankungen möglich ist

Der Zugang zu einer recoveryfördernden Beziehung umfasst das Grundwissen über den persönlichen Recoveryprozess, die Reflexion der recoveryunterstützenden persönlichen Haltungen und Annahmen, eine gemeinsame Teamhaltung, die auf Recovery ausgerichtet ist, und eigene Coaching-Fähigkeiten, die die Grundlage der Arbeitspraxis bei der Begleitung während des Genesungsprozesses bilden. Für eine recoveryorientierte Grundhaltung bedarf es dreier wichtiger Grundeinstellungen (Bird et al., 2014).

Wichtige Elemente für die Arbeitspraxis bei der Begleitung Betroffener bilden die Entwicklung eines kontinuierlichen Lernens im persönlichen Recoveryprozess und eine motivierende Gesprächsführung durch die Verwendung von Coaching-Fähigkeiten. Es ist nicht davon auszugehen, dass irgendein Aspekt der betroffenen Person besonders wichtig oder unwichtig ist. Offenheit ist wichtig, um über alle Bereiche sprechen zu können, auch wenn sie sensible Themen berühren. Dabei sollten aber die Grenzen geachtet werden, denn es ist möglich, dass die Person nicht alles über sich preisgeben möchte. Im Sinne eines holistischen Verstehens der Person dürfen Pflegende sich nicht nur um die Symptome kümmern. Medikation, kognitive Verhaltenstherapie usw. mag vielen Menschen auf dem Weg ihres Recoverys durchaus helfen. Allerdings zeigt die Evidenz aus vielen anderen Quellen (wie z.B. die Lebenszufriedenheits- und Human-Resource-Forschung, die Positive Psychotherapie, die Synthesen aus Recoverynarrativen, randomisiert-kontrollierte Studien aus der Versorgungsforschung), dass Menschen zusätzlich eine konsequente Unterstützung in ihrem Leben brauchen. Dies bedeutet vor allem, Unterstützung in ihrem Wachstum und ihrer Entwicklung zu erhalten (Slade et al., 2017).

Psychiatrisch Pflegende sollten die Stärken der zu versorgenden Person herausarbeiten und sie für eine sinnvolle Behandlungsplanung und Zielorientierung nutzen. Ein gutes Stärken-Assessment bedeutet (Rapp & Goscha, 2006):

- Vollständigkeit – jede Domäne der Lebensgestaltung wird komplett und detailliert dargestellt;
- individualisiert und spezifisch – gibt ein klares Bild darüber, wer die Person ist;
- reflektiert die Persönlichkeit der Person, einschließlich ihrer Kultur, Spiritualität, sexuellen Ausrichtung und ihrer Geschlechtsidentität;
- personenzentriert – es sind klare Indikationen erkennbar, dass die Person miteinbezogen wird, einschließlich persönlicher Kommentare, Informationen, die durch die Person in ihren eigenen Worten verfasst sind;
- umfasst externe Ressourcen – anstatt nur internale Ressourcen oder Versorgungsressourcen für die verschiedenen Bereiche zu bedenken, sollte nicht vergessen werden, dass die Person im Leben steht und nicht in Isolation;
- erfasst die Fähigkeiten, Talente, Errungenschaften und Fertigkeiten der Person – über alles, was sie weiß und um was sie sich kümmert und wofür sie Leidenschaft in allen Bereichen ihres Lebens hat;
- aktuell – es muss klar sein, wann die Behandlungsplanung/dynamische Vereinbarung auf den neuesten Stand gebracht worden ist und dass sie für den jeweils aktuellen Umstand nutzbar ist.

Die Ermittlung von Stärken umfasst (Alexander, 2010):

- das Zuhören, wie der Betroffene Fakten versteht,
- der Person zu glauben,
- das Entdecken, was die Person möchte,
- das Ermitteln der verschiedenen Stärken der Person,
- die Nutzung des Assessments, um die Einzigartigkeit zu entdecken,
- die Nutzung der Sprache, die die Person versteht.

- die Erhebung des Assessments sollte eine Gemeinschaftsaktion zwischen dem Betroffenen und dem psychiatrisch Pflegenden sein,
- das Erreichen einer gemeinsamen Zustimmung zu dem Assessment,
- die Vermeidung von Scham und Beschämung,
- die Vermeidung eines Denkens nach dem Ursache-Wirkungs-Schema,
- das Erfassen und nicht das Diagnostizieren (Bewerten).

5.5.1.3 Abstimmung der Ziele

Als dritter Prozessschritt erfolgt die gemeinsame Festlegung der Ziele dessen, was aus Sicht des Betroffenen erreicht werden soll. Dabei können einige Dinge im Vordergrund stehen, welche die Bezugspflegekraft eher im sekundären Bereich sieht. Es gilt dabei der Grundsatz, dass der Betroffene derjenige ist, der festlegt, wonach man sich ausrichtet – wobei die Bezugspflege durchaus ihre Meinung dazu sagen kann und sollte, um Unstimmigkeiten in der Pflegebeziehung zu vermeiden. Die Ziele werden in einer dynamischen Vereinbarung schriftlich dokumentiert. Diese dynamische Vereinbarung (Pflegeplanung) sollte stets als lebendiges Instrument genutzt und angewandt werden, das heißt, dass sie jederzeit neu gefasst und überarbeitet werden kann, je nachdem, ob und wie sich die Ziele verändern.

Psychiatrisch Pflegende haben eine umfassende Erfahrung in der Versorgungsplanung, und diese Fähigkeiten sollten zur unterstützenden Zielorientierung genutzt werden. Sechs Prinzipien zeigen mögliche Punkte auf, die sich von der traditionellen Versorgungsplanung unterscheiden.

1. Zielorientierung wird durch Coaching unterstützt

- Coaching ist ein hilfreicher Weg, um zu vermeiden, dass Entscheidungen für oder über den Betroffenen getroffen werden. Das GROW-Modell bietet einen nützlichen Rahmen, um den Coach anzuregen, klare Outcomes zu definieren und die nächsten Schritte festzulegen, damit die Veränderungen auch umgesetzt werden (Alexander, 2010) (**Kap. 5.3**):
  - **G**oal (Ziele) für die Life-Coaching-Interaktion – wo möchte der Betroffene hinkommen, was möchte er erreichen, was soll seiner Meinung nach passieren? Es sollte mit einer Vision begonnen werden und dann mit dem, was die Situation aktuell tatsächlich ausmacht. Werden Ziele oder Meilensteine auf dem Weg der Vision erreicht, kann man spezifischer werden, wie man die nächsten Schritte plant.
  - **R**ealität – wie ist die Situation zurzeit? Hier werden spezifische Fragen über das Wer, Was, Wann und Wie viel gestellt.
  - **O**ptionen – was ist möglich, welche Optionen existieren, um dem Ziel näher zu kommen?

    Wrap-up (Nachbearbeitung) – hier geht es darum, Zusagen zu erhalten, Klarheit und Unterstützung. Dazu wird auf das Erreichte geschaut, und es werden die nächsten Schritte festgelegt und besprochen, wie sie erreicht werden können.

2. Primär stehen die Ziele der Betroffenen im Fokus jeder Handlungsplanung

- Einige Planungen haben eventuell andere Zielrichtungen, die aus anderen Gründen wichtig sind (z. B. Kindeswohlgefährdung), trotzdem sollte die Orientierung an den persönlichen Zielen des Betroffenen stets miteinbezogen werden.

3. Verbesserungsziele sind erreichbarer und nachhaltiger als Vermeidungsziele

- Ein Verbesserungsziel beinhaltet eine positive Veränderung hin zu einem besseren Leben, während Vermeidungsziele etwas Negatives beinhalten. Dies zeigt sich auch daran, wie Ziele reflektiert werden: „Ich möchte meine Medikamente reduzieren“

(Vermeidungsziel) gegen „Ich würde gerne Alternativen für mich finden, anstatt Medikamente zu nehmen" (Verbesserungsziel). Oder: „Ich möchte abnehmen" gegen „Ich möchte wieder tanzen". Das ist davon abhängig, wie das Ziel entwickelt wird – die Vision eines besseren Lebens ist in der Unterstützung eher zielführend als die Fokussierung darauf, etwas Negatives zu vermeiden.

4. Die Zielorientierung ist ausgerichtet auf die Werte und Wünsche an die Begleitung

- Es gibt viele Wege, sich den Zielen zu nähern. Der dazugehörige Plan sollte klar die Wertevorstellung des Betroffenen widerspiegeln und den Weg der Zusammenarbeit. So ist zum Beispiel die Geschwindigkeit von Veränderungen, der Anspruch und die Art der Unterstützung wie auch der Grad, wie sich der Pflegende einbringt, von einer zur anderen Person unterschiedlich. Es kann – und sollte! – durchaus so passieren, dass Pflegender und Betroffener Schritte zum Erreichen von Zielen entwickeln, bei der keinerlei Handlung des Pflegenden erforderlich ist.

5. Zielorientierung baut auf existierenden Stärken auf

- Der beste Zugang, um Recovery zu unterstützen, ist der Aufbau auf vorhandene interne und externe Ressourcen. Dadurch wird die Aussage bestärkt, dass die Person nicht defizitär ist und keine Reparatur benötigt, sondern dass das Vermögen der Selbstorganisation vorhanden ist. Die Stärken des Betroffenen sollten sich deutlich als Ressourcen im Behandlungsplan widerspiegeln, die gefördert und genutzt werden sollten. Wenn beispielsweise jemand als Gasthörer an einem Kurs an einer Universität teilnehmen will, so kann das Ziel, das auf den Stärken aufbaut, so heißen: „Ich möchte mein Selbstvertrauen weiter dadurch aufbauen, dass ich neue Leute an der Uni kennenlerne".

6. Handlungen sind darauf ausgerichtet, dass die Betroffenen so viel wie möglich selbst durchführen

- So kann der Behandlungsplan beinhalten:
  - unabhängige Aktionen – die Person unternimmt Dinge für sich selbst
  - gemeinsame Aktionen – es werden Dinge mit anderen unternommen, zum Beispiel mit Angehörigen der Familie oder Freunden, mit wichtigen Bezugspersonen, den Pflegenden
  - passive Aktionen – die Pflegeperson erledigt etwas für den Betroffenen.
- Passive Aktionen können unbeabsichtigt den Entwicklungsprozess der Selbstorganisation behindern. Die Aufgabe des Pflegenden besteht darin, den Betroffenen dabei zu unterstützen, mit der Zeit Fähigkeiten zu entwickeln, um Angelegenheiten für sich selbst zu regeln oder sie zumindest mit direkter Hilfe selbst zu regeln.

Formulierung der dynamischen Behandlungsvereinbarung

Nachdem die Ziele abgestimmt wurden, sollten sie mit den Betroffenen kurz und prägnant in der Pflegedokumentation oder der Pflegeplanung (je nachdem, welches Instrument aktiv genutzt wird) gemeinsam festgehalten werden. Dabei wird gemeinsam geplant, was als Nächstes erreicht werden soll oder was im Vordergrund steht. Die Verfeinerung der Ziele erfolgt dann in der Festlegung der Handlungsschritte (Commit to Action). Diese Behandlungsvereinbarung ist etwas Flexibles, was in dem gemeinsamen Behandlungsprozess wachsen kann oder eventuell revidiert werden muss. Dies kann ganz zu Beginn erst einmal darin bestehen, dass man sich kennenlernt und dem Betroffenen erst einmal nur mitteilt, was man ungefähr vorhat und was Recovery und Coaching für den psychiatrisch Pflegenden bedeutet. Dann kann sich durch das Kennenlernen der Plan dynamisch wandeln, sodass es eventuell notwendig wird, den Betroffenen immer wieder auf den roten

Faden des Behandlungsprozesses zurückzubringen, da sich Betroffene vielleicht lieber mit Alltagsproblemen beschäftigen als etwas maßgeblich verändern zu wollen. Als psychiatrisch Pflegender im ambulanten Feld bekommt man dann immer wieder einen „Knochen" hingeworfen, um den man sich vielleicht erst einmal kümmern müsste – ein Antrag hier, ein anderer dort – worauf so manch ein Pflegender gern einsteigt, weil man dann etwas Konkretes gemeinsam erledigen kann. Aus diesem Grund ist die dynamische Vereinbarung für beide Partner – Pflegende und Betroffene – in der Versorgung wichtig, damit man am Recoveryprozess dranbleibt und diesen Prozess nicht aus den Augen verliert. Dazu ist es hilfreich, den Recoveryprozess an den Pflegeprozess der Pflegeplanung zu koppeln (s. **Kap. 5.6**).

So formuliert der Verordner die Fähigkeitsstörungen mit der pHKP-Verordnung, die von diesem identifiziert wurden, wie zum Beispiel Störungen des Antriebs, von Ausdauer und Belastbarkeit, im formalen und inhaltlichen Denken, der Konzentration, dem problemlösenden Denken, der Tagesstruktur etc. Diese sollten dann vom Pflegenden und Betroffenen gemeinsam erforscht werden. Gemeinsam setzt man sich darüber auseinander, wie die Fähigkeitsstörungen von dem Betroffenen wahrgenommen werden und warum diese existieren bzw. was der Hintergrund der Störung sein kann. Dabei kann das Erleben dieser Fähigkeitsstörungen vielfältig sein und sollte individuell im Pflegeprozess festgehalten werden. Zur Auseinandersetzung und inhaltlichen Beschäftigung mit den Störungen kann in der dynamischen Vereinbarung definiert werden, dass man gemeinsam über die Fähigkeitsstörungen und Wertvorstellungen unter Bezugnahme auf die Biografiearbeit sprechen will und deren tieferen Sinn erkundet. Sollten dann auf dem nächsten Treffen andere Dinge im Vordergrund stehen, haben diese zunächst Vorrang, man sollte aber immer wieder zu dem Prozess der dynamischen Vereinbarung zurückkehren. Verliert man diese Behandlungsvereinbarung aus den Augen, dann sollten sich Pflegende und Betroffene nicht wundern, dass es im gemeinsamen Arbeitsprozess kein Vorankommen gibt. Also sollte die dynamische Vereinbarung bei jedem Termin wieder hervorgeholt werden. Die dynamische Vereinbarung ist wie eine gemeinsame Pflanze, die gemeinsam ausgesät wird und die dann in der gemeinsamen Auseinandersetzung mit dem Recoveryprozess wächst und gedeiht. Dies kann nur gelingen, wenn sich Pflegende und Betroffene gemeinsam darum kümmern. Die dynamische Vereinbarung sollte gerade den Pflegenden bewusst machen, was sie in einer Recovery fördernden Begleitung umsetzen möchten, und den Betroffenen Nachhaltigkeit vermitteln.

5.5.1.4 Commit to Action

Das Voranschreiten bei der Durchführung gemeinsamer oder unabhängiger Handlungen führt zu einer Verstärkung von Hoffnung, Zufriedenheit und Resilienz. Aktionen des psychiatrisch Pflegenden können auch einmal notwendig sein, aber je weniger, desto besser. Wie im regulären Behandlungsprozess geht es darum, Schritte festzulegen, wie die Ziele identifiziert werden können, wie die Handlungsplanung aussieht und wie Pläne implementiert werden können.

Manchen Menschen fällt es leicht, ihre persönlichen Ziele zu identifizieren. Andere tun sich schwer damit, eigene Ziele zu erkennen, oder sie meinen, keine Ziele zu haben, oder haben das Gefühl, dass sie gar nicht dazu in der Lage sind, Ziele festzulegen. Menschen in der psychiatrischen Versorgung mögen das Gefühl haben, keine Ziele zu erreichen können, weil sie ohne Hoffnung sind, eigene und fremde Stigmata internalisiert oder aufgrund von negativen Erfahrungen eine sehr niedrige Erwartung an die psychiatrische Versorgung haben. Wenn man Betroffene danach fragt, was Ziele für sie sein können, kann dies an Zeiten erinnern, als sie das Gefühl hatten, gescheitert zu sein. Deswegen sollte der Prozess der Hilfe, um eigene

Ziele zu identifizieren, sehr sensibel durchgeführt werden und sollte einige Treffen umfassen, damit eine tragfähige Beziehung in einer vertrauensvollen Zusammenarbeit errichtet werden kann. Die Beziehung ist damit der Schlüssel für die Menschen, damit sie das Gefühl haben, dem Ausdruck verleihen zu können, was ihre persönlichen Träume und Hoffnungen für die Zukunft umfasst.

Möglichkeiten, darüber ins Gespräch zu kommen, können sein:

- Was würde das Leben des Betroffenen besser machen?
- Ermunterung der Betroffenen, an ihre Stärken zu denken, die sie bei sich identifiziert haben; was gibt es im persönlichen Umfeld des Betroffenen, worauf dieser besonders aufbauen möchte?
- Wie fühlt sich der Betroffene damit, etwas völlig Neues auszuprobieren? Was mag das sein?
- Gibt es etwas, was der Betroffene schon immer machen wollte, wozu sich aber nie die Chance bot? Könnte jetzt der Zeitpunkt sein, es auszuprobieren?

Sind die Ziele erst einmal identifiziert, folgt der nächste Schritt der Ausarbeitung, wie diese Ziele erreicht werden können. Dies beinhaltet, dass die Person selbst festlegt, welche Ziele Vorrang haben, die Identifizierung der Stärken, die relevant sind, um das jeweilige Ziel zu erreichen, wie die Identifizierung der Werte und Behandlungspräferenzen die Aktionsplanung beeinflussen, die Aufteilung der Ziele in kleine, erreichbare Schritte. Es ist zu klären, wer was und wann macht bzw. in die Handlung geht. Dies lässt sich entweder informell festlegen oder es kann das SMART-Modell genutzt werden (s. **Kap. 3.3**, Pflegemodelle der Recovery- und Stärkenorientierung). Die Unterstützung der Person sollte darin bestehen, möglichst unabhängig (allein) etwas anzugehen oder, wenn es nicht anders geht, gemeinsame Handlungen anzugehen, die eine Nachhaltigkeit besitzen. Es sollten keine passiven Aktionen sein, bei denen Pflegende die Betroffenen irgendwo hinbringen, wie zum Beispiel zu einer Selbsthilfegruppe oder Teestube für psychisch Kranke, welche die Betroffenen allein nie aufsuchen würden.

5.5.1.5 Halten des Erreichten

Der fünfte und letzte Prozessschritt beinhaltet ein regelmäßiges Feedback, das zum Vorankommen genutzt werden soll. Jeder Fortschritt sollte aktiv wahrgenommen und bestärkt werden. Wenn Schwierigkeiten auftauchen, sollte das Coaching zur Problemlösung eingesetzt werden. Ziele und der Behandlungsplan müssen immer wieder überprüft und die Ergebnisse der Prüfungen in der dynamischen Vereinbarung festgehalten werden.

Anregungen zur weiterführenden Reflexion

Bitte fragen Sie sich als psychiatrische Pflegekraft, inwieweit Sie die hier genannten Aspekte des REACH©-Modells in Ihrer täglichen Arbeit schon heute umsetzen. Bitte nicht versuchen, alles auf einmal zu machen. Besprechen Sie das Modell in Ihrem Dienst, falls möglich. Schauen Sie, was zuerst für die zu versorgenden Betroffenen am wichtigsten ist. Wenn Sie das Gezeiten-Modell bereits umsetzen oder gern umsetzen wollen, kann das REACH©-Modell eine ideale strukturelle Ergänzung sein.

5.6 Pflegeprozess und Pflegediagnostik

Ingo Tschinke

Der Pflegeprozess unterstützt die ambulante psychiatrische Pflege in der Arbeit mit den Betroffenen bei der Bearbeitung bestehender Problemlagen, aufbauend auf einer tragfähigen Pflegebeziehung (Kistner, 2002). Grundsätzlich richtet sich der Pflegeprozess an den folgenden Schritten aus: Assessment mit der Einschätzung des Pflegebedarfs und der Informationssammlung, dem die Diagnostik folgt mit der Feststellung der Probleme und Ressourcen der Betroffenen, dann Planung der Ziele mit der Festlegung der angestrebten Ergebnisse, anschließend Ermittlung von Interventionen und die Planung ihrer Durchführung. Beim letzten Schritt, der Evaluation, sollten die Zielerreichung und die Wirksamkeit der Interventionen, Ergebnisse und Outcomes überprüft werden (Wilkinson, 2012). Bei dieser beschriebenen Form des Pflegeprozesses passiert es schnell, dass über die Betroffenen geplant wird und nicht recoveryorientiert mit den Betroffenen. Im Folgenden soll daher das prozesshafte Handeln in der recoveryorientierten Begleitung nach dem REACH©-Modell dargestellt werden, das dem gleichen Regelkreis folgt und dabei die Recoveryaspekte besonders betont. Des Weiteren wird auf die Pflegediagnostik unter der Beachtung der Recoveryorientierung näher eingegangen. Zur Beschreibung des psychiatrischen Pflegeprozesses in all seinen Ausprägungen verweisen wir an dieser Stelle auf andere Quellen (Abderhalden, 2011).

5.6.1 Definition des prozessualen Handelns nach Schädle-Deininger und Mayer

Die Erhebung und Erfassung des individuellen Pflegebedarfs, die Organisation, Gestaltung und Steuerung des Pflegeprozesses und die Analyse, Evaluation, Sicherung und Entwicklung der Pflegequalität gehören zu den Vorbehaltsaufgaben einer beruflichen Pflege.

Für die psychiatrische Pflege bedeutet dies, dass der spezifische Pflegebedarf auf der Basis eines individuellen Prozesses des Verstehens mit der betroffenen Person ermittelt wird. Auf dieser Grundlage werden eine individuelle Beratung zur persönlichen Entwicklung und spezifische pflegerische Hilfen angeboten. Psychiatrisch-pflegerisches Handeln bezieht sich beispielsweise auf aktuelle und potenzielle Einschränkungen psychischer oder körperlicher Funktionen, sozialer Rollen und alltäglicher Verrichtungen, auf unbefriedigte Bedürfnisse, Risiken und Vulnerabilitäten, auf eine aktuelle Überforderung, Krisen, biografische Entwicklungsaufgaben und Potenziale sowie auf Bedarfe und Ressourcen im Umfeld der betroffenen Person. Mit Einschätzungsinstrumenten werden auch Merkmale des Krankheitserlebens (z. B. akute Belastung durch vorhandene Symptome) und des Krankheitsmanagements (z. B. die Auseinandersetzung mit Beeinträchtigungen und den Anforderungen im Krankheitsverlauf) ermittelt und entsprechende Angebote und Maßnahmen vorgeschlagen und erörtert. Diese unterschiedlichen Hilfebedarfe erfordern entlastende und unterstützende, motivierende, beratende und edukative sowie präventive und gesundheitsfördernde pflegerische Interventionen.

Die individuellen Veränderungen und Entwicklungen werden mit der betroffenen Person regelmäßig und systematisch reflektiert, die Qualität und Notwendigkeit pflegerischer Hilfen evaluiert und gegebenenfalls angepasst. Im Sinne eines Empowerments beachten Pflegefachpersonen dabei in besonderem Maße die Stärkung der persönlichen Fähigkeiten (Schädle-Deininger & Mayer, 2019).

5.6.2 Recoveryorientierter Pflegeprozess nach dem REACH©-Modell (Tab. 5-2)

5.6.2.1 Reflexion (Erstassessment)

Der erste Schritt des recoveryorientierten Pflegeprozesses besteht aus der Informationssammlung, dem Assessment, welches das Sammeln, Klassifizieren, Analysieren und Dokumentieren von Informationen über die Person umfasst. Das „R" im Akronym REACH steht für die Reflexion der subjektiven Daten, wobei der Betroffene und die psychiatrische Pflegekraft folgende Fragen stellen sollten:

- Warum ist die psychiatrische Pflegekraft jetzt hier in der Häuslichkeit des Betroffenen?

Tabelle 5-2: Vergleich des REACH®-Modells mit dem Pflegeprozess (Quelle: Eigene Darstellung)

REACH®-Modell	Pflegeprozess
Reflexion – Klärung des Bedarfs des Betroffenen. Warum ist die psychiatrische Fachpflegekraft vor Ort? Was soll gemeinsam erreicht werden? Welche Vorstellung hat der Betroffene, gibt es einen klaren Arbeitsauftrag für den Recoveryprozess? Kennt der Betroffene Recovery und in welcher Phase befindet er sich? Sind die festgestellten Fähigkeitsstörungen des Arztes mit der Sichtweise des Betroffenen stimmig?	Der Pflegeprozess sieht eine vorhergehende Reflexion nicht vor, sondern beginnt mit dem Assessment.
Erforschung – Feststellung der Werte des Betroffenen aufgrund von Aufnahmeassessments, der Biografiearbeit und der Auseinandersetzung über Visionen des Betroffenen, um Träume, Wünsche und Bedürfnisse zu ermitteln – die Behandlungspräferenzen aufzeigen.	**Assessment/Informationssammlung** – ganzheitliches Assessment nach dem Gezeiten-Modell (Barker & Buchanan-Barker, 2020). Nach dem Assessment ist die Reflexion Teil des Assessments, und es wird über die Biografie und die Wünsche und Bedürfnisse des Betroffenen gesprochen.
Abstimmung der Ziele – Ableitung der Ziele aus den Werten des Betroffenen. Gemeinsame Abstimmung der Zielfestlegungen in der dynamischen Vereinbarung (Vertrag).	**Zielfestlegung** – gemeinsame Zielfestlegung nach dem Assessment mit der Bezugspflege. Die Ziele werden in der Pflegeplanung definiert und festgehalten.
Commit to Action/Handlungsschritte festlegen – Festlegung der Handlungsschritte nach dem SMART-Instrument oder GROW-Modell. Hindernisse und Barrieren ansprechen und überwinden. Fachliche Interventionen angepasst nach den Zielen des Betroffenen.	**Planung der Pflegeinterventionen** – es können aufgrund des Pflegeassessments und der Zielfestlegung nun spezifische Pflegeinterventionen geplant werden. Hier ist es notwendig, nicht nur Alltagsaktivitäten zu planen, sondern nachhaltige Interventionen und pflegetherapeutische Maßnahmen zur Anwendung zu bringen.
Halten des Erreichten – Feedbackschleifen einbauen und Betroffene auf das Erreichte immer wieder regelmäßig hinweisen.	**Evaluation** – regelmäßige gemeinsame Evaluation der Pflegeplanung mit den Betroffenen zur Überprüfung der Ziele und der Neuplanung, wenn diese keine Gültigkeit mehr haben.

- Wer hat die psychiatrische Pflegekraft geschickt und mit welcher Intention?
- Was sind die Erwartungen des Betroffenen, was sind die Erwartungen anderer (Angehörige, Facharzt, sonstige Dritte wie Betreuer etc.)?
- Was ist in letzter Zeit in Bezug auf den psychischen Erlebenszustand passiert oder hat sich negativ verändert und was soll jetzt besser werden oder soll entwickelt werden?

In diesem ersten Schritt sollten in erster Linie die Intentionen des Betroffenen geklärt werden und nicht, was andere über diese Person denken oder wie sie von anderen beurteilt wird. Es ist wichtig, den Betroffenen in seiner Sichtweise als Experte in seinem subjektiven Erleben wahrzunehmen, welches insbesondere das Krankheitserleben des Betroffenen verdeutlicht. Bei diesen ersten Reflexionen sollten die subjektiven Faktoren mit objektiven Daten transparent abgeglichen werden, das heißt, inwieweit das persönliche Erleben mit den äußeren Umständen übereinstimmt. Während des ambulanten Aufnahmegesprächs ist es wichtig bei der Auftragsstellung, inwieweit die Aspekte nach dem CHIME-Rahmenkonzept vorhanden sind (Fortune et al., 2016) (s. **Kap. 5.3**), da die Aspekte der Vernetzung, der Hoffnung, der Identität und der Sinngebung später bei der Erkundung in der Biografiearbeit noch tiefergehend bearbeitet und erforscht werden sollen. Es sollte dementsprechend nach dem Grad der Vernetzung (Connectedness) gefragt werden und ob es nach dem subjektiven Empfinden genügend oder zu wenig soziale Kontakte mit der Familie, Freunden oder anderen wichtigen Dritten gibt. Dazu gehört auch die Reflexion darüber, ob außerhalb des Krankheitssystems noch Kontakte bestehen, zum Beispiel zu Vereinen, Nachbarn etc. Später kann dazu noch eine Netzwerkkarte oder eine Aufstellung im Rahmen eines Soziogramms hilfreich sein, um die Vernetzung noch genauer zu beleuchten (s. **Kap. 7.4**). Der nächste Punkt, der ermittelt werden sollte, ist der Grad der Hoffnung, die der Betroffene für sich hat, zum Beispiel den Optimismus, dass es eine Lösung gibt oder dass sich seine Situation zum Besseren wenden kann. Fühlt sich der Betroffene hoffnungslos, dann sind Aktionsprogramme, die ihm vonseiten der psychiatrischen Pflege aufgezeigt werden, aus Sicht der Salutogenese reiner Stress für den Betroffenen, da die Sinngebung fehlt (Bock et al., 2014; Peseschkian et al., 2006). Dies führt dann auch zur nächsten Fragestellung nach dem CHIME-Konzept, der Identität und inwieweit die psychische Erkrankung die Sicht auf das eigene Selbst beeinflusst. Für den Recoveryprozess ist es von größter Wichtigkeit, die Frage zu klären, wie die Erkrankung erlebt wird und wie sie die eigene Identität beeinflusst oder sogar maßgeblich ausmacht. Wenn die Erkrankung als Teil des inneren Selbst angenommen wird, wie ein körperliches Handycap, dann kann eine Integration gelingen, da dann ein Leben trotz psychischer Erkrankung stattfinden kann, denn die Lebenszufriedenheit steht hierbei im Vordergrund (Amering & Schmolke, 2012). Der nächste zu klärende Aspekt umfasst die Sinngebung, denn ohne eine Klärung des Sinns des Lebens für den Betroffenen, seinen Angehörigen und der Umgebung können Ziele kaum sinnvoll formuliert werden. Genauso wie bei der Klärung der Identität sollte der Frage nach dem Sinn Raum und Zeit gegeben werden, denn auch psychiatrisch Pflegende unternehmen ungern etwas, was sie als sinnlos empfinden (Schulz, 2014). Die Sinnsuche umfasst einen der wichtigsten Aspekte in der Auseinandersetzung von Betroffenen und psychiatrisch Pflegenden, was sich in einer offensiven Auseinandersetzung mit der Biografie zeigt (Hurtz et al., 2014). Im ambulanten Feld sollten zum Thema Sinnsuche im Rahmen des Recoveryansatzes acht Lebensbereiche nach dem Ressourcen-Modell von Rapp und Goscha bearbeitet werden: Wohnen, Arbeit, Lernen, Freizeit, Beziehungen, Selbstversorgung, Gesundheit und Sinngebung – um die Ziele Schritt für Schritt anzugehen und sich langsam mit der inneren Sinngebung zur Lebensqualität, inneren Motivation und Lebensanschauung reflexiv auseinanderzusetzen (Jacobsen, 2014; Rapp & Goscha, 2006). Dies setzt sich mit der Frage nach dem Empowerment fort, inwieweit der Betroffene Unterstützung hat in seinem Netzwerk und was er benötigt, um sich selbst zu bestärken (Knuf, 2016).

5.6.2.2 Erforschung

Das E im Akronym REACH steht für die Erforschung und Entdeckung der versteckten Werte des Betroffenen, was sich sehr stark auch mit Fragen nach der Sinnsuche befasst, vor allem mit der Frage, welche Grundwerte sich aus der Erziehung des Betroffenen ergeben haben, sowohl im negativen (das haben meine Eltern mir nicht vermittelt, deswegen ist mir dies wichtig) als auch im positiven Sinne (dafür hat meine Familie gestanden). Hierbei ist deutlich zwischen lebensbestimmenden Werten (meist fest geprägt und mit der eigenen Moral verbunden) und Einstellungen, die durchaus veränderbar und an Lebensumstände und persönliches Erleben gebunden sind, zu unterscheiden (Bird et al., 2014). Die Ermittlung und Erforschung der

Werte in diesem Zusammenhang ist auch wichtig, um die Ziele des Betroffenen definieren zu können. Nach dem Gezeiten-Modell geht es bei dem Wieder-Flottmachen des Lebensschiffs darum, herauszubekommen, in welchen Hafen das Schiff fahren soll, da es ansonsten im Meer dahintreiben würde – weil die Lethargie die Übermacht übernimmt – oder es wieder in neue Seenot geriete, weil auf dem offenen Meer viele Gefahren drohen (Barker & Buchanan-Barker, 2020). Durch die Erforschung und Wiederentdeckung dessen, was dem Betroffenen wichtig ist, können auch irrationale Zielvorstellungen nachvollzogen werden (Grey et al., 2014). Durch die Reflexion und die Erforschung werden die Verpflichtungen 1 bis 6 des Gezeiten-Modells berücksichtigt (s. **Kap. 3.3**), bei denen es darum geht, aktiv der Geschichte des Betroffenen zuzuhören und ihn zu ermuntern, seine eigenen Werte durch die Darstellung seiner Lebensgeschichte zu finden und die Ressourcen und Stärken zu identifizieren, indem der Pflegende eine ehrliche Neugierde für den Betroffenen entwickelt. Somit erfährt der Prozess der Reflexion und Erforschung eine Fundierung durch das Gezeiten-Modell (Barker & Buchanan-Barker, 2020).

5.6.2.3 Abstimmung der Ziele (Zielformulierung)

Bei diesem Schritt im Pflegeprozess geht es darum, die Ziele zu definieren und die Planung der Pflege vorzunehmen (Wilkinson, 2012). Beim recoveryorientierten Pflegeprozess nach dem REACH©-Modell geht es an dieser Stelle darum, aufbauend auf den identifizierten Werten und Einstellungen wie auch den festgestellten Ressourcen und Stärken die Ziele und das gemeinsame Vorgehen festzulegen und zu vereinbaren.

An dieser Stelle sollte die dynamische Behandlungsvereinbarung nach dem REACH©-Modell festgelegt und in einer kurzen Form festgeschrieben werden. Dies kann innerhalb der Pflegedokumentation anhand von ersten Stichpunkten umrissen werden oder in der Pflegeplanung niedergeschrieben sein, je nachdem, was der psychiatrischen Pflegekraft am sinnvollsten erscheint. Unabhängig vom Ort der Niederschrift sollten sich auf jeden Fall die festgelegten Punkte der Behandlungsvereinbarung auch in der Pflegeplanung widerspiegeln.

5.6.2.4 Commit to Action (Handlungsschritte festlegen, Planung der Pflegeinterventionen)

Dieser Schritt wird in der dynamischen Vereinbarung zwischen Betroffenem und Pflegendem definiert und schriftlich niedergelegt. Dadurch wird die Pflegeplanung gemeinsam mit dem Betroffenen erstellt, wobei die Verpflichtung 5 und 6 nach dem Gezeiten-Modell berücksichtigt werden sollte (s. **Kap. 3.3**). Die gemeinsame dynamische Vereinbarung (Pflegeplan) sollte, wenn immer möglich, die Bedürfnisse und Wünsche des Betroffenen zum Ausdruck bringen – die zu Beginn der Versorgung in der Reflexion und Erforschung ermittelt worden sind. Daraus leiten sich dann die Lösungen ab, die notwendig sind, um die spezifischen Probleme des täglichen Lebens zu identifizieren und anzugehen (Barker & Buchanan-Barker, 2020). Des Weiteren gilt es mit dem Betroffenen zu identifizieren, welche Menschen ihn in seinem Recoveryprozess unterstützen können und welche nicht, denn der Betroffene braucht Menschen, die an ihn glauben. Dabei sollte auch eine Auseinandersetzung stattfinden, wie wichtig Selbstverantwortung ist und wann und in welcher Form der Betroffene Hilfe braucht und wie er diese für sich aktivieren kann. Es sollte auch darüber gesprochen werden, dass eine Krise auch die Chance zur Veränderung beinhaltet, die der Betroffene vielleicht jetzt erst erkennt, um daraus entsprechende Konsequenzen abzuleiten. Dabei sollten dem Betroffenen stets die Reflexionsmöglichkeiten angeboten werden, die notwendig sind, um zu erkennen, dass die eigene Aktivität sehr viel zielführender sein kann als eine fürsorgliche

Haltung durch die psychiatrische Pflege. Der Pflegende sollte dem Betroffenen dabei helfen zu identifizieren, was in der unmittelbaren Zukunft geschehen muss, damit er Schritte in die Richtung der von ihm gewünschten Ziele unternehmen kann (Barker & Buchanan-Barker, 2020).

5.6.2.5 Halten des Erreichten (Evaluation)

Bei diesem Schritt im Pflegeprozess wird die Planung evaluiert, das heißt überprüft, ob die festgelegten Ziele auch erreicht worden sind. In den meisten Planungen handelt es sich dabei um Ziele, die größtenteils durch Pflegende definiert wurden. Dies sollte bei der Begleitung im Recoveryprozess durch psychiatrisch Pflegende auf keinen Fall so sein, denn die Ziele werden hier durch den Betroffenen definiert. Nach dem REACH©-Modell gehört dazu, die Wahrnehmung des Betroffenen für das Erreichen von Zielen zu schärfen. In dem Gezeiten-Modell wird dies durch die Verpflichtungen 7 bis 9 dargestellt. Auch merkt das Gezeiten-Modell wie das REACH©-Modell an, dass die Wahrnehmung der persönlichen Stärken und Schwächen für den Betroffenen wichtig ist, um sein Selbstvertrauen zu entwickeln und dadurch die Fähigkeit, sich selbst zu helfen, zu fördern. Es soll im Recoveryprozess herausgearbeitet werden, dass Veränderung immerwährend ist und Lösungen erarbeitet werden, solange der Betroffene auch Veränderung zulassen kann. Dazu sollten psychiatrisch Pflegende dem Betroffenen helfen, ein Gespür für kleinste Veränderungen zu entwickeln – im Denken, Fühlen und Handeln – und wie er die Veränderungen beeinflussen kann (Barker & Buchanan-Barker, 2020).

5.6.3 Psychiatrische Pflegediagnostik

Im Pflegeprozess erfolgt beim Assessment ein Deutungsprozess im Rahmen der psychiatrischen Pflegediagnostik, das heißt, es findet eine Analyse und Synthese der gesammelten Informationen aus der Biografiearbeit, der Informationssammlung zu den Faktoren des CHIME-Rahmenkonzepts, der vorhandenen Resilienzen und der ermittelten Werte statt, aus der sich die Pflegediagnose ergibt. Das Diagnostizieren ist die erlernbare Kunst des Erkennens und des Beurteilens von Zeichen, Symptomen, Faktoren und Ursachen, die durch den Aufnahmeprozess und durch die Informationssammlung zusammengetragen werden konnten (Schrems, 2003). Nach der Recoveryorientierung geht es im Pflegeprozess darum, nicht auf die Defizite zu schauen, sondern auf die Ressourcen und Stärken, insbesondere auf die Stärken und Resilienzen, die bisher nur unzureichend vorhanden waren (s. Resilienzförderung, **Kap. 5.4**), denn dadurch können ganz neue Perspektiven aufgedeckt werden (Barwinski, 2016). Ressourcen sind per Definition Kräfte, Fähigkeiten und Möglichkeiten, die der Mensch zur Erhaltung bzw. Entwicklung der Gesundheit oder zur Bewältigung von Krankheit einsetzen kann (Schrems, 2003). Vorhandene Stärken sollen aktiv in die Pflege miteinbezogen werden, um darauf aufbauend die Genesung zu fördern (Rapp & Goscha, 2006). Die festgestellten Ursachen (Ätiologien), Risikofaktoren sowie die direkten und indirekten Ressourcen bilden die Basis für die Formulierung einer Pflegediagnose, die durch die konkreten Beobachtungen, Aussagen und ermittelten Werte und Vorstellungen belegt werden muss. Dabei ist zwischen Risikodiagnosen, aktuellen Pflegediagnosen und Gesundheitspflegediagnosen zu unterscheiden:

- Risikopflegediagnosen beschreiben mögliche Reaktionen, die unter Einwirkung bestimmter Faktoren mit hoher Wahrscheinlichkeit eintreffen können, wenn keine Gegenmaßnahmen getroffen werden, wie zum Beispiel bei Suizidalität.
- Aktuelle Pflegediagnosen beschreiben gegenwärtige Reaktionen auf Gesundheitsprobleme und den Lebensprozess, wie zum Beispiel Hoffnungslosigkeit oder gestörte Denkprozesse.

- Gesundheitspflegediagnosen (Entwicklung der Ressourcen) beschreiben gesundheitsbezogene Ressourcen, deren Entwicklung, Weiterentwicklung bzw. Stärkung.

Pflegediagnosen sind das Ergebnis menschlicher Wahrnehmung von mindestens zwei Personen, dem Pflegenden und dem Pflegeempfänger. Die Kunst des Diagnostizierens liegt überwiegend im Erkennen, in der Interpretation des Erkannten und im Verstehen. Die Klassifizierung durch die Diagnose schafft ein soziales Konstrukt eines Pflegephänomens, welches durch die Kategorisierung eingegliedert und besser beschrieben werden kann.

5.6.4 Der Prozess zur Entwicklung einer Pflegediagnose

- Informationssammlung vor der ersten Begegnung
- Assessment einschließlich Beobachtung und Wahrnehmung, Reflexion und Erforschung
- Clustern der Erkenntnisse, Gruppierung der Informationen zur Mustererkennung
- Bilden von konkreten Vermutungen, die mit dem Betroffenen thematisiert werden
- Überprüfen der bisherigen Vermutungen nach der Reflexion mit dem Betroffenen
- Feststellen von Zusammenhängen
- Prioritäten bilden und mehrere mögliche Pflegediagnosen hypothetisch erstellen, die sich an dem Ziel bzw. angestrebten Ergebnis (Outcome) orientieren. Aufgrund dieser Pflegediagnosen werden mögliche Maßnahmen/Interventionen einer Überprüfung unterzogen, ob diese für den Pflegeprozess umsetzbar sind. Die Pflegediagnosen werden anhand dessen analysiert und als zutreffend weitergeführt oder als unpassend verworfen.
- Festlegen von passenden Pflegediagnosen – die regelmäßig evaluiert und gegenüber dem Betroffenen dargestellt werden, damit das Vorankommen wahrgenommen wird
- Fortsetzung des diagnostischen Prozesses bis zur Beendigung der Pflege (Schrems, 2003).

Anregungen zur weiterführenden Reflexion

Der Pflegeprozess lässt sich durch das REACH©-Modell und das Gezeiten-Modell im Sinne des Recoveryprozesses sehr gut darstellen. Somit ist das prozessorientierte Handeln durch beide Modelle, die beide eine wissenschaftliche Evidenz aufweisen (Gordon et al., 2005; Meadows et al., 2019; Slade et al., 2011; Slade et al., 2015; Theune, 2016), in der ambulanten psychiatrischen Pflege gut darzulegen. Wichtig ist dabei, dass psychiatrisch Pflegende die Betroffenen durch das Vermitteln von Hoffnung davon überzeugen können, dass verborgene Stärken in ihnen ruhen und dass nur durch die Betroffenen selbst Veränderungen herbeizuführen sind. Der Recoveryprozess funktioniert nur, wenn Betroffene Veränderungen wahrnehmen und erleben. Wenn etwas für sie getan wird, mag das zwar kurzfristig helfen, aber es fördert langfristig Hilflosigkeit und eine Chronifizierung der Erkrankung. Deshalb muss die psychiatrische Pflege immer sehr reflexiv stattfinden, und es ist wichtig, dass auch Angehörige und wichtige Dritte mit ins Boot geholt werden, damit sie verstehen, dass die Eigenaktivität sehr viel mehr Zeit braucht und dass es mitunter schwer auszuhalten ist, wenn einige Zeit gar nichts passiert (Weiß & Heinz, 2016).

5.7 Psychopharmaka

Ingo Tschinke und Melanie Rogner

In der ambulanten psychiatrischen Versorgung spielen die Verordnung und Vergabe von Psychopharmaka eine wichtige Rolle. Es ist die Aufgabe von Pflegenden, die Einnahme der Medikamente mit den Betroffenen zu besprechen und damit eine überwachende Funktion zu übernehmen. Auch müssen sich psychiatrisch Pflegende vermehrt mit einer Verweigerungshaltung von Betroffenen und der Veränderung der Sichtweise über Psychopharmaka auseinandersetzen. Die Verordnung von Medikamenten und die Information über Medikamente ist zwar nicht originär die Aufgabe psychiatrisch Pflegender in Deutschland und in der Schweiz. Allerdings ist in der psychiatrischen Versorgung die Einnahme von Medikamenten und der Umgang mit Medikamenten ein wichtiges Thema, denn Betroffene müssen sich ständig mit der Wirkung und den Nebenwirkungen auseinandersetzen (Schädle-Deininger, 2019). Im ambulanten Bereich ist die Diagnostik und die medikamentöse Behandlung zumeist die primäre medizinische Intervention, die den niedergelassenen Fachärzten zur Verfügung steht, denn für ausführliche Gespräche ist im Praxisbetrieb kaum Zeit und Psychotherapie kaum zu erhalten oder umsetzbar (Hammer & Plößl, 2015). Betroffene sind es deshalb gewohnt, von den Fachärzten mit Medikamenten behandelt zu werden und stellen die medizinische Intervention des Arztes kaum in Frage. Aus biomedizinischer Sicht, die viele Erkrankungen als Störung im Neurotransmitterhaushalt definiert, steht folglich die Gabe bestimmter Medikamente zum Beispiel bei an Schizophrenie erkrankten Menschen im Vordergrund (DGPPN, 2019). Auch wenn psychosoziale Faktoren in der Behandlung vermehrt berücksichtigt werden, bleibt der Fokus auf die hirnorganischen Prozesse gerichtet und weniger auf die Komplexität der Krankheitsentstehung (Slade, 2009). Durch eine Veränderung der Sichtweise durch die Recoveryorientierung wird von vielen psychiatrisch Tätigen das biomedizinische Paradigma inzwischen kontroverser und kritischer betrachtet (Schädle-Deininger, 2019). Psychiatrisch Pflegende sind gerade im Umgang und in ihrer Einstellung gegenüber Medikamenten gespalten, denn Pflegende sind gerade bei schwierigen Versorgungssituationen im stationären und ambulanten Bereich durchaus schnell dazu bereit, die Medikalisierung in der Behandlung zu bevorzugen (Schulz, 2014), während das Medikament eigentlich nur eine von vielen Optionen in der recoveryförderlichen Begleitung sein sollte (Slade & Longden, 2015). Dazu müssten das Psychopharmaka-Paradigma und deren Evidenz von den Fachärzten auch kritischer betrachtet werden, denn die medikamentöse Behandlung sollte nur als ein Teil des Gesamtkonzepts und der Beziehungsgestaltung zur Anwendung kommen. Ein zu starker Fokus auf Psychopharmaka fördert ein monokausales Denken und damit die Bereitschaft zu struktureller und institutioneller Gewalt, denn viele psychiatrisch Pflegende kennen die medikamentöse Fixierung durch die „chemische Keule“ der Psychopharmaka (Weinmann, 2019).

Dieses Kapitel möchte zu einer kritischen Auseinandersetzung mit der Verwendung von Psychopharmaka anregen. Es soll kein Plädoyer gegen die Einnahme von Medikamenten sein. Es soll aber deutlich werden, dass Konzepte wie die Soteria, die Behandlung von Schizophrenie durch Beziehung und menschliche Begegnung ohne Medikamente unter Betrachtung der Komplexität der Erkrankung, genauso als Option möglich sein sollten wie die medikamentöse Behandlung (Ciompi, 2001; Mosher et al., 2004). In der Literatur zum Recoveryansatz wird deutlich dargestellt, dass die in der Behandlung von psychischen Erkrankungen im Vordergrund stehende medikamentöse Therapie zwar Linderung bringen kann, aber nicht immer das erreicht, was eigentlich das medizinische Ziel ist – Heilung (Amering & Schmolke, 2012; s. auch Betroffenenbericht weiter unten). Wenn von dem „Ende der Unheilbarkeit“ mit einer Lebenszufriedenheit gesprochen wird, dann bedeutet dies, mit den eigenen Symptomen umzugehen und eine individuelle Krankheitsbewältigung mit der Stärkung der eigenen Resilienzen auf der persönlichen Recoveryreise zu erleben (Pilgrim & McCranie, 2013; Rapp & Goscha, 2006). Medikamente können helfen, um zur Ruhe zu kommen, Angst zu überwinden, Stimmungen zu festigen und psychotische Symptome in den Griff zu bekommen – aber es müssen gleichzeitig Stärken aufgebaut und Ressourcen gestärkt werden, die sich an den Werten der Betroffenen ausrichten (Peterson & Seligman, 2004). Jede psychiatrische Pflegekraft weiß, dass bestimmte Medikamente dermaßen dämpfen, dass eine Auseinandersetzung über Problemlagen und anstehende Probleme kaum noch möglich ist. Psychiatrieerfahrene haben im Laufe ihrer Krankheitsbewältigung durchaus die Erfahrung gemacht, dass es manchmal nicht ohne Medikamente geht und dass manchmal weniger durchaus mehr sein kann, was aber auch die Zusammenarbeit mit einem aufgeschlossenen und mutigen Psychiater benötigt, der mit den Betroffenen auch einen kritischen Weg gehen kann (Kleeberg, 2019).

In den meisten Versionen der Regelversorgungsverträge nach § 132a SGB V für die psychiatrische häusliche Krankenpflege (pHKP) in Deutschland ist die Versorgung mit Medikamenten nicht als Maßnahme aufgeführt. Lediglich im Vergütungsvertrag wird bei den Maßnahmen auf die Medikamente im Krisenfall Bezug genommen. Die Medikamentengabe und die Kontrolle sind eine Maßnahme der somatischen Krankenpflege, die für die psychiatrische Pflege als Leistungskomplex nicht abgerechnet werden kann. Daher wird bei der unselbstständigen und unzuverlässigen Medikamentengabe meist neben der psychiatrischen Pflege ein somatischer Pflegedienst hinzugezogen. Aus professioneller Sicht mag dies ein Pflege- und Betreuungsfehler sein (Schädle-Deininger, 2019), aber aus Gründen der weitläufigen Versorgungsbereiche der pHKP, der Finanzierung und Abrechnungsfähigkeit dieser Pflegemaßnahme ist dies kaum anders möglich. Aus diesem Grunde sollte die Medikamenteneinnahme stets im Kontext von Befindlichkeit, Selbstständigkeit, Verantwortung, Genesung und Krankheitsbewältigung durch die psychiatrische Pflege thematisiert werden. Die ambulante psychiatrische Pflege muss über umfangreiches Wissen über Psychopharmaka verfügen, um Wirkungen und Nebenwirkungen erkennen und die Aufklärung des Facharztes ergänzen zu können, wenn Betroffene dies thematisieren möchten. Häufig stellt sich ambulant für die Betroffenen die Frage, ob sie das empfohlene Medikament nehmen sollen oder nicht. An dieser Stelle sollte die psychiatrische Pflege neutral über die Medikamente informieren können und in der Lage sein, die vom Facharzt erwünschte Wirkungsweise erläutern zu können (Schädle-Deininger, 2019). Gleichzeitig gilt es die Betroffenen zu ermuntern, offene Fragestellungen oder Entscheidungen, Medikamente nicht einzunehmen, mit dem Facharzt zu thematisieren. Außerdem sollte angesprochen werden, dass der Umgang mit Medikamenten nicht darin bestehen kann, sie einzunehmen und darauf zu warten, dass die psychische Erkrankung sich verabschiedet. Jede psychische Erkrankung beruht auf körperlichen und lebensgeschichtlichen Dispositionen und einem komplexen Prozess, der zur Erkrankung führt – dementsprechend müssen auch die Interventionen dazu geeignet sein, den Betroffenen Wege aufzuzeigen, dass sie selbst durch Psychotherapie, Beziehungsgestaltung, Stärken- und Ressourcenförderung ihre eigene Gesundheit maßgeblich beeinflussen können (Hammer, 2012).

In der ersten Phase ihrer Erkrankung sind die meisten Menschen überwältigt von den Symptomen, die über sie hereinbrechen. Sie fühlen sich größtenteils hilflos und suchen nach Hilfe im Psychiatriesystem, wobei sie sich in klinische oder ärztliche Behandlung begeben (Townsend et al., 2004). Dies führt zur ersten Diagnostik und Kategorisierung ihrer Erkrankung nach festgelegten und definierten medizinischen Schemata. Die hilflosen Menschen machen zumeist dann auch erstmalig Erfahrung mit Medikamenten, die ihnen empfohlen und verabreicht werden. Viele psychiatrisch Pflegende haben die Erfahrung gemacht, dass Betroffene in dieser Phase die Komplexität der Erkrankung noch nicht einschätzen können und durch die Medikamenteneinnahme häufig eine schnelle Heilung erwarten. Hier sind psychiatrisch Pflegende in besonderer Weise gefragt, Wissen zur Entstehung und Komplexität von psychischen Erkrankungen im psychosozialen Kontext den Betroffenen zu vermitteln, damit sie erkennen können, was die eigene Aktivität im Sinne des Recoverys für sie bedeutet (Jahn et al., 2016). Dadurch kann auch die Adhärenz gegenüber dem Medikament erhöht werden, denn so kann es als ein wichtiger Anteil am Behandlungskonzept erkannt werden, der gemeinsam mit den verschiedenen Maßnahmen des Recoverys und der Stärkenförderung zu einer Erhöhung der Lebenszufriedenheit führen kann (Kelly et al., 2009).

In der zweiten Phase, wenn Betroffene sich Wissen um ihre Erkrankung angeeignet haben, sollten psychiatrisch Pflegende den Umgang mit Psychopharmaka im Zusammenhang mit der Förderung der Stärken und Ressourcen und des persönlichen Recoverys genau differenzieren können (Goedecke, 2019). In dieser Phase gilt es die Chancen wahrzunehmen, die sich gerade im ambulanten Feld für Betroffene ergeben können, und sich nicht zu sehr auf die biomedizinische Sichtweise zu fokussieren (Slade et al., 2014). In einer Studie konnten Wunderink et al. (2013) aufzeigen, dass Menschen mit Psychosen auch beim Absetzen ihrer Medikamente einen besseren Gesundheitsstatus hatten als Menschen, die regelmäßig ihre Medikamente einnahmen. Dies weist darauf hin, dass es nicht nur den einen Weg gibt, sondern die „Personal Medicine" durch positive Maßnahmen im Empowerment und die Stärkenförderung eine wichtige Rolle spielt (Deegan, 2005). Deswegen sollte die Medikation nicht als Allheilmittel angepriesen werden, sondern als eine Möglichkeit der Behandlung unter anderen und auch nicht als die einzig richtige (Slade et al., 2017). Die Behandlung sollte mithilfe der ambulanten psychiatrischen Pflege deutlich individualisierter erfolgen; nach klinischer Behandlung kann die Medikation dem Bedarf angepasst werden, denn es ist allgemein bekannt, dass die Nebenwirkungen von Psychopharmaka gerade im Bereich der atypischen Neuroleptika eine Aktivierung der Stärken und Ressourcen konterkarieren können (Hahn, 2019). Viele Betroffene sind deshalb im ambulanten Feld dazu verleitet, die eigenen Medikamente in ihrer Wirkungsweise an sich selbst auszuprobieren, um damit auch die Nebenwirkungen zu reduzieren (Heim, 2019). Es bedarf an dieser Stelle eines offenen Diskurses zwischen Fachärzten, psychiatrisch Pflegenden und Betroffenen, um über die Möglichkeit der Protektion und Remission durch Recovery und Medikamente zu sprechen (Schlimme et al., 2019). Es sollte bei einer ambulanten Förderung der Stärken und Ressourcen immer auch darüber nachgedacht werden, inwieweit Medikamente noch einen notwendigen protektiven Charakter haben und nicht den Recoveryprozess durch ihre Nebenwirkungen behindern (Schlimme et al., 2019; Weinmann, 2019). Dass Recovery ein wirksamer protektiver Faktor gegenüber einer aufkeimenden Suizidalität ist, konnte bereits nachgewiesen werden (Jahn et al., 2016). In der Remissionsphase einer abklingenden Psychose oder anderer schwerer psychischer Erkrankungen kann dann das REACH©-Modell in seiner vollen Komplexität zum Tragen kommen, um die Selbstverantwortung der Betroffenen zu steigern (Grey et al., 2014).

In Phase 3 haben Betroffene ihren Recoveryweg für sich bereits gefunden und beschreiten diesen nun mit einer klaren Einstellung gegenüber der Nutzung von Psychopharmaka. Diese Betroffenen können und sollten selbstverantwortlich im Sinne eines Shared decision-making entscheiden, welche Form von Therapie, Begleitung und Medikation sie benötigen (Hamann et al., 2017; Slade, 2017). Um dies zu beschreiben, soll im Anschluss an diesen Abschnitt Melanie Rogner als Expertin aus Erfahrung zu Wort kommen.

Wenn sich Betroffene in der vierten Phase ihrer Erkrankung nach Townsend (2012) als Peers in der Begleitung und Beratung von Betroffenen engagieren können, können sie ihre persönlichen Erfahrungen mit anderen Betroffenen austauschen. Peers sind mit ihrer Expertise innerhalb eines psychiatrischen Behandlungsteams einmalig, denn kaum jemand von den psychiatrisch Tätigen wird auf ihre jahrelange Erfahrung mit Psychopharmaka zurückgreifen können. Dabei sollten Peers aber darauf achten, Betroffene nicht zu radikal in die eine oder andere Richtung zu beeinflussen. Jeder Betroffene sollte seine eigenen Erfahrungen machen können mit dem, was hilft oder was eher als schädlich oder zu stark beeinflussend empfunden wird, sei es bei der Begleitung auf der Beziehungsebene oder bei der Wirkung von Psychopharmaka (Utschakowski et al., 2016).

5.7.1 Umgang mit Psychopharmaka – ein Erfahrenenbericht

Aus Nutzersicht helfen Psychopharmaka nur bedingt. In Akutsituationen können Psychopharmaka stark dosiert aus der akuten Krise heraushelfen. So benötige ich in einer akuten Krise hochdosiert Haloperidol© und kann nach ca. 4 Tagen mit freiem Kopf aus dem Krankenhaus nach Hause entlassen werden. Ebenso können Psychopharmaka eingesetzt werden, um einen bestehenden stabilen psychischen Zustand weiter zu stabilisieren. So nehme ich Medikamente auch in guten Phasen als Puffer vor Krisenzeiten, da meine Schübe sehr schnell kommen, oder in Zeiten der Selbstregulation als Notfallmedikament, wenn sich eine akute Krise in der Frühwarnsymptomatik andeutet.

Was Psychopharmaka nicht konnten, ist, mich zu heilen. Und auch zur individuellen Genesung im Sinne von Recovery konnten sie mir nur bedingt weiterhelfen. Seit meinem 23. Lebensjahr, das heißt seit 19 Jahren, nehme ich nun schon Medikamente gegen meine Psychose und gegen die Stimmen. Während dieser Zeit wurden meine Symptome zum Teil unterdrückt, konnten aber nie ganz beseitigt werden. Ich ging demnach gedämpft durch mein Leben, und wenn mich etwas getriggert hat, konnte ein erneuter akuter Schub auch nicht aufgehalten werden. Ich hatte mehrere Schübe trotz der Einnahme von Psychopharmaka, auch bei einer hohen Dosierung. Erst, als ich mir genauer ansah, mit der Hilfe eines ambulanten psychiatrischen Dienstes, welche Symptome meine Erkrankung mit sich brachte, und ich mich aktiv damit auseinandersetzte, wurde meine Symptomatik schwächer – die Stimmen leiser oder sie verstummten ganz. Ich erkannte, dass meine Symptome Ausdruck unausgefochtener Konflikte waren und sich meine Lebenserfahrung und Traumata darin widerspiegelten. Dies funktionierte aber nur, weil ich die Symptomatik meiner schizoaffektiven Psychose zugelassen habe, um darüber zu sprechen. Für meinen Recoveryprozess war es daher wichtig, nicht zu stark von Medikamenten gedämpft zu werden, um mich meinen Merkmalen der Erkrankung zu stellen und die Traumata zu bearbeiten und nur so viel davon zu nehmen, wie es nötig war, um eine akute Krise auszubremsen. Denn die akuten Krisen konnten trotz Medikamenten bei mir nicht aufgehalten werden. Psychopharmaka dienen mir nur dazu, mehr Zeit vor der akuten Krise zu bekommen, die Frühwarnsymptomatik zu bemerken und auf diese einzugehen. Eine akute Psychose abwenden, kann ich nur in Eigeninitiative. Das heißt, erst, als ich im Recoveryprozess gelernt habe, meine Frühwarnsymptomatik zu erkennen, nicht in Panik zu geraten und angemessen mit Gegenmaßnahmen zu reagieren sowie alles als Folgen meiner Traumata zu verstehen, war ich in der Lage, eine angedeutete akute Krise abzuwenden. Medikamente verschaffen mir nur mehr Zeit dafür, können mich aber als Monotherapie nicht vor einem erneuten Schub schützen. Ebenso können sie demnach nicht zu mehr Lebenszufriedenheit beitragen.

Ganz im Gegenteil, denn Psychopharmaka nimmt der Nutzer auch nicht ohne Nebenwirkungen. Ich bekam in den letzten 19 Jahren ganz unterschiedliche Präparate. Ich bekam Depressionen, war zeitweise emotional abgestumpft und gedämpft, ich hatte Panikattacken aufgrund von Muskelverkrampfungen im Rückenbereich, ich habe in acht Jahren 25 Kilo an Gewicht zugenommen, Muskelversteifungen in Armen und Beinen und starke Müdigkeit am Tag kommen dazu – um nur ein paar Nebenwirkungen aufzuzählen. Bis ich eine medikamentöse Kombination aus zwei Präparaten mit meinem Arzt gefunden hatte, bei der die Beeinträchtigungen auszuhalten waren – vorerst. Denn ein Präparat ließ mich erheblich an

Gewicht zunehmen dadurch, dass ich kein Sättigungsgefühl mehr hatte, Heißhunger auf Süßes und Fettiges aufkam und es den Stoffwechsel auf ein Minimum herunterfuhr. Nun strebe ich eine medikamentöse Monotherapie an, ergänzt mit einer Notfallmedikation. Mir nützen die Medikamente nicht, wenn ich im Gegenzug Herz-Kreislauf-Erkrankungen bekomme. Abgesehen davon, dass ich mich mit hohem Gewicht nicht wohlfühle und dies wiederum meine Stimmen mit negativen Kommentaren aufflammen lassen, so machte mich die Müdigkeit – so mein Empfinden – zum Teil handlungsunfähig, was zu einer weiteren Verstärkung der Stimmen führte; ich fühlte mich nie leistungsfähig, sondern beeinträchtigt. Für eine bestimmte Zeit war das in Ordnung, als ich noch instabil war. Eine dauerhafte Lösung ist dies nicht. Mir war hierbei wichtig, Rücksprache mit meinem Arzt zu halten, da ich mir der biologischen (hirnorganischen) Rückfallgefahr durch zu plötzliches Absetzen bewusst bin, hatte ich dies in der Vergangenheit doch schon ausgetestet.

Wie sich jedoch herausstellte, wurde ich als Folge der Biografiearbeit immer stabiler, konnte die Dosis eines Medikaments reduzieren und sogar anfangen zu arbeiten, wenn auch nur unregelmäßig für ein paar Stunden. Für mich war der Gedanke an Arbeit mit den Symptomen und den Nebenwirkungen seit Jahren unvorstellbar.

Fazit ist: Medikamente können unterstützen, aber nicht zu mehr Lebenszufriedenheit führen. Es bedarf jedoch eines erheblichen Maßes an Aufklärung – auch über das Bewusstsein – darüber, dass sie nur eine unterstützende Therapie sein können und andere Komponenten, wie Biografiearbeit, Psychotherapien oder andere Maßnahmen im Sinne der Recoveryorientierung ebenso effektiv oder sogar effektiver sein können. Mir persönlich hat die Kombination aus Medikamenten und Arbeit an meiner Biografie sehr geholfen. Wobei die Biografiearbeit psychotherapeutische Wirkung hatte und ich nun die meiste Zeit ohne Stimmen und andere Symptome lebe. Die Medikamente unterstützten diesen Weg, der durchaus emotional und körperlich anstrengend war, dadurch, dass sie mir mehr Zeit gaben, um den Umgang mit der Frühwarnsymptomatik zu lernen und mich auszuprobieren – bis ich es irgendwann gelernt habe, mit verschiedenen Bewältigungsstrategien dem entgegenzuwirken.

Ich weiß nicht, ob ich noch weitere Schübe bekomme, schließlich weiß ich nicht, was in meinem Leben in Zukunft noch passiert. Ich würde auf jeden Fall Medikamente nehmen, um schneller ins Leben zurückzukehren. Doch meines Erachtens beruhen psychische Erkrankungen auf seelischen Erschütterungen, die der Einzelne durchlebt hat, und nicht auf einem biomedizinischen Ungleichgewicht im Gehirn. Die Arbeit an diesen seelischen Erschütterungen, die beispielsweise in der Psychose mithilfe des Wahns bearbeitet werden, werden die Medikamente mir nicht abnehmen können. Dennoch ist die Frage der Einnahme von Psychopharmaka eine sehr individuelle, und jeder Einzelne muss für sich entscheiden, inwieweit ihm die Medikamente nützen, vielleicht sogar mit Nebenwirkungen schaden, oder der Nutzer findet für sich einen Mittelweg – mit mehr Lebensqualität und mehr Lebenszufriedenheit.

5.7.2 Professioneller Umgang

Im ambulanten Feld der psychiatrischen Pflege spielen verordnete Psychopharmaka und ihre Wirkungen und unerwünschten Effekte immer wieder eine wichtige Rolle. Für den niedergelassenen Facharzt ist die medikamentöse Behandlung ein wichtiges Standbein der Behandlung. Wobei gerade bei einem breitgefächerten Ansatz der Behandlung die ambulante psychiatrische Pflege inzwischen in den Regionen, wo sie gut aufgestellt ist, so wie in Bremen, Niedersachsen und Berlin sowie in der Schweiz, teilweise als nicht mehr wegzudenkende Intervention gesehen wird, mit deren Hilfe der Facharzt die Leitlinien zur psychosozialen Behandlung von schweren psychischen Erkrankungen überhaupt erst umsetzen kann (DGPPN, 2019). Die ambulante Behandlung in der psychiatrischen Landschaft benötigt zur Reduktion von Psychopharmaka eine umfangreiche ambulante psychiatrische Pflege, damit sukzessive die Medikamentengabe reduziert werden kann, um gleichzeitig im Rahmen des Recoveryprozesses die Stärken und die Selbstverantwortung von Betroffenen zu fördern (Schlimme & Brückner, 2017). Im professionellen Umgang gilt es also, den Raum zwischen der biomedizinischen Sichtweise und einer Recoveryorientierung durch die Begleitung und Förderung der ambulanten psychiatrischen Pflege zu füllen (Goedecke, 2019).

Sollte sich ein Facharzt in der Lage sehen, Psychopharmaka ambulant zu reduzieren, um die Nebenwirkungen im Alltagsleben zu verringern, muss sich dieser auf eine höchst professionelle ambulante psychiatrische Pflege verlassen können, die in der Lage ist, Betroffene in der angemessenen Art und Weise zu unterstützen (Bird et al., 2012). Es sollte eng zusammengearbeitet werden, um die Möglichkeiten zwischen Betroffenem, Facharzt und Pflege auszuloten. Dabei sollte stets ein offener und transparenter Austausch herrschen, in dem Betroffene ermuntert werden, Absetzversuche mit dem Facharzt zu besprechen, oder erfährt, was vonseiten der Pflege dem Facharzt mitgeteilt wird. Der kritische Diskurs zwischen Pflege und Facharzt bei Unstimmigkeiten sollte aber nicht mit oder vor dem Betroffenen ausgetragen werden.

Genauso wie es zunehmend mehr Fachärzte gibt, die mit den Möglichkeiten von Selbstbestimmung, Shared decision-making und Recovery arbeiten möchten, gibt es einige niedergelassene und klinische Fachärzte, die sehr auf die biomedizinische Behandlung fokussiert sind und kaum eine Diskussion über die oben genannten Themen zulassen können. Für ambulante psychiatrisch Pflegende ist der Umgang mit diesen Ärzten schwierig, denn sie müssen neben der Behandlung der Betroffenen mit Psychopharmaka die Begleitung im Recoveryprozess allein gestalten, da zumeist im ländlichen Bereich ein Arztwechsel vielfach nicht möglich ist.

Anregungen zur weiterführenden Reflexion

Jede ambulant tätige psychiatrische Fachpflegeperson sollte über die Wirkungen und Nebenwirkungen von Psychopharmaka sehr gut informiert sein. Dies ist unabhängig davon, ob die Fachpflegeperson eine eher positive oder kritische Einstellung gegenüber Psychopharmaka hat. Im Diskurs um die Gabe von Psychopharmaka helfen radikale Standpunkte nicht weiter, denn es gilt immer das Für und Wider abzuwägen. In akuten Behandlungssituationen mit akuten Psychosen, schweren bipolaren Phasen oder Panikattacken ist es immer hilfreich, wenn psychiatrisch Pflegende auf eine Notfall- oder Bedarfsmedikation zurückgreifen können. Auch ist unbestritten, dass Atypika und Phasenprophylaxe ihren Wert haben in der Behandlung von psychischen Erkrankungen (DGPPN, 2019). Die Evidenz von wissenschaftlicher Forschung gerade bei Antidepressiva ist inzwischen mehr als zweifelhaft, und es besteht noch immer die Frage, warum es Leitlinien zum Ansetzen von Medikamenten gibt, aber nicht zur Reduktion und dem Absetzen dieser Medikamente (Hahn, 2019; Schlimme et al., 2019; Weinmann, 2019).

5.8 Gruppentherapie

Ingo Tschinke

Im stationären Bereich ist das Gruppenangebot, welches Pflegekräfte gemeinsam mit anderen Berufsgruppen oder allein anbieten, gängige Praxis, und zumeist sind die Rückmeldungen der Betroffenen sehr positiv, die beispielsweise an den sozialen Kompetenztrainings (Hinsch & Pfingsten, 2015), Genussgruppen (Rakel-Haller & Lanzenberger, 2016), Ressourcenaktivierungsgruppen (Boden & Feldt, 2012) oder an psychoedukativen Interventionen bei verschiedenen Erkrankungsbildern (Jensen, 2014) teilnehmen. Diese Gruppen vermitteln den Betroffenen zum Beispiel Wissen über ihre eigene Erkrankung und wie sie in ihrem Selbstbewusstsein und in ihrer Achtsamkeit bestärkt werden können. Im ambulanten Feld könnte die Gruppenarbeit ebenso einen wichtigen Anteil in der Versorgung darstellen, der allerdings weitaus schwieriger umzusetzen ist, da in Deutschland die Richtlinie über die Verordnung von häuslicher Krankenpflege dies zurzeit noch nicht zulässt (G-BA, 2018).

Im ambulanten Bereich in Deutschland ist die Umsetzung im Rahmen der besonderen (integrierten) Versorgung (§ 140a ff. SGB V) und als niederschwelliges Angebot für Menschen mit psychischen Erkrankungen mit einem Pflegegrad möglich. Die Soziotherapie nach § 37a SGB V sieht gemäß der Soziotherapie-Richtlinien ebenso die Möglichkeit von Gruppenangeboten vor (§ 5 „Leistungsumfang"). Zurzeit ist keine Versorgung bzw. Abrechnung von Betroffenen in Gruppen in der Regelversorgung möglich, weil dies in den Richtlinien zurzeit nicht vorgesehen ist. Es konnten aber einige Erfahrungen im ambulanten Feld in Niedersachsen im Rahmen der besonderen Versorgung und niederschwelliger Angebote im Bereich der Pflegeversicherung (SGB XI) gesammelt werden, die im Folgenden dargestellt werden.

Während es sich bei Gruppen in der Komplex-Behandlung in der klinischen Psychiatrie teilweise um gemeinsam geführte Gruppen handelt, die auch mit Ärzten, Psychologen, Ergotherapeuten und Sozialarbeitern abgehalten werden, können gleiche Gruppenkonzepte im ambulanten Bereich nur mit einem höheren Aufwand durchgeführt werden. Ebenso ist die Teilnahmeverpflichtung sehr viel wichtiger, weil die Finanzierung der Gruppen abhängig ist von der Anwesenheit einer bestimmten Anzahl von Teilnehmern.

5.8.1 Gruppenangebote

Das Gezeiten-Modell beschreibt seine Umsetzung nicht nur im Einzelkontakt mit den Befähigerkriterien, sondern auch als Recoveryangebot in der Form einer Gruppentherapie (Barker & Buchanan-Barker, 2020). In einem Gruppenkonzept, bei dem Recovery als Psychoedukation eingesetzt wurde, wurde im stationären Bereich bereits ein positiver Effekt sowohl für die Betroffenen als auch für die psychiatrisch Pflegenden festgestellt (Passley-Clarke, 2019). Bei dem psychoedukativen Modell werden folgende Aspekte des persönlichen Recoverys bearbeitet: Hoffnung, Sicherheit, Unterstützung bei und Umgang mit Symptomen, Empowerment, Vernetzung, Copingstrategien und Sinnfindung (Knutson et al., 2013). Bei diesen Gruppenangeboten können gemeinsam mit den Betroffenen die oben genannten Aspekte mit anderen Teilnehmern erarbeitet werden. Dabei ist die Teilnahme von Peers an der Kursleitung sehr positiv, da sie als Experten aus Erfahrung mitteilen können, wie die Aspekte erreicht werden können (Resnick & Rosenheck, 2008; Utschakowski et al., 2016) (**Tab. 5-3**).

In der Gruppentherapie sollen psychiatrisch Pflegende bewusst eine recoveryorientierte Haltung gegenüber den Betroffenen einnehmen und deutlich vermitteln, was die Wertevermittlung von Recovery in der Gruppenarbeit bedeutet (Rabenschlag, 2016). Psychoedukation ist gemäß der S3-Leitlinie „Psychosoziale Therapien bei schweren psychischen Erkrankungen" eine Intervention mit hohem Evidenzgrad und sollte zur Vermittlung von Copingfertigkeiten und Empowerment ambulant genutzt werden (DGPPN, 2019). Grundsätzlich bedeutet Psychoedukation eine Intervention, die Betroffenen das Verstehen der eigenen Erkrankung und des eigenen Verhaltens aufgrund der Erkrankung durch Wissen über die Entstehung und den Verlauf ihrer Erkrankung ermöglichen soll (Bäuml et al., 2016). Es gibt auch Psychoedukation für bestimmte Erkrankungsgruppen, für Menschen mit einer Depression (Schaub et al., 2013), Schizophrenie (Bäuml et al., 2008), mit posttraumatischen Belastungsstörungen (Liedl et al., 2013) und Angststörungen (Alsleben et al., 2004). Manuale für eine „Diagnoseübergreifende Psychoedukation" können dabei helfen, Konzepte wie das oben genannte Gundersen Lutheran's Recovery Model umzusetzen, da sich viele Inhalte

Tabelle 5-3: Gundersen Lutheran's Recovery Model (Quelle: Knutson et al., 2013, S. 875)

Themen	Betroffene lernen:	Inhalte
Hoffnung	Erhöhung des positiven Denkens, mit dem Gefühl innerer Heilung und Hoffnung; Erhaltung der Hoffnung auch bei Schwankungen auf der eigenen Recoveryreise; Aufbau von Vertrauen ins eigene Selbst und Andere	Vermittlung der persönlichen Recoveryreise, Erforschung der Resilienzen, Finden von Hoffnung, Erfahrung durch die Veränderung von Hoffnungslosigkeit in Hoffnung
Sicherheit	Angemessene Wohnung, Unterstützung durch Gesundheitssystem, Gefühl der Sicherheit ohne Bedrohung durch Verletzung, Diskriminierung, Unterstützungsnetzwerke	Umgang mit Krisen, Erkundung von Ressourcen in der Gemeinde, zur Verbesserung von Sicherheit und eignem Schutz; Wahrung der eigenen Grenzen zur Gesundheit; Erkennen eigener Bedürfnisse und Vermittlung von Kontrolle
Unterstützung und Umgang mit Symptomen	Verstehen von psychischer Erkrankung, Behandlungsoptionen, Umgang mit Symptomen, Nutzung der medikamentösen Unterstützung, um die Symptome besser in den Griff zu bekommen; Verbalisierung des Bedarfs gegenüber dem psychiatrischen Versorgungssystem; Führung eines gesunden Lebensstils, um Krankheitssymptome und Rückfälle zu reduzieren	Netzwerkaufbau zur Unterstützung; Erkundung des Verhaltens, um mit den Symptomen besser umgehen zu können; Umgang mit den Nebenwirkungen; Umgang mit Ernährung und Einhaltung des individuellen Behandlungsplans
Empowerment	Entwicklung von Selbstsicherheit zur Problemlösung, klare Zielformulierung und Fokussierung auf die eigenen Stärken; Auseinandersetzung mit Diskriminierung und Selbststigmatisierung; Übernahme von Verantwortung für die eigenen Handlungen und Inanspruchnahme von Hilfen; Erhaltung und Förderung von guten sozialen Fähigkeiten und Selbstbewusstsein	Erarbeitung von Lösungsorientierung, Zulassen von Veränderungen, Empowerment und persönlichem Recovery; Umgang mit Schuld und Scham und Förderung der eigenen Stärken und Ressourcen
Vernetzung	Erhalt oder Entwicklung unterstützender Aspekte in der Familie, mit Freunden und der Gemeinde; Teilung der eigenen Geschichte mit anderen Betroffenen; Respekt für sich und andere; Erhöhung des Selbstbewusstseins, der Toleranz, Konfliktmanagement und Kommunikationsfähigkeit	Verbesserung der familiären Beziehungen oder mit wichtigen Dritten; Erforschung eigner Emotionen, Erkennung der Kommunikationsstrukturen, Umgang mit Konflikten und Anspannungen; Erhöhung des Selbstbewusstseins
Copingstrategien	Entwicklung von persönlichen Copingstrategien für das Selbstmanagement, Achtsamkeit und Stressreduktion; Umgang mit den Gefühlen von Depression, Angst, Frustration und Wut; Wahrnehmung von negativem Denken; Vorausschauung im Denken, anstatt den Blick auf die Vergangenheit zu richten	Veränderung von destruktivem Denken, Erarbeitung von Wegen des Copings, Erforschung von Stress und Angst, Verhinderung von negativem Denken, Umgang mit Stress, Angst und depressionsfördernden Gedanken

Tabelle 5-3: *Fortsetzung*

Themen	Betroffene lernen:	Inhalte
Sinnfindung	Entwicklung eines Bewusstseins für die Sinnsuche für das eigene Leben und die Geschichte; Aufbau von Motivation für den eigenen Recoveryprozess; Erkundung des eigenen persönlichen Sinns von Spiritualität und Zufriedenheit	Erforschung der eigenen Spiritualität und des kulturellen Bewusstseins; Erforschung von Zufriedenheit trotz Erkrankung; Transition von Gesundheit zu Recoveryorientierung; Umgang mit Trauer und Verlust und Förderung von Alltagsfähigkeiten

des Recoveryansatzes auch in der diagnoseübergreifenden Psychoedukation wiederfinden lassen (Jensen, 2014; Rabovsky & Stoppe, 2009).

Es gibt außerdem Gruppenangebote für Achtsamkeit, Ressourcenaktivierung und soziales Kompetenztraining. Für niedrigschwellige Gruppenangebote sollten einfachere Konzepte genutzt werden, die nicht manualisiert sind, wie zum Beispiel Genussgruppen, Aktivierungsgruppen, Sport- oder Spielgruppen. Im Bereich des SGB XI ist es wichtig, dass es keine Vermischung zwischen den professionellen manualisierten Konzepten, die im Bereich der besonderen Versorgung angeboten werden, und den deutlich einfacheren Konzepten der niedrigschwelligen Gruppenangebote gibt. Die Versicherten der Versorgung könnten auch an den niedrigschwelligen Angeboten teilnehmen, aber nicht andersherum.

5.8.2 Professioneller Umgang

Die Organisation im ambulanten Feld ist anders zu betrachten als die Komplexarbeit im stationären Bereich. Während Psychoedukationsgruppen zu spezifischen Erkrankungen oder auch diagnoseübergreifend meist von Psychologen und Ärzten im klinischen Kontext begleitet werden, ist dies im ambulanten Feld kaum umsetzbar. Die Fachärzte sind in eigener Praxis tätig und können kaum die Zeit aufwenden, in einem Pflegedienst Psychoedukation durchzuführen. Daher werden nur bestimmte Anteile wie zum Beispiel die Medikamenteninformation als originärer ärztlicher Bereich von Ärzten vermittelt – dies sieht die deutsche Fachgesellschaft für Psychoedukation als zwingend notwendig an. Fachpflegekräfte benötigen eine Ausbildung als „Psychoedukative Begleiter“, um Psychoedukation mit Zustimmung der Deutschen Gesellschaft für Psychoedukation durchzuführen. Die Qualifikation sollte bei der Gruppenarbeit im ambulanten Feld nicht unterschätzt werden, diese Ausbildung ist auf jeden Fall zu befürworten, und die Gruppenleiter sollten sehr viel persönliche Erfahrung und Ausbildung mitbringen, um zum Beispiel solche Manuale wie die kognitiv-psychoedukative Therapie zur Bewältigung von Depressionen (Schaub et al., 2013) umzusetzen. Es wäre auch sinnvoll, die Gruppenarbeit immer zu zweit durchzuführen. Zur Finanzierung ist nach derzeitiger Vergütungsstruktur in Niedersachsen eine Teilnahme von mindestens acht Teilnehmern unabdingbar.

Die Gruppenarbeit richtet sich genauso wie im stationären Bereich nach den Phasen des Storming, Norming und Performing, das heißt, die Gruppe muss sich erst einmal finden und sich auf einen spezifischen Umgang miteinander einigen, um dann die Inhalte nutzen zu können (Nute, 2016). Der Vorteil der ambulanten Gruppen besteht darin, dass die Teilnahme „durch die Füße“ entschieden wird. Deswegen ist es wichtig, sich zu vergewissern, dass die Teilnahme auch wirklich gewünscht wird. Die Gruppen finden im ambulanten Feld alle 14 Tage mit einem Umfang von insgesamt 15 Einheiten statt, es muss also über eine verbindliche Teilnahme von 30 Wochen bzw. sieben Monaten gesprochen werden.

6 Rechtliche Grundlagen

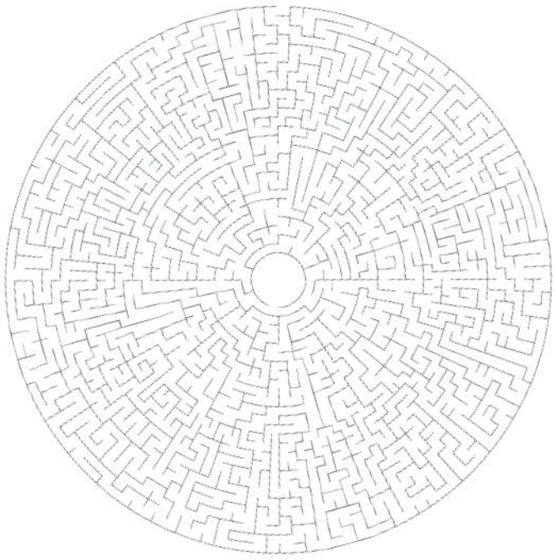

Angemessene Rahmenbedingungen zu schaffen, hat letztlich immer nur einen Zweck: den Schutz der Klienten, aber auch der Pflegefachperson. Um dies zu erreichen, ist die Betrachtung verschiedener Aspekte nötig:

- Was ist eigentlich „Pflege“?
- Wer darf unter welchen Bedingungen Pflege anbieten?
- Wie werden Risikofaktoren in die Planung einbezogen?
- Wer haftet?
- Wie werden Daten geschützt?

Diese und viele weitere Themen bedürfen einer rechtlichen Klärung, wobei die deutsche und die Schweizer Sicht nicht ganz identisch sind. Letztlich geht es aber überall um die geregelte Zusammenarbeit zum Nutzen des Klienten.

6.1 Zulassungsbedingungen in der Schweiz

Béatrice Gähler-Schwab

Wer in der Schweiz in der ambulanten psychiatrischen Pflege arbeitet, muss Qualifikationen nach der Krankenversicherungsverordnung vorweisen und ist verpflichtet, gesetzliche Rahmenbedingungen einzuhalten.

6.1.1 Qualifikation für eine selbstständige Pflegefachperson

Nach der Krankenversicherungsverordnung (KVV Art. 49) benötigen Pflegefachpersonen in der Schweiz ein Tertiär-Diplom in Krankenpflege und eine zweijährige Berufserfahrung „unter fachlich qualifizierter Leitung“, um freiberuflich arbeiten zu können (im Rahmen eines Pflegedienstes gilt dies nicht). Ist diese Bedingung erfüllt, stellt der jeweilige Kanton unter Vorlage verschiedener Dokumente (einwandfreier Leumund, Gesundheitszeugnis, Bestätigung des Abschlusses der nötigen Versicherungen) eine Berufsausübungsbewilligung aus (das genaue Vorgehen ist unter „www.sbk.ch“ zu finden). Teilweise verlangen die Kantone noch Zusatzqualifikationen je nach Spezialisierung. Trotz des herrschenden Personalmangels in der ambulanten psychiatrischen Pflege herrscht Einigkeit darüber, dass die psychiatrische Pflege vom Qualifikationsgrad her gleichzusetzen ist mit häuslicher Intensiv- und Palliativpflege, die sich auch nicht einfach ohne Qualifizierungsmaßnahmen umsetzen lassen.

6.1.2 Gesetzliche Voraussetzungen

Wer in der Schweiz ambulante psychiatrische Pflege erbringen will, ist verpflichtet, gesetzliche Rahmenbedingungen einzuhalten. Diese Rahmenbedingungen sind in der Krankenpflege-Leistungsverordnung (KLV Art. 7), der Krankenversicherungsverordnung (KVV) und im Bundesgesetz über die Krankenversicherung (KVG) geregelt.

Wer in der Schweiz ambulante psychiatrische Pflege anbieten möchte, muss sich mit den geltenden gesetzlichen Vorschriften nach dem Bundesgesetz über die Krankenversicherung (KVG) auseinandersetzen und diese unbedingt einhalten. Die ambulante psychiatrische Pflege kann in einer Organisation oder im Rahmen der freiberuflichen Pflege erbracht werden. Grundvoraussetzung nach der KVV ist das Diplom einer Schule für Gesundheits- und Krankenpflege, das von einer von den Kantonen gemeinsam bezeichneten Stelle anerkannt oder als gleichwertig angesehen wird. In der Schweiz wird dieses Diplom auch vom Schweizerischen Roten Kreuz anerkannt.

Des Weiteren wird eine zweijährige praktische Tätigkeit bei einer Pflegefachfrau oder einem Pflegefachmann gefordert, die bzw. der nach dieser Verordnung zugelassen ist oder in einem Spital oder einer Organisation der Krankenpflege und Hilfe zu Hause unter der Leitung einer Pflegefachperson, die die Zulassungsvoraussetzungen der KVV erfüllt, tätig ist.

Um eine freiberufliche Tätigkeit aufnehmen zu können, ist unter anderem der Beitritt zu den Administrativverträgen für Pflege zu Hause und ambulant nach der Krankenpflege-Leistungsverordnung (KLV) notwendig. Der Administrativvertrag, der zwischen dem Krankenversicherer und dem Schweizerischen Berufsverband der Pflegefachfrauen und Pflegefachmänner (SBK) mit einer Gültigkeit für die ganze Schweiz abgeschlossen wird, hat das Ziel, das Vorgehen bei der Qualitätssicherung, der Definition des Leistungsbereiches sowie bei der Regelung der Vergütung von Mitteln und Gegenständen sowie die administrativen Abläufe zu vereinheitlichen. Für Spitex-Organisationen gelten im Gegensatz zur freiberuflichen Pflege andere Administrativverträge. Durch das Abschließen dieses Vertrages übernimmt der Versicherer die Kosten der ambulanten Krankenpflege nach Artikel 7 Absatz 2 und Artikel 8 KLV, die aufgrund der Bedarfsabklärung auf ärztliche Anordnung oder im ärztlichen Auftrag von Pflegefachpersonen, welche die Bedingungen gemäß Artikel 49 KVV erfüllen, erbracht wird. Vergütet werden Leistungen gemäß Artikel 7 KLV, sofern sie zu Hause oder ambulant erbracht werden und die Leistungserbringer im Besitz einer für den Ort der Leistungserbringung gültigen Zahlstellenregister-Nummer (ZSR-NR) sind. Diese Zahlstellennummer kann für mehrere Kantone in der Schweiz beantragt werden.

Um eine Zahlstellennummer zu erhalten, benötigt die Pflegefachperson eine Kantonale Berufsausübungsbewilligung, ein Diplom mit Ausbildungsanerkennung vom Schweizerischen Roten Kreuz (SRK) oder ein ausländisches Diplom mit SRK-Verfügung. Der Nachweis einer zweijährigen praktischen Tätigkeit nach Artikel 49 KVV, die aktuelle Beitrittserklärung zum Tarifwerk des SBK und Santésuisse mit Visum und Unterschrift vom SBK, eine GLN (Global Location Number) und eine UID (Unternehmens-Identifikationsnummer) müssen ebenfalls erworben werden. Zusätzlich ist für die Erhebung des Bedarfs an psychiatrischer Pflege nach Artikel 7 Absatz 2bis litt. b KLV seit dem 1. Juli 2007 eine psychiatrische Berufserfahrung von mindestens zwei Jahren erforderlich. Die Überprüfung dieser Voraussetzung obliegt den Versicherern. Um den freiberuflich Tätigen den individuellen Nachweis der spezifischen Berufserfahrung gegenüber allen Krankenversicherungen zu ersparen, haben der SBK und der Spitex-Verband gemeinsam mit Santésuisse eine Vereinbarung zur Anerkennung abgeschlossen. Seitdem überprüft eine Kommission, ob eine Pflegefachperson die geforderten Kriterien und Voraussetzungen erfüllt, und vergibt eine persönlich auf die Pflegefachperson ausgestellte Nummer, die es ihr erlaubt, den psychiatrischen Bedarf zu erheben.

Hat die Pflegefachperson alle Voraussetzungen erfüllt, ist sie berechtigt, folgende Pflegeleistungen zu erbringen und mit dem Krankenversicherer abzurechnen:

- Leistungen nach Artikel 7 KLV mit Beiträgen aus der obligatorischen Krankenkasse
- Leistungen in Tages- und Nachtstrukturen
- Leistungen nach Artikel 7 KLV zulasten der Invaliden-, Unfall- und Militärversicherungen.

Die Lücke zwischen den Krankenversicherungsbeiträgen und den Vollkosten wird durch die Kantone geregelt, welche das Recht haben, bis zu einem gewissen Betrag pro Tag die Patienten in die Pflicht zu nehmen und den Rest den Wohngemeinden anzulasten.

6.1.3 Besonderheiten für die ambulante psychiatrische Pflege

Krankenpflegeleistungen setzen in jedem Fall eine ärztliche Verordnung voraus. Diese Verordnung zeigt den voraussichtlichen Bedarf der Pflegeleistungen auf und erfolgt ausschließlich nach einem speziellen Bedarfsmeldeformular. Die Pflegefachperson verpflichtet sich, die Regelungen der Qualitätssicherung und -förderung einzuhalten. Die Versicherer haben den gesetzlichen Auftrag, die Leistungspflicht sowie die Wirtschaftlichkeit, Zweckmäßigkeit und Wirksamkeit (WZW) der gestellten Leistungen zu überprüfen.

6.2 Zulassungsbedingungen in Deutschland

Ingo Tschinke

Die psychiatrische häusliche Krankenpflege (pHKP) ist Teil der Richtlinie über die Verordnung von häuslicher Krankenpflege (Häusliche Krankenpflege-Richtlinie, HKP-RL) gemäß § 92 SGB V. Sie gehört damit zur Behandlungspflege, das heißt, diese Pflegeleistung darf nur durch examiniertes Pflegepersonal ausgeführt werden (§ 37 SGB V). Dazu muss der Pflegedienst über einen Regelversorgungsvertrag gemäß der Rahmenempfehlung für die häusliche Krankenpflege in § 132a SGB V verfügen, der die inhaltliche Gestaltung der Leistungserbringung regelt. Die Bundesrichtlinie zur psychiatrischen häuslichen Krankenpflege wird, wie alle Maßnahmen des Leistungskataloges der gesetzlichen Krankenkassen, von dem Gemeinsamen Bundesausschuss (G-BA) festgelegt und verabschiedet. Der G-BA ist das oberste Beschlussgremium der gemeinsamen Selbstverwaltung der Ärzte, Zahnärzte, Psychotherapeuten, Krankenhäuser und Krankenkassen in Deutschland.

Ebenfalls eine Maßnahme der psychiatrischen Versorgung stellt die Soziotherapie gemäß § 37a SGB V dar, die in den Soziotherapie-Richtlinien geregelt ist. Die Soziotherapie ist eine Maßnahme, die durch zugelassene Soziotherapeuten (Sozialarbeiter, Ergotherapeuten, Fachpflegekräfte etc.) erbracht wird. Sie ist nicht Teil der Häuslichen Krankenpflege-Richtlinie, steht aber der pHKP in der inhaltlichen Ausgestaltung sehr nahe.

6.2.1 Psychiatrische häusliche Krankenpflege – pHKP (§ 92 SGB V)

Die psychiatrische häusliche Krankenpflege (pHKP) unterliegt den Regelungen der Häuslichen Krankenpflege-Richtlinie (HKP-RL), die alle Maßnahmen und Leistungen der Behandlungspflege gemäß § 37 Absatz 1 SGB V (Krankenhausvermeidungspflege) und § 37 Absatz 2 SGB V (Sicherungspflege) umfasst. Die Krankenhausvermeidungspflege umfasst die Behandlungspflege, die für eine Krankenhausbehandlung geboten, aber nicht ausführbar ist, oder die durch die häusliche Krankenpflege vermieden oder verkürzt wird. Die Sicherungspflege umfasst Behandlungspflege, die zur Sicherung des Ziels der ärztlichen und psychologischen Behandlung erforderlich ist. Dies muss auf dem Musterblatt 12 der Kassenärztlichen Vereinigung – Verordnung häuslicher Krankenpflege – angezeigt werden. Auf diesem Musterblatt muss vom Verordner die Diagnose nach dem Code der Internationalen statistischen

Klassifikation der Krankheiten und verwandter Gesundheitsprobleme (International Statistical Classification of Diseases and Related Health Problems, ICD-10) angegeben werden. Nach der Diagnose kann der Verordnungszeitraum angegeben werden. Unter dem Punkt „Sonstiges“ müssen die durch den Facharzt verordneten Einheiten angegeben werden. Der zeitliche Umfang einer Einheit ist in der Richtlinie zur psychiatrischen Pflege mit 60 Minuten definiert, wobei die Therapieeinheiten in kleinere Zeiteinheiten auf die Maßnahme bezogen aufgeteilt werden können (laut G-BA-Beschluss vom 20.02.2020).

In der HKP-Richtlinie wurden mit dem Beschluss der Neufassung der Richtlinie zur psychiatrischen häuslichen Krankenpflege vom 19.07.2018 nach 13 Jahren die Rahmenbedingungen der Besonderheiten der psychiatrischen häuslichen Krankenpflege nach § 4 und die Leistungsbeschreibung nach § 27a HKP-RL neu geregelt (G-BA, 2018). In § 4 sind die Besonderheiten der psychiatrischen häuslichen Krankenpflege genannt, die für die Verordnung von Leistungen nach Nr. 27a des Verzeichnisses verordnungsfähiger Leistungen im Rahmen der psychiatrischen häuslichen Krankenpflege gelten. Danach müssen Versicherte so weit stabilisiert werden, dass sie ihr Leben im Alltag im Rahmen ihrer Möglichkeiten selbstständig bewältigen und koordinieren sowie Therapiemaßnahmen in Anspruch nehmen können. Dabei ist das soziale Umfeld zu berücksichtigen. Des Weiteren gelten die Voraussetzungen, dass Versicherte über eine ausreichende Behandlungsfähigkeit verfügen müssen, um im Pflegeprozess die Beeinträchtigungen der Aktivitäten (Fähigkeitsstörungen) positiv beeinflussen zu können, und dass zu erwarten ist, dass das mit der Behandlung verfolgte Therapieziel von dem Versicherten umgesetzt werden kann.

Im Rahmen der psychiatrischen häuslichen Krankenpflege sind die relevanten Bezugspersonen des Versicherten einzubeziehen und im Umgang mit dessen Erkrankung anzuleiten, soweit dies im Einzelfall notwendig und erwünscht ist. Zudem soll die Pflege in den (gemeinde-)psychiatrischen Verbund oder anderer vernetzter Behandlungsstrukturen eingebunden, das Umfeld beteiligt und die soziale Integration gewährleistet werden.

Folgende Berufsgruppen dürfen Maßnahmen der psychiatrischen häuslichen Krankenpflege verordnen:

- Fachärztin/-arzt für Nervenheilkunde
- Fachärztin/-arzt für Neurologie
- Fachärztin/-arzt für Psychosomatische Medizin und Psychotherapie
- Fachärztin/-arzt für Psychiatrie und Psychotherapie
- Fachärztin/-arzt für Kinder- und Jugendpsychiatrie und -psychotherapie (in therapeutisch begründeten Fällen in der Übergangsphase ab dem 18. Lebensjahr bis zur Vollendung des 21. Lebensjahrs)
- Psychologische/r Psychotherapeut/-in
- Kinder- und Jugendlichenpsychotherapeut/-in (in therapeutisch begründeten Fällen in der Übergangsphase ab dem 18. Lebensjahr bis zur Vollendung des 21. Lebensjahrs).

Eine Verordnung von Maßnahmen der psychiatrischen häuslichen Krankenpflege kann ferner erfolgen durch psychiatrische Institutsambulanzen nach § 118 SGB V. Abweichend kann die Verordnung durch den Hausarzt oder einen Facharzt mit der Zusatzbezeichnung Psychotherapie erfolgen. Dies erfordert eine vorherige Diagnosesicherung durch eine der oben genannten Berufsgruppen, die nicht älter als vier Monate ist. Der Gesamtverordnungszeitraum durch diese Ärzte sollte sechs Wochen nicht überschreiten.

Bestandteil der Verordnung von Maßnahmen der psychiatrischen häuslichen Krankenpflege ist der von dem Verordner erstellte Behandlungsplan, der die Indikation, die Beeinträchtigungen der Aktivitäten (Fähigkeitsstörungen), die Zielsetzung der Behandlung und die Behandlungsschritte (Behandlungsmaßnahmen, -frequenzen und -dauer) umfasst. Der Krankenkasse ist der Behandlungsplan vorzulegen. Der Behandlungsplan ist bei Änderungen (z. B. des Bedarfs, des klinischen Status, der relevanten Kontextfaktoren) zu aktualisieren und vorzulegen.

Maßnahmen der psychiatrischen häuslichen Krankenpflege sind für Indikationen verordnungsfähig, wenn eine oder mehrere der folgenden Beeinträchtigungen der Aktivitäten (Fähigkeitsstörungen) in einem Maß vorliegen, dass das Leben im Alltag nicht mehr selbstständig bewältigt oder koordiniert werden kann und diese Beeinträchtigungen durch die psychiatrische häusliche Krankenpflege positiv beeinflusst werden können:

- Störungen des Antriebs, der Ausdauer oder der Belastbarkeit in Verbindung mit der Unfähigkeit der Tagesstrukturierung, der Einschränkung des planenden Denkens oder des Realitätsbezugs;
- Einbußen bei
  - der Kontaktfähigkeit,
  - den kognitiven Fähigkeiten, wie Konzentration, Merkfähigkeit, Lernleistung und problemlösendes Denken,
  - dem Zugang zur eigenen Krankheitssymptomatik oder
  - dem Erkennen und Überwinden von Konfliktsituationen und Krisen.

Zur Bestimmung der Fähigkeitsstörungen und ihres Ausmaßes ist die GAF-Skala (Global Assessment of Functioning) heranzuziehen und der GAF-Wert auf der Verordnung anzugeben.

Maßnahmen der psychiatrischen häuslichen Krankenpflege sind im Rahmen der Regelindikation nur verordnungsfähig bei den im Folgenden genannten Diagnosen. Dabei gilt bei den in der Bemerkungsspalte genannten Diagnosen (Regelindikation) ein Orientierungswert im Rahmen der GAF-Skala von 40 (höchstens ≤ 50). Dies muss aus der Verordnung hervorgehen. Regelmäßige Arzt-Patienten-Kontakte im Rahmen der fachärztlichen Behandlung sollen fortgesetzt werden.

- F00.1 Demenz bei Alzheimer-Krankheit, mit spätem Beginn (Typ 1)
- F01.0 Vaskuläre Demenz mit akutem Beginn
- F01.1 Multiinfarkt-Demenz
- F01.2 Subkortikale vaskuläre Demenz
- F02.0 Demenz bei Pick-Krankheit
- F02.1 Demenz bei Creuztfeldt-Jakob-Krankheit
- F02.2 Demenz bei Chorea Huntington
- F02.3 Demenz bei primärem Parkinson-Syndrom
- F02.4 Demenz bei HIV-Krankheit
- F02.8 Demenz bei andernorts klassifizierten Krankheitsbildern
- F04.- Organisches amnestisches Syndrom, nicht durch Alkohol oder andere psychotrope Substanzen bedingt
- F05.1 Delir bei Demenz
- F06.0 Organische Halluzinose
- F06.1 Organische katatone Störung
- F06.2 Organische wahnhafte Störung
- F06.3 Organische affektive Störung
- F06.4 Organische Angststörung
- F06.5 Organische dissoziative Störung
- F06.6 Organische emotional labile Störung
- F07.0 Organische Persönlichkeitsstörung
- F07.1 Postenzephalitisches Syndrom
- F07.2 Organisches Psychosyndrom nach Schädelhirntrauma
- F20.- Schizophrenie
- F21.- Schizotype Störung
- F22.- Anhaltende wahnhafte Störung
- F24.- Induzierte wahnhafte Störung
- F25.- Schizoaffektive Störung
- F30.- Manische Episode
- F31.- Bipolare affektive Störung mit Ausnahme von: F31.7–F31.9
- F32.- Depressive Episode mit Ausnahme von: F32.0, F32.1 und F32.9
- F33.- Rezidivierende depressive Störung mit Ausnahme von: F33.0, F33.4, F33.8 und F33.9
- F41.0 Panikstörung, auch wenn sie auf sozialen Phobien beruht
- F41.1 Generalisierte Angststörung
- F42.1 Vorwiegende Zwangshandlungen
- F42.2 Zwangsgedanken und -handlungen, gemischt

- F43.1 Posttraumatische Belastungsstörung
- F53.1 Schwere psychische Verhaltensstörung im Wochenbett
- F60.3 Emotional instabile Persönlichkeitsstörung.

Maßnahmen der psychiatrischen häuslichen Krankenpflege können für schwer psychisch erkrankte Menschen mit Diagnosen aus dem Bereich von F00 bis F99, die nicht unter die oben genannten Diagnosen fallen, in begründeten Einzelfällen verordnet werden, wenn folgende Voraussetzungen aus der Verordnung hervorgehen:

- Beeinträchtigungen der Aktivitäten (Fähigkeitsstörungen) liegen in einem Maß vor, dass das Leben im Alltag nicht mehr selbstständig bewältigt oder koordiniert werden kann (bei einem GAF-Wert von ≤ 40).
- Der Versicherte verfügt über eine ausreichende Behandlungsfähigkeit, um im Pflegeprozess die oben genannten Beeinträchtigungen der Aktivitäten (Fähigkeitsstörungen) positiv beeinflussen und die mit der Behandlung verfolgten Therapieziele erreichen zu können.

Ist ein Verordnungszeitraum von insgesamt mehr als vier Monaten erforderlich (Verlängerung), ist dies zu begründen und im Behandlungsplan darzulegen, inwieweit die psychiatrische häusliche Krankenpflege ihre Zielsetzung erreichen kann. Verordnungsfähig sind bis zu 14 Einheiten pro Woche.

6.2.2 Zulassungsbedingungen für die psychiatrische häusliche Krankenpflege

Jeder Pflegedienst in Deutschland, ob nun ein Fachpflegedienst für die psychiatrische Pflege, Intensivfachpflege oder ein allgemeiner somatischer Pflegedienst, muss für die Leistungserbringung in der Behandlungspflege einen Vertrag gemäß § 132a SGB V abschließen. Somatische Pflegedienste schließen zumeist einen Pflegevertrag über SGB XI zur Erbringung der Grundpflege gemäß der fünf Pflegegrade nach SGB XI ab. Da es sich bei der psychiatrischen häuslichen Krankenpflege um reine Behandlungspflege handelt, wird auf die Grundpflege nach SGB XI an dieser Stelle nicht näher eingegangen.

Da zurzeit die Vertragsabschlüsse in den einzelnen Bundesländern noch unterschiedlich gehandhabt werden, wird an diesem Punkt bespielhaft das Land Niedersachsen herangezogen, welches als Flächenbundesland die breiteste Versorgung aufweist. In Niedersachsen werden Versorgungsverträge zur Erbringung häuslicher Krankenpflegeleistungen nach § 132a SGB V als ein Solitärvertrag mit allen beteiligten gesetzlichen Krankenkassen mit jedem Pflegedienst einzeln abgeschlossen.

Der Versorgungsvertrag nach § 132a regelt, welche Strukturen der Pflegedienst vorhalten muss, wie der Pflegedienst seine Prozesse zu erfüllen hat und welches Outcome dieser garantieren muss. Es werden durch den Vertrag alle Angelegenheiten der vorgeschriebenen Gestaltung und der personellen Ausstattung des Dienstes geregelt sowie die Umsetzung der Pflege im Pflegeprozess, die Pflegedokumentation, das Qualitätsmanagement, die Abrechnung und der Datenträgeraustausch, die Zusammenarbeit mit allen Beteiligten an der Leistungserbringung und Qualität der Pflege sowie die Wirtschaftlichkeit des Unternehmens. Die tatsächliche Vergütung des Fachpflegedienstes ist separat in einem Vergütungsvertrag geregelt. Der separate Vergütungsvertrag ist durch eine jährliche Veränderung der Vergütungsstruktur durch Erhöhungen häufiger Veränderungen ausgesetzt als der Regelversorgungsvertrag und wird deshalb in einem separaten Vertrag gehalten, sodass bei Vergütungsänderungen nicht der gesamte Vertrag gekündigt werden muss.

Bei den Strukturkriterien muss der Pflegedienst nachweisen, dass es sich um eine selbstständige, wirtschaftliche Organisation handelt, welche die Verpflichtungen einer Organisation des Gesundheitswesens erfüllt, das heißt Erhalt eines Institutionskennzeichens, Anmeldung als Arbeitgeber bei den Sozialkassen, der Berufsgenossenschaft, der Arbeitsagentur und dem Finanzamt. Es muss sich um eine eigene Gesellschaftsstruktur handeln, der Pflegedienst darf zum Beispiel nicht als Abteilung eines Krankenhauses geführt werden. Er ist aufgrund seiner ideellen Leistung von der Umsatzsteuer befreit und zahlt je nach Gesellschaftsstruktur Körperschafts- bzw. Einkommenssteuer auf den Gewinn, was allerdings bei einer gGmbH in der Regel entfällt, wobei die Gemeinnützigkeit nachgewiesen werden muss.

Der wohl wichtigste Teil der Strukturkriterien ist die personelle Ausstattung des Fachpflegedienstes. Die verantwortliche und die stellvertretende Pflegefachkraft sind zwingend vorgeschrieben, die Anzahl der weiteren Fachpflegekräfte differiert zurzeit noch in den Versorgungsverträgen der einzelnen Bundesländer. So sind in Niedersachsen mindestens fünf Fachpflegekräfte vorgeschrieben (inkl. der verantwortlichen und der stellvertretenden Pflegefachkraft), die wöchentlich 115,5 Wochenstunden Arbeitszeit leisten können, während zum Beispiel der Versorgungsvertrag in Bremen acht Fachpflegekräfte vorschreibt. Die vom ambulanten Fachpflegedienst angebotenen Leistungen der häuslichen Krankenpflege nach § 37 SGB V sind unter ständiger Verantwortung einer fachlichen Leitung durchzuführen. Pflege unter ständiger Verantwortung einer fachlichen Leitung bedeutet, dass diese unter anderem verantwortlich ist für

- die Erbringung der verordneten und genehmigten Leistungen nach den allgemein anerkannten medizinisch-pflegerischen Erkenntnissen,
- die Umsetzung des Pflegekonzepts des Pflegedienstes,
- die fachliche Koordination der häuslichen Krankenpflege im Rahmen der ärztlichen Ver- und Anordnung in dem für diese Leistungen gebotenen Umfang,
- die fachgerechte Führung der Pflegedokumentation,
- die Einsatzplanung der Pflegekräfte,
- die regelmäßige Durchführung der Dienstbesprechungen innerhalb des ambulanten Pflegedienstes.

Die fachlichen Voraussetzungen als verantwortliche Pflegefachkraft erfüllen Personen, die eine Ausbildung als

- Pflegefachfrau bzw. Pflegefachmann (nach dem PflBRefG) oder
- Gesundheits- und Krankenpfleger/-in (nach dem KrPflG) oder
- Gesundheits- und Kinderkrankenpfleger/-in (nach dem KrPflG oder nach dem PflBRefG) oder
- Altenpfleger/-in (nach dem Altenpflegegesetz vom 25.08.2003 oder nach dem PflBRefG) oder
- Altenpfleger/-in mit einer dreijährigen Ausbildung nach Landesrecht

abgeschlossen haben. Für die Anerkennung als verantwortliche Pflegefachkraft ist ferner Voraussetzung, dass eine Weiterbildungsmaßnahme für leitende Funktionen mit einer Mindeststundenzahl, die 460 Stunden nicht unterschreiten soll, erfolgreich durchgeführt wurde. Diese Maßnahme muss insbesondere folgende Inhalte umfassen:

- Managementkompetenz (Personalführung, Betriebsorganisation, betriebswirtschaftliche Grundlagen, Rechtsgrundlagen, gesundheits- und sozialpolitische Grundlagen),
- psychosoziale und kommunikative Kompetenz sowie
- die Aktualisierung der pflegefachlichen Kompetenz (Pflegewissen, Pflegeorganisation).

Von der Gesamtstundenzahl sollen mindestens 20 % oder 150 Stunden in Präsenzphasen vermittelt worden sein. Die Voraussetzung ist auch durch den Abschluss eines betriebswirtschaftlichen, pflegewissenschaftlichen oder sozialwissenschaftlichen Studiums an einer Fachhochschule oder Universität erfüllt.

Neben der Weiterbildung zur Leitungsqualifikation muss zusätzlich eine der folgenden Qualifikationen nachgewiesen werden:

- eine staatlich anerkannte/zertifizierte sozialpsychiatrische Zusatzausbildung oder
- eine Weiterbildung zur/zum Fachkrankenschwester/-pfleger für Psychiatrie gemäß der
  - Weiterbildungsverordnung Psychiatrie oder
  - Weiterbildungsverordnung Gerontopsychiatrie oder
  - DKG-Empfehlung zur pflegerischen Weiterbildung in den Fachgebieten Pflege in der Psychiatrie, Psychosomatik und Psychotherapie
- oder eine Weiterbildung auf der Grundlage des Curriculums „Ambulante und gemeindenahe Pflege psychisch kranker Menschen" (nach H. Haynert, Universität Witten/Herdecke, Dezember 2010), sofern neben dem Theorieteil des Curriculums ein verzahnter Praxisteil mindestens im Umfang von 120 Zeitstunden berufspraktischer Erfahrung mit Selbsterfahrung (ggf. in Kooperation) absolviert wird, oder
- ein staatlich anerkannter Studienabschluss mit dem Schwerpunkt psychiatrische Versorgung.

Dazu kommt eine hauptberufliche Tätigkeit (mindestens 19,25 Wochenstunden) von mindestens zwei Jahren innerhalb der letzten acht Jahre nach erteilter Erlaubnis in dem oben genannten Beruf in einem psychiatrischen Krankenhaus oder in einer psychiatrischen Fachabteilung eines Krankenhauses oder in einer sozialpsychiatrischen Einrichtung (z. B. psychiatrische Institutsambulanz, Wohnheim oder Betreutes Wohnen für psychisch kranke Menschen) sowie der ambulanten psychiatrischen häuslichen Krankenpflege. Qualifizierungen, die vom Umfang und Inhalt mindestens gleichwertig sind, sind anzuerkennen.

Die verantwortliche Pflegefachkraft soll in dieser Funktion in Vollzeit in einem sozialversicherungspflichtigen Beschäftigungsverhältnis tätig sein. Eine Teilzeitbeschäftigung im Mindestumfang von 50 % einer Vollzeittätigkeit ist auch möglich, wenn diese zusammen mit der stellvertretenden verantwortlichen Pflegefachkraft mindestens 1,52 Vollzeitstellen je Pflegedienst beträgt. Die stellvertretende verantwortliche Pflegefachkraft hat, bezogen auf Berufsabschluss und Berufserfahrung, die gleichen Voraussetzungen wie die verantwortliche Pflegefachkraft zu erfüllen. Im Vertretungsfall muss die Vertretung der verantwortlichen Pflegefachkraft im Umfang einer Vollzeitstelle gewährleistet sein.

Alle Pflegefachkräfte, die eigenverantwortlich die fachpflegerische Versorgung bei Versicherten übernehmen, müssen neben einer Ausbildung in einem der oben genannten Berufe über eine ausreichende Berufserfahrung in der pflegerischen Versorgung von Patienten mit psychischen Erkrankungen verfügen oder eine Zusatzqualifikation in Psychiatrie/Gerontopsychiatrie mit einem Umfang von mindestens 320 Zeitstunden nachweisen können.

Als ausreichende Berufserfahrung gilt eine einschlägige Berufserfahrung von mindestens einem Jahr hauptberuflich (mindestens 19,25 Wochenstunden) innerhalb der letzten fünf Jahre in den oben genannten Berufen in einem psychiatrischen Krankenhaus, in einer psychiatrischen oder gerontopsychiatrischen Fachabteilung eines Krankenhauses oder in einer sozialpsychiatrischen Einrichtung, in stationären Einrichtungen im Sinne des SGB XI mit einem speziellen Versorgungsauftrag für psychisch erkrankte Pflegebedürftige oder in der ambulanten psychiatrischen Krankenpflege.

Im Rahmen der Zusatzqualifikation Psychiatrie oder Gerontopsychiatrie müssen, bezogen auf den theoretischen Teil, mindestens folgende Inhalte vermittelt werden (in einem Umfang von wenigstens 200 Zeitstunden):

- Pflege psychisch kranker Menschen planen, durchführen, dokumentieren
- professionelle Pflege psychisch kranker Menschen

- Mitwirkung bei Diagnostik und Therapie
- Kenntnisse über psychische Störungen und Begleitung psychisch kranker Menschen in Krisen und schwierigen Situationen.

Neben dem theoretischen Teil muss ein Praxisteil mit einem Umfang von mindestens 120 Zeitstunden absolviert werden. Der Praxisteil kann in einem Krankenhaus, in einer psychiatrischen oder gerontopsychiatrischen Fachabteilung eines Krankenhauses oder in einer ambulanten, teilstationären oder stationären psychiatrischen oder gerontopsychiatrischen Einrichtung durchgeführt werden.

Für neu eingestellte sowie für alle bereits beschäftigten Pflegefachkräfte mit abgeschlossener dreijähriger Ausbildung, die nicht über eine Zusatzqualifikation in Psychiatrie bzw. Gerontopsychiatrie verfügen, hat der Pflegedienst die Berufserfahrung auf Anforderung entsprechend nachzuweisen. Sofern diese nicht gegeben ist, hat der Pflegedienst die betreffenden Pflegefachkräfte mit der Aufnahme der fachpflegerischen Versorgung bei Versicherten zur Zusatzqualifikation anzumelden und deren Abschluss innerhalb von sechs Monaten zu beginnen und deren Abschluss nach spätestens 12 Monaten nachzuweisen. Bis dahin dürfen diese Pflegefachkräfte nur unter folgenden Voraussetzungen eingesetzt werden:

- Die verantwortliche Pflegefachkraft oder Fachbereichsleitung hat sich vor dem erstmaligen Einsatz bei dem Versicherten zu vergewissern, dass die Versorgung durch die betreffende Pflegefachkraft im konkreten Fall möglich ist, und dies laufend weiter zu überwachen.
- Bei der Versorgung des betreffenden Versicherten ist neben der noch zu qualifizierenden Pflegefachkraft mindestens eine Pflegefachkraft einzusetzen, welche die Qualifikation bereits aufweist.
- Es erfolgt eine dem Krankheitsbild entsprechende spezifische Einweisung und strukturierte Einarbeitung; mindestens die ersten fünf Behandlungseinheiten in der Versorgung des jeweiligen Versicherten vor Ort werden durch eine bereits qualifizierte Pflegefachkraft begleitet.

Alle Pflegefachkräfte müssen über eine entsprechende spezifische Einweisung und strukturierte Einarbeitung verfügen. Der Träger des Pflegedienstes ist verpflichtet, die fachliche Kompetenz der Mitarbeiter, die Leistungen der psychiatrischen Pflege erbringen, durch spezifische interne oder externe Fortbildungen je Kalenderjahr zu gewährleisten. Ziel dieser Maßnahmen ist es, die entsprechenden Mitarbeiter in die Lage zu versetzen, die Versicherten nach dem jeweils anerkannten Stand medizinisch-pflegerischer Erkenntnisse zu versorgen.

6.2.3 Rahmenvertrag der psychiatrischen häuslichen Krankenpflege (§ 132a SGB V)

Der Vertrag gemäß § 132a Absatz 4 SGB V für die psychiatrische häusliche Krankenpflege mit einem spezialisierten Pflegedienst regelt das Verhältnis zwischen den gesetzlichen Krankenkassen und dem Leistungserbringer (psychiatrischer Fachpflegedienst). Der Gegenstand des Vertrages zur Sicherstellung der Versorgung der Versicherten mit psychiatrischer häuslicher Krankenpflege umfasst folgende Regelungen:

- Gegenstand und Geltungsbereich des Vertrages
- allgemeine Grundsätze
- Inhalt der psychiatrischen häuslichen Krankenpflege einschließlich deren Abgrenzung
- Eignung des Leistungserbringers
- Maßnahmen zur Qualitätssicherung
- Inhalt und Umfang der Zusammenarbeit des Leistungserbringers mit den an der Versorgung Beteiligten
- Grundsätze der Wirtschaftlichkeit der Leistungserbringung einschließlich deren Prüfung
- Abrechnung
- Vergütung und Schiedsperson
- Inkrafttreten.

Die Richtlinie des Gemeinsamen Bundesausschusses über die Verordnung von häuslicher Krankenpflege nach § 92 Absatz 1 Satz 2 Nr. 6 und Absatz 7 SGB V in Verbindung mit Nr. 27a des Leistungsverzeichnisses in der Anlage zur Richtlinie in der jeweils gültigen Fassung ist Bestandteil dieses Vertrages. Vertragsgrundlage ist die Rahmenempfehlung nach § 132a Absatz 1 SGB V zur Versorgung mit häuslicher Krankenpflege vom 10.12.2013 in der Fassung vom 16.07.2020 zwischen den Spitzenverbänden der gesetzlichen Krankenkassen und den Pflegefachverbänden.

Die HKP-Richtlinie ist grundsätzlich Teil des Leistungskataloges der gesetzlichen Krankenkassen in Deutschland, es besteht somit ein Rechtsanspruch für alle Versicherten, die psychiatrische häusliche Krankenpflege in Anspruch zu nehmen. Es kann allerdings der Fall sein, dass diese Leistung in einigen Bundesländern nicht in Anspruch genommen werden kann, weil der zuständige Landesverband der AOK keinen Vertrag anbietet (z. B. AOK Hessen, AOK Rheinland-Pfalz/Saarland) oder die Vergütungsstrukturen eine zu geringe monetäre Ausstattung erlauben, um einem Pflegedienst davon eine Existenz zu ermöglichen (z. B. AOK Baden-Württemberg) (Tschinke, 2013). Zurzeit weisen die Bundesländer Berlin, Bremen, Hamburg und Niedersachsen eine flächendeckende Versorgung auf. Die beste Vergütungsstruktur besitzt zurzeit der Vergütungsvertrag des Landes Sachsen-Anhalt (§ 132a SGB V), trotzdem existieren dort nur wenige psychiatrische Pflegedienste, was durchaus bedeutet, dass selbst dann, wenn die gesetzlichen Krankenkassen gute Bedingungen schaffen, dies nicht unbedingt zu einer Expansion von Leistungserbringern führen muss.

Die Gestaltung des Rahmenvertrages gemäß § 132a Absatz 2 SGB V fällt in den Zuständigkeitsbereich der vertragsgebenden AOK des Bundeslandes. Beispielhaft soll hier der Rahmenvertrag des Landes Niedersachsen erläutert werden (AOK Niedersachsen, 2021). Der Rahmenvertrag regelt alle inhaltlichen Aspekte, wie die Leistungserbringung formal und rechtlich auszuführen ist. Den Regelversorgungsvertrag sowie den Vergütungsvertrag muss ein Pflegedienst als Solitärverträge mit den gesetzlichen Krankenkassen des Landes abschließen. Seit 2021 umfasst dieser Solitärvertrag in Niedersachsen alle gesetzlichen Krankenkassenverbände.

Die Leistungen der Regelversorgung sind gemäß dem Krankenversicherungsgesetz zuzahlungspflichtig. Für jede Verordnung sind zehn Euro zu zahlen und 10 % der Kosten der erbrachten Leistung für die ersten 28 Tage. Es kann eine Zuzahlungsbefreiung beantragt werden.

6.2.4 Psychiatrische häusliche Krankenpflege in der integrierten Versorgung (§ 140 SGB V)

In der integrierten Versorgung arbeiten Leistungserbringer, Krankenkassen und Organisationen wie zum Beispiel Managementgesellschaften zusammen, um etwa die Versorgungssituation bestimmter Indikationsgruppen von Patienten zu verbessern oder Schnittstellenprobleme zu überwinden (z. B. beim Übergang vom Krankenhaus in den ambulanten Bereich). In ganz Deutschland existieren verschiedenste Modelle, die vorhandene Versorgungsstrukturen nutzen oder neue erschaffen. In Niedersachsen haben sich verschiedene Kostenträger in unterschiedlichen Konstellationen im Rahmen der integrierten Versorgung (seit Inkrafttreten des GKV-Versorgungsstärkungsgesetzes im Jahr 2015 „besondere Versorgung“) mit der Verbesserung der Versorgungslage von psychisch erkrankten Menschen befasst. Durch erste Verträge der DAK und des Landesverbandes der BKKen haben sich erste Strukturen von Pflegediensten gebildet, die inzwischen die Grundlage für eine flächendeckende Versorgungsstruktur mit psychiatrischer häuslicher Krankenpflege bilden (Walle & Holler, 2010). Über die Zeit wurden Managementgesellschaften gegründet, die als Vertragsnehmer aktiv sind; es wurden Verträge geschlossen und später wieder eingestellt, weil deren Effektivität in Frage gestellt wurde. Die Behandlungsmodelle und Konzepte in der besonderen Versorgung sind einem steten Wandel ausgesetzt. Der Vorteil der besonderen Versorgung im Vergleich zu der Regelversorgung stellt die Flexibilität dar. Es handelt sich meist um ein freiwilliges Behandlungsmodell einer oder mehrerer Krankenkassen, welches in erster Linie den wirtschaftlichen Aspekt betont. Der langfristige Trend reicht von einfachen indikationsbezogenen bis hin zu komplexeren Verträgen, die mehrere Sektoren überspannen, schwierigere Indikationen beinhalten und ganze Versorgungslandschaften entwickeln. Zurzeit wird in der psychiatrischen Versorgung die Digitalisierung durch E-Mental-Health (Online-Selbsthilfe) ins Visier genommen, wie zum Beispiel die Nutzung von Telefoncoachings, Verwendung von „Wearables" etc. Nach dem im deutschen Gesundheitswesen oft vernachlässigten Grundsatz „Geld folgt Leistung" werden sich in der Zukunft außerdem in größerem Umfang erfolgsorientierte Vergütungsstrukturen etablieren, die mithilfe medizinischer Leitlinien eine Messung des Gesundungsfortschritts versprechen. Die Diskussion um eine leitlinienbasierte Medizin ist in der deutschen Gesellschaft nicht abgeschlossen und wird in Zukunft auch die Pflege immer mehr miteinbeziehen (Behrens & Langer, 2016).

Als Beispiel für einen besonderen ambulanten ärztlichen Versorgungsauftrag sei auf ein Projekt aus der psychiatrischen häuslichen Krankenpflege in Niedersachsen hingewiesen. Dort hat die IVPNetworks GmbH, eine der größten Managementgesellschaften im deutschen Gesundheitswesen, mit Fachärzten der Fachrichtungen Psychiatrie, Nervenheilkunde und Neurologie, mehreren Krankenkassen und Pflegediensten, die eine Zulassung als psychiatrischer Fachpflegedienst nach § 132a SGB V haben, einen besonderen Versorgungsvertrag geschlossen, um eine wohnortnahe, vernetzte Versorgung von psychisch erkrankten Menschen zu ermöglichen. Die Leistungen der besonderen Versorgung gehen nach dem Günstigkeitsprinzip über die Regelversorgung hinaus. Sie umfassen zum Beispiel in einem spezifischen Vertrag eine längere Versorgung (2 Jahre statt in der Regelversorgung 4 Monate) und einen Versorgungsumfang mit 100 Leistungsstunden. Des Weiteren werden Leistungen vergütet wie Gruppenarbeit und Telefonate mit den Klienten (Krisenkontakte). Da es sich um eine freiwillige Leistung der Krankenkasse handelt, ist diese Leistung nicht zuzahlungspflichtig. Die Einschreibung in die besondere Versorgung erfolgt zum größten Teil durch den Facharzt, und die Versicherten müssen freiwillig der Teilnahme zustimmen, die jederzeit zurückgezogen werden kann. Durch den Facharzt wird der zuständige Pflegedienst festgelegt. Die Organisation der Einschreibung und Mitteilung an die Krankenkasse erfolgt über die Managementgesellschaft.

Durch die Einschreibung in die besondere Versorgung wird der Facharzt als Anreiz gesondert vergütet. Es muss ein enger Austausch zwischen dem beauftragten Pflegedienst und dem Facharzt durch dokumentierte Facharztkonferenzen stattfinden.

6.2.5 Soziotherapie (§§ 37a, 92 und 132b SGB V)

Soziotherapie gemäß § 37a SGB V soll schwer psychisch kranke Menschen unterstützen, Leistungen, auf die sie Anspruch haben, selbstständig in Anspruch nehmen zu können. Sie soll Betroffenen durch Motivierungsarbeit und strukturierte Trainingsmaßnahmen helfen, psychosoziale Defizite abzubauen. Sie ist eine koordinierende und begleitende Unterstützung und Handlungsanleitung auf der Grundlage von definierten Therapiezielen. Die Durchführung der Soziotherapie setzt einen mit dem Verordnenden und dem Versicherten abgestimmten und vom soziotherapeutischen Leistungserbringer zu erstellenden soziotherapeutischen Betreuungsplan voraus.

Eine Soziotherapie ist dann angezeigt, wenn durch schwere psychische Erkrankungen hervorgerufene Beeinträchtigungen der Aktivitäten dazu führen, dass Betroffene in ihren Fähigkeiten zur selbstständigen Inanspruchnahme ärztlicher oder psychotherapeutischer sowie ärztlich oder psychotherapeutisch verordneter Leistungen erheblich beeinträchtigt sind. Dies trifft zu, wenn folgende Beeinträchtigungen (alternativ oder kumulativ) gegeben sind:

- Beeinträchtigungen durch Störungen des Antriebs, der Ausdauer und der Belastbarkeit, hervorgerufen durch Unfähigkeit zu strukturieren, durch Einschränkungen des planerischen Denkens und Handelns sowie des Realitätsbezuges;
- Störungen im Verhalten mit Einschränkung der Kontaktfähigkeit und fehlender Konfliktlösungsfähigkeit – Einbußen im Sinne von Störungen der kognitiven Fähigkeiten wie Konzentration und Merkfähigkeit, der Lernleistungen sowie des problemlösenden Denkens;
- krankheitsbedingt unzureichender Zugang zur eigenen Krankheitssymptomatik und zum Erkennen von Konfliktsituationen und Krisen.

Zur Bestimmung des Ausmaßes der Beeinträchtigung der Aktivität soll die GAF-Skala herangezogen werden. Orientierungswert ist 40 (bis höchstens 50). Schwere psychische Erkrankungen in diesem Sinne sind solche aus den Bereichen des schizophrenen Formenkreises (ICD-10-Nummern: F20.0–20.6 [Schizophrenie], 21 [schizotype Störung], 22 [anhaltende wahnhafte Störung], 24 [induzierte wahnhafte Störung] und 25 [schizoaffektive Störung]) und der affektiven Störungen (ICD-10-Nummern: F31.5 [gegenwärtig schwere depressive Episode mit psychotischen Symptomen im Rahmen einer bipolaren affektiven Störung], 32.3 [schwere depressive Episode mit psychotischen Symptomen] und 33.3 [gegenwärtig schwere depressive Episode mit psychotischen Symptomen im Rahmen einer rezidivierenden depressiven Störung]). Schwer psychisch Erkrankte mit Diagnosen aus dem Bereich F00 bis F99, die nicht oben genannt sind, erhalten in begründeten Einzelfällen eine Verordnung von Soziotherapie, wenn bei ihnen abweichend vom vorher genannten GAF-Wert hier ein GAF-Wert von ≤ 40 vorliegt und wenn sich aufgrund der Gesamtsituation und nach fachärztlicher Einschätzung eine medizinische Erforderlichkeit insbesondere aus einem der nachfolgend genannten Kriterien ergibt:

- relevante Co-Morbiditäten (psychiatrische, wie z.B. Persönlichkeitsstörungen oder Suchterkrankungen, oder somatische, wie z.B. Mobilitätseinschränkungen oder chronische Schmerzerkrankungen);
- stark eingeschränkte Fähigkeit zur Planung, Strukturierung und Umsetzung von Alltagsaufgaben;
- eingeschränkte Fähigkeit zur selbstständigen Inanspruchnahme ärztlicher oder psychotherapeutischer sowie ärztlich oder psychotherapeutisch verordneter Leistungen sowie zur Koordination derselben oder
- stark eingeschränkte Wegefähigkeit.

Folgende Leistungen wie die Erstellung eines soziotherapeutischen Betreuungsplans, die Koordination von Behandlungsmaßnahmen und Leistungen, die Arbeit im sozialen Umfeld und die soziotherapeutische Dokumentation sind in jedem Fall zu erbringen. Andere Leistungen können gegebenenfalls aufgrund der Struktur der spezifischen Probleme des Erkrankten vom soziotherapeutischen Leistungserbringer erbracht werden, wie das Motivations(antriebs)relevante Training, das Training zur handlungsrelevanten Willensbildung, die Anleitung zur Verbesserung der Krankheitswahrnehmung und die Hilfe in Krisensituationen.

6.3 Risikomanagement

Ingo Tschinke

Selbst- und Fremdgefährdung stellen in der ambulanten psychiatrischen Pflege den größtmöglichen Notfall dar, der angemessen geregelt werden muss. Dazu gehört das Notfalltelefon, das den Betroffenen und ihren Angehörigen zur Verfügung steht, aber auch die Aushändigung eines Notfallplans und Notfallpasses und die Erstellung einer Vorausverfügung (Perkins & Rinaldi, 2007c). Der Umgang mit dem Risiko und die damit verbundenen Prozesse müssen innerhalb eines Fachpflegedienstes gut organisiert sein (s. dazu Gefahrenvermeidung in **Kap. 6.4**, & **6.5** Aggressivität in **Kap. 9.3** und Suizidalität in **Kap. 9.10**). In diesem Beitrag soll es darum gehen, wie sich diese Prozesse organisieren lassen. Dabei dürfen die Selbstbestimmung und die Selbstverantwortung, die für den Genesungsprozess nach dem personenzentrierten Recoveryansatz eine wichtige Rolle spielen, in kritischen Phasen nicht einer paternalistischen Fürsorge weichen (Vollmann & Scholten, 2017). Für den alltäglichen Umgang mit Betroffenen in der ambulanten psychiatrischen Pflege gerade in Krisenzeiten spielt eine klare Haltung des professionell Pflegenden zur Recoveryorientierung eine elementare Rolle (Moxham et al., 2017; Perlman et al., 2017). Insofern sollte auch bei dem Risikomanagement die Selbstbestimmung genauso Berücksichtigung finden wie die Vermeidung von Schäden für den Betroffenen (Holley et al., 2016). Dabei können die Vermittlung von Hoffnung und das Aufzeigen von Perspektiven in dem persönlichen Recovery als protektive Faktoren gegen die Idealisierung des Suizids genutzt werden (Jahn et al., 2016).

Management bedeutet, dass reguläre Prozesse geregelt werden, damit alle Beteiligten wissen, was wann zu tun ist. Dazu gehört auch der Umgang mit Krisen und dem Risiko einer Gefährdung der Betroffenen. Bei der zunehmenden Ambulantisierung des Psychiatriesystems und der Notwendigkeit der Gefahrenvermeidung durch die vertraglich geregelte Notfallbereitschaft für Pflegedienste (AOK Niedersachsen, 2021) muss auch das Risiko, das von einer Gefahr ausgeht, geregelt werden. Dabei sollte stets der selbstbestimmte Patientenwille im Sinne der Patientenautonomie beachtet werden. Nur, wenn dieser krankheitsbedingt nicht mehr gegeben ist, darf dagegen gehandelt werden (Schramme, 2016).

Gerade bei Menschen mit schweren psychischen Erkrankungen ist die suizidale Krise einer der schwersten Notfälle in der ambulanten Versorgung. Der Verlust von Lebenssinn und ein übermächtiges Gefühl von Hoffnungslosigkeit lassen den Suizid als ultimative Lösung erscheinen. Aus diesem Grund ist die Vermittlung von Hoffnung im persönlichen Recoveryprozess als protektiver Faktor gegen eine Suizididealisierung zu sehen (Jahn et al., 2016). Dies ist aber eher ein langfristiges Ziel der Versorgung und kann beim Risikomanagement als Perspektive zur persönlichen Stärkung und zum Selbstwertaufbau angesehen werden.

Schon in der Aufnahmesituation muss die Möglichkeit der Suizidalität und der Umgang im Rahmen des Risikomanagements mit den Betroffenen besprochen werden. Es wird dabei die Sinnhaftigkeit eines Notfalltelefons erläutert mit dem Hinweis, dass es in der Krise immer wichtig ist, das Telefon auch zu nutzen. Der Betroffene sollte sich und seine eigene Krise als wichtig genug erachten und nicht darüber nachdenken, ob er jemanden zu ungewöhnlichen Zeiten stören könnte. Innerhalb des Fachpflegedienstes müssen die Prozesse zur Gefahrenvermeidung klar definiert sein, um die Krise im Einzelfall nach klaren Qualitätsprozessen managen zu können. Dies umfasst einen Krisenplan, ein Assessment zur Einschätzung von Suizidalität und einen Ablaufplan, wie mit Krisen umzugehen ist und wann welche Interventionen eingeleitet werden müssen. Dazu muss schon im ersten Kontakt nach dem Aufnahmegespräch der Krisenplan in der Dokumentation erstellt und hinterlegt werden. Durch eine elektronische Dokumentation, die jederzeit von dem Mitarbeiter eingesehen werden kann, ist der Krisenplan dann auch jederzeit zur Hand, wenn der Betroffene sich auf dem Notfalltelefon beim Bereitschaftsdienst des Pflegedienstes meldet. Durch die fachliche Leitung sollte mit dem Bereitschaftsdienst über die Betroffenen, die sich in einer Krise befinden oder gefährdet sind, gesprochen werden.

Bei der Implementierung von Prozessen für das Risikomanagement in ambulanten Diensten sollten auch die Mechanismen und Denkweisen des Recoveryansatzes berücksichtigt werden (Holley et al., 2016). Ein Aspekt besteht darin, die Krise als Chance zu sehen und sich nicht von den negativen Faktoren einer Krise überwältigen zu lassen. Dazu ist es wichtig, aus Fehlern und von Problemen zu lernen, um einen anderen Umgang mit Krisensituationen entwickeln zu können. Die Kommunikation über die Krise und der Umgang damit müssen immer wieder offen angesprochen werden, gerade auch unter der Berücksichtigung der Selbstverantwortung für das eigene Leben. Dazu braucht es immer wieder Klarheit und Transparenz mit allen an der Versorgung Beteiligten, damit keine Entscheidungen getroffen werden, welche die Betroffenen bevormunden oder ihren Willen ignorieren (Vollmann, 2016). Eine große Hilfe stellen Vorausverfügungen dar, die einen transparenten Umgang mit der Krise gewährleisten können und mit deren Hilfe sich Handlungsoptionen für alle Beteiligten im Vorfeld festlegen lassen (Gieselmann & Vollmann, 2017). Durch die Besprechung der Vorausverfügungen kann die Verantwortung für das eigene Wohlergehen gleichzeitig thematisiert werden. Und durch eine Diskussion über Suizidalität und den Sinn für das Leben kann auch eine Thematisierung der Sinngebung erreicht werden, zum Beispiel, um den Sinn einer Krise zu erkennen (Uhlmann, 2014).

Anregungen zur weiterführenden Reflexion

Krise, Suizidalität und Verantwortung sind wichtige Aspekte, die im Rahmen des Risikomanagements innerhalb einer Organisation wie einem ambulanten psychiatrischen Pflegedienst thematisiert werden müssen. Dazu sollten die Prozesse transparent für alle Beteiligten gestaltet werden. Die Krise ist ein Aspekt, mit der die psychiatrische Pflege immer wieder konfrontiert wird; aus diesem Grund müssen die Prozesse des Risikomanagements mit allen Mitarbeitern nachvollziehbar besprochen werden, um die Angst vor Krisen abzubauen. Wichtig ist dabei, eine Bevormundung von Betroffenen zu vermeiden und ihren freien Willen und ihre Selbstverantwortung zu respektieren.

6.4 Gefahrenvermeidung, Unterbringung und Zwangsbehandlung in der Schweiz

Béatrice Gähler-Schwab

Pflegefachpersonen in der ambulanten Versorgung sind meistens auf sich selbst gestellt. Nicht selten begegnen ihnen Klienten mit Misstrauen und Vorurteilen, die aus purer Angst heraus zu nicht einschätzbaren Gefahren führen können. Auch sind Pflegefachpersonen Aggressionen und Gewalt ausgesetzt, die nur durch eine offene und kongruente Kommunikation vermieden werden können. Aufgrund dessen ist es von Vorteil, wenn die Pflegefachperson bereits beim Erstgespräch die Handlungsspielräume festlegt. Dies kann in Krisensituationen eine Sicherheit geben, und durch die Festlegung kann rasches Handeln umgesetzt werden. Dabei ist die Beziehungsgestaltung und das Erarbeiten von Vertrauen sowie die Vernetzung mit anderen Fachpersonen ein wichtiger Punkt, der beachtet werden muss.

6.4.1 Professioneller Umgang

In erster Linie geht es gerade in der ambulanten Pflege darum, Zwang zu vermeiden. Im Regelfall ist die Begleitung eines Klienten freiwillig und basiert auf gegenseitigem Einverständnis. So kann auch gemeinsam festgelegt werden, wie in einer Krisensituation gehandelt werden soll. Gemeinsam abgesprochene Rahmenbedingungen sind zwar gut und wichtig, können aber nicht immer vollzogen werden. Befinden sich Klienten in einer Situation akuter Selbst- oder Fremdgefährdung, ist es meistens unumgänglich, die notwendigen Schritte wie beispielsweise eine Unterbringung in einer psychiatrischen Klinik einzuleiten. Dies geschieht nach Möglichkeit gemeinsam mit dem Klienten und dem zuständigen Arzt. Dabei sollte die Pflegefachperson eine möglichst große Sicherheit für den Klienten gewährleisten können. Gelingt dies aufgrund der Krise nicht mehr, ist sie verpflichtet, Unterstützung anzufordern. Diese kann etwa durch die herbeigerufene Polizei oder einen Arzt erfolgen.

Zwangsbehandlungen in der ambulanten psychiatrischen Pflege sind die Ausnahme. In der Schweiz kann es sein, dass die Kinder- und Erwachsenenschutzbehörde (KESB) aufgrund von schweren Beeinträchtigungen mit wiederkehrendem selbst- oder fremdgefährdendem Verhalten eine ambulante Betreuung anordnet. Dann ist sowohl die Pflegefachperson als auch der Klient angewiesen, die festgelegten Anordnungen zu befolgen. Dabei ist zu beachten, dass die Ausgestaltung der Maßnahmen vielfältig ist und von wöchentlichen Besuchen bis zur Einnahme von Medikamenten unter Aufsicht reichen kann. Für die Fachperson gilt speziell, dass sie sich bewusst macht, dass eine solche Verfügung verbindlich ist. Die Rücksprache mit der anordnenden Stelle ist bei Veränderungen in der Begleitung oder einer akut auftretenden Selbst- oder Fremdgefährdung Pflicht.

Das Nähe-und-Distanz-Verhalten zwischen Klient und Pflegefachperson ist gerade in der ambulanten psychiatrischen Pflege ein wichtiger Aspekt, der unbedingt beachtet werden muss. Häufig sind Klienten nicht in der Lage, ein gesundes Maß an Nähe und Distanz zu wahren, sodass die Pflegefachperson dies für sie übernehmen muss. Dabei gilt es zu berücksichtigen, dass je nach Beeinträchtigung gerade das Aufrechterhalten einer gesunden Nähe und der nötigen Distanz zu Konflikten führen kann.

6.4.2 Besonderheiten für die ambulante psychiatrische Pflege

In der ambulanten psychiatrischen Pflege ist es unbedingt erforderlich, die gesetzlichen Bestimmungen zu kennen und diese einzuhalten. Pflege unter Zwang sollte möglichst vermieden werden. Wenn sich eine Zwangsmaßnahme nicht vermeiden lässt, dann sollte zum Beispiel die Verfügung mit dem Klienten angeschaut und besprochen werden, damit sie von ihm nachvollzogen werden kann. Die gemeinsam mit dem Klienten erarbeiteten Handlungspfade sollten unbedingt schriftlich festgehalten und regelmäßig gemeinsam überprüft werden. Dabei gilt es, die Bedürfnisse des Klienten nach Möglichkeit zu berücksichtigen. Gleichzeitig gilt es, die eigene Sicherheit immer in den Vordergrund zu stellen und dabei eine mögliche Selbst- oder Fremdgefährdung durch den Klienten einzuschätzen, bevor eine Situation eskaliert und Schaden entsteht.

Fragen zur weiterführenden Reflexion

- Weiß ich, wie die rechtlichen Bestimmungen in meinem Arbeitsfeld sind?
- Kann ich eine Selbst- und Fremdgefährdung richtig einschätzen und weiß ich, wo ich Unterstützung anfordern kann?
- Kann ich professionell Nähe zulassen?
- Kenne ich Interventionen, um Gefahren zu vermeiden, und stehe ich regelmäßig im Austausch mit anderen Fachpersonen?
- Mache ich regelmäßig interprofessionelle Weiterbildungen zur Thematik?

6.5 Gefahrenvermeidung, Unterbringung und Zwangsbehandlung in Deutschland

Britta Schneider-Tschinke und Ingo Tschinke

In diesem Kapitel geht es um die gesetzlichen Grundlagen, die für eine Unterbringung in einem psychiatrischen Krankenhaus relevant sind. Das Grundgesetz schützt die Freiheit des Einzelnen, diese darf nur aufgrund eines Gesetzes eingeschränkt werden. Für die Zwangseinweisung und Unterbringung sind die folgenden Rechtsvorschriften verbindlich: das Betreuungsrecht im BGB, die öffentlich-rechtliche Unterbringung nach den PsychKGs der Länder; bei Minderjährigen gilt das Familienrecht und im Maßregelvollzug das Strafgesetzbuch (Henking & Vollmann, 2015).

Die relevanten Grundlagen unserer Verfassung zur Freiheit der Person finden sich im Grundgesetz in Artikel 2 (Köhler, 2019):

(1) Jeder hat das Recht auf die freie Entfaltung seiner Persönlichkeit, soweit er nicht die Rechte anderer verletzt und nicht gegen die verfassungsmäßige Ordnung oder das Sittengesetz verstößt.

(2) Jeder hat das Recht auf Leben und körperliche Unversehrtheit. Die Freiheit der Person ist unverletzlich. In diese Rechte darf nur auf Grund eines Gesetzes eingegriffen werden.

6.5.1 Definition des Begriffs „Unterbringung"

In der S3-Leitlinie „Verhinderung von Zwang: Prävention und Therapie aggressiven Verhaltens bei Erwachsenen" werden folgende Definitionen aufgeführt (Steinert & Hirsch, 2019, S. 16):

„Freiheitsentziehende Maßnahme, bei der eine Person gegen ihren Willen auf einem beschränkten Raum festgehalten, ihr Aufenthalt bewacht und die Kontaktaufnahme mit Personen außerhalb der Einrichtung beschränkt werden kann. [...] Zu unterscheiden sind die öffentlich-rechtliche Unterbringung in einem psychiatrischen Krankenhaus, die Unterbringung im Maßregelvollzug gemäß §§ 63, 64 StGB und die Unterbringung nach Betreuungsrecht (§ 1906 BGB), die sowohl in einem Krankenhaus als auch in einer Wohneinrichtung erfolgen kann. Die öffentlich-rechtliche Unterbringung dient der Abwendung einer akuten Selbst- oder Fremdgefährdung bei psychischer Erkrankung und ist mit einer Behandlungsoption verbunden. Die betreuungsrechtliche Unterbringung dient der Abwendung einer Selbstgefährdung oder eines drohenden erheblichen gesundheitlichen Schadens. Sie ist damit niederschwelliger als die öffentlich-rechtliche Unterbringung, aber an das Vorliegen einer gesetzlichen Betreuung oder einer Bevollmächtigung geknüpft. Bei der öffentlich-rechtlichen Unterbringung im psychiatrischen Krankenhaus und bei der betreuungsrechtlichen Unterbringung in einem Krankenhaus (nicht in der Wohneinrichtung) besteht auch die Möglichkeit einer Zwangsbehandlung, jedoch nur auf gesonderten Antrag nach einer erneuten richterlichen Entscheidung. Der Begriff „Unterbringung" beinhaltete bis vor einiger Zeit die zwingende Annahme einer „geschlossenen" Einrichtung. Diese Vorstellung wurde zunächst in der Praxis und inzwischen auch in diversen Ländergesetzen dahingehend relativiert, dass eine Unterbringung auch auf offen geführten Stationen möglich ist. Unterbringung ist nicht identisch mit Zwangseinweisung. Einer Zwangseinweisung kann ein Unterbringungsbeschluss zugrunde liegen, muss es aber nicht, und eine Unterbringung kann auch ohne vorherige Zwangseinweisung bei zunächst freiwilligem Aufenthalt erfolgen. Die Rechtsvorschriften unterscheiden sich auch zwischen den Bundesländern, was die Bewertung aller Daten zu Zwangseinweisungen mit erheblichen Unsicherheiten behaftet, während Unterbringungen immer mit einem Gerichtsbeschluss verbunden sind."

Die Zuständigkeit liegt für Volljährige beim Betreuungsgericht. Die Unterbringung Minderjähriger ist eine Kindschaftssache, für die Genehmigung ist das Familiengericht zuständig. Das Betreuungs- und das Familiengericht sind jeweils Abteilungen des örtlich zuständigen Amtsgerichts.

6.5.2 Öffentlich-rechtliche Unterbringung nach PsychKG

Unterbringung und Zwangseinweisung kommen nur dann in Frage, wenn andere, weniger einschneidende Maßnahmen nicht zum Erfolg führen. Sie müssen auf das unbedingt notwendige Maß beschränkt werden. Eine Unterbringung in einer psychiatrischen Klinik setzt grundsätzlich voraus, dass die betroffene Person sich nicht freiwillig in Behandlung begibt oder keinen freien Willen bilden kann. Bei einer akuten Fremdgefährdung muss immer eine Unterbringung nach PsychKG angeregt werden; ein rechtlicher Betreuer darf keine Unterbringung wegen Fremdgefährdung bei Gericht beantragen (Land Niedersachsen, 1997).

Zur Sicherstellung der Rechtmäßigkeit des Verlaufs wird ein Verfahrenspfleger bestellt, welcher im Verfahren vor dem Betreuungsgericht (auf Bestellung eines Betreuers oder Anordnung einer Unterbringung) die Interessen des Betroffenen vertritt und somit Anträge stellen, Rechtsmittel einlegen und an den Anhörungen teilnehmen kann. Er hat, ähnlich wie ein Rechtsanwalt, als Parteivertreter die gleichen Rechte und Pflichten für seinen „Mandanten".

Beispielhaft wird hier aus dem Niedersächsischen Gesetz über Hilfen und Schutzmaßnahmen für psychisch Kranke (NPsychKG) zitiert; in ähnlicher Form hat jedes Bundesland eigene Gesetze, sodass man bei konkreten Fragestellungen auf das jeweilige Landesgesetz schauen muss. In Niedersachsen müssen folgende Voraussetzungen für eine Unterbringung vorliegen (Land Niedersachsen, 1997):

- (§ 16) Die Unterbringung einer Person ist nach diesem Gesetz nur zulässig, wenn von ihr infolge ihrer Krankheit oder Behinderung im Sinne des § 1 Nr. 1 eine gegenwärtige erhebliche Gefahr (§ 2 Nr. 1 Buchstabe b und c Nds. SOG) für sich oder andere ausgeht und diese Gefahr auf andere Weise nicht abgewendet werden kann.
- (§ 17) Die Anordnung einer Unterbringung und die einstweilige Anordnung einer vorläufigen Unterbringungsmaßnahme sind von dem Landkreis oder der kreisfreien Stadt bei dem Betreuungsgericht, bei Minderjährigen bei dem Familiengericht, schriftlich zu beantragen. Dem Antrag ist ein ärztliches Zeugnis beizufügen.
- (§ 18) Kann eine gerichtliche Entscheidung über die Unterbringung, auch durch einstweilige Anordnung, nicht rechtzeitig herbeigeführt werden, so kann der Landkreis oder die kreisfreie Stadt die betroffene Person längstens bis zum Ablauf des folgenden Tages vorläufig in einer Unterbringungseinrichtung unterbringen, wenn das Vorliegen der Voraussetzungen des § 16 durch das Zeugnis einer Ärztin oder eines Arztes mit Erfahrung auf dem Gebiet der Psychiatrie, dem ein frühestens am Vortag erhobener Befund zugrunde liegt, dargelegt wird.

Somit muss bei einer akuten Fremdgefährdung im Rahmen einer schriftlichen Stellungnahme die Erkrankung sowie die aktuelle erhebliche Gefahr aufgeführt werden; diese Stellungnahme gilt als Grundlage für die Unterbringung durch das Betreuungsgericht. Kann eine gerichtliche Entscheidung nicht schnell herbeigeführt werden, so kann in Niedersachsen bis zum Ablauf des folgenden Tages das zuständige Ordnungsamt eine vorläufige Unterbringung genehmigen. Am Folgetag muss dann eine persönliche Anhörung der untergebrachten Person durch einen Richter erfolgen.

Möglich – und gar nicht selten – ist auch eine weiterführende freiwillige Behandlung, wenn der akute Aufnahmegrund nicht mehr vorhanden ist (z. B. Fremdgefährdung gegenüber bestimmten Personen im Rahmen einer Intoxikation). Durch die veränderte Situation der Betroffenen am folgenden Tag in der Klinik ist eine akute Gefahr oftmals nicht mehr gegeben.

6.5.3 Betreuungsrechtliche Unterbringung im Rahmen des Bürgerlichen Gesetzbuches

Maßgeblich sind hier die §§ 1631b und 1906:

§ 1906 (Genehmigung des Betreuungsgerichts bei freiheitsentziehender Unterbringung und bei freiheitsentziehenden Maßnahmen)

(1) Eine Unterbringung des Betreuten durch den Betreuer, die mit Freiheitsentziehung ver-

bunden ist, ist nur zulässig, solange sie zum Wohl des Betreuten erforderlich ist, weil

1. auf Grund einer psychischen Krankheit oder geistigen oder seelischen Behinderung des Betreuten die Gefahr besteht, dass er sich selbst tötet oder erheblichen gesundheitlichen Schaden zufügt, oder

2. zur Abwendung eines drohenden erheblichen gesundheitlichen Schadens eine Untersuchung des Gesundheitszustands, eine Heilbehandlung oder ein ärztlicher Eingriff notwendig ist, die Maßnahme ohne die Unterbringung des Betreuten nicht durchgeführt werden kann und der Betreute auf Grund einer psychischen Krankheit oder geistigen oder seelischen Behinderung die Notwendigkeit der Unterbringung nicht erkennen oder nicht nach dieser Einsicht handeln kann.

(2) Die Unterbringung ist nur mit Genehmigung des Betreuungsgerichts zulässig. Ohne die Genehmigung ist die Unterbringung nur zulässig, wenn mit dem Aufschub Gefahr verbunden ist; die Genehmigung ist unverzüglich nachzuholen.

Eine Unterbringung nach dem Betreuungsrecht kann nur durch den Betreuer beantragt werden. Eine Fremdgefährdung kann die Unterbringung nach § 1906 BGB nicht begründen. In der Regel wird dem Richter schnellstmöglich eine ärztliche Stellungnahme als fachliche Expertise zur Entscheidungsfindung vorgelegt. Die ärztliche Stellungnahme muss von einem in der Psychiatrie erfahrenen Facharzt oder einem seit mindestens sechs Monaten in diesem Fachgebiet tätigen Arzt erstellt werden. Bei Minderjährigen ist das Familiengericht und nicht das Betreuungsgericht zuständig; die Unterbringung erfolgt in diesem Fall über den § 1631.

§ 1631b Freiheitsentziehende Unterbringung und freiheitsentziehende Maßnahmen

(1) Eine Unterbringung des Kindes, die mit Freiheitsentziehung verbunden ist, bedarf der Genehmigung des Familiengerichts. Die Unterbringung ist zulässig, solange sie zum Wohl des Kindes, insbesondere zur Abwendung einer erheblichen Selbst- oder Fremdgefährdung, erforderlich ist und der Gefahr nicht auf andere Weise, auch nicht durch andere öffentliche Hilfen, begegnet werden kann. Ohne die Genehmigung ist die Unterbringung nur zulässig, wenn mit dem Aufschub Gefahr verbunden ist; die Genehmigung ist unverzüglich nachzuholen.

(2) Die Genehmigung des Familiengerichts ist auch erforderlich, wenn dem Kind, das sich in einem Krankenhaus, einem Heim oder einer sonstigen Einrichtung aufhält, durch mechanische Vorrichtungen, Medikamente oder auf andere Weise über einen längeren Zeitraum oder regelmäßig in nicht altersgerechter Weise die Freiheit entzogen werden soll. Absatz 1 Satz 2 und 3 gilt entsprechend.

In der Praxis bedeutet dies für den konkreten Ablauf bei Vorliegen der Notwendigkeit einer Unterbringung:

- Prüfung bzw. Sicherstellung, ob eine psychische Erkrankung oder seelische Behinderung vorliegt. Es muss eine akute, nicht anders abwendbare Gefahr vorliegen.
- Einschaltung der folgenden notwendigen Personengruppen:
  - Sozialpsychiatrischer Dienst; in diesem Fall ist der stellungnehmende und einweisende Psychiater direkt vor Ort,
  - Kassenärztlicher Notdienst oder Notarzt, wenn nicht anders möglich,
  - Polizei,
  - Ordnungsbehörde als antragstellende Behörde bei öffentlich-rechtlicher Unterbringung.

Zur Klärung der akuten Situation wird dann unter Einhaltung größtmöglicher Sicherheit für alle Beteiligten ein Transport über den Rettungsdienst organisiert, der den Betroffenen in das zuständige Krankenhaus überführt. Eine Begleitung ist wichtig, die weiterhin kommuniziert und beruhigt und in der Klinik eine möglichst präzise Beschreibung der vorangegangenen Ereignisse und individuellen Einflussfaktoren geben kann, sodass eine größtmögliche Selbstbestimmung erhalten bleibt.

6.5.4 Professioneller Umgang beim Erstgespräch

Es sollte in dem Erstgespräch bei der Aufnahme in die ambulante psychiatrische Pflege der Status des Betroffenen zur Suizidalität erfragt werden. In diesem Zusammenhang sollte zur Sprache kommen, dass die ambulante psychiatrische Pflege gegenüber dem Betroffenen auch eine Schutzfunktion hat. Daher ist vertraglich festgelegt, dass die Betroffenen den Fachdienst 24 Stunden lang an jedem Tag des Jahres erreichen können. Diese Notfallbereitschaft kann über eine Notfallnummer oder durch die zuständige Fachpflegekraft geregelt sein – es obliegt dem Fachpflegedienst, wie diese Bereitschaft in dem Rahmen der eigenen Organisationsstruktur aufrechterhalten wird, sie muss aber gewährleistet sein. Nachdem die Schutzmaßnahmen erläutert worden sind, ist es von Wichtigkeit, die Regularien zu besprechen, die bei einem Notfalleinsatz zu einer Klinikeinweisung führen können. Die Absprachefähigkeit muss gegeben und die Betroffenen müssen in der Lage sein, den Kontakt mit dem Fachdienst aufzunehmen. Den Betroffenen sollte ein Krisen-Pass ausgehändigt werden, der ihnen in Krisenzeiten zur Verfügung steht. In dem Krisen-Pass werden die Daten des Betroffenen aufgenommen, seine behandelnden Ärzte, die aktuelle Medikation und Bedarfsmedikation, Betreuer, wichtige Angehörige oder Dritte, die informiert werden sollen. Es können auch positive und negative Erfahrungen mit bestimmten Maßnahmen und Medikamenten notiert werden. Sehr hilfreich kann in diesem Zusammenhang eine Recovery-Vorausverfügung sein, die sehr viel ausführlicher die Krisenbehandlung darstellt (Perkins & Rinaldi, 2007c). Diese Vorausverfügung kann auch im Vorfeld mit dem behandelnden Facharzt besprochen und von diesem bestätigt werden.

6.5.5 Professioneller Umgang mit Selbst- und Fremdgefährdung

Beim professionellen Umgang mit Selbst- und Fremdgefährdung können verschiedene Instrumente zum Einsatz kommen, um den Grad der Suizidalität einzuschätzen, einen Anti-Suizidvertrag abzuschließen und anderes mehr (Kozel, 2015).

Die NGASR-Skala ist ein Erhebungsinstrument zur Einschätzung der Risikofaktoren beim Vorliegen von Suizidalität. Das Instrument sollte bei jedem Betroffenen eingesetzt werden, der eine latente oder akute Suizidalität in der Aufnahmesituation beschreibt. Die ausgefüllte Skala mit ermittelter Risikostufe dokumentiert die Einschätzung und dient der Entscheidung von Maßnahmen (Kozel, 2015). Beschaffen Sie sich alle Informationen, die Sie zur Einschätzung der Betroffenen benötigen. Verlassen Sie sich nicht auf Vermutungen oder voreilige Interpretationen, sondern wenden Sie sich zur Abklärung von weiteren Risikofaktoren gegebenenfalls an den behandelnden Facharzt oder an die Angehörigen. Diese Informationsbeschaffung darf nur unter Einhaltung der einschlägigen gesetzlichen Bestimmungen zum Datenschutz vorgenommen werden; dabei ist auch die Schweigepflicht zu beachten.

Eine Ergänzung bei latenter Suizidalität ist das „Suicide Status Form II“ (SSF II). Das SSF II sollte zum Einsatz kommen, um das Thema Suizidalität offen anzusprechen; damit wird es ermöglicht, die Perspektive des Betroffenen einzunehmen. Daher legt das SSF II in seiner Zielausrichtung sehr viel mehr Wert auf die Festigung der Beziehung zu der Fachkraft und die langfristigen Maßnahmen, die zum Schutz des Betroffenen installiert werden sollten. Bei einem telefonischen Notfallkontakt sollte die Suizidalität erfragt werden, wobei auch hier die NGASR-Skala zum Einsatz kommen kann, um der Fachkraft eine Einschätzung des akuten Zustands des Betroffenen zu ermöglichen.

Bei der Einschätzung einer Selbst- oder Fremdgefährdung sollte immer auf die Verhältnismäßigkeit geachtet werden, bevor zu vorschnell Maßnahmen ergriffen werden. Wenn zum Beispiel die Information über einen bevorstehenden Suizid über Angehörige oder Dritte eintrifft, sollte nach Möglichkeit erst eine Klärung vor Ort erfolgen, bevor die Fachkraft den gesamten Notfallplan durchführt. Hat sie den Eindruck, dass durch eine direkte Intervention in der Häuslichkeit die Situation zu einer Entlastung geführt werden kann, sollten die Betroffenen auch zu Hause aufgesucht werden. In Deutschland steht den Fachkräften in einem Pflegedienst bei der Einschätzung einer Selbst- oder Fremdgefährdung immer die fachliche Leitung zur Verfügung, die hier auch supervisorisch tätig werden kann und sollte.

Kommt es dann bei einem Notfallkontakt zu einem Notfalleinsatz, weil direkte Interventionen oder andere Maßnahmen sich als nicht hilfreich erwiesen haben, sollte als Erstes die Rettungsleitstelle unter der Nummer 112 informiert und kontaktiert werden. Die Rettungsleitstelle ist immer darüber informiert, welche Ansprechperson vom Ordnungsamt dienstlich zur Verfügung steht, um gegebenenfalls eine Einweisung zum Beispiel gemäß § 16 NpsychKG zu erwirken. Zur Durchsetzung der Maßnahme sollte auch die Polizei eingeschaltet werden, sofern dies nicht von der Rettungsleitstelle übernommen wird. Für den Notfalleinsatz sollte die psychiatrische Pflegefachkraft vor Ort oder zumindest telefonisch zur Verfügung stehen.

Anregungen zur weiterführenden Reflexion

Grundlage für die Einschätzung des Suizidrisikos und entsprechender Interventionen ist immer das offene Gespräch über Suizidalität und den Ursprung von Suizidalität. Dazu gehören auch Fragen nach dem Sinn des Lebens, Spiritualität, den Lebenszielen und Perspektiven und Ähnlichem. Sinnvoll ist in diesem Zusammenhang, wenn die ambulant-psychiatrische Pflegefachperson sich bereits Gedanken gemacht hat über die eigene Einstellung zum Sinn des Lebens, um in entsprechenden Gesprächssituationen vorbereitet zu sein und professionell handeln zu können.

6.6 Haftungsrecht in Deutschland

Ingo Tschinke

Ambulante psychiatrische Pflege erfolgt im Auftrag eines Facharztes nach der Richtlinie über die Verordnung von häuslicher Krankenpflege (Häusliche Krankenpflege-Richtlinie, HKP-RL), die auch Regelungen zur psychiatrischen häuslichen Krankenpflege enthält. Sie definiert, wie die psychiatrische häusliche Krankenpflege verordnet werden kann. Die inhaltliche Ausgestaltung definiert der Regelversorgungsvertrag gemäß § 132a SGBV, in welchem die Struktur-, Prozess- und Ergebniskriterien festgelegt sind, die ein Fachpflegedienst als rechtliche Vorgaben einzuhalten hat.

Im Zusammenhang mit dem Haftungsrecht wird im Folgenden auf die Organisationshaftung und die persönliche Haftung nach Delikt und Fahrlässigkeit eingegangen. Dies betrifft insbesondere den Umgang mit der Krisenintervention – insbesondere bei Suizidalität und bei einem vollzogenen Suizid. Viele ambulant Tätige kennen die Situation, dass Angehörige nach einem Suizid von Betroffenen nach einem Schuldigen suchen. Ein psychiatrischer Fachdienst sollte dazu seine Abläufe zur Suizidvermeidung in dem Qualitätsstandard niedergelegt haben und auch in der Dokumentation deutlich aufzeigen können, dass alles für den Betroffenen getan wurde, um diesen vor eine Selbst- und Fremdgefährdung zu schützen. Hierbei ist auch der Arbeits- und Gesundheitsschutz zu berücksichtigen, das heißt, wie werden Mitarbeiter, die Menschen nach einem Suizid auffinden, aufgefangen, welche Aussagen müssen jene gegenüber der Polizei machen und anderes mehr.

In der ambulanten psychiatrischen Pflege sind in erster Linie die Grundkriterien des Regelversorgungsvertrages nach § 132a SGB V zu berücksichtigen. Die körperbezogenen Maßnahmen, die ein ambulanter somatischer Pflegedienst durchführt, fallen in der ambulanten psychiatrischen Pflege nicht an. Aus vertraglichen Gründen dürfen die Tätigkeiten auch nicht vermischt werden, das heißt, es sollen keine Tätigkeiten aus dem SGB XI (Waschen, Kleiden, Essen anreichen etc.) in der psychiatrischen Pflege nach dem SGB V durchgeführt werden. Diese Problematik bestand bei der ersten Zulassung psychiatrischer Pflegedienste in Berlin, bei der viele somatische Pflegedienste erklärten, dass sie bei den von ihnen betreuten Personen mit hirnorganischen Erkrankungen (z.B. Alzheimer-Demenz, F00.1) psychiatrische Pflege durchführen würden, welche besser vergütet wurde. Als Konsequenz nahm die psychiatrische Pflege in den somatischen Pflegediensten explosionsartig zu, sodass es zu einer Kostenerweiterung in diesem Bereich kam und der Vertrag zurückgenommen wurde. Die Zulassung wurde danach von den Kostenträgern sehr viel eindeutiger in den folgenden Regelversorgungsverträgen definiert. Aus diesem Grunde ist die Gabe von Medikamenten immer wieder ein Diskussionsthema zwischen psychiatrischen Pflegediensten und den Krankenkassen. Hierbei ist in der Pflegedokumentation auf Rechtssicherheit zu achten. Rechtssicherheit muss auch bei der personellen Ausgestaltung und beim Arbeits- und Gesundheitsschutz für die Mitarbeiter herrschen.

6.6.1 Vertragsbedingungen

Die Tätigkeiten in der ambulanten psychiatrischen Pflege werden nach dem Regelversorgungsvertrag (§ 132a SGB V) durchgeführt (s. **Kap. 6.2** zu den Zulassungsvoraussetzungen in Deutschland). In einem ambulanten psychiatrischen Pflegedienst ist insbesondere die personelle Ausstattung zu berücksichtigen. Da es sich bei der ambulanten psychiatrischen Pflege (pHKP) um eine Maßnahme der Behandlungspflege im Sinne des SGB V (Krankenkassenversorgung) handelt, dürfen entsprechende Leistungen auch nur durch die dafür zugelassenen Mitarbeiter erbracht werden. Die Zulassung ist in dem Bundesland Niedersachsen für die Mitarbeiter für die Grundzulassung nachzuweisen (vier Mitarbeiter plus fachliche Leitung) und in dem Pflegedienst zur Überprüfung durch den MDK im Dienst vorzuhalten. Sollten Leistungen der pHKP durch nicht zugelassene Fachkräfte (z.B. Heilerziehungspfleger) erbracht werden, kann dies dazu führen, dass die Krankenkassen die gesamte Leistungserbringung bei den spezifisch versorgten Klienten zurückfordern.

Anders als beim SGB XI ist kein gesonderter Pflegevertrag notwendig. Dieser Pflegevertrag muss mit Leistungsnehmern abgeschlossen werden, die auch gleichzeitig Kostenträger sind, wie Privatversicherte, die sich die Leistungen der pHKP von der privaten Krankenversicherung sowie dem Versorgungsamt (bei Beamten) zurückerstatten lassen können. Vorsichtig muss der Fachpflegedienst auch bei unzulässigen Vereinbarungen sein (Schmidt & Meißner, 2009). Dazu gehört zum Beispiel:

- Bestimmungen zur Vorkasse oder Abschlagszahlungen,
- dass Kosten bei einer kurzfristigen Absage der Betroffene zu tragen hat,
- die Datenweitergabe ohne Zustimmung (gesetzliche Bestimmungen zum Datenschutz beachten),
- der Ausschluss von Schäden, die durch Pflegekräfte verursacht wurden,
- die Gültigkeit über den Tod hinaus.

6.6.2 Rechtlicher Umgang

6.6.2.1 Betreuer

Bei Angelegenheiten der Gesundheitsfürsorge ist der Betreuer in die Versorgung mit einzubeziehen. Der Betreuer wird gemäß § 1896 ff. BGB durch das Amtsgericht bestellt. Bei Maßnahmen der Selbst- und Fremdgefährdung kann durch den Betreuer mit Zustimmung des Amtsgerichts gemäß § 1906 BGB mit ärztlicher Bescheinigung eine Einweisung in eine psychiatrische Einrichtung durch einen Betreuungsbeschluss erwirkt werden. Es kann durch den Betroffenen eine Betreuungsverfügung gemäß § 1896 ff. notariell definiert werden, sollte die Notwendigkeit einer Betreuung durch das Amtsgericht bestehen. Die Betreuungsverfügung entfaltet erst dann Wirkung, wenn das Gericht es entsprechend der gesundheitlichen Situation des Verfügenden für erforderlich hält, dass die Handlungsbefugnis dem vom Verfügenden Vorgeschlagenen übertragen wird und diese Befugnis dann unter gerichtlicher Kontrolle steht. Der Vorgeschlagene wird dann vom Gericht zum Betreuer ernannt. Das heißt, das Betreuungsgericht wacht über die Einhaltung der Verfügung und zum Beispiel über jeden Ein- und Ausgang auf den Konten des Verfügenden. Die in der Betreuungsverfügung geäußerten Wünsche sind für das Gericht grundsätzlich auch dann zu beachten, wenn sie von einem Geschäftsunfähigen geäußert wurden (Köhler, 2019).

6.6.2.2 Vorsorgevollmacht

Bei anderen Vorsorgemöglichkeiten (Vorsorgevollmacht) ist man auf das Vertrauen gegenüber dem Bevollmächtigten bzw. den Ärzten angewiesen, denn der Betroffene selbst ist im Zweifel nicht mehr in der Lage, die eigenen Vorgaben zu kontrollieren. Außerdem lässt sich bei diesen Vorsorgemöglichkeiten nicht sicherstellen, dass die Handlungsvollmacht für einen Dritten nur wirksam wird, wenn es erforderlich ist. Andererseits gilt sie bereits unmittelbar im Falle, dass die Handlungsunfähigkeit eintritt, und muss nicht noch von einem Gericht bestätigt werden. Anders als bei einer Vorsorgevollmacht ist es bei einer Betreuungsverfügung nicht nötig, dass bei ihrer Abfassung die Geschäftsfähigkeit (§ 104 BGB) gegeben ist (Köhler, 2019).

6.6.2.3 Psychiatrische Patientenverfügung

Patientenverfügungen spielen auch in der psychiatrischen Versorgung eine wichtige Rolle. Hierbei geht es nicht um lebensverlängernde Maßnahmen, sondern eher darum, welche psychiatrischen Maßnahmen der Betroffene im Falle des Verlustes der Geschäftsfähigkeit erlaubt und nicht erlaubt. Dazu lässt sich gut die Recovery-Vorausverfügung verwenden, die im Vorfeld ausgestellt und am besten von dem behandelnden Facharzt durch Unterschrift und Stempel bestätigt werden sollte, um unangenehme Folgen der Behandlung zu vermeiden (Perkins & Rinaldi, 2007c; s. dazu auch Kap. 3.6 „Ethik" und Kap. 3.8 „Autonomie und Wille der Betroffenen).

6.6.2.4 Maßnahmen nach dem PsychKG bei Selbst- und Fremdgefährdung

Die Maßnahmen bei Selbst- und Fremdgefährdung sind in den Psychisch-Kranken-Gesetzen der einzelnen Länder geregelt (s. **Kap. 6.4** zur Gefahrenvermeidung).

6.6.2.5 Körperverletzung

Jegliche Maßnahme, die einen invasiven Charakter hat, stellt eine Körperverletzung dar. Daher ist es notwendig, dass solch eine Maßnahme nur dann angewendet wird, wenn im Vorfeld eine umfassende Aufklärung durch einen Arzt stattgefunden hat und die Maßnahme nur mit der Zustimmung des Betroffenen durchgeführt wird. Dazu gehört auch die Versorgung durch den ambulanten psychiatrischen Pflegedienst mit einer Depot-Medikation. Da ansonsten durch die pHKP keine pflegerisch invasiven Maßnahmen durchgeführt werden, kann eine Körperverletzung durch medizinische Interventionen ausgeschlossen werden.

6.6.2.6 Gewalt in der Pflege, Gewalt durch Klienten

In der Psychiatrie wird grundsätzlich davon ausgegangen, dass die Zusammenarbeit mit psychisch Erkrankten eine gefahrgeneigte Arbeit ist, weshalb schwangere Mitarbeiterinnen auch sofort nach Feststellung der Schwangerschaft ein Beschäftigungsverbot erhalten können. Psychisch erkrankte Menschen gelten per se durch die Berufsgenossenschaft als impulsiv instabile Menschen, die Schaden bei den Pflegenden anrichten können; hierbei gelten Schwangere als besonders schutzbedürftig (Richardi, 2017). Sollte Gewalt oder eine Gewaltbereitschaft – sei es körperlich oder verbal, etwa durch sexualisierte Gewalt – von dem Betroffenen ausgehen, dann sollten alle Pflegekräfte geschützt und weitere Maßnahmen mit dem behandelnden Facharzt besprochen werden. Es kann aber auch zur Gewalt durch die Pflege kommen, die sich in der psychiatrischen Pflege hauptsächlich in verbaler Gewalt durch eine respektlose verbale Ausdrucksweise oder Übergriffigkeiten äußert. Sollte es gegenüber den Schutzbefohlenen zu sexuellen Übergriffen durch Pflegende kommen, ist dies eine Straftat im Sinne des § 174c des Strafgesetzbuches (StGB), welche bei Kenntnisnahme die sofortige fristlose Entlassung und eine Anzeige bei den Strafverfolgungsbehörden zur Folge haben sollte.

Pflegefehler

Pflegefehler können in der psychiatrischen Pflege fast ausschließlich nur bei der Medikamentengabe vorkommen. Hier gilt es, Fachpflegekräfte im Umgang mit Psychopharmaka zu schulen, sodass sie über Wirkung und Dosierung von Medikamenten informiert sind (Hemkendreis & Haßlinger, 2014).

6.6.2.7 Unterlassene Hilfeleistung

Die unterlassene Hilfeleistung kann psychiatrisch Pflegenden bei einem Suizid eines Schutzbefohlenen vorgeworfen werden. Gemäß § 323c Strafgesetzbuch (StGB) kommt es zu einer unterlassenen Hilfeleistung, wenn eine eindeutige Äußerung der Selbstschädigung ausgesprochen wird, ohne dass die Pflegekraft daraufhin entsprechende Schutzmaßnahmen trifft. Daher sollte es in der Pflegedokumentation eindeutige Aussagen zur Suizidalität geben. Besteht keine Vereinbarungsfähigkeit, dass der Suizid nicht durchgeführt wird, ist sofort die Rettungsleitstelle des Landkreises oder der Stadt zu verständigen, die alle notwendigen Maßnahmen einleitet (s. **Kap. 6.4** Gefahrenvermeidung). Der Pflegedienst sollte sich hier durch Qualitätsstandards und die Dokumentation absichern. Am besten sollten vor Ort schriftlich, und falls dies nicht gelingt, telefonisch Absprachen getroffen und diese in der Patientendokumentation niedergeschrieben werden. Maßnahmen bei Selbst- oder Fremdgefährdung sollten bereits während der Aufnahme angesprochen und geregelt werden (s. **Kap. 6.3** Risikomanagement). Weitere Hilfeleistungen können notwendig sein, wenn der Betroffene hilflos aufgefunden wird. Es sind dann sofort Erstmaßnahmen einzuleiten, wie Rettungsdienst verständigen, Atmung feststellen, notfalls Herz-Druck-Massage durchführen, Blutungen stillen, Schockmaßnahmen einleiten, Lagerung der Person etc., bis der Notarzt eintrifft.

6.6.2.8 Verweigerung von Pflegemaßnahmen

Sollten Maßnahmen der psychiatrischen häuslichen Krankenpflege verweigert werden, so sollten diese auch nicht auf Wunsch Dritter erzwungen werden (s. **Kap. 3.9** Angehörige und Umwelteinbezug). Die meisten Menschen verweigern die Maßnahmen der ambulanten psychiatrischen Pflege, indem sie die Tür nicht mehr öffnen. Maßnahmen sollten nicht erzwungen werden, sondern dann sollte im Einvernehmen mit den Betroffenen die entsprechende Maßnahme besser eingestellt werden.

6.6.2.9 Unverletzlichkeit der eigenen Wohnung

Die psychiatrisch Pflegenden sind immer zu Gast in der Häuslichkeit der Betroffenen und haben daher die Unverletzlichkeit der Wohnung zu achten (Finkelman, 1997). Die Betroffenen haben immer das Direktionsrecht in ihrer Wohnung, das heißt, wenn psychiatrisch Pflegende von den Betroffenen aufgefordert werden, die Wohnung zu verlassen, muss dieser Weisung nachgekommen werden (Hemkendreis & Haßlinger, 2014).

6.6.2.10 Verwahrlosung

Nach dem Selbstbestimmungsrecht hat jeder Mensch das Recht auch auf Verwahrlosung. Es kommt immer wieder vor, dass die psychiatrische Pflege in sogenannte Messiehaushalte kommt oder dass Klienten ihre Körperhygiene vernachlässigen. Solange nicht erkennbar ist, dass sich durch die Ansammlung von Müll Ungeziefer in der Wohnung breit macht, darf gegen das Selbstbestimmungsrecht nicht verstoßen werden. Bei einem Schädlingsbefall aber muss wegen der damit verbundenen Seuchengefahr das Ordnungsamt informiert werden. Das Grundgesetz garantiert in Artikel 13 die Unverletzlichkeit der Wohnung. Das Strafgesetz sanktioniert in § 123 StGB das widerrechtliche Eindringen und den unberechtigten Aufenthalt von Personen gegen den Willen des Mieters. Allerdings wird der besondere Schutz der Wohnung durch die Vorschriften des Bürgerlichen Gesetzbuches (BGB) zum Mietrecht begrenzt. Im Falle einer Verwahrlosung kommt der ambulanten psychiatrischen Pflege eine besondere Rolle zu. Sie versucht unter Wahrung der Selbstbestimmtheit der betroffenen Person einen Zugang durch den Aufbau von Vertrauen herzustellen, um dem Betroffenen in einer schwierigen Situation zu helfen und ihn weiterführend zu begleiten. Ein Mieter verpflichtet sich nach § 538 BGB zu einem vertragsmäßigen Gebrauch des Wohnraums, den ihm der Vermieter zur Verfügung stellt und wofür der Mieter eine Miete zahlt. Ein Verstoß gegen diese Pflicht, also etwa eine Abnutzung über den vertragsgemäßen Gebrauch hinaus, führt zu einer Schadensersatzpflicht (§ 538 in Verbindung mit § 280 BGB). Auch ist unter bestimmten Umständen eine fristlose Kündigung möglich (§ 543 BGB). Die meisten Kündigungen wegen Vermüllung werden auf die „Gefährdung der Mietsache" gestützt. Diese ist dann zu vermuten, wenn die Mietsache in Substanz, Brauchbarkeit, Haltbarkeit und Aussehen beeinträchtigt wird. Dazu gehört zum Beispiel eine erhebliche Geruchsbelästigung (nicht nur ein „muffiger" Geruch), Feuchtigkeitseinwirkungen und Befall mit Ungeziefer. Unordnung, eine übertriebene Sammelleidenschaft oder das Aufbewahren von Gegenständen, die nach herrschender Meinung in den Müll gehören, reichen nicht aus.

6.6.2.11 Kindeswohlgefährdung

Sollten sich Kinder in der gemeinsamen Wohnung aufhalten, ist darauf zu achten, ob es durch die psychische Erkrankung eines Elternteils zu einer Kindeswohlgefährdung gemäß § 8 SGB VIII durch elterliches Handeln oder durch elterliches Unterlassen kommt. Bei dem Vorliegen einer Kindeswohlgefährdung ist der Eingriff des Jugendamtes nach § 1666 BGB möglich. Dies ist insbesondere der Fall, wenn eine extreme Form der Verwahrlosung vorliegt und auch die Kinder durch mangelnde elterliche Sorge an Leib und Leben Schaden nehmen könnten (Köhler, 2019). Hier sollte der psychiatrische Fachpflegedienst möglichst mit Zustimmung und in Absprache mit dem behandelnden Facharzt das Jugendamt verständigen.

6.6.2.12 Arbeits- und Gesundheitsschutz

Ein Pflegedienst ist zur Einhaltung der Hygienevorschriften verpflichtet. Dazu muss ein eindeutiger Handlungsstandard für die Mitarbeiter des Pflegedienstes vorliegen. Ebenso muss der Gesundheitsschutz im Zusammenhang mit einer möglichen Schädigung der Person bei Wegeunfällen berücksichtigt werden, wozu die Mitarbeiter jährlich eine Unterweisung zum Arbeits- und Gesundheitsschutz erhalten. Es sollte immer die Adresse des zuständigen Durchgangsarztes bekannt sein, und es sollten Formulare oder ein Verbandsbuch zur Anzeige und Dokumentation von Verletzungen und kleineren Wunden vorhanden sein. Des Weiteren müssen alle relevanten Arbeitsgesetze und Gesetze zum Gesundheitsschutz ausgehängt werden und jederzeit für die Mitarbeiter zugänglich sein.

6.6.3 Haftungsrecht Schweiz

Im Vergleich zur deutschen Situation zeigt sich das Haftungsrecht in der Schweiz recht übersichtlich. Im Wesentlichen ist der Freiberufler bzw. die Pflegeorganisation verpflichtet, entsprechende Berufshaftpflichtversicherungen abzuschließen, das Pflegeunternehmen nach den rechtlichen Rahmenbedingungen aufzubauen und die Pflege im Sinne des Artikels 7 der Krankenpflege-Leistungsverordnung (KLV) durchzuführen. Weitergehende Informationen finden sich in **Kapitel 6.1**.

6.7 Datenschutzbestimmungen in Deutschland und in der Schweiz

Udo Finklenburg

Wie alle medizinischen Berufe ist auch die Krankenpflege an die ärztliche Schweigepflicht gebunden. In der ambulanten Arbeit gilt dies wohl noch mehr, da die Pflegefachpersonen noch tiefer in das Privatleben der Klienten hineinschauen. Zugleich müssen alle Datensätze mindestens zehn Jahre aufbewahrt werden, die „sensible Kommunikation" unter den Fachpersonen muss gewährleistet sein, und nicht mehr benötigte persönliche (sensible) Daten müssen sicher vernichtet werden.

Definition

Die Verschwiegenheitspflicht (auch Schweigepflicht und im StGB als Verletzung von Privatgeheimnissen) ist die rechtliche Verpflichtung bestimmter Berufsgruppen, ihnen anvertraute Geheimnisse nicht unbefugt an Dritte weiterzugeben. Verpflichtet sein können sowohl Privatpersonen (Berufsgeheimnisträger) als auch Amtsträger des Staates selbst (sogenanntes Amtsgeheimnis). Dabei gilt der zur Verschwiegenheit Verpflichtete als Geheimnisträger, der zu Schützende als Geheimnisherr.

Im weiteren Sinne ist die Verschwiegenheitspflicht eng mit dem Datenschutz verknüpft, da der Verschwiegenheitspflicht nicht nur anvertraute Geheimnisse, sondern auch personenbezogene und andere Daten wie zum Beispiel Geschäftsgeheimnisse unterliegen können.

6.7.1 Professioneller Umgang

Die Regel ist einfach: Alles, was den Klienten betrifft, unterliegt der Schweigepflicht, ohne seine Zustimmung darf nichts kommuniziert werden. Dies gilt für alle Gesprächsinhalte, Dokumentationen, Notizen, allfällige Audio-/Videoaufnahmen etc. Sinnvollerweise werden die Klienten im Erstgespräch ausführlich über die Schweigepflicht, die Konsequenzen und die Ausnahmen informiert und allfällige Schweigepflichtentbindungen im Erstgespräch schriftlich fixiert. Viele Klienten sind allzu schnell bereit, diese Entbindung für alle Beteiligten zu geben. In manchen Fällen ist eine eingehende Reflexion der Klientenwünsche sinnvoll.

Für die verschiedenen Kommunikationsebenen hat dies unterschiedliche Konsequenzen. Die Arbeit innerhalb des Betreuernetzes wird erschwert, wenn die Beteiligten nicht miteinander kommunizieren dürfen. Hier hilft eine Schweigepflichtentbindung, welche vielerorts als Vorlage abrufbar ist. Der Klient kann (er muss nicht!) explizit für die beteiligten Personen die Entbindung aussprechen. Wenn weitere oder andere Personen dazukommen, muss dies neu besprochen und dokumentiert werden.

Die Krankenkassen gehen von einer automatischen Entbindung von der Schweigepflicht aus, denn ohne entsprechende Informationen gibt es keine Kostengutsprache. Allerdings bieten die Krankenkassen in der Schweiz jeweils einen Vertrauensärztlichen Dienst mit unter der Schweigepflicht stehendem Fachpersonal, in Deutschland setzen die Krankenkassen gemeinsam den MDK (Medizinischer Dienst der Krankenkassen) ein, analog zu den Schweizer Krankenkassen.

Viele Angehörige und Angehörigen-Organisationen beklagen sich häufig, dass sie nicht an der Betreuung beteiligt werden. Dabei ist es ganz einfach: Wenn die Klienten nicht wollen, dass die Angehörigen beteiligt werden, dürfen sie noch nicht einmal darüber informiert werden, dass die Pflege mit dem Klienten arbeitet. Klientendaten dürfen bzw. müssen weitergegeben werden, wenn bestimmte Voraussetzungen erfüllt sind. Dies betrifft insbesondere die Erkrankung an meldepflichtigen Krankheiten, aber auch die Selbst- oder Fremdgefährdung der Klienten. Ebenso gilt die Meldepflicht in der Schweiz innerhalb des Auftrags, wenn eine Betreuung im Rahmen einer KESB-Verfügung stattfindet. Die Informationen sollten aber auf das notwendig Sinnvolle beschränkt werden. Der Schweizer Datenschutzbeauftragte formuliert dies so: „Ein Arzt darf Patientendaten weitergeben, wenn er über die Einwilligung des Patienten verfügt, wenn seine vorgesetzte Behörde ihn vom Berufsgeheimnis befreit hat oder wenn die Datenweitergabe in einem Gesetz vorgesehen ist“ (Schweizerische Eidgenossenschaft, n. d.).

Die Schweigepflicht gilt über die Pensionierung des Schweigeverpflichteten hinaus. Außerdem muss jeder Klientendatensatz zehn Jahre nicht frei zugänglich aufbewahrt werden. Dazu reicht ein abschließbarer Schrank oder ein schließbarer (Keller-)Raum (Archivierungspflicht).

Für die „sichere“ Kommunikation gilt ein Faxgerät als ausreichend sichere Datenübermittlung. Sehr hilfreich und inzwischen durchaus als Standard zu betrachten sind gesicherte E-Mail-Systeme wie zum Beispiel das HIN-System in der Schweiz, welches von immer mehr Ärzten genutzt wird. Achtung: Nur die Kommunikation von HIN- zu HIN-Adresse ist geschützt!

Sämtliche personenbezogenen Dokumente, welche nicht mehr benötigt werden, dürfen nicht in den Abfall oder Altpapier entsorgt werden, sondern müssen durch einen Aktenvernichter beseitigt werden (mindestens Sicherheitsstufe 3 nach DIN 66399).

6.7.2 Besonderheiten für die ambulante psychiatrische Pflege

Ein sensibler Umgang mit der Schweigepflicht bildet die Grundlage des Vertrauens zwischen Pflegendem und dem Klienten. Sinnvoll ist auch, selbst bei der Entbindung von der Schweigepflicht beispielsweise zwischen Pflege und Psychiater, die Klienten vorher von der Absicht und nachträglich über den Inhalt zu informieren. Transparenz und Offenheit den Klienten gegenüber sollten selbstverständlich sein.

Häufig finden innerhalb der ambulanten psychiatrischen Pflege Intervisionen und Fallbesprechungen statt. Sämtliche klientenbezogenen Inhalte müssen derart anonymisiert werden, dass keinerlei Bezug mehr zu dem realen Klienten möglich ist. Ebenso ist ein vorsichtiger Umgang mit Daten in allen Situationen angebracht. Viele Informationen austauschende Gespräche mit Ärzten oder Sozialarbeitern finden an unsicheren Orten statt (öffentliche Verkehrsmittel, Cafés), und die Fachperson muss sich jederzeit dieses Umstands bewusst sein.

Ohne Frage ist der Einsatz von abschließbaren Aufbewahrungsmöglichkeiten, Faxgerät, gesicherten E-Mail-Systemen und Aktenvernichtern mit Kosten und Aufwand verbunden, welcher sich aber als qualitätsgebende Maßnahme immer lohnt.

6.8 Sozialpsychiatrische Strukturen in der Schweiz

Udo Finklenburg

2017 betrug die Schweizer Wohnbevölkerung 8,5 Millionen Einwohner bei einem Ausländeranteil von 25%. In **Abbildung 6-1** wird die Altersstruktur in der Schweiz dargestellt.

Von allen in der Schweiz gestellten Diagnosen entfallen 11,6% auf psychische Erkrankungen, bei den Todesfällen 2,4% auf Suizide. Insgesamt betrugen die Kosten des Gesundheitswesens in der Schweiz 7,7 Milliarden Franken, wovon 1,2 Milliarden Franken auf die ambulante Versorgung durch die Spitex oder andere Spitex-Anbieter entfielen. Die Gesamtkosten werden zu 28% durch private Haushalte, zu 22% durch die öffentliche Hand und zu 50% durch unterschiedliche Versicherungen (u.a. Krankenkassen) gedeckt (Oggier, 2015).

6.8.1 Aufbau der Schweizer Psychiatrie

Die Organisation des Gesundheitswesens liegt in den Händen der Kantone. Demzufolge haben annähernd alle Kantone ihre psychiatrischen Kliniken, welche den zentralen Bestandteil der Versorgung bilden. Lediglich die kleineren Kantone haben Kooperationsverträge mit den größeren Kantonen. Mehrsprachige Kantone müssen alle Landessprachen bedienen. Verschiedene Kantone mit Universität führen zusätzlich psychiatrische Universitätskliniken. Flächenmäßig große Kantone bieten regionale Psychiatriestützpunkte an, welche auch die ambulante Versorgung sicherstellen. Einzelne Stützpunkte haben eigene Bettenstationen.

Auf 100000 Schweizer kommen 45 Psychiater, die sich aber vor allem auf die Städte konzentrieren. Im Land herrscht eher eine Unterversorgung. Viele Psychologen haben sich psychiatrischen Praxen angeschlossen, wo sie in Delegation des Psychiaters ihre Leistungen mit den Krankenkassen abrechnen können. Freie Psychologen können nur über eine Zusatzversicherung finanziert werden.

Flächendeckend wird in der Schweiz ambulante psychiatrische Pflege angeboten, die öffentliche Spitex ist angewiesen, in jedem Zentrum ein Psychiatrie-Team zu führen. Darüber hinaus gibt es über das ganze Land verteilt rund 1000 freiberufliche ambulante Psychiatriepflegende, die zu den gleichen Konditionen wie die öffentliche Spitex ambulante psychiatrische Pflege anbieten. Der Anteil von privaten Spitex-Organisationen ist eher gering. Ambulante psychiatrische Pflege benötigt eine ärztliche Ver-

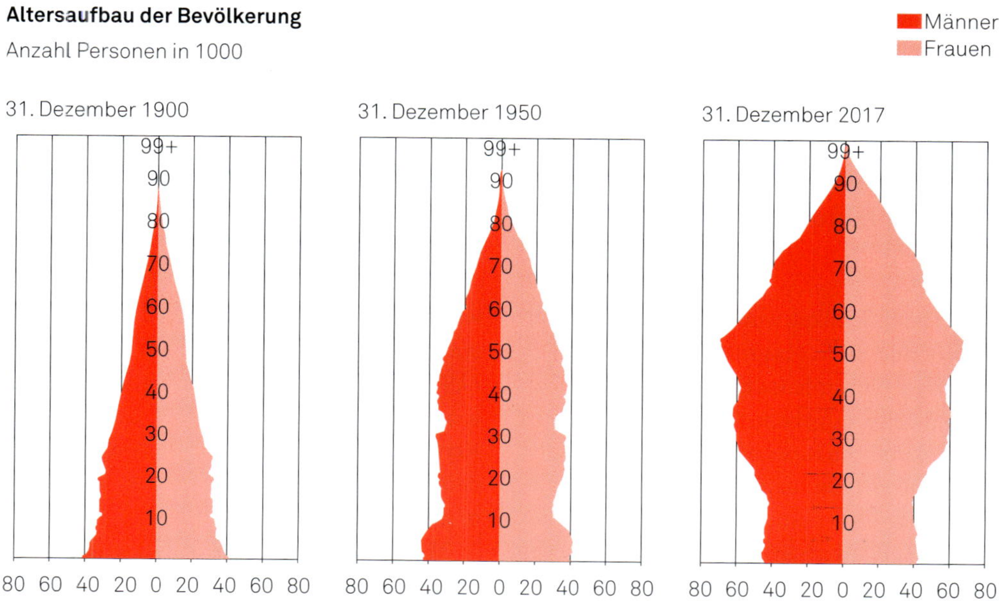

Abbildung 6-1: Altersstruktur in der Schweiz (Quelle: BFS, 2018)

ordnung und wird über die Krankenkassen abgerechnet. Außerdem gibt es eine Vielzahl von sozialpsychiatrischen Tageskliniken und sozialpsychiatrisch-therapeutischen Heimen.

6.9 Sozialpsychiatrische Versorgungsstrukturen in Deutschland

Tim Konhäuser

In den 1970er-Jahren wurde die deutsche Bundesregierung durch Beschäftigte in der Psychiatrie auf die vielen Missstände in der Versorgung von psychisch erkrankten Menschen in Deutschland aufmerksam gemacht. Die Bundesregierung richtete daraufhin eine Enquête-Kommission ein. Im September 1975 wurde der Bundesregierung ein 430 Seiten starkes Dokument überreicht, das auf der einen Seite eine Ist-Analyse zur Situation enthielt, auf der anderen Seite konkrete Forderungen zur Umsetzung aufstellte. Die zentralen Forderungen waren:

- eine Verkleinerung der psychiatrischen Kliniken
- die Verbesserung der Unterbringungsbedingungen
- die Eröffnung von Abteilungen in den Allgemeinkrankenhäusern
- eine wohnortnahe Versorgung psychisch erkrankter Menschen
- die Verbesserung der ambulanten Versorgung.

Viele Landeskliniken wurden daraufhin verkleinert, Bettensäle mit bis zu zwölf Betten wurden umgebaut und ambulante Versorgungsstrukturen teilweise aufgebaut. Viele der ehemaligen Landeskrankenhäuser wurden umgestaltet und in den Neubauten neue Konzepte umgesetzt. Die meisten Kliniken wurden im Rahmen des sozialpsychiatrischen Versorgungsgedankens konzeptionell verändert, hohe Mauern um die Gebäude geöffnet oder ganz entfernt.

Der Wunsch nach einer eigenen Wohnung, ambulanter Begleitung und Forderungen nach einer stärkeren Verwirklichung des Rechts auf Teilhabe sowohl am sozialen als auch am Arbeitsleben kamen erst in den letzten Jahren vermehrt auf und werden weiter umgesetzt. Ein Leitsatz deutscher Gesundheitspolitik, nämlich „ambulant vor stationär“, konnte bislang noch nicht flächendeckend umgesetzt werden. Vor allem die Versorgung mit der Regelleistung der ambulanten psychiatrischen Pflege ist in vielen Bundesländern noch nicht sichergestellt.

6.9.1 Die deutsche Versorgungssituation

Im Jahr 2014 veröffentlichten Jacobi et al. ihre Studie zur Gesundheit der Bevölkerung in Deutschland (Jacobi et al., 2014). Die Ergebnisse der Studie zur 12-Monats-Prävalenz lauten kurz gefasst:

- 33,3 % der Frauen in Deutschland erfüllten die Kriterien für mindestens eine psychiatrische Diagnose (ohne Nikotinabhängigkeit)
- 22,0 % der Männer in Deutschland erfüllten die Kriterien für mindestens eine psychiatrische Diagnose (ohne Nikotinabhängigkeit)
- die geschätzte Gesamtprävalenz liegt bei 27,7 %
- 49,8 % der betroffenen Frauen und 36 % der betroffenen Männer hatten mehr als eine Diagnose.

Die **Tabelle 6-1** zeigt die stationären Einrichtungen im Jahr 2017.

Im Jahr 2016 lag die durchschnittliche Verweildauer für alle Krankenhäuser bei 7,3 Tagen, die Bettenauslastung betrug für alle Kliniken 77,9 %. Die psychiatrischen Abteilungen der Krankenhäuser stellen fast 15 % der gesamten Krankenhausbetten, die zudem auch noch deutlich besser ausgelastet sind als in den somatischen Krankenhäusern.

Mit den von der Psychiatrie-Enquête angestoßenen Entwicklungen wurde seit 1970 etwa die Hälfte der Krankenhausbetten abgebaut,

Tabelle 6-1: Einrichtungen, Betten und Patientenbewegung – psychiatrische Fachabteilungen 2017 (Quelle: Statistisches Bundesamt, 2021)

Fachabteilung	gesamt	aufgestellte Betten	Fallzahlen	Belegungszahlen in Tausend	Durchschnittliche Verweildauer in Tagen	Bettenauslastung in %
Kinder- und Jugendpsychiatrie	147	6311	61 400	2111	34,4	91,7
Psychiatrie und Psychotherapie	407	56 223	81 3738	19 376	23,8	94,4
Psychotherapeutische Medizin und Psychosomatik	262	11 410	87 634	3761	42,9	90,3

seither steigt die Zahl der Behandlungsbetten und -plätze wieder stetig an. Die Anzahl der Betten im Maßregelvollzug hat sich seit 1990 etwa verdreifacht. Die Anzahl der niedergelassenen Psychiater ist seit vielen Jahren stabil bei ca. 5000 Sitzen, während sich die Zahl der ärztlichen und psychologischen Psychotherapeuten vervielfacht hat und bei ca. 20 000 Sitzen liegt. Die Leistungen der im Jahre 2000 neu eingeführten Soziotherapie werden nicht flächendeckend angeboten, genauso verhält es sich mit der ambulanten psychiatrischen Pflege, die in einigen Bundesländern fast flächendeckend, in anderen so gut wie gar nicht angeboten wird.

Zahlen zur ambulanten Versorgungssituation sind schwierig zu generieren. Laut den statistischen Informationen aus dem Bundesarztregister der Kassenärztlichen Bundesvereinigung (KBV) lagen zum 31.12.2015 folgende Zahlen vor (**Abb. 6-2**).

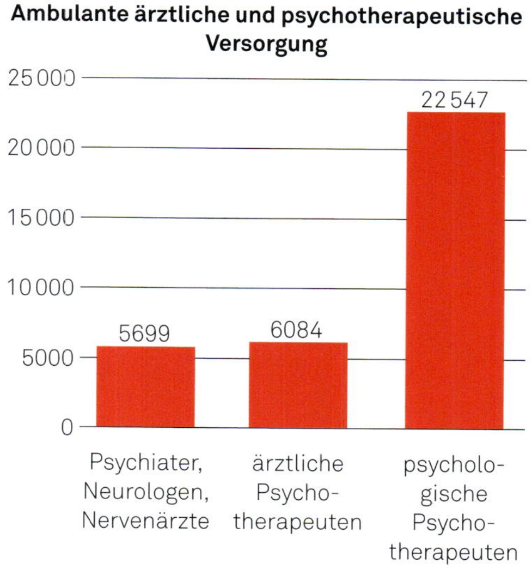

Abbildung 6-2: Ambulante ärztliche und psychotherapeutische Versorgung (Quelle: Hauth et al., 2017, S. 63)

Der Anteil der psychiatrisch Pflegenden, die in einer ambulanten Einrichtung arbeiten, ist statistisch nicht erfasst. Dasselbe gilt für die Anzahl der psychiatrischen Fachpflegedienste.

Die hier angeführte Mindmap gibt eine Übersicht über die verschiedenen ambulanten Versorgungsstrukturen in der Bundesrepublik Deutschland (**Abb. 6-3**). Eine weitere Darstellung zeigt die stationären Strukturen in Deutschland auf (**Abb. 6-4**).

Die Angebote der pHKP sind landesweit aber sehr ungleich verteilt. Generell kann gesagt

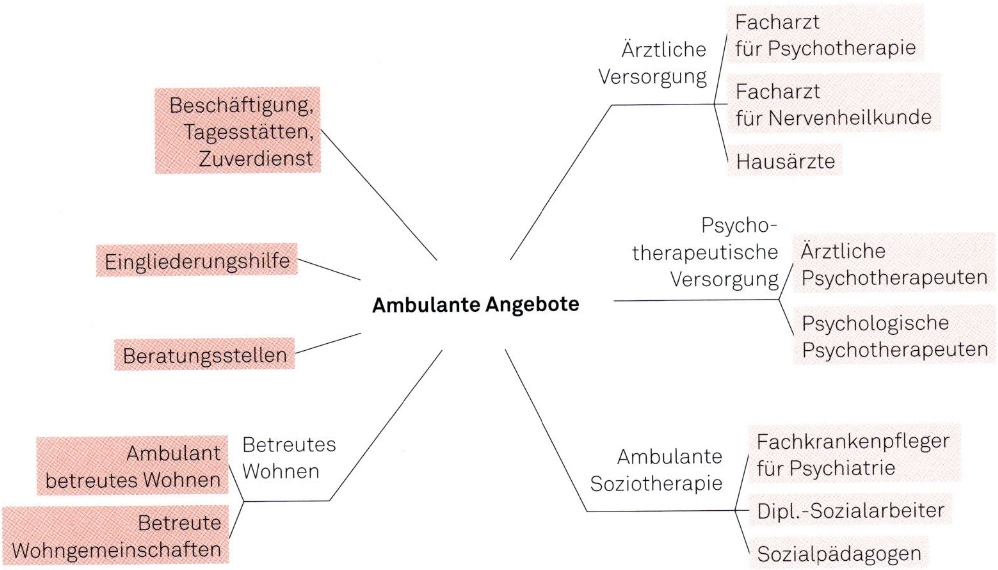

Abbildung 6-3: Ambulante Angebote (Quelle: Eigene Darstellung)

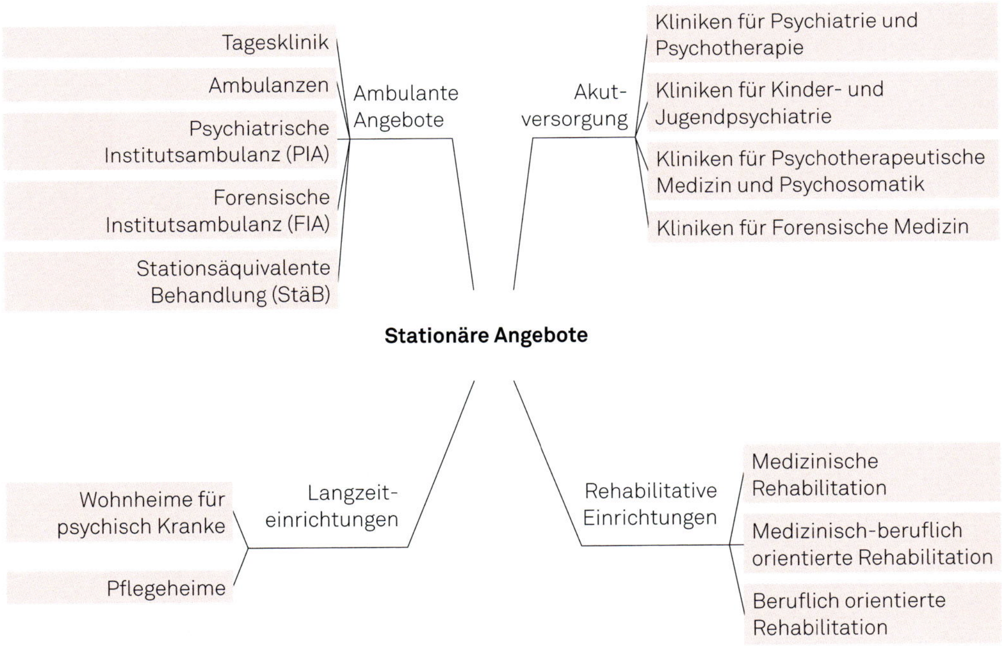

Abbildung 6-4: Stationäre Angebote (Quelle: Eigene Darstellung)

werden, dass die Versorgung im Nordwesten Deutschlands deutlich besser ausgestattet ist als im Süden, in Ostdeutschland sind viele Träger noch am Aufbau der Strukturen. Einen Überblick über die verschiedenen Leistungsfinanzierer gibt die nächste Abbildung (**Abb. 6-5**).

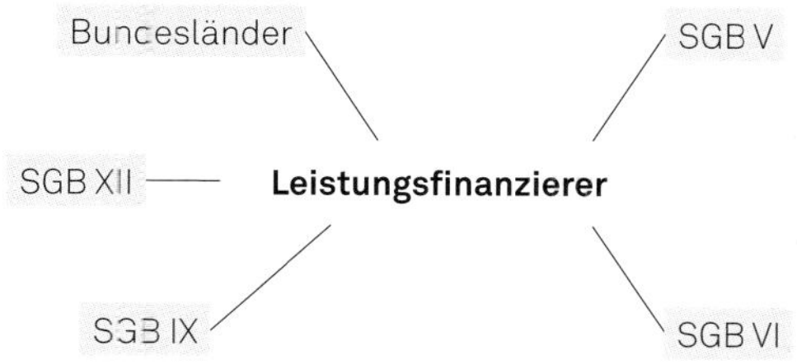

Abbildung 6-5: Leistungsfinanzierer (Quelle: Eigene Darstellung)

Insgesamt sind aber die Berufsverbände der einzelnen in der Psychiatrie tätigen Professionen am gemeinsamen Aufbau einer neuen, gemeindenahen Struktur nach dem funktionalen Basismodell, wie es in den S3-Praxisleitlinien in Psychiatrie und Psychotherapie der Deutschen Gesellschaft für Psychiatrie und Psychotherapie, Psychosomatik und Nervenheilkunde (DGPPN, 2019) vorgestellt worden ist, beteiligt.

Die Behandlung psychisch erkrankter Menschen in Deutschland ist noch immer einem Wandel unterworfen und wird sich kontinuierlich weiterentwickeln. Dabei wird auch die ambulante psychiatrische Pflege einen erheblichen Beitrag zu leisten haben und im Rahmen verschiedener Modelle und Projekte auch leisten.

7
Therapie und Umfeld der Betroffenen

Die folgenden Beiträge befassen sich mit Aspekten aus dem Umfeld der Betroffenen, wie zum Beispiel der Arbeit mit Angehörigen oder Peergroups, welche die Betroffenen fördern oder beeinträchtigen können. Da niemand im luftleeren Raum existieren kann, ist die Auseinandersetzung mit diesem Umfeld für die Vernetzung der Betroffenen unerlässlich.

Für die Begleitung im ambulanten Feld ist die Beschäftigung mit den Möglichkeiten in Bezug auf ambulante Therapien, psychoedukative Maßnahmen sowie Inklusion und Teilhabe notwendig. Im Gegensatz zur psychiatrischen Pflege im stationären Bereich ist die ambulante psychiatrische Pflege sehr viel mehr in ein Netzwerk unterschiedlicher Anbieter mit differenzierten psychiatrischen Leistungen eingebunden. Dies umfasst das ambulant betreute Wohnen, psychotherapeutische Angebote, verschiedene Ämter wie beispielsweise das Integrationsamt und die Agentur für Arbeit sowie kommunale Institutionen des sozialpsychiatrischen Verbundes (Sozialpsychiatrischer Dienst, Beratungsstellen u.Ä.). Viele Maßnahmen finden parallel statt oder folgen der ambulanten psychiatrischen Pflege nach (z.B. betreutes Wohnen, Psychotherapie). Dazu ist es notwendig, die notwendigen Maßnahmen gemeinsam mit den Betroffenen einzuleiten – wie der Erhalt eines richtigen Psychotherapieplatzes und die Einleitung einer Hilfekonferenz für die Eingliederungshilfe. Pflegende müssen in der Lage sein, die Betroffenen bei den verschiedenen Angeboten beraten und unterstützen zu können, was spezielles Wissen über die Institutionen und die Angebote im Netzwerkverbund erfordert.

7.1 Psychotherapieformen

Tim Konhäuser

Die Durchführung der Psychotherapie ist sowohl in Deutschland als auch in der Schweiz bestimmten Berufsgruppen vorbehalten. In Deutschland wird die Ausübung der Psychotherapie im Psychotherapeutengesetz und in der Psychotherapie-Richtlinie geregelt. Prinzipiell gehört die Psychotherapie zur Heilkunde und ist damit speziell weitergebildeten Ärzten vorbehalten. Dennoch dürfen auch Psychologen (nach der Psychotherapie-Richtlinie) und Heilpraktiker (nach dem Heilpraktikergesetz) mit einer entsprechenden Ausbildung Psychotherapie in Deutschland ausüben. Zudem gibt es in Deutschland noch für Pädagogen die Möglichkeit der Ausübung der Psychotherapie für Kinder und Jugendliche nach einer entsprechenden Ausbildung und einem Zulassungsverfahren (KBV, 2017).

In der Schweiz wird die Zulassung durch das Medizinalberufegesetz und das Psychologieberufegesetz geregelt. Hier sind in erster Linie psychotherapeutisch ausgebildete Fachärzte (Facharzttitel Psychiatrie und Psychotherapie FMH) befugt, Psychotherapie anzubieten und direkt mit den Krankenkassen abzurechnen. Entsprechend ausgebildete psychologische Psychotherapeuten dürfen die Psychotherapie in Delegation durch einen Arzt durchführen, müssen aber dann über den entsprechenden Arzt mit der Kasse abrechnen (Bundesgesetz über die Psychologieberufe [Psychologieberufegesetz, PsyG] vom 18. März 2011).

Es gibt eine Vielzahl an psychotherapeutischen Verfahren, die sehr unterschiedlich als Regelleistung der Heilkunde in Deutschland und in der Schweiz zugelassen sind. Da die Psychotherapie als Heilkunde gilt, die sowohl zur Heilung von Krankheiten als auch zur Diagnostik eingesetzt werden kann, sind Pflegefachpersonen nicht als Psychotherapeuten zugelassen. Die Ausnahmen sind in Deutschland eine Ausbildung zum systemischen Therapeuten, für die auch Pflegefachpersonen zugelassen werden, oder die Möglichkeit einer Ausbildung zum Heilpraktiker für Psychotherapie. Beide Ausbildungen berechtigen aber nicht zu einer direkten Abrechnung mit den Krankenkassen. In der Schweiz dürfen nach der Krankenpflege-Leistungsverordnung (Artikel 7 Absatz 2 Buchstabe b Ziffer 13) im ärztlichen Auftrag in bestimmten Fällen psychotherapeutische Verfahren durch Pflegefachpersonen angewandt werden.

7.1.1 Definition der Psychotherapie

Die Föderation der Schweizer Psychologinnen und Psychologen (FSP) hat folgende Definition der Psychotherapie veröffentlicht (FSP, 2008, S. 33):

- „Psychotherapie dient der Behandlung psychischer Störungen nach Definition der WHO und auch der Gesundheitsvorsorge und -erhaltung.
- Sie bewirkt Veränderungen auf Therapieziele hin mit empirisch abgesicherten Verfahren und Methoden auf dem Hintergrund von Krankheits- und Behandlungstheorien.
- Sie basiert auf ethischen Grundsätzen.
- Die Qualitätssicherung erfolgt durch anerkannte Maßnahmen."

Eine häufig angewandte Definition ist die nach dem Wiener Psychotherapeuten Hans Strotzka (Strotzka, 1994, S. 1):

„Psychotherapie ist eine Interaktion zwischen einem oder mehreren Patienten und einem oder mehreren Therapeuten (auf Grund einer standardisierten Ausbildung) zum Zwecke der Behandlung von Verhaltensstörungen oder Leidenszuständen (vorwiegend psychosozialer Verursachung) mit psychologischen Mitteln (oder vielleicht besser durch Kommunikation, vorwiegend verbal oder auch averbal), mit einer lehrbaren Technik, einem definierten Ziel und auf der Basis einer Theorie des normalen und abnormalen Verhaltens."

Bei beiden Definitionen wird deutlich, dass die Verfahren zur Behandlung von Patienten mittels empirisch abgesicherter Verfahren erfolgen.

7.1.2 Übersicht über psychotherapeutische Verfahren

In der folgenden Tabelle finden Sie eine Übersicht über einige ausgewählte Psychotherapieformen. Die Liste ist nicht abschließend, es gibt noch viele andere Angebote, wichtig war in dieser Aufstellung, ob die entsprechenden Therapieformen durch die Kassen in den jeweiligen Ländern erstattungsfähig sind. Auch ist die Darstellung nicht gewichtet oder geordnet und stellt keinerlei Wertung dar (s. **Tab. 7-1**).

7.1.3 Besonderheiten für die ambulante psychiatrische Pflege

Im stationären Setting findet in aller Regel eine regelmäßige Psychotherapie für alle Klienten statt. Die Pflegefachperson unterstützt die Psychotherapie und führt eigene, in aller Regel eher alltagspraktische Gespräche. Unterstützung erfahren die Klienten auch, wenn Therapiesitzungen anspruchsvoll waren, Übungen durchzuführen sind und Therapien bei entsprechender Ausbildung an die Pflegefachperson delegiert werden oder wenn co-therapeutisch

Tabelle 7-1: Übersicht über ausgewählte Psychotherapieformen (Eigene Darstellung)

Einteilung	Therapiemethode	Urheber	Zulassung Schweiz	Zulassung Deutschland
Tiefen-psychologisch	Katathym-Imaginative Psychotherapie	H. Leuner	ja	ja
	Hypnosetherapie	M. Erickson	ja	ja (nur Erwachsene)
	Daseinsanalyse	L. Binswanger	ja	nein
	Dynamische Gruppen-therapie	R. Schindler	ja	nein
	Transaktionsanalyse	E. Berne	ja	nein
Analytisch	Psychoanalyse	S. Freud	ja	ja
	Individualpsychologie	A. Adler	ja	ja
	Analytische Psychologie	C. G. Jung	ja	ja
	Gruppenpsychoanalyse	H. Pratt, T. Burrow, P. Schilder	ja	ja
Kognitiv	Kognitive Verhaltens-therapie	A. Ellis, A. T. Beck, D. Meichenbaum	ja	ja
Behavorial	ursprüngliche Verhal-tenstherapie	E. L. Thorndike, J. b. Watson	ja	ja
Systemisch	Systemische Therapie	N. Ackermann, S. Minuchin, J. Haley	ja	ja (nur Erwachsene)
Humanistisch	Logotherapie/Existenz-analyse	V. Frankl	ja	nein
	Gestalttherapie	P. Goodman, Fritz und Laura Perls	ja	nein
	Gesprächspsychothera-pie	C. R. Rogers	ja	ja (nur Erwachsene)
	Psychodrama	J. L. Moreno	ja	nein
	Psychosynthese	R. Assagioli	ja	nein
Kombina-torisch	Integrative Therapie	H. G. Petzold, J. Sieper	ja	nein
Körper-orientiert	Bioenergetische Analyse	A. Lowen	ja	nein
	Körperpsychotherapie	E. Gindler, W. Reich	ja	nein
	Biosynthese	D. Boadella	ja	nein
Kunst-orientiert	Musiktherapie	H. Abbas († 944 n. Chr.)	ja	nein
	Kunsttherapie	M. Nauburg, E. Kramer, J. Erikson, H. Landgarten	ja	nein

im Setting Gruppen begleitet oder übernommen werden.

Nach der Entlassung aus dem stationären oder teilstationären Aufenthalt sind die Klienten wieder mit allen Problemen und Anforderungen des Alltags belastet. Zudem beginnt in aller Regel der Aufbau eines ambulanten Behandlungssettings. In dieser Zeit findet oftmals keine weiterführende Psychotherapie statt. Hier stehen dann unterstützend Pflegefachpersonen den Klienten zur Seite.

Wie oben bereits beschrieben, sind Pflegefachpersonen als Therapeuten in aller Regel nicht zugelassen. Trotz allem kann die ambulante psychiatrische Pflege einen wichtigen Part zur Therapie übernehmen. In aller Regel werden die Klienten in verschiedenen Belangen bezüglich der Psychotherapie unterstützt:

- Unterstützung bei der Suche nach einem Therapeuten
- Überbrückung der Zeit, bis ein Therapieplatz besteht (in Deutschland werden Zeiten von mindestens 23 Wochen angegeben)
- Motivation und Erinnerung an Therapietermine
- Begleitung und Unterstützung vor oder nach herausfordernden Therapiesitzungen
- Absprache und Rückmeldung an den Therapeuten, wenn vom Klienten gewünscht
- Durchführung von Therapieschritten oder Sitzungen im Auftrag des Arztes oder Therapeuten (z. B. Expositionstraining)
- Anleitung und Beratung unter verhaltenstherapeutischen Ansätzen
- Durchführung von Achtsamkeitstraining, Entspannungstraining
- Übernahme von co-therapeutischen Settings und Gruppen (z. B. DBT, KVT).

Während der Überbrückungszeit und bei der Übernahme einzelner Therapiebausteine in Delegation muss sich die Pflegefachperson immer bewusst sein, dass die Therapiehoheit beim Arzt bzw. Therapeuten verbleibt oder dort angesiedelt ist. Im intensiven Gespräch mit dem Klienten muss sich die Pflegefachperson immer wieder gewahr werden, ob Inhalte des Gesprächs nicht doch eher im Rahmen der Psychotherapie besprochen werden müssen und den Klienten aktiv auffordern, die Inhalte dort anzusprechen.

Auch zur eigenen Psychohygiene gehört, sich abgrenzen zu können und nicht über alle Inhalte auf das Genaueste informiert zu werden. Schwere Traumatisierungen, stattgefundener oder stattfindender Missbrauch sind Themen, die auf jeden Fall in Therapiesitzungen gehören.

Anregungen zur weiterführenden Reflexion

Pflegefachpersonen müssen sich bewusst machen, dass immer wieder Stagnationen innerhalb der Psychotherapie entstehen können und dass der Alltag bei den Klienten eine Triggerfunktion haben kann. Sie müssen erkennen, dass Klienten erst eine Grundstabilität herstellen müssen, um eine wirkungsvolle Psychotherapie starten zu können. Außerdem müssen sich Pflegefachpersonen innerhalb der Begleitung stets der Abgrenzung zu Inhalten der Psychotherapie gewahr sein und ihr Handeln und ihre Gesprächsführung reflektieren.

7.2 Persönliche Bedürfnisse des Klienten

Udo Finklenburg

„When you can dream it, you can do it."

Walt Disney

Viele Psychiatrieklienten sind zutiefst verunsichert: Immer wurde ihnen mitgeteilt, was sie tun müssen, gelegentlich, was sie tun dürfen, aber sie wurden nur selten gefragt, was sie tun wollen.

Fraglos gibt es viele Bedürfnisnotwendigkeiten, welche die Pflege im Auge behalten sollte und gegebenenfalls auch den Klienten darauf drängen sollte, dies einzuhalten (Hygiene, Ernährung, Schlaf). Aber noch viel mehr sollte im Fokus der Pflegenden stehen, was der Klient braucht, um wohl zu sein, und zwar auf allen Ebenen der Bedürfnishierarchie. Um dies zu erfahren, braucht es die ermutigende Kommunikation mit dem Klienten, um dessen Bedürfnisse, aber auch seine Ängste und Einschränkungen in Erfahrung zu bringen. Viele Wünsche und Bedürfnisse scheinen am Anfang etwas seltsam, unerfüllbar zu sein (möchte eine Bar am Strand in Mallorca ...), andere wiederum derart bescheiden leise vorgetragen, dass es fast weh tut. Den Pflegenden stellt sich hier die Herausforderung, einerseits zur Erfüllung der Grundbedürfnisse zu motivieren, andererseits aber mit viel Empathie Wünsche, Träume, Visionen der Klienten zu erfragen und zu erspüren und die Möglichkeiten der Realisierung zu erarbeiten. Warum sollte der Klient seine Bar am Strand von Mallorca nicht realisieren?

Die Bedürfnispyramide nach Maslow zeigt die Hierarchie der Bedürfnisse. Erst wenn physiologische Bedürfnisse wie Atmung, Wasser, Nahrung, Schlaf, Fortpflanzung, Homöostase (z. B. Witterungsschutz) und Sicherheitsbedürfnisse (Arbeit, Wohnung, Ressourcen, Moral, Familie, Gesundheit) gesichert sind, richtet sich die Motivation des Menschen auf soziale Kontakte – eine akademische Ausbildung, um eventuell den Wunsch nach Ansehen, Prestige, Wertschätzung, Achtung und Wichtigkeit zu erfüllen, also eine passive Komponente unserer Selbstachtung, die nur von anderen Menschen für uns erfüllt werden kann.

Viele Klienten haben Mühe, bedingt durch ihre Erkrankung (Diagnose) sowie ihre soziale Prägung, eigene Bedürfnisse wahrzunehmen oder an ihr Recht, dieses Bedürfnis zu haben, zu glauben. Ebenso trauen sie sich häufig die Umsetzung von Visionen und Bedürfnissen nicht zu, da ihnen immer wieder ihre Unfähigkeit gepredigt wurde.

Außerdem stehen Bedürfnisse, Visionen und Wünsche immer im Wechselspiel zwischen Notwendigkeit, Finanzierbarkeit, den persönlichen Einschränkungen und der Wirkung auf das soziale Umfeld. So ist der Klient, der konstant die Dusche meidet, da er kein entsprechendes Bedürfnis hat, letztlich für das soziale Umfeld eine Zumutung. Wie ein Klient sich ernährt, spielt für das soziale Umfeld nur eine geringe Rolle, aber es könnte eine Selbstgefährdung durch Gesundheitsschädigung bedeuten.

Die Pflegefachperson sollte diese Aspekte immer ins Gespräch einbeziehen, sollte immer herausspüren, welche Bedürfnisse welche Konsequenzen haben – und sollte die eigene Einstellung zu Bedürfnissen tunlichst im Hintergrund halten. Und wenn die Wohnung des Klienten noch so unordentlich ist – was ist das Bedürfnis des Klienten? Will er das so oder kann er seinem Bedürfnis aus Krankheitsgründen nicht folgen?

Ebenso am anderen Ende der Bedürfnispyramide: Der Klient will studieren, sich selbstständig machen oder verreisen. Ein häufiger Impuls der Pflegenden: Um Himmels willen, das geht nicht gut. Die Reaktion ist dann in der Regel, den Klienten von seinem Wunsch abzubringen.

Es sind die Hemmungen, die Begrenzungen der Pflegenden, welche hier die Entwicklung des Klienten verhindern. Wo hingegen die Fragestellung „Was brauchen Sie, um dieses Ziel erreichen zu können – Geld, Material, Fähigkeiten, den Glauben an sich?“ dazu führt, dass der Klient Vertrauen in sich und die eigenen Fähigkeiten gewinnt und ermutigt wird, am normalen Leben teilzunehmen.

Fr. D. wünscht sich seit Jahren einen Kurzurlaub mit Flug, möglichst Malta. Immer wieder scheitert sie am eigenen Mut und an der Angst, dass dies für sie als Invalide gesellschaftlich nicht akzeptiert sei.

Nach eingehendem Gespräch über ihre Bedürfnisse, ihre Ängste und ihre Möglichkeiten stellt sie fest, dass sie lediglich Unterstützung beim Buchen braucht. Kurz vor dem Abflug reflektieren wir noch mal alles, und zwar etwas unsicher, aber doch freudig tritt sie ihre Reise an. Nach der Reise nochmal ein Rückblick, und seither fliegt sie jedes Jahr an unterschiedliche Destinationen, welche sie inzwischen selbst bucht.

Es liegt in der Verantwortung der Pflegenden, mögliche Selbst- und Fremdgefährdungen aus der Umsetzung zu erkennen und diese mit den Klienten zu besprechen.

Noch mehr als im Klinikalltag gilt innerhalb der ambulanten psychiatrischen Pflege, dass es die Bedürfnisse der Klienten sind, bei welchen diese noch so froh sind, wenn die Pflegenden sie in der Umsetzung unterstützen, es aber kontraproduktiv ist, sie davon abzuhalten oder gegen den Willen zu implementieren. Vielmehr liegt die Aufgabe darin, die Klienten dazu zu ermutigen, ihre Visionen und Bedürfnisse wahrzunehmen und die Umsetzungsmöglichkeiten ruhig und sachlich ins Auge zu fassen – frei nach Walt Disney: Wenn ich einen Wunsch träumen kann, kann ich ihn auch realisieren.

7.3 Angehörigenarbeit

Béatrice Gähler-Schwab

Ambulante psychiatrische Pflege wird in erster Linie im häuslichen Umfeld der Klienten erbracht. Viele Klienten wohnen gemeinsam mit Angehörigen, wie zum Beispiel den Eltern, Geschwistern oder Verwandten zusammen.

Gerade in der ambulanten Pflege sind Angehörige ein wesentlicher Faktor, den es zu beachten gilt. Das Spannungsfeld zwischen Unterstützung und Bevormundung führt immer wieder zu Problemen innerhalb der Familie oder in der Zusammenarbeit mit Fachpersonen. Angehörige sind Ressourcen, die, je nachdem, wie der Klient es wünscht, einbezogen werden können oder ganz aus der Behandlung ausgeschlossen werden. Angehörige selbst wünschen seit einiger Zeit vermehrt Einblick und den aktiven Einbezug in die Pflege oder fordern teilweise ein Mitspracherecht. Dabei müssen aber zwingend immer die Klienten die Einwilligung geben.

Unter dem psychosozialen Umfeld des Klienten wird zumeist seine Ursprungsfamilie, Partner, Kinder, Verwandte, Freunde sowie wichtige Dritte verstanden. Dabei können die Kontakte und Bindungen mehr oder weniger eng sein. Um das individuelle Umfeld in der Lebenswelt des Klienten besser zu definieren und zu verstehen, ist es durchaus zielführend, eine Netzwerkkarte anzulegen, um die Wichtigkeit der einzelnen Personen aus Sicht des Klienten zu ermitteln.

Angehörige psychisch kranker Menschen stehen sehr oft unter hohen emotionalen und wirtschaftlichen Belastungen. Sie tragen Sorge für den gemeinsamen Haushalt und sind Erbringer von Pflegeleistungen. Sie leiden unter Rollenkonflikten und Mängeln im Gesundheitssystem.

Angehörige sind häufig lange Zeit vor den Fachpersonen in der Betreuung und Pflege eingebunden. Dies führt nicht selten zu Konflikten, welche die Beziehungen und das Familiensystem belasten. Angehörige befinden sich häufig in Übelastungs- und Stresssituationen. Die Sorge um die erkrankte Person lässt sie sehr oft über eigene Grenzen hinausgehen und führt zusätzlich zu eigenen Belastungen. Angehörige haben dringende Fragen bezüglich der Krankheitsbilder, der Medikamententherapie oder zum Umgang mit den Klienten in Alltagssituationen. So kann es sein, dass bei einem Erstbesuch ein großes Durcheinander entstehen kann, da einerseits Klienten sehr unsicher und abwehrend und gleichzeitig die Angehörigen sehr fordernd und fragend erscheinen.

7.3.1 Professioneller Umgang

Angehörige brauchen eine offene, informierende und unterstützende Kommunikation. Sie brauchen aber auch Grenzen und klar geregelte Rahmenbedingungen, die sie unterstützen und gleichzeitig auch schützen. In der Arbeit mit Angehörigen geht es in erster Linie darum, das ganze Familiensystem zu stabilisieren. Die Information und der Einbezug von Angehörigen, soweit die Schweigepflicht nicht verletzt wird, verhelfen nachhaltig zu einer besseren Vernetzung und zu einer stabilisierenden Ausgangslage, in der die Arbeit mit dem beeinträchtigten Klienten kontinuierlich weiterwachsen kann.

7.3.2 Besonderheiten für die ambulante psychiatrische Pflege

Im Gegensatz zur stationären Pflege sind Angehörige oft sehr nahe im Umfeld der Klienten und häufig auch wichtige Bezugspersonen, die sehr gut über die aktuelle gesundheitliche und soziale Situation des Klienten Bescheid wissen. Sie sind Träger von wichtigen Informationen im Alltag des Klienten. Angehörige sind Vertrauenspersonen, die lange vor der Pflegefachperson in die Begleitung involviert sind und viele belastende Situationen gemeistert haben. Dies bedeutet, dass die Angehörigen einerseits über ein großes Wissen verfügen, das sie fast ausnahmslos zur Verfügung stellen. Andererseits kann es aber auch bedeuten, dass Vorurteile und festgefahrene Meinungen vertreten sind, welche die Pflegefachperson nicht selten vor große Probleme stellen, was die Glaubwürdigkeit von Aussagen anbelangt. In diesem Fall kann die Begleitung, vor allem dann, wenn Angehörige im selben Haushalt leben wie die Klienten, zur besonderen Herausforderung werden. Allenfalls wird es schwierig, ein neutrales Gespräch zu führen oder gar neue Verhaltensregeln einzuführen, da die Angehörigen allzeit präsent sind. In solchen Situationen bedarf es vonseiten der Pflegefachperson eines besonderen Feingefühls, um einerseits die von ihr geforderte Leistung im Sinne des Recoverys zu erbringen (z. B. Selbstbestimmung, Selbstverantwortung) und andererseits das gesamte Umfeld so zu stärken, dass sich niemand vernachlässigt fühlt oder gar ein Gesichtsverlust droht. Besonders im Bereich der Erkennung von Krankheitssymptomen beim Erkrankten verfügen Angehörige über besondere „Antennen“, was für die Pflegefachperson einen Balanceakt zwischen der Autonomie des Klienten und dem wertschätzenden Einbezug der Angehörigen bedeutet. Nicht selten bestehen hier Stolpersteine, die nur sehr schwer erkennbar und händelbar sind. Ein Aufbau von Vertrauen innerhalb des Familiensystems lohnt sich daher sehr, bevor die Pflege Systemveränderungen anstrebt.

Der Umgang mit Klienten im häuslichen Umfeld bedeutet nicht selten auch einen Spagat zwischen Offenheit und Schweigepflicht. Angehörige brauchen Sicherheit, die sie oft durch eine offene transparente Kommunikation mit dem Einverständnis des Klienten als aktive Player in der Versorgung des Klienten ausweist. Die Fachperson sollte in der Lage sein, Angehörige zu beraten und sie gemäß den Rahmenbedingungen mit Informationen zu versorgen, aber in erster Linie setzt sie sich für die Klienten ein.

Anregungen zur weiterführenden Reflexion

Die Pflegefachperson macht sich bewusst, dass Angehörige über ein großes Wissen im Zusammenhang mit dem Erkranken verfügen. Sie versucht daher, Angehörige so weit wie möglich und vom Klienten gewollt in die Begleitung einzubeziehen. Sie respektiert verschiedene Haltungen und versucht bei Konflikten zu vermitteln. Sie macht sich bewusst, dass das gesamte Umfeld des Klienten eine tragende Rolle im Genesungsprozess spielt und bezieht dies in die Pflege ein. Gleichzeitig ist sie sich bewusst, dass die Beeinträchtigung von Klienten einen großen Einfluss auf die Gesundheit der Angehörigen haben kann, was sich wiederum stark auf die Genesung des Klienten auswirkt.

7.4 Peergroup – persönliche Vernetzung

Udo Finklenburg

Viele Klienten leiden unter Einsamkeit oder Langeweile, sie finden keinen Anschluss, sodass die ambulante psychiatrische Pflege nicht selten die einzige Verbindung zur Außenwelt darstellt. Der Hausarzt und der Psychiater werden per Telefon kontaktiert, die Familie ist entweder weit weg oder will sowieso nichts mehr von dem Klienten wissen. Die Klienten stehen häufig hilflos der Herausforderung gegenüber, sich ein neues, eigenes Netzwerk aufzubauen, und ziehen es vor, sich hinter ihrer Spielkonsole zurückzuziehen und lieber die Einsamkeit zu ertragen.

7.4.1 Definition

Als Peergroup (von englisch peer, Ebenbürtiger, Gleichrangiger oder Gleichaltriger) bezeichnet man eine Gruppe von Menschen mit gemeinsamen Interessen (soziale Homophilie), Alter, Herkunft oder sozialem Status mit einer wechselseitigen Beziehung zwischen Individuum und Gruppe. Der Einzelne sucht nach sozialer Orientierung, während die Peergroup als Bezugsgruppe dient. Peergroups haben eigene Hierarchien, Normen und Werte (DGPPN, 2019).

7.4.2 Professioneller Umgang

Im Assessment ist ein besonderes Augenmerk auf das persönliche Netzwerk der Klienten zu richten, auf die Art, wie der Klient damit umgeht, es pflegt und welche Bedürfnisse damit verbunden sind. Auch sollte überlegt werden, ob eine Vernetzung beispielsweise mit einer Selbsthilfegruppe oder einem Peer sinnvoll erscheint. Eine Peergroup ist nicht per se „gut" oder „schlecht". Als begleitende Pflegefachperson gilt es, zusammen mit dem Klienten die Bedeutung der Gruppe für die persönliche Situation zu reflektieren und das Entwicklungs- bzw. Hemmungspotenzial zu identifizieren. Eine soziale Phobie kann Menschen daran hindern, eine Peergroup aufzubauen, aber eine Peergroup kann auch dazu führen, dass die persönliche Thematik nicht gelöst werden kann. Beispielsweise ist es für Suchtklienten nicht förderlich, weiterhin die bisherige Peergroup aus Konsumenten und Dealern zu kontaktieren. Borderline-Klienten mit selbstverletzendem Verhalten, die an einer dialektisch-behavioralen Gruppentherapie teilnehmen, wird empfohlen, außerhalb der Gruppe keinen Kontakt untereinander zu pflegen.

7.4.3 Besonderheiten für die ambulante psychiatrische Pflege

Die ambulant tätige Pflegefachperson ist sehr nah am Klienten und seiner Umgebung. Positive und negative Einflüsse werden leicht spürbar, teilweise wird auch direkt Kontakt gesucht (z. B. Angehörige). Auch besteht die Versuchung, „lenkend" einzugreifen und ein „förderliches" Umfeld zu schaffen. Dabei sollte die Pflegefachperson sich immer bewusst machen, was der Klient eigentlich sucht: Letztlich geht es um die Geborgenheit, Sicherheit, die einem nur eine Gruppe von Gleichdenkenden geben kann. Persönliche Wertigkeiten haben in diesem Setting keinen Platz, und es ist für jede Pflegeperson eine Herausforderung, sich neutral zu verhalten. So bergen insbesondere religiöse Fragestellungen, der Umgang mit politischen Extremen und spezielle sexuelle Präferenzen ein Problempotenzial in sich. Es sei in diesem Zusammenhang aber auch darauf hingewiesen, dass die Pflegefachperson im Sinne der eigenen Psychohygiene nicht alles mittragen muss.

Sie darf mit gutem Recht sagen: bis hierhin und nicht weiter.

7.5 Individualisierte Psychoedukation

Udo Finklenburg und Ingo Tschinke

Für Menschen, die mit der ersten Phase einer psychischen Erkrankung konfrontiert sind, bedeutet das erstmalige Auftreten meist etwas sehr Erschreckendes. Vielfach gelangen sie zu Beginn der Erkrankung zu der Erkenntnis, dass die Erkrankung nicht wieder weggehen wird, weil sie zu dem Zeitpunkt noch keine Kenntnis von Behandlungsmöglichkeiten, Bewältigungsstrategien und Recovery haben. Dieses Denken kann gerade bei schweren psychischen Erkrankungen wie der Schizophrenie noch durch entsprechende prognostische Aussagen von Ärzten und medizinischem Fachpersonal verstärkt werden (Coleman, 2018; Deegan, 2001). Somit befinden sich Menschen mit der Erstmanifestation einer psychischen Erkrankung meist durch ihre Hoffnungs- und Hilflosigkeit in einer besonderen Abhängigkeit von dem Psychiatriesystem, weil Betroffene sich noch nicht zu helfen wissen (Townsend et al., 2004). Zu allem Übel sagt aus Sicht der Betroffenen niemand: „Lehn dich zurück, wir machen das schon“, sondern es wird den Betroffenen vermittelt, dass es um eine verbesserte Selbstwahrnehmung, Selbstverantwortung und persönliche Zielsetzung geht. An dieser Stelle ist es notwendig, dass psychiatrisch Pflegende das Wissen über die Symptome der Erkrankung vermitteln und erläutern, in welchem Kontext eine Erkrankung entstehen kann. Dies ist notwendig, um ein Bewusstsein für die psychische Erkrankung und Zuversicht zu schaffen.

In diesem Kapitel sollen die evidenzbasierten Methoden der Psychoedukation erläutert werden, um zu vermitteln, wie diese im Einzelkontakt eingesetzt werden können. Des Weiteren werden die Möglichkeiten und die Nutzung des Selbstmanagements und der Selbstverantwortung dargestellt und inwieweit diese Wichtigkeit für die Entwicklung des persönlichen Recoveryweges haben. Dazu ist der Einsatz einer motivierenden Gesprächsführung sehr hilfreich, um die Vermittlung von Identität und Sinngebung zu erleichtern (Kremer & Schulz, 2016).

7.5.1 Definition

Psychoedukation ist eine systematische und strukturierte Vermittlung von wissenschaftlich fundiertem Wissen über psychische Krankheiten und deren Entstehung (Bäuml et al., 2016). Der Begriff „Psychoedukation“ stammt aus dem Amerikanischen und ist eine Zusammensetzung aus „Psycho“ für Psychotherapie und „education“ für Aufklärung, Wissenserarbeitung und Bildung. „Unter dem Begriff der Psychoedukation werden [...] systematische didaktisch-psychotherapeutische Interventionen zusammengefasst, um Patienten und ihre Angehörigen über die Krankheit und ihre Behandlung zu informieren, ihr Krankheitsverständnis und den selbstverantwortlichen Umgang mit der Krankheit zu fördern und sie bei der Krankheitsbewältigung zu unterstützen“ (Bäuml et al., 2008, S. 6).

Psychoedukation findet in verschiedenen Therapieformen und Gesprächen Anwendung und kann sehr spezifisch zu bestimmten Krankheitsbildern eingesetzt werden, wie bei der Depression (Schaub et al., 2013), einer posttraumatischen Belastungsstörung (Liedl et al., 2013) oder Angststörungen (Alsleben et al., 2004). Die Psychoedukation kann aber auch sehr allgemein eingesetzt werden, wie in diagnoseübergreifenden Interventionen (Jensen, 2014; Rabovsky & Stoppe, 2009). Psychoedukation kann auch im Rahmen einer bestimmten Therapie eingesetzt werden, um Krankheitsverständnis und -bewältigung zu verbessern, oder zur Verbesserung des Verständnisses generell in der Allgemeinbevölkerung wie in dem Gesundheitsprogramm „Open Minds“ in Kanada (Stuart et al., 2014). Die Psychoedukation stellt kein eigenes Therapieverfahren dar, sondern wird in einem solchen lediglich als eine Behandlungsmaßnahme unter vielen eingesetzt.

7.5.2 Selbstverantwortung

Sinn und Zweck von Psychoedukation in der Gruppen- oder Einzeltherapie ist es, über die Erkrankung ins Gespräch zu kommen und darüber zu reden, welche Bedeutung die Symptome für den Betroffenen haben. Es soll eine emotionale Entlastung geschaffen werden dadurch, dass systematisches Wissen über die Erkrankung vermittelt wird – es soll verstanden werden, in welchem Kontext eine psychische Erkrankung steht und dass eine Krise auch eine Chance darstellt, etwas in seinem Leben zu verändern. Dieses Wissen soll dabei helfen, eine aktive Beteiligung am Genesungsprozess zu ermöglichen, denn nur wenn mit dem Betroffenen über die psychischen Erkrankungen gesprochen wird (wie auch mit der Familie), kann das Verständnis wachsen, dass es sich nicht um einen Schicksalsschlag handelt. Durch die Psychoedukation soll das Verständnis für die komplexen Entstehungsbedingungen psychischer Erkrankungen gefördert werden, wie durch die Erläuterung des Vulnerabilitäts-Stress-Modells. Es sollte der Umgang mit Frühwarnsymptomen gelernt werden, um diese für frühzeitige Interventionen zu nutzen und um Krisenanzeichen besser erkennen zu können. Darauf abgestimmt können dann auch (Bewältigungs-)Fertigkeiten gelernt werden. Es sollten dabei Stärken und Ressourcen besonders gefördert und nicht die Defizite hervorgehoben werden (Rapp & Goscha, 2006). Außerdem soll Psychoedukation über psychotherapeutische und medizinische Behandlungsmöglichkeiten informieren und Unterstützungsmöglichkeiten aufgezeigt werden (Jensen, 2014).

Der Prozess muss sehr stark angepasst werden an die kognitiven und selbstreflexiven Grundstrukturen des Betroffenen und dessen Abstraktionsvermögen, um die eigenen Anteile zu erkennen und eigene Verantwortungsmöglichkeiten zu formulieren. Es sollte die Bereitschaft gefördert werden, Verantwortung für die eigene Genesung zu übernehmen. Der Wille, sich den Symptomen entgegenzustellen, erfordert ein Verständnis und die Bereitschaft, einen persönlichen Recoveryweg zu entwickeln; dabei muss nicht nur das therapeutische Setting den Klienten auf Augenhöhe wahrnehmen, sondern auch der Klient selbst muss sich diese Augenhöhe zugestehen (Hammer & Plößl, 2015). Dabei muss vonseiten der psychiatrisch Tätigen der Weg zwischen Unterforderung und Überforderung an die Betroffenen herangetragen werden (Hammer, 2012).

7.5.3 Professioneller Umgang

Die Handlungsnotwendigkeit im Umgang mit Symptomen hängt zwar auch von dem inneren Leidensdruck ab und dem entstehenden Leid für das betroffene Umfeld. Aber es sollte auch vermittelt werden, dass, wenn der Leidensdruck noch nicht vorhanden ist, ein Nichthandeln zur Stagnation und einem Minus-Wachstum in dem eigenen System führt, was eher zu einer Verschlechterung als Verbesserung der Situation führen kann (Friedemann et al., 2010). Natürlich lässt sich ausführen, dass, sofern keinerlei Selbst- oder Fremdgefährdung vorliegt, es in der Eigenverantwortung des Betroffenen liegt, wie er mit seinen Symptomen umgehen möchte. Es ist die wichtige Aufgabe der begleitenden Pflegefachperson, die Situation mit dem Betroffenen kritisch zu reflektieren, um mögliche Veränderungsoptionen zu klären und zu diskutieren – davon kann psychiatrische Behandlung eine Form sein, denn es gibt noch viele Optionen außerhalb des Psychiatriesystems. Es müssen mit den Betroffenen kritisch die Konsequenzen der jeweiligen Option diskutiert werden, um einen Adhärenzprozess zu gestalten.

7.5.4 Besonderheiten für die ambulante psychiatrische Pflege

Das ambulante Umfeld bietet für die Pflegefachperson spezielle Herausforderungen. Bedingt durch die große Nähe zum Klienten werden emotionale Schwankungen, herausragende Ereignisse und spezielle Situationen früher und intensiver erlebt. In intakten pflegetherapeutischen Beziehungen erspürt die Pflegefachperson das Auftreten von Symptomen, sieht minimale Veränderungen im Verhalten, ebenso wie der Klient die Möglichkeit hat, rechtzeitig um Unterstützung zu ersuchen. Dazu ein Fallbeispiel:

> Bei einem regulären Besuch entgeht der Pflegefachperson, dass statt der gewohnten gebrauchten Kaffeetasse deren zwei dastehen. Am nächsten Tag ein Anruf: Hilfe! Bei der Wohnung angekommen, steht die Klientin vor sich hin und her wippend im Garten, sie kann sich nicht entscheiden, in welche Richtung sie sich bewegen soll. Es bleibt in dieser Situation nur noch der Klinikeintritt.

Zwei Monate später: Die Klientin zeigt ein für sie „untypisches“ Verhalten. Darauf angesprochen, bestätigt sie, dass ihr nicht wohl ist, dass sie Mühe hat, die Gedanken zu kontrollieren, dass dies alles sie unsicher macht. Gemeinsam wird überlegt, was ihr in früheren Situationen half, und nach eingehender Diskussion beschließt sie, ihre Medikation um 100 mg vorübergehend zu erhöhen. Der telefonische Kontakt am nächsten und übernächsten Tag bestätigt die Stabilisierung, aber es braucht wieder eine intensive Diskussion, um die Klientin zu ermutigen, die Medikation nach dem Abflauen der Krise wieder zu reduzieren.

In dem beschriebenen Beispiel hat sich die Klientin für die Erhöhung der Medikation entschieden, aber ebenso kann es sein, dass Klienten sich für einen Klinikeintritt, ein längeres Gespräch oder auch schlicht und einfach einen Spaziergang entscheiden. Entscheidend ist die persönliche Erfahrung der Klienten, und die Aufgabe der Pflege besteht lediglich darin, diese zu einer Entscheidung zu ermutigen, gegebenenfalls aber auch auf auffällige Gefahren aufmerksam zu machen (Knuf & Gartelmann, 2014).

„Mir geht es schlecht, ich glaube, ich muss in die Klinik.“ Häufig ist dies eine Reflexreaktion, da den Klienten eine andere Erfahrung noch fehlt. „Was genau meinst du in der Klinik erlernen, wovon meinst du dort profitieren zu können?“ führt oft zu überraschten Reaktionen – gibt es wirklich Alternativen? Der Klient muss in seinen Ängsten und Bedürfnissen ernst genommen werden, und es kann durchaus gleichwohl noch zu einem Klinikeintritt kommen, aber es ist bedeutend, dass es nicht zu einer reflexartigen Entscheidung kommt, sondern dass der Klient seine Möglichkeiten besonnen abwägt.

Fragen zur weiterführenden Reflexion

Wenn ich ein Symptom habe, möchte ich mir sagen lassen, wie ich damit umzugehen habe?

Wie reagiere ich, wenn ein Mensch mit sich selbst redend an mir vorübergeht?

Traue ich den Klienten zu, ihre Symptome selbst zu managen?

Traue ich den Klienten zu, ihre Therapie selbst zu bestimmen?

7.6 Teilhabe und Integration

Udo Finklenburg

Geprägt von dem allseits vermittelten Gefühl, nutzlos, wertlos, sinnlos zu sein, bringen viele Klienten nicht mehr den Mut auf, sich am „normalen“ gesellschaftlichen Leben zu beteiligen. Zunehmend wächst das Gefühl, „krank“ zu sein, sich still halten zu müssen. Im Gegenzug erleben Klienten, die den Schritt wagen, dass sie auch nicht viel „sonderlicher“ sind als die „Normal“-Bevölkerung, oder die sich auf ihre „Andersartigkeit“ einstellen, dass sie ihr Umfeld und ihr Selbst in Gleichklang bringen können (Pieper, 2018).

Jeder Wunsch der Klienten hat seine Berechtigung und muss auf Realisierbarkeit geprüft werden. Manche Klienten sind so chronifiziert, dass sie sich keine Wünsche mehr zutrauen, sie müssen ermutigt werden. Manche Klienten haben die Regeln des gesellschaftlichen Zusammenspiels nie lernen können – auch sie brauchen Ermutigung und Unterstützung.

7.6.1 Definition

Nach einer Definition der Weltgesundheitsorganisation (WHO) aus dem Jahr 2001 bedeutet Teilhabe das „Einbezogensein in eine Lebenssituation“. Behinderung bedeutet hier neben einer medizinisch diagnostizierbaren „Schädigung“ eine „Beeinträchtigung der Teilhabe als Wechselwirkung zwischen dem gesundheitlichen Problem einer Person und ihren Umweltfaktoren“. Dabei ist die „Beeinträchtigung“ nicht vollständig objektivierbar:

Es ist beispielsweise schwer anzugeben, wie stark Stotternde in der „Domäne mündliche Kommunikation in großen Gruppen“ beeinträchtigt sind, da dies neben ihrem Selbstbewusstsein erheblich von der Akzeptanz, Toleranz und dem Respekt der Mitmenschen beeinflusst wird (Finzen, 2013).

Das Bundesteilhabegesetz formuliert dies in seinem ersten Artikel folgendermaßen (Bundesgesetzblatt, 2016):

§ 1 Selbstbestimmung und Teilhabe am Leben in der Gesellschaft
Menschen mit Behinderungen oder von Behinderung bedrohte Menschen erhalten Leistungen nach diesem Buch und den für die Rehabilitationsträger geltenden Leistungsgesetzen, um ihre Selbstbestimmung und ihre volle, wirksame und gleichberechtigte Teilhabe am Leben in der Gesellschaft zu fördern, Benachteiligungen zu vermeiden oder ihnen entgegenzuwirken. Dabei wird den besonderen Bedürfnissen von Frauen und Kindern mit Behinderungen und von Behinderung bedrohter Frauen und Kinder sowie Menschen mit seelischen Behinderungen oder von einer solchen Behinderung bedrohter Menschen Rechnung getragen.

Die Teilhabe erfährt Beeinträchtigungen von mehreren Seiten:

- einerseits von der Gesellschaft als solche, die Mühe hat, sich den in der Teilhabe eingeschränkten Menschen vorstellen und sich in ihn hineindenken zu können, gemischt mit allen Vorurteilen, welche gegenüber Betroffenen bestehen;
- andererseits durch die Betroffenen selbst, die häufig in der Wahrnehmung des „Krankseins“ verhaftet sind und sich eine Autonomie und selbstbestimmte Teilhabe kaum vorstellen können, zugleich aber auch die Ablehnung der Gesellschaft spüren;
- und nicht zuletzt die Rahmenbedingungen, welche zum Beispiel eine Anstellung mit kleiner Leistungsfähigkeit nicht zulassen.

7.6.2 Professioneller Umgang

Eine sinnvolle Arbeit, ein ausgefüllter Tag, spannende Hobbys und ein guter Freundes- und Bekanntenkreis sind Wünsche, welche alle Menschen in unserer Gesellschaft teilen. Wenn diese Wünsche von Betroffenen ausgesprochen werden, entspricht dies also einer „Normalität“. Die Reaktionen darauf fallen dann allerdings selten „normal“ aus: „das geht doch nicht“, „du kannst doch nicht allein in den Urlaub“, „ich weiß eine gute geschützte Werkstatt für dich“ und so weiter.

Somit ist der erste Schritt, mit dem Klienten zu besprechen, was er denn braucht, um sein Ziel, seinen Wunsch zu erreichen. „Ich will in den Urlaub!“, impliziert nicht die Frage, welches Gruppenangebot für Behinderte zur Verfügung steht, sondern vielmehr: Wo möchtest Du hin, wie kannst Du es finanzieren? Und: Was brauchst Du dazu?

Die gleichen Fragen stellen sich in allen anderen Lebensbereichen, egal ob es um einen Kochkurs, eine Anstellung im ersten Arbeitsmarkt oder die Mitarbeit in einer politischen Vereinigung geht. Im Grunde ist der aus sich selbst heraus formulierte Wunsch nach Teilhabe die größte Hoffnung des Pflegenden. Die viel größere pflegerische Herausforderung sind die Klienten, die sich nichts zutrauen, welche im „ich bin krank, ich kann das doch nicht“ verharren. In diesen Menschen den Wunsch nach Erfüllung zu wecken, ist sinnvoll, kann aber auch zugleich zu Enttäuschungen und Überforderungen führen. Die Klienten müssen sich auch an den Gedanken gewöhnen können, dass sie das, was sie sich wünschen, auch erreichen dürfen. Ein behutsames, empathisches Vorgehen ist mit Sicherheit sinnvoll.

Eine ebensolche Herausforderung ist die eigene, innere Grenze des Pflegenden: Kann ich mir vorstellen, dass die Klienten die formulierten Wünsche erreichen können? Kann ich mir vorstellen, dass die Klienten den Anforderungen der Gesellschaft bei der Teilhabe gewachsen sind? Und umgekehrt: Kann ich akzeptieren, dass es Klienten gibt, die eben genau das nicht können? Klienten, welche eben einen geschützten Arbeitsplatz brauchen, Klienten, die in geführten Gruppen in Urlaub müssen, Klienten, welche sich zurzeit nicht unter die Menschen trauen?

Es liegt in den Kompetenzen der Psychiatriepflegenden, das richtige Maß an Herausforderung zu finden, ohne die Klienten zu über- oder zu unterfordern.

7.6.3 Besonderheiten für die ambulante psychiatrische Pflege

Häufig treffen wir in der ambulanten Arbeit Klienten an, welche ihre Symptome gut im Griff haben, deren Therapie ausgewogen ist und wo in der Regel von einem „Residualzustand" gesprochen wird – der Zustand, der nach einer Chronifizierung „bleibt". Bei genauerem Hinsehen erkennt man aber, dass dies vielmehr ein Ich-habe-nie-gelernt-zu-leben-Zustand ist, das heißt, dass die Klienten häufig schlicht nicht wissen, wie Menschen in der Gesellschaft „normal" miteinander umgehen. Aufgrund dieser Verunsicherung trauen sich die Klienten dann auch nicht, an gesellschaftlichen Aktivitäten teilzuhaben, sie ziehen sich zurück aus Angst, alles falsch zu machen. Diese Menschen sollten die ambulant Pflegenden ermutigen, sich den neuen Erfahrungen auszusetzen, sie sollten bereit sein, mit den Klienten die Erfahrungen zu reflektieren, und sie dann wieder ermutigen, diese Schritte auf ihrem Genesungsweg auch wirklich konsequent zu gehen (s. auch **Kap. 9.29** Selbststigmatisierung).

7.7 Informationssammlung und Umgang mit Informationen

Béatrice Gähler-Schwab

Erhält man neue Klienten, beginnt als Erstes die Sammlung von Informationen, die der Pflegefachperson einen Überblick bezüglich der vorhandenen Problematiken geben sollen. Welche Daten sind wichtig und welche nicht, wie sieht eine umfassende Erhebung von Daten aus?

Nicht selten werden psychisch beeinträchtigte Menschen kurzfristig bei der ambulanten psychiatrischen Pflege angemeldet. Oft treten die Klienten bereits am nächsten Tag aus dem stationären Setting aus und benötigen eine sofortige Nachbetreuung. Alle Pflegefachpersonen kennen diese Situation. Nur stellt sich die Frage: Wie geht man adäquat damit um und wie gestaltet man ein gutes, schnelles und trotzdem sicheres Überleitungsmanagement?

Eine andere Situation ist zum Beispiel, dass der niedergelassene Psychiater oder Hausarzt eine Anmeldung an die Pflege macht, und da er selbst unter einem großen Arbeitsaufkommen leidet, nur die allernötigsten Daten mitteilt, dabei die Pflege mit einem unklaren Auftrag auf den Weg schickt und bittet: „Gehen Sie mal schauen". Solche und andere Anfragen kennen die meisten Pflegefachpersonen und reagieren je nach eigenem Befinden mit Missmut und Verärgerung oder reinem Pragmatismus, da solche Aufträge schon zur Normalität gehören. In solchen Situationen geht es darum, möglichst fokussiert Informationen zu sammeln, um trotz der Widerstände ein relevantes Beeinträchtigungsbild zu erhalten.

7.7.1 Professioneller Umgang

In der Pflege gibt es verschiedenste Bedarfserfassungsinstrumente für Pflegende. Wie und in welchem Rahmen diese eingesetzt werden, ist sehr unterschiedlich. In erster Linie geht es aber darum, möglichst pflegerelevante Informationen zu erhalten. Häufig wird in einem sogenannten Erstgespräch mit dem Klienten zusammen erfasst, wo und wie genau sich auftretende Schwierigkeiten zeigen. Im besten Fall sind während dieses Gesprächs noch ein Arzt und die Angehörigen anwesend. Je nachdem, in welchem Setting und unter welchen Umständen dieses Gespräch stattfindet, muss vom professionellen Team eingeschätzt werden, welche Informationen zum aktuellen Zeitpunkt notwendig sind. Je nach Beeinträchtigung des Klienten reicht es, wenn erst einmal ein Minimum an Informationen erfragt wird. Beruhigt sich dann eine vorher angespannte Lage, kann in einem zweiten Schritt die eigentliche Informationssammlung beginnen. Gerade wenn akute Situationen im Vordergrund stehen, kann dies auch am zweiten oder dritten Tag der Anwesenheit geschehen. In einem solchen Moment sind andere Dinge wie Sicherheit und Ruhe prioritär.

Beginnt die Pflegefachperson mit der Informationssammlung, macht sie dies in erster Linie so, wie es ihrem Arbeitsumfeld entsprechend geregelt ist. Dabei stellt sich die Frage: Was sind pflegerelevante Informationen? Einerseits sind es die Personalien, die Lebensumstände, die Angehörigen, Partnerschaft und Kinder. Wichtig ist aber gleichzeitig zu erfragen, ob sonstige Themen vorhanden sind, welche als Priorität zu behandeln sind. Nur ein auf Augenhöhe befindendes Gespräch wird schlussendlich zu den gewünschten Informationen führen. Nur eine auf Augenhöhe stattfindende Kommunikation ist eine gute Kommunikation. Dabei ist wichtig, dass der Klient weiß, was mit seinen Informationen geschieht. Es ist angezeigt, vonseiten der Pflegefachperson transparent und verbindlich zu sein. Stellt sich heraus, dass beim Gespräch Informationen preisgegeben werden, die sich zum Beispiel auf eine Selbst- oder Fremdgefährdung beziehen, müssen die Klienten über die weiteren Vorgehensweisen informiert werden. Gerade im stationären Setting wird bis heute der Fokus besonders auf die Beeinträchtigungen gelegt. In der ambulanten Pflege werden Lebensbereiche, die gut funktionieren, ebenfalls einbezogen, da sie Sicherheit und Stabilität vermitteln und zudem als positive Verstärkung der Begleitung genutzt werden können.

7.7.2 Besonderheiten für die ambulante psychiatrische Pflege

In der ambulanten psychiatrischen Pflege gestaltet sich die Informationssammlung etwas spezieller. Hier ist es wichtig, möglichst umfassend, das heißt, alle Bereiche des Lebens zu erfassen. Dies beginnt bei den persönlichen Schwierigkeiten und schließt, wenn möglich, das ganze Umfeld mit ein. Wichtig für die Pflegefachperson zu wissen ist, ob und wie die eigene psychiatrische Vorgeschichte aussieht und ob psychische Erkrankungen in der Familie vorhanden sind. Ein wesentlicher Aspekt ist die Erfahrung mit den Medikamenten. Häufig werden Krisen durch Absetzen von Medikamenten hervorgerufen oder die Klienten leiden unter Nebenwirkungen, die sie keinesfalls dem Arzt mitteilen und als Folge absetzen, um dann erneut in eine Krisensituation zu gelangen.

Gerade in der ambulanten Versorgung ist der Umgang mit Selbst- und Fremdgefährdung ein wichtiges Element, das von der Pflegefachperson unbedingt angesprochen werden muss. Dabei geht es nicht darum, die Klienten einzuschränken, sondern vielmehr darum, mit ihnen zusammen die Vorgehensweise der Fachpersonen zur Kenntnis zu nehmen und dies nach Möglichkeit ausführlich schriftlich festzuhalten.

Der Bereich der Arbeit, der Finanzen und der persönlichen Vorlieben sollte ebenfalls erfasst und dokumentiert werden. Ist eine Rente vorhanden, bestehen noch andere involvierte Fachpersonen und welche Aufgaben übernehmen diese? All die Informationen sind im Bereich der ambulanten Versorgung wichtig, da sie dazu beitragen, den Klienten in seiner Ganzheit zu beschreiben. Jedoch muss die Pflegefachperson im Vorfeld für sich selbst klären, wie sie mit der Flut an Informationen umgeht und wie sie diese prioritär in den Alltag einbaut. Außerdem muss geklärt werden, welche Informationen zwingend weitergeleitet werden müssen. Im Zusammenhang mit Kindern soll und muss die Pflegefachperson ein besonderes Gespür entwickeln und abschätzen können, wann sie Unterstützung durch weitere Fachstellen benötigt. Gerade wenn der Verdacht besteht, dass das Kindeswohl gefährdet ist, muss die Fachperson diese Informationen an die entsprechenden Stellen weiterleiten und gegebenenfalls die Behörden informieren.

Obwohl gerade in der Informationssammlung viele Stolpersteine vorhanden sind, versucht die Pflegefachperson immer nach den ethisch-moralischen Grundsätzen der Pflege zu handeln (Monteverde et al., 2012).

7.8 Organisationsstrukturen bei komplexen Erkrankungen

Béatrice Gähler-Schwab und
Tim Kornhäuser

Seit der Psychiatrie-Enquête – dem 1975 vorgelegten Bericht über die Lage der Psychiatrie in der Bundesrepublik Deutschland, so die offizielle Bezeichnung – und den daraus resultierenden Reformen der Versorgungsstrukturen wurde gerade für die schwer psychisch erkrankten Menschen ein oft völlig unübersichtliches und regional unterschiedliches Versorgungsnetz aus stationären, teilstationären, ambulanten und multiprofessionellen, gemeindepsychiatrischen Angeboten aufgebaut. Viele Betroffene können weder ihr regionales Angebot überblicken noch aufgrund ihrer Erkrankung in optimaler Weise nutzen (Schmidt-Zadel, 2001).

Die Notwendigkeit der Einführung einer Behandlungskoordination führte Ende der 1970er-Jahre zur Einführung des Case-Management-Konzepts in den USA. Intagliata beschreibt, dass die Entwicklung des Case Managements in den USA notwendig wurde, da eine immer komplexere psychiatrische Versorgungslandschaft den Patienten nicht mehr gerecht werden konnte (Intagliata, 1982). Im Rahmen der Ambulantisierung der Psychiatrieversorgung, die zudem verstärkt noch durch einen regionalen Gesundheitsmarkt geprägt wird, wird in den deutschsprachigen Ländern seit mehreren Jahren die Umsetzung verschiedener ambulanter Versorgungsstrukturen vorangetrieben. In diesem Kapitel werden verschiedene mögliche Versorgungsstrukturen vorgestellt.

In Deutschland gibt es die ambulante psychiatrische Pflege zurzeit als Regelleistung und als komplexe Intervention der integrierten (besonderen) Versorgung gemäß § 140a ff. SGB V. Es sind andere Versorgungsmodelle aus den USA wie zum Beispiel das Assertive Mental Health Team oder aus Großbritannien mit dem Community Mental Health Team bekannt, die allerdings aufgrund der Fraktionierung des deutschen Systems (kein staatlich bzw. halbstaatlich gesteuertes System wie in den USA, Australien, Großbritannien, Dänemark, Niederlande) in der Form nur begrenzt möglich sind. In Niedersachsen sind sogenannte gemeindenahe Zentren gemäß des Landespsychiatrieplans umzusetzen, wobei dies bedeuten würde, kommunale Angebote mit freiberuflich Tätigen (Ärzte und Psychologen) und Pflegediensten aus der Krankenkassenfinanzierung (SGB V) mit Maßnahmen der Pflegekassen (SGB XI) und der Eingliederungshilfe und Behindertenhilfe (SGB XII und SGB VIII) zu mischen und gemeinsam zu finanzieren, um in eine ähnlich Aufstellung zu kommen wie die sogenannten FACT-Teams in den Niederlanden – die mit ihrer Recovery- und Empowerment-Ausrichtung den Leitlinien zur psychosozialen und ambulanten Begleitung von Menschen mit schweren psychischen Erkrankungen der DGPPN entsprechen würden (Niedersächsisches Ministerium für Soziales, Gesundheit und Gleichstellung, 2016; van Veldhuizen & Bähler, 2017).

7.8.1 Ambulante Versorgungsansätze

In Deutschland und in der Schweiz werden fünf verschiedene Ansätze intensiver ambulanter Unterstützung diskutiert, die allerdings alle weit von einer Umsetzung entfernt sind: die Modelle des Case Managements (CM), des Assertive Community Treatments (ACT) aus den USA, des Home Treatments (HT), das jetzt als stationsäquivalente Leistung durch den stationären Bereich in Deutschland umgesetzt werden kann, des Intensive Case Managements (ICT) sowie der Community Mental Health

Teams (CMHT). Die verschiedenen Konzepte werden im Folgenden vorgestellt. Allen gemeinsam ist die Prämisse, eine individuelle, bedarfsorientierte Versorgung für den Erkrankten gemäß seiner Bedarfe zu gestalten und dabei Fehl-, Über- oder Unterversorgung zu vermeiden. In einem zweiten Schritt erfolgt eine Gegenüberstellung der Modelle mit ihren Differenzierungskriterien.

7.8.1.1 Case Management

Nach Wendt (2018) lässt sich die Notwendigkeit von Case Management unter folgenden Aspekten zusammenfassen:

- Menschen mit chronischen Gesundheitsproblemen haben meist auch soziale Probleme.
- Menschen mit chronischen Gesundheitsproblemen haben meist auch Schwierigkeiten in verschiedenen Bereichen der Lebensführung.
- In unserem Gesundheitssystem erkennt man oft nur die gerade „akuten (Gesundheits-)Probleme", die Behandlung greift zu kurz.
- Um effektiv zu helfen, muss man sich des Zusammenhangs der Problematik annehmen, auch, um Über-, Unter- und Fehlversorgung zu vermeiden.
- Um eine patientenbezogene Versorgung zu gewährleisten, ist Case Management notwendig.

Das bedeutet, dass Case Management nicht oder nicht nur den medizinischen Outcome im Sinn hat, sondern sich um soziale, familiäre, berufliche, stigmatisierende und integrationsbezogene Schwierigkeiten bemühen muss (DGPPN, 2019).

Definition von Case Management nach dem Netzwerk Case Management Schweiz

„Case Management ist ein Handlungskonzept zur strukturierten und koordinierten Gestaltung von Unterstützungs- und Beratungsprozessen im Sozial-, Gesundheits- und Versicherungsbereich. In einem systematisch geführten, kooperativen Prozess werden Menschen in komplexen Problemlagen ressourcen- und lösungsorientiert unterstützt und auf den individuellen Bedarf abgestimmte Dienstleistungen erbracht. Die Erreichung gemeinsam vereinbarter Ziele wird angestrebt. Case Management will Grenzen von Organisationen und Professionen überwinden und eine organisationsübergreifende Steuerung des Unterstützungsprozesses gewährleisten. Dazu werden Netzwerke initiiert und gepflegt. Case Management respektiert die Autonomie der Klientinnen und Klienten, berücksichtigt die Anforderungen an den Datenschutz und nutzt und schont die Ressourcen im Klienten- sowie im Unterstützungssystem. Die bedarfsbezogene Weiterentwicklung des Versorgungsangebotes wird gefördert" (DGPPN, 2019, S. 129).

Nach der Definition des Netzwerkes Case Management Schweiz sind verschiedene Berufsgruppen berechtigt, Case Management durchzuführen. Leider gibt es bis heute keine einheitliche Haltung, wie Case Management aufgebaut und angeboten wird. So kann es passieren, dass Case Management eingeleitet wird, aber die aktuelle Situation und die aktuellen, drängenden Schwerpunkte nicht oder nur unzureichend erkannt werden. In diesen Fällen ist es sehr wichtig, alle am direkten Prozess beteiligten Personen möglichst frühzeitig zu informieren.

Mueser et al. (1998) haben schon in einer Veröffentlichung im „Schizophrenia Bulletin" darauf hingewiesen, dass, je nachdem, wer die Rolle des Case Managers übernimmt, auch unterschiedliche Partikularinteressen im Vordergrund stehen können.

7.8.1.2 Assertive Community Treatment (ACT)

Etwa zur gleichen Zeit der Entwicklung des Case Managements in den 1980er-Jahren wurde das Konzept des Assertive Community

Treatments in den USA entwickelt, das dort auch seit längerer Zeit implementiert ist. Beide Modelle sind gemeindenahe Versorgungskonzepte, das Case Management basiert hierbei auf einem „Manager“, der die Behandlung, Begleitung und Versorgung teilweise übernimmt, aber vor allem koordiniert in aller Regel der Haus-, Facharzt, Sozialdienst oder die Pflege. Im Assertive Community Treatment treten Teams verschiedener Professionen auf, um gemeinsam die Steuerung zu übernehmen. Die Zielgruppe des Assertive Community Treatments umfasst „Erwachsene, anhaltend und schwer psychisch kranke Menschen mit psychotischen Störungen und multiplen psychosozialen Problemen, schweren Beeinträchtigungen im Bereich der Alltagsaktivitäten und/oder beim Wohnen und/oder bei der Arbeit/Beschäftigung/Tagesstrukturierung, eine Vorgeschichte mit Behandlungsproblemen und hohem Bedarf nach psychiatrischen Leistungen:

- häufige und/oder sehr lange stationäre Behandlungen [...] und/oder häufige Inanspruchnahme psychiatrischer Notfall-/Krisendienste
- Schwierigkeiten mit üblicher ambulanter Nachbehandlung (Ablehnung solcher Angebote, Unfähigkeit zur Teilnahme)
- schwere bzw. schwer beeinflussbare Symptome
- häufige Konflikte mit dem Gesetz (Verhaftungen etc.)
- Substanzmissbrauch zusätzlich zur Psychose (aber keine primäre Abhängigkeitsdiagnose)“ (DGPPN, 2019, S. 296).

Assertive Community Treatment (ACT) begleitet dabei die Klienten über einen längeren Zeitraum und nicht nur im Rahmen einer Krisenintervention in der Häuslichkeit. Im Gegensatz zum Case Management wird bereits eine Selektion der möglichen Klienten vorgenommen, deshalb wird das ACT auch als ein Konzept im Rahmen des Case Managements in der Literatur beschrieben. Das würde jedoch voraussetzen, dass bereits ein Case Management vorgelagert implementiert ist und nach der Selektion der Klienten in der oben beschriebenen Form das Assertive Community Treatment empfohlen wird. In den meisten Fällen findet aber die Selektion nicht durch einen Case Manager statt (DGPPN, 2019).

7.8.1.3 Home Treatment

Die stationsäquivalenten Leistungen, welche die Aufgabe des Home Treatment in Deutschland übernimmt, sind vor allem in Deutschland durch eine Gesetzesänderung zum 1. Januar 2017 mehr in den Vordergrund getreten. Die Betroffenen werden im Rahmen einer akuten Krise für etwa vier bis sechs Wochen durch ein multidisziplinäres Team aus dem stationären Bereich (ähnlich wie beim ACT) begleitet. Dies wird in Deutschland durch den stationären Sektor konzipiert, geplant und umgesetzt. Das Ziel der Krisenintervention in der Häuslichkeit ist die Vermeidung von Krankenhausaufenthalten (Längle et al., 2018). Auch in der Schweiz gibt es verschiedene Ansätze des Home Treatments, die unter verschiedenen Namen derzeit regional in mehreren Kantonen eingeführt werden. Ein Beispiel findet sich auf der Homepage der Luzerner Psychiatrie.

7.8.1.4 Intensive Case Management (ICM)

Das Modell des Intensive Case Managements entstand aus der Zusammenführung von Elementen des Assertive Community Treatments in das Handlungskonzept des Case Managements mit einem Schwerpunkt auf die besondere Schwere der Fälle mit hohen Kosten. Intensive Case Management stellt eine intensive, hochfrequent aufsuchende, ambulante Interventionsmöglichkeit dar, die sowohl direkte Versorgungsleistungen durch den Case Manager erbringt als auch die vom Case Management geforderte, bedarfsorientierte Vernetzung in das erweiterte Versorgungssystem ermöglicht (O’Brian et al., 2012).

7.8.1.5 Community Mental Health Team

Laut der S3-Leitlinie zu psychosozialen Therapien bei schweren psychischen Erkrankungen besteht ein Community Mental Health Team aus verschiedenen Berufsgruppen, die eine ambulante Begleitung und Behandlung schwer erkrankter Menschen anbieten. Der Unterschied zu den oben benannten Versorgungsansätzen besteht darin, dass im Community Mental Health Team nicht primär die aufsuchende Versorgung im Vordergrund steht. Klienten, welche einen niederschwelligen aufsuchenden Ansatz benötigen, können im Rahmen dieses Ansatzes nicht versorgt werden, das heißt Klienten, bei denen die Dauer und Schwere der Erkrankung eine niedergelassene Facharztpraxis überfordern und die damit nach deutschen Termini durch eine psychiatrische Institutsambulanz versorgt werden (DGPPN, 2019).

7.8.1.6 Ambulante gemeindespsychiatrische Ansätze

Die Darstellung ambulanter gemeindepsychiatrischer Ansätze (**Abb. 7-1**) zeigt auf, dass sich in der aktuellen Versorgungslandschaft die einzelnen Angebote überschneiden, gleichzeitig aber auch unterstützen. Wer welches Unterstützungsangebot erhält, hängt von den Bedarfen und der persönlichen Situation der Klienten ab und sollte in besonderen Fällen im gesamten Behandlungsteam abgestimmt werden.

7.8.2 Rechtliche Bestimmungen

Sowohl in Deutschland als auch in der Schweiz sind mit Ausnahme des Home Treatments (in Deutschland) die oben genannten Versorgungsstrukturen bislang nicht in die Regelleistung der Krankenkassen übernommen worden. Bestehende Angebote sind in der Regel als Pilotprojekte gestaltet und nicht immer in ihrer Finanzierung gesichert. Durch die Aufnahme der Angebote in die S3 Leitlinie „Psychosoziale Therapien bei schweren psychischen Erkrankungen“ wurde die Implementierung der Versorgungsangebote als Konsens festgehalten. Für alle oben genannten Angebote wurde der höchste Empfehlungsgrad A ausgesprochen.

Anregungen zur weiterführenden Reflexion

Pflegepersonen entscheiden nicht aufgrund struktureller Vorgaben über die Behandlungsangebote, sondern ziehen die Betroffenen aktiv gemäß ihrer Bedarfe in die Entscheidung mit ein. Überprüfen und reflektieren Sie die Gründe für die Entscheidung, welches Versorgungsangebot unterbreitet wird. Stehen kundenzentrierte Kriterien im Vordergrund?

Pflegepersonen sollten sich bewusst sein, dass gerade im ambulanten Rahmen eine aktive und zeitgemäße Übernahme von Verantwortung in der Funktion des Case Managers gefordert ist. Die Auseinandersetzung mit den eigenen Grenzen muss reflektiert werden. Überprüfen Sie, ob Sie die Rolle bereits übernehmen können oder weitere Fort- und Ausbil-

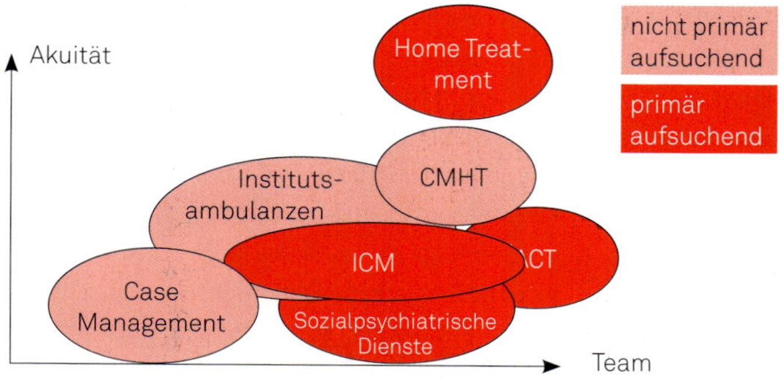

Abbildung 7-1: Darstellung ambulanter gemeindepsychiatrischer Ansätze (Quelle: Mod. nach Becker et al., 2008, S. 103)

dungsangebote genutzt werden sollten. Sind Sie entsprechend den Anforderungen im regionalen sozialpsychiatrischen Behandlungssetting vernetzt und können Sie Aufgaben abgeben?

Die Pflegeperson muss sich bewusst sein, wenn andere den Part eines „Managers" übernommen haben, dass ihre aktive Mitarbeit einen wertvollen Beitrag zum Gelingen darstellt. Überprüfen Sie, ob Sie bereit sind, bereits gefällte Entscheidungen mitzutragen, wenn Sie im Rahmen eines Case Managements hinzugezogen werden. Bringen Sie sich weiterhin aktiv ein oder fühlen Sie sich bevormundet?

Kann eine Pflegeperson die Verantwortung nicht übernehmen, wird eine andere Person diese Rolle ausfüllen. Überprüfen Sie, ob die Entscheidung, die Verantwortung nicht zu übernehmen, im Sinne des Klienten geschieht und sind Sie sich der Konsequenzen für den Klienten bewusst?

Pflegepersonen unterstützen aktiv den Ausbau und die Ausgestaltung neuer ambulanter Versorgungsstrukturen. Überprüfen Sie, ob Sie bereit sind, aktiv ihr Wissen, ihre Erfahrung und Energie in den Aufbau neuer Strukturen einzubringen. Sind Sie ein „Change Manager" oder halten Sie an vorhandenen Strukturen fest?

8 Spezifische Behandlungssettings in der ambulanten psychiatrischen Pflege

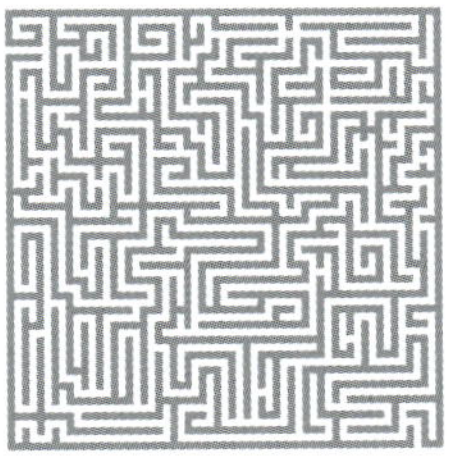

In der ambulanten psychiatrischen Pflege sind Pflegekräfte in der Häuslichkeit der Betroffenen größtenteils auf sich gestellt und können selten auf ein Behandlungsteam oder ärztliche Hilfen zurückgreifen. Das Arbeiten in verschiedenen Behandlungssettings erfordert zudem eine besondere Expertise in den jeweiligen Bereichen, denn der Umgang beispielsweise mit Kindern und ihrem Umfeld gestaltet sich – auch aufgrund der besonderen Vulnerabilität dieser Gruppe – zumeist anders als bei Menschen in der Erwachsenenpsychiatrie. Dies gilt insbesondere für den Bereich der Forensik und des Maßregelvollzugs, wo eine Behandlung auch unter Zwang stattfinden kann, wodurch es für die Betroffenen erst möglich wird, sich auch außerhalb einer Fachklinik aufhalten zu dürfen. So braucht es andere Vernetzungsstrukturen und ein differenziertes Verständnis für die Menschen, mit denen man zu tun hat. Bei transkulturellen Begegnungen in der psychiatrischen Versorgung ist es wichtig, dass man sich nicht durch Vorurteile und andere Vorannahmen leiten lässt, sondern sich nicht wertend auf kulturell bedingte Unterschiede einlassen kann. Auch bei der Arbeit in der Erwachsenenpsychiatrie bedarf es einer spezifischen Expertise über die psychiatrische Pflege bei hirnorganischen degenerativen Erkrankungen aus dem Bereich der Gerontopsychiatrie. Es ist das Merkmal von professioneller psychiatrischer Pflege, dass sie in jedem Kontext psychiatrisch versorgen kann – aber die aufgeführten Behandlungssettings zeigen auf, dass für bestimmte Arbeitsbereiche und Settings auch spezifisches Wissen und eine besondere Vernetzung notwendig sind.

8.1 Kinder- und Jugendpsychiatrie

David Schmid

Psychische Störungen bei Kindern und Jugendlichen im Alter von unter 18 Jahren treten weltweit mit einer Prävalenz von 10–20 % auf. Viele der Betroffenen sind konfrontiert mit Vorurteilen in der Gesellschaft und hohen Belastungen im Alltag. Häufig werden sie missverstanden und ausgegrenzt. Psychische Probleme in der Kindheit und Jugend zeigen zudem ein hohes Risiko, bis ins Erwachsenenalter zu persistieren (Dörner et al., 2017). In diesem Kapitel wird dargelegt, in welchen Bereichen psychiatrisch Pflegende in der Zusammenarbeit mit dieser Klientengruppe ansetzen können, um in den entsprechenden Lebenswelten der Kinder und Jugendlichen eine optimale Grundlage für einen erfolgreichen Recoveryprozess zu schaffen.

Die ambulante psychiatrische Pflege verfolgt das Ziel, betroffene Kinder und Jugendliche in direkter Zusammenarbeit mit den medizinischen und psychotherapeutischen Behandelnden ganzheitlich in den Bereichen

Seele, Körper und soziales Umfeld zu betrachten. Dies geschieht in einer systemisch ausgerichteten Perspektive, um eine möglichst altersentsprechende Persönlichkeitsentwicklung und Identitätsfindung in den natürlichen Abläufen der gewohnten Umgebung zu unterstützen und zu fördern (Hornung & Lächler, 2018). Der Heilungsprozess bei psychischen Störungen im Kindes- und Jugendalter ist in der Regel zeitintensiv und benötigt einen klaren gesellschaftlichen Schutzraum, der geprägt ist von Echtheit, bedingungsfreier Wertschätzung, Akzeptanz und Empathie. Die Konzepte „Erziehung" und „Behandlung" sind eng miteinander verknüpft, da Arbeit mit Kindern und Jugendlichen immer einen pädagogischen Anteil hat. Ambulante psychiatrische Pflege arbeitet in Familien, Teilfamilien, Stieffamilien, Pflegefamilien, Adoptivfamilien und anderen Lebensgemeinschaften wie sozialpädagogische Wohngruppen oder mit der ambulanten somatischen Krankenpflege zusammen. Ebenso vernetzt sich die ambulante psychiatrische Pflege bei Bedarf mit Schulen, Peers, Behörden sowie anderen involvierten Diensten und Therapeuten.

Ab wann ein Aufenthalt in der stationären Kinder- und Jugendpsychiatrie indiziert ist, hängt sowohl von der Diagnose und Intensität der Krankheit als auch von den Rahmenbedingungen zu Hause, am Wohnort und in der Schule ab. Dies bedeutet einerseits, dass betroffene Kinder und Jugendliche möglichst die nötige Resilienz für einen sicheren und schadenfreien Fortbestand im schulischen sowie gesellschaftlichen Kontext mitbringen, andererseits ist die Adhärenz und die Fürsorge seitens der Eltern und weiterer Bezugspersonen zu gewährleisten, um eine Indikation für die ambulante psychiatrische Pflege zu stellen. Die Begleitung von Kindern und Jugendlichen, die psychisch erkrankt sind, setzt eine intensive und lange Auseinandersetzung mit der Thematik, entsprechende Aus- und Weiterbildung, spezifische fachliche und personale Kompetenzen sowie Erfahrung voraus.

8.1.1 Besonderheiten der Behandlung

Die Arbeit mit Kindern und Jugendlichen ist abhängig von Alter und Entwicklungsstand. Daher wird ein breites Spektrum an Herangehensweisen benötigt, um die erforderlichen Schritte in der Orientierungs-, Identifikations- und Nutzungsphase realisieren zu können. Der Aufbau von Beziehung und gegenseitigem Vertrauen ist für die Behandlung essenziell, jedoch angesichts der teils bestehenden Vorbelastungen durch Stigmatisierung, Diskriminierung und Ausgrenzung eine hochsensible, wenn auch interessante Herausforderung (Rogers & Rosenberg, 2016). Kinder besitzen je nach Alter und ihrem Entwicklungsstand entsprechend spezielle Formen und Wege des Kommunizierens. Ihre Sprache ist vorwiegend anschaulich, bildlich und konkret. Gedanklich sind sie grundsätzlich freier und flexibler. Die meisten Kinder sind voller kreativer Ideen und verfügen häufig über sehr eigene Denkmuster und Bewältigungsformen. Ihr Sinn ist von Natur aus geprägt für Spiel und Fantasie, und sie lachen gern über Dinge, die sie komisch finden (Trapmann & Rotthaus, 2013).

Die Motivation zum Aufbau von Adhärenz hängt davon ab, ob es gelingt, diese speziellen Ressourcen der Kinder und Jugendlichen anzusprechen und zu wecken. Um im Rahmen der Bedarfsabklärung und der weiteren Behandlung einen umfassenden Überblick über die Gesundheitssituation und die Lebenswelt der Klienten zu erhalten, sind nach Remschmidt et al. (2008, S. 12) folgende Aspekte und Prinzipien bei der Exploration von Kindern und Jugendlichen zu beachten:

„Empathie. Dies bedeutet, die Untersuchungssituation aus der Wahrnehmung des Kindes/Jugendlichen zu sehen.

Transparenz, Orientierung und Sicherheit. Dabei geht es darum, dem Kind/Jugendlichen einen Rahmen zu bieten, in dem es/er sich wohl fühlt und bereit ist, sich offen mitzuteilen.

Ein deutliches und flexibles Gesprächs- und Spielangebot. Dies bedeutet, ein angemessenes

Kontaktangebot und eine offene Untersuchungssituation zu schaffen, ohne das Kind/den Jugendlichen zu sehr zu bedrängen oder es/ihn durch zu große Abstinenz zu verunsichern.

Altersgemäßer Umgang. Der Untersucher sollte den jeweiligen Alters- und Entwicklungsstand berücksichtigen.

Authentizität. Der Untersucher sollte seine ‚eigenen Möglichkeiten kennen und nutzen, sie aber nicht überschreiten'."

Die individuelle Entwicklung, aber auch die Entstehung und Aufrechterhaltung von psychischen Störungen findet innerhalb sozialer Interaktionsprozesse und gegenüber relevanten Bezugspersonen statt, was eine systemische Herangehensweise unabdingbar macht. Daher ist es in der Kinder- und Jugendpsychiatrie noch komplexer als in der Erwachsenenpsychiatrie, zwischen krank, auffällig, verhaltensgestört oder erziehungsbedingt zu unterscheiden. Alle diese Ausdrücke können auch nur unterschiedliche Aspekte desselben Problems darstellen. Es ist dabei zu beachten, dass viele der pathologischen oder auffälligen Verhaltensweisen sich wieder minimieren können. Entwicklungsverläufe, Entwicklungsaufgaben, kritische Übergänge in einen neuen Lebensabschnitt, wie zum Beispiel Einschulung, Pubertät, Identitätsfindung im Jugendalter oder der Eintritt ins Berufsleben, sind verbunden mit speziellen Belastungen und Herausforderungen. Aufgrund unterschiedlicher Vulnerabilität und Resilienz von Kindern und Jugendlichen können kritische Lebensereignisse in der Pubertät und der Adoleszenz zu psychischen Destabilisierungen führen, welche manchmal an psychotische Dekompensationen erinnern und sich daher schwer unterscheiden lassen (Rotthaus, 2013).

Kinder und Jugendliche können durch diagnostische Ausdrücke und Benennungen stärker stigmatisiert werden als Erwachsene. Auch die ihnen von außen zugeschriebenen Eigenschaften können sich stärker manifestieren aufgrund der Identifizierung mit diesen Botschaften. Dies bedeutet, dass vor allem kleine Kinder alles glauben, was ihnen zugeschrieben wird, dies auf sich selbst beziehen und sich zu eigen machen, wenn es häufig wiederholt wird. In diesem Zusammenhang erscheint es mir wichtig, darzulegen, dass es in unserer Verantwortung liegt, mit den sogenannten negativen Zuschreibungen über Fertigkeiten und persönliche Eigenschaften sorgfältig umzugehen, oder besser überwiegend das Positive zu formulieren. Mit der positiven Variante dieser Zuschreibungen kann das darin versteckte Potenzial erkannt und die damit verbundenen Ressourcen aktiviert und gefördert werden.

Emotionen wie zum Beispiel Wut, Scham oder Trauer können Kinder und Jugendliche durch die Selbstregulierung des Organismus „retroflektieren" (nach innen richten) oder „deflektieren" (sich von ihnen abwenden). Der Organismus der Betroffenen will die negative Energie entweder unterdrücken oder sich von ihr befreien und zeigt entsprechende Reaktionen. Beim Ersteren neigen Kinder und Jugendliche häufiger zu psychosomatischen Beschwerden wie Kopf- und Bauchschmerzen oder zeigen sich in sich gekehrt, sensibel, ängstlich und still. Wenn Kinder und Jugendliche ihre negativen Emotionen deflektieren, gehen sie eher in die Hyperaktivität und neigen zum Ausagieren, beispielsweise mit Schlagen und Treten oder anderen dissozialen Verhaltensweisen. Manche Kinder und Jugendliche bringen negative Emotionen vielmehr in dieser Art und Weise zum Ausdruck, weil sie verbal gar nicht in der Lage sind, diese direkt auszudrücken (Kieling et al., 2011).

In der Praxis wird vermehrt wahrgenommen, dass Kinder und Jugendliche in den von unserer Gesellschaft produzierten Strukturen, Prozessen und Werten der leistungsorientierten Ökonomisierung nicht mehr mithalten können, obwohl sie die nötige Intelligenz dazu hätten. Sie zeigen sich angespannt, überlastet und erschöpft. „Die Kinder leiden unter den heutigen Bedingungen des Lebens und des Aufwachsens, dem herrschenden Prinzip Leistung. Dies ist kein Prinzip, das lediglich von außen unseren Kindern übergestülpt wird, sondern das von Beginn ihres Lebens an verinnerlicht ist und eine Eigendynamik entwickelt" (Schulte-Markwort, 2016, S. 63). Das Gefühl der Erschöpfung steht bei den Betroffenen im Vordergrund und verschwindet nach einer Regenerationsphase nicht wieder, sondern verstärkt sich nach und nach und entwickelt sich zu einer manifesten depressiven Gefühlslage bis hin zu einer totalen psychischen und physischen Dekompensation. Wichtig dabei ist, dass die depressiven Zustände aus der Erschöpfung entstehen und nicht die Erschöpfung aus der Depression, wie Letzteres bei der Depression der Fall wäre. Viele dieser Kinder und Jugendlichen werden in ihrem Leiden zu wenig wahrgenommen, da Schule oftmals nicht mit Arbeit in Verbindung gebracht wird. Dazu kommt, dass die Diagnose Erschöpfungsdepression in den diagnostischen Klassifikationssystemen ICD-10 und DSM-V bei Kindern und Jugendlichen noch nicht existiert. Das Prinzip Leistung aber entfaltet seine Wirkung in allen Lebensbereichen. Bereits in der Grundschule versuchen viele Kinder angestrengt, den Anforderungen des Lehrers und später dem Zurechtkommen im sozialen Gefüge zu genügen. Relativ schnell merken sie, ob sie mit dem Gefühl aufwachsen, später am Leben der Gesellschaft aktiv und prägend teilnehmen zu können oder ob sie sich bereits jetzt ausgeschlossen fühlen. Alles wird erfasst, gemessen und in Zahlen umgesetzt. Nichts entsteht ohne Gegenwert. Immer weniger Menschen, immer weniger Familien und auch immer weniger Kinder und Jugendliche sind diesem Prinzip gewachsen. Ihr Leben verwandelt sich in ein unkontrollierbares, immer schneller werdendes Laufband, auch aufgrund der ständig zunehmenden Informationsflut und Orientierungslosigkeit (Schulte-Markwort, 2016). Wenn diesen Zuständen vom familiären und schulischen Umfeld zu wenig Beachtung geschenkt wird und diese inadäquat begleitet werden, schalten sich die betroffenen Kinder und Jugendlichen gern in die digitale Welt der Oberflächlichkeit und der Sorglosigkeit ab, wobei sie atemlos beschäftigt sind, um scheinbar wichtige Informationen aus dem sozialen Netz nicht zu verpassen. Verstärkte Aufmerksamkeit gegenüber dem Körper, enormer Druck zur Attraktivität und Selbstverwirklichung stehen in der digitalen (wie auch in der realen) Welt stark im Vordergrund. Dies trägt im Zusammenspiel von individuellen und komplexen Faktoren, welche in jedem Einzelfall ausgelotet und immer spezifisch verstanden sowie angegangen werden müssen, zur Entstehung einer Erschöpfungsdepression bei (Höwler, 2016).

8.1.2 Kreative Arbeit mit Kindern und Jugendlichen

Ein wichtiger Aspekt der Arbeit mit Kindern und Jugendlichen liegt im kreativen Arbeiten. Kreative und expressive Techniken können nicht nur für den Zugang und den Aufbau von Beziehung zu einem Kind oder Jugendlichen hilfreich sein, sondern auch für den weiteren Verlauf eine sinnvolle Unterstützung darstellen, um sich vom Schmerz abzulenken oder ihm gar zu entfliehen, chaotische Gefühle und Gedanken zu strukturieren, den Schmerz durch Abstraktion und logische Gedanken zu dämpfen, sich von der Quelle der Verzweiflung zu distanzieren und das eigene Selbst zu stärken. Dazu kann in schöpferischer Art und Weise auf spezifische Interessen wie das Herstellen von Collagen, Zeichnen, Malen, Bewegungsarbeit, Schreiben, Musizieren, Fantasiearbeit, kreatives Theaterspiel, Pantomime, Gebrauch von Metaphern, Einsatz von Humor sowie zahlreiche Spiele eingegangen oder entsprechende Angebote gemacht werden (Oaklander & Höhr, 2016).

Es gibt Eltern, denen es schwerfällt, fröhlich mit ihren Kindern zu spielen. Sie sind derart mit sich selbst beschäftigt und befinden sich in einem Hamsterrad, was dazu führen kann, dass vor allem Kinder zu früh und zu oft in die digitale Spielwelt entgleiten. Kreative Ausdrucksmöglichkeiten wieder zugänglich zu machen, belebt die Energie und Lebenskraft der Kinder und Jugendlichen und gibt ein Gegensteuer zum konsumorientierten und normierten Handeln in der westlichen Kultur.

8.1.3 Eltern- und Familienarbeit

Die Einbeziehung und Unterstützung des Familiensystems ist in der ambulanten psychiatrischen Pflege mit psychisch kranken Kindern und Jugendlichen von zentraler Bedeutung. Die Arbeit in und mit dem Familiensystem ist der Lebenssituation der Kinder und Jugendlichen entsprechend und vorteilhaft für mehrpersonale Veränderungsimpulse im System. Nach wie vor wächst die Erkenntnis über die Wichtigkeit der Familie bezüglich Lebensqualität und Unterstützung bei Menschen, welche sich von schweren psychischen Dekompensationen erholen (Kuchenbecker et al., 2011).

Eine respektvolle Haltung aller Beteiligten des interdisziplinären Teams ist die Voraussetzung für ein tragfähiges Bündnis zwischen Familie und Fachpersonen, um gegenseitig die Bedürfnisse und Erwartungen zu erfüllen. Eltern, aber auch Geschwister und andere nahestehende Bezugspersonen brauchen in der auch für sie schwierigen Zeit emotionale Unterstützung, wert- und vorurteilsfreie Annahme sowie eine gezielte Einführung und Einbeziehung in die Schritte des Pflegeprozesses (Peplau, 1995).

Nach dem Ansatz des Recoveryprozesses wird der Fokus auf die Ressourcen der jungen Menschen und ihrer Familiensysteme gerichtet und die Frage gestellt, wie Familien pragmatisch und liebevoll auf ihre Herausforderungen reagieren können. Der Prozess kann sowohl für die Klienten als auch für ihre Familien eine befreiende Wirkung haben, kann ein Lern- und Entwicklungsprozess sein, wobei sich alte Verhaltens- und Interaktionsmuster verändern und die Familie zu einem heilenden und stärkenden System für alle werden kann (Watkins et al., 2009).

8.1.4 Besonderheiten

Der Schritt zum Psychiater ist meist für die Betroffenen und ihre Eltern ein langer Weg aufgrund der nach wie vor vorhandenen stigmatisierenden Haltungen in unserer Gesellschaft gegenüber der Psychiatrie und der Hoffnung nach einer komplikationslosen Entwicklung bis hin zum Ausbildungsabschluss ihrer Kinder. Damit verbunden zeigen sich Eltern und Bezugspersonen vielfach unsicher, ängstlich und geplagt vom Gefühl des Versagens und der Schuld. Psychische Instabilität ist gerade für Kinder, Eltern und Geschwister mit Sorgen, Leid und Belastung verbunden, da die Klienten privat, in Schule und Ausbildung an ihre Grenzen stoßen. Elisabeth Höwler schreibt: „Nicht alles Leid ist aus Verhaltens- und Stimmungsänderungen oder Abbau mentaler Kräfte entstanden. Manches Leid entsteht aus der Unwissenheit heraus, wie der bestmögliche Umgang mit den psychisch kranken Kindern und Jugendlichen aussehen soll“ (Höwler, 2016, S. 31).

Dazu kommt, dass die Intensität der meist tiefgreifenden Störungen von Kindern und Jugendlichen von den Eltern und anderen Bezugspersonen vielfach unterschätzt, manchmal auch bagatellisiert wird. Überhöhte Ansprüche an Kinder und Jugendliche in den Bereichen Freizeit und Schule, Schuldgefühle und Stigmatisierung der Eltern unterstützen diese Prozesse des Nicht-Wahrhabenwollens und des Bagatellisierens noch.

Dadurch verschiebt sich der Fokus in der Problemwahrnehmung der Eltern eher auf pädagogische Auffälligkeiten, die aus deren Sicht mit Unterstützung der ambulanten psychiatrischen Pflege so schnell als möglich korrigiert werden sollen. Diese Auffälligkeiten zeigen sich beispielsweise, wenn das Kind zu spät ins Bett geht, Schwierigkeiten beim Aufstehen hat, haften bleibt an Smartphone, Tablet oder Computer, aggressives Verhalten zeigt, verschlossen ist, die Schule verweigert, die Schulaufgaben nicht erledigt usw. Angesichts der Tatsache, dass unsere Klienten jedoch psychischer Instabilität unterliegen, ist es wichtig zu erwähnen, dass diese Vorgehensweise nicht das richtige Mittel ist, um eine Beziehung zu unseren Klienten aufzubauen. Dadurch, dass psychische Instabilitäten als pädagogische Probleme gesehen und solcherweise in den Familiengesprächen mit psychisch kranken Kindern und Jugendlichen in den Vordergrund gerückt werden, wird schnell eine negative Dynamik ausgelöst, was dazu führt, dass sich der Klient zum einen im Nachteil, zum anderen unverstanden und nicht unterstützt fühlt. Die Wahrnehmung des „Verbündetseins" der ambulanten psychiatrischen Pflege mit den Eltern und ein „Bearbeiten von Problemen", bei denen die Eltern bereits versagt haben, wird sich schnell manifestieren, das Vertrauen in die ambulante psychiatrische Pflege und in die eigenen Copingstrategien sinkt, und die Kinder und Jugendlichen fühlen sich allein gelassen. Betrachtet man sich die Lebenswelt und die psychischen Landschaften dieser Kinder und Jugendlichen jedoch genauer, wird sichtbar, dass die Probleme oftmals tiefer gründen als die elterlichen Wahrnehmungen und Interpretationen. „Bezeichnen Erwachsene ein Kind als verhaltensauffällig oder verhaltensgestört, sollte allerdings immer auch gefragt werden, ob nicht eventuell die Erwachsenen ‚erwartungsauffällig' oder ‚erwartungsgestört' sind" (Rotthaus & Trapmann, 2013, S. 10).

Viele solcher aus Elternsicht pädagogischen Probleme können sich in diesen Fällen aufgrund des Krankheitsverlaufs oder von Orientierungs- und Hilflosigkeit, Stress, Angst und Panik, Einsamkeit, Mobbingerlebnissen, gegebenenfalls einer Fehleinstellung der Medikation oder familiären Dissonanzen zeigen. Dies ist zum Beispiel der Fall, wenn ein Kind oder Jugendlicher aufgrund der Medikation abends nicht einschlafen und dadurch morgens schlecht aufstehen kann, sich wegen Eltern- oder Eltern-Kind-Konflikten zurückzieht, unter Ängsten leidet, sich vernachlässigt fühlt oder unter einer Depression leidet, wenn Betroffene Schlafstörungen und Morgentiefs zu bewältigen haben.

Sich durch die Eltern nicht instrumentalisieren zu lassen und den Fokus auf den Gesundheitsprozess der Kinder und Jugendlichen zu halten, macht die Arbeit der ambulanten psychiatrischen Pflege oft schwierig. Deshalb liegt meist in der Elternarbeit die Erarbeitung von Verständnis, Einsicht und Akzeptanz bezüglich der Störung des Kindes und ihres Verlaufs, der Aufbau von Adhärenz sowie der Abbau von Ängsten, Unsicherheiten, Schuld- und Versagensgefühlen an vorderster Stelle. Geschwister sollten in einem angemessenen Rahmen in diese Prozesse einbezogen werden. Ziel dabei ist es, das Familiensystem zu unterstützen, die Realität der Situation anzuerkennen und mit dieser Realität zu leben, ohne aus dem emotionalen Gleichgewicht zu geraten. Dabei spielt die krankheitsbedingte Veränderung der familiären Beziehungen eine wesentliche Rolle. Eine gesteigerte Emotionalität im Zusammenhang mit der belastenden Situation führt häufig im Familiensystem zu Frustration und Ärger mit entsprechenden kritischen und feindseligen Äußerungen oder aufgrund von Schuld- und Angstgefühlen zu übertriebenem Engagement den Kindern und Jugendlichen gegenüber. In diesem Kontext werden die Angehörigen bei der Neuordnung dieser regressiven Beziehungen unterstützt, und es wird mit ihnen die Erkenntnis entwickelt, dass es neue Perspektiven für andere Möglichkeiten und Chancen gibt.

Einsicht, Akzeptanz, Wertschätzung und eine zuversichtliche, wohlwollende Haltung der Eltern gewährleisten den Kindern und Jugendlichen in der belastenden Zeit Entspannung und das Gefühl der Sicherheit und Geborgenheit. Das Schaffen eines milieutherapeutischen Rahmens in Freizeit- und Familienleben, wobei die Klienten ein individuell auf ihre Störung abgestimmtes Aktivitäts- und Passivitätsniveau erleben sowie den nötigen Schutzraum, emotionale Zuwendung, Akzeptanz und bedingungslose Wertschätzung erhalten, ermöglicht den Klienten eine optimale Grundlage für die Fokussierung auf den Gesundheitsprozess und die Wahrnehmung der eigenen Ressourcen, um sich danach schrittweise auf weitere Elemente der Behandlung einlassen zu können (Heim, 1985).

Weitere wichtige Elemente in der Eltern- und Familienarbeit sind:

- Unterstützung und Förderung positiver Beziehungserfahrungen in Eltern-Kind-Interaktionen

- Wahrnehmung und Förderung elterlicher Erziehungskompetenzen
- Pflegen und Leben von Regeln, Normen und Werten
- Angebot modellhaften Lernens für Eltern
- Arbeit mit Schule, Lehrbetrieb und Behörden.

Die Psychoedukation unterstützt Sensibilisierung, Verständnis und die Herstellung von Adhärenz bei Lehrpersonen, Ausbildungsverantwortlichen und anderen involvierten Diensten, wie beispielsweise Behörden, und trägt dazu bei, den Schüler, Auszubildenden oder Klient aus einer anderen Perspektive wahrzunehmen. Dies ermöglicht neue Lösungswege sichtbar werden zu lassen und spezifische Settings und Lernstrategien zu erarbeiten, um die Behandlung entsprechend zu flankieren und auf bestimmte Reaktionen der Kinder und Jugendlichen adäquat einzugehen.

Manchmal erweist es sich als sinnvoll, auch die Schulklasse in den Prozess der psychoedukativen Beratung miteinzubeziehen, um das Verständnis der vorübergehenden Besonderheiten im Umgang mit dem Mitschüler zu fördern und Mobbingsituationen zu verhindern. Auch in diesem Kontext können psychisch kranke Kinder und Jugendliche nur dann bestmöglich kooperieren und sich positiv entwickeln, wenn sie entstigmatisiert werden, sich verstanden und getragen fühlen und entsprechend gefördert werden können.

8.2 Erwachsenenpsychiatrie

Ingo Tschinke

Die Erwachsenenpsychiatrie ist in der ambulanten psychiatrischen Pflege in Deutschland der umfangreichste Bereich der Versorgung. Die Kinder- und Jugendpsychiatrie (KJP) nimmt die ambulante psychiatrische Pflege zurzeit sehr selten in Anspruch, da dieser Bereich durch die Jugendhilfe dominiert ist. Obwohl nach der Neuregelung der psychiatrischen häuslichen Krankenpflege (pHKP) die entsprechend angepasste Richtlinie über die Verordnung von häuslicher Krankenpflege (Häusliche Krankenpflege-Richtlinie, HKP-RL) in Deutschland nun auch Kinder- und Jugendpsychiater als Fachärzte zulässt, heißt dies nicht, dass diese Möglichkeit auch genutzt wird (G-BA, 2018). Aus diesem Grunde ist auch der Kenntnisstand über die Arbeit in der Kinder- und Jugendpsychiatrie in der ambulanten psychiatrischen Pflege als begrenzt anzusehen, da kaum eine Nachfrage besteht. Ähnlich stellt sich die Situation in der gerontopsychiatrischen Versorgung dar, dieser Bereich der Versorgung von Demenzen und anderer hirnorganischer degenerativer Erkrankungen wird in erster Linie durch die Maßnahmen des Pflegeversicherungsgesetzes abgedeckt. In der Verordnungspraxis hat sich in den letzten Jahren auch gezeigt, dass sowohl in der besonderen Versorgung nach § 140a SGB V als auch in der Regelversorgung gemäß der Richtlinie zur pHKP die Versorgung der gerontopsychiatrischen Krankheitsbilder eher restriktiv behandelt wird (Walle et al., 2010). Daher stellt die Erwachsenenpsychiatrie in Deutschland mit etwa 95 % aller versorgten Betroffenen den größten Anteil an der Versorgung. Dabei handelt es sich hauptsächlich um Menschen mit Psychosen (F20–F29), affektiven Störungen (F30–F39), neurotischen und Belastungsstörungen (F40–F48) sowie Persönlichkeits- und Verhaltensstörungen (F60–F69). Durch den Absatz 10 in der Richtlinie zur pHKP zur Öffnung aller Diagnosen im psychiatrischen Bereich, bei denen eine Einschränkung der Funktionsfähigkeit mit dem GAF-Wert > 40 vorliegt, sind zwar auch Verordnungen für Suchtkranke und Menschen mit psychosomatischen Erkrankungen (z. B. Essstörungen) möglich, aber hier muss noch die Entwicklung zeigen, ob diese Möglichkeiten genutzt werden (G-BA, 2018).

Als Erwachsenenpsychiatrie wird der Versorgungsbereich für Betroffene im Alter von 18 bis 60 Jahren bezeichnet. Die Grenzen zur Kinder- und Jugendpsychiatrie und zur Gerontopsychiatrie sind zum Teil fließend, insbesondere bei jüngeren Menschen mit starker psychiatrischer Auffälligkeit und bei Betroffenen mit langjährigen Psychosen, Persönlichkeitsstörungen und bipolaren Störungen, die ein höheres Lebensalter erreichen und mit deren Symptomen die reguläre Altenpflege überfordert ist.

8.2.1 Beeinträchtigungsbilder

Die Beeinträchtigungsbilder, welche die psychiatrische Pflege im Bereich der Erwachsenenpsychiatrie vorfindet, sind vielfältig. Bei Menschen mit einer Psychose kommen häufig auch Menschen mit chronischen Verläufen in die ambulante psychiatrische Pflege, die bereits eingebunden sind in ein umfassendes Psychiatriesystem mit Wohngemeinschaften, betreutem Einzelwohnen, Rechtsbetreuern, die sich um die Belange der Betroffenen kümmern, und einer Arbeit auf dem zweiten Arbeitsmarkt. Diese Betroffenen kommen manchmal mit einer akuten Symptomatik, aber zumeist mit einer negativen Symptomlage. Auch wenn diese Menschen sich selbst vielfach schon aufgegeben haben und sich als einen hoffnungslosen Fall betrachten, sollten psychiatrisch Pflegende im Rahmen der Recoveryorientierung den Betroffenen Hoffnung vermitteln und gemeinsam nach einem gangbaren persönlichen Recoveryweg suchen. Die Betroffenen befinden sich meistens in einer Phase der Stabilisierung des Recoveryprozesses (s. Vier-Phasen-Modell von Townsend et al. [2004] in **Kap. 5.3**). Auch in dieser Phase müssen psychiatrisch Pflegende herausfinden, wie die Selbstbefähigung gefördert und individuelle Stärken herausgearbeitet werden können.

Bei Menschen mit einer Erstmanifestation der Erkrankung gilt es dementsprechend schon von Anfang an, mit Recovery und Empowerment die Wege aufzuzeigen, die gegangen werden können, um Selbststigmatisierungen zu verhindern (Finzen, 2013). Die Identifikation darf sich nicht an der Erkrankung festmachen, denn wenn Menschen sich nur noch als „Schizo“ oder „Bordie“ betrachten, ist ihr Leben bereits so festgelegt, dass es schwierig wird, mit solchen Motivationsblockaden umzugehen. Dazu bedarf es dann besonderer Techniken, zum Beispiel die Kosten- und Gewinn-Analyse von Sachse et al. (2018), um Veränderungspotenziale wieder nutzbar zu machen.

Die wohl größte Gruppe der Betroffenen bilden Menschen mit affektiven Störungen, also Menschen mit schweren depressiven Episoden und schweren und mittelgradigen rezidivierenden Depressionen. In den meisten Fachpflegediensten umfasst diese Klientel etwa 50–70 % aller Betroffenen, die durch den Fachdienst betreut werden. Bei diesem Klientel steht die Erforschung der eigenen Lebens- und Krankengeschichte im Vordergrund, um deren Dispositionen für die Analyse nach dem Vulnerabilitäts-Stress-Modell zu beleuchten (Hammer & Plößl, 2015). Danach sollte eine ausführliche Psychoedukation erfolgen, damit Betroffene den Teufelskreis der depressionsfördernden Gedanken erkennen, um diese in positive Aktivitäten umzuwandeln, die dann auch wieder positive Gefühle hervorrufen (Schaub et al., 2013). Bei Menschen mit Depressionen ist ebenfalls die Resilienzförderung ein wichtiger Aspekt (Heller, 2015).

Eine weitere Gruppe von Klienten sind Menschen mit neurotischen Störungen wie Angst- und Zwangsstörungen sowie mit Anpassungsstörungen wie der PTBS. Dazu bieten sich in der Versorgung die Biografiearbeit (um den Ursprung der Ängste und Zwangshandlungen nachvollziehen zu können) wie auch die kognitive Verhaltenstherapie (Grist, 2014) und die niederschwelligen Interventionen der kognitiven Kurzzeittherapie an (Grist et al., 2014). Bei Menschen mit posttraumatischen Belastungsstörungen sollte die traumasensible psychiatrische Pflege zum Einsatz kommen, denn der Umgang mit traumatisierten Menschen erfordert viel Umsicht (Reichel, 2019). Förderlich ist hier die Ressourcenarbeit, um die Belastungen durch die Traumatherapie ausgleichen zu können (Rost, 2014), wobei auch die Imaginationsübungen hier besonders hilfreich sind (Reddemann, 2017).

Eine recht kleine Anzahl stellen Betroffene mit Persönlichkeitsstörungen dar. Bei dieser Gruppe sind die impulsiven wie auch die emotional instabilen Borderline-Störungen eine verordnungsfähige Diagnose. Bei diesen Menschen kommt der Recoveryförderung bei gleichzeitiger Anwendung der Interventionen der dialektisch-behavioralen Therapie eine wichtige Rolle zu (Bohus & Wolf-Arehult, 2018).

8.2.2 Professioneller Umgang

Für Betroffene aus der Erwachsenenpsychiatrie stellen das Empowerment, die Förderung der Selbstbefähigung und das persönliche Recovery – das Finden des eigenen Genesungsweges – eine wichtige Basis in der Versorgung dar. Dabei geht es darum, bei den Betroffenen die Entscheidungsfähigkeit zu fördern, deren Entscheidungen dann von den Pflegenden auch akzeptiert werden müssen. Dazu müssen Entscheidungsspielräume geschaffen werden, die sich nicht auf die Angebote des sozialpsychiatrischen Hilfesystems beschränken können, um eine Ghettoisierung zu verhindern und Inklusion durch Teilhabe zu ermöglichen. In der Erwachsenenpsychiatrie sollte man sich daher an den Stärken und Ressourcen der Betroffenen orientieren und nicht an den Defiziten (Knuf, 2016). Die Fokussierung auf die Probleme und Defizite der Betroffenen führt zur Errichtung von Mauern, die zwar im fürsorglichen Denken psychiatrisch Tätiger die Betroffenen schützen sollen, die aber letztendlich doch zu kaum noch überwindlichen Hindernissen für die Betroffenen werden (Rapp & Goscha, 2006). Des Weiteren geht es darum, das kritische Denken und das Hinterfragen von Interventionen zu ermöglichen – dazu gehört auch, dass Betroffene die Maßnahmen der ambulanten psychiatrischen Pflege auf den Prüfstand stellen, denn die Förderung der eigenen Meinung stärkt das Selbstbewusstsein, und dafür dürfen Betroffene auch widerborstig sein. Eine kritische Auseinandersetzung mit der Behandlungsgestaltung in der psychiatrischen Versorgung wird durch die Beteiligung an Entscheidungen (Shared decision-making) gefördert, wodurch auch paternalistische Entscheidungen verhindert werden (Hamann et al., 2017). Der wohl wichtigste Aspekt des persönlichen Recoverys besteht in der Hoffnung, und aus diesem Grunde ist es wichtig, dass psychiatrisch Pflegende gegenüber den Betroffenen immer die Hoffnung in sich tragen (Farkas, 2007). Es ist eine der Aufgaben der psychiatrischen Pflege zu vermitteln, dass trotz Rückschlägen und längeren schwierigen Krankheitsverläufen niemand ein hoffnungsloser Fall ist. Viele Studien und persönliche Geschichten beweisen, dass durch die Komponente Hoffnung im Recoveryansatz selbst Menschen mit sehr schweren Krankheitsverläufen ihr Leben in den Griff bekommen haben (Amering & Schmolke, 2012; Bunt & Prins, 2018). Viele Betroffene in der Erwachsenenpsychiatrie hadern mit ihrer Vergangenheit und den Geschehnissen, die ihre Disposition zu einem schweren Rucksack werden lässt. Es ist schwierig, den Blick nach vorne zu richten, wenn der Blick stets in die Vergangenheit gerichtet ist. Hier gilt es sich mit dem Resilienzfaktor Akzeptanz auseinanderzusetzen. Durch eine ausführliche Analyse und das ganzheitliche gemeinsame Verstehen der Krankheitsgeschichte des Betroffenen kann es gelingen, dass Betroffene erkennen, dass Schuld und Scham die Entwicklung einer positiven Identität nicht fördern, sondern nur hemmende Faktoren sind. Durch das Verlassen der Opferhaltung und ein Akzeptieren dessen, was im Hier und Heute wichtig ist, können Mauern überwunden werden (Barwinski, 2016). Sind diese Mauern erst einmal niedergerissen, kann der Blick auf die Ziele in der Zukunft gerichtet werden, und das Empowerment kann greifen (Knuf, 2016). Dabei sollten psychiatrisch Pflegende den Ursprung der Empowerment-Bewegung in den USA nicht aus den Augen verlieren; damals ging es um die Befreiung von psychiatrischen Zwängen – von denen sich sowohl die Betroffenen wie auch die psychiatrisch Tätigen frei machen müssen (Hammer & Plößl, 2015). Glücklicherweise ist die ambulante psychiatrische Pflege nicht solch komplizierten Hilfeplanprozessen wie denen nach dem Bundesteilhabegesetz (BTHG) unterworfen, wie dies in der Eingliederungshilfe der Fall ist, wo selbst die professionellen Helfer an der Komplexität verzweifeln und es ausführlicher Aufklärung bedarf (Rosemann, 2018). Bei dem Weg zum persönlichen Recovery in der Erwachsenenpsychiatrie geht es darum, bei relativer Freiheit der Gestaltung der professionellen Hilfen die Betroffenen agieren zu lassen. Ein wichtiger Merksatz sollte dabei sein: „Mache ich mehr als der Betroffene, mache ich etwas falsch". Fürsorge und das Abnehmen von Verantwortung fördert die gelernte Hilflosigkeit, die dazu führt, dass der Betroffene in seiner Inaktivität versumpft und sich nichts mehr zutraut (Hammer, 2012).

Das WEG-Modell von Mathias Hammer zeigt auf, wie die Stressbelastung zu Überforderungssituationen führen kann, wie ein Gleichgewicht hergestellt werden kann und welche Konsequenzen Unterforderungssituationen haben können (Hammer, 2012). In der Überforderung – in dem Bild, das Hammer verwendet, symbolisiert durch eine Klippe – können Betroffene vom Weg abkommen und dann in die Nähe einer Krise geraten, die eventuell zum Absturz führt. Auf der anderen Seite des Bildes ist ein Sumpf dargestellt, der die Situation der Unterforderung symbolisiert, das heißt, es bestehen keine Herausforderungen, es zeichnen sich keine Veränderungen ab geschweige denn werden sie überhaupt noch erkannt – die Betroffenen „versumpfen" in der gefühlten Unfähigkeit, etwas zu verändern. Unterforderung fördert Isolation, Vermeidung und langjährige Untätigkeit führen zu Energielosigkeit, Lust- und Antriebslosigkeit, Leere, zu Ängsten und Depressionen (Hammer & Plößl, 2015). Es geht deswegen darum, die Anforderungen im Gleichgewicht zu halten, um den persönlichen Genesungsweg zu unterstützen.

8.3 Gerontopsychiatrie

Peter Roddau

In der Gerontopsychiatrie unterscheidet man zwei Gruppen von Erkrankten: die Gruppe der alt gewordenen psychiatrisch Kranken, die im Jugend- oder Erwachsenenalter erstmals erkrankt sind und bis ins hohe Alter Erkrankungsphasen aufweisen, und die Gruppe der erstmals im Alter (ca. 55.–60. Lebensjahr) erkrankten Betroffenen.

8.3.1 Definition

Die Deutsche Gesellschaft für Gerontologie und Geriatrie (DGGG) definiert Gerontopsychiatrie als einen eigenständigen Teilbereich der Psychiatrie, wobei sie jedoch nicht als eine einfache Extrapolation der Erwachsenenpsychiatrie aufzufassen ist, sondern vielmehr unter Bezug auf die Ergebnisse der Forschung ihre eigenen präventiven, diagnostischen, therapeutischen und rehabilitativen Strategien entwickelt. Die Gerontopsychiatrie beschäftigt sich mit älteren Menschen und ihren psychischen Erkrankungen, das heißt mit Menschen jenseits des 60. Lebensjahres. Manchmal wird die Grenze auch schon beim 55. Lebensjahr gezogen. Die Gerontopsychiatrie befasst sich insbesondere mit psychischen Erkrankungen, die typischerweise erst in dieser späten Lebensphase auftreten. In großen psychiatrischen Einrichtungen gibt es meistens spezielle Abteilungen für Gerontopsychiatrie. Die Gerontopsychiatrie kann auch als ein Teilbereich der Altersmedizin, der Geriatrie, oder weitergehend der Gerontologie verstanden werden. Beziehungen hat die Gerontopsychiatrie unter anderem zur Gerontologie, zur Geriatrie und zur Neurologie.

8.3.2 Professioneller Umgang

Im Rahmen der psychiatrischen häuslichen Krankenpflege sind in Deutschland aktuell verschiedene Erkrankungsbilder behandlungsfähig. Speziell im gerontopsychiatrischen Bereich sind hier vor allem die hirnorganischen Erkrankungen, insbesondere die demenziellen Veränderungen zu nennen. Es treten im Alter jedoch auch fast alle anderen psychiatrischen Erkrankungsbilder von affektiven Störungen über wahnhafte Erkrankungen bis zu neurotischen und Belastungsstörungen auf.

Im Rahmen der psychiatrischen Pflege bei gerontopsychiatrischen Krankheitsbildern ist es sehr wichtig, sich genau mit der Biografie des Betroffenen auseinanderzusetzen. Die Betroffenen bringen ein ganzes Leben voller Erfahrungen mit, was sich auch immer auf die Behandlung auswirkt. Des Weiteren sind vor allem hochbetagte Betroffene häufig Polymorbide (lateinisch für Mehrfacherkrankte). Hier gilt es, die Einschränkungen aus dem somatischen Bereich (Bewegungseinschränkungen, Herz-Kreislauf-Erkrankungen, Seh- und Hörstörungen) mitzubehandeln bzw. in die Behandlung zu integrieren, was für die psychiatrische Pflegekraft eine große Herausforderung darstellt, da hier entweder andere Fachexpertisen eingeholt werden müssen oder das Wissen entsprechend erarbeitet werden muss.

Eine weitere Herausforderung stellen die komplexen verschiedenen Leistungssysteme, die ein gerontopsychiatrisch veränderter Betroffener nutzen kann, dar. Als mögliche Kostenträger stehen zur Behandlung und Teilhabe verschiedene Gesetzesgrundlagen zur Auswahl. Unter anderem sind dies Leistungen zur Teilhabe am Arbeitsmarkt (SGB II), die Krankenversicherung (SGB V), Leistungen zur Rentenversicherung nach SGB VI, die Pflegeversicherung (SGB XI) sowie die Eingliederungshilfe nach dem SGB XII.

Beachtet werden muss auch der erschwerte Zugang zu Hilfesystemen im Alter aufgrund von Mobilitätseinschränkungen und der Umgang mit einer im Vergleich kürzeren Lebensspanne. Die Erreichbarkeit von Zielen nimmt ab, was das Erarbeiten von Hoffnung und Motivation oder das Erlernen von Copingstrategien bei degenerativen Prozessen sehr erschweren kann.

Die hochkomplexen Behandlungssituationen machen die Behandlung von gerontopsychiatrischen Betroffenen zu einer großen Herausforderung. Die psychiatrische Pflegekraft muss sich auf die betroffene Person und weitere an der Behandlung Beteiligte einstellen und oft steuernd eingreifen, um den Betroffenen oder seine Angehörigen durch das komplexe Hilfesystem zu lotsen. Aufgrund der begleitenden somatischen Erkrankungen gestalten sich mögliche Behandlungsoptionen teilweise als unmöglich, weil Angebote nicht barrierefrei zugänglich sind. Die Biografie sowie die Werte und Normen des Betroffenen können teilweise sehr stark von denen des Behandelnden abweichen, was zu Missverständnissen und fehlerhaften Interpretationen führen kann.

8.4 Forensische Klienten in der ambulanten sozialpsychiatrischen Versorgung

Frank Voss

In der fachlichen Diskussion innerhalb der psychiatrischen Versorgungslandschaft hat die forensische Psychiatrie bis heute einen Sonderstatus. Die Gründe hierfür sind vielfältig und offensichtlich. Straftaten, verübt von psychisch kranken Menschen, ziehen häufig die Aufmerksamkeit der Gesellschaft auf sich und lösen eine hohe emotionale Betroffenheit aus. Der berechtigte Wunsch der Bevölkerung nach höchstmöglicher Sicherheit und dem Schutz vor gefährlichen Straftätern hat in der Vergangenheit zu einer restriktiven Vollzugspraxis und einer kontinuierlichen Zunahme der Zahl untergebrachter Klienten und der Unterbringungsdauer in den forensischen Kliniken in Deutschland geführt (Schmidt-Quernheim & Hax-Schoppenhorst, 2018).

Der Grundsatz der Verhältnismäßigkeit spielte bis zur Novellierung des Rechts der Unterbringung in einem psychiatrischen Krankenhaus nach § 63 des Strafgesetzbuches im Jahr 2016 eine untergeordnete Rolle. Die mangelnde Berücksichtigung der Verhältnismäßigkeit war vor allem durch die langjährige Vollzugspraxis im Zusammenwirken der Strafvollstreckungskammern mit den Kliniken beeinflusst und ließ sich zu einer einfachen Formel zusammenfassen: Ist jemand krank oder nicht krankheitseinsichtig, dauert die Unterbringung an. Wobei für die prognostische Beurteilung vor allem die Faktoren Compliance, Anpassung und Unterordnung in das vorgegebene System die wesentlichen Kriterien für eine günstige Prognose und somit auch für Lockerungen oder die Entlassung waren. Es war in dieser Systematik keine Seltenheit, dass Betroffene mit schizophrenen Psychosen und recht geringfügigen Anlassdelikten viele Jahre in den Kliniken untergebracht waren, weil sie zum Beispiel keine ausreichende Medikamentencompliance entwickelt oder immer wieder gegen vorgegebene Regeln verstoßen hatten. Diese und weitere Verhaltens- und Interaktionsmuster führten häufig zu einer negativen prognostischen Bewertung, ungeachtet der Verhältnismäßigkeit in Bezug auf das Anlassdelikt. Dieser Praxis ist zum Glück durch den Gesetzgeber ein Ende gesetzt worden. Die Zielsetzung des Gesetzgebers lässt sich kurz zusammenfassen: stärkere Berücksichtigung der Verhältnismäßigkeit und kürzere Verweildauern. Diese Reformen werden voraussichtlich dazu führen, dass in Zukunft mehr Klienten mit forensischem Hintergrund in die ambulanten Versorgungsstrukturen der Gemeinde- und Sozialpsychiatrie gelangen werden (Saimeh, 2007).

8.4.1 Professioneller Umgang

Die Inklusion von Menschen mit einem forensischen Hintergrund ist keine völlig neue Herausforderung für die Leistungsanbieter in diesen Segmenten. Bisher war die Übernahme von Betroffenen aus der Forensik in der Regel mit einem kalkulierbaren Risiko verbunden. Die betroffenen Klienten, die in der Vergangenheit in Settings der Gemeindepsychiatrie gekommen sind, waren meistens Menschen, die entweder sehr lange untergebracht waren oder durch sehr lange Lockerungs- und Adaptionsprozesse auf ihre Beurlaubung oder Entlassung vorbereitet worden sind und über eine entsprechend positive Sozialprognose bzw. institutionell geforderte Anpassungsleistung verfügten. Diese Klienten werden auch in Zukunft in das System der Gemeindepsychiatrie gelangen und dort versorgt werden. Grundsätzlich besteht bei Klienten aus der Forensik die Herausforderung darin, einen Menschen aus dem starren System der Forensik in dem partizipativ ausgerichteten System der Gemeindepsychiatrie zu entwickeln. Die Klienten sind häufig sehr stark durch das System der Forensik geprägt und zeigen eine sehr hohe Anpassungsbereitschaft. Sie kommen aus dem sehr beschützenden, hoch reglementierten Setting der forensischen Klinik in eine offene Einrichtung, in inklusiv ausgerichtete Wohnformen oder dezentrale Betreuungssettings. Sie müssen im Vergleich zu anderen Klienten mehr und andere Regeln und Vorschriften beachten (z.B. im Rahmen der Führungsaufsicht) und sind oft nur unzureichend auf die neue Freiheit vorbereitet. Dazu gehören zum Beispiel Themen wie der Umgang mit Medien (Handy, Internet, Bewegen in deliktspezifischen Risikoszenarien usw.), der Umgang mit anderen Klienten im Soziomilieu einer Wohngruppe – auch mit Klienten des anderen Geschlechts. Diese Herausforderungen werden auch weiterhin bestehen. Die forensischen Kliniken stehen vor der Aufgabe, ihre Lockerungspraxis an die tatsächlichen Gegebenheiten in der Gemeindepsychiatrie zu adaptieren, insbesondere auf dem Hintergrund der aktuellen politischen Entwicklungen. Für die Praxis heißt das, dass Klienten aus der Forensik in ambulante Strukturen gelangen, die weitaus weniger auf eine Entlassung vorbereitet sind, bei denen aber der Grundsatz der Verhältnismäßigkeit greift und die quasi im Eilverfahren sehr schnell, manchmal sogar unmittelbar aus der Forensik zu entlassen sind (Kröber et al., 2009).

Das bedeutet, es sind in der Regel Klienten, die schon lange untergebracht sind und denen oft aus ganz unterschiedlichen Gründen keine positive therapeutische Entwicklung und Anbindung in der Forensik gelungen ist. Die Gründe hierfür sind vielfältig und sehr individuell (sie liegen sowohl in der Person des einzelnen Klienten, aber auch institutionelle Faktoren spielen eine nicht zu unterschätzende Rolle).

Die grundsätzliche Prüfung bzw. der Ausschluss von Risiken und die Feststellung einer fehlenden Indikation bei Klienten aus der Forensik gelingen vor allem über die individuelle Einzelfallprüfung und weniger über das Delikt. Ein minderbegabter Sexualstraftäter kann sich im Alltag wesentlich berechenbarer darstellen als ein persönlichkeitsgestörter Klient, der wegen Diebstahls verurteilt wurde. Eine zwingende Voraussetzung ist der Aufbau von forensischer und psychiatrischer Kompetenz in Form von Fort- und Weiterbildung und Supervision.

8.4.2 Besonderheiten für die ambulante psychiatrische Pflege

Was bedeutet das konkret für Resozialisierung und Begleitung in ambulanten Settings? Grundsätzlich ist eine fachliche gute Begleitung für ehemalige Forensik-Klienten eine wichtige Voraussetzung für die Resozialisierung und eine gelungene Integration in die Gesellschaft, gerade dann, wenn Klienten lange untergebracht waren. Ob unter den beschriebenen Veränderungen wesentlich mehr Klienten in die ambulante Versorgung gelangen und damit das Risiko für erneute Straftaten steigt, ist aktuell nur schwer absehbar (Rauchfleisch, 2013).

Die Entscheidung, ob ein Klient mit einer forensischen Vorgeschichte völlig unabhängig von seiner Vergangenheit, seiner Diagnose oder seiner Delinquenz in der ambulanten psychiatrischen Pflege begleitet werden kann, ist vor allem auf dem Hintergrund einer grundsätzlichen Frage zu treffen: Sind die strukturellen, fachlichen und persönlichen Kompetenzen vorhanden, die es zulassen, einen Klienten mit forensischer Vorgeschichte umfassend zu begleiten und mit den zu erwartenden Problemen und Risiken umzugehen?

Diese Entscheidung erfordert ein hohes Maß an Reflexionsfähigkeit und Verantwortungsbewusstsein. Denn es gibt aus der Sicht des Verfassers spezifische Delikte und Klientenkonstellationen, die man äußerst kritisch betrachten sollte und die die Wichtigkeit der grundsätzlichen Frage verdeutlichen. Es gibt gerade im Bereich der sexualdelinquenten Klienten Menschen mit zum Beispiel selbstunsicheren, narzisstischen oder schizoiden Persönlichkeitsstörungen, die jahrelang als überangepasste Klienten in der Forensik untergebracht waren, keine schwerwiegenden Straftaten begangen haben, aber nie wirklich eine Therapie durchlaufen haben (Goffman, 2014). Ihre Delikte werden nicht als schwerwiegend im Sinne der neuen Rechtsprechung gesehen und liegen unter den Strafbemessungen, die jetzt für eine langfriste Unterbringung vorgeschrieben sind. Die Gesellschaft nimmt keine wirkliche Differenzierung in der subjektiven Bewertung vor, insbesondere bei Sexualdelikten. Das Strafrecht legt hier andere Kriterien an. Diese Menschen haben häufig keine Probleme, ihren Alltag zu gestalten oder einer Beschäftigung nachzugehen und würden sich selbst auch nie als wirklich krank bezeichnen. Es erscheint wahrscheinlich, dass diese Klienten in Zukunft im Rahmen der Verhältnismäßigkeit mit nur geringem Vorlauf aus den Kliniken entlassen werden könnten. Und das nicht im Rahmen einer Beurlaubung, sondern die Maßregel kann durchaus beendet werden, und es gibt dann keine Möglichkeit mehr, diese Menschen im Rahmen eines Widerrufs der Führungsaufsicht wieder in der Forensik unterzubringen, falls es zu Problemen kommen sollte. Der Widerruf ist ein Instrument, das bislang im Rahmen der sozialräumlichen Integration durchaus präventive Wirksamkeit hatte. Dieses Instrument fällt in einer solchen Konstellation weg. Forensische Kliniken, aber auch Richter und Anwälte sind gelegentlich der Meinung, dass es trotzdem gut sein könnte, solche Menschen in einem Wohnheim unterzubringen oder in eine ambulante Struktur zu integrieren, damit man noch eine wie auch immer geartete Form der sozialen Kontrolle oder vermeintlichen Sicherheit hat. Ob die Gemeindepsychiatrie, egal ob ambulant oder stationär, dafür der richtige Interaktionsrahmen ist, sollte man sehr genau und sehr gewissenhaft prüfen bzw. ob überhaupt eine psychiatrische Indikation und Arbeitsgrundlage besteht, die man in diesem Rahmen unter den gegebenen individuellen Voraussetzungen verantwortlich abbilden kann.

Grundlage für die Entscheidung, ob ein Klient mit einer forensischen Vorgeschichte ein geeigneter Kandidat für die ambulante psychiatrische Pflege sein könnte, ist eine grundsätzliche Analyse der Gesamtsituation. Es ist unerlässlich, sich zumindest grundsätzlich mit Prognosekriterien zu befassen. Die Universität Essen hat im Rahmen einer Prognosestudie einige wichtige Merkmale formuliert (Schmidt-Quernheim & Hax-Schoppenhorst, 2018):

1. Aktuelle Symptomatik

- geringe oder akute psychotische Symptomatik
- geringe Hospitalisierung oder Residualsymptomatik
- hohes Suchtpotenzial
- Schweregrad der psychischen Störung
- Suchtgefahr bei Stress

2. Sozialverhalten

- vermehrte Streitsucht mit anderen Insassen
- Neigung zu Manipulation oder manipulativer Inszenierung
- negative Einschätzung durch das Stationsteam
- geringe soziale Kompetenz
- Umgang mit Nähe/Distanz und Genderaspekten im Stationsalltag
- Neigung zum Einzelgängertum oder hohe soziale Integration im Soziomilieu der Station
- inkonstantes Sozialverhalten

3. Belastungsfaktoren der Persönlichkeit

Unabhängig von der aktuellen Befindlichkeit ist die Grundhaltung geprägt von:

- Aggressivität
- Machtstreben
- sadistischen Tendenzen
- Unberechenbarkeit
- Externalisierungstendenzen
- mangelnder Empathie und Impulskontrolle
- einer hoch subkulturellen Rolle im Rahmen der Gemeinschaft der Klienten
- unregelmäßiger oder keiner Teilnahme an therapeutischen Maßnahmen
- hoher Formalanpassung
- einem kriminell bzw. subkulturell gefärbten Selbstbild
- starker emotionaler Reaktion auf Kritik
- mangelnder Auseinandersetzung mit Suchtdruck, Anlassdelikt usw.

4. Leistungs- und Kontrollverhalten

- stabile Ich-Funktionen bei Stress
- Kontrolle aggressiver Impulse
- Medikamentencompliance.

Zusammenfassend sollte man sich einen Eindruck über folgende Bereiche machen, um zu einer Entscheidung zu gelangen:

- aktuelle klinische Symptomatik
- Sozialverhalten in der Unterbringung
- Belastungsfaktoren der Persönlichkeit
- Anpassungsverhalten im Lebensalltag
- Emotionen und Motivation
- Leistungs- und Kontrollbereich
- Entwicklung und Entwicklungsverlauf während der Unterbringung
- Entlassungssituation (sozialer Empfangsraum).

8.5 Transkulturelle Pflege

Ingo Tschinke

In der ambulanten psychiatrischen Pflege müssen sich Pflegende mit Menschen anderer Kulturen und Ethnien auseinandersetzen. Um die

Bedarfe und Bedürfnisse der verschiedenen Kulturgruppen kennenzulernen, ist es durchaus vonnöten, sich gegenüber diesen Kulturen zu öffnen, um mehr über sie zu erfahren. In vielen vorderasiatischen Ländern ist es zum Beispiel üblich, dass man nicht hedonistisch, also auf die eigene Person selbstbezogen denkt, sondern es wird kollektiv gedacht und gehandelt, das heißt, alles was der Mensch macht oder wie er sich verhält, hat Konsequenzen für seine Familie und seinen Clan. Werte wie Ehre, Zusammenhalt und Familie haben eine andere Bedeutung als in westlich geprägten Kulturen. Für Pflegende in der psychiatrischen häuslichen Krankenpflege bedeutet das, sich von bekannten Denkmustern zu verabschieden und sich auf das Fremde und kulturell Andersartige einzulassen.

8.5.1 Definition

Madeleine Leininger hat den Begriff der transkulturellen Pflege durch ihre Theorie von Transcultural Nursing geprägt (Alban et al., 1999). Nach Leininger (Fawcett 1998, S. 59) bezieht sich die Kultur auf „erlernte, gemeinsam überlieferte Werte, Überzeugungen, Meinungen, Normen und Lebensweisen einer bestimmten Gruppe, die das Denken, Entscheidungen, Handlungen und strukturierte Wege leiten". Diesen Denkansatz entnimmt Leininger der Anthropologie. Nach Domenig et al. (2007) stützt sich Leininger auf den klassischen Kulturbegriff des Kulturkonzepts von E.B. Tylor, der Kultur als komplexes Ganzes begreift, das Wissen, die Glaubensvorstellungen der Menschen, Kunst, Moral, Gesetze, Bräuche und alle anderen Fähigkeiten und Eigenschaften, die man als Gesellschaftsmitglied erwirbt, einschließt. Im Gegensatz zu Leininger machen Domenig et al. (2007) in ihrer Definition deutlich, dass bei der Betrachtung der Kulturen die Pflege nicht in eine ethnozentrische Sichtweise verfallen darf. So mag man selbstverständlich die sogenannten Ehrenmorde in bestimmten Kulturen wie zum Beispiel der jesidischen Kurden aus westlicher Sicht verurteilen. Spricht man aber mit in Deutschland geborenen und völlig integrierten Kurdinnen darüber, relativiert deren Haltung die Sichtweise schon (auch wenn eine solche Tat noch immer zu verurteilen ist), denn für diese Frauen ist dies eine Gefahr ihrer Kultur, in der sie ständig stehen, die für sie allgegenwärtig und damit selbstverständlich ist (Kızılhan, 2013). Bezogen auf die Kultur und die Religion darf es nicht passieren, dass Migranten allein durch ihre Religion identifiziert werden und dass deren Denken und Verhalten immer mit der Religion erklärt wird (Laabdallaoui & Rüschoff, 2017).

8.5.2 Erscheinungsbild von Krankheiten

Bei der Begleitung von Menschen im Recoveryprozess nach dem REACH©-Modell sind im Bereich der Erforschung der Werte, Einstellungen und Behandlungspräferenzen stets die kulturellen und psychosozialen Einflussfaktoren zu berücksichtigen. Dazu ist es notwendig, sich auch mit den kulturellen Aspekten psychischer Erkrankungen zu befassen. Während Erkrankungen wie Schizophrenie in allen Kulturkreisen in ähnlicher Ausprägung vorkommen, können Wahnvorstellungen je nach kulturellem Hintergrund differieren, wie die Angst vor Schlangen oder anderen Tieren oder paranoide Ängste vor Nachbarn und Angehörigen. Erkrankungen wie das Borderline-Syndrom und Bulimie kommen in bestimmten Regionen wie den Entwicklungsländern kaum vor (Zielke-Nadkarni, 2003).

Auffällig ist auch, dass eine Chronifizierung wie zum Beispiel bei Schizophrenie in westlichen Kulturen häufiger auftritt als in anderen Kulturkreisen, was in westlichen Behandlungssystemen schnell mit mangelnder Compliance und Therapietreue verglichen wird oder mit Aussagen, dass die Welt in Indien weniger stressig ist, kommentiert wird (Weinmann, 2019). Es wird nicht bedacht, dass Menschen mit psychischen Erkrankungen nicht so stark ausgegrenzt werden und gerade der Grad an

Selbststigmatisierung geringer ist. Wobei in diesem Fall eher die Kultur als Begründungszweck herhalten muss als die Überlegung, dass die langfristige Gabe von Neuroleptika bei Psychosen keine so gute Idee ist, wie eine Studie aus den Niederlanden 2013 aufzeigte (Wunderink et al., 2013).

Bei der Darstellung von psychischen Erkrankungen durch Menschen aus anderen Kulturkreisen greifen westliche Erklärungsmuster nicht. So zeigen sich psychische Erkrankungen (z. B. Depression) in starken Somatisierungsstörungen mit Erschöpfungszuständen, Schmerzen und anderen körperlichen Leiden. Menschen aus dem vorderasiatischen Kulturkreis klagen beispielsweise über sogenannte Ganzkörperschmerzen oder Wanderschmerzen, die den ganzen Körper belegen (Laabdallaoui & Rüschoff, 2017). Dies liegt zum einen daran, dass seelische Leiden weitaus weniger Akzeptanz finden in der betreffenden Kultur und eine Verständigung über Probleme nicht möglich ist, weil man sie auf keinen Fall nach außen zeigen darf und sie daher anders identifiziert und von den Betroffenen nicht als psychische Erkrankung wahrgenommen werden – was nicht sein darf, kann auch nicht sein (Laabdallaoui & Rüschoff, 2017). So weisen Menschen mit Psychosen in den Wahninhalten deutlich mehr kulturell geprägte Inhalte auf, während diese in westlichen Gesellschaften weitaus mehr personalisiert sind. Menschen anderer Kulturen trennen auch körperliches und seelisches Befinden weitaus weniger als Menschen in westlichen Gesellschaften. So gibt es Diagnosen wie zum Beispiel das Chronic Fatigue Syndrome, das im Himalaya ein sehr anerkanntes Syndrom ist und dort häufig diagnostiziert wird. Daran wird auch deutlich, dass unsere Kategorisierungen eine eigene Realität schaffen, was sich zum Beispiel an der Depression zeigt, die es vor 100 Jahren noch nicht gab, während heutzutage Millionen Menschen unter ihr leiden (Weinmann, 2019). Schwierig wird der Umgang mit psychischer Erkrankung, wenn diese gesellschaftlich einer starken Stigmatisierung ausgesetzt ist. So werden in Osteuropa psychische Krankheiten häufig verachtet und mit schwerer geistiger Behinderung gleichgesetzt, Erkrankte werden zumeist als völlig unfähig angesehen.

8.5.3 Professioneller Umgang

Bei der Kommunikation mit Menschen aus anderen Kulturen ist zu berücksichtigen, dass diese Menschen durch ihr Verständnis, ihre Sozialisation, den Migrationsprozess und andere Faktoren von kollektiven Sichtweisen der Kultur beeinflusst sind. Aus diesem Grund ist es wichtig, alle nonverbalen und verbalen Kommunikationswege bewusst zu nutzen. Dies ist Teil der Identität der Menschen, die ihre Werte und Einstellungen beeinflusst. Psychiatrisch Pflegende könnten dazu neigen, dass sie sich mit dieser Kultur und den damit verbundenen Werten nicht auseinandersetzen, weil es nicht zwingend Teil der Behandlung ist (Wrycraft, 2017). Allerdings verwehrt diese Verhaltensweise die Erkundung der Werte und Behandlungspräferenzen. Um in den persönlichen Recoveryprozess eintreten zu können, ist es unumgänglich, dass wir uns mit interkulturellen Aspekten auseinandersetzen.

Daher ist es wichtig, auch die Krankheitskonzepte von Menschen aus anderen Kulturen zu verstehen. So existieren häufig magische und religiöse Vorstellungen über die Ursache von Krankheiten wie der böse Blick oder böse Geister, die im Alltag allgegenwärtig sind. Menschen, die glauben, dass der böse Blick sie getroffen hat (der von jedem missgünstigen Menschen ausgehen kann), haben die Möglichkeit, zu Hodschas (Heilern) zu gehen und diese um Rat zu fragen. Daneben existieren auch Vorstellungen, wonach es zu Lageveränderungen von Organen im Körper kommen kann – wie beispielsweise das Einziehen des Penis bei Kora, einem Glauben aus Afrika.

Das Sunrise-Modell von Leininger (**Abb. 8-1**) kann in seiner Analyse sehr hilfreich sein, um die verschiedenen beeinflussenden Faktoren für die transkulturelle Pflege zu bearbeiten

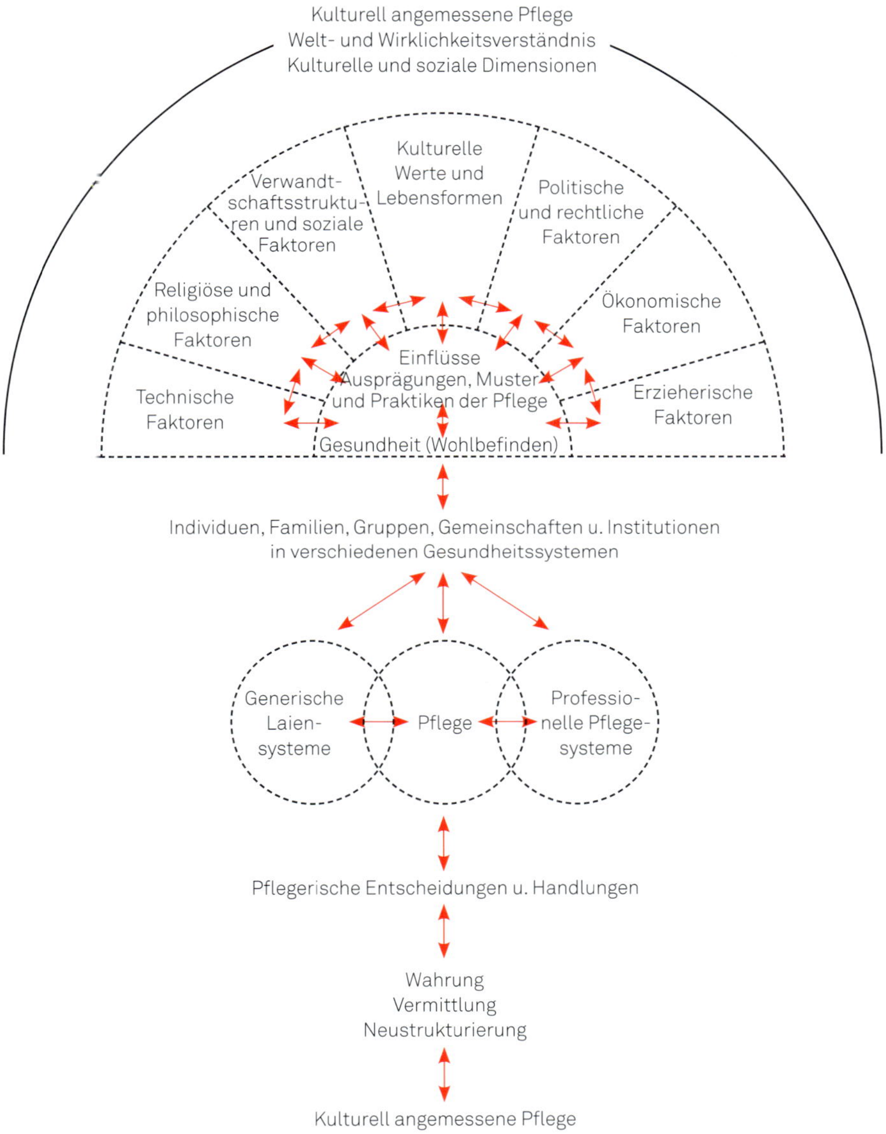

Abbildung 8-1: Sunrise-Modell (Fawcett, 1998, S. 62)

(Alban et al., 1999; Fawcett, 1999). Dabei werden folgende Faktoren berücksichtigt:

- technologische Umstände
- religiöse und philosophische Einflüsse
- verwandtschaftliche und soziale Faktoren
- politische und gesetzliche Gegebenheiten
- wirtschaftliche Verhältnisse
- bildungsbedingte Faktoren
- kulturelle Werte und Lebensweisen.

In der transkulturellen Pflege geht es im Pflegeprozess auch darum, das Kollektivverständnis im Gegensatz zu der hedonistisch geprägten Individualisierung westlicher Gesellschaften zu verstehen. Hilfreich ist auch die Auseinandersetzung mit der familienorientierten Systemtheorie, um Menschen mit psychischen Erkrankungen auch als familiäre Symptomträger identifizieren zu können. Ziel der kultursensiblen Pflege ist es, eine sensitive und reflektierende Grundhaltung zu entwickeln, um fremden Kulturen mit Anteilnahme, Mitgefühl, Intuition, Wissen, Kompetenz, Offenheit und pflegerischem Ethos zu begegnen (Keukens, 2016; Oakley, 2005). Das Pflegemodell der familien- und umweltorientierten Pflege (Friedemann & Köhlen, 2018) sowie das Modell der menschlichen Erfahrung (Wilber, 2001) dienen dazu, ein besseres Verständnis gegenüber den Betroffenen zu erreichen, um deren Krankheitsverständnis, soziale Rollen, kulturelle und religiöse Gebundenheit, Sichtweisen zu Migration und Minoritätenstatus, Familiendynamik und eigenes Menschenbild einer systemischen Analyse und Bearbeitung zu unterziehen. Bei häufiger Konfrontation mit Menschen aus anderen Kulturen ist es notwendig, sich eine umfangreiche kulturelle Kompetenz anzueignen (Oestereich, 2016).

In der konkreten Arbeit mit Menschen mit einem Migrationshintergrund ist die Verwendung von Symbolen sehr hilfreich. Jan İlhan Kızılhan (2013) zeigt dazu mehrere Möglichkeiten auf, um sich durch die Verwendung von Symbolen der psychischen Problematik annähern zu können:

- Familiensystemanalyse durch das Familienbrett und die Anwesenheit der imaginären Familie – dadurch kommt es zu einer Klärung des kollektivistischen Denkens des Betroffenen;
- Sorgenpuppen – Sorgen können genau festgehalten und aufgeschrieben werden, sie dürfen dann in die Sorgenpuppe entsorgt werden (ähnlich der Tresorübung in der Imagination);
- Arbeit mit Symbolen wie dem Schwamm, Luftballons, 100-Euro-Schein, Seil etc. – der Schwamm, der sich voll Wasser saugt im Vergleich zu der Person, die voller Probleme ist (wie kann der Schwamm das Wasser und der Mensch die Probleme verlieren?); der 100-Euro-Schein als Synonym für Wertverlust der eigenen Person, der Böses widerfahren ist (der 100-Euro-Schein behält seinen Wert, auch wenn man ihn zerknüllt, knickt und darauf herumspringt); das Seil als Synonym für das Loslassen, genauso wie die Luftballons für das Wegschweben negativer automatischer Gedanken;
- Wunschbaum – man bindet seine Wünsche und Sehnsüchte in Form von Stoffstreifen an einen Baum;
- Arbeit mit Ritualen wie zum Beispiel dem blauen Stein (dem Auge Allahs) als Schutzamulett, was – wie in der Gestalttherapie – die Ängste und Befürchtungen aufsaugt.

Der Umgang mit anderen Kulturen erfordert für psychiatrisch Pflegende eine Auseinandersetzung mit der Kultur des Betroffenen. Erst durch die offene Begegnung mit Menschen aus anderen Kulturen und dem bewussten Verstehen ihrer Einstellungen kann es zu einer gelingenden Beziehung kommen.

9 Handlungsräume

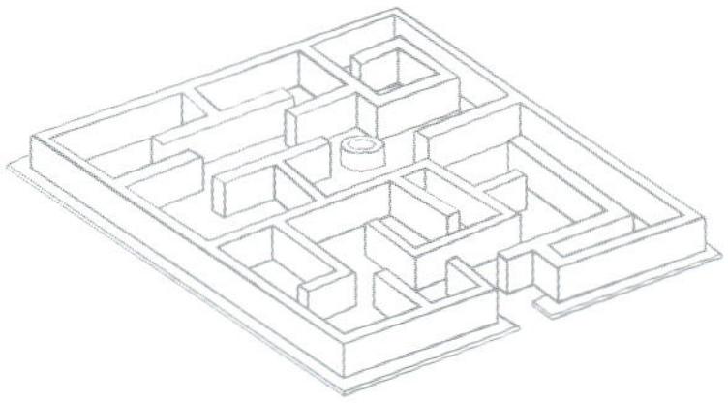

Ambulante psychiatrische Pflege ist ganzheitliche Arbeit in dem Sinne, dass sie alle Themen des täglichen Lebens und des sozialen Umfeldes, in dem die Klienten leben, berührt und in ihrer Wirkung auf die seelische Gesundheit miteinbezieht. Nützt Spiritualität den Klienten oder schadet sie mehr? Ist empfundene Langeweile etwas Schlechtes? Wie mit Humor umgehen – und wie mit der eigenen Sexualität? Durch die Bereitschaft der psychiatrisch Pflegenden, sich allen Themen zu öffnen, vertieft sich die therapeutisch-pflegerische Beziehung, und die eigene Arbeitszufriedenheit steigt.

9.1 Die therapeutische Beziehung

Udo Finklenburg

In den vorhergehenden Kapiteln ist schon darauf hingewiesen worden, dass die (pflegetherapeutische) Beziehung zum Klienten eine wesentliche Voraussetzung für die Arbeit in der ambulanten psychiatrischen Pflege ist. Sie bildet die Grundlage für den Aufbau von Vertrauen, und sie ist der Garant für Stabilität und die Voraussetzung dafür, dass der Klient in Krisenzeiten den Mut aufbringt, sich seinen Themen zu stellen und bei Bedarf Unterstützung einzufordern (Peplau, 1995). Im Prozess der ambulanten psychiatrisch-pflegerischen Begleitung ist alles möglich: Der Klient kann sich verlieben, er kann hassen, zutiefst erbost sein und ungemein abhängig werden. Nicht selten wird der Wunsch geäußert, die ambulante psychiatrische Pflege möge doch „Freund“ sein, und die korrekte Antwort löst nicht selten Tränen aus.

Die ambulante psychiatrische Pflege ist selbstverständlich auch an Ziel und Zweck gebunden: Wir Pflegenden leisten sie nicht zum Selbstzweck, sondern in dem Bemühen, zusammen mit dem Klienten in der pflegetherapeutischen Beziehung das deklarierte Ziel des Klienten zu erreichen. Dementsprechend ist es von großer Wichtigkeit, dem Aufbau, dem Verlauf mit allen Hochs und Tiefs als auch dem Abschluss der therapeutischen Beziehung ein großes Augenmerk zu schenken. Bei den Pflegefachpersonen liegt damit eine große Verantwortung für die Pflege dieser Beziehung.

9.1.1 Definition

Die (therapeutische) Beziehung stellt den Kern der ambulant-psychiatriepflegerischen Arbeit dar, ohne Beziehung kein Vertrauen, ohne Vertrauen keine Pflege, und dies spiegelt sich auch in den Definitionen wider. Der Begriff „therapeutische Beziehung“ wurde ursprünglich nicht in der Krankenpflege definiert, sondern zumeist im Kontext der Psychologie. Carl R. Rogers (2014) ist dafür ein gutes Beispiel, und sein Gedanke der „nicht-direktiven Beratung“ führte unter anderem letztlich zum Recovery in dem Sinn, wie es in diesem Buch beschrieben wird.

So finden sich auch dort die treffendsten Definitionen.

„In der psychotherapeutischen Intervention kommt, unabhängig von der Wahl des Therapieverfahrens, der systematischen Berücksichtigung und der kontinuierlichen Gestaltung der Therapeut-Patient-Beziehung eine zentrale Bedeutung zu" (Holm-Hadulla, 2000, S. 124).

„Der erste (grundlegende Aspekt) ist eine Wärme und Empfänglichkeit auf Seiten des Beraters, die eine Verbindung möglich macht und die sich nach und nach in eine tiefe emotionale Beziehung wandelt. Auf Seiten des Beraters ist dies jedoch eine definitiv kontrollierte Beziehung, eine Gefühlsbeziehung mit fest umrissenen Grenzen. [...] Das zweite Merkmal der beratenden Beziehung ist das Gewähren lassen oder Gestatten in Bezug auf den Ausdruck von Gefühlen. Dadurch, dass der Berater seine Feststellungen akzeptiert, dass jedwede moralisierende oder beurteilende Einstellung vollständig fehlt, und dass eine verständnisvolle Einstellung das beratende Interview durchdringt, gelangt der Klient zu der Erkenntnis, dass alle (seine) Gefühle und Einstellungen ausgedrückt werden können. [...] Während dieses Ausdrücken von Gefühlen völlig frei ist, sind der Handlung im therapeutischen Interview definitiv Grenzen gesetzt, um ihm eine Struktur zu verleihen, die der Klient dazu verwenden kann, Einsicht in sich selbst zu gewinnen. [...] Ein viertes Merkmal der beratenden Situation ist das Fehlen jeder Art von Druck und Zwang. Der gute Berater vermeidet es, seine eigenen Wünsche, Reaktionen oder Widersprüchlichkeiten in die therapeutische Situation einfließen zu lassen. Die Beratungsstunde gehört dem Klienten, nicht dem Berater" (Rogers, 2014, S. 84).

Rogers impliziert damit die Begegnung mit dem Klienten auf Augenhöhe, selbst die Bezeichnung „Klient" ist von Rogers eingesetzt, um auszudrücken, dass dies keine paternalistische Arzt-Patient-Beziehung ist, in der dem Patienten „Hilfe" angeboten wird. Vielmehr soll der Berater sich mit dem Klienten auf den Weg machen, um gemeinsam eine möglichst gute Lösung zu erarbeiten.

9.1.2 Professioneller Umgang

Aufbau

In der Regel können wir davon ausgehen, dass die Klienten sich die ambulante Begleitung wünschen und bereit sind, sich darauf einzulassen. Gleichwohl ist es für jeden Klienten eine Herausforderung, sich auf einen zunächst unbekannten, fremden Menschen nicht nur einzulassen, sondern ihn auch noch in die eigene Wohnung, ins Private hereinzulassen. Es erfordert also einen immensen Vertrauensvorschuss vonseiten des Klienten. Auch besteht immer die Möglichkeit, dass wir hinter der Wohnungstür ein Fiasko vorfinden: nicht aufgeräumt, nicht geputzt, kein Abfall entsorgt, Essensreste etc. (auf diesen Umstand gilt es sich vorzubereiten, um eine unbedachte Reaktion unsererseits zu vermeiden).

Die therapeutische Beziehung beginnt mit der Auftragserteilung. Ärzte, Sozialarbeiter, Pflegepersonal sind zu der Auffassung gekommen, dass ambulante psychiatrische Pflege dem Klienten gut tue und organisieren die Umsetzung. Wenn eben möglich, sollte eine Situation geschaffen werden, in welcher sich die Pflegeperson dem Klienten vorstellen kann, um gemeinsam seine Wünsche, Erwartungen und Ängste zu besprechen und sich die deutliche und klare Einwilligung des Klienten geben zu lassen (oder nicht!).

Frau S. ist nach einigen Missbrauchssituationen und Schicksalsschlägen depressiv und latent suizidal. Eine Begleitung durch die ambulante psychiatrische Pflege wird diskutiert, aber außer einem männlichen Pfleger steht niemand zur Verfügung. Etwas skeptisch wird eine erste Begegnung vereinbart, aber zu aller Überraschung sagt Frau S. nach zwei Sätzen: „Den will ich, der gibt mir Sicherheit!"

Entscheidend ist, dass der Klient immer die Gewissheit hat, dass sein Wille tragend ist. Keine Schweigepflichtentbindung wird als selbstverständlich vorausgesetzt, jede Absprache unter Fachpersonen wird mit dem Klienten vor- und nachbesprochen. Verbindlichkeit kann vom Klienten erwartet werden, aber in erster Linie obliegt es der Pflege, die Termine pünktlich einzuhalten, entsprechend der Absprache telefonisch erreichbar zu sein und wertfreie Unterstützung in jedweder Situation anzubieten. Auf dieser Basis kann der Klient eine vertrauensvolle Beziehung zulassen und sich auf einen Prozess einlassen, ohne Angst zu haben.

Erhalt

Im Zusammenhang mit dem Erhalt der therapeutischen Beziehung obliegt dem psychiatrisch Pflegenden das Einhalten der Verbindlichkeit, das empathische Zugehen auf den Klienten, die Kontrolle von Nähe und Distanz und das bewusste Gestalten des Prozesses, der dem Klienten das Erreichen seiner Ziele ermöglichen soll. Der Pflegende muss dafür Sorge tragen, dass die Verantwortung für die Themen und ihre Lösung immer bei dem Klienten verbleibt. Der Pflegende darf nicht der Versuchung erliegen, stellvertretend für den Klienten dessen Themen bearbeiten zu wollen – mit dieser Haltung würde die Zielsetzung des Recoveryansatzes untergraben werden. Stattdessen sollten Ermutigung und das Vermitteln von Zuversicht beim Erlangen der eigenen Selbstbefähigung Priorität haben.

Im täglichen Umgang mit dem Klienten muss sich der Pflegende überlegen, wie viel er von sich preisgibt. Einerseits erhoffen, erwarten wir von dem Klienten, dass er sich uns gegenüber öffnet, sodass wir uns mit ihm zusammen auf den Weg begeben können, zugleich hat die Pflege große Hemmungen, von sich selbst zu berichten. Ohne Frage birgt das Sichöffnen die Gefahr, die Pflegenden-Klienten-Beziehung für die Lösung eigener Themen zu nutzen. Dies muss unbedingt vermieden werden. Andererseits bietet sich die Chance, dem Klienten zu vermitteln, dass seine Themen nicht einzigartig, nicht unlösbar sind, sondern von anderen Menschen, die schon Ähnliches erlebt haben, erfolgreich bearbeitet werden konnten.

> Herr T. ist völlig verzweifelt. Ein Leben ohne Ehefrau und Kinder kann er sich nicht vorstellen, es gibt für ihn kein Leben nach der Scheidung. Der psychiatrisch Pflegende berichtet ihm von seiner Scheidungssituation und wie er seinem Leben wieder eine neue Qualität geben konnte, worauf Herr T. sich auf eine Diskussion einlassen kann.

Vertrauen bedingt Gegenvertrauen, und durch das Einflechten eigener Erlebnisse und Erfahrungen werden die Interventionen der Pflege spürbar, nachvollziehbar, füllen sich mit Leben. Der Klient kann spüren, dass sein Gegenüber nicht nur Fachperson ist, sondern aus eigener Erfahrung weiß, worüber er spricht.

Abbruch/Beendigung

Da ein Auftrag in der Regel mit einer Zielsetzung verbunden ist, bedeutet das Erreichen des Ziels zwangsläufig das Ende des Auftrags und der therapeutischen Beziehung. In diesem Fall gilt es, mit dem Klienten zusammen die zurückliegende Zeit zu reflektieren, das Erreichte noch einmal hervorzuheben und gegebenenfalls Ziele für die Zukunft zu erarbeiten, welche der Klient für sich erreichen möchte. Möglich ist aber auch, dass neue Ziele entstehen und der Auftrag eine neue Dimension bekommt.

In einzelnen Fällen ist es sinnvoll, aktiv eine Beziehung zu beenden, insbesondere dann, wenn der Klient immer wieder nachhaltig versucht, die Verantwortung für den eigenen Genesungsprozess auf die ambulante psychiatrische Pflege zu übertragen, keinerlei Eigeninitiative zeigt oder selbst unzuverlässig ist. Wenn die Haustür drei- bis viermal nicht geöffnet wird oder wenn auf Anrufe nicht reagiert wird, ist der Zeitpunkt gekommen, sich zurückzuziehen, selbstredend nach der Abklärung einer allfälligen Selbstgefährdung.

Manchmal kommt es vor, dass ein riesiges Helfernetz sich um den Klienten scharrt und jeder Einzelne sich sehr wichtig nimmt. Mit gutem Gewissen kann sich die ambulante psychiatrische Pflege in solchen Situationen zurückziehen mit dem Hinweis, dass sie hier wohl nicht gebraucht wird. Klienten, die von sich aus versuchen wollen, allein voranzukommen, sind zu unterstützen. Für sie ist es hilfreich zu wissen, dass im Krisenfall die ambulante psychiatrische Pflege weiterhin verfügbar ist und beratend zur Seite steht.

In manchen Situationen sollte aber genau überlegt werden, ob ein Abbruch der Beziehung wirklich notwendig ist. Immer wieder kommt es vor, dass in einer starken Bindung intensive Emotionen entstehen, wie das Bedürfnis nach freundschaftlicher Bindung oder gar das Gefühl, verliebt zu sein. Das ist keine Katastrophe, wenn nach dem Grundsatz gearbeitet wird, dass die Verantwortung für Nähe und Distanz nicht bei dem Klienten, sondern beim Pflegenden liegt. Daraus folgt, dass der Pflegende empathisch, aber strikt ehrlich sein muss und rasch klarstellt, dass eine Freundschaft geschweige denn eine Liebesbeziehung unmöglich ist, aber dass der Klient in der therapeutischen Beziehung viel mehr profitieren kann, da der Klient sehr intime Angelegenheiten besprechen kann, die selbst mit einem Freund oder in einer Partnerschaft nie so vertrauensvoll zu besprechen sind.

Auch ist zu überlegen, ob eine therapeutische Beziehung überhaupt jemals endet. Immer wieder kommt es vor, dass sich ehemalige Klienten melden und fragen, ob sie wiederkommen dürfen, um an eine frühere erfolgreiche Zusammenarbeit anzuknüpfen. In den Augen des Autors ist dies das schönste Feedback, das man für seine Arbeit erhalten kann.

Fragen zur weiterführenden Reflexion

- Bin ich bereit, mich auf eine (spürbare) Beziehung mit dem Klienten einzulassen?
- Kann ich dem Klienten als Grundhaltung auf Augenhöhe begegnen?
- Bin ich mir meiner eigenen Beziehungsmuster bewusst?
- Kann ich Nähe und Distanz in einer Beziehung bewusst regulieren?
- Bin ich mir meiner eigenen Themen bewusst und kann ich sie aus der therapeutischen Beziehung heraushalten?

9.2 Abhängigkeit und Sucht

Udo Finklenburg

„Den nächsten Planeten bewohnte ein Säufer. Dieser Besuch war sehr kurz, aber er tauchte den kleinen Prinzen in eine tiefe Schwermut.

> ‚Was machst du da?' fragte er den Säufer, den er stumm vor einer leeren und einer Reihe voller Flaschen sitzend antraf.
> ‚Ich trinke', antwortete der Säufer mit düsterer Miene.
> ‚Warum trinkst du?' fragte ihn der kleine Prinz.
> ‚Um zu vergessen', antwortete der Säufer.
> ‚Um was zu vergessen?' erkundigte sich der kleine Prinz, der ihn schon bedauerte.
> ‚Um zu vergessen, dass ich mich schäme', gestand der Säufer und senkte den Kopf.
> ‚Weshalb schämst du dich?' fragte der kleine Prinz, der den Wunsch hatte, ihm zu helfen.
> ‚Weil ich saufe!' endete der Säufer und verschloss sich endgültig in sein Schweigen.
> Und der kleine Prinz verschwand bestürzt.
>
> (Antoine de Saint-Exupéry, 1956, S. 42/43)

Abhängigkeiten begegnen den ambulant Pflegenden in vielfacher Form, wobei der Schwerpunkt aber auf den Substanzabhängigkeiten liegt. Die damit verbundenen Aufträge sind vielfältig: Während es bei den einen Klienten um die Unterstützung bei der Abstinenz geht, erhoffen sich andere den Erhalt eines halbwegs stabilen Zustandes, wieder andere erhoffen sich Unterstützung auf dem Weg zum kontrollierten Konsum oder zumindest zur Wahlfreiheit.

Bei einer Sucht handelt es sich nach der Weltgesundheitsorganisation um ein Stadium chronischer oder periodischer Berauschung durch wiederholte Einnahme einer natürlichen oder synthetischen Droge. Der Abhängige erreicht durch die Einnahme bestimmter Substanzen (legale, illegale) einen anderen, von ihm angestrebten und als angenehm empfundenen Bewusstseinszustand. Das Gesundheitsdepartement der Stadt Basel definiert Sucht etwas weniger idealistisch: „Eine Abhängigkeit kann sich entwickeln, wenn man Substanzen über eine längere Zeit konsumiert, um sich besser zu fühlen oder Probleme zu vergessen. Wer abhängig ist, hat die Kontrolle über den Substanzkonsum verloren. Eine Suchtentwicklung kann grundsätzlich jeden treffen. Wichtig ist: Abhängigkeit hat nichts mit ungenügender Disziplin oder Willensschwäche zu tun" (Gesundheitsdepartement des Kantons Basel-Stadt, 2021, o.S.).

Eine Sucht kann beim Konsum von jeglichen psychoaktiven Substanzen entstehen. Dazu gehören neben Alkohol und Tabak auch Medikamente und illegale Substanzen wie Cannabis, Kokain oder Partydrogen. In diesem Zusammenhang sprechen Fachpersonen auch von stoffgebundenen Süchten. Ebenfalls kann eine exzessive Ausübung bestimmter Verhaltensweisen wie beispielsweise Internetnutzung, Einkaufen, das Spielen von Glücksspielen oder bestimmte Sexualpraktiken mit einer Suchtgefährdung einhergehen. In diesem Fall ist von stoffungebundenen Süchten oder Verhaltenssüchten die Rede.

Der Weg aus der Sucht ist zumeist gespickt mit Enttäuschungen. Jeder Rückfall lässt den Abhängigen an sich zweifeln, bringt ihn nahe ans Aufgeben. Aufgrund der eher besonderen Persönlichkeitsstruktur tendieren Suchterkrankte dazu, die Gründe für allfällige Rückfälle nicht in der eigenen Haltung, dem eigenen Verhalten zu suchen, sondern immer äußere Umstände in die Verantwortung zu ziehen, was ein zielgerichtetes Vorgehen eher schwierig erscheinen lässt.

9.2.1 Professioneller Umgang

Der professionelle Umgang mit Abhängigkeitserkrankungen wird bestimmt durch das Setting und die Art des Auftrags. Während im klinischen Setting Abstinenz und Kontrolle der Abstinenz, Schutz vor Delir und Entzugsepilepsie im Vordergrund stehen, spielen im ambulanten Arbeitsfeld die Ermutigung, die Begleitung, das Stützen eine große Rolle. Während die Klinik den Entzug und die konzentrierte Suchttherapie gewährleistet, geht es ambulant um die Bewältigung des Alltags und den Umgang mit dem Suchtdruck.

> Herr Z. erlebt nach einer Beziehungskrise einen Rückfall auf Alkohol. Ambulant schaffen wir es nicht, Herrn Z. aufzufangen, er wird suizidal und in die lokale Klinik eingewiesen. Nach dem Abflauen der suizidalen Krise und dem körperlichen Entzug wechselt er in eine Suchtklinik, wo er rund drei Monate bleibt, um sich auf die gewünschte Abstinenz daheim vorzubereiten. Während des Aufenthalts erlebt er keinen Rückfall, erst als er kurz vor dem Klinikaustritt einen Wochenendurlaub daheim machen kann, konsumiert er wieder. Die Klinik schlägt eine Verlängerung des Aufenthaltes vor, ihn selbst zerreißt es fast vor schlechtem Gewissen. In seiner Wahrnehmung ist er der große Versager, der die Abstinenz nicht schafft, der den Erwartungen nicht genügen kann. Vor lauter Scham schaut er niemandem mehr ins Gesicht.
>
> Bloß: Außer ihm hatte niemand Erwartungen.

Die primäre Fragestellung in der Suchtarbeit ist: Was will der Klient erreichen? In der Reflexion gilt es dann zu schauen, ob dieses Anliegen realistisch ist und was es für die Umsetzung braucht. Und hier liegt auch schon der erste Stolperstein: Die Verantwortung für das Gelingen der Zielsetzungen liegt bei den Klienten, sie müssen die Notwendigkeiten zum Erreichen ihrer Ziele umsetzen. Die Pflegefachpersonen bieten Hilfestellung, aber selbst in der kontrollierten Situation können sie kein Gelingen garantieren.

9.2.2 Besonderheiten für die ambulante psychiatrische Pflege

Herr Z. wird letztlich „erfolglos" aus der Klinik entlassen. Über eine lange Zeit meldet er sich bei niemandem mehr. Nach mehreren Monaten bittet er erneut um eine Begleitung, da er nicht weiterkomme. Jeden Tag schäme er sich aufs Neue, habe ein schlechtes Gewissen, er könne die Abstinenz nicht erreichen und trinke inzwischen bis zu zehn Flaschen Bier pro Tag. Die Pflegefachperson versucht zunächst, das Ziel herunterzubrechen, denn die Abstinenz ist zumindest für den Augenblick nicht erreichbar, und stellt sich die Frage: Will der Klient überhaupt abstinent leben?

Die Frage ist nur zu berechtigt, denn in Gesprächen findet die Pflegefachperson heraus, dass Herr Z. eigentlich nur abstinent leben möchte, weil er glaubt, alle erwarten das von ihm, aber vorstellen kann er selbst sich das nicht. Daraus ergibt sich ein neues Ziel: als Fernziel die Wahlfreiheit, als Nahziel aber zunächst, das erste Bier möglichst spät am Tag und dann vielleicht mit Genuss und nicht mit einem schlechten Gewissen zu sich zu nehmen.

Nach mehreren Wochen meldet Herr Z. stolz, dass er im Schnitt jetzt weniger trinken würde.

Die Situationen, welche im ambulanten Setting vorgefunden werden, entsprechen selten den Theorien. Jeder Klient hat seine eigene Geschichte, seine eigenen Ziele, seine eigenen Stolpersteine. Es ist schlicht nicht möglich, nach einem festen Schema zu handeln, vielmehr müssen die Ziele immer individuell festgelegt werden.

Herr B. konsumiert so ziemlich alles, was der Markt hergibt: Tranquilizer, Kokain, Heroin, Alkohol, und natürlich noch die normale Zigarette. Als die Pflegefachperson den Klienten kennenlernt, ist er dem Aufgeben nahe. Kurz zuvor konnte er auf Methadon eingestellt werden, worauf sein Konsum von Heroin und Kokain massiv zurückging, Alkohol und Tranquilizer bleiben aber unkontrolliert. Die Pflegefachperson schlägt ihm einen ambulanten Alkoholentzug vor, um anschließend mit der Abgabe eines Medikaments mit dem Wirkstoff Disulfiram zu beginnen. Der Hausarzt willigt ein, der Entzug gelingt, über mehrere Jahre ist Alkohol kein Thema mehr, der Klient kann sogar mit den Tranquilizern aufhören. Bis die Familie den Wunsch nach einem Käsefondue äußert und der Klient durch den Alkohol im Fondue wieder rückfällig wird.

In einem konsequent durchgeführten Adherence-Prozess beschließt der Klient, das Antabus® abzusetzen. Während eineinhalb Jahren kann er den Alkoholkonsum kontrollieren, dann fällt der Pflegefachperson auf, dass er ungepflegter und unkonzentrierter wirkt. Auf allfälligen Konsum angesprochen, bejaht er, dass er langsam die Kontrolle verliere, und fragt, ob wir wieder mit dem Disulfiram fortfahren könnten.

Dadurch, dass immer wieder der Wille und das Ziel der Klienten in das Zentrum der Begleitung gestellt werden, können die Klienten auch mit den Konsequenzen ihres Handelns konfrontiert werden. Dadurch wird ein Prozess ausgelöst, welcher die Wechselwirkungen des Handelns erkennbar macht, aber auch allfällige Erfolge als eigene Erfolge erlebbar werden lässt. Gleichwohl kann es passieren, dass Klienten kurzfristig die Begleitung abbrechen, da sie mit den Konsequenzen überfordert sind.

Frau A. ist hoch qualifiziert, hat Familie, Kinder, und ihr primäres Ziel ist es, weiterhin im ersten Arbeitsmarkt zu bleiben. Immer wieder und in immer kürzeren Abständen verliert sie ihre Anstellungen aufgrund eines zunehmenden Alkoholkonsums. Die Pflegefachperson soll nach Möglichkeit Alltagskrisen auffangen und so einen Rückfall vermeiden. Rasch wird klar, dass Frau A. an ihrer Situation eigentlich nichts verändern will, auch wenn all ihre Konzepte regelmäßig scheitern und sie wieder dem Alkohol verfällt. Als die Pflegefachperson etwas deutlicher mitteilt, dass die Situation so nur zu einem langsamen, aber unaufhaltsamen Abstieg führt, wird ihr kurzerhand gekündigt – die Angst, etwas zu verändern, ist größer als die Einsicht, dass es so nicht weitergehen kann.

Anregungen zur weiterführenden Reflexion

Zum Schluss noch einige zusammenfassende Hinweise zur Begleitung von Suchtklienten:

- Wichtig ist zu erkennen, dass die Verantwortung für den Therapieerfolg bei Suchtklienten immer bei den Klienten liegt.
- Die Ziele der Klienten sollten immer auf Realisierbarkeit überprüft und gegebenenfalls auf realistische Zwischenschritte heruntergebrochen werden.
- Die Pflegenden sollten immer überprüfen, für wen die Klienten von der Sucht wegwollen. Sinn macht es nur für sich selbst.

9.3 Aggressivität und Gewalt im Kontext ambulanter psychiatrischer Pflege

Britta Schneider-Tschinke und Ingo Tschinke

Allgemein herrscht die Vorstellung, dass die Problematik aggressiven Verhaltens ebenso wie die der Zwangsmaßnahmen in erster Linie psychiatrische Krankenhäuser betrifft. Mit der zunehmenden Deinstitutionalisierung ist aber immer deutlicher geworden, dass Krankenhausbehandlung nur einen vergleichsweise kleinen Ausschnitt der psychiatrischen Versorgung darstellt, die heute überwiegend als Gemeindepsychiatrie erfolgt. Demzufolge ist die Problematik des Umgangs mit Aggression und Gewalt genauso wie die sogenannte institutionelle Gewalt immer weniger auf Krankenhäuser beschränkt, sondern zunehmend in den gemeindepsychiatrischen Institutionen, in der ambulanten Versorgung und im häuslichen Bereich bzw. Wohnumfeld von Bedeutung (DGPPN, 2018).

Der Umgang mit aggressiven und gewaltbereiten Menschen gehört zu den schwierigsten Aufgaben in der Pflege. Interventionen bei ausgeprägtem aggressiven oder wenig kooperativem Verhalten stellen eine große Herausforderung für die Pflegenden dar, die in solchen Krisen- und Konfliktsituationen Souveränität und Handlungsfähigkeit benötigen (Sauter et al., 2011).

9.3.1 Professioneller Umgang

Jeder Arbeitgeber hat nach § 618 BGB eine Fürsorgepflicht gegenüber seinen Beschäftigten. So ist es unter anderem seine Pflicht, im Rahmen des Arbeitsschutzgesetzes (ArbSchG) für die Sicherheit und Gesundheit seiner Beschäftigten zu sorgen. Dazu gehört die Ermittlung und Beurteilung der für die Beschäftigten mit der Ausübung ihrer Tätigkeit verbundenen Gefahren anhand einer Gefährdungsbeurteilung. Unter psychischer Belastung wird nach der DIN EN ISO 10075-1 „die Gesamtheit aller erfassbaren Einflüsse, die von außen auf den Menschen zukommen und psychisch auf ihn einwirken“, verstanden. Unter der Überschrift der Arbeitsinhalte und -aufgaben wird der Umgang mit Gewalt und Aggression explizit als Risikofaktor aufgeführt (BGW, 2021).

Maßnahmen zur Prävention umfassen dabei – neben der Bewusstmachung des Themas in den organisationellen Führungsebenen – technische, räumliche sowie personenbezogene Maßnahmen. Für die Führung bedeutet das im Zusammenhang mit dem Thema der organisatorischen Sicherheit:

- regelhafte Überprüfung der Gefährdungsbeurteilung und bewusstes Annehmen dieses Themas als Risikofaktor
- regelhafte Schulung von Deeskalationstrainings für alle Mitarbeiter mit festgelegten Wiederholungsfrequenzen
- Verfahrensanweisung zum Umgang mit aggressivem Verhalten von Klienten, Wissen über:
  - Einschätzung von aggressiven Verhaltensweisen
  - Umgang in entsprechenden Situationen
  - Maßnahmen bei akuter Fremdgefährdung
- regelhaftes Angebot von Fallbesprechungen zur Förderung der Selbstreflexion von Kommunikationsfähigkeit und emotionaler Beteiligung in entsprechenden Situationen
- Festlegung von Maßnahmen und Abläufen zur Nachsorge nach tatsächlichen Übergriffen:
  - medizinische Erstversorgung
  - Dokumentation „besondere Ereignisse“
  - Sicherstellung einer direkten Nachsorge durch Auffanggespräche und kollegiale Ersthilfe sowie gegebenenfalls Vermittlung von weiteren therapeutischen Angeboten im Rahmen einer möglichen Traumatisierung
  - Prüfung der Erstattung einer Strafanzeige.

Konzepte und Schulungen zum Umgang mit Gewalt und Aggression sind vielfältig und werden mittlerweile flächendeckend angeboten. Im Bereich der psychiatrischen Versorgung werden spezielle Konzepte geschult, die einen respektvolleren Umgang mit im Rahmen einer medizinischen oder sozialen Versorgung oder Betreuung anvertrauten Menschen betreffen. Als Beispiele seien hier das Deeskalationsmanagement nach ProDeMa®, das PART®-Konzept, das Aggressionsmanagement nach KUGA®, die RADAR-Methode zur Gewaltvermeidung und Deeskalation nach Reeger sowie die Ansätze zum Aggressions- und Sicherheitsmanagement von CONNECTING und zum Konflikt- und Deeskalationsmanagement nach dem KDM-Konzept genannt, die alle den Fokus auf Befreiungstechniken legen und speziell für Einrichtungen im Gesundheitswesen entwickelt worden sind.

Neben theoretischen Grundlagen wie Definition, Risikofaktoren und Einteilung in verschiedene Aggressionsniveaus umfassen die Schulungsschwerpunkte insbesondere eine deeskalierende Kommunikation und die persönliche Haltung.

Für den Begriff der Aggression wird in der S3-Leitlinie „Verhinderung von Zwang: Prävention und Therapie aggressiven Verhaltens bei Erwachsenen“ die folgende Definition angewendet (DGPPN, 2018, S. 10):

„Aggression bezeichnet ein meist affektgeladenes Angriffsverhalten, das nach außen gegen andere Menschen, Gegenstände oder Institutionen, aber auch gegen die eigene Person (Autoaggression) gerichtet sein kann. Verschiedene, auch biologisch unterscheidbare, Formen werden differenziert. Neben anderen, im psychiatrischen Kontext weniger relevanten Formen (Beuteverhalten, Revierverteidigung etc.) wird der Begriff der instrumentellen, zielgerichtet eingesetzten Aggression (z. B. bei kriminellen Handlungen) einer spontanen, impulsiven bzw. emotional induzierten Aggression gegenüber gestellt. Aggression und aggressives bzw. gewalttätiges Verhalten sind nur mit Einschränkungen objektiv erfassbar und quantifizierbar. Differenzen zwischen Selbst- und Fremdwahrnehmung sind häufig und nicht selten schwer überbrückbar."

Die Einschätzung vorhandener Ursachen für gewalttätiges Verhalten erfolgt zum Beispiel nach dem biopsychosozialen Modell wie bei Steinert und Whittington (2013):

- biologisch (Geschlecht, organische Störungen, Stoffwechsel, hormonell, Entzündungen, Epilepsie, Minderbegabung)
- psychologisch (Kränkung, Geltungsbedürfnis, Moralvorstellungen)
- psychopathologisch (Wahninhalte, Verkennungen, Gefühl der Fremdsteuerung, Gewaltfantasien, Angst)
- toxisch (Alkohol, Drogen, Medikamente)
- sozial (Armut, Unterdrückung).

Gleichzeitig werden Resilienzfaktoren und Ressourcen wie Bezugspersonen, soziale Netzwerke, Therapieerfolge oder eine konstruktive Lösungsorientierung erarbeitet. Wichtigster Prädiktor zur Einschätzung ist aggressives Verhalten in der Vorgeschichte (Steinert, 2009). So sollten in der Anamnese insbesondere folgende psychobiologische Aggressionskomponenten beachtet werden:

- feindselige Attributionen (Zuschreibung von bestimmten Emotionen, Motiven oder Verhaltensweisen durch die handelnde Person)
- eingeschränkte soziale Fertigkeiten
- rigide kognitive Schemata (starre Einordnungen, was Wahrnehmung, Gedächtnis, Lernen, Erwartungen, Bewertungen u. a. anbelangt)
- eingeschränkte Fähigkeiten zur Empathie (Einfühlungsvermögen, Mitgefühl, emotionales Mitschwingen) und Übernahme genereller Perspektiven
- Tendenz zu höherer Gewichtung negativer Informationen
- eingeschränkte Impulskontrolle
- soziokulturelle Aspekte (familiäre Ehre).

Die folgenden Verhaltensweisen können auch als Ausdruck für die Eskalation einer Interaktion, also eines drohenden aggressiven Durchbruchs, gelten:

- feindselige Grundstimmung, drohende Körperhaltung und Gestik
- geringe Körperdistanz
- verbale Bedrohungen und Beschimpfungen
- psychomotorische Erregung oder Anspannung, gesteigerte Tonhöhe und Lautstärke
- Sachbeschädigungen.

Persönliche Sicherheit basiert auf mehreren Säulen, die insbesondere bei einer aufsuchenden Versorgung relevant sind:

1. **Räumliche Sicherheit – Einschätzung und bewusste Wahrnehmung der aufzusuchenden räumlichen Umgebung**
   - Wie ist der Aufbau der Räumlichkeiten? Wie groß? Wo sind Ausgänge?
   - Wo ist das WC/Badezimmer (was notfalls als verschließbarer Raum zum Rückzug genutzt werden kann, falls der Ausgang nicht erreichbar ist)?
   - Grundsätzlich die Position im Raum bewusst wählen, das heißt Orientierung, wo sich der Ausgang befindet („Fluchtweg"), oder eine Position auf der Seite der Tür einnehmen.
2. **Technische Sicherheit**
   - Sicherstellung, dass Anlaufpunkte im Kalender eingetragen und für Kollegen oder Führungskräfte einsehbar sind.
   - Mitführen eines Telefons, sodass die grundsätzliche Möglichkeit besteht, schnell einen Notruf abzusetzen.
   - Die wichtigsten Notfalltelefonnummern (Polizei, Rettungsleitstelle, Sozialpsychiatrischer Dienst, Kollegen, Vorgesetzte) schnell zugänglich abspeichern.
3. **Persönliche Befreiungstechniken**
   - Neben allen verbalen und auch nonverbalen Kommunikationsmöglichkeiten werden Griffe erlernt, die den Mitarbeiter befähigen, sich aus körperlichen Übergriffen schonend befreien zu können (z. B. aus Griffen an Händen, Armen, Schulter, Umarmungen bis hin zu Würgegriffen).

   - Diese Befreiungsgriffe werden mit größtmöglichem Respekt angewandt, ohne eine Verletzung des Gegenübers dabei hervorzurufen (im Gegensatz zu Techniken der Selbstverteidigung).
   - Bewusstmachung, dass dies zumeist Notwehrmaßnahmen in (subjektiv erlebter) höchster Bedrohung und weniger aggressive Absichten im eigentlichen Sinne sind.
4. **Hilfe anfordern**
   - Bei eskalierender Situation Polizei und Notarzt zu Hilfe rufen, Klärung weiterer Maßnahmen (medikamentöse Sedierung, Bezugspersonen zur Beruhigung einschalten, Sicherung der Umgebung).
   - Gegebenenfalls auch Antrag auf Unterbringung wegen akuter Fremdgefährdung bedenken und prüfen.
5. **Nachsorge**
   Nach belastenden Stressereignissen durch gewalttätige Übergriffe unterscheidet man vier Phasen, in denen unterschiedliche Interventionen erfolgen. Bei Richter (2007) werden die Phasen und die entsprechenden Maßnahmen gut beschrieben:
   - Schockphase (bis 48 Stunden nach dem Ereignis)
   - Akutphase (bis ca. 4 Wochen nach dem Ereignis)
   - PTBS-Phase (ca. 4 Wochen bis mehrere Monate)
   - chronische PTBS (nach mehreren Monaten bis zu mehreren Jahren).

In der Schockphase ist keine therapeutische, sondern eine basale Fürsorge durch Kollegen (oder Vorgesetzte) angezeigt. Dabei geht es um die Vermittlung von Sicherheit und allem, was das individuelle Wohlbefinden fördert, also verbale und emotionale Unterstützung, unter Umständen auch respektvoller Körperkontakt wie eine Umarmung und das (ggf. auch mehrfache) Erzählen des Erlebten. Zur Sicherheit gehört ebenfalls das Angebot, den betroffenen Kollegen nach Hause oder zu Angehörigen oder Freunden zu begleiten.

Im weiteren Verlauf gehört es zu den zentralen Aufgaben der Nachsorge, den Verlauf der psychischen Belastung zu beobachten, durch entsprechend geschulte kollegiale Berater zu begleiten und zur richtigen Zeit dann – wenn notwendig – auf die erforderlich werdenden psychotherapeutischen Hilfen zu verweisen und diese gegebenenfalls auch anzubahnen. Die Nachsorgebemühungen müssen sich immer daran orientieren, welche gesundheitlichen, praktischen, beruflichen oder emotionalen Bedürfnisse bestehen (Richter, 2007).

9.4 Compliance versus Adherence

Tim Konhäuser

Bei der Behandlung von chronischen Krankheiten sehen sich die Behandler weltweit demselben Problem ausgesetzt: Nach zahlreichen Studien nehmen die meisten Menschen ihre Medikamente nicht so ein, wie sie vom Arzt verordnet wurden. Auch spezielle Ernährungspläne und Änderungen der Lebensgewohnheiten werden von über 50 % aller chronisch Erkrankten nicht entsprechend umgesetzt. Dies hat nach Ansicht der WHO nicht nur Folgen für den einzelnen Menschen, sondern durchaus auch weitreichende Auswirkungen auf das Versorgungssystem. Kosten entstehen durch eine Exazerbation der Erkrankungen, vermeidbare Krankenhausaufenthalte, die Verschlechterung der körperlichen und gesundheitlichen Konstitution und vermeidbare Folgeerkrankungen.

Allerdings muss bei der ganzen Diskussion auch der eigene Wille der Betroffenen miteinbezogen werden. Der Wunsch des Arztes nach einem bestmöglichen medizinischen Outcome steht womöglich in konträrem Verhältnis zum Wunsch des Betroffenen. Nicht jeder psychisch erkrankte Mensch möchte komplett ohne seine Symptome leben, und auch das gehört zum Verständnis von Adherence, dies zuzulassen. Das heißt, der Betroffene entscheidet endgültig über das „Ausmaß“ seiner Behandlung.

In der Vergangenheit wurden einige Methoden entwickelt, um die Compliance bei der Medikamenteneinnahme zu messen:

- das „drug-counting“ (hierbei werden die Medikamente, die noch übrig sind, gezählt)
- Sichtung der Dosetten
- Medikamente, die einen elektronischen Impuls abgeben, wenn sie aufgelöst werden
- Kontrolle, ob die Medikamentenrezepte eingelöst werden
- Blutspiegelbestimmungen
- Beobachtung bei der Einnahme
- Erfragen bei Betroffen, Angehörigen oder anderen Bezugspersonen.

Keine dieser Methoden hat nachweislich zu einer signifikanten Verbesserung der Compliance geführt.

9.4.1 Definition

Wenn von Compliance gesprochen wird, wird erwartet, dass der Betroffene sich genau an die von seinem behandelnden Arzt verordneten Maßnahmen in Bezug auf Lebensführung, Medikamenteneinnahme und eine Änderung seiner Lebensgewohnheiten hält. Befolgt er die Medikation nicht oder ändert er seine Lebensführung nicht entsprechend der ärztlichen Verordnung, ist er somit **non-compliant**.

Die WHO hat deshalb 2003 den Begriff der Adherence für chronische Erkrankungen eingeführt und definiert. Danach ist Adherence „the extent to which a person’s behaviour – taking medication, following a diet, and/or executing lifestyle changes, corresponds with agreed recommendations from a health care provider“ (WHO, 2003, S. 3).

Adherence setzt also in erster Linie die Aufklärung des Betroffenen über alle Behandlungsmöglichkeiten voraus. Zudem sollte der Betroffene sich zur Fachperson seiner eigenen Erkrankung entwickeln. Dafür notwendig ist die Erweiterung seines Wissens durch intensive Psychoedukation. Erst dann kann eine „Behandlungsplanung“ auf Augenhöhe zwischen dem Betroffenen und dem Behandler erfolgen. Dieses Vorgehen hat auch als Shared decision-making Einzug in die Versorgungsrealität sozialpsychiatrischer Versorgungseinheiten gehalten.

Folgende Faktoren beeinflussen die Adherence:

Sozialökonomie:

- niedriger sozialer Status und niedriges Bildungsniveau
- Armut
- Analphabetismus
- Arbeitslosigkeit
- instabiles soziales Netzwerk oder Beziehungen
- Erreichbarkeit medizinischer Einrichtungen
- Kosten der Behandlung oder Folgekosten.

Gesundheitssystem:

- Beziehungsarbeit und gelungene Behandler-Betroffenen-Beziehung fördert die Adherence
- Fehlendes Wissen über die Erkrankung und die Folgen hat einen entscheidenden Einfluss auf die Adherence.

Krankheit:

- Art und Schwere der Erkrankung spielen eine Rolle
- Schwer absehbare Spätfolgen fördern fehlende Adherence
- Die Erkrankung selbst, zum Beispiel Psychosen, erschweren die Adherence
- Körperliche Einschränkungen können die Adherence beeinträchtigen (z. B. Tabletten lassen sich nicht aus dem Blister drücken)
- Sucht und Rauschmittel erschweren die Adherence
- Unerwünschte Arzneimittelwirkungen.

Therapie:

- Dauer der Therapie
- Fehlender sofortiger Erfolg der Therapie

- Komplexes Behandlungsregime
- Kontinuierliche Auseinandersetzung mit einer chronischen Erkrankung.

Klienten:
- Fehlendes Krankheitsgefühl oder kulturelle oder religiöse Vorstellungen können die Adherence beeinflussen
- Resilienz
- Fähigkeiten der Selbstregulation und der Selbstwirksamkeit.

Adherence ist somit ein komplexes, multifaktorielles Geschehen, welches individuell zu erfassen und zu begleiten ist.

9.4.2 Professioneller Umgang

Wenn ein Betroffener sich nicht an die Absprachen halten kann, so hat das nicht in erster Linie mit einer Ablehnung der Therapie oder des Behandlers zu tun. Es gilt in mehreren Gesprächen, die oftmals auch über Wochen oder Monate dauern können, die einzelnen Faktoren der individuellen Adherence-Problematik zu erfahren. In letzter Konsequenz ist dieser Prozess ergebnisoffen, was also auch bedeuten kann, dass der Klient die Therapie gänzlich ablehnt. Leider kommt dieses „Erfahren" aufgrund der Kürze der Behandlungsdauer in den meisten Fällen zu kurz.

Es gibt noch immer kein validiertes Instrument zur Erfassung der Adherence-Probleme bei chronisch erkrankten Menschen. Somit obliegt es der einzelnen Pflegefachperson, bei den begleiteten Betroffenen mit viel Ausdauer die einzelnen Adherence-Stolpersteine zu entdecken und gemeinsam mit den Betroffenen daran zu arbeiten, sie aus dem Weg zu räumen.

Im Rahmen der ambulanten psychiatrischen Pflege ergibt sich eine besondere Chance, individuelle Adherence-Probleme zu erfassen und proaktiv die Probleme zum Thema werden zu lassen. Für viele Adherence-Probleme muss nach individuellen Lösungen gesucht werden. So umfasst das Repertoire der ambulant tätigen Pflegefachkraft auch die individualisierte Psychoedukation, der Umgang mit kulturellen oder religiösen Verständnissen sowie ein hohes Maß an Problemlösungsorientierung.

9.5 Angst

Ingo Tschinke

Angst ist ein Phänomen, mit dem Menschen in vielen Alltagssituationen konfrontiert sind und das als eigenständige Erkrankung, zum Beispiel in der Panikstörung und der generalisierten Angststörung, aber auch als Begleitsymptom bei vielen anderen psychischen Erkrankungen von den hirnorganischen Erkrankungen über die Psychose und den affektiven Störungen bis zu den Persönlichkeitsstörungen auftritt. Die ambulante psychiatrische Pflege ist somit in sehr vielen Situationen mit den Ängsten der Betroffenen konfrontiert, sei es mit psychotischen Ängsten vor Beeinflussung und Verfolgung oder sei es mit realen Ängsten vor Diskriminierung, Stigmatisierung, Unverständnis und Ausgrenzung (Finzen, 2013). Diese Ängste können auch die eigene Meinungsbildung und das Vertreten der eigenen Meinung einschränken und blockieren, wodurch eine paternalistisch-fürsorglich geprägte Grundhaltung in der therapeutischen Beziehung begünstigt wird (Hamann et al., 2017). In diesem Kapitel geht es um die dominanten Symptome der Angst, die Betroffene in ihrem Alltagshandeln einschränken und zu einem Vermeidungsverhalten führen, das verhindert, dass Betroffene sich mit den angstauslösenden Faktoren konfrontieren können. Dazu werden die Grundlagen der kognitiven Verhaltenstherapie zur Anwendung in der psychiatrischen Pflege wie auch die Interventionen der „Low Intensity Cognitive Behaviour Therapy" (LICBT) vorgestellt.

9.5.1 Definition

Angst ist ein Mechanismus, der uns vor Gefahren schützt, indem in Bedrohungssituationen der Hirnstamm – das sogenannte Echsenhirn – die Kontrolle übernimmt. Die Amygdala (Mandelkern) löst diesen Impuls aus, wenn eine Gefahr wahrgenommen (optisch, olfaktorisch, sensorisch oder akustisch) wird. Dabei werden Adrenalin und Noradrenalin freigesetzt, was zu einer erhöhten Anspannung und einer Erhöhung des Aktivitätsniveaus führt. Der Hirnstamm, der nun die Kontrolle übernommen hat, kann nicht auf die kognitive Erinnerung des Gehirns zurückgreifen – es gibt nur drei Reaktionsweisen für das Echsenhirn: Flucht, Kampf oder Totstellen (Morschitzky, 2009). Kann der Mensch nicht entfliehen und fühlt sich hilflos ausgeliefert, weil weder Kampf noch das Totstellen möglich ist, kann dies zu einem traumatischen Erleben führen (Reichel, 2019). Da sich der Körper zumeist auf Flucht einstellt, kommt es zu einer Anspannung der Skelettmuskulatur, zu einer Erhöhung der Herz- und Atemfrequenz (Herzklopfen und Hyperventilation), zu Schweißausbrüchen und schließlich zu einer respiratorischen Alkalose mit den typischen Symptomen von Parästhesien (Ameisenlaufen) bei gleichzeitiger paradoxer Mangelversorgung des Gehirns mit Sauerstoff durch die Konstriktion der Hirngefäße (Morschitzky, 2009). Natürlich sind Menschen in den modernen Gesellschaften nicht mehr solchen Gefahren ausgesetzt, die diesen Reiz-Reaktion-Mechanismus erfordern würden. Hier werden Ängste häufiger in den Gedanken erlebt und in einem gesellschaftlichen Kontext mit der Befürchtung, auffällig und peinlich zu wirken oder aufgrund von körperlichen Symptomen umzufallen. Schon der griechische Philosoph Epiktet (55–138 n. Chr.) stellte fest, dass Menschen meistens nicht durch die Dinge selbst irritiert werden, sondern durch die Meinungen, die Menschen von den Dingen haben.

Das Symptom Angst ist in erster Linie ein Mechanismus, der durch die Bewertung (limbisch und/oder kognitiv), ob es sich um eine Gefahr oder Bedrohung handelt, zu dem Auftreten der Angst führt. Die Angst führt dann zu den oben beschriebenen physiologischen Phänomenen und zu körperlichen Reaktionen, die ursprünglich auf das Verhalten der Flucht (Vermeidung), des Kampfes oder des Totstellens gezielt haben, ein Verhalten, das in dieser Form heute nicht mehr ausgelebt werden kann.

In der ambulanten psychiatrischen Pflege in Deutschland sind die ungerichteten Ängste der generalisierten Angststörung und der Panikstörung im Rahmen der Regelversorgung verordnungsfähige Diagnosen. Die gerichtete Angstsymptomatik der Phobien, wie die Agoraphobie (F40.0), die Sozialphobie (F40.1) und die objektbezogenen Phobien (gegenüber bestimmten Tieren, Höhen, Dunkelheit, geschlossenen Räumen etc.), ist nur als Begleitsymptomatik verordnungsfähig. Die Zwangsstörung mit den damit verbundenen Ängsten, etwas Falsches gedacht oder getan zu haben, ist ebenfalls verordnungsfähig (s. auch **Kap. 9.36** „Zwangsstörungen"). Angst ist ein Symptom, das psychiatrisch Pflegende aber auch bei anderen Erkrankungen erleben können, wie in der Form der psychotischen Angst zum Beispiel bei Menschen mit wahnhaften Störungen, Beeinflussungsgedanken und paranoiden Vorstellungen. Die Angst ist auch belastend für Menschen mit posttraumatischen Belastungsstörungen, da die Ängste bei dieser Erkrankung schon durch einfachste Trigger ausgelöst werden und ungebremst zur Panik führen können (Rost, 2016). Auch bei den affektiven Störungen spielt Angst eine wichtige Rolle, so beispielsweise die Angst, andere zu belasten, verlassen zu werden oder schwer zu erkranken oder erkrankt zu sein.

9.5.2 Professioneller Umgang

Zur Begleitung von Menschen mit Angststörungen eignet sich die „Low Intensity Cognitive Behaviour Therapy" (LICBT), eine vereinfachte Form der kognitiven Verhaltenstherapie, wie sie von psychologischen und ärztlichen Psychotherapeuten durchgeführt wird (Wabnitz et al., 2017). In anderen Ländern wird die LICBT durch die ambulante psychiatrische Pflege eingesetzt, um einen möglichst großen Teil der Betroffenen erreichen zu können (Waller et al., 2015). So hat sich in britischen Studien der Einfluss von Interventionen der LICBT bei Menschen mit Psychosen auf der Basis einer recoveryorientierten Begleitung als positiv dargestellt (Waller et al., 2013). Auch die sogenannte GOALS-Studie zeigte eine deutlich bessere Zielerreichung und Zufriedenheit mit der Behandlung durch die LICBT, sowohl bei Betroffenen als auch psychiatrisch Tätigen (Waller et al., 2018). Mit der breiten Anwendung der LICBT in der ambulanten psychiatrischen Pflege kann Menschen mit Angststörungen und Depressionen durch eine schnell zu etablierende Intervention des Facharztes geholfen werden, bevor sich Betroffene auf den deutlich länger dauernden Weg der Psychotherapiesuche begeben (Bennett-Levy et al., 2010).

Die LICBT in der ambulanten psychiatrischen Pflege fokussiert auf die Einschränkungen der Funktionsfähigkeit, unter denen Menschen mit Angststörungen und Depressionen häufig leiden. Sie geht davon aus, dass Denken, Verhalten, Emotionen und Köpersymptome miteinander zusammenhängen und das Wohlbefinden beeinflussen (Schaub et al., 2013). Durch das Aufgreifen der belastenden Denk- und Verhaltensweisen in der kognitiven Reflexion werden negative, falsche Denk- und Verhaltensmuster deutlich gemacht und positiv beeinflusst, um sie dann zu verändern. Dabei geht es häufig darum, die zu große Bedeutung, die man bestimmten Dingen oder Situationen gibt, durch eine realistischere und weniger schädliche Bewertung zu ersetzen. Durch den Abgleich von Denken und Verhalten fördert die LICBT, die eigenen Gedanken besser zu kontrollieren und Verhaltensweisen zu lernen, die das Leben erleichtern (Papworth & Marrinan, 2019).

Der erste Schritt zur Auseinandersetzung mit einer Angstsymptomatik ist eine psychoedukative Vermittlung des Reiz-Reaktion-Mechanismus von Wahrnehmung, Denken, körperlicher Reaktion und daraus resultierendem Verhalten (Alsleben et al., 2004). Im praktischen Teil der Alltagsauseinandersetzung sollten die zehn Goldenen Regeln der Angstbewältigung zur Anwendung kommen (Wittchen, 2008):

1. Angstgefühle und dabei auftretende körperliche Symptome sind zwar (sehr) verstärkte, aber normale Stressreaktionen.
2. Angstreaktionen sind nicht schädlich für die Gesundheit.
3. Bleibe in der Realität, beobachte und beschreibe für dich selbst (innerlich, laut oder durch Aufschreiben), was um dich herum wirklich geschieht.
4. Verstärke die Angstreaktion nicht durch unrealistische Fantasie- und Katastrophenvorstellungen.
5. Bleibe in der Situation, bis die Angstreaktion wieder abklingt.
6. Beobachte bewusst, wie die Angst von allein wieder abnimmt.
7. Vermeide keine Angstsituation (außer du bringst dich damit in reale Gefahr!).
8. Setze dich den Situationen aus, die dir Angst machen – gegebenenfalls nach Schwierigkeit gestuft.
9. Nimm dir in Angstsituationen Zeit.
10. Sei stolz auf kleine Erfolge, auch die ganz kleinen! Lobe dich! Tu dir etwas Gutes!

Spezifisch bei der Überwindung von Angstsymptomen hilft die LICBT mit der kognitiven Restrukturierung bei der Auseinandersetzung mit automatischen negativen Gedanken, die in den verschiedensten Alltagssituationen auftreten können, zum Beispiel: jemand antwortet nicht auf eine Textnachricht oder man lenkt alle Blicke auf sich, wenn man einen Raum betritt. Dann kann es zu Gedanken kommen wie „Habe ich etwas falsch gemacht?“, „Jeder sieht meinen Makel" oder „Niemand mag mich". Bei Menschen mit einem geringen Selbstbewusstsein und -vertrauen kann es dazu kommen, dass sie Situationen vermeiden, in denen solche automatischen, angsteinflößenden Gedanken auftreten, und sich dadurch isolieren. In solchen Fällen kann eine kognitive Umstrukturierung mithilfe der LICBT die Sichtweise auf das eigene Selbst verändern. **Tabelle 9-1** listet Beispiele für gedankliche Angstausprägungen auf.

Den automatischen negativen Gedanken sollte mit einem Korrekturschema auf kognitiver Ebene begegnet werden. Dazu gehören folgende Schritte:

1. **Identifikation von Fehlinterpretationen**
   Die automatischen negativen Gedanken werden identifiziert und in einer tabellarischen Form aufgenommen, um die Bandbreite der automatischen Gedanken mit deren Intensität zu erfassen (dazu eine Skalierung in der Tabelle einfügen, was wie viel Angst macht).
2. **Überzeugungsrating des Patienten**
   Danach das Überzeugungsrating erfassen: Ich bin zu 70 % davon überzeugt, nicht gut genug zu sein; ich bin zu 50 % davon überzeugt, dass es keinen interessiert, was ich denke; ich bin zu 40 % davon überzeugt, dass es nicht von Wichtigkeit ist, was ich zu sagen habe.
3. **Sammeln aller Argumente, die für eine Fehlinterpretation sprechen**
   Ich wurde ständig unterbrochen; man hat mir nicht zugehört; jemand hatte vergessen, was ich ihm erzählt habe.

Tabelle 9-1: Gedankliche Angstausprägungen (Quelle: Marrinan, 2019, S. 202)

Erkrankungen	Bespiele für automatische negative Gedanken
Depression	Ich bin nicht gut genug; andauernd geht etwas schief; wenn ich etwas probiere, geht es sowieso in die Hose.
Generalisierte Angststörung	„Was passiert, wenn ...?" Menschen mit einer generalisierten Angststörung haben immer das Gefühl, dass ihnen Alltagssituationen entgleiten; ständige Sorgen über das Alltagsleben, ohne spezifischen Sorgenschwerpunkt.
Sozialphobie	Die Angst, von anderen Menschen in sozialen Interaktionen oder bei Handlungen beobachtet und beurteilt zu werden; ständige Angst vor negativer Beurteilung, sodass viele Situationen vermieden oder nur mit großer Angst ertragen werden.
Zwangserkrankung	Von den Betroffenen müssen immer wieder bestimmte Handlungen durchgeführt oder Gedanken gedacht werden, um etwas Schlimmes zu verhindern (Gedanken, Schäden, Handlungen etc.).
Hypochondrie	Ich könnte an Krebs erkrankt sein, ich werde sterben; ich könnte krank sein, ich muss zum Arzt.
Panikstörung	Immer wieder auftauchende, unerwartete Panikattacken (abruptes Auftreten von intensiver Angst, die ihren Höhepunkt in Minuten erreicht und zu Symptomen wie Hyperventilation, Herzrasen, Schwindel etc. führt). Die Person ist in ständiger Angst vor erneuten Panikattacken. Physische und mentale Symptome werden übertrieben gefährlich wahrgenommen oder falsch interpretiert. Vieles wird vermieden, um nicht erneut mit Panikattacken konfrontiert zu werden.
Spezifische Phobien	Zunehmende Angst vor einem Objekt oder eine Situation (meist als sehr übertrieben von der Umwelt wahrgenommen); dies führt zu einer massiven Vermeidung des angstauslösenden Objekts oder der Situation.

4. **Sammeln aller Argumente, die gegen eine Fehlinterpretation sprechen**
   Ich habe Vorschläge eingebracht, die dann auch umgesetzt wurden; ich habe eine Teamsitzung geleitet und man hat mir zugehört.
5. **Erstellen einer alternativen Erklärung**
   Ich bin gar nicht so blöd, wie ich geglaubt habe; ich habe Fähigkeiten, die in dem Betrieb gebraucht werden; der Mensch, der mich unterbrochen hat, war in Eile; der Mensch, der meine Argumente vergessen hat, hat sehr viel um die Ohren.
6. **Sammeln aller Argumente, die für eine alternative Erklärung sprechen**
   Ich werde in dem Unternehmen nicht ausgegrenzt; man fragt mich nach meiner Meinung; ich werde von anderen eingeladen.
7. **Überzeugungsrating für die Fehlinterpretation**
   Ich bin zu 40 % davon überzeugt, nicht gut genug zu sein; ich bin zu 20 % davon überzeugt, dass es keinen interessiert, was ich denke; ich bin zu 10 % davon überzeugt, dass es nicht von Wichtigkeit ist, was ich zu sagen habe.
8. **Überzeugungsrating für die alternative Erklärung**
   Ich bin zu 60 % davon überzeugt, einen guten Job zu machen; ich bin zu 80 % davon überzeugt, dass die anderen meine Meinung wissen wollen; ich bin zu 90 % davon überzeugt, dass das, was ich sage, für meine Kollegen wichtig ist.

Ein weiteres Instrument der Low Intensity Cognitive Behaviour Therapy ist das Expositionstraining. Mit dem Expositionstraining soll Vermeidungsstrategien entgegengewirkt werden; es hilft insbesondere bei Sozialphobien und anderen phobischen Erkrankungen (Lang et al., 2018). In der LICBT geht es um eine wertende Exposition, das heißt, es wird eine Tabelle erstellt, die wertend auflistet, welche Exposition dem Betroffenen wie viel Angst macht, zum Beispiel (bei Sozialphobien) „mit meiner Ehefrau allein zu Hause“ (5–10), „mit meiner Ehefrau auf einer Tanzveranstaltung“ (50–60), „ich allein soll vor ca. 100 Menschen eine freie Rede halten“ (95–100). Die Expositionen sollten immer geplant werden, mit mindestens drei bis vier leichteren Expositionen pro Woche, die sich langsam steigern müssen. Es sollte immer eine sogenannte subjektive Einschätzung der Aufregung (Subjective Units of Distress, SUD) vor der Exposition, in der Exposition und danach vorgenommen werden. Es sollten Ablenkungen vermieden werden; bei Betroffenen, die zu Ablenkung neigen, sollte dies möglichst unterbunden werden, damit die Betroffenen die Exposition sehr bewusst erleben (Grist et al., 2014).

Eine Recoveryförderung bei Angsterkrankungen kann durch die Auseinandersetzung mit dem CHIME-Rahmenkonzept erfolgen (Leamy et al., 2016). Dabei geht es darum, die Vernetzung (Connectedness) mit anderen Menschen wieder zu fördern, die durch die Isolation und die negativen automatischen Gedanken ins Hintertreffen gekommen ist. Die Vernetzung innerhalb der Familie und mit Freunden spielt eine wichtige Rolle, denn die Unterstützung durch ein freundliches Wort und ein Lächeln beruhigt die Amygdala und die Angst kann vorübergehen (Hammer & Plößl, 2015). Auch helfen bei der Vernetzung das Engagement in Hilfsorganisationen oder Gemeinden und Ehrenämter. Die Vermittlung von Hoffnung und Optimismus (Hope and Optimism) ist ein weiterer wichtiger Aspekt, wenn nicht sogar der wichtigste. Mittels Hoffnung und dem Akzeptieren, dass Lösungen nur durch eigene Aktivitäten entstehen, sollen den Betroffenen die Aktivitäten des LICBT-Ansatzes deutlich gemacht werden, sodass ihnen klar wird, dass jegliche Veränderung nur aus ihnen heraus entstehen kann. Ein weiterer Aspekt besteht in der Auseinandersetzung mit der eigenen Person (Identity) – was macht mich aus, was ist positiv an mir, auf welche Stärken und Ressourcen kann ich zurückgreifen? Betroffene sollten die Angsterkrankung auch als Chance zur Veränderung begreifen und damit der Erkrankung einen Sinn geben (Meaning) können (Bock et al., 2014). Das Empowerment sollte dann konkrete Schritte zur Angstüberwindung und zur kognitiven Umstrukturierung beinhalten.

9.6 Chronisches Kranksein

Ingo Tschinke

Das chronische Kranksein von Menschen mit psychischen Erkrankungen berührt mehrere wichtige Aspekte, die nachfolgend beleuchtet werden sollen. Zum einen geht es um die externe Sicht auf diese Betroffenengruppe, einmal im Sinne von Stigmatisierung und Diskriminierung, dann aber auch aus institutioneller Sicht von Krankenkassen, Integrationsämtern und sozialpsychiatrischen Diensten. Das Psychiatriesystem geht auch mit Menschen, die das System häufig frequentieren, anders um als mit Menschen mit Erstmanifestation ihrer Erkrankung. Patricia Deegan beschreibt in einem ihrer Aufsätze die Hoffnungslosigkeit, die sie in den Augen der Mitarbeiter wahrnahm, als sie zum zweiten Mal mit einer Psychose in die Klinik kam, weil man dort wohl der Auffassung war, dass ihre Erkrankung nun chronisch wäre und dann nichts mehr gemacht werden könnte. Sie verließ die Klinik wieder und schleppte sich zur Universität – unter Einfluss von Psychopharmaka und mit deutlichen Symptomen – um an einer Vorlesung teilzunehmen. Dort bemerkte der Professor ihren Zustand und bedeutete ihr fürsorglich, dass es ihr wohl schlecht ginge und sie doch lieber zu Hause bleiben solle. Dann gab sie sich auf und verließ sechs Wochen lang ihr Sofa nicht mehr (Vorwort von Pat Deegan in Rapp & Goscha, 2006, S. VIII). Menschen geben sich auf, wenn wir ihnen die Hoffnung und Sinngebung durch die Reduzierung ihrer Identität auf die psychische Erkrankung nehmen. Deswegen ist es wichtig, das Wohlbefinden zu stärken und die eigenen Resilienzen zu fördern, damit die Betroffenen trotz ihrer chronischen Erkrankung zufriedener leben können (Slade, 2009; Slade et al., 2017).

Viele Menschen mit chronischen psychischen Erkrankungen – mit einer Psychose aus dem schizophrenen Formenkreis, manischen oder bipolaren Störung, einer rezidivierenden Depression, PTBS, Essstörung oder Persönlichkeitsstörung – müssen sich damit auseinandersetzen, dass ihre Erkrankung sie das ganze Leben lang begleiten wird. Eine recoveryorientierte Sichtweise soll den Betroffenen wie auch den psychiatrisch Pflegenden dabei helfen, den Blick nicht mehr auf das chronische Kranksein und die Beseitigung der krankheitsbedingten Funktionseinschränkungen zu richten, sondern auf Autonomie, Empowerment, positive Identitätsbildung, auf die Stärken und das soziale und emotionale Wohlbefinden trotz der chronischen Erkrankung (Amering & Schmolke, 2012). Die Erkrankung und die Behandlung des chronischen Krankheitszustandes dürfen nicht der maßgebliche Faktor bei der Genesung sein (Grey et al., 2014). Diese Sichtweise wurde 2017 auch von den Vereinten Nationen in einem Ergebnispapier des Human Right Council bestätigt, in dem festgestellt wurde, dass das seit Jahrzehnten in den Psychiatriesystemen vorherrschende biomedizinische Paradigma zu Exklusion, Zwang, Vernachlässigung und Missbrauch geführt habe (UN Human Rights Council, 2017).

9.6.1 Definition

Eine Krankheit gilt nach den Chroniker-Richtlinien des Gemeinsamen Bundesausschusses (G-BA) gemäß § 62 Absatz 1 Satz 5 und 8 in Verbindung mit § 92 Absatz 1 Satz 1 SGB V als schwerwiegend chronisch, wenn sie wenigstens ein Jahr lang mindestens einmal pro Quartal ärztlich behandelt wurde (Dauerbehandlung) und eines der folgenden Merkmale vorhanden ist:

- Es liegt eine Pflegebedürftigkeit des Pflegegrades 3, 4 oder 5 nach dem zweiten Kapitel SGB XI vor.
- Es liegt ein Grad der Behinderung (GdB) oder ein Grad der Schädigungsfolgen (GdS) von mindestens 60 oder eine Minderung der Erwerbsfähigkeit (MdE) von mindestens 60 % vor.
- Es ist eine kontinuierliche medizinische Versorgung (ärztliche oder psychotherapeutische Behandlung, Arzneimitteltherapie, Behandlungspflege, Versorgung mit Heil- und Hilfsmitteln) erforderlich, ohne die nach ärztlicher Einschätzung eine lebensbedrohliche Verschlimmerung, eine Verminderung der Lebenserwartung oder eine dauerhafte Beeinträchtigung der Lebensqualität, durch die aufgrund der Krankheit nach Satz 1 verursachte Gesundheitsstörung zu erwarten ist.

Da es sich bei der psychiatrischen häuslichen Krankenpflege um eine eher akutpsychiatrische Behandlung handelt, wird von den Krankenkassen der Auftrag der psychiatrischen häuslichen Krankenpflege zur „positiven Veränderung der Fähigkeitsstörungen" ins Feld geführt. Dies sei bei vielen Menschen mit chronischen Erkrankungen fraglich. Aus diesem Grund gab und gibt es mit den Krankenkassen durchaus die Diskussion, ob ein Mensch mit einer chronischen psychischen Erkrankung ambulante psychiatrische Pflege erhalten darf oder ob er unter die Eingliederungshilfe fällt. Aus biomedizinischer Sicht werden Betroffene immer noch mit Begriffen wie „austherapiert" belegt und als sogenannte hoffnungslose Fälle betrachtet und stigmatisiert. Mit dem Recoveryansatz etabliert sich allmählich eine andere Sichtweise, bei der die Übernahme von Verantwortung für das eigene Leben und die persönliche Weiterentwicklung auch mit oder trotz bestehender Symptome und Einschränkungen bei einem chronischen Verlauf von psychischen Erkrankungen eine wesentliche Rolle im Genesungsprozess spielen.

Gerade Menschen mit Psychosen haben unter der unter dem biomedizinischen Paradigma herbeigeführten Chronifizierung ihrer Erkrankung leiden müssen (Bock et al., 2014). Noch in den 1990er-Jahren bis vor etwa 15 Jahren war die Einschränkung durch die vorherrschende und manchmal auch einzige Behandlungsmethode – die Gabe von Psychopharmaka – dermaßen dominant, dass psychiatrisch Pflegende es kaum für möglich gehalten haben, dass Betroffene die psychische Erkrankung jemals überwinden werden können, schon gar nicht durch eine andere Sichtweise. Obwohl psychiatrisch Pflegende wissen müssten, dass es sich bei den Betroffenen um eine sehr vulnerable Gruppe handelt, wurde und wird diesen Menschen immer noch defizitorientiert begegnet, was zu Resignation und Hoffnungslosigkeit führt oder sie verstärkt. Betroffene, die sich von den Zwängen des Psychiatriesystems freimachen konnten – gegen den Willen von Ärzten und Pflegenden und ohne weitere Unterstützung des Versorgungssystems – haben es ihrer eigenen Dickköpfigkeit und ihrem Selbstengagement zu verdanken, dass sie sich nicht aufgegeben haben, wie unsere Mitautorin Frau Rogner beweist. Eine andere Sichtweise auf chronische Erkrankungen und den Umgang mit Betroffenen ist daher unabdingbar, eine Forderung, für die sich zum Beispiel die Canterbury Christ Church University mit ihrer Broschüre „Understanding Psychosis and Schizophrenia" vehement einsetzt (Cooke, 2015).

9.6.2 Professioneller Umgang

Im professionellen Umgang sollte man Menschen mit einer chronischen Erkrankung mit Hoffnung begegnen und ihnen helfen, die persönlichen und sozialen Folgen der Erkrankung zu überwinden und trotz der Erkrankung zurück zu einem sinnhaften und selbstbestimmten Leben zu finden. In diesem Kontext sollte man auch einmal an Erkrankungen mit chronischen Verläufen denken, die, wie beim juvenilen Diabetes mellitus, schnell tödlich enden können (wenn Betroffene kein Insulin mehr haben). Diesen Betroffenen begegnet man nicht in der Weise, dass sie täglich um ihr Leben fürchten müssen, denn wir wissen, dass Menschen mit Diabetes, die gut eingestellte Blutzuckerwerte aufweisen und keine Begleit- und Folgeerkrankungen haben, nahezu unbeeinflusst von ihrer Erkrankung leben können. Genauso sollte die ambulante psychiatrische Pflege Menschen mit einer chronischen psychischen Erkrankung begegnen, indem sie dabei hilft, Zuversicht und Hoffnung zu entwickeln, die Pflegende stets ausstrahlen und mitteilen. Jeder Mensch strebt nach Wohlbefinden und möchte Schritte in diese Richtung unternehmen und dabei unterstützt werden (Nordmeyer, 2014).

Als psychiatrisch Pflegende müssen wir uns immer wieder selbst hinterfragen, inwieweit wir noch die Beschränktheit des biopsychosozialen Modells in unseren Köpfen tragen und uns als Experten für die Erkrankung eines anderen Menschen betrachten. Wir sollten unsere Expertise zwar zur Verfügung stellen, aber nicht gegenüber den Betroffenen postulieren, dass wir schon alles wissen, was für sie gut ist – schon gar nicht, wenn Betroffene sich selbst noch nicht über sich und ihre Erkrankung im Klaren sind. Wir sollten die Menschen nicht fragen, was mit ihnen falsch läuft oder falsch ist, sondern danach, was ihnen passiert und wie sie dies erleben.

9.7 Coping

Ingo Tschinke

Die Begleitung und Unterstützung durch die ambulante psychiatrische Pflege in komplexen Krisen- und Lebenssituationen stellt eine besondere Herausforderung dar. Aber auch die Erkrankung selbst fordert uns, wir müssen in der Lage sein, mit der Erkrankung umzugehen, damit uns beispielsweise ein chronischer Verlauf nicht zur Verzweiflung und Selbstaufgabe bringt (Miller, 2003b). In einer recoveryorientierten ambulanten psychiatrischen Pflege geht es vielfach darum, Krankheiten zu akzeptieren und gemeinsam mit den Betroffenen Bewältigungsstrategien zu entwickeln, um zu dieser Akzeptanz zu gelangen. Dabei geht es um ein Leben mit der Erkrankung und darum, dass trotz Symptomen eine Lebenszufriedenheit durch Coping möglich ist.

9.7.1 Definition

Der Begriff des Copings bezeichnet die Art des Umgangs mit einem als bedeutsam und schwierig empfundenen Lebensereignis oder einer Lebensphase (aus dem Englischen: to cope „zurechtkommen mit“). Diese Bewältigungsstrategien zur Überwindung von (chronischen) Erkrankungen können sich unterschiedlich äußern, meist mit einer Annährungs- oder Vermeidungsstrategie (Miller, 2003a). Bewältigungsstrategien sind nach dem transaktionalen Coping-Modell kognitive und verhaltensspezifische Reaktionen, die die Lücke zwischen der Realität (Umgebung) und den Bedürfnissen (ideales Selbstbild) oder Bedrohungen (kognitive Dissonanzen), die mit der Lücke assoziiert sind, überwinden sollen. Nach diesem Modell reagieren Menschen nicht unbedacht auf Veränderungen, zum Beispiel auf Symptome. Die Möglichkeiten des Copings ergeben aus (1) der Bewertung der Situation durch Bedürfnisse, Bedrohungen und Optionen (2) die Erkundung der vorhandenen Ressourcen, um die Situation zu managen, und (3) die Einschätzung der Konsequenzen der unterschiedlichen Herangehensweisen. Daher sind Copingstrategien beeinflusst durch die Bewertung (Kontrollierbarkeit, Wichtigkeit etc.) einer Person (Slade, 2009). Bewältigung wird als Gesamtheit der Anstrengungen konzeptualisiert, mit deren Hilfe wahrgenommene Bedrohungen abgeschwächt oder Stressemotionen gehandhabt werden sollen (emotionsfokussierte und problemfokussierte Bewältigung). Die Anpassungsergebnisse werden in kurzfristig und langfristig kategorisiert. Beide Ereignisse beziehen sich auf die soziale Funktionstüchtigkeit angesichts belastender Ereignisse, wobei kurzfristig auf die körperlichen Symptome geschaut wird und langfristig darauf, welchen Einfluss die Ereignisse auf die körperliche Gesundheit in der Zukunft haben.

9.7.2 Professioneller Umgang

Die Bewältigung des chronischen Krankseins und die Akzeptanz der psychischen Erkrankung sind wichtige Aspekte der Recoveryorientierung, da es bei dem Recoveryansatz nicht darum geht, den Menschen der Heilung zuzuführen oder den Betroffenen zu reparieren, sondern die Zufriedenheit mit dem eigenen Leben trotz einer vorhandenen Symptomatik zu steigern. Dabei ist die Erarbeitung von Copingstrategien von elementarer Bedeutung. Solche Bewältigungsstrategien sollten sich der Stärken und Ressourcen der Betroffenen bedienen (Rapp & Goscha, 2006) und die positiven Anteile des Lebens, die unbelastet von psychischer Erkrankung sind, in den Blick nehmen, um die Fähigkeit zum Selbstmanagement zur Gestaltung des eigenen Lebens zu stärken. Nach dem CHIME-Rahmenkonzept sollten für die praktische Recoveryarbeit fünf Aspekte in den Vordergrund rücken: die Vernetzung, die Vermittlung von Hoffnung, die Identitätsbildung (Leben mit der Erkrankung als Teil meines Lebens), Sinngebung (Bock et al., 2014) und Empowerment (Leamy et al., 2016).

Für die Entwicklung von Bewältigungsstrategien bei psychischen Erkrankungen spielt es eine eher untergeordnete Rolle, unter welcher Art von Störungsbild der Betroffene leidet. Es geht in erster Linie darum, sich mit seiner psychischen Erkrankung auseinanderzusetzen und sich zu fragen, welche Bedeutung sie für den Betroffenen hat. Dabei spielt die Fremd- und Selbststigmatisierung eine Rolle (Hamann et al., 2017) wie auch die Auseinandersetzung mit Vorurteilen und Schuldzuweisungen, die mit der psychischen Erkrankung in Zusammenhang stehen (Finzen, 2013). Diese Aspekte sollten im Rahmen der Identitätsfindung angesprochen werden, um ein Selbststigmatisieren zu überwinden. Nur durch die Hoffnung, dass ein Leben auch mit psychischer Erkrankung Zufriedenheit und Lebensqualität beinhalten kann, ist es möglich, Bewältigungsstrategien zu entwickeln, die den Betroffenen helfen, auf ihrem Genesungsweg voranzuschreiten und ihr Leben selbst in die Hand zu nehmen. Das bedeutet auch, dass Hoffnung und die Erkenntnis, dass Probleme bewältigbar sind, aufseiten der Betroffenen die Grundlagen darstellen, um Strategien des Copings zu entwickeln. Insbesondere bei der Entwicklung von nachhaltigen Bewältigungsstrategien wird deutlich, dass Fürsorge nicht zielführend wirkt, denn die Strategien müssen aus den Stärken und den Ressourcen der Betroffenen gebildet werden (Rapp & Goscha, 2006). Um die Stärken und Ressourcen zu nutzen, müssen vorhandene Zweifel der Betroffenen ausgeräumt werden, um die angestrebten Lösungen zu erreichen. Dabei sollte gemeinsam mit den Betroffenen eine erreichbare Vision entwickelt werden, die beispielsweise darin bestehen kann, die Vernetzung durch soziale Kontakte zu verbessern, wieder eine Nebentätigkeit aufzunehmen oder regelmäßig seinen Alltagstätigkeiten wieder nachzukommen. Es sollte sich dabei nicht nur um ein zu bewältigendes Problem handeln, sondern um eine Folge von zu bewältigenden Dingen, um die Problemorientierung (Fixierung auf das Problem) von der Lösungsorientierung (weitsichtiges Verfolgen der Vision) unterscheiden zu können. Die Vision kann konsistent sein mit der Sichtweise der Pflegenden oder auch nicht. Für das persönliche Recovery spielt dies keine Rolle. Manche Betroffenen haben obskure Sichtweisen und Vorstellungen, die Außenstehenden fremd erscheinen. Es ist aber nicht Aufgabe der psychiatrisch Pflegenden, die Ziele einer Rationalitätsprüfung zu unterziehen, wie es genauso wenig ihr Ziel sein darf, die Menschen wieder „normal“ zu machen.

Bewältigungsstrategien können vielfältig sein, um mit verschiedenen Situationen umzugehen, mit denen Betroffene durch Veränderungen konfrontiert sind (Amirkhan, 1990). Lazarus und Folkmann haben 66 verschiedene kognitive und verhaltensspezifische Strategien identifiziert, um mit negativen Ereignissen umzugehen (Lazarus & Folkman, 2015). Nach dem transaktionalen Stressmodell der Arbeitsgruppe um Lazarus lässt sich differenzieren, wie Menschen auf negative Ereignisse reagieren (Lazarus, 2005). **Tabelle 9-2** listet Copingstile auf.

Die Darstellung der Copingstile macht deutlich, dass integrative Bewältigungsstrategien diejenigen sind, die sich als zielführend darstellen lassen. Dazu gehören die Akzeptanz

Tabelle 9-2: Copingstile (Quelle: Slade, 2009, S. 150)

	Copingreaktion	Gedanken	Gefühle	Verhalten	Psychiatrische Interpretation
Emotionale Vermeidung	Emotionaler Rückzug, da die Realität schmerzhaft ist.	„Das Problem existiert gar nicht.“	innere Leere, Kraftlosigkeit, Angst, Depression	Alkohol- und Drogenmissbrauch, sozialer Rückzug, Tagträume, exzessiver Schlaf, Selbstaufgabe	mangelnde Einsicht, Unmotiviertheit, Abstumpfung, Passivität
Umstrukturierung	Sich die Situation dermaßen zu erklären, dass diese zu meinen momentanen Glaubenssätzen passt.	„Ich kann den Sinn darin erkennen, ohne mich selbst verändern zu müssen.“	misstrauisch, ängstlich, befürchtend, einsam, unsicher, wütend	befremdliches Verhalten, vermehrter Rückzug in die „eigene Welt“	paranoid, desillusioniert, Fehlbegründung, mangelnde Einsicht
Aktives Engagement	Die Welt so zu verändern, dass sie zu meinen Glaubenssätzen passt.	„Ich kann die Situation verändern, ohne mich selbst zu verbiegen.“	engagiert und wütend, aggressiv	herausfordernd	non-compliant, manipulatives Verhalten
Integration	Veränderung von Einstellungen und Werten, damit diese zur Realität passen.	„Die Dinge sind so, wie sie sind, deswegen …“	Akzeptanz, kombiniert mit den Gefühlen der Traurigkeit und Fröhlichkeit	Darstellung der Gefühle, Nutzung von sozialer Unterstützung	

und die Annahme der Gefühle, die mit dem Coping in Zusammenhang stehen (Lazarus, 2006). Nach Slade (2009) sollten zur Entwicklung von sinnvollen Bewältigungsstrategien vier Dimensionen aufseiten der Person Beachtung finden:

1. Vermeidungsstrategien und untergrabende Persönlichkeitsstrukturen der Person
2. Stärken und Selbstbehauptungsstrategien der Person
3. defensive und destruktive Umgebungsfaktoren
4. Ressourcen und unterstützende Umgebungsfaktoren.

In einem Assessment mit der betroffenen Person sollten die Sichtweisen zur Problemlösung und -bewältigung herausgearbeitet werden, um zu verstehen, inwieweit eine negative Interpretation der Problemlage, des eigenen Selbst und der Umgebungsfaktoren dazu beiträgt, dass bisherige Bewältigungsstrategien in der Vergangenheit nur unzureichend funktioniert haben. Ebenso sollten die Umgebungsfaktoren beleuchtet werden, die Hemmnisse darstellen oder sich destruktiv auf die Bewältigungsstrategien des Betroffenen auswirken. Dabei geht es in erster Linie darum, die selbsterniedrigenden Aussagen zu identifizieren, um die Zerstörung des Selbstwertgefühls zu vermeiden (Miller, 2003a). Bei den Dimensionen 1 und 3 geht es nicht um das Herausarbeiten von Defiziten, sondern nur darum, Dysfunktionalitäten der bisherigen Strategien deutlich zu machen. Im Vordergrund steht vielmehr, die gemeinsame Sprache und die Wertedefinitionen für die Dimensionen 2 und 4 herauszuarbeiten, die dabei helfen können, die Ziele und die Ressourcen zu bestimmen, die benötigt werden, um sinnvolle Bewältigungsstrategien zu entwickeln. Dabei sollten die Werte des Betroffenen eine wichtige Rolle spielen, da diese bestimmend sind für die Erarbeitung nachhaltiger Bewältigungsstrategien. Hier spielen die Kerntugenden eine wichtige Rolle: Weisheit, Mut, Humanität, Gerechtigkeit, Enthaltsamkeit und Transzendenz (Peterson & Seligman, 2004). Es sollte langsam das Selbstwertgefühl als wichtiges Hilfsmittel zum Aufbau von Bewältigungsmechanismen aufgebaut werden (Hinsch & Pfingsten, 2015). Dazu ist es notwendig, folgende Faktoren zu fördern (Miller, 2003a):

- kognitive Kontrolle: korrekte Wahrnehmung der Situation durch positive Selbstkommentierung
- Förderung zwischenmenschlicher Beziehungen: Aufbau von positivem Feedback von anderen, durch Reduktion von falschen Interpretationen
- Selbstbestätigung: Förderung der achtsamen Wahrnehmung des eigenen Selbst, durch Reduktion von Selbstzweifeln und Selbstverleugnung
- Rollenanalyse und Rollenmodifikation: Aufbau von Vertrauen in die eigenen Fähigkeiten, durch Bewusstmachung der Stärken und inneren Ressourcen
- Erhöhung der Selbstverantwortung und Selbstwirksamkeit: Verdeutlichung der eigenen Verantwortung für das eigene Wohlergehen und das Aufgeben der Opferrolle.

Für die Herausarbeitung dieser Punkte hat sich die motivierende Gesprächsführung als sehr sinnvoll erwiesen, denn diese geht grundsätzlich davon aus, dass die Verantwortung bei dem Betroffenen liegt. Dabei sind die psychiatrisch Pflegenden die Begleiter dieses Prozesses von Bewusstwerdung und Veränderung (Kremer & Schulz, 2016). Für die motivierende Gesprächsführung ist es hilfreich, eine durch Empathie getragene Beziehung aufzubauen, um den Betroffenen besser zu verstehen und sich in seine Situation hineinzudenken, die bisherigen Bewältigungsstrategien zu erkennen und gemeinsam zu analysieren. Dabei geht es nicht um richtig oder falsch, sondern um das Erkennen einer möglichen Dysfunktionalität durch die Förderung der Selbstwahrnehmung des Betroffenen, um so Dissonanzen und Widersprüche und die Widerstände wahrzunehmen. Dabei gilt es, Widerstände vonseiten des Betroffenen aufzunehmen und als Schutz wahrzunehmen vor Veränderung oder respektloser Behandlung und Bevormundung. In dieser kritischen Phase dürfen psychiatrisch Pflegende nicht über den Betroffenen entscheiden und schnell mit Lösungen kommen, sondern sie müssen zuhören, abwarten und respektieren, dass durch die Widerstände erst einmal nichts geht. Wichtig ist, dass der Betroffene die Selbstwirksamkeit erfahren kann und anfängt, an die eigenen Fähigkeiten zu glauben (Kremer & Schulz, 2016).

Zum notwendigen Abbau von Motivationsblockaden empfehlen Sachse et al. (2018), Behandlungsziele zu klären, um so Dysfunktionalitäten in Selbst- und Beziehungsschemata herauszuarbeiten wie auch die kompensatorischen Norm- und Regelvorstellungen. Es sollte das Schema – was der Betroffene glaubt, selbst tun zu müssen, und was er glaubt, von anderen erwarten zu dürfen – besprochen werden (Sachse et al., 2018). Das eigene Bedürfnis- und Motivsystem der Betroffenen sollte herausgearbeitet werden, um festzustellen, ob sie noch einen Zugang zu diesem System haben. Folgen Betroffene nur noch den Bedürfnissen und Erwartungen ihres psychosozialen Umfeldes, liegt eine „Alienation" vor, in der sich der Betroffene von dem eigenen System entfremdet. Durch die Alienation weisen Betroffene nur wenige eigene Wünsche und Bedürfnisse auf, was zur Folge hat, dass sie nicht wissen, was sie wollen oder nicht wollen, dass sie nicht wissen, was ihnen guttut oder nicht, welche Ziele sie verfolgen sollen und Ähnliches mehr (Sachse et al., 2018). Diese Betroffenen haben keine Grundlage für eine funktionierende Selbstregulation und können kaum darstellen, was ihre eigenen Werte sind. Durch die Entfremdung von den eigenen Bedürfnissen, Werten und Motivationen werden fremde Ziele schnell für die eigenen gehalten. Diese Ziele besitzen für die Betroffenen keine Nachhaltigkeit, wenn sie denn je erreicht werden (Knuf & Hammer, 2013). Durch die Entfremdung von den eigenen Bedürfnissen haben die Betroffenen den „Willen zum Sinn" verloren, und es erscheint ihnen vieles sinn- und hoffnungslos (Frankl, 2018). Knuf und Hammer (2013) beschreiben dazu eine Reihe von Achtsamkeitsübungen im Alltag, um dadurch ein Bewusstsein für das eigene Selbst zu fördern, damit eigene Bedürfnisse und Motivationen erkannt werden können. Durch das Erkennen des Selbst mit seinen intrinsischen Bedürfnissen erscheinen den Betroffenen eigene Handlungen auch wieder sinnvoll, und es können wieder nachhaltige Schritte der Selbstwirksamkeit in Angriff genommen werden (Frankl, 2018).

Diese Alltagsaktivitäten können mithilfe der Low Intensity Cognitive Behaviour Therapy (LICBT) noch gefördert werden (Grist et al., 2014). Diese Methode eignet sich zur Steigerung des positiven Verhaltens insbesondere bei Depressionen und baut auf Alltagsroutinen, Freizeitaktivitäten und Haushaltstätigkeiten auf. Es geht also um eine möglichst niedrigschwellige Herangehensweise, um positive Effekte möglichst schnell im Alltag wahrnehmbar zu machen. So kann es zum Beispiel darum gehen, dass der Betroffene es schafft, morgens pünktlich aus dem Bett zu kommen. Es ist typisch für die Depression, dass ein Symptom das nächste beeinflusst – negative Gedanken führen zu negativem Verhalten und dieses zu negativen Gefühlen, was dann als negative Depressionsschraube zu einer Verstärkung der Depression führt (Schaub et al., 2013). Die Verhaltensaktivierung bei Depression kann durch folgende Aufgaben umgesetzt werden:

- **Stufe 1**: Erstellung eines Aktivitätentagebuchs: Es werden alle Tätigkeiten aufgeschrieben, die der Betroffene durchführt, um ihm deutlich zu machen, was er noch schafft und erreicht. Diese Aufgabe kann die Stimmung etwas verbessern und die Motivation fördern. Das Tagebuch stellt auch den Startpunkt dar und soll Veränderungen durch die Verhaltensaktivierung bewusst machen.

- **Stufe 2**: Notierung von Haushaltstätigkeiten, notwendigen Alltagsroutinen und Freizeitaktivitäten: Durch das Aufschreiben soll bewusst gemacht werden, welche Aktivitäten zuerst eingestellt werden. Dabei sollen die notwendigen Alltagsroutinen aufrechterhalten werden (z. B. das Bezahlen von Rechnungen). Die Aktivitäten sollen aufgelistet werden, um zu erkennen, dass meist die Muss-Aktivitäten zugunsten der Kann- oder Möchte-(Freizeit-)Aktivitäten durchgeführt werden, das heißt, dass Pflichtaktivitäten zugunsten von positiv erlebten Aktivitäten in den Vordergrund gerückt werden.
- **Stufe 3**: Strukturierung der Aktivitäten: Durch die Strukturierung in einfache, mittelschwere und schwere Aktivitäten soll deutlich gemacht werden, dass Betroffene sich stets von leicht nach mittelschwer und erst dann zu schwer steigern.
- **Stufe 4**: Geplante Aktivitäten: Hier sollen Tagesaktivitäten mit notwendigen Alltagsroutinen, Haushaltstätigkeiten und Freizeitaktivitäten gemischt werden. Diese sollen mithilfe eines Tagesstrukturplans für die ganze Woche notiert werden.

Dazu können dann noch Problemlösungsstrategien durch die Low Intensity Cognitive Behaviour Therapy erarbeitet werden, um die Aktivitäten besser umsetzen zu können (Grist, 2014). Diese Strategien helfen insbesondere, wenn Menschen in negativen Problemlösungsstrategien gefangen sind – mit Gedanken wie „Mir wird alles zu viel", „Das schaffe ich nie" etc. – und in problematischen Verhaltensweisen wie beispielsweise Vermeidung von Kontakten, Prokrastination oder Klagen über Probleme. So können positive Strategien aufgebaut werden: gedanklich („Probleme sind Herausforderungen", „Probleme brauchen Zeit und Ausdauer für die Lösung", „Ich breche die Probleme in kleine Schritte auf, die ich bewältigen kann") und für das Verhalten (Zeit nehmen für die Problemlösung und eine Planung erstellen, sich Situationen stellen und positive Lösungen für das nächste Problem im Kopf behalten). Dabei können die folgenden sieben Schritte hilfreich sein:

- **Schritt 1:** Identifizieren des Problems. Es geht dabei darum, mit dem Betroffenen herauszubekommen, um was es bei dem Problem überhaupt geht. Dazu ist es wichtig, die richtigen Fragen (Skalierungsfragen) zu stellen, um das Problem besser umreißen zu können.
- **Schritt 2:** Auflisten der Lösungsmöglichkeiten. Der Betroffene soll gemeinsam mit dem psychiatrisch Pflegenden eine Liste der möglichen Lösungen erstellen, die dann einzeln durchgegangen werden können, um sich der tatsächlichen Lösungsstrategie anzunähern.
- **Schritt 3**: Abwägen der Lösungen. Für die verbleibenden Lösungen soll gemeinsam eine Pro- und Kontra-Liste erstellt werden, um so herauszufinden, was an Opportunitätskosten für die Problemlösung aufzuwenden ist, das heißt, welche Lösungen den geringsten Aufwand haben, aber dabei den größten Nutzen versprechen. Dies sollte nach der Höhe des Aufwands gelistet werden, um diese Lösungen schrittweise anzugehen und nicht gleich bei einem hohen Aufwand zu scheitern.
- **Stufe 4:** Auswahl der Lösung. Bei dem Auswählen sollen alle Faktoren hinzugezogen werden, die das Problem und die Lösung beeinflussen können.
- **Stufe 5**: Aktionsplan. Es soll eine ausführliche Planung erstellt werden, wie das Problem der ausgewählten Lösung zugeführt werden kann.
- **Stufe 6**: Durchführung. Darunter wird die aktive Umsetzung der Lösung des Problems mit den beschriebenen Lösungsstrategien verstanden.
- **Stufe 7**: Reflexion der Umsetzung. Nach der Umsetzung der beschriebenen Lösungsstrategien soll noch einmal gemeinsam reflektiert werden, ob das gewünschte Outcome eingetreten ist.

Ein weiterer Faktor bei der Umsetzung von Bewältigungsstrategien ist die Förderung von Resilienzen. Hoffnung und Optimismus können dabei helfen, negative Ereignisse besser zu verkraften. Ebenso positive Effekte können mit einer Steigerung der Selbstverantwortung und der Selbstwirksamkeit erreicht werden, die Betroffene in die Lage versetzen zu erkennen, dass Probleme, auch wenn sie von anderen verursacht werden, nur die Betroffenen für sich selbst lösen können (Barwinski, 2016).

9.8 Elternschaft und Kinder

Béatrice Gähler-Schwab

Seit einigen Jahren erhält die Thematik der psychisch kranken Eltern und ihrer Kinder eine vermehrte Aufmerksamkeit aus der Fachwelt der Psychiatrie. Lange Zeit wurden die Kinder von Betroffenen nicht in die Behandlung einbezogen, ja sie wurden aus Schutzgründen an die Seite des Geschehens gestellt und leider teilweise auch vergessen. Heute weiß man, dass ein funktionierendes Familiensystem die Betroffenen und auch die Kinder stärkt. Umgekehrt müssen im Falle psychisch erkrankter Kinder vor allem die Eltern, die sich Sorgen machen oder sich die Schuld am Erkranken des Kindes zuschreiben, zwingend beachtet werden. Sind die Kinder bereits erwachsen oder stehen kurz davor, wird die Rechtslage noch ein zusätzliches Problem. Dann werden Eltern nicht mehr oder nur, wenn der Erkrankte es schriftlich festhält (durch eine Schweigepflichtsentbindung), ansatzweise in die Behandlung einbezogen. Ist dies nicht gegeben, wird die Erkrankung des Kindes für Eltern eine zusätzliche Herausforderung mit vielen, teils schmerzhaften Erkenntnissen und Erfahrungen.

9.8.1 Kinder psychisch erkrankter Eltern

Wenn wir von psychisch belasteten Menschen sprechen, wird uns bewusst, dass im Hintergrund Eltern, Geschwister und Freunde vorhanden sind. Eine Gruppe, die wir aber immer wieder vergessen, sind die Kinder – Kinder unterschiedlichen Alters, mit verschiedenen Voraussetzungen und Hilfesystemen. Zudem gibt es viele Frauen, die sehr oft alleinerziehend sind und minderjährige Kinder haben. So kommt neben der Belastung durch die psychische Erkrankung auch noch die Belastung durch die Erziehung und die Auseinandersetzung mit den Schwierigkeiten der Kinder und deren System dazu. Finanzielle Schwierigkeiten, Bedürfnisse der Kinder, die Anforderungen von außen und Vorwürfe durch das System der Helfer verstärken die Problematik noch zusätzlich.

Erkrankt ein Elternteil, so besteht häufig im Alltag die Möglichkeit, das vorhandene Helfersystem zu aktivieren. Kinder werden durch den anderen Elternteil betreut und versorgt, nahe Angehörige wie zum Beispiel die Großeltern können eingreifen oder dabei helfen, ein bereits instabiles System über einen gewissen Zeitraum zu unterstützen. Aber auch Nachbarn oder Freunde der Familie werden häufig einbezogen. Für die Kinder kann dies bedeuten, dass sie eine wichtige nahestehende Bezugsperson vorübergehend verlieren und sich gleichzeitig neuen Bezugspersonen öffnen müssen. Dies wiederum kann zu einer zusätzlichen Belastung der Kinder führen. Gerade im Bereich der Information ist daher eine sensible Herangehensweise vonseiten der Angehörigen erforderlich, um die emotionale Lage der Kinder nicht zu stark zu destabilisieren und Konflikte innerhalb der bereits angespannten Situation zu provozieren. Sind solche Helfersysteme nicht vorhanden, werden oftmals Fachpersonen involviert. Diese sind zwar sehr gut ausgebildet, vermögen aber nicht immer das Sicherheitsbedürfnis des Kindes abzudecken. Und so werden Kinder aus Strukturen hinausgezogen und allenfalls vorübergehend bei Pflegepersonen untergebracht. Für das Wohlbefinden des Kindes ist dies, neben der Angst um den Elternteil, eine zusätzliche psychische Belastung, die eine hohe Sensibilität des Umfeldes erfordert.

9.8.2 Eltern psychisch erkrankter Kinder

Eltern psychisch erkrankter Kinder leiden oft gleichermaßen wie die Kinder selbst. Sie verstehen nicht oder nur ansatzweise, was mit ihren Kindern geschieht. Geplagt von Selbstvorwürfen, etwas Grundlegendes falsch gemacht zu haben, unternehmen sie fast alles, um ihrem Kind zu helfen. Dabei ist das Alter nicht so entscheidend, wichtig ist nur, dass es ihrem Kind bald wieder besser geht. Die Hilflosigkeit betrifft alle Krankheitsbilder der Psychiatrie. Fachpersonen versuchen zum Teil aussichtslos, die Eltern dazu zu bewegen, die Schuldfrage in den Hintergrund treten zu lassen und die Erkrankung als solche anzunehmen. Eltern versuchen in der Regel alles, um ihr Kind zu unterstützen. Dabei wird aber allzu oft vergessen, dass diese wohlmeinende Unterstützung nicht selten in Bevormundung oder Fremdbestimmung übergeht, aus der sich ein Kind fast nicht befreien kann. In solchen Situationen stellt sich für Fachpersonen die Frage, wo die Eigenständigkeit anfängt und wo die Grenzen des elterlichen Einflusses liegen. (s. **Kap. 8.1**)

9.8.3 Professioneller Umgang

Bei Kindern ist es notwendig, mit altersentsprechenden Informationen zu arbeiten. Dies setzt voraus, dass die Fachperson über genügend Fachwissen im Umgang mit Kindern von psychisch erkrankten Eltern verfügt. Der Einbezug des ganzen Systems in die Begleitung und Behandlung ist zentral und unabdingbar. Spezialisierte Fachpersonen wie zum Beispiel Kinder- und Jugendpsychiater, die Familien- und Jugendbegleitung oder Familien- und Jugendfachstellen können dabei eine wertvolle Unterstützung sein. In erster Linie geht es darum, möglichst die ganze Familie gemäß den Bedürfnissen zu begleiten (s. **Kap. 8.2**).

Bei den Eltern von psychisch kranken Kindern wird vorausgesetzt, dass sie in die Behandlung und in Entscheidungen einbezogen werden. Dabei ist jedoch die Altersgrenze entscheidend. Sind die Klienten handlungs- und urteilsfähig oder mündig, haben die Eltern keinerlei Entscheidungsmacht, außer in dem Fall, in dem eine schriftliche Verfügung vorliegt. Die Fachpersonen sind nicht verpflichtet, Informationen weiterzuleiten oder Behandlungseinbezüge zu machen. Dies ist vor allem für Eltern eine sehr schwierige Thematik. Sie fühlen sich oft sehr ausgeschlossen und unverstanden. Optimal ist es daher, gemeinsam mit dem Klienten abzuwägen, ob und wie viele Informationen weitergegeben werden dürfen. Dies setzt aber das Einhalten der gesetzlichen Bestimmungen voraus. Sind die Kinder minderjährig, gestaltet sich die Informationspflicht und der Einbezug der Eltern von Land zu Land anders.

9.8.4 Besonderheiten für die ambulante psychiatrische Pflege

Genau wie in der stationären Pflege sind die sozialrechtlichen Rahmenbedingungen auch in der ambulanten psychiatrischen Pflege einzuhalten. Bei der Begleitung der Klienten wird aber sehr oft das ganze häusliche Umfeld einbezogen. Daher ist es sinnvoll, zu Beginn einer Begleitung auch die Schweigepflichtsentbindung gemeinsam mit den Klienten anzuschauen und im interdisziplinären Standortgespräch zu besprechen. Dabei müssen zwingend Grenzen, Rechte und Pflichten geklärt und vereinbart werden. Gerade im Bereich der familiären Pflege kann sich eine Begleitung, die sich oftmals über mehrere Jahre erstreckt, nur entwickeln, wenn das Vertrauen, die Offenheit und der gegenseitige Respekt vorhanden sind.

9.9 Essen und Trinken

Ingo Tschinke

Im ambulanten Bereich spielen Essen und Trinken in mehrfacher Hinsicht eine wichtige Rolle. Zum ersten geht es um die Versorgung mit Nahrungsmitteln und Getränken durch das Einkaufen. Das setzt die Planung der Nahrungsmittelversorgung durch eine Auseinandersetzung mit den Bedürfnissen des Betroffenen voraus. Die finanziellen Mittel spielen ebenso eine wichtige Rolle, denn die Ernährung ist auch davon abhängig, wo ich was kaufen kann und ob es notwendig ist, das Angebot der Tafeln in Anspruch zu nehmen. Aber es geht auch um die Wichtigkeit von Ernährung und Ernährungsstrukturen – zum Beispiel eine ausgewogene Ernährung, eine Ernährung durch Fertigprodukte oder Essen in der Systemgastronomie (Schnellrestaurant, Pizza-Lieferservice etc.). Essen und Trinken ist auch wichtig in Bezug auf die Nebenwirkungen von Medikamenten wie Gewichtszunahme oder Mundtrockenheit.

Für die Versorgung mit Nahrungsmitteln und Getränken ist besonders von Wichtigkeit, die eigene Achtsamkeit zu fördern (Knuf & Hammer, 2013). Auch besteht gerade hier die Gefahr für psychiatrisch Pflegende, den Betroffenen durch eine gut gemeinte Fürsorge in der Alltagsbegleitung in eine Chronifizierung zu führen (Anderl-Doliwa, 2017; Slade, 2009). Bei der Auseinandersetzung mit der Thematik Essen und Trinken soll daher der Unterschied zwischen Anleitung, Beratung und Coaching im Sinne des Recoveryansatzes deutlich gemacht werden (Grey et al., 2014).

Es ist sehr wichtig, dass Menschen mit einer psychischen Erkrankung die Verantwortung für ihr Handeln behalten. Bei der Planung der Versorgung sollte ermittelt werden, welche Vorstellungen die Betroffenen von ihrer Ernährung und der Versorgung mit Nahrungsmitteln haben. Dabei ist es von Wichtigkeit, dass die Stärken und Ressourcen der Betroffenen genutzt werden, die nicht unbedingt den Vorstellungen der psychiatrisch Pflegenden entsprechen müssen (Rapp & Goscha, 2006). Deshalb sollen hier die Unterschiede zwischen Anleitung, Beratung und Coaching dargestellt werden, um eine Zielorientierung nach den Wünschen der Betroffenen deutlich zu machen (Bird et al., 2014; Meadows et al., 2016).

9.9.1 Anleitung

Die Anleitung von Betroffenen ist ein direktiver Vorgang, bei dem nach äußeren Vorgaben durch andere Personen den Betroffenen aufgezeigt wird, wie sie die Aufgaben bewältigen sollen. Bezogen auf die Ernährung bedeutet das, dass genaue Anweisungen gegeben werden, wie die Nahrungsmittelversorgung abzulaufen hat, das heißt, wie der Einkauf zu organisieren ist und was einzukaufen ist, um bestimmte Gerichte zuzubereiten. Bei der Anleitung wird eine Planung zur Gestaltung der Versorgung mit Nahrungsmitteln vorgenommen und wie diese dann in die Nahrungsmittelzubereitung umgesetzt werden kann. Die Anleitung ist notwendig, wenn bei den Betroffenen eindeutige kognitive Einschränkungen oder andere massive Einschränkungen vorliegen, sodass ohne Anleitungen die Aufgaben nicht erledigt werden können. Es sollte immer sehr ernsthaft geprüft werden, ob eine direktive Anleitung überhaupt notwendig ist, und darauf geachtet werden, dass die Anleitung nicht in eine Bevormundung mündet – da es ansonsten zu einer erlernten Hilflosigkeit kommen kann.

9.9.2 Beratung

Bei der Beratung erhalten Betroffene Hilfestellung durch Planungs- und Strukturhilfen, wie sie die Versorgung mit Essen und Trinken gestalten können. Beratung bedeutet eine Wissensvermittlung, wenn Betroffene das Wissen, wie die Versorgung zu gestalten ist, nicht besitzen. Sie kann durch Informationen zur Ernährung oder zur Planung von Einkauf, Lagerung und Zubereitung von Nahrungsmitteln umgesetzt werden. Beratung bedeutet aber auch, dass Betroffene die Informationen und Hilfsmittel möglichst autonom für sich nutzen sollten und dass ihnen die Tätigkeiten nicht aus der Hand genommen werden sollten.

9.9.3 Coaching

Bei dem lebensnahen Coaching (Life-Coaching) geht es darum, Menschen dabei zu unterstützen, selbstverantwortlich Angelegenheiten für sich zu regeln. Das Life-Coaching verfolgt dabei die gleiche Intention wie die Förderung des persönlichen Recoverys (Bora et al., 2010). Das bedeutet, dass Life-Coaching von Anfang an das Ziel verfolgt, dass Betroffene möglichst selbstbestimmt die Versorgung mit Nahrungsmitteln und die Essenszubereitung übernehmen. Keinesfalls soll Betroffenen diese Aufgabe abgenommen werden, wenn sie darauf warten, weil sie sich den damit verbundenen Herausforderungen nicht stellen wollen (s. **Kap. 5.3** zum Life-Coaching).

9.9.4 Professioneller Umgang

Der sinnvolle Umgang mit dem Thema Essen und Trinken besteht darin, dass in der Häuslichkeit des Betroffenen genügend darauf geachtet wird, wie viel Selbstverantwortung er selbst übernehmen kann und ob Nahrungsmittel und Getränke vorhanden sind. Das gilt auch für bestehende Einschränkungen. Die Versorgung sollte immer eine aktivierende Pflege sein, welche die Verantwortung größtenteils bei dem Betroffenen belässt. Man kann den Betroffenen auch dabei unterstützen, gemeinsam einzukaufen, muss aber dabei stets im Blick haben, wie die Versorgung weiterlaufen kann und wird, wenn die psychiatrische Pflege endet. Die Einkaufsbegleitung ist eine Aufgabe von Betreuungsdiensten und sollte nicht auf Dauer von der ambulanten psychiatrischen Pflege geleistet werden. Das gemeinsame Einkaufen kann zu Beginn eine Aktivität sein, mit der Vertrauen aufgebaut werden kann, wenn sich allerdings im Verlauf die Aktivität darauf beschränkt, muss thematisiert werden, dass die ambulante psychiatrische Pflege das Ziel der Krankheitsbewältigung hat, die mit einer Einkaufsbegleitung allein kaum zu realisieren ist.

Bei fehlenden finanziellen Mitteln kann ein Kontakt zu den örtlichen Tafeln aufgebaut werden. Dabei kann auch zur Sprache kommen, als Betroffener dort ehrenamtlich selbst aktiv zu werden, um sich zu vernetzen. Des Weiteren kann eine anfängliche Einkaufsbegleitung dabei helfen, sich einen Überblick über die Ernährungsgewohnheiten zu verschaffen. Dementsprechend kann die psychiatrische Pflege, wenn es gewünscht wird, eine Ernährungsberatung anbieten oder vermitteln (fast alle Krankenkassen bieten sie kostenlos an). Gerade bei einer Gewichtszunahme als Folge der Einnahme von Psychopharmaka ist diese durchaus indiziert, denn viele Betroffene leiden unter der Gewichtszunahme und setzen deswegen die Medikamente frühzeitig ab.

Außerdem kann die gemeinsame Zubereitung von Mahlzeiten in der Häuslichkeit dabei helfen, Vertrauen aufzubauen und zusammen mit dem Betroffenen seine Bedürfnisse hinsichtlich einer selbstständigen Haushaltsführung zu ermitteln und sicherzustellen.

Es sollte immer genau abgeklärt werden, inwieweit die ambulante psychiatrische Pflege bei der Versorgung mit Nahrungsmitteln gebraucht wird – nicht immer sind Betroffene (insbesondere Menschen mit schwer chronifizierten Erkrankungen) in der Lage, ihre Situation realistisch einzuschätzen. Auch sollten psychiatrisch Pflegende achtsam sein, ob die Ernährungsgewohnheiten durch die Symptomlage beeinflusst werden, wie etwa bei Essstörungen, oder mit der Einnahme von Psychopharmaka korrespondieren.

9.10 Essstörungen

Ingo Tschinke

Unter Essstörungen lassen sich die Anorexia nervosa, die Bulimia nervosa, die Binge-Eating-Störung (BES) sowie einige Mischformen zusammenfassen. Bei Anorexia nervosa neigen die Betroffenen dazu, Nahrung zu verweigern.

Die Mortalitätsrate ist bei dieser Erkrankung deutlich höher als bei der Depression und der Schizophrenie, was aufzeigt, wie gefährdet die Betroffenen sind (Fichter et al., 2008). Bei der Bulimia nervosa kommt es zum sogenannten Ochsen- oder Wolfshunger mit massiven Essattacken als Kompensationshandlung und zu gleichzeitigem oder nachträglichem Erbrechen. Die BES führt durch die auftretenden Essattacken ohne das Erbrechen zu einer ausgeprägten Adipositas, also starkem Übergewicht. In der Vergangenheit wurden Essstörungen sehr symptombezogen behandelt (Giesemann, 2012). Heutzutage wird eher von einem Syndrom ausgegangen. Die Fixierung auf die orale Phase lässt aber keine Rückschlüsse auf die psychische Struktur zu. Die Entwicklung des Syndroms hat soziokulturelle Wurzeln, die sich auf die ersten Lebenstage zurückführen lassen und die eine Geschlechtsspezifität aufweisen. Die Symptome kommen bei verschiedenen neurotischen Persönlichkeitsstörungen vor und haben als Abwehr variable Funktionen. Auch bei komplexen Traumastörungen können sich Essstörungen entwickeln (Giesemann, 2012). Essstörungen sind eindeutige Zivilisationskrankheiten, die in erster Linie in den Industriestaaten auftreten. Auffällig ist, dass zum Beispiel in den USA Anorexia nervosa und Bulimia nervosa fast nur weiße Frauen betrifft, während bei gleichem Schlankheitsdruck durch die Medien schwarze Frauen eine deutlich geringere Prävalenz aufweisen. Die BES tritt in gleichem Maße bei weißen und schwarzen Frauen auf (Herpertz et al., 2019).

9.10.1 Definition

Essstörungen sind komplexe Erkrankungen, die eine Kombination unterschiedlicher Symptome aufweisen, wie restriktives Essverhalten, Vermeidung bestimmter Lebensmittel, Vermeidung der Nahrungsaufnahme in Gesellschaft, Verlust der Mahlzeitenstruktur, Untergewicht, Essanfälle mit Kontrollverlust (Essattacken), gesundheitsbedrohliche Maßnahmen zur Verhinderung einer Gewichtszunahme wie Erbrechen oder Regurgitieren (Hervorwürgen gerade erst gegessener Speisen), exzessiver Sport, Missbrauch von Laxanzien, Diuretika, Appetitzüglern oder Brechmitteln. Dazu kommen die körperlichen Folgen von Mangelernährung wie Amenorrhö, dysfunktionale Gedanken über Figur, Gewicht und Ernährung, Störung des Körperbildes und der Körperwahrnehmung, Veränderung der Psychomotorik, affektive Störungen sowie Störungen der Impulskontrolle (Fichter et al., 2000).

Viele Theorien aus der Entwicklungspsychologie gehen davon aus, dass der Ursprung von Essstörungen in frühkindlichen Fütterungsstörungen zu suchen ist. Durch Konfliktabwehr kann dementsprechend eine frühere Fixierung auf intensive Befriedigung oder Frustration wieder geweckt werden, die als Auslöser gesehen werden können (Ermann, 2016). Es ist entwicklungspsychologisch eine Ernährungsstörung in der frühen Kindheit zu vermuten, was durch die Bindungs- und Mentalisierungstheorie gestützt wird (Giesemann, 2012). Dass diese Erkrankung gehäuft bei Frauen auftritt, lässt sich entwicklungspsychologisch mit der Mutter-Tochter-Beziehung, in der die Gleichheit überwiegt (im Gegensatz zur Andersartigkeit in der Mutter-Sohn-Beziehung), erklären. Zu den Risikofaktoren der Entstehung einer Essstörung gehören Schwangerschaftskomplikationen, Frühgeburten, frühkindliche Gesundheitsprobleme, Überängstlichkeit, Übergewicht in der Kindheit sowie fütter- und gastrointestinale Probleme (Jacobi et al., 2004).

Anorexia nervosa tritt meist zwischen dem 14. und 18. Lebensjahr auf; die Behandlung sollte in dem jugendlichen Alter eingeleitet werden, damit sich die Erkrankung nicht dermaßen manifestiert, dass eine Chronifizierung eintritt (Weigel et al., 2015). Menschen mit Essattacken weisen bestimmte Persönlichkeitsmerkmale auf, wie mangelnde Selbstachtung, was meistens bis in die Kindheit zurückreicht, und einen hohen Grad an Perfektionismus mit einem hohen Anspruch an sich selbst, der alle

Lebensbereiche durchzieht. Der Perfektionismus bezieht sich auch auf Diätregeln und den Umgang mit Arbeit und Sport (Fairburn, 2013). Ein Alles-oder-Nichts-Denken ist sehr verbreitet, und dies gilt auch beim Essen (wenn einem etwas egal ist, dann fallen häufig alle Hemmschwellen und die Essattacken greifen Raum). Menschen mit Essattacken können auch zu übermäßigem Drogen- und Alkoholkonsum sowie zu einer erhöhten Promiskuität und Spielsucht neigen (Fairburn, 2013). Ein positiver Genuss von Essen und Trinken im Sinne der Achtsamkeit ist für Betroffene kaum nachvollziehbar und sollte in verhaltenstherapeutischen Maßnahmen geübt werden (Papworth & Marrinan, 2019).

9.10.2 Reduktion der Kalorienzufuhr

Bei Essstörungen findet sich typischerweise ein Bündel von zielorientierten Verhaltensweisen, die dazu dienen, das Gewicht zu reduzieren oder auf einem niedrigen Niveau zu halten (Herpertz et al., 2019):

- Checking-Behavior, das heißt hochfrequentes Wiegen, um Veränderungen des Körpergewichts engmaschig zu kontrollieren, und hochfrequente Kontrolle des Umfangs von Körperteilen (durch Maßbänder) und von Hautfaltendicken oder Überprüfung des eigenen Aussehens im Spiegel, unter anderem mit dem Ziel, die Motivation für Nahrungsrestriktionen aufrechtzuerhalten;
- Vermeiden von hochkalorischen, fetthaltigen oder kohlenhydrathaltigen Nahrungsmitteln
- Auslassen von Mahlzeitbestandteilen wie Nachtisch oder einer ganzen Mahlzeit
- Kauen und Ausspucken von Nahrung
- Bilanzieren von Mahlzeiten durch den Erwerb von Kalorienwissen und Kalorienzählen und Abwiegen aller Nahrungsmittel
- Vermeiden von Nahrungsmitteln, deren Kaloriengehalt nicht eindeutig bestimmbar ist, sowie von anderen gekochten komplexen Speisen
- Verwenden von Süßstoffen, Fettersatzstoffen und Light-Produkten
- Verwenden von pharmakologischen Appetitzüglern, Nikotin, Kokain oder anderer Stimulanzien zur Appetitkontrolle
- Verändern des Mahlzeitenrhythmus, beispielsweise durch Beschränkung der Zufuhr auf eine einzige Mahlzeit pro Tag oder durch eine selbstauferlegte Struktur mit einer Vielzahl von Kleinstmahlzeiten
- exzessiver Konsum von Flüssigkeiten vor den Mahlzeiten, um die Nahrungsaufnahme zu begrenzen
- Flüssigkeitseinschränkung, um die Nahrungsaufnahme zum Beispiel durch Mundtrockenheit zu beschränken
- Auswahl und Zufuhr von unattraktiven oder beispielsweise durch Versalzen oder scharfe Gewürze ungenießbar gemachten Nahrungsmitteln
- Nutzen von Ekelkonditionierungen, um die Zufuhr von attraktiven Nahrungsmitteln zu blockieren (z. B. die Vorstellung, dass Schokolade durch Mäusekot verunreinigt ist)
- nicht in Gemeinschaft essen, um eine Ablenkung beim Essen oder andere soziale Einflüsse zu vermeiden
- Nutzen von einengenden Bauchgürteln, beengender Kleidung oder Muskelanspannung, um beim Essen ein frühzeitiges Völlegefühl zu erzeugen
- Nutzen von Zungenpiercings oder Selbstverletzungen im Mundraum, um die Nahrungsaufnahme zu erschweren.

9.10.3 Essanfälle

Bei den sogenannten Essattacken kommt es zu einer Episode von übertriebener Nahrungszufuhr, bei der die übliche Kontrolle über das Essverhalten verloren geht oder nicht ausgeübt werden kann. Bei einem objektiven Essanfall werden Nahrungsmengen zugeführt, die von ihrer Kalorienzahl den Rahmen einer normalen Mahlzeit sprengen. Eine genaue Kaloriengrenze ist in den diagnostischen Manualen von DSM oder ICD nicht definiert (Herpertz et al., 2019). Die mittlere Kalorienzahl, die bei Essanfällen unter kontrollierten Bedingungen erfasst wurde, liegt aber mit 3000 bis zu 4500 Kilokalorien deutlich über dem Norm-Bereich. Nahrungsmittelaufnahmen, die ungeplant, unkontrolliert oder unerwünscht sind, aber objektiv keine aus dem Rahmen fallenden Mengen darstellen, können subjektiv ebenfalls als Essanfälle wahrgenommen werden. Typischerweise werden bei Essanfällen Nahrungsmittel gegessen, die die betreffende Person sich sonst selbst verbietet, wie zum Beispiel eine Tafel Schokolade. Bei einer langzeitig bestehenden Essstörung werden Essanfälle häufig genau geplant, das heißt, es werden für einen Essanfall geeignete Nahrungsmittel eingekauft und gelagert und es wird dafür gesorgt, dass niemand die betreffende Person während des Essanfalls stört (Herpertz et al., 2019).

9.10.4 Gegensteuerndes Verhalten

Hierbei handelt es sich um ein Spektrum zielorientierter Verhaltensweisen, die dazu dienen, aufgenommene Kalorien oder Flüssigkeiten rasch wieder aus dem Organismus zu entfernen. Alle Maßnahmen, die Erbrechen oder Diarrhö fördern, werden als abführendes Verhalten („Purging-Behavior") zusammengefasst (Herpertz et al., 2019):

- selbstinduziertes Erbrechen nach mechanischer Reizung des Rachenraums, unterstützt durch chemische Substanzen, die Erbrechen fördern (z. B. Ipecacuanhawurzel, Salzlösungen), oder automatisiert
- pflanzliche oder synthetisch hergestellte Abführmittel (Laxanzien)
- pflanzliche oder synthetisch hergestellte wassertreibende Substanzen (Diuretika)
- Schilddrüsenhormone (um den Grundumsatz zu erhöhen)
- Sport und Exposition gegenüber Kälte oder Hitze (z. B. Sauna)
- Weglassen von Insulin bei Patienten mit Typ-1-Diabetes, um einen renalen Verlust von Glukose zu induzieren.

9.10.5 Medizinische Komplikationen

Betroffenen ist kaum bewusst, dass durch die Erkrankung körperliche Schäden oder Komplikationen auftreten können. Der Gedanke an Lebensgefahr oder gar den Tod scheint ihnen absurd, nicht zuletzt, weil viele davon überzeugt sind, ihr Essverhalten jederzeit in den Griff bekommen zu können. Durch das Verhalten von Menschen mit Anorexia nervosa kommt es zu Mangelerscheinungen, Störungen der Schilddrüsenfunktion (die z. B. mit einer Verlangsamung des Herzschlags einhergehen) und dem Abbau von Fettreserven, insbesondere aber dem Verlust von Salzen und Spurenelementen durch Flüssigkeitsmangel. Bei der Bulimia nervosa kann es durch das häufige Erbrechen zu einer erheblichen Störung des Flüssigkeitshaushaltes kommen, zur Schädigung des Oesophagus und der Zähne durch die Magensäure und einer Überreizung der Bauchspeicheldrüse. Bei der Binge-Eating-Störung (BES) treten Herz-Kreislauf-Probleme und Diabetes mellitus auf. Bei Anorexia und Bulimia nervosa kann es als Spätfolge zu einer Osteoporose kommen. Insgesamt sind fast alle Körpersysteme betroffen, wie der Hormonkreislauf, der Stoffwechsel, das Herz-Kreislauf-System, Nervensystem und die Nieren (Gerlinghoff et al., 2017).

9.10.6 Professioneller Umgang

Für den Genesungsweg sollte im Sinne des REACH©-Modells zu Beginn der Behandlung die Behandlungsmotivation geklärt werden, das heißt, warum der Betroffene die ambulante psychiatrische Pflege aufsucht. Es ist zu berücksichtigen, dass die meisten Betroffenen mit Essstörungen das Bedürfnis haben zu gefallen, denn sie sind darauf ausgerichtet, es anderen Menschen recht zu machen. Betroffene bewerten weniger, ob sie der Auffassung sind, dass ihnen durch die Person geholfen werden kann (Giesemann, 2012). Daher ist es wichtig abzuklären, auf welchem Level sich die Motivation des Betroffenen befindet (Robinson, 2006):

1. Ich finde nicht, dass ich ein Problem habe, auch wenn andere Menschen glauben, dass ich eines habe – *Leugnung (Es ist Ihr Problem, wenn Sie keine dünnen Menschen mögen!).*
2. Ich weiß, dass ich ein Problem habe, aber ich bin nicht bereit, irgendetwas zu verändern. Es ist gar nicht so schlimm und die Behandlung wird für mich schlimmer sein als die Erkrankung – *Vorbetrachtung (Fett werden, anstatt in 25 Jahren Osteoporose zu bekommen? Nein, danke!).*
3. Ich weiß, dass ich ein Problem habe, und auch, wenn ich nicht bereit bin, jetzt etwas zu verändern, so bin ich aber bereit, ernsthaft darüber nachzudenken – *Betrachtung (Was ist das eigentlich, die niedrigschwellige Verhaltenstherapie?).*
4. Ich habe die Entscheidung getroffen, etwas gegen das Problem zu tun – *Entschlossenheit (Was soll ich machen?).*
5. Ich weiß, dass ich ein Problem habe, und ich bin dabei, jetzt etwas Aktives dagegen zu unternehmen, um mich dem Problem zu stellen und es zu lösen – *Handlung (Das ist ganz schön schwer!).*
6. Ich habe jetzt schon etwas unternommen und habe mein Problem unter Kontrolle, und es ist jetzt meine Aufgabe, einen Rückfall zu verhindern – *Rückfallprophylaxe (Es fühlt sich an, als wenn ich ein Hochseilartist bin!).*
7. Ich habe eindeutig etwas unternommen und meine Situation verbessert. Aber jetzt fühle ich mich wieder etwas dünnhäutiger und möchte das in den Griff bekommen – *Rückfallmanagement (Verdammt, ich dachte, ich hätte das im Griff!).*

Wenn die Motivationslage klar ist, sollten erste Maßnahmen festgelegt werden, um sich ein Bild über das Essverhalten zu machen. Dazu gehört eine Symptomanalyse. Diese Analyse kann durchaus zu einer Entlastung der Betroffenen führen, da die Symptome nicht selten verheimlicht werden. Es sollte im Vorfeld deutlich gemacht werden, dass es bei der Analyse um ein Verstehen geht und dass der psychiatrischen Pflegekraft viele Symptome und deren Konsequenzen bekannt sind (Gerlinghoff et al., 2017).

Neben der Klärung der Behandlungsmotivation sollte nach dem REACH©-Modell die Biografie erarbeitet werden, um die Werte und Einstellungen der Betroffenen zu ermitteln. Damit sollen die Ziele und die Motivation zur Veränderung untermauert und zugleich in einem Behandlungsplan schriftlich festgelegt werden.

Es sollte dann gemeinsam eine Systemanalyse durchgeführt und Handlungsalternativen erarbeitet werden, die dann nach einem verhaltenstherapeutischen Ansatz eingeübt werden können. Es kann auch in Form eines Briefes an die Erkrankung aufgeschrieben werden, was man dieser gegenüber empfindet. Auch dieser Brief sollte besprochen und analysiert werden, um dann einen Abschiedsbrief an die Essstörung zu schreiben. Gerlinghoff et al. (2017) schlagen vor, anschließend ein kontinuierliches Essprogramm zu entwickeln, das regelt, wann wie was gegessen wird.

Um Fortschritte zu erkennen, sollten unbedingt Evaluationen durchgeführt werden. Außerdem bedarf es klarer Absprachen im Sinne des Life-Coachings zum Umgang mit Rückschlägen (Schmidt-Lellek & Buer, 2011).

Das Stufenprogramm, um Essattacken in den Griff zu bekommen, kann auch zur Resilienzförderung genutzt werden. Denn das Programm fördert Hoffnung und Optimismus als wichtige Komponenten im Recoveryprozess, den Mut zur Veränderung, das Selbstwirksamkeitserleben und Empowerment (Barwinski, 2016). Da viele Menschen mit Essstörungen ein vermindertes Selbstwertgefühl haben, ist es wichtig, die Akzeptanz der eigenen Person und die Selbstsorge zu unterstützen (Giesemann, 2012). Die Selbstverantwortung ist sehr wichtig, damit die Betroffenen ein sinnerfülltes, selbstständiges Leben führen können (Mankiewicz & Renton, 2017). Dabei spielt das Einüben alternativer Verhaltensweisen eine große Rolle, die das Verlassen der Opferrolle ermöglichen.

Stufenprogramm zur Behandlung von Essattacken (Fairburn, 2013):

- **Schritt 1**: Tagesprotokolle führen, um wichtige Erfahrungen zu machen und das Essverhalten zu analysieren. Was essen Sie in Essattacken? Wann kommt es bei Ihnen zu Essattacken? Was sind die Auslöser für Essattacken? Dienen die Essattacken einem bestimmten Zweck? Wöchentliches statt tägliches Wiegen, dazu feste Vereinbarung treffen.
- **Schritt 2**: Regelmäßiges Essen. Es soll (wieder) ein fester Essrhythmus eingeführt werden. Außerdem sollen jegliche Abführmittel und Diuretika vermieden werden.
- **Schritt 3**: Alternativen nutzen. Essattacken sollen durch alternative Verhaltensweisen ersetzt werden. Dazu können andere Genussaktivitäten und Achtsamkeitsübungen sinnvoll sein.
- **Schritt 4**: Probleme lösen und Bilanz ziehen. Es soll ein neues Problemlösungsverhalten eingeübt werden, indem Probleme früh identifiziert und Lösungsoptionen erarbeitet werden. Die Fortschritte sollen eingeschätzt und regelmäßig evaluiert werden. Dazu müssen auch schon kleinste Erfolge erkennbar gemacht werden.
- **Schritt 5**: Diäten und andere Formen des Vermeidungsverhaltens überwinden. Es soll das strenge perfektionistische Verhalten überdacht werden, um auch anders mit Diäten umgehen zu können. Vermeidungsverhalten soll reflektiert und überwunden werden.
- **Schritt 6**: Was bringt die Zukunft? Wenn zu diesem Zeitpunkt die Essattacken deutlich abgenommen haben, sollte kurzfristig noch immer alle zwei Wochen eine Rückschau gehalten werden, um Erfolge zu erkennen. Langfristig liegt der Schlüssel des Erfolgs darin, die erzielten Veränderungen zu bewahren und darauf aufzubauen. Dieser Prozess hat vier Aspekte:
  - realistische Erwartungen haben
  - kleine Rückfälle von echten Rückschlägen unterscheiden
  - mit Rückschlägen umgehen lernen
  - die eigene Anfälligkeit vermindern

9.11 Humor und Lachen

Ingo Tschinke

„Das Leben ist eines der schwersten" – Humor in der ambulanten psychiatrischen Pflege ist ein wichtiger Aspekt der Begleitung von Betroffenen. Gerade wenn das Leben als schwer empfunden wird, können Lachen und ein humorvoller Umgang miteinander sich sehr förderlich auswirken (Gutmann & Schädle-Deininger, 2016). Im Sinne des persönlichen Recoverys geht es darum, Stärken und Ressourcen zu fördern (Rapp & Goscha, 2006) und auf die positiven, gesunden Aspekte eines Lebens mit Krankheit oder Behinderung zu achten, nach denen wir alle streben (Fortune et al., 2016). Es ist sinnvoll, im Rahmen der therapeutischen Begleitung über Humor, Lachen, Ironie und Sarkasmus zu sprechen, um zu einer gemeinsamen Einschätzung des Stellenwerts dieser Thematik in der Beziehung zwischen dem Betroffenen und dem psychiatrisch Pflegenden zu gelangen.

Humor und Lachen können viele Funktionen haben, wie die Unterstützung der Kommunikation und der sozialen Auseinandersetzung und Interaktion sowie die Förderung von Bewältigungsmechanismen zur Überwindung von negativen Gefühlen wie Ärger, Wut oder Angst (Gutmann & Schädle-Deininger, 2016). Wichtig ist, dass die Grundlagen der klientenzentrierten Grundhaltung nach Rogers im Handeln mit den Betroffenen beachtet werden, wie Kongruenz, Empathie und Wertschätzung (Rogers & Rosenberg, 2016).

9.11.1 Definition

Humor ist ein menschliches Phänomen, das sich trotz gesundheitlicher Beeinträchtigungen und Behinderungen durch alle Lebensphasen hindurchzieht. Sowohl die Gabe als auch die Fähigkeit, Humor wahrzunehmen und auszudrücken, verändern sich im Laufe des Lebens. Daher können sich auch die Bedürfnisse der kranken Menschen und ihrer Familien in Bezug auf Heiterkeit und Lachen wandeln. Im Zentrum steht das Ziel, den krankheitsbedingten Missgeschicken und Unzulänglichkeiten mit heiterer Gelassenheit zu begegnen (Bischofberger, 2011).

9.11.2 Studienlage zum Umgang mit Lachen und Humor

Lachen kann Depressionen positiv beeinflussen. Im Rahmen einer Metaanalyse wurde festgestellt, dass stimuliertes Lachen sogar noch besser hilft und positivere Effekte hat als das spontane Lachen bei einer witzigen Situation. Trotz einiger Einschränkungen bei der Aussagekraft der untersuchten Studien konnte gezeigt werden, dass Humor und Lachen im Vergleich zu einer kostenintensiven Therapie eine sehr günstige Lösung sind, um bei Depressionen zu helfen (van der Wal & Kok, 2019). So wurde auch in einer randomisierten Pilotstudie aus dem Jahr 2013 festgestellt, dass Menschen mit schweren psychischen Erkrankungen deutlich von Humor und Lachen profitieren können, wenn sie sich komische Filme (Trickfilme, Comedy etc.) anschauen und dies durch Pflegende unterstützt und verstärkt wird (Rudnick et al., 2014). Selbst in der Forensik konnte durch Studien belegt werden, dass Humor in der psychiatrischen Pflege eine der wichtigsten interaktionellen Fähigkeiten von psychiatrisch Pflegenden ist. Denn durch Humor lassen sich Konflikte reduzieren, Motivationen herausarbeiten, und Gesundheit und Krankheit werden in einem anderen Licht wahrgenommen (Gildberg et al., 2014). Des Weiteren können Humor und das Lachen bei der Auseinandersetzung mit psychischen Erkrankungen zu einer Entstigmatisierung in der Öffentlichkeit beitragen, insbesondere dann, wenn Menschen mit der lebendigen Erfahrung sich gegen Stigmatisierung wenden (Corrigan et al., 2014). So konnte eine Gruppe von Betroffenen in Kanada mit ihrem Comedyprogramm „Stand Up for Mental Health“ für mehr Verständnis für psychisch erkrankte Menschen und für ein größeres Krankheitsverständnis in der Öffentlichkeit sorgen. Dadurch, dass Betroffene auch über sich selbst und ihre Erkrankung lachen können, wird außerdem einer Stigmatisierung und Ausgrenzung entgegengewirkt (Corrigan et al., 2014). Eine Metaanalyse konnte eindeutig aufzeigen, dass Humor eine sehr gute psychoedukative Wirkung bei Stigmatisierung und Benachteiligung von Menschen mit psychischen Erkrankungen hat und das Interesse für diese Thematik positiv beeinflussen kann (Corrigan et al., 2012).

9.11.3 Professioneller Umgang

Analog zum Pflegeprozess kann Humor als geplante Intervention in das pflegerische Handeln einbezogen werden. Der therapeutische Humorprozess wird anhand des Phänomens Lachen erklärt; im Folgenden wird aufgezeigt, wie die fünf Stufen des Humorprozesses durchlaufen werden (Hirsch, 2007):

1. **Stufe 1** – Nicht lachen können: Auf dieser Stufe kann ein Mensch nicht lachen, da er aufgrund seiner emotionalen Situation oder seiner Werthaltung gegenüber einem Verhalten oder einem Ausspruch das Ereignis nicht als lustig empfindet und nicht mit Lachen reagiert.
2. **Stufe 2** – Über andere lachen können: Analog zur Überlegenheitstheorie (welche die aggressive Komponente des Humors thematisiert) sind hier Missgeschicke von anderen der Auslöser für Gelächter.
3. **Stufe 3** – Über mich selbst lachen können: Auf dieser Stufe ist bereits ein Prozess der Selbsterkenntnis in Gang gekommen. Lachen über sich selbst bedeutet, einen wichtigen Schritt in der Selbsterkenntnis und damit der Persönlichkeitsentwicklung genommen zu haben.

4. **Stufe 4** – Andere dürfen über mich lachen: Diese Stufe wird uns oft von Clowns vorgelebt, die das Leben parodieren und uns überspitzt auf der Bühne vorführen. Gelingt dies im Alltag und dazu noch rasch nach dem Ereignis, dann ist wirklich ein großer Schritt in Richtung „Komik im Alltag“ getan. Gesunder Humor zeigt sich besonders in der Fähigkeit, selbstbewusst Normenverletzungen zu umgehen, das heißt auch unvollkommen und nicht perfekt zu sein (Bischofberger, 2011).
5. **Stufe 5** – Mit anderen über sich selbst lachen können: Diese Stufe zeigt viel von Selbsterkenntnis und Selbstvertrauen, wenn man sich vor anderen über die eigene Blöße belustigen kann.

Die Formen der Selbsterkenntnis auf Stufe 4 und 5 können dabei helfen, die konfrontierende Situation der psychischen Erkrankung einem Perspektivenwechsel zu unterziehen – also die psychische Erkrankung nicht als Schicksalsschlag zu begreifen, sondern als Chance, etwas zu verändern. Sollte dies über Jahre nicht gelungen sein, sollte man sich einmal daran erinnern, dass manche Dinge Zeit brauchen, wie eben auch die Selbsterkenntnis, wie Veränderungen vonstattengehen. Dabei sollten die Prozesse der Salutogenese genutzt werden, um humorvoll das holistische Verstehen des eigenen Selbst zu ermöglichen (Jork & Aziz, 2006). Auch die Resilienzförderung kann mit Humor gelingen. Sollte es den Betroffenen gelingen, durch die Selbstreflexion sich selbst in der Wahrnehmung nicht so wichtig zu nehmen und auch über sich lachen zu können, kann es möglich werden, sich selbst von außen wahrzunehmen. Dadurch können Resilienzen wie Optimismus, Akzeptanz und Selbstwirksamkeit durch Humor als neue Stärke genutzt werden (Barwinski, 2016). Auch für das Recovery macht Mike Slade (2013) in seinem Leitfaden „100 Wege, um Recovery zu unterstützen“ Vorschläge, Lachen und Humor als positive Effekte zu nutzen.

9.12 Hoffnung

Udo Finklenburg

> Es trifft gewiß zu, daß die Hoffnung eine Gnade ist.
> Aber fraglos ist sie eine schwierige Gnade.
> Sie fordert zuweilen unsere Bereitschaft,
> auch im Scheitern eine Chance zu sehen,
> in der Niederlage eine neue Möglichkeit.
> Vielleicht ist die Hoffnung die letzte Weisheit der Narren.
>
> (Siegfried Lenz)

Im Zusammenhang mit dem Recoveryprozess wird immer wieder festgestellt, dass die ambulante psychiatrische Pflege Hoffnung vermitteln solle. Für Amering und Schmolke (2012) ist Hoffnung eine Voraussetzung dafür, dass Recovery möglich wird. Alle wissenschaftlichen Daten weisen darauf hin, dass es keinen Sinn macht, sich von einer Diagnose zu einer ungünstigen Prognose verleiten zu lassen. „Die Tatsache, dass psychiatrische Erkrankungen sehr unterschiedlich verlaufen können, darf uns nicht dazu verführen, das Schlimmste anzunehmen“ (Amering & Schmolke, 2012, S. 12). Ebenso sei es unangebracht zu vermitteln, dass alles wieder so werde, wie es früher war. Vorhersagen dieser Art sind nicht nur falsch, sondern brandgefährlich (Amering & Schmolke, 2012).

9.12.1 Definition

„Hoffnung ist
- ein positiv besetzter Begriff,
- auf eine bessere Zukunft ausgerichtet,
- und ihre Erfüllung ist in der Vorstellung des Hoffenden realistisch – auch wenn die Eintreffenswahrscheinlichkeit gering ist, sehr große Anstrengungen oder Hilfe von außen erfordert“ (Hoffnungskompetenz, 2021, o.S.).

9.12.2 Professioneller Umgang

Häufig sind Klienten aufgrund der Erfahrung mit ihrer Krankheitsgeschichte völlig desillusioniert. Über Jahre mussten sie immer wieder hören, was alles nicht geht, nie, was gehen könnte oder dass ihre Hoffnungen und Träume eine Berechtigung haben, eine reelle Chance, wahr zu werden. Ihnen fehlt der Mut, wieder neue Hoffnung zu fassen und sich der Gefahr der Enttäuschung auszusetzen.

Der professionelle Umgang beinhaltet zwei Ebenen:

- neue Hoffnung vermitteln
- bestehende Hoffnung erhalten.

Wie schon angedeutet, trauen sich viele Klienten keine Hoffnung mehr zu, zu häufig wurden sie enttäuscht. Mit viel Einfühlungsvermögen gilt es herauszufinden, welche Träume, welche Ziele der Klient hatte, welche Zukunft er sich vorstellte und was dazu geführt hat, dass er all dies aufgab. Dabei entsteht eine große Verantwortung für die Pflegefachperson, den Klienten nicht mit den eigenen Vorstellungen zu beeinflussen, sondern sich zurückzunehmen und Raum zu schaffen, in dem der Klient sich getraut, wieder eigene Vorstellungen zuzulassen. Dies geht einher mit der Vermittlung von Sicherheit, dass die Pflegeperson danebensteht, unterstützt, auffängt, um so letztlich das Gefühl erfahren zu können, dass die Verwirklichung eigener Ideen, Träume möglich ist (Empowerment). Daraus kann dann (wieder) eine Grundhaltung entstehen, die Hoffnung zulässt, wie immer diese für den Klienten auch aussehen mag.

Ebenso sind die Klienten mit Glaubenssätzen konfrontiert, die jede Hoffnung im Keim ersticken. „Mit der Diagnose kann ich meine Träume, Ideen, Pläne alle vergessen, ich werde immer krank und abhängig sein.“ Diese und ähnliche Sätze begegnen Pflegenden immer wieder. Hier sind Pflegende gefordert, sich mit dem Klienten auf den Weg zu machen, von einem differenzierten Krankheitsverständnis ausgehend über das Symptommanagement hin zu den vorhandenen Ressourcen und zu einem realistischen Bild der aktuellen und der langfristigen Möglichkeiten zu kommen.

Viele Klienten wüssten durchaus, trotz ihrer Diagnose ihre Zukunft hoffnungsvoll zu gestalten:

Klient X ist die seines Erachtens „stupide“ Arbeit in der geschützten Werkstatt leid. Trotz großer Kritik und entmutigender Äußerungen aus seinem Umfeld nimmt er den Auftrag an, wöchentlich bei den Nachbarn den Rasen zu mähen. Von dem verdienten Geld kauft er sich weiteres Werkzeug, zunehmend bekommt er Gartenaufträge, mit dem Erlös kann er sich neben der IV-Rente einen guten Lebensstandard erlauben. Die Menge der Aufträge richtet sich nach seinem Zustand, mal mag er mehr leisten, mal weniger.

Klientin Y sehnt sich nach Urlaub, Traumdestination ist Malta. Ihre Umgebung tendiert dazu, sie in „geschützte Ferien“ zu schicken, was die Klientin aber nur verschreckt und dazu führt, dass sie den Rückzug antritt. In einem Gespräch wird herausgefunden, was sie benötigt, um den Urlaub auf Malta erfolgreich zu verleben, und mit ein wenig Zuspruch kann sie (in passiver Begleitung) Flug und Hotel buchen und allein und unabhängig erholsame Ferien auf Malta verbringen.

In den geschilderten Situationen ist die Pflegeperson mit ihrer eigenen Haltung gefragt. Was sollte die Klienten daran hindern, sich ihre Wünsche zu erfüllen? Warum sollten die Klienten nicht bei der Erfüllung ihrer Wünsche unterstützt werden? Braucht es Unterstützung, die über die Ermutigung hinausgeht? Aus vielen ähnlichen Situationen, wie sie oben geschildert werden, in denen die Klienten ihre eigenen Ressourcen, ihre Möglichkeiten, ihre Selbstwirksamkeit erleben, entsteht die Hoffnung, dass sie ein unabhängiges, erfülltes Leben trotz Diagnose führen können.

9.12.3 Besonderheiten für die ambulante psychiatrische Pflege

In der ambulanten psychiatrischen Pflege gilt es, den Fokus über die Diagnose, die Symptomatik und die Therapie hinaus auf alle Lebensbereiche auszuweiten und die Klienten dabei zu unterstützen, sämtliche Lebensbereiche wieder zurückzuerobern. Das bedeutet für die Klienten aber auch, den eigenen Willen und die eigenen Träume wieder zuzulassen. Vonseiten der ambulanten psychiatrischen Pflege ist es hierbei hilfreich, auf mögliche Blockaden zu achten und diese sofort anzusprechen. Die Fragestellung, was genau einen Klienten daran hindert, den Wunsch oder Traum zu äußern oder anzugehen, könnte ihm die Tür zu neuen Möglichkeiten öffnen.

9.13 Kommunikationsstörungen

Udo Finklenburg

Kommunikation begleitet unser ganzes Leben; jegliche Situation, in welcher wir in Interaktion mit anderen Menschen treten, umfasst Kommunikation. Dazu gehören das gesprochene Wort und unser gesamtes Verhalten. Ununterbrochen verständigen wir uns also – sei es verbal oder nonverbal. „Man kann nicht *nicht* kommunizieren", sagt der Kommunikationswissenschaftler und Psychotherapeut Paul Watzlawick in seinem ersten Axiom zur Analyse von Kommunikationssituationen (Watzlawick, 2016, S. 14). Umso einschränkender ist es, wenn die Kommunikation gestört ist. Nahezu alle Klienten haben auf die eine oder andere Weise eine Kommunikationsstörung, sei es als Symptom der zugrunde liegenden Krankheit, sei es als deren Folge oder gar als deren Ursache. Die Störungen tragen dazu bei, dass die Klienten sich zunehmend zurückziehen, dass sie ihre Bedürfnisse, Wünsche und Ängste nicht formulieren und dass sie sich zunehmend selbst stigmatisieren, kurz: dass die Klienten zunehmend vereinsamen. Ebenso ist es aber möglich, dass die Klienten agierend aktiv werden, dass sie das Maß an Kommunikation aus den Augen verlieren und die allgemein sozialverträglichen Grenzen nicht mehr einhalten. Körperlich bedingte Sprach- und Stimmstörungen sind nicht Gegenstand dieses Kapitels.

Nach Townsend et al. (2012, S. 212) liegt einer Kommunikationsstörung die „verminderte, verzögerte oder fehlende Fähigkeit, ein System von Zeichen zu empfangen, zu verarbeiten und/oder zu nutzen", zugrunde. Die gestörte Kommunikation zeigt sich häufig darin, dass die Klienten nicht für ihre Bedürfnisse einstehen können, weder können sie Bedürfnisse einfordern noch verteidigen. Sie haben Mühe, mit anderen Menschen in Kontakt zu treten, längere Gespräche zu führen und Stellung zu beziehen, und umgekehrt mit Kritik umzugehen und kontroverse Meinungen anzunehmen. Die Unterscheidung zwischen sach- und personenbezogenen Botschaften fällt schwer oder ist nicht möglich. Aus Angst vor einer vielfältigen Kommunikation und vor allfälligen Konsequenzen zieht sich der Klient immer mehr in sich zurück und verliert dadurch den Kontakt zur Außenwelt und die Fähigkeit zu kommunizieren. Ebenso ist es aber auch möglich, dass Klienten die Kommunikation nicht mehr regulieren können, dass sie sich in einem unendlichen Wortschwall mitteilen wollen, wobei häufig aber die Inhalte verloren gehen. Außerdem ist eine funktionierende Kommunikation ein wesentlicher Faktor beim Management von Nähe und Distanz. Eine eingeschränkte verbale oder nonverbale Kommunikation kann zu falschen Zeichen und Informationen und damit zu großer Vereinsamung oder zu ungehemmtem Zugehen auf andere führen.

9.13.1 Professioneller Umgang

Beim professionellen Umgang mit der Thematik sollten sich psychiatrisch Pflegende zunächst folgende Fragen stellen:

- Wie möchte ich, die Pflegefachperson, kommunizieren?

- Bringe ich genügend Verständnis, Ruhe, Geduld und Empathie auf, damit mein Gegenüber seine Worte formulieren kann?
- Kann ich wertfrei Verständnisfragen stellen, die den Klienten ermutigen, sich klarer auszudrücken?
- Kann ich empathisch Grenzen setzen?
- Kann ich Gespräche strukturieren?
- Und vor allem: Was möchte der Klient in Bezug auf Kommunikation erreichen?

Die darin zum Ausdruck kommende Haltung definiert sich als aktives Zuhören und stellt automatisch den Klienten in den Mittelpunkt. In den Zweiergesprächen zwischen Klient und Pflegendem ist es von Bedeutung, in einem offenen Gespräch den Klienten immer wieder zu spiegeln und ihm aufzuzeigen, wie er im allgemeinen Auftreten und im Gespräch wirkt, und konstant an dieser Wirkung zu arbeiten. Lädt das Äußere des Klienten dazu ein, ihn ernst zu nehmen? Ist er sich seiner Rechte bewusst, seines Willens und seiner Meinung, und ist er bereit, diese auch zu vertreten?

In den Zweiergesprächen gilt es, neben dem eigentlichen Thema die Klienten in ihren Kommunikationsformen immer wieder zu spiegeln, sie auf Unklarheiten, Widersprüche, auffällige Verknüpfungen (z. B. von der Sach- auf die Personenebene) und Fehlinterpretationen aufmerksam zu machen. Ziel ist nicht, die Klienten zu einer Änderung zu bewegen, sondern lediglich, dass sie sich ihrer selbst und ihrer Kommunikation bewusster werden.

Immer, wenn Frau L. belastende Situationen aus ihrer Vergangenheit beschreibt, gerät sie in einen Argumentationskreislauf, in eine „Spirale“, in welcher sie sich immer mehr hineinsteigert, immer weniger Überblick hat, was eigentlich am Anfang des Satzes stand, und zunehmend unlogische Argumentationsknoten mit Neologismen versucht zu überbrücken. Zwar hat es keine unmittelbare Besserung zur Folge, aber jede Unterbrechung und Spiegelung durch die Pflegefachperson bewirkt, dass Frau L. ihr Kommunikationsstil bewusst wird. In dem Maße, wie ihre Gesamtsymptomatik nachlässt, kann sie mit dem Feedback besser umgehen und es unmittelbar umsetzen.

Ebenso macht es Sinn, ausweichende Meinungen zu hinterfragen und zu klaren Aussagen zu ermutigen. Hier ist Vertrauen angesprochen, zu häufig mussten die meisten Klienten Konsequenzen ertragen, weil sie „unliebsame“ Äußerungen machten und sich nun in die Unverbindlichkeit zurückziehen.

9.13.2 TZI-Regeln

Die folgenden Hilfsregeln nach dem Ansatz der themenzentrierten Interaktion von Ruth Cohn (2009) können die Interaktion in einem Gespräch günstig beeinflussen. Wichtig ist, dass diese Hilfsregeln taktvoll und nicht diktatorisch angewendet werden. „Jede Regel kann ad absurdum geführt werden“ (Cohn, 2009, S. 124).

1. Vertritt dich selbst in deinen Aussagen; sprich per „ich“ und nicht per „wir“ oder per „man“. Diese Formen lassen auf ein „Verstecken“ hinter der Gruppe oder einer öffentlichen Meinung schließen. Hinzu kommt, dass es durch eine derartige Kommunikation leichtfällt, Hypothesen entgegen ihrer Natur als Tatsache darzustellen.
2. Wenn du eine Frage stellst, sage, warum du fragst und was deine Frage für dich bedeutet. Sage dich selbst aus und vermeide das Interview. „Echte Fragen verlangen Informationen, die nötig sind, um etwas zu verstehen oder Prozesse weiterzuführen. Authentische Informationsfragen werden durch die Gründe für die Informationswünsche persönlicher und klarer.“
3. Sei authentisch und selektiv in deinen Kommunikationen. Mache dir bewusst, was du denkst und fühlst, und wähle, was du sagst und tust.

4. Halte dich mit Interpretationen von anderen so lange wie möglich zurück. Sprich stattdessen deine persönlichen Reaktionen aus.
5. Sei zurückhaltend mit Verallgemeinerungen. Verallgemeinerungen unterbrechen den Gruppenprozess. Sie dienen dem Gesprächsverlauf nur, wenn sie einen Themenbereich zusammenfassend abschließen und zu einem neuen Thema überleiten.
6. Wenn du etwas über das Benehmen oder die Charakteristik eines anderen Teilnehmers aussagst, sage auch, was es dir bedeutet, dass er so ist, wie er ist (das heißt, wie du ihn siehst).
7. Seitengespräche haben Vorrang. Sie stören und sind meist wichtig. Sie würden nicht geschehen, wenn sie nicht wichtig wären. Auch wenn Seitengespräche vordergründig stören, sind sie meist wichtig für die tieferen Ebenen der Kommunikation. Sie können neue Anregungen bringen, Unklarheiten herausstellen, Missverständnisse verdeutlichen oder auf eine gestörte Interaktion (Beziehung) hinweisen.
8. Nur einer spricht zur selben Zeit. Niemand kann mehr als einer Äußerung zur selben Zeit zuhören. Und einander Zuhören signalisiert das konzentrierte Interesse füreinander, das Gruppen zusammenhalten lässt.
9. Wenn mehr als einer zur selben Zeit sprechen will, verständigt euch in Stichworten, worüber ihr zu sprechen beabsichtigt. So werden alle Anliegen kurz beleuchtet, bevor die Gruppenaktion weitergeht.
10. Beachte die Körpersignale! Beobachte eigene und fremde Körpersignale.

Durch den Einsatz von Hilfsregeln nach dem Muster der themenzentrierten Interaktion oder die Haltung des aktiven Zuhörens erhalten die Klienten die Möglichkeit, ohne äußeren Druck zu formulieren, und die Sicherheit, dass ihre Aussagen verstanden und ernst genommen werden.

Beim aktiven Zuhören versucht der Empfänger, eine Nachricht des Senders so zu verstehen, wie sie auch gemeint ist bzw. wie sie auch beim Empfänger ankommen soll. Dabei soll man sich in den anderen hineinversetzen, sich selbst zurückstellen und sich komplett auf das Gegenüber konzentrieren. Es gibt verschiedene Techniken, die das Zuhören bzw. auch das Verstehen vereinfachen sollen (Rogers & Rosenberg, 2016).

Immer wieder berichten Klienten von Begebenheiten, bei denen sie sich gemobbt, stigmatisiert oder ausgeschlossen gefühlt haben. Die empathische und gewissenhafte Reflexion solcher Situationen hilft den Klienten, ihre eigene Rolle zu erkennen und gegebenenfalls zukünftig eine offensivere Rolle einzunehmen. Es macht Sinn, die Klienten in der Interaktion mit sich als Pflegefachperson oder mit anderen Dritten genau zu beobachten und ihnen ihre Verhaltens- und Reaktionsweisen zu spiegeln. Auch die Begleitung in Situationen, die von den Klienten als schwierig empfunden werden (z. B. Einkaufen, Behördengänge, Gespräche mit dem Hausarzt oder dem Psychiater), kann sehr sinnvoll sein, da anschließend am realen Beispiel die gegenseitigen Reaktionen analysiert und allfällige Interpretationen diskutiert werden können.

9.14 Langeweile

Udo Finklenburg

Nach einer Krise oder einem Klinikaufenthalt sind die Klienten zumeist zu erschöpft, als dass sie Langeweile empfinden können. Die zur Verfügung stehende Energie reicht gerade aus, um die bestehenden Möglichkeiten zu nutzen. Mit zunehmender Erholung steigt die Unzufriedenheit: Es wird wieder mehr Energie frei, mit welcher die Klienten aber nichts anzufangen wissen – Langeweile entsteht. Daneben kann es vorkommen, dass bei den Klienten durch eine temporäre Unfähigkeit in verschiedenen Lebenslagen (beispielsweise sich zu konzentrieren, ein Buch oder die Zeitung zu lesen, aus dem Haus zu gehen) ein Gefühl der Leere, der Langeweile entsteht. Das ist hier aber nicht gemeint.

9.14.1 Definition

In seiner Arbeit „Psychologie der Langeweile" aus dem Jahr 1934 beschäftigt sich der Psychoanalytiker Otto Fenichel aus psychodynamischer Sicht mit dem Phänomen der Langeweile. Fenichel beschreibt darin die Langeweile als ein Unlustgefühl, das aus dem Widerstreit zwischen dem Bedürfnis nach intensiver psychischer Betätigung und dem Mangel der Anregung dazu bzw. der Unfähigkeit, sich dazu anregen zu lassen, entsteht (Fenichel & Laermann, 1998). „Fügen wir hinzu, dass neben dem ‚Bedürfnis intensiver psychischer Betätigung' stets gleichzeitig eine Hemmung solcher Betätigung vorhanden ist, die als solche gefühlt wird – man weiß nicht, wie man sich betätigen soll oder will – und dass aus diesem Zwiespalt heraus die Anregung von der Außenwelt gesucht wird. Ferner, dass der ‚Mangel der Anregung' – wie ja auch der Zusatz ‚die Unfähigkeit, sich dazu anregen zu lassen' ausführt – sehr häufig nicht äußerer Wirklichkeit entspricht; wie das Nebeneinander von Betätigungsdrang und Betätigungshemmung die Langeweile charakterisiert, so auch das von Reizhunger und Unzufriedenheit mit den gebotenen Reizen" (Fenichel, 1934, S. 273).

9.14.2 Professioneller Umgang

Oberstes Gebot ist, die Eigenverantwortung der Klienten im Umgang mit der Langeweile anzuerkennen und zu fordern und allenfalls durch eine Unterstützung der Selbstmanagementfähigkeiten das Vertrauen der Betroffenen in die eigene Problemlösungskompetenz zu stärken, um selbst Lösungsansätze gegen die Langeweile zu entwickeln. Hilfreich sind Fragen der Pflegefachperson nach früheren Hobbys und Freizeitaktivitäten. Auch die Frage, wie der Klient den Tag gern verbringen möchte, kann als positive Intervention eingesetzt werden.

Im Gegensatz zu einer Klinik, wo in der Regel ein Beschäftigungs- und Unterhaltungsangebot bereitgehalten wird, ist der Klient in der eigenen Häuslichkeit auf sich gestellt.

9.15 Machtlosigkeit und Kontrollverlust

Ingo Tschinke

Viele Betroffene erleben das Gefühl des Kontrollverlustes und der Machtlosigkeit gegenüber einem fürsorglichen und bevormundenden Psychiatriesystem (Schramme, 2017). Machtlosigkeit steht dem Konzept der Autonomie gegenüber, welches durch die Recoveryorientierung ja gerade gefördert werden soll. Das bedeutet, dass dem Konzept der Machtlosigkeit gegenüber dem Psychiatriesystem, aber auch gegenüber anderen Institutionen des öffentlichen Lebens (wie z. B. Agentur für Arbeit, Jugendamt, Ordnungsamt) viel mehr Beachtung geschenkt werden muss, denn da, wo Machtlosigkeit und Kontrollverlust vorherrschen, kann Autonomie nicht sein (Slade, 2009). Das Gefühl der Machtlosigkeit und des Kontrollverlustes fördern das Festhalten an überkommenen erwachsenenpsychiatrischen Strukturen, wo Betroffene häufig nicht daran glauben, dass sie selbst etwas verändern können, oder wo sie sich ganz aufgegeben haben und die Verantwortung für das eigene Wohlergehen an das Hilfesystem delegieren (Friedemann & Köhlen, 2018). Es mangelt an erlebten Bewältigungsstrategien, um sich gegen die Machtlosigkeit aufzulehnen und die Kontrolle über das eigene Leben zurückzugewinnen. An dieser Stelle mangelt es auch an Hoffnung (Amering & Schmolke, 2012). Es gilt also, Betroffene zu motivieren, sich der Machtlosigkeit entgegenzustellen, und ihnen die Hoffnung zu geben, dass sie das können – weshalb psychiatrisch Pflegende immer die Hoffnung im Gepäck haben müssen, die sie mithilfe von Werten, Haltungen und Verhaltensweisen vermitteln können (Pilgrim & McCranie, 2013).

9.15.1 Besonderheiten für die ambulante psychiatrische Pflege

Die Machtlosigkeit beruht auf der Wahrnehmung, dass das eigene Handeln keinen wesentlichen Einfluss auf den Ausgang einer Sache hat oder eine Situation nicht kontrolliert werden kann (Johnson, 2001). Machtlosigkeit bedeutet Ausgeliefertsein. Im ambulanten Setting ist das Gefühl von Machtlosigkeit und Kontrollverlust ein sehr dominantes Konzept, da viele Betroffene Angst davor haben, wieder „eingefangen" und gegen ihren Willen in die Psychiatrie gebracht zu werden, dass man sie gegen ihren Willen entmündigt und ihnen ihre Rechte aberkennt, da man sie als „verrückt" abstempelt. Dazu kommen Erfahrungen mit Institutionen wie der Arbeitsagentur, Jugendämtern oder dem Rentenversicherungsträger, die wenig Verständnis für Menschen mit psychischen Erkrankungen aufbringen und sie für Drückeberger und Faulenzer halten, wodurch Betroffene stigmatisiert und diskriminiert werden (obwohl dies gesetzlich untersagt ist) und sich nicht selten in der Folge selbst stigmatisieren (Finzen, 2013).

Dazu kommt das Gefühl des Ausgeliefertseins an die psychische Erkrankung, die in der Wahrnehmung der Betroffenen ein Makel, ein Stigma darstellt, das ausgrenzt und die soziale Teilhabe erschwert (Miller, 2003a). Dass diese Sichtweise verändert werden kann – mithilfe der Ausrichtung des Fokus auf die Genesung im Sinne des Recoveryprozesses – erscheint vielen Betroffenen zunächst absurd (Slade, 2013). Schon 2003 hat Miller darauf aufmerksam gemacht, dass physische und psychische Stärken und Kraftreserven wie auch Durchhaltevermögen, soziale Unterstützungssysteme, positive Selbstkonzepte und Selbstachtung, körperliche und psychische Energie, das Wissen um die eigene Erkrankung, Motivation und Spiritualität sowie Hoffnung dabei helfen, die Machtlosigkeit zu überwinden und das Coping zu fördern (Miller, 2003b). Diese Sicht wird unterstützt durch Forschungsergebnisse zu den Recoveryfaktoren, die sich aus den Berichten von Betroffenen ergeben haben und die in dem CHIME-Rahmenkonzept enthalten und definiert sind (Connectedness, Hope, Identity, Meaning, Empowerment) (Fortune et al., 2016; Meadows et al., 2016), und aus der Resilienzforschung (Barwinski, 2016; Rönnau-Böse & Fröhlich-Gildhoff, 2015).

Des Weiteren stellt das Vier-Phasen-Modell zum Empowerment durch Recovery von Townsend et al., (2004) vom Department of Mental Health in Ohio die aufeinander folgenden Phasen dar, die ein Mensch zur Überwindung von Machtlosigkeit aufgrund der Konfrontation mit der psychischen Erkrankung und zum Erhalt von Genesung durch Recovery durchläuft. In der ersten Phase der Dependenz (Abhängigkeit) und der Unklarheit ist der Betroffene völlig überfordert damit, was mit ihm aufgrund der psychischen Krise und Erkrankung passiert, und wendet sich hilfesuchend an das psychiatrische Gesundheitssystem mit der Anforderung von Hilfe, Unterstützung und Heilung. In dieser Phase kommt es auch zu ersten Kontakten mit psychiatrisch Pflegenden, Psychiatern und Psychologen. Der Betroffene lernt durch Psychoedukation seine Erkrankung besser kennen und bekommt ein erstes Verständnis darüber vermittelt, wie die Verbesserung seiner Situation mithilfe des Recoveryansatzes bewirkt werden kann. Dabei findet auch eine erste Auseinandersetzung mit den eigenen festgeprägten Werten und den zu entwickelnden Stärken statt. In der zweiten Phase der Dependenz und Klarheit kann der Betroffene den Nutzen von Medikamenten, Therapie und Behandlung besser einschätzen, denn er weiß besser Bescheid über seine Erkrankung und was sie für ihn bedeutet. Durch sehr fürsorgliches sozialpsychiatrisches Handeln können Betroffene in dieser Phase das Gefühl von Machtlosigkeit entwickeln, dass sie selbst allein gar nichts mehr richtig einschätzen können, und in Abhängigkeit geraten (Slade, 2009). In der dritten Phase der Unabhängigkeit und Klarheit hat der Betroffene erkannt, was das persönliche Recovery für ihn bedeutet; er hat Verantwortung für sein Leben übernommen und entscheidet, welche Form der Therapie und Medikation er benötigt. Er lebt größtenteils außerhalb des Psychiatriesystems und kann es für sich nutzen, wenn er es braucht, er kann es aber auch verlassen. In der vierten Phase der Interaktion und Klarheit treten Betroffene als Helfer für andere Betroffene im Rahmen des Psychiatriesystems auf – es handelt sich um Peers, die Betroffene beraten, und Ex-In-Erfahrungsexperten und -Genesungsbegleiter, die als Dozenten oder Lehrende tätig sind und ihr Expertenwissen teilen und dies professionell einbringen (Townsend et al., 2004).

9.15.2 Professioneller Umgang

Wenn Betroffene das Gefühl der Machtlosigkeit oder des Kontrollverlusts erleben, sollte als erste Intervention durch eine kognitive Restrukturierung des Denkens die Hoffnung vermittelt werden, dass Machtlosigkeit überwunden werden kann, um die depressiven Ausprägungen abzumildern. Dabei können Geschichten von anderen Betroffenen in vergleichbaren Situationen helfen, um daran aufzuzeigen, wie das Gefühl der Machtlosigkeit überwunden werden kann. Durch das Bewusstmachen der eigenen Stärken und Ressourcen können Betroffene eine Stärkung ihres Selbstbewusstseins erfahren und sich selbst befähigen, aktiv zu werden und beispielsweise in Phase 3 und 4 des Vier-Phasen-Modells von Townsend et al., (2004) einzutreten, wenn sie ihre wertvollen persönlichen Erfahrungen nutzen. Solche Aktivitäten können die Stimmung wieder anheben und zu einem positiven Selbstwertgefühl beitragen (Johnson, 2001).

Bei all diesen Maßnahmen kann auch die Familie miteinbezogen werden, um ihr das Konzept des persönlichen Recoverys zu vermitteln. Die Familien sind auf unterschiedliche Weise beteiligt und mitbetroffen. Zugleich sind Familienangehörige eine wichtige Ressource und daher ebenfalls zu unterstützen. Dazu sollten die Familien ambulant miteinbezogen werden, damit gemeinsam an der Förderung der Übernahme von Verantwortung und an der Entwicklung von Bewältigungsstrategien zum Umgang mit Machtlosigkeit und dem Gefühl des Ausgeliefertseins gearbeitet werden kann.

Anregungen zur weiterführenden Reflexion

Bei der Überwindung von Gefühlen der Machtlosigkeit und des Ausgeliefertseins ist es wichtig, dass psychiatrisch Tätige mit einem hohen Maß an Selbstreflexion arbeiten (Johns, 2017). Gefühle von Machtlosigkeit und Kontrollverlust wirken lähmend und sehr negativ. Sie stehen für Inaktivität und Resignation – Zustände, die kein psychiatrisch Tätiger gern hat, weshalb nicht selten versucht wird, etwas für den Betroffenen zu unternehmen. Auch wenn es schwerfällt, psychiatrisch Tätige halten die Füße besser still, denn die Abnahme von Verantwortung verstärkt nur die Gefühle, die Betroffene nur allzu gut kennen: sich nichts zutrauen und das Verharren in Machtlosigkeit. Überfürsorgliches Handeln fördert Recovery nicht, sondern verstärkt erlernte Hilflosigkeit und Chronifizierung (Slade & Longden, 2015).

9.16 Manipulatives Verhalten

Ingo Tschinke

Manipulation drückt sich dadurch aus, dass man bei anderen Menschen eine gewünschte Reaktion oder Handlung durch Äußerungen oder Handlungen erwirkt. Es geht dabei um die Erreichung bestimmter Ziele unter Einsatz von Täuschung, Zwang oder Arglist, ohne Rücksicht auf die Interessen oder Bedürfnisse anderer Beteiligter (Needham, 2011). In der ambulanten Versorgung werden psychiatrisch Pflegende häufiger durch Menschen mit Persönlichkeitsstörungen mit dem Konzept der Manipulation konfrontiert. Diese Menschen können auf der motivationalen Ebene ihre Wünsche und Bedürfnisse nicht klar äußern, da sie tendenziell negative Grundannahmen über die eigene Person haben, und versuchen, aus diesem Grund Aufmerksamkeit und Interesse von dem professionellen Gegenüber zu bekommen (Sachse, 2014).

In der ambulanten Pflege ist dabei eine Abgrenzung ungleich schwerer als im stationären Bereich, da man ständig telefonisch oder per SMS erreichbar ist. Fast jeder ambulant Pflegende hat dabei schon Erfahrungen mit manipulierenden SMS-Nachrichten gemacht, in denen suizidale Handlungen oder Ähnliches angekündigt werden – der Betroffene dann aber nicht mehr erreichbar ist. Dies hört zum Beispiel sofort auf, wenn dem Betroffenen mitgeteilt wird, dass in solch einem Fall sofort das Ordnungsamt (PsychKG-Einweisung), die Polizei und die Rettungsleitstelle informiert werden. Dann muss der Betroffene nämlich damit rechnen, dass die Personen kommen, bei denen er gar nicht austesten will, ob sie den Betroffenen tatsächlich als so wichtig ansehen, dass man ihm das Leben retten will.

Manipulatives Verhalten von Betroffenen kann sehr ärgerlich und anstrengend für psychiatrisch Pflegende sein. Dennoch ist es wichtig, ein Verständnis dafür zu entwickeln, warum Menschen sich manipulativ verhalten und welchen Zweck sie damit verfolgen. So versuchen zum Beispiel Betroffene mit einer Borderline-Persönlichkeitsstörung auszutesten, ob der Beziehungspartner ihn aushält, obgleich er so anstrengend ist – hält er ihn nicht aus, fühlen sich Betroffene in ihrer Wertlosigkeit bestätigt und sehen ein mangelndes Bemühen auf der anderen Seite (Sachse, 2014). Dieses Austesten wird meist über den gesamten Zeitraum der Versorgung immer wieder durchgeführt.

9.16.1 Erklärungen und Beeinträchtigungsbilder

Manipulatives Verhalten findet sich hauptsächlich bei Menschen mit einer Persönlichkeitsstörung in Form von Drohungen und herausforderndem Verhalten, Korrumpieren durch Bestechung oder Überredung, Abhängigmachen von anderen durch Sympathie und Schmeicheln, Selbstbevorteilung, Betrügen durch Lügen und Ausbeutung des Vertrauens anderer, Androhung von Suizidalität und Schädigung, Beziehungsverführung sowie des Spaltens von Teams durch das Heraufbeschwören von Konflikten mittels Lügen und Übertreibungen (Needham, 2011). Aber auch Menschen mit anderen Störungsbildern können sich manipulativ verhalten, so zum Beispiel Menschen mit einer ausgeprägten Opferhaltung und mit der Ausbeutung von Fürsorge („wasch mich, aber mach mich nicht nass").

Jeder Mensch versucht schon in der frühesten Kindheit, auf der interaktionellen Ebene mit den Eltern wichtige Grundbedürfnisse zu befriedigen. Bei diesen zentralen Beziehungsmotiven geht es um (Sachse, 2014):

- Anerkennung, Wertschätzung und positive Definition
- Wichtigkeit
- eine verlässliche Beziehung
- eine solidarische Beziehung
- Autonomie
- die Unverletzlichkeit des eigenen Territoriums und der eigenen Grenzen.

Die Handlungsmotivation ist darauf ausgerichtet, welche Grundbedürfnisse dem Menschen wichtig sind. Bei einer Persönlichkeitsstörung können Menschen nicht klar und authentisch ihre Bedürfnisse äußern, da diese Strategie auch in der Vergangenheit nicht funktioniert hat. Menschen mit einer Persönlichkeitsstörung bilden insbesondere zwei Schemata aus: die Annahme über sich selbst im Selbstschema und das Beziehungsschema, das heißt, wie Betroffene in Beziehungen gesehen werden wollen. In dem Selbstschema sehen Betroffene sich eher negativ, während sie in Beziehungen durch die Motivbefriedigung positiv gesehen werden möchten. Gleichzeitig sind die Annahmen in dem Beziehungsschema gegenüber anderen eher negativ, zum Beispiel: „Man kann anderen Menschen nicht trauen", „Niemand hat Interesse an mir", „Andere Menschen lassen mich im Stich".

Auf der Ebene der Interaktion kommt es dann zu der Manipulation, da das Kind früher gelernt hat, dass die Motive nicht befriedigt werden. Die Betroffenen folgen gelernten Handlungsstrategien und versuchen durch ihr Verhalten, Wichtigkeit, Aufmerksamkeit und positive Reflexion zu erhalten. Dies funktioniert zumeist nicht, was wiederum zu einer Bestätigung der kränkenden Selbstschemata und negativen Beziehungsschemata führt. Durch die Enttäuschung kommt es zu weiteren Manipulationen und zum Teil auch zu Aggressionen. In verschiedenen Tests wird immer wieder ausprobiert, ob das Gegenüber in der Beziehung tatsächlich das einhält, was es vorgibt zu sein – mich ernst zu nehmen, tatsächliches Interesse an mir zu zeigen etc. (Sachse, 2014).

Menschen mit einer Persönlichkeitsstörung können meistens ihre eigenen manipulativen Verhaltensweisen nicht erkennen, da sie diese als „ich-synton" erleben, das heißt, dass Betroffene sich nicht in einem Vorher-Nachher (ich-dyston) erleben, wie zum Beispiel Personen mit einer Depression. Menschen mit einer posttraumatischen Belastungsstörung und einer Psychose erleben diese Ich-Dystonie besonders stark, während Menschen mit einer Persönlichkeitsstörung sich schon immer so erlebt haben, wie sie seit frühester Erinnerung existieren. Diese Menschen haben sich selbst nie anders erlebt, ihre Denk- und Erlebnisschemata sind tief verankert. Aus diesem Grund können sie auch nur schlecht an eine Veränderung glauben, weil sie sich in ihrem Erleben stets als störungsspezifisch empfunden haben.

Die Formen der Manipulation unterscheiden sich nach der Form der Persönlichkeitsstörungen. Bei der narzisstischen Persönlichkeitsstörung konkurriert das negative Selbstschema (keiner liebt mich, ich scheitere immer wieder) mit dem positiven Selbstschema (wenn ich was mache, dann klappt das auch, ich bin besser als andere). Es ist meistens nur ein Schema aktiv – so darf nicht auf das negative Selbstschema aufmerksam gemacht werden, wenn das positive Selbstschema aktiv ist. Menschen mit solch einer Störung werden die Kompetenz der Fachkraft immer wieder in Frage stellen und richten darauf auch ihre Tests aus, indem sie überprüfen, ob die Fachkraft in der Lage ist, die komplexen Probleme des Betroffenen zu lösen. Hier ist die komplementäre Beziehungsarbeit von großer Wichtigkeit, denn ohne „Beziehungskredit" lässt sich die Person kaum in die Reflexion bringen, das heißt, dass die Fachkraft diese Menschen nicht defizitär mit ihrem negativen Selbstbild betrachten und konfrontieren darf, insbesondere nicht in der Situation, in der gerade das positive Bild aktiv ist – der Betroffene wird nur mit Abwehr, Arroganz oder Aggression reagieren und versuchen, die Pflegekraft in Frage zu stellen. Bei dem aktiven negativen Selbstbild bieten sich die Resilienzförderung und die Recoveryarbeit an, um positive Aspekte zu betonen (Sachse, 2014). Menschen mit narzisstischen Störungen sind im Umgang mit anderen Menschen schwierig, weil sie diese nur als „Projektionsfläche" des eigenen Selbst benutzen. Aus diesem Grund fühlen sich andere Menschen – gerade in Partnerschaften – von diesen Menschen benutzt. Daher bevorzugen narzisstische Menschen „unbewusst" Partner mit einer abhängigen oder ängstlichen Persönlichkeitsstörung, die sie bewundern und sich ihren Manipulationsversuchen nicht entziehen können.

Menschen mit einer Borderline-Persönlichkeitsstörung neigen zu einer Schwarz-Weiß-Sicht im Erleben von Beziehung, und psychiatrisch Pflegende müssen damit umgehen können, entweder als idealisiert oder als verdammt betrachtet zu werden – Grautöne gibt es nicht. Diese Menschen haben eine große Angst vor Einsamkeit und interagieren sehr stark, um diese aufzulösen. Sie neigen dazu, Grenzen zu überschreiten und in der Beziehung das Gegenüber immer wieder emotional zu verstricken, wobei sie mit destruktivem Verhalten und durchaus mit parasuizidalen Gedanken provozieren. In den Tests mit den Bezugspersonen geht es immer wieder darum, auszuprobieren, ob das Gegenüber ihr negatives Verhalten aushalten kann und in der Beziehung bleibt. Die Arbeit mit den positiven Aspekten des Recoveryansatzes ist hier wichtig. Eine Resilienzförderung ist wünschenswert, aber aufgrund der ausgeprägten negativen Selbstsicht sehr schwierig, da positive Verhaltensmuster als absurd empfunden werden. Den Betroffenen ist meist gar nicht bewusst, warum sie sich ihrer Verhaltensmuster bedienen, deshalb sollte versucht werden, diese Verhaltensmuster mit den Dispositionen aus der Kindheit mithilfe der Biografie zu analysieren (Schoppmann et al., 2015).

Bei der histrionischen Persönlichkeitsstörung stehen die negativen Sichtweisen des Selbstschemas im Vordergrund, zum Beispiel die Auffassung, dass sich niemand für den Betroffenen interessiert, ihn keiner ernst nimmt oder er keine Freunde hat. In der Manipulation ist das Schema der Wichtigkeit prägend; so kann es schon zu Komplikationen kommen, wenn man während des Kontakts auf die Uhr schaut, weil das bei dem Betroffenen den Gedanken auslöst, dass keine Zeit da ist und andere Betroffene wichtiger sind. Die positiven Selbstschemata sind unter anderem durch Schönheit, Aufopferung und Neid gekennzeichnet und werden mit Appellen verknüpft, wichtig und ernst genommen zu werden. Die negativen Schemata werden durch Panikanfälle, Migräne oder depressive Symptome bedient, um die sich das Gegenüber zu kümmern hat. Bei Menschen mit dieser Persönlichkeitsstörung lässt sich schnell eine Beziehung aufbauen, in der sich psychiatrisch Pflegende erst einmal auf die hypochondrischen Symptome einlassen und die Betroffenen für neue Erfahrungen öffnen, die zu mehr Selbstverantwortung führen; da Betroffene davon ausgehen, dass sie das selbst nicht können, muss diese Arbeit von anderen geleistet werden (Sachse, 2014).

Bei der dependenten (abhängigen) Persönlichkeitsstörung möchte der Betroffene auf jeden Fall die Beziehung erhalten und ist dafür bereit, sich bis zur völligen Selbstaufopferung zu verleugnen. Dafür soll der Partner ihm jederzeit Hilfe, Schutz und Unterstützung gewähren. Das Beziehungsmotiv ist Solidarität, das heißt, der Betroffene opfert sich für andere auf, damit diese ihm ständig beistehen. Die Angst vor dem Verlassenwerden ist sehr dominant und lässt sich in der Biografie deutlich herausarbeiten. Menschen mit dependenten Strukturen versuchen allenfalls durch Anpassung zu manipulieren, in der Regel reicht ihnen eine feste Vereinbarung zur Arbeitsbeziehung, die verlässlich ist, aus. Mit dieser Betroffenengruppe sollte an den Resilienzen gearbeitet werden, um Selbstfürsorge, Identitätsbildung und Sinngebung zu fördern. Ähnlich verläuft auch die selbstunsichere Persönlichkeitsstörung, die ein deutliches Identitätsproblem in der Geschlechterrolle aufweist und nicht zu Manipulation und Tests neigt (Sachse, 2014).

Menschen mit einer passiv-aggressiven Persönlichkeitsstörung sind sehr darauf bedacht, dass ihre Grenzen respektiert werden und sie ihre Autonomie behalten, was auch das dominante Selbstschema ist. Betroffene reagieren hochallergisch auf alles, was sie als Grenzverletzung interpretieren, und wehren deswegen Veränderungen eher ab. Sie neigen zu übertriebenem, hypersensiblem und hochaggressivem verbalen Verhalten, insbesondere, wenn das Gegenüber nicht als gefährlich eingestuft wird. In der pflegerischen Beziehung gilt es ruhig, akzeptierend und empathisch zu bleiben. Wichtig ist, sehr eindeutig zu sein und zu erklären, warum eine Maßnahme notwendig ist. Betroffene neigen dazu, die gemeinsame Arbeit im Sinne der Manipulation immer wieder zu sabotieren, da die Aufgabenstellung als „blöd" eingeschätzt wird oder „Psychogeschwafel" doch nichts bringe. Wenn psychiatrisch Pflegende fürsorglich helfen wollen, wird von den Betroffenen mit Bockigkeit, Sabotage und Verweigerung reagiert (Sachse, 2014).

Bei Menschen mit einer paranoiden Persönlichkeitsstörung ist das Misstrauen stark ausgeprägt; Betroffene empfinden andere Menschen als distanzlos und übergriffig und können schwer Vertrauen fassen. Sie befinden sich ständig in einer defensiven Position der Verteidigung und empfinden die empathische Zugewandtheit als ein Einschleimen, um geschädigt zu werden. Psychiatrisch Pflegende akzeptieren am besten die Wachsamkeit der Betroffenen und den Schutz ihres Territoriums und sollten dies auch verbalisieren. Die Beziehungsgestaltung ist schwierig, da Betroffene uneingeschränkte Solidarität erwarten. Es muss immer Raum bleiben für Widerspruch und Ablehnung gegenüber bestimmten Maßnahmen, damit die Autonomie gewahrt bleibt (Sachse, 2014).

Menschen mit einer anankastischen oder zwanghaften Persönlichkeitsstörung neigen dazu, nach festen Regeln und Normen zu leben; sie werden dabei in der Manipulation auf diese Regeln und Normen pochen. Durch eine vertrauensvolle Zusammenarbeit, welche die Verantwortung für Veränderungen stets bei den Betroffenen belässt, kann damit umgegangen werden (Sachse, 2014).

9.16.2 Professioneller Umgang

Bei Betroffenen, die zu Manipulationen neigen, ist die Beziehungsgestaltung sehr wichtig. Ein komplementärer Umgang ist hilfreich, das heißt, die Wünsche und Bedürfnisse werden wahrgenommen und berücksichtigt. Dazu gehört auch eine ausführliche Reflexion der Anliegen und der Biografie, worüber bei dem Betroffenen ein vertrauensvoller „Beziehungskredit" aufgebaut werden kann. Aufgrund dieses Beziehungskredits können dann die positiven Sichtweisen der Recoveryorientierung vermittelt werden (Grey et al., 2014; Slade, 2009). Bei Betroffenen mit einer Borderline-Persönlichkeitsstörung sollten die Stärken und Ressourcen unterstützt und gefördert werden, da bei den meisten Betroffenen ebenfalls Problemlagen in der Alltagstauglichkeit bestehen (Rapp & Goscha, 2006; Schoppmann et al., 2015). Die Auseinandersetzung mit Alltagsproblemen, der Alltagskompetenz und sozialen Problemen spielt bei den anderen Persönlichkeitsstörungen eine geringere Rolle, da hier die Möglichkeit zur authentischen Motivklärung des Verhaltens in den Vordergrund rückt. Die Resilienzförderung kann bei Menschen mit Persönlichkeitsstörungen ein wichtiges Arbeitsfeld sein, um die positiven Aspekte anstelle von Defiziten zu betonen (Barwinski, 2016).

Manipulatives Verhalten löst in der Beziehung zwischen dem Pflegenden und dem Betroffenen immer wieder eine negative Beeinflussung aus. Deshalb sollten psychiatrisch Pflegende sich die Störung und das Erleben der Störung stets vor Augen halten und die Gegenübertragung nutzen (Rogers et al., 2016). Hier ist ein hohes Maß an Eigenreflexion in der täglichen Arbeit gefragt, und man sollte sich dabei durchaus auch in der Rolle des professionell Tätigen sehen, der in der Begleitung auch zum Ziel von manipulativen Spielen der Betroffenen werden kann. Die Beziehung muss tragfähig sein und die Verantwortung bei den Betroffenen bleiben.

9.17 Bedeutung von Migrationserfahrungen

Ingo Tschinke

Migrationserfahrungen machen alle Menschen, die ihren Lebensmittelpunkt freiwillig permanent verlagern, um sich an einem neuen Ort niederzulassen, mit dem dann bessere Lebensbedingungen verknüpft werden (Zielke-Nadkarni, 2003). Das können Menschen sein, die von außerhalb Europas kommen oder Menschen, die aus anderen EU-Staaten in Deutschland oder der Schweiz mit dem Fremdsein konfrontiert sind. Eine besondere Problematik ergibt sich heutzutage durch die Migration ausländischer Arbeitnehmer in den Arbeitsmarkt, die vor Jahrzehnten nach Deutschland und in die Schweiz gekommen sind und jetzt im Rentenalter sind und nicht mehr in ihr Heimatland zurückkehren möchten, das ihnen fremd geworden ist. Im Alter ergeben sich für diese Personengruppe besondere Probleme, da tradierte Lebensannahmen nicht mehr greifen und die Kinder und Enkelkinder ihre kulturellen Wurzeln im Geburtsland verorten und die Werte der Älteren nicht mehr teilen (Laabdallaoui & Rüschoff, 2017).

„Im Jahr 2019 hatten 21,2 Millionen Menschen und somit 26,0 % der Bevölkerung in Deutschland einen Migrationshintergrund. [...] Eine Person hat nach der hier verwendeten Definition einen Migrationshintergrund, wenn sie selbst oder mindestens ein Elternteil nicht mit deutscher Staatsangehörigkeit geboren wurde" (Statistisches Bundesamt, 2021, o. S.). Bei der Inanspruchnahme von Versorgungsangeboten der ambulanten psychiatrischen Pflege spielt die ethnische Herkunft eine wichtige Rolle. „Nicht selten sind subjektive Entstehungsmodelle psychischer Störungen, Krankheitsverständnis und damit auch Behandlungserwartungen von kulturellen Prägungen und Einflüssen abhängig. Nicht zuletzt wirken sich die häufig schwierigen psychosozialen Rahmenbedingungen von Migranten erschwerend auf die erforderlichen adaptiven Prozesse im Gastland aus" (DGPPN, 2019, S. 418).

9.17.1 Formen der Migration

Gründe für die Migration können darin bestehen, dass Menschen in neue Regionen einwandern und dort Siedlungen anlegen. Einwanderer und Siedler müssen eine hohe Anpassungsbereitschaft aufweisen, um die Regionen für sich zu erschließen. Der größte Teil der Menschen in Deutschland und in Westeuropa sind Arbeitsmigranten. Diese Menschen kommen über entsprechende Anwerbemaßnahmen nach Deutschland; sie sorgen für eine Aufrechterhaltung der eigenen Kultur in der Fremde, da sie davon ausgehen, in ihr Herkunftsland und damit in die eigene Kultur wieder zurückzukehren. Daraus können sich Remigranten bilden, hierbei handelt es sich um Rückkehrer in die Heimat, die sich dort aber nun fremd fühlen und wieder in das Land der Migration zurückehren. Weitere Formen der Migration betreffen die Wanderarbeiter, Braindrain-Migration und die Migration durch Familiennachzug von Arbeitsmigranten (Sauter et al., 2011).

9.17.2 Phasen der Migration und Akkulturation

1. Vorbereitungsphase – In dieser Phase sind Migranten noch in einer positiven Stimmung, denn sie versprechen sich durch die Migration eine Verbesserung ihrer Lage.
2. Migrationsakt – Während des Migrationsaktes bleibt die Stimmung noch positiv und steigt sogar noch bei Ankunft an dem Ort, zu dem die Migration führt.
3. Phase der Überkompensation – In dieser Phase sind die Erwartungen noch sehr hoch und werden zunehmend mit der Realität abgeglichen.
4. Phase der Dekompensation – In dieser Phase kommt es zum Kampf mit den Realitäten an dem Ort der Migration, da es nicht gelingt, all die Wünsche und Sehnsüchte umzusetzen. In dieser Zeit wird die Fremdheit am stärksten erlebt und es treten Zweifel über den Sinn der Migration auf.
5. Phase der generationsübergreifenden Anpassungsprozesse – In der letzten Phase kommt es zu einer kurzen Trauerphase, weil die Rückkehr zum Herkunftsort nicht möglich ist, und es findet im Anschluss die generationsübergreifende Anpassung statt.

Interventionen bei psychiatrischen Erkrankungen von Menschen mit Migrationserfahrung müssen an die jeweilige Phase angepasst werden. Dabei spielt das subjektive Erleben von Fremdheit eine wichtige Rolle. Dieses Gefühl entsteht, wenn ein Individuum feststellt, dass seine Vorstellungen und Werte nicht mit den kollektiven Vorstellungen des Umfeldes übereinstimmen. Dabei kommt es zu einem Gefühl der Entwurzelung, des Verlusts der Heimat und des vertrauten sozialen Umfeldes und gleichzeitig zu einem Gefühl der Ausgeschlossenheit. Dazu tritt in Verbindung mit Sprachproblemen das subjektive Erleben von Diskriminierung und das Gefühl, geduldet, aber nicht erwünscht zu sein (Domenig et al., 2007).

9.17.3 Beeinträchtigungsbilder

Bei der Berücksichtigung von Migration und psychischer Erkrankung spielen verschiedene psychosoziale Einflussfaktoren eine wichtige Rolle, die auch die Verläufe der Erkrankungen beeinflussen. Die Symptomdarstellungen und das Erscheinungsbild von Krankheiten ist sehr stark davon abhängig, wie psychische Erkrankungen in dem Kulturkreis bewertet werden, was sich auch in kulturabhängigen Krankheitskonzepten und in dem Krankheitsverhalten ausdrückt (Hegemann & Salman, 2016).

Probleme ergeben sich durch ein dysfunktionales Coping, ausgelöst durch die äußeren und inneren Belastungsfaktoren. Belastende politische oder wirtschaftliche Verhältnisse können schon im Herkunftsland zu einer Traumatisierung geführt haben. Während der Migration sind die schwierigen Migrationswege ein besonderer Belastungsfaktor. Ein weiterer bedeutender Faktor ist die Trennung von Angehörigen. In dem Aufnahmeland herrschen zu Beginn zumeist Abschiebeängste vor. Es besteht eine relative Armut, und der Zugang zu Versorgungssystemen und zum Arbeitsmarkt ist erschwert. Hinzu kommen mangelnde Sprachkenntnisse und eine ungewisse, nicht planbare Zukunft. Nicht selten führt eine erzwungene Untätigkeit zu gesundheitsschädigenden Bewältigungsstrategien. Nach der Anerkennung des Bleiberechts können neue Hürden auftreten (Arbeits- und Wohnungssuche, Sprachkurse, ein niedriger sozialer Status mit nur geringem Einkommen), die vielfältige Konflikte mit sich bringen können.

Im Rahmen der ambulanten psychiatrischen Pflege werden die psychiatrischen Problemlagen von Betroffenen mit Migrationserfahrung nur in Einzelmaßnahmen finanziert; die psychiatrische Versorgung von Menschen mit Asylstatus findet zurzeit nur stationär statt, eine psychotherapeutische Behandlung wäre zwar möglich, ist aber unter den gegebenen Bedingungen mit den Wartezeiten so gut wie ausgeschlossen. Die Auseinandersetzung mit Migranten findet in der ambulanten psychiatrischen Pflege meist erst dann statt, wenn deren Anerkennung oder Bleiberecht feststeht.

9.17.4 Professioneller Umgang

Menschen mit Migrationserfahrungen, die aufgrund der Migration in die ambulante psychiatrische Pflege kommen, sollten unter Berücksichtigung der transkulturellen Pflege (s. **Kap. 8.5**) begleitet werden. Es ist wichtig, mögliche Traumatisierungen zu berücksichtigen, weshalb eine vorsichtige Biografiearbeit durchgeführt werden soll, um eine Retraumatisierung zu verhindern. Es dürfen keine vorschnellen Urteile über die Betroffenen und ihre Beweggründe gefällt werden, das heißt, jegliche ethnozentrischen Sichtweisen, die den Beziehungsaufbau behindern, sind zu vermeiden.

9.18 Der Umgang mit Traumaerfahrungen

Ingo Tschinke

Der Umgang mit Menschen mit posttraumatischen Belastungsstörungen (ICD-10: F43.1) stellt in der ambulanten psychiatrischen Pflege eine besondere Herausforderung dar, die von den professionell Pflegenden eine besondere Sensibilität verlangt, da diese Menschen durch Trigger (auslösende Reize) sofort in Paniksituationen geraten können, die häufig zu sogenannten Dissoziationen führen. Im Vergleich zu vielen anderen psychischen Erkrankungen ist die Traumaerfahrung eine Erkrankung ohne eine vorherige Krankheitsentwicklung. Dies wird bei den sogenannten One-Blow-Traumata deutlich, bei denen es ein deutliches Vorher und Nachher gibt. Das One-Blow-Trauma ist ein Ereignis, bei dem sich der Betroffene einer negativen Situation oder einem Ereignis hilflos und ohnmächtig ausgeliefert fühlt, wie zum Beispiel bei einem Überfall, einer Vergewaltigung oder einem Unfall. Bei vielen neurotischen oder affektiven Störungen lässt sich deutlich eine Entwicklung darstellen, das heißt, es gibt eine Disposition, die durch Denken, Verhalten und Gefühle beeinflusst ist. Auch Psychosen sind zumeist sehr stark durch die Vulnerabilität durch Stress beeinflusst. All dies trifft auf Traumata nicht zu – sie können ein völlig „normales" Leben mit einem Schlag stark verändern (Reddemann, 2017). Anders als diese One-Blow- oder Typ-1-Traumata ist bei Traumata vom Typ 2 ein Vorher und Nachher nicht klar beschreibbar; bei Letzteren geht es um andauernde oder sich wiederholende traumatische Erlebnisse, wie Folter, Misshandlung oder sexuellem Missbrauch. Gemeinsam ist den beiden Formen die Triggerfähigkeit (Intrusion).

9.18.1 Definition

Nach der ICD-10-Klassifikation handelt es sich bei einem psychischen Trauma um ein kurzes oder lang anhaltendes belastendes Ereignis, das eine außergewöhnliche körperliche oder seelische Belastung hervorruft. Nach dem amerikanischen Diagnostic and Statistical Manual of Mental Disorders (DSM) der American Psychiatric Association (APA) ist die posttraumatische Belastungsstörung (kurz PTBS) eine psychische Erkrankung, die durch das Erleben von schwerer Gewalt, ernsthafter Körperverletzung oder sexuellem Missbrauch entsteht. Die auslösenden Ereignisse können direkt an sich selbst oder bei anderen erlebt werden, es kann sich dabei aber auch um Berichte über ein traumatisches Ereignis bei einem nahestehenden Menschen oder um die wiederholte oder extreme Konfrontation mit aversiven Details traumatischer Ereignisse (z. B. Notfallhilfe, das Einsammeln von Leichenteilen nach einem Unfall, wiederholte Details von Kindesmissbrauch) handeln. Solche Erlebnisse werden als Traumata bezeichnet. Der Begriff Trauma stammt aus dem Griechischen und bedeutet „Verletzung". Eine Traumaerfahrung ist ein vitales Diskrepanzerlebnis zwischen bedrohlichen Situationsfaktoren und individuellen Bewältigungsmöglichkeiten, das mit dem Gefühl der Hilflosigkeit und schutzloser Preisgabe einhergeht und so eine dauerhafte Schädigung des Selbst- und Wertkonzepts bewirkt (Schäfer et al., 2019).

9.18.2 Beeinträchtigungsbilder und professioneller Umgang

Posttraumatische Erfahrungen können bei allen Menschen auftreten, es bedarf dafür keiner psychischen Erkrankung oder einer psychischen Prävalenz. Die Traumaerfahrung bezeichnet eine massive aktuelle Bedrohung des Lebens oder der körperlichen Unversehrtheit, die plötzlich und unerwartet auftritt (Herman, 2010). Eine normale Reaktion auf Bedrohung (wie Flucht oder Kampf) ist nicht möglich, deshalb entstehen Hilflosigkeit und Erstarrung (die Unfähigkeit zu handeln). Traumatische Ereignisse können auftreten in Form von sexuellem Missbrauch, Vergewaltigung, Folter, Kriegserfahrungen, Naturkatastrophen, Unfällen, Terroranschlägen, Stalking sowie Hochrisikogeburten und Hochrisikoschwangerschaften. Das Risiko, eine posttraumatische Belastungsstörung als Folge eines spezifischen Ereignisses zu erleiden, ist allerdings unterschiedlich (**Tab. 9-3**).

Ob ein Ereignis traumatisierend wirkt, ist abhängig von objektiven Faktoren, wie Art, Dauer und Schwere der Traumaerfahrung, und subjektiven Faktoren, wie individuelle Wahrnehmung, individuelle Bewertung des Traumas und Bedeutungszuschreibung durch den Betroffenen.

Die Auswirkung eines akuten Traumas ist zunächst eine Schockreaktion, deren Folgen wie Wut, Aufregung, Verwirrtheit oder ein Betäubungsgefühl etwa eine Stunde bis zu einer Woche anhalten können. Danach tritt eine Einwirkungsphase bzw. traumatische Reaktion mit

Tabelle 9-3: Prävalenzen traumatischer Ereignisse (Quelle: Der Nervenarzt, 79, Maercker et al., 2008)

Ereignis	Häufigkeit (in Prozent)	PTBS-Risiko (in Prozent)
Plötzlicher Tod einer nahestehenden Person	60	14,30
Zeuge bei einem Unfall	25	7
Naturkatastrophe	19,40	7,60
Androhung von Waffengewalt	17,10	4,50
Andere lebensgeschichtliche Situationen	12,90	17,20
Körperliche Gewalt	9	11,50
Sexuelle Belästigung	7,50	19,30
Vergewaltigung	5,50	55,50
Sexueller Missbrauch in der Kindheit	4	35,40
Krieg	3,20	38,80
Vernachlässigung in der Kindheit	2,70	21,80

Intrusionen, Verleugnung, Vermeidung, erhöhtem Erregungszustand und Abwehr auf, mit einer Dauer von zwei bis vier Wochen. Es folgt dann die Erholungsphase und die Rückkehr zum Alltag, es kann aber auch zu einer Chronifizierung mit der Entwicklung von Langzeitfolgen als posttraumatische Belastungsstörung kommen. Wie aus Tabelle 9-3 zu ersehen ist, führt zum Beispiel eine Vergewaltigung in fast 56% aller Fälle zu einer PTBS. Die Symptome der PTBS umfassen:

- Intrusionen, das heißt sich aufdrängende Erinnerungen, ungewolltes Wiedererleben (Bilder, Geräusche, Gerüche, taktile Eindrücke drängen sich ins Bewusstsein und erscheinen als Alpträume);
- dissoziative Symptome, das heißt Abspaltung bestimmter Erlebnisanteile aus dem Bewusstsein und damit aus der Kontrolle (emotionales Taubsein, Amnesien, Depersonalisierungserlebnisse, Trancezustände);
- erhöhter Erregungszustand, das heißt Schlafstörungen, Reizbarkeit, Konzentrationsstörungen, Überwachheit und Ruhelosigkeit.

Das Traumaerleben wird im präfrontalen Kortex abgespeichert und kann dort jederzeit getriggert (angesprochen) werden. So kann es völlig unvorbereitet zu Angst- und Panikreaktionen kommen. Durch die Triggerreaktionen werden Adrenalin und Noradrenalin ausgeschüttet, die durch Bewegungen, Gerüche, Geräusche und andere Trigger ausgelöst werden können. In den Angstsituationen kommt es zu einer Überreizung des emotionalen Erlebens, und die Regulierung durch rationales Denken des Großhirns kann nur langsam oder gar nicht erfolgen. Die psychotherapeutische Bearbeitung erfolgt durch das Aufgreifen kognitiver Muster, zum Beispiel durch die Interpretation des Traumas und ständiger Bedrohungsgefühle. Es werden die dysfunktionalen Verhaltensweisen (z.B. Vermeidungsverhalten) analysiert; als pharmakologische Unterstützung haben sich Antidepressiva aus der Klasse der selektiven Serotonin-Wiederaufnahmehemmer als hilfreich erwiesen. Durch das Eye Movement Desensitization and Reprocessing (EMDR) und die Screen-Methode kann eine hirnorganische Bearbeitung stattfinden, in der die Erinnerungsfragmente in den Hippocampus abgespeichert werden. In den Angstsituationen können Imaginationsübungen wie zum Beispiel „Der sichere Ort“ und die Tresorübung hilfreich sein (Rost, 2016).

9.18.3 Besonderheiten für die ambulante psychiatrische Pflege

In der ambulanten psychiatrischen Pflege ist es wichtig, das Sicherheits- und Selbstwertgefühl der Betroffenen durch eine ehrliche Akzeptanz zu unterstützen. Die Betroffenen sollen die therapeutische Beziehung zur psychiatrischen Fachkraft als tragfähig und verlässlich erleben. Als individuelle Ziele sollten die Betroffenen lernen, über ihre Erfahrungen und Gefühle zu sprechen, einen positiveren Zugang zum eigenen Körper zu finden und die persönlichen Ressourcen zu kennen und zu schätzen. Sie sollten auch in die Lage versetzt werden, sich die eigenen Gefühle von Scham und Schuld zu erklären und sie im Laufe der Zeit abzubauen. Des Weiteren sollten die Betroffenen im Rahmen der Beziehungsgestaltung die eigenen Grenzen und die Grenzen anderer wahrnehmen und akzeptieren können (Reichel, 2019).

In der Beziehungsarbeit sollte es eine klare Bereitschaft zur Parteilichkeit für die Betroffenen geben, was die Botschaft an die Betroffenen beinhaltet, dass ihnen geglaubt wird. Das beinhaltet auch eine klare Kommunikation dahingehend, dass jede Art von Misshandlung abgelehnt wird. Es sollte gemeinsam mit den Betroffenen identifiziert werden, welche Alltagssituationen Erinnerungen an das Traumaerleben hervorrufen, und gemeinsam überlegt werden, ob und wie solche Situationen künftig vermieden werden können, um eine Retraumatisierung zu verhindern. Dazu muss herausgefunden werden, welche Trigger (Filme, Gerüche, Geräusche, Personen) das traumatische Erleben erneut wachrufen. In der Begleitung sollte es die Zusicherung von Präsenz und Ansprechbarkeit in Krisensituationen geben, da spontan Paniksituationen auftreten können. Darüber hinaus sollten Fähigkeiten und andere Aspekte zum Umgang mit Krisen aus der Lebensgeschichte ermittelt und ihre Nutzbarkeit überprüft werden. Durch die Biografiearbeit lassen sich positive Aspekte und posttraumatisches Wachstum herausarbeiten und ableiten (von Eichborn, 2010). Durch die Vermittlung von Wissen im Rahmen der Psychoedukation zur Traumastörung kann das Verständnis für traumatische Erlebnisse und Gefühle gefördert und zum Abbau von Schuld- und Schamgefühlen genutzt werden. Dazu sollte auch der Umgang mit Wut, Ärger und Ambivalenzen in Bezug auf Täter thematisiert werden (Rost, 2014). Das bewusste Erleben von vorhandenen Resilienzen kann bei der Überwindung einer posttraumatischen Belastungsstörung sehr hilfreich sein (Reddemann, 2017).

9.19 Privatheit

Udo Finklenburg

In der ambulanten psychiatrischen Pflege Tätige müssen sich ihrer Rolle bewusst sein: Der Klient lässt ihm völlig fremde Personen in seinen Privatbereich, seinen Rückzugsort. Sie erhalten Einblick in die intimsten Details eines Lebens, erfahren Eigenarten, die selbst den besten Freunden und Angehörigen des Klienten verborgen bleiben. Von einer kleinen Marmorplatte mit weißem Pulver darauf bis hin zu spezieller Unterwäsche ist alles möglich, was die Fantasie des eintretenden Fremden anregt und für den Klienten eine enorme Herausforderung bedeutet. Ebenso stellt es aber auch für die Pflegekraft eine Herausforderung dar, zum Beispiel hygienische Verhältnisse und Ordnungsansprüche des Klienten zu akzeptieren. Und akzeptieren muss sie das – es ist die Entscheidung des Klienten, so zu leben.

9.19.1 Definition

Mit Privatheit ist der (psychische und physische) Raum gemeint, in welchem der Klient sich ausleben kann, in dem ihm Schutz für seine Verletzlichkeit geboten wird und in dem er ohne Gefahr sich selbst verwirklichen kann.

9.19.2 Professioneller Umgang

Mangelndes Selbstbewusstsein führt häufig dazu, dass Klienten sich nicht das Recht zugestehen, etwas für sich zu haben, etwas nicht allen mitteilen zu müssen. Ebenso können psychiatrische Symptome, wie zum Beispiel Stimmen oder Zwanghaftigkeit zu einer beeinträchtigten Privatheit führen. Weitaus häufiger ist es aber das Umfeld, welches dem Klienten eine Privatheit verwehrt, da diese ihm schlicht nicht zugetraut wird und seine Privatheit von außen so gestaltet wird, wie es die Angehörigen, Freunde oder Fachpersonen als „richtig“ empfinden.

Der Pflege stellen sich vier Hauptthemen:

1. **der Umgang mit dem entgegengebrachten Vertrauen**
   - Dass die Pflegefachperson das persönlich Mitgeteilte im Rahmen der Schweigepflicht vertraulich behandelt, ist diskussionslos. Aber das entgegengebrachte Vertrauen geht weiter: Allein schon die Erlaubnis, die Wohnung des Klienten betreten zu dürfen, stellt für den Klienten eine enorme Leistung dar, ist sie doch der Schutzraum gegen alle äußeren Gefahren und Verwirrungen. Hier gilt es schon mit großer Achtung die Nähe und Distanz zum Klienten zu regulieren, da dies zwar ein vom Klienten genehmigter (gewollter), aber gleichwohl massiver und für die meisten Klienten ungewohnter Eingriff in die Intimsphäre ist.
   - Auch bei den persönlich-vertraulichen Themen gilt der gleiche Rahmen: Der Klient ist geneigt, jede Reaktion unkritisch voll umfänglich zu übernehmen.
   - Vieles des vertraulich Mitgeteilten betrifft schwerwiegende persönliche Themen. Es ist für die Pflegefachperson durchaus verlockend, pauschale Lösungen anzubieten, was aber zu Abhängigkeiten und Unselbstständigkeiten führt. Im Sinne von Empowerment ist zu empfehlen, mit dem Klienten empathisch-einfühlsam seine Lösungen zu erarbeiten.
2. **der Umgang mit den vorgefundenen Realitäten**
   - Der Realitäten gibt es viele: von der penetranten Ordnung bis zum heillosen Chaos, vom Kokain im Wohnzimmer (Marmorplatte) bis hin zu Sexspielzeug und Reizwäsche auf dem Küchentisch. Und immer gilt das Gleiche: Der Klient hat die Pflegefachperson für würdig gefunden, dies mit ihm zu teilen.
   - Es liegt nicht an der Pflege, dies zu werten, aber es bietet einen unendlich großen Fundus an Informationen über den Klienten, welche für die Arbeit mit ihm hilfreich sind.
3. **der Umgang mit Beeinträchtigungen und die Möglichkeit, den Klienten darin zu unterstützen, seine Privatheit zu sichern**
   - Akustische Halluzinationen, paranoide Symptome und Zwanghaftigkeit können verhindern, dass ein Klient sich in seinen Rückzugsräumen sicher fühlt. Ebenso ein beeinträchtigtes Selbstwertgefühl, welches den Gedanken, sich selbst zu verwirklichen, nicht zulässt.
   - Entsprechend gälte es, mit dem Klienten die Ursache zu eruieren und mit der entsprechenden Ermutigung zu erarbeiten, wie sich das realistische Bedürfnis des Klienten gestalten könnte.
   - Viele Mitmenschen trauen es den psychiatrisch Betroffenen im Rahmen der leider üblichen Stigmatisierung nicht zu, ihr Leben, ihre Privatheit eigenständig zu gestalten, und wirken aktiv in das Leben der Betroffenen ein. Die Klienten wiederum reagieren verunsichert und ziehen sich und ihre Bedürfnisse eher wieder zurück und geben den „gutmeinenden“ Menschen den Raum, ihr Leben zu gestalten.
   - Für die Pflegenden stellt sich die Aufgabe, die Klienten an ihre Wünsche und Bedürfnisse zu erinnern, sie auf ihre Fähigkeiten

hinzuweisen und mit ihnen das Einfordern ihrer Rechte zu üben.

4. **Grenzen**
   - So sehr das Gebot der Toleranz und Offenheit gegenüber den Eigenarten und Lebensgewohnheiten des Klienten gilt, gibt es doch auch hier die eine unumstößliche Grenze: Bei einer Selbst- oder Fremdgefährdung ist die Pflege zum Einschreiten und Melden gezwungen.

Fragen zur weiterführenden Reflexion

- Bin ich bereit, das mir entgegengebrachte Vertrauen zu tragen?
- Kann ich jede vorgefundene Situation akzeptieren, tolerieren?
- Was ist mir in Bezug auf meine Privatheit wichtig?

9.20 Recovery

Udo Finklenburg

„Ein guter Psychiatriepfleger hat die Hände in der Hosentasche."

„Recovery" als theoretisches Konstrukt wurde in anderen Kapiteln dieses Buches hinreichend bearbeitet. Aber wie unterstützt die Pflegfachperson mit ihrer Recoveryhaltung Klienten, damit diese ihr persönliches Recovery finden und leben können? Ist Recovery lernbar („Montag, 15–16 Uhr: Lerngruppe Recovery")? Darf Recovery ein Entschuldigungsargument sein, um sich gegenüber dem Klienten aus der Verantwortung zu ziehen („Och, du kannst das bestimmt, musst nur an dich glauben ...")? Wie ist also der Weg zwischen pflegerischer Verantwortung und Motivation zu Empowerment und Inklusion?

Die Recoveryhaltung ist ein psychiatriepflegerischer Arbeitsstil, welcher die Ressourcen und Entscheidungen der Klienten in den Vordergrund stellt, das eigene Fachwissen zur Verfügung stellt, ohne es aufzudrängen, und Möglichkeiten vorstellt, aber der individuellen Klientenlösung den Vorrang gibt. Ohne entsprechende Recoveryhaltung ist die ambulante psychiatrische Pflege nicht oder nur fragmenthaft möglich.

9.20.1 Professioneller Umgang bei einer recoveryorientierten Dienstleistung

„Hilfe, der Klient will nicht selbst entscheiden!"

Nicht jeder Klient traut sich den Recoveryweg zu. Vertraute Rollenbilder verheißen eine Sicherheit, welche ohne großen Aufwand zu einer ruhigen Stabilität führen. Die Vorstellung, dass Genesung, Selbstverantwortung und Selbstbefähigung in eigener Regie erworben werden können, ist ähnlich absurd wie der Gedanke, dass die Sonne in der Nacht scheinen könnte. Durch beharrliches Fragen nach der eigenen Erfahrung, nach eigenen Lösungsideen, durch regelmäßige Ermutigung, die eigenen Wünsche wahr- und ernst zu nehmen, besteht die Möglichkeit, dass diese Klienten letztlich doch beginnen, an ihre eigenen Fähigkeiten zu glauben.

Ebenso stellt es eine Beeinträchtigung dar, dass nicht alle Pflegenden wirklich und authentisch auf Augenhöhe gehen können. Die Vorstellung, dass ein Klient selbst entscheiden kann, ob und wie viel Medikamente er nimmt, macht nicht nur den behandelnden Psychiatern Bauchweh, sondern lässt auch viele Pflegende am Sinn ihrer Arbeit zweifeln. Die paternalistische Grundhaltung zerstört aber schon im Ansatz jedes recoveryorientierte Handeln und (nach Meinung der Autoren) jede sinnvolle Ebene zur ambulanten psychiatrischen Pflege.

Rogers (2014, S. 28)schreibt: „Wirksame Beratung besteht aus einer eindeutig strukturierten, gewährenden Beziehung, die es dem Klienten ermöglicht, zu einem Verständnis seiner Selbst in einem Ausmaß zu gelangen, das ihn befähigt, aufgrund dieser neuen Orientierung positive Schritte zu unternehmen". In dem Gezeiten-Modell führt Phil Barker aus, „dass wir bestrebt sein sollten, so wenig wie möglich zu tun, um die Person zu unterstützen, zu helfen. Wir müssen uns vergewissern, dass wir helfen und befähigen, nicht aber intervenieren. Wir müssen sicherstellen, dass wir nicht zu hart daran arbeiten, Menschen zu verändern“ (Barker & Buchanan-Barker, 2013, S. 42).

Zugleich bleibt die Pflegefachperson in ihrer fachlichen Verantwortung, im Zweifelsfall muss sie auch gegen den Willen der Klienten entscheiden oder auch gegebenenfalls eine Handlung für die Klienten übernehmen. Für die Pflegenden ist dies eine Gratwanderung – einerseits sollen sie den Klienten auf Augenhöhe begegnen, sie zu eigenem Willen und zu eigenen Entscheidungen ermutigen, zugleich gilt es aber auch, ethisch-moralische Grundsätze einzuhalten und eine Selbst- und Fremdgefährdung zu vermeiden.

Recovery (für die Klienten) und Recoveryhaltung (für die Pflegenden) ist nicht lernbar, wie es zum Beispiel eine Sprache ist. Vielmehr ist Recovery „ein zutiefst persönlicher, einzigartiger Veränderungsprozess der eigenen Überzeugungen, Werte, Gefühle, Ziele, Fertigkeiten und Rollen. So eröffnen sich Möglichkeiten, um ein befriedigendes, hoffnungsvolles Leben zu führen, und zwar auch mit den von der Erkrankung verursachten Einschränkungen“ (Anthony, 1993, S. 11). Somit benötigt es auch die entsprechende Haltung der Pflegenden, welche die Klienten grundsätzlich für fähig halten, ihr Schicksal und ihre Erkrankung eigenständig zu managen. Je früher entsprechende Erfahrungsmöglichkeiten in die Ausbildung integriert werden, umso größer ist die Möglichkeit, dass sich bei den Pflegenden eine Recoveryhaltung etabliert und das zukünftige Handeln bestimmt.

9.20.2 Besonderheiten für die ambulante psychiatrische Pflege

Die pflegerische Arbeit ohne Recoveryhaltung ist in der ambulanten psychiatrischen Pflege nicht vorstellbar. Der Klient lebt in seiner Umgebung, mit seinen Möglichkeiten, seinen Einschränkungen, in seinem Zuhause. Hier muss er herausfinden, wie er sich den „Problemen des menschlichen Lebens“ (Barker & Buchanan-Barker, 2013, S. 32) stellt, wie er mit Stigmatisierung und Selbststigmatisierung umgeht, dem Auf- und Abflammen seiner Symptome, der Einsamkeit und dem Wunsch nach Nähe und Beziehung.

Ohne Frage sind die Erfahrungen und Lösungsansätze der Pflegenden für den Betroffenen wertvoll und interessant, aber es sind nicht seine Lösungen, er kann nicht auf seine Erfahrungen zurückgreifen. So bleibt es dann die Aufgabe der Pflegenden, mit dem Klienten nach dessen Lösungen und allfälligen Lösungserfahrungen aus früherer Zeit zu suchen und sie auf das Heute zu übertragen. Ebenso hat die Pflegeperson einfühlsam mit dem Gastrecht in der Wohnung umzugehen. „Wenn die Pflegende als Gast verstanden wird, ist der Klient Hausherr in seiner eigenen Häuslichkeit und kann mit dem Instrument des Hausrechts die Bedingungen der Pflege selbst bestimmen. Im Zeitalter von Recovery und Empowerment wird der Gaststatus damit zum Werkzeug für die Autonomie des Klienten. [...] Die Pflegende muss sich auf die Bedingungen des Klienten einlassen und sich der Hausordnung des Gastgebers fügen“ (Meyer, 2016, S. 48).

Letztlich ist es einfach: Wenn die Pflegenden es nicht schaffen, den Klienten auf Augenhöhe zu begegnen, bleibt die Haustüre beim nächsten Besuch zu.

Fragen zur weiterführenden Reflexion

- Kann ich meine Lebenseinstellung, mein Fachwissen, meinen Ordnungssinn zugunsten der Klienten zurückstellen?
- Kann ich den Klienten auf Augenhöhe begegnen und ihnen die Entscheidungen für die Themen des täglichen Lebens und darüber hinaus selbst überlassen?
- Bin ich bereit, die Klienten zu ermutigen und zu unterstützen, diese Haltung auch gegen andere Stellen (Hausarzt, Psychiater, Sozialdienst) durchzusetzen?

9.21 Scham

Ingo Tschinke

Im ambulanten Setting begegnet psychiatrisch Pflegenden das Konzept der Scham in vielfältiger Form. In erster Linie handelt es sich um die Scham, psychisch erkrankt und dadurch anders zu sein als andere Menschen, die nicht unter einer psychischen Erkrankung leiden und damit als „normal" gelten. Scham führt zu einem Verstecken, Verbergen oder Verhüllen (Needham & Ruhmann, 2011). Scham führt zu einem verschämten Verhalten, über die Erkrankung im Familienkreis oder im beruflichen Kontext zu sprechen. Daraus entsteht wiederum die Selbstdiskriminierung, wonach sich Betroffene aus der Gesellschaft zu entfernen haben, weil sie sich wegen ihrer Erkrankung „schämen" müssen (Finzen, 2013). Auch im Kontext von Körperbildstörungen und sexuellen Störungen spielt die Scham eine wichtige Rolle, da die Betroffenen aufgrund der Störung ihres Selbstwertgefühls kaum noch adäquat interagieren können. Fast jeder Betroffene schildert aus seiner Biografie peinliche Erlebnisse, die mit Scham behaftet waren und den späteren Lebensweg geprägt haben. Diese Erlebnisse werden zumeist als sehr intim in der Begleitung offenbart. Scham hat auch viel mit dem Gefühl des persönlichen Versagens zu tun, was einen direkten Einfluss auf das Selbstbewusstsein, das Selbstvertrauen und das Selbstwertgefühl hat. Insgesamt kann die Scham in vielen psychischen Erkrankungen als ätiologischer Faktor angesehen werden, der auch kulturübergreifend wirksam ist (Yakeley, 2018).

Im Folgenden soll aufgezeigt werden, wie das Gefühl der Scham Menschen im Alltag einschränkt und welche Unterstützung durch die Reflexion über die eigene Erkrankung notwendig ist, damit Betroffene erkennen können, dass Scham ihre Erkrankung im Sinne der Recoveryorientierung eher verschlechtert und kontraproduktiv zum Genesungsprozess steht (Wrycraft & Coad, 2017).

9.21.1 Beeinträchtigungsbilder

Jeder Mensch kennt Situationen, in denen es zu einem Schamgefühl gekommen ist. Scham ist dabei eng verknüpft mit Peinlichkeit. Wurmser (2017) unterscheidet drei Aspekte der Scham:

- Scham im Hinblick auf etwas Bevorstehendes (Schamangst)
- Scham im Hinblick auf etwas Eingetretenes (Schameffekt)
- Scham als vorbeugende Einstellung, um die beiden anderen Formen der Scham zu verhindern.

Scham- und Schuldgefühle treten bei psychischen Erkrankungen wie Depressionen, Angststörungen, posttraumatischen Belastungsstörungen, Sozialphobien, Essstörungen und bei den Persönlichkeitsstörungen des Narzissmus und des Borderline-Syndroms auf. Schuld und Scham sind dabei stets kulturell eingebunden und bedingen sich aus Religion und Kultur der Betroffenen (Yakeley, 2018). Menschen schämen sich häufig dafür, psychisch krank zu sein – sie verbinden die psychische Erkrankung mit Peinlichkeit, Versagen und Schuld. Durch das Dreieck der Wahrnehmung („Ich bin peinlich", „Ich muss mich schämen", „Ich bin ein Versager"), des Denkens („Ich muss das Verbergen", „Ich darf es nicht thematisieren") und des Handelns (Rückzug, Meidung sozialer Kontakte) wird die Situation für die Betroffenen immer schlimmer. Aus diesem Grund muss mit den Betroffenen die Thematik Schuld und Scham im Rahmen eines psychoedukativen Ansatzes zum Umgang mit der Erkrankung angesprochen werden.

Im ambulanten Feld kann durch verschiedene Situationen Scham bei den Betroffenen ausgelöst werden. Betroffene schämen sich, wenn ihnen klar wird, dass sie eine absinkende Kompetenz aufweisen, wie zum Beispiel Störungen des Gedächtnisses, der Konzentration, der Stimmung und des Antriebs. Gerade affektive Störungen wie die Depression werden eher dem persönlichen Versagen zugeordnet als einer Erkrankung. Bestehen bleibende Kompetenzen werden dabei nicht mehr wahrgenommen bzw. als nicht besonders wichtig assoziiert (Hinsch & Pfingsten, 2015). Auch können körperliche Mängel aufgrund von Erkrankung oder Alter als peinlich und damit schamhaft wahrgenommen werden. Armut aufgrund von Jobverlust und Altersarmut können ebenfalls eine Ursache für ein Gefühl der Scham sein. Auch kann Scham durch Übergriffe jeglicher Art wie auch durch Bloßstellung über die Intimitätsgrenze hinaus ausgelöst werden. Auch das Feststellen einer Diskrepanz zwischen tatsächlicher Realität und dem angestrebten Ideal kann zu einem massiven Schamgefühl führen. Wenn soziale Verhaltensnormen überschritten wurden, kann dies ebenfalls zu schweren Scham- und Schuldgefühlen führen.

Schuld und Scham sind deutliche Dispositionsfaktoren bei einer psychischen Erkrankung, denn schon von frühester Kindheit an entwickeln Menschen eine besondere Angst vor schamvollen Situationen, die in der Zukunft gemieden werden. In der Abwehr kann daraus ein Gefühl erwachsen, dass nicht die Person selbst für das, was passiert ist, verantwortlich ist, sondern die Umwelt – Schuld und Scham werden externalisiert. Dies trifft insbesondere bei vielen Formen der Suchterkrankungen zu.

9.21.2 Professioneller Umgang

Zur Bearbeitung der Problemfelder von Schuld und Scham sollte eine ausführliche Biografiearbeit mit den Betroffenen durchgeführt werden. Das Gefühl der Scham ist meist tief verwurzelt und von großer Wichtigkeit, um die Werte der Betroffenen zu erarbeiten – das, was man nicht machen darf, und das, was kulturell-familiär zulässig ist. Dazu muss eine tragfähige Arbeitsbeziehung aufgebaut werden, um sich diesem schwierigen intimen Thema anzunähern. Dazu sollte auch ein interkultureller oder spiritueller Zugang gewählt werden, denn der kulturelle (Herkunft, Familie, Migration) und religiöse (christliche Werte auch bei Nichtgläubigen) Hintergrund spielt beim Umgang mit Schamgefühlen eine wesentliche Rolle.

Nach der Herausarbeitung der Werte kann durch die Vermittlung von Hoffnung und Optimismus mithilfe von Resilienzförderung und Recoveryorientierung versucht werden, Scham- und Schuldgefühle zu bearbeiten. Dafür müssen Verantwortlichkeiten geklärt (wer für welche Umstände verantwortlich ist) und zugrunde liegende Gefühlszustände aus der Biografie erklärt werden. Hierbei geht es auch darum, die Opferhaltung der Betroffenen zu thematisieren, zum Beispiel inwieweit sie echte Opfer und empfundene Opfer bestimmter Lebensumstände sind. In diesem Kontext wichtig ist die Bearbeitung der Akzeptanzthematik, um mit Dingen aus der Vergangenheit abschließen und zukunftsorientiert handeln zu können (Barwinski, 2016).

Ein weiteres Thema zur Bearbeitung ist die Selbstverantwortung und die Übernahme von Verantwortung für andere. Wenn Betroffene ein Schamgefühl entwickelt haben, andere Menschen zu enttäuschen oder sie im Stich zu lassen, sollte mit den Betroffenen geklärt werden, wer für etwas verantwortlich ist und ob die Verantwortung immer bei den Betroffenen zu suchen ist. Die Übernahme von Verantwortung kann sich für die Betroffenen durch die Abnahme von Selbstverantwortung durch übertriebene Fürsorge bis hin zur gefühlten Entmündigung negativ auswirken, insbesondere bei chronischen Erkrankungen (Amering & Schmolke, 2012; Slade, 2009). Auch sollten Betroffene lernen, nicht aufgrund eines schlechten Gewissens die Verantwortung für andere zu übernehmen (Barwinski, 2016).

Anregungen zur weiterführenden Reflexion

Psychiatrisch Pflegende sollten bei einer Auseinandersetzung mit Schuld und Scham erst einmal selbst reflektieren, was für sie selbst schambesetzte Themen sind und was sie mit den Betroffenen insofern thematisieren können – gerade bei Sexualstörungen, aggressiven und

„perversen" Zwangsgedanken kann die Besprechung solcher Themen auch die eigene Intimität berühren. Durch den offenen Umgang mit eigenen Peinlichkeitsgefühlen und eigenem Schamerleben kann eine Auseinandersetzung mit den Betroffenen auch zur Auseinandersetzung mit dem eigenen Selbst werden.

9.22 Schlaf und Schlafstörungen

Tim Kornhäuser

Schlafstörungen sind in einer eigenen Klassifikation zusammengefasst. In der International Classification of Sleep Disorders werden über 80 verschiedene Schlafstörungen beschrieben. Unterteilt werden die Schlafstörungen in:

- Insomnien als Einschlafstörungen, Durchschlafstörungen oder nicht erholsamer Schlaf.
- Hypersomnien werden als Tagesmüdigkeit oder -schläfrigkeit bezeichnet.
- Bei Parasomnien werden Auffälligkeiten beschrieben, die mit dem Schlaf einhergehen, beispielsweise das Schlafwandeln oder das nächtliche Hochschrecken aus dem Schlaf.

Die Schlafstörungen werden nach der ICD-10-Klassifikation in nichtorganische und organische Schlafstörungen unterschieden (**Tab. 9-4**).

In der Studie von Riemann et al. (2003) konnte gezeigt werden, dass etwa 20 % der Normalbevölkerung unter Schlafstörungen mit einer daraus resultierenden Beeinträchtigung der Tagesbefindlichkeit leiden. Schlafstörungen nehmen mit dem Alter zu und sind häufiger bei Frauen als bei Männern anzutreffen. Zudem ist eine hohe Komorbidität mit organischen und psychiatrischen Erkrankungen nachgewiesen worden. Nach einer Studie von Benca et al.

Tabelle 9-4: Schlafstörungen (Quelle: Spiegelhalder et al., 2011, S. 2)

Nichtorganische Schlafstörungen	F51.0	Nichtorganische Insomnie
	F51.1	Nichtorganische Hypersomnie
	F51.2	Nichtorganische Störung des Nacht-Tag-Rhythmus
	F51.3	Schlafwandeln (Somnambulismus)
	F51.4	Pavor nocturnus
	F51.5	Albträume
	F51.8	Andere nichtoganische Schlafstörungen
	F51.9	Nicht näher bezeichnete nichtorganische Schlafstörungen
Organische Schlafstörungen	G25.80	Periodische Beinbewegungen im Schlaf (PLMS)
	G25.81	Syndrom der unruhigen Beine (Restless-Legs-Syndrom)
	G47.0	Organisch bedingte Insomnie
	G47.1	Krankhaft gesteigertes Schlafbedürfnis (idiopatische Hypersomnie)
	G47.2	Störungen des Schlaf-Wach-Rhythmus
	G47.3	Schlafapnoe-Syndrom
	G47.4	Narkolepsie und Kataplexie
	G47.8	Sonstige Schlafstörungen (z. B. Kleine-Levin-Syndrom)

(1992) leiden fast alle Betroffenen einer affektiven Erkrankung, von Demenzen und Schizophrenie unter einer Ein- oder Durchschlafstörung. Bei Angststörungen, Borderline- und Essstörungen zeigen noch ca. 20 % der Betroffenen Ein- oder Durchschlafstörungen (Benca et al., 1992).

9.22.1 Professioneller Umgang

Schlafstörungen gehören zu den sehr weit verbreiteten Störungen. Psychische Erkrankungen haben eine hohe Komorbidität mit Schlafstörungen und sollten auf jeden Fall ernst genommen werden. Jede Schlafstörung, die länger als vier Wochen andauert und zu einer Beeinträchtigung im Alltag führt, gehört durch einen Facharzt abgeklärt (Spiegelhalder et al., 2011). Viele Psychiater sind entsprechend weitergebildet; sollten diese nicht weiterhelfen können, so gibt es spezielle Fachärzte, die sich intensiv mit dem Thema Schlafstörungen beschäftigen. Die Deutsche Gesellschaft für Schlafforschung und Schlafmedizin (2017) hat im Jahr 2017 die S3-Leitlinie „Nicht erholsamer Schlaf/Schlafstörungen" herausgegeben.

9.22.2 Besonderheiten für die ambulante psychiatrische Pflege

In der ambulanten psychiatrischen Pflege finden wir häufig das Thema Schlafstörungen und ihre Auswirkungen auf den Alltag des Betroffenen. Hier gilt es immer abzuklären, ob eine organische oder nichtorganische Schlafstörung vorliegt und wie sich diese bei den Betroffenen auswirkt. Unterstützen kann die Pflege mit verhaltenstherapeutischen Ansätzen bei Gedankenkreisen, dem Anleiten von Entspannungsübungen, dem Trainieren von Schlafritualen oder einer Optimierung der Schlafhygiene. Wenn Betroffene immer sehr müde sind, sollte auf jeden Fall überprüft werden, ob es sich um ein Schlaf-Apnoe-Syndrom handelt. Dies kann nur in einem speziellen Schlaflabor erfasst werden.

9.23 Selbstkonzept und Identität

Ingo Tschinke

Nach dem CHIME-Rahmenkonzept sind für die praktische Recoveryarbeit fünf Aspekte von Bedeutung: die Vernetzung mit anderen Menschen, die Vermittlung von Hoffnung und Optimismus, die Unterstützung der Identität, um die Erkrankung als Teil des eigenen Lebens wahrzunehmen, Sinngebung und Empowerment, verbunden mit der Fähigkeit zur Selbstbefähigung (Fortune et al., 2016). Jeder Mensch strebt normalerweise danach zu wissen, was die eigene Person ausmacht, da diese Identität das eigene Selbstkonzept mit Selbstbewusstsein, Selbstverantwortung und Selbstwert bildet (Wolff, 2011). Bei den meisten psychischen Erkrankungen sind Faktoren des CHIME-Konzepts beeinträchtigt und gestatten dadurch den Betroffenen nur eine unzureichende Interaktion mit ihrem Umfeld. Eine positive Identität lässt sich dann eher durch Resilienzfaktoren herstellen, zum Beispiel durch die Hoffnung, Probleme zu lösen und sich eine Zukunft vorstellen zu können, die Selbstverantwortung für einen lösungsorientierten Umgang mit der Krankheit und der Krankheitsbewältigung oder die Selbstsorgefähigkeit, um sich ein positives Unterstützerumfeld aufbauen zu können (Barwinski, 2016).

In der ambulanten psychiatrischen Pflege werden zumeist Alltagsprobleme bearbeitet, und dabei werden die wichtigen Aspekte der eigenen Identität, des Selbstkonzepts und der Sinnfindung häufiger vernachlässigt, obgleich sie für den Umgang mit den Krankheitssymptomen und für die Identifizierung des eigenen Genesungsweges eine wichtige Rolle spielen. Das in diesem Buch vorgestellte REACH©-Modell (s. **Kap. 5.5**) soll dabei helfen, diese Aspekte herauszuarbeiten.

9.23.1 Definition

Die Identität ist die Gesamtheit der Eigentümlichkeit einer Person mit ihren äußerlichen Körpermerkmalen, den Charaktereigenschaften und den Fähigkeiten, also auch den eigenen Stärken und Ressourcen, die ihr zur Verfügung stehen. Erikson (2017, S. 12) definiert Ich-Identität als „Zuwachs an Persönlichkeitsreife, den das Individuum am Ende der Adoleszenz der Fülle seiner Kindheitserfahrungen entnommen haben muss, um für die Aufgaben des Erwachsenenlebens gerüstet zu sein". Ich-Identität ist somit „eine soziale Funktion des Ichs", die darin besteht, „die psychosexuellen und psychosozialen Aspekte einer bestimmten Entwicklungsstufe zu integrieren und zu gleicher Zeit die Verbindung der neu erworbenen Identitätselemente mit den schon bestehenden herzustellen" (Keupp, 2013, S. 42).

9.23.2 Beeinträchtigungsbilder

Bei fast allen psychischen Erkrankungen ist die Identität, das Empfinden des eigenen Selbst, maßgeblich beeinflusst. Menschen mit hirnorganischen Schädigungen – insbesondere demenziellen Störungen – erleben im Verlauf der Erkrankung mehr oder minder einen Verlust ihrer Identität bis hin zu einer völligen Regression und dem Verlust des Langzeitgedächtnisses. Bei Menschen mit Suchterkrankungen ist die Identität ebenso gestört; je früher sich die Suchterkrankung im Lebensverlauf entwickelt hat, desto weniger erleben diese Menschen eine eigene gefestigte Identität oder sie geraten in ständige Identitätskrisen, die durch das zyklische Auftreten noch verstärkt werden.

Menschen mit einer psychotischen Erkrankung aus dem schizophrenen Formenkreis erleben zu Beginn ihrer Erkrankung durch massive Krisen eine deutliche Störung der Identität, sodass eine neue Identität entwickelt werden muss, die nicht auf dem alten, instabilen Selbstbild aufbauen darf, das Teil der Erkrankung ist und kein positives Selbstkonzept zulässt.

Bei Menschen mit einer affektiven Störung, die eine uni- oder bipolare Störung in ihrem Leben erfahren haben, geht es ebenfalls häufig darum, wie die eigene Identität identifiziert werden kann – viele Betroffene definieren die eigene Identität mit der hypomanen Phase, in der sie sich gut und gestärkt erleben. Aus diesem Grund sind depressive Phasen umso schwerer zu ertragen, denn diese werden nicht als ichkonform erlebt, da sie nicht der eigenen Identität entsprechen. Hier ist es wichtig, mit den Betroffenen eine tragfähige Identität zu finden, die beide Seiten der Medaille zulässt. Menschen mit depressiven Störungen haben bereits in ihrer Disposition zumeist schon Probleme mit der Identitätsentwicklung – viele waren nicht in der Lage, eine positive Resilienz für sich zu erarbeiten und entwickeln über die Jahre eine negative Identität, die schließlich in die Depression führt (Schaub et al., 2013).

Menschen mit neurotischen Störungen erleben oft eine starke Schamidentität, die sich in Ängsten, Zwängen und Anpassungsstörungen als negative Kompensation äußert. Die Identität wird nicht als mutig und gestärkt erlebt, sondern als ängstlich und schwach mit der Tendenz zur Vermeidung. Bei diesen Störungen können durch die kognitive Stärkung des eigenen Selbst mithilfe der Low Intensity Cognitive Behaviour Therapy (LICBT) gute Erfolge erzielt werden, die die eigene Identität dadurch stärken, dass das Gefühl entsteht, die Kontrolle über das eigene Leben zu haben, welches nicht durch die Angst bestimmt wird. Einen besonderen Identitätsverlust erleben Menschen mit einer posttraumatischen Belastungsstörung, insbesondere bei den sogenannten One-Blow-Traumata, bei denen ein einmaliges überwältigendes Ereignis zu einer einschneidenden Veränderung führt (Reichel, 2019).

Bei den psychosomatischen Erkrankungen der Essstörungen ist die Identitätsstörung Teil der Erkrankung, da die Identität und das Körperbild, wie bei der Anorexia nervosa, sehr stark verzerrt wahrgenommen werden bis zur völligen Selbstzerstörung mit einer der höchsten Mortalitätsraten bei diesen Erkrankungen. Bei dieser Form der Identitätsstörung kommt es zu einer völligen Verkennung der Realität, sodass die Betroffenen nicht der Auffassung sind, sich selbst zu zerstören. Ähnliche Identitätsstörungen – insbesondere auf das eigene Selbstbewusstsein und -vertrauen bezogen – zeigen sich bei der Bulimia nervosa. Betroffene verfügen in der Selbstwahrnehmung kaum über ausreichende eigene Kompetenzen und Resilienzen, was durch die Essattacken kompensiert wird (Giesemann, 2012).

Bei den Persönlichkeitsstörungen gibt es eine Identitätsstörung insofern, als dass von den Betroffenen die Störung der Identität als schon immer vorhanden (ich-synton) wahrgenommen wird, das heißt, sie können die Schwierigkeiten, die sie mit ihrer Umwelt und die Umwelt mit ihnen hat, kaum erkennen, da die Störung Teil der eigenen Identität ist, sie sich also schon immer so empfunden haben, wie sie sind (Sachse, 2014). Die Thematisierung der Identität ist bei Menschen mit Persönlichkeitsstörungen elementar, allerdings ist die Annäherung an dieses Thema sehr vorsichtig zu handhaben.

9.23.3 Professioneller Umgang

Wenn das Selbstkonzept und die Identität thematisiert werden, ist es grundsätzlich wichtig, mit den Betroffenen über ihre Werte und Einstellungen zu sprechen. Werte sind feststehende Vorstellungen, die aus der Kindheit stammen und sich durch das Erleben von Wertehandeln in Familie und Umwelt bilden. Wertvorstellungen können zum Beispiel Loyalität, Gewaltfreiheit, Treue und Toleranz sein. Bei den Einstellungen handelt es sich mehr um Aussagen, die durchaus wandelbar sind, wie zum Beispiel politische und soziale Einstellungen und Meinungen (Slade et al., 2015). Aus den Werten und Einstellungen kann ermittelt werden, was die Identität der Betroffenen darstellt. Daraus ergibt sich dann ein innerer Wertekompass, der in den Handlungen gegenüber sich selbst und anderen sichtbar wird. Durch die Reflexion dieses Handelns können auch einzelne Resilienzfaktoren bearbeitet werden.

9.24 Selbstvernachlässigung

Udo Finklenburg

Selbstvernachlässigung ist kein Symptom einer psychiatrischen Erkrankung. Wohl ist es aber eine Folge dieser Erkrankung und kann die Symptome verstärken wie auch die Genesung behindern. In dem „Lehrbuch Psychiatrische Pflege“ (Sauter et al., 2011) führt Stephan Wolff die vielfältigen Aspekte der Selbstvernachlässigung aus, sodass wir uns hier auf die speziellen Inhalte der ambulanten psychiatrischen Pflege beschränken werden.

Selbstvernachlässigung führt zu einem zunehmenden Verlust des Selbstwertes, zu vermehrter Stigmatisierung und zu Isolation. Die Klienten sollten auf diesen Umstand sensibilisiert werden, und in der Reflexion sollten sie ihre eigenen Bedürfnisse der Selbstpflege erkennen und motiviert werden, diese anzustreben.

9.24.1 Definition

„Selbstvernachlässigung ist das Scheitern bei der Ausübung angemessener Selbstpflegefähigkeiten, die für die Aufrechterhaltung von Gesundheit und Wohlbefinden notwendig sind“ (Lauder, 1999, S. 96). Wolff (2011, zitiert nach Sauter et al., 2011, S. 934) weist bei der Selbstvernachlässigung darauf hin, dass die Definition abhängig ist von normativen Feststellungen wie angemessen, kulturell vorgegeben, sozial akzeptiert, notwendig, kulturell überformt. Das bedeutet, dass die Selbstvernachlässigung nach äußeren Werten und nicht von den Betroffenen selbst festgestellt wird

Immer wieder stehen sich die Klienten selbst im Weg, mögliche Lösungswege für selbsterkanntes Leid werden leicht trotzig als Einschränkung der persönlichen Freiheit erachtet.

Herr W. beklagt sich, dass er auf der Straße wie ein Schizophrener behandelt wird.

Dabei habe er doch gar keine Symptome mehr. Ein Blick auf sein Outfit erklärt mir einiges: unregelmäßig rasiert, Essensreste in den Mundwinkeln, das Hemd schief geknöpft und die Schuhe nicht gebunden. Ich zeige ihm dies auf und erkläre, dass sein äußeres Erscheinungsbild der vermutliche Grund ist. Seine Reaktion: Jetzt darf ich mich noch nicht mal kleiden, wie ich will?

9.24.2 Professioneller Umgang

Für die Pflegenden ist es wichtig, sich zusammen mit dem Klienten ein Bild von dessen Selbstbefähigungsgrad (oder Selbstvernachlässigungsgrad) zu verschaffen. Was davon letztlich in die Ziele der Zusammenarbeit einfließt, hängt von den Bedürfnissen und Ansprüchen des Klienten ab. Zu diesem Zweck empfiehlt sich das ATL-Rad von Christoph Abderhalden (auf der Basis der Aktivitäten des täglichen Lebens von Liliane Juchli, erweitert um sechs psychiatriespezifische Items), mit welchem sich ein differenziertes Bild der aktuellen Situation erfassen lässt und aus dem das weitere Vorgehen mit Pflegediagnosen, Zielen und Maßnahmen leicht zu generieren ist (**Abb. 9-1**).

Können die Aktivitäten des täglichen Lebens vollumfänglich durchgeführt werden, dann kann von einer hohen Selbstbefähigung gesprochen werden, ist dies nicht der Fall, besteht eine hohe Selbstvernachlässigung oder Kompetenzmangel. Treibende Kraft für alle Zielsetzungen sollten der Wille und das Bedürfnis des Klienten sein, einzig eingeschränkt durch den Aspekt der Selbst- oder Fremdgefährdung. Dies erfordert intensive, einfühlsame Gespräche, die dem Klienten erlauben, die eigenen Vorstellungen und Bedürfnisse zu definieren und entsprechende Ziele zu erarbeiten.

9.24.3 Besonderheiten für die ambulante psychiatrische Pflege

Es ist ein automatischer Impuls, „rasch“ in der Wohnung des Klienten den Abwasch zu machen, die Wäsche zusammenzulegen, das Altpapier zu bündeln oder den Abfall zu entsorgen, und es braucht alle Kraft, dies nicht zu tun. Ziel ist die

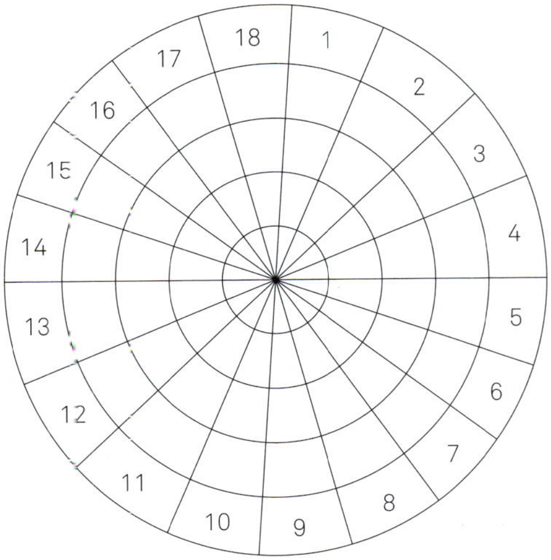

1. Atmen
2. Temperatur regulieren
3. Sich bewegen
4. Kommunizieren
5. Essen und Trinken
6. Ausscheiden
7. Waschen und Kleiden
8. Ruhen und Schlafen
9. Für Sicherheit sorgen
10. Sich beschäftigen
11. Sinn finden
12. Sich als Mann oder Frau fühlen
13. Persönlichen Besitz verwalten
14. Wohnen
15. Beziehungen aufnehmen, aufrechterhalten, beenden
16. Mit Problemen und Realitäten umgehen
17. Sich informieren und orientieren
18. Seine Rechte wahrnehmen, seine Pflichten erfüllen

Ein Bereich vollausgefüllt: hohe Selbstbefähigung, nicht ausgefüllt: hohe Selbstvernachlässigung oder Kompetenzmangel.

Abbildung 9-1: ATL-Rad nach Christoph Abderhalden

Selbstbefähigung der Klienten, sie sollen selbst machen können. Es ist durchaus eine Möglichkeit, ein Haushaltstraining zu organisieren, das aber klar zielgerichtet und zeitlich befristet sein soll. Immer ist die zentrale Frage, wie der Klient will, was er als Unterstützung braucht respektive was gar nicht als Thema aufgenommen wird.

9.25 Selbstverletzendes Verhalten

Béatrice Gähler-Schwab und Tim Konhäuser

Selbstverletzende Verhaltensweisen stellen für Pflegefachpersonen eine besondere Herausforderung dar. Vielfach wird die Begleitung von Klienten mit diesem Beeinträchtigungsbild als schwierig, wenn nicht gar unmöglich angesehen. Weitere Vorurteile im Umgang mit Klienten mit selbstverletzendem Verhalten bei einer Persönlichkeitsstörung sind das spaltende Verhalten, „Aufmerksamkeits- und Zuwendungshascherei“ und unkooperatives Verhalten bei emotional stark wechselnden Stimmungslagen. Dabei ist zu beachten, dass gerade diese Klienten hochsensibel auf die persönliche Befindlichkeit ihrer Umwelt reagieren und dieses „Wissen“ immer wieder im Alltag aktiv einbringen. Die eigenen Konflikte, zum Beispiel in Form von „Sie können mir doch gar nicht helfen, Sie können mich nicht verstehen“, werden auf das Gegenüber übertragen und der Fokus dorthin gelenkt. Ein wichtiger Schritt für alle am Behandlungsprozess beteiligten Fachpersonen ist, sich seiner jeweiligen Rollen gegenwärtig zu sein. Selbstverletzendes Verhalten lässt sich nicht verstehen, aber die auslösenden Faktoren schon, und der Klient verletzt sich nie wegen der Fachperson, sondern weil er keine andere Lösung für seine eigene Problematik sieht.

Die Pflegefachperson muss erkennen, dass in der Begleitung von Klienten mit selbstverletzendem Verhalten die auslösenden Faktoren, welche zu immer wieder gleichbleibenden, unförderlichen Verhaltensweisen führen, die erste Priorität haben. Das Bewerten des selbstverletzenden Verhaltens fokussiert sich nur noch auf die korrekte Versorgung der Verletzungsfolgen und nicht auf die Handlung des Sichverletzens an sich.

9.25.1 Definition

Es gibt in der Literatur zahlreiche Definitionen für selbstverletzendes Verhalten. Maßgeblich ist der Blickwinkel, aus dem selbstverletzendes Verhalten betrachtet wird. In den deutschsprachigen Gesellschaften wird dieses Verhalten primär mit der Diagnose Borderline-Persönlichkeitsstörung in Verbindung gebracht. Das spiegelt sich auch in der gängigen Literatur zu Pflegediagnosen und Pflegemaßnahmen wider:

„**Selbstverletzungsgefahr:** Risiko eines absichtlichen selbstverletzenden Verhaltens mit einhergehenden nicht-tödlichen Gewebeschäden, um psychische Spannungen abzubauen. [...] Risiko für Verhaltensweisen einer Person, sich selbst psychischen, emotionalen und/oder sexuellen Schaden zuzufügen. **Gefahr einer fremdgefährdenden Gewalttätigkeit:** Risiko, dass eine Person Verhaltensweisen zeigt, die Anderen physischen, emotionalen und/oder sexuellen Schaden zufügen können“ (Townsend et al., 2012, S. 429).

„Unter selbstverletzendem Verhalten ist eine direkte und beabsichtigte Schädigung des eigenen Körpers ohne suizidale Absicht zu verstehen. Die Schädigungen werden sich meist durch scharfe Gegenstände, mit denen sich in die Haut geschnitten wird, schweres Kratzen, Selbstschlagen oder Wundreiben zugefügt. Die Verletzungen bleiben überwiegend oberflächlich. Selbstschädigungsverhalten, wie ungeschützter Geschlechtsverkehr, Hochrisikoverhalten (z. B. S-Bahn-Surfen) oder intensiver Substanzkonsum, werden aufgrund der indirekten Verletzungsform nicht zu selbstverletzendem Verhalten gezählt, selbst wenn bei der Ausführung eine Selbstschädigungsabsicht besteht“ (Nitkowski & Petermann, 2011, S. 1).

„Selbstverletzendes Verhalten als funktionell motivierte, direkte und offene Verletzung oder Beschädigung des Körpers, die sozial nicht akzeptiert ist und nicht mit suizidalen Absichten einhergeht" (Petermann & Nitkowski, 2008, S. 1).

Offensichtlich wird aus den verschiedenen Definitionen, dass eine Abgrenzung notwendig und angezeigt ist. In verschiedenen Kulturen zeigt sich sogenanntes selbstverletzendes Verhalten als tradierte Form gelebter Religiosität, Zugehörigkeit zu einer Peergroup oder Körperschmuck. Der Aspekt der sozialen Akzeptanz oder fehlenden Akzeptanz eines selbstverletzenden Verhaltens spielt also eine große Rolle und wird durch die Normen und Werte der Gesellschaft, in der ein Mensch lebt, definiert. Auch in den deutschsprachigen Ländern findet aktuell ein Wechsel innerhalb einzelner Gesellschaftsschichten statt. So ist es heutzutage in manchen Gesellschaftsschichten durchaus modern, mit Körperschmuck wie Tätowierungen oder Piercings öffentlich aufzutreten, was aber dennoch von einem Teil der Gesellschaft sozial nicht akzeptiert wird.

Die Autoren tendieren eindeutig zu der von Nitkowski & Petermann (2011) entwickelten Definition.

9.25.2 Beeinträchtigungsbilder

Selbstverletzendes Verhalten ist ein Merkmal, welches bei den unterschiedlichsten psychischen Beeinträchtigungsbildern auftreten kann. In der Literatur wird selbstverletzendes Verhalten bei folgenden psychischen Störungen beschrieben (Nitkowski & Petermann, 2011, S. 9; von den Autoren erweitert):

- affektive Störungen
- phobische und Angststörungen
- posttraumatische Belastungsstörungen
- Essstörungen
- externalisierende Störungen
- Substanzmissbrauch und Substanzabhängigkeitsstörungen
- Persönlichkeitsstörungen
- Psychosen
- dissoziative Störungen
- geistige Behinderungen.

Da die Beeinträchtigungsbilder in allen Kulturen und in allen sozialen Schichten verbreitet sind, zeigt sich selbstverletzendes Verhalten weltweit, die Akzeptanz selbstverletzenden Verhaltens ist aber, wie oben beschrieben, durch soziale Normen unterschiedlich ausgeprägt.

9.25.3 Professioneller Umgang

Für unsere Tätigkeit als professionell Pflegende steht im ambulanten Setting nicht die Art und direkte körperliche Auswirkung des selbstverletzenden Verhaltens im Vordergrund. Natürlich achten wir darauf, dass es im Rahmen selbstverletzender Verhaltensweisen nicht zu einer schweren körperlichen Gefährdung oder bleibenden Schäden an Leib und Leben kommt. Hierbei steht die Sicherung der körperlichen Unversehrtheit im Mittelpunkt.

Dennoch gilt für unsere tägliche Arbeit, dass das Warum gegenüber dem Wie einen viel höheren Stellenwert einnimmt. Welche Funktion erfüllt selbstverletzendes Verhalten und wie kann dieses Verhalten erkannt und eine Verhaltensänderung herbeigeführt werden? Nicht jeder Klient mit selbstverletzendem Verhalten (Salbach-Andrae et al., 2007) zeigt Symptome einer Borderline-Persönlichkeitsstörung. Eine Übersicht über das zugrunde liegende Modell und die Funktion selbstverletzenden Verhaltens findet sich in **Tabelle 9-5** nach Klonsky (2007). Dieses Modell kann und darf deswegen auf alle zugrunde liegenden Beeinträchtigungsbilder angewandt werden.

Für die ambulante Psychiatriefachperson ist es wichtig, dass nicht das selbstverletzende Verhalten bewertet wird, sondern nach den individuellen, auslösenden Faktoren gesucht wird. Dies setzt eine stabile therapeutische Beziehung voraus, um die belastenden Situationen

Tabelle 9-5: Modell und Funktion selbstverletzenden Verhaltens (Quelle: Nitkowski et al., 2009, S. 228)

Modell	Funktion des selbstverletzenden Verhaltens
Affekt-/Emotionsregulation	Ausdruck und Kontrolle von Gefühlen, insbesondere Reduktion von negativen Aspekten oder emotionaler Erregung
Anti-Dissoziation	Beendigung von Depersonalisations- oder Derealisationszuständen
Anti-Suizid	Vermeidung von Selbstmordimpulsen
Selbstbestrafung	Bestrafung der eigenen Person oder Ausdruck von Wut auf sich selbst
Sensation-Seeking	Erzeugung von An- oder Erregung
Interpersonale Beeinflussung	Suche nach Hilfe oder Manipulation anderer
Interpersonale Abgrenzung	Mit der Behauptung der eigenen Unabhängigkeit und Abgrenzung von Anderen

mit dem Klienten gemeinsam untersuchen zu können. Erst dann kann eine Klärung der Situation und eine darauf aufbauende, langfristige Verhaltensänderung angestrebt werden. Der Fokus geht weg von der Handlung an sich, hin zum Erkennen der auslösenden Faktoren. Dies wiederum ermöglicht längerfristig das Erarbeiten von anderen, förderlichen Bewältigungsstrategien. In dieser Phase ist es sehr wichtig, dass alle am Prozess Beteiligten regelmäßig im Austausch bleiben und mit dem Klienten gemeinsame Ziele verfolgen. Dieser intensive Austausch vor allem am Beginn einer ambulanten Begleitung stellt entscheidend die Weichen für einen erfolgreichen Behandlungsprozess und stellt deshalb trotz anfangs höherem Aufwand eine insgesamt wirtschaftliche Behandlung sicher.

Die meisten Klienten, die im ambulanten Setting von Pflegefachpersonen wegen selbstverletzenden Verhaltens aufgesucht werden, zeigen das Beeinträchtigungsbild einer Borderline-Persönlichkeitsstörung und haben in aller Regel Erfahrung im Bereich der Dialektisch-Behavioralen Therapie (DBT). Je nach Wissensstand des Klienten und seinen eigenen Zielen gibt es verschiedene Behandlungsphasen, in der die Pflegefachperson als Co-Therapeut wirksam wird.

Die Therapiephasen des DBT-Programms im Überblick (Bohus, 2014, S. 400):

Erste Therapiephase (Stage I) Schwerwiegende Probleme auf Verhaltensebene

- Verbesserung der Überlebensfertigkeit (Umgang mit krisenerzeugendem Verhalten)
- Verbesserung der Mitwirkung bei der Therapie
- Behandlung sehr schwerwiegender psychischer Störungen oder Probleme, die normale berufliche Tätigkeiten verhindern

Zweite Therapiephase (Stage II) Probleme des emotionalen Erlebens

- Verbesserung der beruflichen und partnerschaftlichen Situation
- Behandlung anderer psychischer Störungen und Probleme
- Verbesserung borderlinetypischer emotionaler Probleme wie Einsamkeit, Selbsthass, Angst vor Verlassenheit usw.

Dritte Therapiephase (Stage III) Probleme mit der Sinnerfülltheit

- Verbesserung der Lebensbejahung.

Die Pflegefachpersonen haben schon ein umfangreiches Wissen und Erfahrung in der Begleitung von Klienten mit einer Borderline-Persönlichkeitsstörung. Im Besonderen nutzen wir im alltäglichen Umgang vor allem das Skillstraining, Achtsamkeitsübungen, Stresstoleranz und den Umgang mit Gefühlen. Nicht immer werden dabei die angebotenen Arbeitsblätter als Unterstützung herangezogen, sondern in vielfältigen Gesprächen die Themen aufgearbeitet. Die Pflegefachperson kann jederzeit auf das von Bohus et al. (2014) entwickelte „Interaktive Skillstraining für Borderline-Patienten" zurückgreifen. In den letzten Jahren wurden Teile dieses Programms immer mehr für Klienten, die nicht an einer Borderline-Persönlichkeitsstörung leiden, angewandt. Gerade die Themen Achtsamkeit und Stresstoleranz sind bereits ein fester Bestandteil der Behandlung von Klienten mit affektiven Störungen geworden. Somit lassen sich bei Klienten, die selbstverletzendes Verhalten zeigen, ohne an einer Borderline-Persönlichkeitsstörung zu leiden, je nach Funktion des Verhaltens einzelne Teile in unser Handlungsrepertoire übernehmen.

Anregungen zur weiterführenden Reflexion

- Therapeuten sollten explizit deutlich machen, dass sie dem Klienten loyal und verlässlich sein werden (Sachse, 2014). Überprüfen Sie bei der Übernahme von Verantwortung oder Zusagen an den Klienten, ob Sie in der Lage sind, die Zusagen verlässlich einzuhalten, und ob Ihre eigenen Interessen und Bedürfnisse nicht unangenehm oder unstimmig beeinflusst werden.
- Pflegepersonen kennen ihre eigenen Grenzen und Wertvorstellungen und beachten diese im Umgang mit Menschen mit selbstverletzendem Verhalten. Überprüfen Sie kontinuierlich Ihre eigenen Grenzen und Wertvorstellungen und sprechen Sie eigene Haltungen und Wertvorstellungen offen mit Klienten und Kollegen an.
- Therapeuten sind professionelle Helfer, deren Aufgabe es ist, Klienten bei den Veränderungen zu helfen, die die Klienten selbst wollen und zu denen sie selbst stehen können (Sachse, 2014). Überprüfen Sie, inwieweit der Einflussbereich und der Verantwortungsbereich bei Ihnen liegt und wessen Ziele tatsächlich verfolgt werden.
- Eine wichtige therapeutische Haltung ist die kontinuierliche Beziehungsgestaltung und das Bewusstwerden und Bewusstsein von Nähe und Distanz und der eigenen Rolle. Überprüfen Sie, welche Verhaltensmuster Sie beim Klienten und bei sich selbst erkennen und welchen Einfluss die erkannten Verhaltensmuster auf Ihre eigene Emotionsregulation haben.
- Eine Klärung der Rahmenbedingungen ist unbedingte Voraussetzung einer wirksamen therapeutischen Beziehung; sie müssen regelmäßig im Gesamtsetting angepasst werden. Überprüfen Sie, ob Sie klare Absprachen mit dem Klienten treffen, der Auftrag und die Ziele klar beschrieben sind. Wurde dies im Gesamtbehandlungssetting transparent gemacht und halten sich alle Beteiligten daran?
- Die Pflegefachperson fördert ihr eigenes Rollenverständnis und reflektiert dies regelmäßig im interprofessionellen Setting unter Beachtung immer wieder neuer oder wechselnder unangemessener Verhaltensweisen. Überprüfen und reflektieren Sie regelmäßig Ihre Rolle, Ihre Wertvorstellungen und Ihre Arbeitsweise, um die Entwicklung von neuen, nichtförderlichen Verhaltensweisen zu vermeiden.

9.26 Sexualität

Ingo Tschinke

In der ambulanten psychiatrischen Pflege gibt es verschiedene Berührungspunkte mit dem Thema Sexualität. Dies betrifft zum einen den Gender-Aspekt, der sich mit der Geschlechtsidentität des Menschen im Hinblick auf seine Selbstwahrnehmung oder sein Rollenverhalten befasst und beispielsweise auf der sprachlichen

Ebene die Gleichstellung der Geschlechter in gesprochener und geschriebener Sprache in den Fokus nimmt.

Des Weiteren geht es um das Geschlechtsleben des Menschen in einer erotischen oder partnerschaftlichen Liebesbeziehung, das durch eine psychische Erkrankung wie auch die Gabe von Psychopharmaka stark beeinflusst werden kann. Darüber hinaus können auch in den Beziehungen zwischen Pflegenden und Betroffenen Sexualität und Liebe eine Rolle spielen. In der recoveryorientierten, auf Partnerschaftlichkeit, Selbstbestimmung und Autonomie gründenden therapeutischen Beziehung muss und sollte dies offen und klar thematisiert werden.

Im Rahmen der Identitätsfindung spielt die Geschlechtlichkeit eine wichtige Rolle. Bei verschiedenen Krankheitsbildern ist die ambulante psychiatrische Pflege auch mit der Frage nach der erlebten Sexualität konfrontiert und wie sie selbst damit umgeht. So besteht in der professionellen Beziehung zwischen dem Betroffenen und dem psychiatrisch Pflegenden, wenn sie über einen längeren Zeitraum aufrechterhalten wird, die Gefahr, dass die Abgrenzung zur persönlichen Beziehung immer mehr aufweicht – jeder Mensch ist da gefährdet. Der Betroffene ist meistens in der größeren Gefahr, sich zu verlieben, als der psychiatrisch Pflegende, aber auch hier kommt es zu intimen oder Liebesbeziehungen, insbesondere zu Menschen mit einer Persönlichkeitsstörung, die sich viel davon versprechen, die verständnis- und vertrauensvolle Person für sich zu gewinnen (Sachse, 2014). Im professionellen Umgang mit dem Thema Sexualität gilt es, die Einstellungen und auch die sexuelle Ausrichtung der Betroffenen so wertfrei wie möglich zu betrachten – Sexualität kann genauso wie das Essen bei einer Essstörung pathologisch genutzt werden, um als Mittel zum Zweck zu dienen. Wichtig ist, über die Symptomatik von gesteigerter Promiskuität, Sadomasochismus, Fetischismus oder der Reinszenierung von Missbrauchssituationen hinauszuschauen, um mit den verborgenen neurotischen Anteilen umzugehen.

9.26.1 Definition

Sexualität wird häufig mit Liebe gleichgesetzt. Die abendländische Auffassung von Liebe ist durch die begriffliche Dreiteilung der antiken Terminologie geprägt. In der Antike wurden drei Begriffe verwendet, die unterschiedliche Formen der Liebe bezeichneten: Eros bezeichnet die sinnlich-erotische Liebe, das Begehren des geliebten Objekts, den Wunsch nach Geliebt-Werden, die Leidenschaft; Philia bezeichnet die Freundesliebe, die Liebe auf Gegenseitigkeit, die gegenseitige Anerkennung und das gegenseitige Verstehen; Agape bezeichnet die selbstlose und fördernde Liebe, auch die Nächstenliebe und die Feindesliebe, die das Wohl des Anderen im Blick hat. Die Bedeutungsschwerpunkte der einzelnen Begriffe haben sich im Laufe der Zeit verändert, sodass etwa unter „platonischer Liebe“ – im Gegensatz zum ursprünglich Gemeinten – heute ein rein geistig-seelisches Prinzip ohne körperliche Beteiligung und Besitzwunsch verstanden wird, dem das leiblich-erotische Modell von geschlechtlicher Liebe gegenübersteht. Letzteres wird auch mit Sexualität gleichgesetzt, wobei es nur um den Austausch von Körperlichkeit gehen kann (One-Night-Stand, Treffen über Tinder zum unverbindlichen Sex etc.) oder um die Sexualität zwischen Partnern. Als Charakteristika einer sexuell gesunden Person kann ein positives Körperbild, Akzeptanz und Bewusstsein der eigenen Sexualität, Wissen über Sexualfunktionen (einschließlich Safer Sex und Empfängnisverhütung), eine befriedigende zwischenmenschliche Beziehung und die Anerkennung eigener und Fehler anderer angesehen werden.

9.26.2 Gestörte Sexualität

Die körperlichen Störungen, die beim Mann und bei der Frau auftreten können, sind inzwischen in aller Munde und können schon mit jedem Hausarzt, Allgemeinmediziner oder Gynäkologen besprochen werden. Hierbei handelt es sich um die Erektionsstörung und die frühzeitige Ejakulation beim Mann, die psychotherapeutisch und medikamentös bearbeitet werden können (Henning et al., 2018). Bei Frauen betrifft es die Erregungsstörung, Vaginismus (Verkrampfung der Vaginalmuskulatur) sowie Dyspareunie (Schmerzen beim Geschlechtsverkehr) und Orgasmusschwierigkeiten. Frauen sollten dazu mit ihrem Gynäkologen sprechen und gegebenenfalls einen Sexualtherapeuten hinzuziehen. Als pflegerische Intervention empfiehlt sich, die Kommunikation über Sexualität zu üben und zu verbessern sowie Achtsamkeits- und Entspannungsübungen auszuprobieren, die man auch als Paar durchführen kann, um bestimmte Symptome in den Griff zu bekommen (Clement, 2016). Dabei kann auch die Diskussion über ernst gemeinte Aufklärung in Mediatheken oder Büchern helfen – wie zum Beispiel „Make Love" von Ann-Marlene Henning (Henning et al., 2017).

Sehr viel schwieriger gestaltet sich die Versorgung bei den sogenannten sexuellen Devianzstörungen, wie zum Beispiel Pädophilie, Exhibitionismus, Sadomasochismus oder Voyeurismus. Mit den Betroffenen vorurteilsfrei, nichtwertend und empathisch umzugehen, kann für den psychiatrisch Pflegenden eine große Herausforderung sein. Es bedarf hier eines forensischen Umgangs, das heißt, die Menschen kommen in die Versorgung, weil sie ein Problem haben wie zum Beispiel Suizidalität oder Depressionen, möglicherweise aus ihrer Neigung heraus. Eine eindeutige ethische Positionierung hilft dabei, den Betroffenen zu vermitteln, dass man nicht da ist, um den Menschen bzw. sein Verhalten zu bewerten und zu verurteilen, sondern dass es darum geht, ihnen dabei zu helfen, die suizidalen Gedanken zu überwinden, weil das familiäre und berufliche System zusammenbricht und sie von anderen gemieden werden. Die Betroffenen werden als das „Böse" schlechthin angesehen, und das schlägt ihnen überall entgegen, in der Familie, auf der Straße, beim Einkaufen – und das geht der Fachkraft, die sie begleitet, genauso.

In der ambulanten psychiatrischen Pflege wird man gerade bei Menschen mit Missbrauchserfahrungen, essgestörten Menschen und Menschen mit Persönlichkeitsstörungen (ängstlich-vermeidende, dependente, Borderline-, narzisstische, paranoide Persönlichkeitsstörung etc.) durchaus mit sexuellen Problemlagen konfrontiert, die zum Beispiel eine recht eindeutige sadomasochistische Komponente haben (Neef et al., 2019). In allen Fällen geht es aufseiten der ambulanten psychiatrischen Pflege darum, jegliche Bewertung und vorschnelle Schlussfolgerungen gegenüber den Betroffenen und ihrer Erkrankung zu vermeiden und die Themen der Betroffenen aufzugreifen, um die Situation, in der sie sich befinden, in ihrer Ganzheit wahrzunehmen und abzubilden. Darüber kann dann ein besseres, ganzheitliches Verständnis für die Erkrankung entwickelt werden.

9.26.3 Sexualität und psychische Erkrankung

Bei vielen Menschen mit psychischen Erkrankungen existieren Belastungen der Beziehung durch Sexualstörungen, die meist medikamentös beeinflusst werden. Auch können Drucksituationen in einer Beziehung auftreten, indem ein Partner den anderen aufgrund seiner sexuellen Präferenzen unter Druck setzt. Die psychische Erkrankung kann auch Beziehungen sehr stark beeinflussen, insofern, als dass depressive Menschen ihre Erkrankung als Druckmittel benutzen, um nicht verlassen zu werden. Ebenso kann die nicht ausgelebte Sexualität eine Beziehung stark belasten, insbesondere dann, wenn dadurch ein Partner fremdgeht, um seine sexuellen Bedürfnisse zu befriedigen. Des Weiteren können falsch gelebte sexuelle Identitäten zu Depressionen führen, die die gesamte Beziehung belasten, da die Beziehung auf Falschheit und Unehrlichkeit beruht.

Viele Menschen mit einer bipolaren Störung leben in ihren manischen Phasen ihre Sexualität massiv aus und schaden damit den bestehenden Beziehungen. Dieses Verhalten führt zu diversen psychischen Problematiken, Konflikten und Störungen, die gemeinsam bearbeitet werden können. Ebenso kann Sexualität als Symptom einer neurotischen Entwicklung bei Angst- und Zwangsstörungen eine Rolle spielen, wobei Sexualität mit Angst verknüpft ist. Auch Zwangshandlungen können sexuell beeinflusst sein, wenn Zwangsgedanken sich mit der Sexualität beschäftigen, also etwas zu tun, was andere sexuell belästigt oder schädigt, im Gegensatz zu den sadistischen Vorstellungen im Sadomasochismus. Menschen mit einer dependenten oder einer ängstlich-vermeidenden Persönlichkeitsstörung können in eine Abhängigkeit von einer sexuell dominanten Person gelangen, der sie sich völlig unterwerfen, um nicht verlassen zu werden, da sie sich selbst als wertlos empfinden (Neef et al., 2019). Menschen mit einer narzisstisch geprägten Persönlichkeit können zur Selbstaufwertung neigen und ihre Sexualität in Form der Dominanz oder in der Unterwerfung ausleben, das heißt, hier besteht die Notwendigkeit, sich immer wieder durch sexuelle Attraktivität gegenüber anderen zu bestätigen (Sachse, 2014).

Eine weitere Problematik besteht in der Einschränkung der Libido und Sexualität als Identität durch Psychopharmaka. Menschen mit Psychosen sind durch die Einnahme von Neuroleptika so stark eingeschränkt, dass die Sexualität kaum noch eine Rolle spielt (Schlimme et al., 2019).

9.26.4 Sexualität und Religion/ Spiritualität

Das Verhältnis von Religion und Sexualität spielt auch in der ambulanten psychiatrischen Pflegepraxis eine Rolle, die sich in einer kultursensiblen Pflegebeziehung darstellen sollte (Keukens, 2016). Ein besonderes Problem stellen die religiös-kulturell motivierten Klitorisbeschneidungen bei jungen Mädchen und Frauen dar, um diese in Beziehungen an sich zu binden. Aber auch in der christlichen Religion kann die Sexualität eine besondere Problemlage bilden, wie zum Beispiel in der strengen Auslegung religiöser Regeln und Glaubensvorschriften. In einer anderen Form kann Sexualität auch ausgelebt werden, um eine erhöhte Transzendenz zu erreichen, wie dies in einigen Sekten mit indischer Prägung der Fall ist (Sherwood, 2012).

9.26.5 Sexualität und Identität

Die meisten Menschen können über ihre sexuelle Identität und Orientierung frei sprechen und diese auch ausleben. Menschen mit homosexueller, bisexueller und transgender Orientierung müssen positive Bewältigungsstrategien entwickeln, um in einer dominanten heterosexuell geprägten Gesellschaft mit den verschiedenen Formen von Vorurteilen umzugehen. Viele Menschen können das nicht und werden ebenso stigmatisiert und diskriminiert wie Menschen mit einer psychischen Erkrankung. Betroffene mit einer andersartigen sexuellen Orientierung sind insofern doppelt betroffen von Ausgrenzung, zumal sie eine kleine Minorität darstellen (Bergin et al., 2017). Es existieren viele Stressoren, die besonders diese Betroffenengruppe betreffen:

- problematische Anerkennung der eigenen sexuellen Prägung;
- Angst vor dem Coming Out, um nicht von der Familie, den Freunden und anderen wichtigen Dritten verachtet zu werden;
- die erlebte Erfahrung, dass sie nach dem Coming Out von der Familie und Freunden verachtet und gemieden werden;
- homophobisches Mobbing, Diskriminierung und Übergriffe in der Schule, Öffentlichkeit, im Beruf oder in anderen Situationen oder Orten;
- Erfahrungen durch negative Nachrichten darüber, andersartig zu sein, einschließlich von Stigmatisierung, Vorverurteilung und durch stereotypisches Verhalten;
- uneingestandene und vermiedene Trauer über den Tod des Partners oder den Abbruch einer wichtigen homosexuellen Beziehung;

- verstecktes Ausleben und Verbergen der sexuellen Orientierung, zum Beispiel durch Heirat eines heterosexuellen Partners, um den Schein in der Öffentlichkeit zu wahren.

9.26.6 Sexuelle Beziehungen

Durch die besondere Beziehung zwischen psychiatrisch Pflegenden und Betroffenen entsteht ein hoher Grad an Vertrautheit, wodurch Pflegende der Gefahr ausgesetzt sind, dass Betroffene eindeutige Beziehungsbestrebungen entwickeln. Besonders Menschen mit einer Persönlichkeitsstörung können dabei sehr subtil vorgehen und eine Herausforderung darstellen, denn sie möchten die vertrauensvolle Person für sich gewinnen, die so viel Einfühlungsvermögen und Verständnis besitzt. Es müssen also klare Grenzen eingehalten werden, da eine zu enge persönliche Beziehung im therapeutischen Setting fast immer zu einer Rollenveränderung führt, welche die Qualität der Beziehung zwischen Betroffenen und Pflegenden meistens massiv wandelt (Valente, 2017).

9.26.7 Professioneller Umgang

Psychiatrisch Pflegende, die recoveryorientiert arbeiten, wissen, dass Identitätsbildung und Biografiearbeit sehr viel Raum brauchen, um eine genesungsunterstützende Beziehung aufbauen zu können. Dabei spielt die Lebensgeschichte des Betroffenen eine herausragende Rolle. Dazu gehören auch das sexuelle Aufwachsen, die Pubertät, die ersten sexuellen Erfahrungen und Enttäuschungen und die Entwicklung der sexuellen Orientierung. Das Geschlecht und die damit im Zusammenhang stehende Identität sind wichtig für den sozioökonomischen Status und die Rolle. Ebenso spielt bei psychischen Erkrankungen das Geschlecht im Psychiatriesystem häufig eine maßgebliche Rolle, weil davon abhängen kann, wie das System die Symptome interpretiert und darauf reagiert. Außerdem ist das Medizinsystem noch vielfach an den Bedürfnissen von Menschen mit heterosexuellen Beziehungen ausgerichtet, wodurch Menschen mit einer anderen sexuellen Ausrichtung oder Geschlechtsidentität nicht selten unterschiedlich beurteilt werden (Higgins & Brosnan, 2017).

Geschlechtssensible Praxis

- Psychiatrische Pflege erkennt die unterschiedlichen Bedürfnisse von Frauen und Männer im Zusammenhang ihrer Biografie und ihrer Erfahrung mit psychischer Erkrankung.
- Ambulante psychiatrische Pflegedienste fördern die Bildung ihrer Mitarbeiter zur geschlechtssensiblen Praxis.
- Psychiatrisch Pflegende reflektieren ihre eigenen Geschlechterstereotypen und besprechen negative geschlechtsspezifische Äußerungen im Team.
- Psychiatrisch Pflegende bedenken, inwieweit Geschlechtsrollen eine psychische Erkrankung und das eigene Verständnis der psychischen Erkrankung beeinflussen.
- Die Pflegeplanung und der Pflegeprozess sollen die Realität in dem Unterschied zwischen den Geschlechtern berücksichtigen.
- Psychiatrische Pflege gestaltet im therapeutischen Kontext eine gleichmäßige Entscheidungsfindung und Kontrolle.
- Psychiatrische Pflege akzeptiert, dass manche Menschen nur vom gleichen Geschlecht begleitet werden möchten.

9.27 Soziale Integration

Udo Finklenburg

Einen Haushalt führen, die notwendigen Einkäufe tätigen, die tägliche Bürokratie erledigen, Freunde einladen oder sich mit ihnen treffen, Hobbys pflegen, einer beruflichen Tätigkeit nachgehen, in die Ferien gehen oder auch einfach mal nichts tun – all dies erscheint völlig selbstverständlich und einfach. Vielen psychiatrisch Betroffenen ist dieser Zugang zur sozialen Welt aber verwehrt – sei es mangels Geld, sei es aus vielen anderen Gründen, welche den Zugang verhindern. Soziale Integration beinhaltet das Maß an Aktivitäten, welche in Zusammenhang mit anderen Gruppen und verschiedenen Rollen zur eigenen Sinnfindung und Selbstwertförderung erbracht werden.

9.27.1 Beeinträchtigungsbilder

Bei sämtlichen psychiatrischen Diagnosen ist ein sozialer Rückzug aus den unterschiedlichsten Gründen möglich: der Klient verspürt keine Energie, erlebt Angst vor der Gesellschaft oder hat das Gefühl, in der Gesellschaft unerwünscht zu sein (s. **Kap. 9.29** Selbststigmatisierung). Jeder Grund führt dazu, dass die Klienten sich von der Gesellschaft zurückziehen und sich zunehmend in der Wohnung hinter TV oder Spielekonsole verbergen, aber es ist auch möglich, dass sie sich in Psychosen oder wahnhaftem Erleben wiederfinden.

9.27.2 Professioneller Umgang

Der Rückzug in die eigene Burg gibt Sicherheit, und je höher die Mauern sind, umso weniger Gefahren drohen. Die Klienten dazu zu bringen, Vertrauen zu fassen und diese Festung wieder zu verlassen, erfordert viel Einfühlungsvermögen. Diese Burg erfüllt einen klaren Sinn, und ihr muss auf jeden Fall mit großer Wertschätzung und Respekt begegnet werden – nicht zuletzt, weil es Situationen geben wird, in denen die Klienten diese Burg wieder benötigen. Auch besteht die Möglichkeit, dass der Klient diesen Schutz noch braucht und dass Zeit und viel Vertrauensarbeit nötig sind, um eine Beziehung zu dem Klienten aufzubauen. Es ist keine vertane Zeit, diese Geduld aufzubringen. Reflexion der eigenen Ängste, der eigenen Bedürfnisse, welchen Schutz braucht es, wie kann ich mich im Kontakt mit anderen stärken – dies wären Themen, welche neben den individuellen Zielsetzungen bearbeitet werden könnten.

Bei der Frage der sozialen Integration ist der Wille der Klienten das zentrale Element. Wie stellen sie sich ihr Leben in der Gesellschaft vor? Wie viel Energie wollen sie aufwenden, wie viel Ruhezeit brauchen sie für sich? Wird eine Arbeit angestrebt? In einer geschützten Werkstatt oder auf dem ersten Arbeitsmarkt? Gibt es ein spezielles Hobby, wäre der Beitritt in den entsprechenden Verein eine Option?

9.27.3 Besonderheiten für die ambulante psychiatrische Pflege

In der ambulanten psychiatrischen Pflege ist die große Herausforderung für die Pflegefachperson, zwischen „ich habe kein Bedürfnis“ und „ich kann nicht, ich habe Angst, Hemmungen oder Ähnliches, aber ich würde gern“ zu unterscheiden. Die Klienten dürfen sich zurückziehen, sie dürfen ihren Alltag nach ihren Energie-Möglichkeiten gestalten.

Ebenso ist es eine Herausforderung, die eigene Erwartungshaltung an die Klienten zurückzustellen und wirklich die Bedürfnisse des Klienten in den Fokus zu rücken.

9.28 Spiritualität

Ingo Tschinke

In der ambulanten psychiatrischen Pflege werden Pflegende auch mit dem Thema der Spiritualität konfrontiert. Dies muss nicht zwingend etwas mit Frömmigkeit oder einem starken Glauben an Gott zu tun haben, denn es geht dabei auch um das höhere Verstehen des eigenen Selbst. In der Genesung geht es auch um das Verständnis, dass wir in einem erweiterten Kontext existieren, der über uns als Einzelperson hinausgeht. Dies hat zwar einen eher philosophischen Charakter, aber die Philosophie beflügelt auch die Spiritualität. Denn es geht vielen Menschen bei der Sinnsuche um höhere Zusammenhänge, die sowohl Religion, Kultur, Transzendenz als auch Philosophie umfassen können (Utsch et al., 2018).

9.28.1 Definition

Spiritualität (von lateinisch „spiritus" für Geist, Hauch) ist ein schwer fassbarer Begriff. So definiert der Duden Spiritualität als „Geistigkeit im Gegensatz zu Materialität". Aktuelle Nachschlagewerke setzen Spiritualität mit Frömmigkeit gleich. Das Institut der Orden definiert Spiritualität als „Integration des gesamten Lebens in eine vom Glauben getragene und reflektierte Lebensform". Nach Anselm Grün orientiert sich christliche Spiritualität am Geist Jesu Christi und bezieht sich in der Entfaltung eines geistlichen Lebens immer wieder auf die Worte und Taten Jesu. Für die Pflege erscheint die Definition von Fulbert Steffensky besonders passend, der Spiritualität als „geformte Aufmerksamkeit" bezeichnet, sowohl für das Unglück als auch das Glück von Menschen (Utsch et al., 2018).

Übergeordnet ist Spiritualität als ein vielschichtiges Phänomen zu bezeichnen. Es bedeutet nicht zwangsläufig die Zugehörigkeit zu einer festen Religion oder Glaubensgemeinschaft, sondern die ganz persönliche Suche nach Sinngebung, einer Grundorientierung in dieser Welt und dem Glauben an eine übermenschliche Kraft.

9.28.2 Spirituelle Sichtweisen

Viele Menschen, die in der Psychiatrie tätig sind, scheinen ein deutliches Problem mit Religiosität und Spiritualität zu haben. Es ist festzustellen, dass mit Betroffenen mit einer Psychose, die religiöse Wahnvorstellungen haben, selten über die Gedanken der Religion gesprochen wird (Slade, 2009). Auch wenn Menschen einer Glaubensgemeinschaft (wie zum Beispiel einer evangelischen Freikirche) oder einer kulturellen Gruppe mit einem spezifischen Glauben (wie beispielsweise den kurdischen Jesiden) angehören, gibt es einen großen Anteil psychiatrisch Pflegender, die sich mit diesen wichtigen Aspekten im Leben dieser Menschen nicht auseinandersetzen möchten. Kenneth Pargament (2007) berichtet, dass in den USA 90 % aller Menschen an Gott oder ein höheres Wesen glauben, aber nur 24 % aller klinischen Psychotherapeuten.

In Bezug auf die psychiatrische Versorgung ist es notwendig, Religion von Spiritualität zu trennen. Pargament (2007) definiert Religion als eine breite individuelle und institutionelle Domäne, die verschiedenen Zwecken dient (sowohl säkularen als auch geheiligten), während Spiritualität eine einzigartige Funktion innerhalb der Religion repräsentiert. Spiritualität kann daher als eine Suche nach dem Höheren definiert werden (Pargament, 2007). Die Suche kann die traditionellen religiösen Institutionen (Kirchen, Moscheen, Tempel) oder nicht-traditionelle Organisationen (die Zwölf Stufen, Meditationszentren) umfassen; sie kann sich auf Glaubenssysteme traditioneller organisierter Religionen (wie z. B. Judentum und Christentum) oder neuerer spiritistischer Bewegungen (Göttinnen-Anbetung, Scientology) beziehen und konventionellen religiösen Praktiken folgen (Bibellesungen, Gebete) oder anderen Ausgestaltungen, die als Ziel die Suche nach etwas Höherem haben (Yoga, Kunst, Musik). Religion von Spiritualität zu trennen, lässt eine breitere Diskussion über Spiritualität in einem psychiatrischen Kontext zu. Die Suche nach dem Höheren macht es möglich, sich auf die Suche nach dem Sinn des Lebens oder der allgemeinen Sinngebung zu begeben (Slade, 2009).

9.28.3 Professioneller Umgang

Bei einem professionellen Umgang mit Spiritualität ist es sinnvoll, sich mit dem Glauben, Religionen und Spiritualität auseinanderzusetzen. Beispielsweise zeigt uns die Nutzung der Achtsamkeit aus der buddhistischen Lehre und Meditationspraxis einen verbesserten Umgang mit uns selbst und der Interaktion mit unserer Umwelt auf, worauf Knuf und Hammer in ihrem Buch „Die Entdeckung der Achtsamkeit" hinweisen (Knuf & Hammer, 2013). Auch Bücher von Thich Nhat Hanh, die sich zum Beispiel mit der spirituellen Auseinandersetzung mit dem inneren Kind in uns befassen, finden viel Beachtung (Hanh & Richard, 2011).

Professionell Pflegende sollten für sich reflektieren, wie sie mit ihrer eigenen Spiritualität umgehen, mit Religion und Esoterik.

9.29 Selbststigmatisierung

Udo Finklenburg

Häufig berichten Klienten von Situationen, in denen sie sich aufgrund ihrer Erkrankung benachteiligt fühlen. Sie erleben Stigmatisierung durch die eigene Sichtweise auf das Selbst, aber auch durch die Gesellschaft, die das Phänomen der psychischen Erkrankung nicht einschätzen kann. Schon allein die Einsicht, an einer Krankheit erkrankt zu sein, welche in der Gesellschaft Vorurteile, Angst, Unverständnis, Ausgrenzung und auch Spott auslöst, kann zur Empfindung von Stigmatisierung führen. „Das Stigma kann zur zweiten Krankheit werden, die ebenso belastend ist wie die erste und die zum Genesungshindernis ersten Ranges werden kann" (Finzen, 2013, S. 36). Erst durch die Vermittlung von Hoffnung kann diese Selbststigmatisierung überwunden werden, weshalb es von großer Wichtigkeit ist, den Klienten mit der Perspektive von Hoffnung zu begegnen.

Ein Weg, der Stigmatisierung zu begegnen, sind Public-Health-Interventionen. Dieser Weg wird vielfältig und weltweit angewendet, bei dem durch Recoveryorientierung gesellschaftliche Prozesse verändert werden, wie zum Beispiel in Schottland das Denken über psychische Erkrankungen in der Bevölkerung (Bradstreet & McBrierty, 2012). „Es ist eine gefährliche Illusion zu glauben, Stigmatisierung als soziales Phänomen könne aufgehoben werden" (Finzen, 2013, S. 41). Entsprechend bescheiden in der Wirkung sind diese Interventionen denn auch.

In Bezug auf psychisch erkrankte Menschen hat sich die Akzeptanz im deutschen Sprachraum in den letzten Jahren nicht verbessert, sondern sogar verschlechtert. „Während es 1990 20 % der Befragten ablehnten, mit einer an Schizophrenie erkrankten Person zusammenzuarbeiten, waren es 2011 schon 31 %. Der Anteil derjenigen, die es ablehnten, jemanden mit einer Schizophrenie einem Freund vorzustellen, stieg von 39 auf 53 %" (Schomerus, 2014, S. 251). Holzinger et al. konnten in ihrer quantitativen Studie mit dem Ziel, Stigma aus der Perspektive der Betroffenen zu erfassen, belegen, dass die Klienten mehr stigmatisierende Erfahrungen erwarten als sie tatsächlich erleben. So erwarteten 66 % der Teilnehmer mit der Diagnose Schizophrenie, in den Medien stigmatisierend dargestellt zu werden („antizipierte Stigmatisierung"), aber nur 38 % mussten dies konkret erleben. Ein Unterschied wurde beim „Zugang zu sozialen Rollen", in diesem Fall den Arbeitsplatz betreffend, festgestellt: 69 % der Schizophrenen erwarteten Stigmatisierung und 81,5 % der Depressiven, konkret erlebt wurde sie aber nur von 19 bzw. 1,9 % der Teilnehmer. Diese Diskrepanz erklären die Autoren damit, dass die Klienten sich aus Befürchtung vor Stigmatisierung zurücknehmen und sich so nicht in die „Verlegenheit" bringen, diese zu erleben (Holzinger et al., 2003, S. 395).

In diesem Kapitel befassen wir uns mit dieser Selbstzurücknahme der Klienten, der Selbststigmatisierung. Die Reduzierung der Stigmatisierung ist primär Aufgabe der Öffentlichkeit, der wir als Pflegefachpersonen angehören und der wir in unserem Umfeld entgegenwirken können.

9.29.1 Definition

Die Arbeitsgruppe „Stigmatisierung" von Public Health Schweiz definiert Stigmatisierung als „ein körperliches, psychisches, soziales oder verhaltensbezogenes Merkmal einer Person, das ihr von anderen zugeschrieben wird und das die Person in Folge von anderen unterscheidet, herabsetzt oder ausgrenzt sowie der Person weitere (Verhaltens-)Regeln zuschreibt" (Martino & Rabenschlag, 2012, S. 3).

Bei der Selbststigmatisierung wird die Zuweisung von Scham, Schuld und Schande von den Betroffenen angenommen (Finzen, 2013). „Selbststigma entsteht, wenn Mitglieder einer stigmatisierten Gruppe die Stereotypen über sich selbst kennen, ihnen zustimmen und sie gegen sich wenden, so dass Selbst-Vorurteile und Selbstdiskriminierung entstehen" (Rüsch & Berger, 2012, S. 952). Ein Kreislauf der Selbststigmatisierung beginnt bei vielen Klienten in dem Moment, in dem ihnen ihre Diagnose bewusst wird: „Wenn sie im Verlauf ihrer Erkrankung feststellen müssen, dass sie selbst jetzt zu jenen Menschen gehören, denen ihre eigenen Vorurteile gegolten haben, die sie diskriminiert und abgewertet haben, geraten sie in eine emotionale und kognitive Falle" (Finzen, 2013, S. 64). Da also in der Regel gelernte Vorurteile gegen sich selbst gerichtet werden und weniger neue Stigmata an sich selbst gefunden oder definiert werden, meiden viele Studien auch den Begriff „Selbststigmatisierung" und nutzen dafür den Begriff der „internalisierten Stigmatisierung" (Sibitz et al., 2013, S. 83). Selbststigmatisierung ist demzufolge ein Wechselspiel aus eigenen, ehedem gelernten Vorurteilen und erlebter Ausgrenzung und Diskriminierung.

9.29.2 Beeinträchtigungsbilder

Stigmatisierung und Selbststigmatisierung führen zu Tendenzen, sich von der Gesellschaft zurückzuziehen, den vermuteten Gefahren auszuweichen und neue Verletzungen zu vermeiden. Dieser (soziale) Rückzug beinhaltet eine Vereinsamung, ein weiteres Abwenden von der Welt und damit auch ein Noch-weniger-Verstehen dieser Welt. All dies zusammen erhöht das Risiko der Dekompensation.

9.29.3 Professioneller Umgang

Erlebte Stigmatisierung und Selbststigmatisierung wird selten direkt von den Klienten berichtet. Meistens erfährt die Pflegeperson indirekt, dass zum Beispiel ein bestimmtes Geschäft nicht mehr betreten wird, bestimmte Kontakte nicht mehr aufgesucht werden. Es bedarf viel Aufmerksamkeit seitens der Pflege, diese Situationen zu erkennen und durch konkretes Nachfragen die Zusammenhänge zu erfahren. Wenn eine Situation in ihrer Ganzheit erfasst ist, gilt es empathisch die Situation mit dem Klienten zu reflektieren.

Frau B. kommt weinend vom Einkauf zurück. Dort gehe sie nie wieder hin, „die" wollen sie nicht bedienen, „die" haben was gegen sie. Nach genauerer Nachfrage erschien folgende Situation: Die Verkäuferin an der Käsetheke hätte in keiner Weise auf sie reagiert, sie war hinter der Theke mit einer Bestellung beschäftigt und war wohl auch nicht so motiviert. Die Klientin nahm sich nicht das Recht heraus, an der Theke deutlich auf sich aufmerksam zu machen, sondern bezog die Situation als klar gegen sich gerichtet und zog sich zutiefst verletzt zurück. In der Reflexion konnte sie dann erkennen, dass sich das Verhalten der Bedienung nicht gegen sie richtete, und konnte auch Strategien erarbeiten, wie sie in Zukunft mit ähnlichen Situationen umgehen würde.

Über lange Zeit gelebte Reaktionsweisen können nicht mit einer einmaligen Intervention abgelegt werden. Selbststigmatisierung ist ein Thema, welches die Pflegenden ähnlich wie bei der Suizidalität immer im Blick haben sollten. Es geht nicht darum, die Reaktion des Klienten abzuwerten und durch ein eigenes Konzept zu ersetzen, sondern kontinuierlich mit dem Klienten an dessen Lösungsweg zu arbeiten und ihm so zunehmend

Sicherheit im gesellschaftlichen Umgang zu vermitteln.

Die ambulant tätige Pflegefachperson ist näher am Alltag und an dem Erleben des Klienten dran als alle anderen Professionen in und außerhalb der Klinik. Dies bietet eine große Fülle an Interventionsmöglichkeiten und Gelegenheiten der Einflussnahme, welche sinnvoll eingesetzt einen wesentlichen Anteil an der Stabilität des Klienten beitragen und den Folgen der (Selbst-)Stigmatisierung entgegenwirken.

Fragen zur weiterführenden Reflexion

- Wie reagiere ich selbst auf Ignoranz und Ausgrenzung?
- Kann ich glaubhaft mich nicht betroffen fühlen bei solchen Situationen?
- Erkenne ich die Reaktionen und Folgen von erlebter Stigmatisierung?
- Kann ich einzelne Situationen mit anderen Erlebnissen des Klienten verknüpfen und so eine Gesamtstrategie entwerfen und längerfristig verfolgen?

9.30 Suizidalität

Udo Finklenburg

In den westlichen Industrieländern ist Suizidalität ein großes und doch auch unterschätztes Thema. So bekommt der durchschnittliche Schweizer von den 18 Suiziden auf 100 000 Einwohner nur etwas mit, wenn die gewünschte Bahnverbindung eine „Verspätung aufgrund Personenschadens" hat. Der Suizid oder auch der Suizidversuch sind innerhalb der ambulanten psychiatrischen Pflege eine besondere Herausforderung. Vor Ort, beim Klienten, liegt die Entscheidung zum Handeln allein bei der Pflegefachperson. Sie muss den Grad der Suizidalität und die Handlungsnotwendigkeiten bestimmen und auch damit umgehen können, dass professionelles Handeln nicht jeden Suizid verhindern kann (Kozel, 2015).

9.30.1 Definition

Der Begriff Suizid leitet sich aus dem lateinischen „sui caedere" ab (sich schlagen, sich töten). Suizid ist somit in erster Linie eine selbstschädigende Handlung (WHO, 2014). Suizidalität umfasst das ganze Spektrum der suizidalen Gedanken und Phasen. Dabei ist das individuelle Verweilen in einer Phase von zeitlich unterschiedlicher Dauer. Auch muss nicht jede Phase durchlaufen werden (Wolfersdorf, 2008). Von einem Suizidversuch wird bei einer Handlung mit nicht-tödlichem Ausgang gesprochen, bei der ein Individuum ein nicht habituelles Verhalten beginnt, das ohne Intervention Dritter eine Selbstschädigung bewirken würde (Muheim et al., 2013).

9.30.2 Beeinträchtigungsbilder

Suizidalität kann jeden treffen. Jeder zweite Mensch hat oder hatte schon einmal suizidale Gedanken, die aber zumeist wieder verfliegen. Im Zusammenhang mit psychiatrischen Erkrankungen kann Suizidalität bei allen Diagnosen vorkommen, häufig bei depressiven Klienten. 3 % aller Todesfälle sind Suizide von Männern, 1 % von Frauen; die Anzahl der Suizide bei Frauen bleibt bei allen Altersgruppen konstant, bei Männern steigt sie im Alter massiv an. Aber es wäre falsch zu denken, dass der ältere, alleinstehende Mann der einzige Risikoklient ist.

Phasen

Phase 1: Erwägung

Phase 1 ist gekennzeichnet durch sozialen Rückzug und eine selektive Wahrnehmung gegenüber suizidalen Reizen aus den Medien oder dem sozialen Umfeld. In dieser Phase sind die Distanzierung gegenüber Suizidgedanken und die Fähigkeit der Selbststeuerung noch erhalten, jedoch zeigt der Betroffene verdeckte Hinweise und Appelle auf.

Phase 2: Ambivalenz
Hier sind die Distanzierung gegenüber Suizidgedanken und die Fähigkeit zur Selbststeuerung nicht mehr vorhanden. Es erfolgt eine zunehmende gedankliche Einengung hinsichtlich eigener Suizidhandlungen und ein Ringen zwischen Selbstzerstörung und Selbsterhalt. In dieser Phase kündigt der Klient den Suizidversuch an (Hilferuf) oder versucht eine Kontaktaufnahme (z.B. Hausarzt). Phase 2 wird auch als Phase des Appells angesehen.

Phase 3: Entschluss
In dieser Phase wirkt der Betroffene oftmals entlastet, fröhlich, seltener resigniert. Die eigene Steuerungsfähigkeit ist immer noch aufgehoben. Er trifft hier bereits Vorbereitungen für seinen Suizid. Nur ein aufmerksamer Beobachter kann die trügerische Ruhe deuten und auf indirekte Warnhinweise (Testament, überraschende Reisepläne etc.) achten (Chehil & Kutcher, 2013).

Phase 4: Suizidhandlung
Die Betroffenen sind in einem dissoziativen Zustand, wirken wie gesteuert, wachen erst im Moment der unmittelbaren Suizidhandlung auf. Die meisten Suizidpräventionen greifen in diesem Moment: zum Beispiel Gitter auf oder Netze unter Brücken, Zäune entlang von Bahnlinien oder die Sensibilisierung von Taxifahrern für verharrende Personen auf Brücken.

9.30.3 Professioneller Umgang

Pflegerische Ziele bei Suizidalität
Oberstes Ziel ist die Verhinderung des Suizidversuchs, des Suizids. Bei der Begleitung und Betreuung der Klienten ist es wünschenswert, wenn sie sich von den Suizidgedanken distanzieren können und eine merkliche, echte Entspannung eintritt. Im ambulanten Setting heißt dies auch, nach Möglichkeit einen Klinikaufenthalt zu vermeiden oder gegebenenfalls die entsprechenden Schritte einzuleiten.

Pflegerische Interventionen bei Suizidalität
Die kontinuierliche Pflegebeziehung ist die Voraussetzung für erfolgreiche Interventionen bei Suizidalität (in Kontakt bleiben, verbindlich, verlässlich, regelmäßig, strukturiert, mit viel Zeit und gegebenenfalls einer 24/7-Erreichbarkeit). In dieser Beziehung sollte die Suizidalität bei *allen* Klienten regelmäßig eingeschätzt werden, und es ist sinnvoll, die Suizidalität im Verdachtsfall direkt anzusprechen. Sicherheit in der Einschätzung geben die Suizidassessments: die NGASR-Skala (Nurses Global Assessment of Suicide Risk), Suicide Status Form-II (SSF-II) oder der Fragebogen nach Pöldinger.

Klient X ruft an, er sei völlig verzweifelt, er könne nicht mehr, er sei suizidal. Bei dem darauf folgenden Krisengespräch vor Ort kann er sich nicht von seiner Suizidalität distanzieren. Somit wird eine Klinikeinweisung (in diesem Fall freiwillig) veranlasst. Da die örtliche Psychiatrie immer auf eine medizinische Abklärung im somatischen Spital besteht, wird er zunächst dorthin begleitet, das Gespräch wird dort weitergeführt. Im Laufe dieses Gesprächs kann er sich distanzieren, aber da er nun als offiziell suizidal läuft, kann eine Überweisung in die Psychiatrie nicht mehr verhindert werden.

Fragebogen zur Abschätzung der Suizidalität (nach Pöldinger, 1982)

1. Haben Sie in letzter Zeit daran denken müssen, sich das Leben zu nehmen?
2. Häufig?
3. Haben Sie auch daran denken müssen, ohne es zu wollen? Haben sich Selbstmordgedanken aufgedrängt?
4. Haben Sie konkrete Ideen, wie Sie es machen wollen?
5. Haben Sie Vorbereitungen getroffen?
6. Haben Sie schon zu jemanden über Ihre Selbstmordabsichten gesprochen?

7. Haben Sie einmal einen Selbstmordversuch unternommen?
8. Hat sich in Ihrer Familie oder in Ihrem Freundes- und Bekanntenkreis schon jemand das Leben genommen?
9. Halten Sie Ihre Situation für aussichts- und hoffnungslos?
10. Fällt es Ihnen schwer, an etwas anderes als Ihre Probleme zu denken?
11. Haben Sie in letzter Zeit weniger Kontakt zu Ihren Verwandten, Bekannten und Freunden?
12. Haben Sie noch Interesse daran, was in Ihrem Beruf und in Ihrer Umgebung vorgeht? Interessieren Sie noch Ihre Hobbys?
13. Haben Sie jemand, mit dem Sie offen und vertraulich über Ihre Probleme sprechen können?
14. Wohnen Sie zusammen mit Familienangehörigen oder Bekannten?
15. Fühlen Sie sich unter starken familiären oder beruflichen Verpflichtungen stehend?
16. Fühlen Sie sich in einer religiösen bzw. weltanschaulichen Gemeinschaft verwurzelt?

Auch in einer Situation mit erhöhter Suizidalität gilt es entsprechend dem Willen des Klienten und im Sinne der Recoveryhaltung zu handeln. Letztlich sollte der Klient immer für sich entscheiden können, nur eingeschränkt dadurch, dass die Pflegeperson einschreiten muss, um Risiken zu vermeiden. Es geht in der Krisenbegleitung immer mehr um ein Betreuen und Begleiten als um ein Überwachen. Es muss abgewogen werden, ob die Pflegeperson in dem jeweiligen Zustand des Klienten die fachliche Verantwortung tragen mag oder ob in Zusammenarbeit mit dem zuständigen Arzt eine Klinikeinweisung vorzuziehen ist. Weitere Möglichkeiten zur Absicherung sind der 24-h-Non-Suizid-Vertrag (der Klient verspricht, sich nichts anzutun und sich zu melden), der Einbezug der Angehörigen als Sicherheitsnetz (im Rahmen ihrer Bereitschaft und ihrer Möglichkeiten) und natürlich auch die Förderung der Selbstverantwortung und Eigenkompetenz des Klienten.

Auf der Basis eines bewussten Umgangs mit Nähe und Distanz sollte in einem Krisengespräch einerseits die Situation geklärt werden (was führte zu der Krise) und eine Lösung in Erwägung gezogen werden, zugleich kann aber versucht werden, die Situation zu relativieren und mit dem Klienten sinngebende Perspektiven zu erarbeiten. Dazu gehört auch die Organisation der nächsten Termine mit der ambulanten psychiatrischen Pflege oder dem Psychiater (Muheim et al., 2013).

Pflegerische Kompetenzen zur Betreuung suizidaler Klienten und Risikoklienten

Die Pflegefachperson verfügt über die Kenntnisse der systematischen Suizidalitätseinschätzung (NGASR, SSF-II), kann ihre Einschätzung fachlich begründen und verfügt über ein Netz, welches im Krisenfall Unterstützung und Fachaustausch gewährleistet.

Fähigkeiten (Erfahrung)

- Konstanz (Geduld)
- Einschätzung der Intensität
- Fähigkeit zur intuitiven Wahrnehmung
- angemessene Reaktionen auf Krisen
- Selbstreflexion, Selbsteinschätzung
- die eigene Ohnmacht wahrnehmen und akzeptieren können
- sich seiner Handlungsverantwortung bewusst sein und sie deklarieren können.

9.30.4 Besonderheiten für die ambulante psychiatrische Pflege

In der ambulanten psychiatrischen Pflege ist die Pflegefachperson oft, wenn nicht sogar immer auf sich allein gestellt. Häufig geschehen Krisen außerhalb der Bürozeiten, sodass der zuständige Psychiater oder Hausarzt nicht erreichbar ist. Die Pflegefachperson muss sich darüber im Klaren sein, dass sie sowohl in suizidalen Krisen als auch nach vollzogenem Suizid eines Klienten handlungsfähig bleiben und eigene Entscheidungen fällen muss.

Fragen zur weiterführenden Reflexion

- Woran erkenne ich Suizidalität?
- Welche Handlungsmöglichkeiten habe ich?
- Wie weit kann (will) ich Verantwortung tragen?
- Wann muss (darf) ich Verantwortung abgeben?
- Welche Haltung habe ich zur Suizidalität?
- Welche Haltung habe ich zum assistierten Suizid (z.B. Freitodbegleitung mit EXIT in der Schweiz)?

9.31 Trauer und Verlust

Béatrice Gähler-Schwab und Udo Finklenburg

Jeder Mensch kennt das Gefühl, das entsteht, wenn man etwas verliert, zu dem man eine enge Beziehung hat – sei es der geliebte Teddy beim Kind oder im Alter eine geliebte Person. Es ist das Gefühl von Verlust und Trauer. Dabei entstehen Gefühle wie Unglücklichsein oder Angst, welche das Gefühl der Trauer noch unterstützen. Verlust löst gleichzeitig eine Vielzahl von unterschiedlichen Gefühlen beim Menschen aus, die von verschiedenen Symptomen begleitet sein können, Symptome wie Rückzug, Freudlosigkeit, Verbitterung, Konzentrationsschwäche, Verzweiflung und Wut. Und häufig sind es genau diese Symptome, die als Erstes in Erscheinung treten und sich bemerkbar machen, den Alltag bestimmen und schließlich dazu führen können, dass viele zuvor funktionierende Tätigkeiten nur noch eingeschränkt oder gar nicht mehr durchgeführt werden.

Trauerreaktionen zeigen sich nicht nur nach Todesfällen, sondern auch nach anderen bedeutenden Verlusten (z.B. Trennung, Scheidung, Verlust von Jugend, Gesundheit, Arbeitsplatz, Heimat usw.). Nicht jeder Todesfall löst zwingend einen Trauerprozess aus. Wird der Tod als Verlust empfunden, erleben Hinterbliebene eine Phase der Trauer. Wenn der Verstorbene den Hinterbliebenen wenig bedeutet hat, kann auch die Trauerreaktion gering ausfallen.

9.31.1 Beeinträchtigungsbilder

Trauer und Verlust gehören, wie bereits gesagt, zum Menschsein dazu. Viele Klienten haben aber nicht die Möglichkeit, entsprechende Gefühle zu organisieren. Während ein Klient in unendlicher, alles einschränkende Trauer versinkt, die auch noch nach Jahren gleich behindernd wirkt, geht der andere darüber hinweg, als wäre gar nichts gewesen, ohne aber die wahrhafte Trauer zuzulassen. Gleichwohl gibt es viele Klienten, die eine „normale" Trauerreaktion zeigen und darin Anrecht auf Begleitung durch die ambulante psychiatrische Pflege haben. Dabei gilt es zu beachten, dass Trauer allein keine Indikation für die ambulante psychiatrische Pflege darstellt, sondern hier geht es um die Trauerverarbeitung im Rahmen eines bestehenden Auftrags.

Häufig wird der Umstand außer Acht gelassen, dass auch die Pflegenden Trauer- und Verlustsituationen haben: ein langjährig betreuter Klient stirbt durch Suizid oder Krankheit, bei einer Klientin muss sich die Pflege eingestehen, dass sie nicht weiterkommt und für die Klientin eine Heimunterbringung gesucht wird, gut aufeinander eingespielte Teamkollegen gehen beruflich neue Wege, der Psychiater, mit dem über viele Jahre hervorragend zusammengearbeitet wurde, geht in Rente. Die meisten Pflegenden neigen dazu, in all diesen Situationen still ergeben die Situation zu akzeptieren und gestehen sich keine Trauerreaktion zu, sondern versuchen „business as usual" weiterzumachen wie bisher. Dabei wird übersehen, dass es sich bei jeder der genannten Situationen um einen tiefgreifenden Eingriff in den Arbeitsrhythmus handelt.

9.31.2 Professioneller Umgang

> Den anderen sehen – und auch sich selbst
> dem anderen zuhören – und auch sich selbst
> dem anderen geben – und auch sich selbst
> den anderen ernst nehmen – und auch sich selbst
> für den anderen sorgen – und auch für sich selbst
> für den anderen Zeit nehmen – und auch für sich selbst
> dem anderen Raum geben – und auch sich selbst
> den anderen lieben – und auch sich selbst
>
> (Feigenwinter, 2019, S. 30)

Trauer ist ein hochsensibles Thema, sowohl für Klienten als auch Pflegende. Dabei gilt es die religiösen und familiären Traditionen wahrzunehmen und zu berücksichtigen, Raum zu geben für Erzählungen über den Verlust, sich nicht aufzudrängen, gleichwohl aber das Gefühl von Sicherheit, Geborgenheit und Verständnis zu vermitteln (Kulbe & Drukarnia, 2015).

Obwohl Trauer eine normale menschliche Reaktion ist, gibt es Reaktionsweisen, die der Aufmerksamkeit der Pflege bedürfen (Townsend et al., 2012):

- **Pflegediagnose „erschwertes Trauern“**
  Definition: Eine Störung, die nach dem Tod einer Bezugsperson auftritt, bei der das Gefühl von Leid, das den Verlust begleitet, nicht die normativen Erwartungen erfüllt und sich in einer funktionellen Beeinträchtigung niederschlägt.
  Bestimmende Merkmale (Auszug):
  - Idealisierung des verlorenen Objekts
  - Leugnung des Verlusts
  - grüblerische Vertiefung in Schuldgefühle
  - Schwierigkeiten, den Verlust auszudrücken.
- **Pflegediagnose „Gefahr eines erschwerten Trauerns“**
  Definition: Risiko einer Störung, welche nach dem Tod auftritt.
- **Pflegediagnose „Gefahr einer Sinnkrise“**
  Definition: Risiko einer beeinträchtigten Fähigkeit, Bedeutung, Sinn und Ziele des Lebens durch In-Beziehung-Setzen mit sich selbst oder anderen, Kunst, Musik, Literatur, Natur oder einer höheren Macht zu erleben oder einzubeziehen.
  Maßnahmen (Auszug):
  - aktuelle Situation definieren
  - auf der Basis von Vertrauen Ehrlichkeit, Empathie, Akzeptanz und Fürsorge zeigen
  - den Klienten ermutigen, Trauer und Wut zu zeigen
  - zur Reflexion der Beziehung zur verlorenen Person ermutigen
  - erfragen, ob spirituelle Unterstützung erwünscht ist.

Für die eigene Trauer ist es wichtig, sich Raum und Zeit zu nehmen, den Austausch mit der Familie, mit Freunden oder Kollegen zu suchen und sich vor allem das Recht zu geben, trauern zu dürfen. Eine Trauer- bzw. Verlustsituation birgt die Gefahr, ein Burn-out zu erleiden.

9.31.3 Besonderheiten für die ambulante psychiatrische Pflege

Da die ambulant Pflegenden überwiegend allein arbeiten, sollte für Klarheit gesorgt werden, wer in einem Notfall angesprochen werden kann, um sich auszutauschen. Es ist nicht empfehlenswert, nach einem Verlust der Arbeit fernzubleiben und sich krankzumelden. Vielmehr sollte der gewohnte Rhythmus beibehalten werden, um sich von belastenden Gedanken lösen zu können, aber auch, um den Klienten zu zeigen, dass Pflegende keine Übermenschen sind, denen Trauer und Verlust nichts anhaben kann.

Fragen zur weiterführenden Reflexion

- Wie trauere ich selbst?

- Beeinträchtigt es mich sehr?
- Kann ich die Endlichkeit der Dinge akzeptieren?
- Kann ich dies vermitteln?
- Bin ich bereit, die Klienten ihren Bedürfnissen und Traditionen entsprechend trauern zu lassen?

9.32 Vertrauen

Béatrice Gähler-Schwab

„Ich habe Vertrauen in die Pflegefachperson" ist ein Satz, der täglich in der Pflege vorkommt. Aber was heißt „Vertrauen haben", wie entsteht Vertrauen in die Pflegefachperson? Es ist nicht selbstverständlich, dass Klienten zu einer fremden Person Vertrauen aufbauen, schon gar nicht im Bereich der Psychiatrie. Dort geht es vielmehr um Angst, Vertrauensverlust, Misstrauen, schwierige soziale Kontakte und starre gesellschaftliche Strukturen, die eine Rolle spielen und die das sind, was psychisch beeinträchtigte Menschen kennen. Zum Teil sind die Erfahrungen so dramatisch, dass eine vertrauensvolle Beziehung oder eine therapeutisch auf Vertrauen basierende Beziehung zu einer Pflegefachperson schwierig ist. Es bedarf nicht selten der engagierten Unterstützung durch die Pflegefachperson, damit die Betroffenen auch nur ansatzweise wieder Vertrauen in sich und andere fassen können.

9.32.1 Definition

Vertrauen entsteht aus der subjektiven Überzeugung, dass eine Person zuverlässig, eine Sache richtig und wahr, eine Handlung gerecht, aufrichtig und loyal ist. Dabei lassen wir uns bewusst auf eine Sache ein, indem wir damit unsere Gefühle und Gedanken, die anderen verborgen sind, zeigen. So lassen wir Wünsche, Bedürfnisse und Gefühle zu und öffnen uns gegenüber Menschen, denen wir Vertrauen schenken. Das Netz, das dabei entsteht, schafft auf der Basis von Vertrauen viele Möglichkeiten zu erfolgreichem Handeln.

9.32.2 Beeinträchtigungsbilder

In der Versorgung von Klienten mit einer psychischen Beeinträchtigung ist der Verlust des Vertrauens in sich und andere ein zentrales Element. Viele Klienten verfügen über entsprechende Erfahrungen, die ihr Verhalten im Alltag prägen und leiten. Sie handeln gegenüber anderen Menschen und dem System nicht entsprechend, sie ziehen sich zurück und verbergen ihre Gefühle, Bedürfnisse, Wünsche und Gedanken erfolgreich. Die Angst, die Kontrolle zu verlieren, indem man einer anderen Person vertraut, ist so groß, dass soziale Kontakte gemieden werden, Probleme verschwiegen oder verdrängt werden und Kritik von außen als großes persönliches Scheitern angesehen wird. Die Hoffnung auf eine Veränderung schwindet und das eigene Selbstwertgefühl vermindert sich. Halten die Klienten ihre eigenen Gefühle nicht mehr aus oder fühlen sich bedroht, kommt es nicht selten zu Handlungen gegen sich selbst oder gegen Dritte. Das wiederum erzwingt von dem Gegenüber, Fachpersonen oder Angehörige, ein Handeln, um sich, andere oder den Klienten selbst zu schützen. Solche Vorkommnisse fördern dann wieder eine Selbstwertproblematik bei den Klienten.

In der ambulanten Versorgung von Menschen mit einer psychischen Beeinträchtigung zeigen sich häufig solche Bilder. Viele Versuche, ein System zu stabilisieren, die Klienten gemäß den Wünschen zu versorgen oder zu begleiten, sind über Jahre gescheitert und erwecken den Eindruck, auch in einer erneuten Begleitung keine Veränderung zu erreichen. Dabei geht es oft aber gar nicht darum, Neues oder gar ein völlig neues Bild zu erreichen, sondern darum, dem Klienten wieder Vertrauen entgegenzubringen oder Stück für Stück verloren gegangenes Selbstvertrauen neu zu entdecken und zu fördern.

9.32.3 Professioneller Umgang

Als Pflegefachperson lernt man bereits zu Beginn der Ausbildung, wie wichtig Nähe und Distanz in der Pflegebeziehung sind. Man lernt aber auch, dass nur, wenn die Klienten Vertrauen aufbauen können oder haben, die Pflege Erfolg haben kann. Dabei stellt sich die Frage, wie man beim Klienten Vertrauen herstellt und was die Pflegefachperson unbedingt beachten muss.

Gerade wenn es darum geht, Vertrauen zu erwecken, ist der erste Eindruck, den der Klient von seinem Gegenüber hat, prägend. In den ersten Minuten entscheiden Mimik, Körpersprache und Ausstrahlung über die Vergabe von Vertrauen seitens des Klienten. Die Art und Weise, wie die Pflegefachperson auf den Klienten zugeht, ihn als Person wahrnimmt und mit ihm kommuniziert, alles das ist wichtig. Eine zentrale Rolle spielt dabei, ob sie in der Lage ist, objektiv und neutral eine Situation zu betrachten, zu werten und dabei vertrauenserweckend ist oder ob sie die Erfahrungen des Klienten als „krank" und nicht relevant abtut. Psychisch beeinträchtigte Menschen nehmen gerade im Bereich der Körpersprache, der Mimik und Gestik sehr viel wahr und beginnen zu interpretieren. Dabei ist das psychische Krankheitsbild zusätzlich stark beeinflussend und prägend. Ist dann die Meinungsbildung vonseiten des Klienten negativ abgeschlossen, kann dies nur sehr schwer revidiert werden. Eine vertrauensvolle Begleitung wird dann nicht zustande kommen.

Eigentlich braucht es vonseiten der Pflegefachperson nur einen offenen unvoreingenommenen Erstkontakt, der nicht nur das Problem fokussiert, sondern durch Empathie, Wertschätzung und eine offene Körpersprache eine Gesprächsbasis ermöglicht. Dabei wirken ein Lachen, regelmäßiger Augenkontakt und eine offene Körpersprache fördernd. Ein Interesse an der Person „Klient" und nicht nur ein Interesse an den Problemen führt zusätzlich zu einer vertrauensvollen Begegnung. Vertrauenserweckend ist ebenfalls, wenn die Klienten bestimmen können, wo und wann der Kontakt stattfindet. Zu viele Rahmenbedingungen und Kontrollen, die von den Pflegefachpersonen eingesetzt werden, schrecken Klienten eher ab.

9.32.4 Besonderheiten für die ambulante psychiatrische Pflege

In der ambulanten Pflege setzt die Pflegefachperson durch ihre aufsuchende Tätigkeit einen Prozess in Bewegung, der häufig nicht als bedeutend genug angesehen wird. Sie dringt in den persönlichen Bereich, das Wohnen, ein und erhält so einen Einblick in einen Bereich, der als einer der intimsten und persönlichsten gilt. Als gleichbedeutend sind aber auch die Angehörigen anzusehen, die im Gegensatz zum klinischen Alltag näher und intensiver sind. Angst vonseiten der Klienten, dass sich Angehörige mit kritischen Aussagen oder Erfahrungen nicht zurückhalten, führen häufiger zu einem ausgeprägten Vermeidungsverhalten der Klienten, sodass ein Aufbau von Vertrauen gehemmt ist. Erst wenn der aufsuchenden Pflegefachperson selbst bewusst ist, wie sie wirkt, welche Anteile sie selbst an Vertrauen erbringen muss, um nicht voreingenommen zu handeln, steht einer vertrauensvollen Beziehung nichts mehr im Weg.

Anregungen zur weiterführenden Reflexion

- Die Pflegefachperson ist sich bewusst, dass eine Vermeidung von Kontrollen beim Klienten das Vertrauen beeinflusst.
- Der erste Kontakt, das sichere Auftreten, die Ausstrahlung und die Empathie gegenüber dem Klienten sind wichtig, damit ein Prozess in Bewegung gesetzt werden kann.
- Die Pflegefachperson gibt dem Klienten im Gespräch Hoffnung und vermeidet es, nachtragend zu sein.
- Die Pflegefachperson kennt eigene Verletzungen und Erfahrungen und kann gefühlsmäßig nachvollziehen, wie schwer es für beeinträchtigte Menschen ist, Vertrauen in sich und ihre Umwelt zu fassen.

- Die Pflegefachperson macht sich damit vertraut, dass sie als Vorbild angesehen wird in Bezug auf Verlässlichkeit und Erreichbarkeit.
- Die Pflegefachperson weiß, dass ein geringes Selbstwertgefühl sehr oft mit negativen Erfahrungen gekoppelt ist und eine positive Verstärkung beim Klienten eine Veränderung des Selbstwerts bedeuten kann.
- Die Pflegefachperson sorgt dafür, dass der Bedarf des Klienten an Nähe und Distanz eingehalten wird. Sie reflektiert gemeinsam mit dem Klienten verschiedene Verhalten. Eigene Erfahrungen und dabei erlebte Lösungsstrategien kann sie gezielt und dosiert in die Begleitung einfließen lassen. Eine zu große Abgrenzung fördert das Misstrauen beim Klienten und führt letztlich zu mehr Selbstzweifeln beim Klienten.
- Getroffene Abmachungen werden eingehalten. Pünktlichkeit und Verbindlichkeit sind gegeben.
- Nachtragend zu sein, fördert die Selbstzweifel beim Klienten.
- Die Pflegefachperson strebt eine objektive, offene Kommunikation mit der Möglichkeit gemeinsamer Übungen zur Vertrauensförderung an und lässt sich dabei auch von den Klienten anleiten.

9.33 Chronische Verwirrtheit

Peter Roddau

Die chronische Verwirrtheit ist ein sehr komplexes Thema, das die ambulante psychiatrische Pflege immer wieder vor große Herausforderungen im häuslichen Umfeld stellt. Die Schwierigkeit, immer wieder von Neuem eine gelingende Kommunikation mit einem chronisch Verwirrten aufzubauen, ist eine anstrengende und langwierige Aufgabe. Hier sind einige Situationen und Handlungsmöglichkeiten und weitere Akteure beschrieben, die in der Begleitung von chronisch Verwirrten wichtige Partner sein können.

9.33.1 Definition

Es wird grundlegend zwischen akuter und chronischer Verwirrtheit unterschieden. Bei der Verwirrtheit handelt es sich um eine qualitative Bewusstseinsstörung im Sinne einer Bewusstseinstrübung mit Desorientierung in Bezug auf Ort, Zeit und Personen, ausgeprägter Inkohärenz, Halluzinationen, Wahn und Erinnerungsverfälschung sowie als Folge Unruhe und Sprunghaftigkeit. Akute Verwirrtheit hat zumeist Drogenkonsum oder Stoffwechselentgleisungen zur Ursache, chronische Verwirrtheit zumeist eine Demenz.

Die chronische Verwirrtheit ist eine seit Langem bestehende oder progressive schwere Beeinträchtigung. Sie betrifft den Intellekt und die Persönlichkeit und ist charakterisiert durch eine Verminderung der Denkfähigkeit und der Fähigkeit, Stimuli aus der Umwelt zu interpretieren; sie manifestiert sich durch eine Störung von Gedächtnis, Orientierung und Verhalten. Ursachen oder beeinflussende Faktoren:

- verschiedene Demenzen (Alzheimer-Krankheit, Multiinfarktdemenz, vaskuläre Demenz u.Ä.)
- zerebrovaskuläre Ereignisse
- Kopfverletzungen.

9.33.2 Beeinträchtigungsbilder

Im Rahmen zum Beispiel der Demenz kommt es im Laufe der Erkrankung immer weiter zu einer Verschlechterung der Kognition, Orientierung und der Interaktion mit dem sozialen Umfeld. Am Anfang der Erkrankung kommt es erst zu wenigen Einschränkungen, welche von den Betroffenen oft gut kaschiert werden können. Diese Fassade kann häufig lange Zeit aufrechterhalten werden. Die Fassade ist jedoch schnell durch eine gezielte Befragung zu erkennen und ermöglicht es der Pflegeperson einzuschätzen, inwieweit die Qualitäten der Orientierung noch erhalten sind. Beispielsweise kann die betroffene Person nicht mehr mitteilen, welchen Tag,

Monat oder Wochentag wir haben, kann sich jedoch noch adäquat gekleidet haben.

Häufig kommt es zu Beginn einer demenziellen Veränderung zu Situationen, in denen die Betroffenen behaupten, es wäre jemand da gewesen oder dass etwas entwendet wurde, zum Beispiel der Schlüssel. Nach längerem Suchen mit der Pflegekraft wird der Schlüssel zum Beispiel im Kühlschrank gefunden. Im fortgeschrittenen Stadium einer Demenz fällt die verbale Kommunikation in der Regel schwerer und der Betroffene hat Ängste und weiß sich in der Situation nicht mehr adäquat zu verhalten und wird aggressiv oder weinerlich. Die Selbstversorgung ist oft eingeschränkt. Dieses betrifft Bereiche wie Essen, Kochen, das geregelte Einnehmen der Mahlzeiten und das Einkaufen, aber auch die Bereiche der Körperpflege und der Defäkation, welche beeinträchtigt werden.

Im Rahmen der ambulanten Versorgung fallen einige Bereiche der Einschränkungen erst spät auf, da die betroffenen Personen über eine einigermaßen intakte Fassade verfügen, die es ihnen ermöglicht, dass sie bei wenigen kurzen sozialen Interaktionen noch nicht auffallen. Diese Fähigkeit erlischt jedoch oft, sobald neue, nicht bekannte Situationen (nicht alltägliche) entstehen, wie beispielsweise ein Sturz, der zu einem Krankenhausaufenthalt führt, oder eine Straßensperrung oder Umleitung, welche den Betroffenen dazu zwingt, eine neue Route zu fahren, auf der er sich nicht mehr orientieren kann und auffällig wird.

9.33.3 Professioneller Umgang

Bei der Kommunikation mit chronisch verwirrten Menschen ist es wichtig, einige grundlegende Dinge zu beachten. Die Kommunikation sollte immer wertschätzend, offen und der Einschränkung angepasst geführt werden. Es sollten die Merkmale des aktiven Zuhörens angewendet werden. Ein weiterer guter Ansatz der Kommunikation in der Pflege chronisch verwirrter Menschen ist die Validation. Hier werden die vom Betroffenen zum Ausdruck gebrachten Gefühle bestätigt und verstärkt gespiegelt.

In der Häuslichkeit gibt es viele Möglichkeiten, Orientierungshilfen zu schaffen. Es können am Beginn der Erkrankung Maßnahmen wie Kalender mit Wochen- oder Tagesplänen helfen. Auch eine angepasste Dekoration, der Jahreszeit entsprechend, kann hilfreich sein. Wichtig ist es, den Betroffenen dort abzuholen, wo er ist, und ihm ein Gefühl der Sicherheit zu vermitteln, ohne ihn in seiner Entscheidungsfindung einzuengen, was zu einer schnellen Abwehrhaltung führen kann. Hilfreich ist, ihn mit Situationen, die er in seiner Biografie als positiv erlebt hat, zu konfrontieren und an diese anzuknüpfen, um eine Pflegeakzeptanz aufzubauen.

Wenn Betroffene sich in unlogischem Denken „verheddern", sollte man nicht versuchen, dieses zu korrigieren, sondern Orientierungspunkte geben oder das Thema in eine andere Richtung lenken. Die Möglichkeit, die nähere Umgebung der Wohnung gemeinsam zu erkunden, wird oft als sehr positiv erlebt. Ebenso kann die Beziehung durch eine alltägliche Begleitung bei Besorgungen verbessert werden, zum Beispiel beim Einkaufen oder gemeinsamen Gang zur Apotheke. Ein gemeinsames Kochen oder Essen kann ebenfalls beim Vertrauensaufbau helfen.

Die Versorgung in der Häuslichkeit bietet einige Fallstricke. Die Kommunikation muss sehr wohlgesetzt und dosiert erfolgen, um den Zugang zur betroffenen Person zu erhalten und auch den Zugang zu ihrem Lebensraum. Nach einer erfolgreich gestalteten Beziehungsarbeit ist es möglich, den Betroffenen dabei zu unterstützen, ein tragfähiges Hilfesystem zu installieren, soweit er dieses akzeptieren kann. Wichtige weitere Akteure in der Behandlung chronisch verwirrter Menschen können Berufsbetreuer, Hausärzte, somatische Pflegekräfte (z. B. für Körperpflege oder die Medikamentenüberwachung), Einkaufs- und Haushaltshilfen sowie Betreuungsdienste sein.

Die Komplexität der ambulanten Strukturen erschwert oft die Behandlung der chronisch Verwirrten aufgrund der verschiedenen Kostenträger, der Vielfältigkeit der Angebote und der handelnden Personen im Versorgungssystem.

9.34 Akute Verwirrtheit

Peter Roddau

Die akute Verwirrtheit tritt plötzlich auf. Damit verbunden sind umfassende wechselnde Veränderungen und Störungen der Aufmerksamkeit, im Denkvermögen, in der psychomotorischen Aktivität, im Bewusstseinsgrad und im Schlaf-Wach-Zyklus (Doenges et al., 2018). Ursachen oder beeinflussende Faktoren können sein:

- Alter über 60 Jahre
- Demenz
- Alkohol-/Drogenmissbrauch
- Delirien (inklusive fieberbedingte, postiktale, toxische und traumatische)
- Reaktion auf Medikamente, Anästhesie, Operation, Stoffwechselstörung
- Wiederauftreten oder Verschlechterung einer chronischen Erkrankung
- starker Schmerz
- Schlafentzug.

Bestimmende Merkmale einer akuten Verwirrtheit sind:

- subjektive
  - Halluzinationen (visuell/auditiv)
  - übertriebene emotionale Reaktion
- objektive
  - wechselhafte Denkfähigkeit
  - wechselhafter Schlaf-Wach-Zyklus
  - wechselnder Bewusstseinsgrad
  - wechselhafte psychomotorische Aktivität (Tremor, Körperbewegungen)
  - vermehrte Agitation oder Ruhelosigkeit
  - Fehlwahrnehmungen (unangemessene Reaktionen)
  - fehlende Motivation zu sinnvollem oder zielgerichtetem Verhalten.

9.34.1 Beeinträchtigungsbilder

Im Rahmen der Pflege von akut verwirrten Betroffenen gibt es viele verschiedene Ausprägungen, die man im ambulanten Setting kennenlernen kann. Akute Verwirrung kann beispielsweise auftreten bei einer akuten psychotischen Episode einer paranoiden Schizophrenie oder einer depressiven Episode mit psychotischen Symptomen. Hierbei kann es zu einer situativen Desorientierung kommen und auch zu aggressivem Verhalten gegenüber dem Umfeld oder auch selbstschädigendem Verhalten. Diese Personen sind oft sehr misstrauisch und können nur schwer erreicht werden.

Eine weitere mögliche Situation ist der akute Gebrauch psychotroper Substanzen. Hier kann es zu grundlegend unterschiedlichen Beeinträchtigungsbildern kommen. So gibt es zum einen sehr somnolente Betroffene, die apathisch und sehr verwirrt sind und sich zu keiner zeitlichen, persönlichen und örtlichen Qualität adäquat äußern können. Es gibt andererseits sehr agitierte Betroffene, die eine starke innere Unruhe empfinden und schnell und unerwartet aggressiv werden können gegenüber dem Umfeld.

Im Rahmen einer Manie bzw. manischen Phase einer bipolar-affektiven Störung kann es zu längeren Phasen des Wachseins bzw. ohne Schlaf kommen, welche ebenfalls zu akuten Verwirrtheiten führen können. Diese Betroffenen sind oft nicht mehr in allen Qualitäten orientiert und sehr agitiert. Sie sind oft von einer starken Unruhe getrieben und „irren" ohne Ziel umher. Sie haben starke Denkstörungen und können Gesprächen oft nicht folgen.

9.34.2 Professioneller Umgang

Im Rahmen der Pflege akut verwirrter Betroffener ist es sehr wichtig, in der Häuslichkeit zuerst auf die Eigensicherung zu achten, da diese

Betroffenen durch eine Aktion oder Reaktion inadäquat handeln bzw. aggressiv reagieren können. Damit ist zum Beispiel gemeint, dass die Pflegeperson sich nicht in einen Raum oder der Wohnung einschließen lässt.

Es ist sehr wichtig, eine klare, kurzgefasste und einfache Sprache zu verwenden und dem Betroffenen gegenüber offen und zugewandt zu sein. Hier sind die Fähigkeiten des aktiven Zuhörens gefragt. Der Betroffene sollte nicht überfordert werden durch die Kommunikation. Es sollte immer mit einer inkohärenten Kommunikation gerechnet werden (Barker & Buchanan-Barker, 2013). Die Pflegeperson sollte während des Gespräches versuchen, den Betroffenen zu beruhigen und einen Realitätsabgleich mit dem Betroffenen durchzuführen (soweit dies möglich erscheint).

Außerdem sollte versucht werden, mit dem Betroffenen zu ergründen, woher die akute Verwirrtheit kommt, um eine eventuelle Noxe auszuschalten und die Orientierung wiederherzustellen. Mögliche Informationsquellen sind die Biografie des Betroffenen sowie Angehörige, Nachbarn, der Freundeskreis, soziale Medien, der Haus-/Facharzt und weitere an der Behandlung und Betreuung Beteiligte wie zum Beispiel der sozialpsychiatrische Dienst. Hierbei sind die Schweigepflicht und der Datenschutz zu beachten, was die Informationssammlung ohne Zustimmung des Betroffenen sehr erschwert.

Wenn eine zielgerichtete Kommunikation nicht mehr möglich ist bzw. der Betroffene sehr aggressiv ist, sollte zur Vorsorge bei Eigen- oder Fremdgefährdung der Facharzt hinzugezogen und das weitere Vorgehen besprochen werden (dies geht oft nur telefonisch). Es kann sein, dass der Einsatz von Polizei zur Gefahrenabwehr sinnvoll und dringend erforderlich ist.

Die Behandlung akuter Verwirrtheit in der Häuslichkeit ist sehr schwierig. Erschwerende Faktoren sind der hohe Zeitaufwand, die oft starke Ausprägung des Krankheitsbildes, die Brisanz der aktuellen Behandlungssituation und die oft schlechte Compliance der Betroffenen. Es sollte vor allem auf eine nicht zu fordernde Pflegesituation und Kommunikation geachtet werden. Die Schwierigkeit, die Situation und das Umfeld des Betroffenen zu bewerten und daraus die richtigen Schritte abzuleiten, ist meines Erachtens die größte Herausforderung. Es sollte bedacht werden, dass nicht alle Situationen im häuslichen Umfeld behandelt werden können oder sollten – zum Schutz des Betroffenen und seines Umfelds.

9.35 Wellbeing/Positive Psychotherapie

Ingo Tschinke

Die Positive Psychotherapie ist ein Therapieansatz, der untersucht, wie Menschen dafür sorgen können, dass es ihnen gut geht und sie trotz psychischer Erkrankung ein erfülltes und glückliches Leben führen können. Das Konzept der „Glückseligkeit" ist nicht neu – schon Aristoteles hat in seinem sogenannten Eudaimonie-Konzept die Glückseligkeit durch positives Verhalten propagiert. Dieses Konzept ist bei Immanuel Kant auf fundamentale Kritik gestoßen, der es für prinzipiell verfehlt hielt. Er prägte den Begriff „Eudämonismus" für alle ethischen Lehren, die das Streben nach Glückseligkeit und nicht die Pflicht als maßgeblichen Grund sittlichen Handelns betrachten. Kants Verurteilung beeinflusste die moderne Rezeption der antiken Konzepte stark und nachhaltig, sodass erst Mitte des letzten Jahrhunderts durch Maslow neue Ansätze zur Konzeption des Guten entwickelt wurden (Dorsch et al., 2004). Darauf aufbauend hat Seligman (2017) eine einflussreiche Rahmenkonzeption mit der „Theorie des authentischen Glücks" vorgelegt, die verschiedene Typen des guten Lebens identifiziert:

- Das angenehme Leben: Dabei geht es darum, so viele positive Emotionen wie möglich zu haben und die Fähigkeiten zu erlernen, um Freude zu verlängern und zu intensivieren.

- Das beschäftigte Leben: Ein Mensch weiß um die besonderen Stärken seines eigenen Charakters und ist in der Lage, Arbeit, Liebe, Freundschaft, Spiel und Elternschaft zum eigenen größten Nutzen zu gestalten.
- Das sinnvolle Leben: Dabei geht es darum, die eigenen Stärken für etwas Größeres in seinem Leben einzusetzen
- Das zielführende Leben: Das Leben ist zielorientiert, um in dem Leben wichtige Ziele zu erreichen.

Im Mittelpunkt der Positiven Psychologie, deren Hauptvertreter der amerikanische Psychologe Martin Seligman ist, steht die Frage, wie der Mensch durch eine positive Einstellung und Resilienzen dafür sorgen kann, ein gutes Leben zu führen, damit er sich wohlfühlt, ausgeglichener und stressfreier ist. Damit zielt Seligman mehr auf den gesunden Menschen. Mit dem vorherrschenden biopsychosozialen Modell zur Behandlung von psychischen Erkrankungen hat das Konzept des Wellbeing insofern wenig Überschneidungspunkte, weil es bei der Behandlung und Therapie von Betroffenen darum geht, den Menschen zu heilen, die Erkrankung zum Verschwinden zu bringen und nicht um das Wohlbefinden. Durch die Recoveryorientierung bietet sich in der Positiven Psychotherapie eine völlig andere Sichtweise, denn beim Recovery geht es darum, trotz der Erkrankung und der Symptome gut zu leben, eine positive Einstellung zu haben und mit den Resilienzen zu arbeiten und nicht auf die Defizite und das „Wegmachen" zu fokussieren (Slade, 2010).

Wichtig für Pflegende ist, den Zusammenhang zwischen Wohlbefinden und Recovery zu verstehen und dass es bei dem Recoveryansatz darum geht, trotz der Erkrankung ein größtmögliches Wellbeing durch emotionales, psychologisches und soziales Wohlbefinden zu erreichen. Dadurch, dass der Fokus auf ein blühendes Leben mit Hoffnung, Vernetzung, positiver Identität und Sinngebung sowie auf die Fähigkeit des eigenen Empowerments gerichtet ist und nicht nur auf die Remission und Heilung einer Erkrankung, bekommt die Begleitung und das Arbeiten mit der Positiven Psychotherapie durch Salutogenese und Resilienzförderung einen ganz neuen Stellenwert (Peseschkian et al., 2006).

9.35.1 Definition

Bei dem Wohlbefinden nach dem Verständnis der Positiven Psychologie spielen Charakterstärken bzw. Tugenden eine wichtige Rolle. Christopher Peterson und Martin Seligman (2004) unterscheiden sechs Tugenden, denen insgesamt 24 Charakterstärken zugeordnet sind:

1. Weisheit und Wissen (kognitive Stärken): Kreativität, Neugier, Aufgeschlossenheit, Lernfreude, Perspektive
2. Courage (emotionale Stärken): Tapferkeit, Beharrlichkeit, Integrität, Vitalität
3. Menschlichkeit (interpersonale Stärken): Liebe, Freundlichkeit, soziale Intelligenz
4. Gerechtigkeit (zivile Stärken): soziale Verantwortung, Fairness, Führungsstärke
5. Mäßigung (Stärken, die gegen Exzesse schützen): Vergeben und Mitleid, Demut und Bescheidenheit, Besonnenheit, Selbstregulation
6. Transzendenz (spirituelle Stärken, die mit Bedeutsamkeit zu tun haben): Wertschätzung von Schönheit und Exzellenz, Dankbarkeit, Hoffnung, Humor, Spiritualität.

In der deutschen Forschung zur Positiven Psychologie im Bildungskontext spielen Kernqualitäten eine wichtige Rolle, beispielsweise in Untersuchungen zur Förderung der persönlichen Fähigkeiten von Menschen durch positive Aktivitäten.

9.35.2 Wohlbefinden und Recovery

Psychische Gesundheit eines Menschen bedeutet nicht die völlige Abwesenheit von psychischer Erkrankung. Nach dem Verständnis der Weltgesundheitsorganisation zielt Wohlbefinden auf einen Status, „in dem ein Individuum die eigene Fähigkeit wahrnimmt, den normalen

Stress des Alltagslebens bewältigen und produktiv und fruchtbar arbeiten kann als sich auch positiv in der Gesellschaft einbringen und mit der Umwelt gut interagieren kann“ (Herrman et al., 2005, S. 10).

Das persönliche Recovery arbeitet auf dieses Ziel hin, und zwar mit oder trotz weiter bestehender Symptome und Einschränkungen durch die psychische Erkrankung. Diese Herangehensweise lässt sich an den folgenden drei Domänen von psychischer Gesundheit verdeutlichen (**Tab. 9-6**).

9.35.3 Professioneller Umgang

Beim recoveryorientierten Umgang mit Menschen mit einer psychischen Erkrankung ist es wichtig, den Fokus auf das Wohlergehen des Betroffenen zu richten und nicht auf Defizite oder darauf, was alles nicht geht. Durch die Reflexion der Pflegenden, was sie für ihr eigenes Wohlergehen unternehmen und wie sie dieses Handeln für die Stärkung der eigenen Resilienzfaktoren und inneren Zufriedenheit nutzen, können auch Zugänge für den Betroffenen gefunden werden – insbesondere dann, wenn Erfahrungen mit der Bewältigung eigener Krisen gemacht worden sind (Slade et al., 2019; Tedeschi et al., 2018). So kann die eigene Krisenbewältigung dabei helfen, eine Krise als Chance zu begreifen, und diese Erfahrung kann auch für die Begleitung von Betroffenen nutzbar gemacht werden (Tedeschi et al., 2018). Durch eine Begegnung auf Augenhöhe, von Mensch zu Mensch (was ist gut für mich, was ist gut für dich?), können psychiatrisch Pflegende sich anders mit den Wünschen und Bedürfnissen der Betroffenen auseinandersetzen, was ganz neue Zugänge für das Assessment schafft und andere Perspektiven in der Begleitung und Behandlung eröffnen kann (Schrank et al., 2012).

In dem „Complete State Model of Mental Health“ (**Abb. 9-2**) wird diese Verknüpfung von Wellbeing und Recovery hergestellt (Keyes & Martin, 2017). Nach diesem Modell geht es darum, dass Menschen mit einer psychischen Erkrankung, die sich auf den Weg des persönlichen Recoverys begeben, die Krankheit als

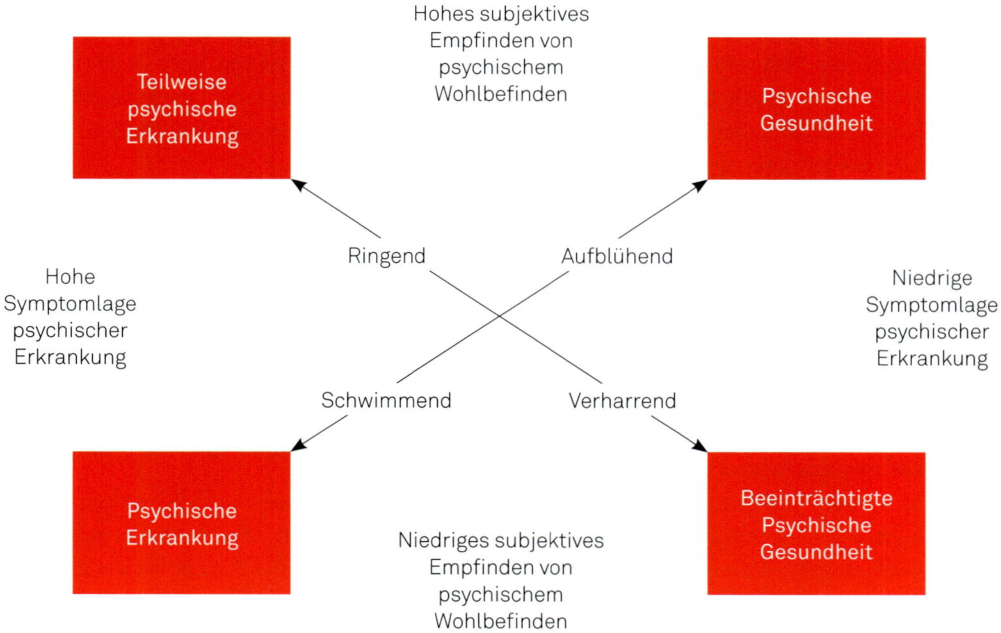

Abbildung 9-2: The Complete State Model of Mental Health (Quelle: Slade, 2009, S. 127)

Tabelle 9-6: Operationalisierung, Definition und Beispiele in drei Domänen der psychischen Gesundheit (Slade, 2009, S. 128)

Domäne	Dimension	Definition	Beispiel
Emotionales Wohlbefinden	1. Positiver Affekt	Positive Stimmung, interessiert am Leben, gute Einstellungen, fröhlich, unaufgeregt, friedvoll und positive Lebensenergie.	Ich bin die meiste Zeit in sehr guter Stimmung und habe die meiste Zeit Freude am Leben.
	2. Positive Einstellung zum Leben	Zumeist zufrieden mit dem Leben, insgesamt oder in den meisten Bereichen.	Mein Leben ist gut und ich möchte es gar nicht verändern.
Psychologisches Wohlbefinden	3. Selbst-akzeptanz	Besitzt eine positive Einstellung zu sich selbst, Anerkennung, schätzt und mag sich selbst.	Wenn ich auf mein Leben zurückschaue, dann bin ich sehr zufrieden mit meiner Entwicklung.
	4. Persön-liches Wachstum	Sucht Herausforderungen, weiß um die eigenen Potenziale und hat das Gefühl für persönliche Weiterentwicklung.	Für mich ist das Leben ein unaufhörlicher Prozess des Lernens, der Transformation und des Wachstums.
	5. Sinn des Lebens	Empfindet das eigene Leben als sinnvoll und zielgerichtet.	Manche Leute gehen ziellos durch ihr Leben, zu denen gehöre ich definitiv nicht.
	6. Beherr-schung der Umwelt	Gute Fähigkeit, seine Umwelt nach den eigenen Bedürfnissen anzupassen.	Ich habe mein tägliches Leben und meine Alltagsge-staltung voll im Griff.
	7. Autonomie	Geleitet durch eigene und sozial akzeptable innere Einstellungen und Werte.	Ich bin zufrieden mit meinen eigenen Einstellungen, selbst wenn andere Menschen dies anders sehen.
	8. Positive Beziehungen mit anderen	Kann positive und vertrauens-volle Beziehung aufnehmen, halten und für sich nutzen.	Andere Menschen würden mich als einen gebenden Menschen bezeichnen, der gerne mit anderen teilt.
Soziales Wohlbefinden	9. Soziale Akzeptanz	Ist tolerant gegenüber anderen und akzeptiert die Unterschiede in der Gesellschaft.	Ich glaube daran, dass der Mensch an und für sich gut ist.
	10. Positive Einstellung zur Gesell-schaft	Glaubt daran, dass Menschen, Gruppen und die Gesellschaft sich positiv entwickeln und wachsen können.	Die Erde ist ein guter Platz für alle Menschen.
	11. Soziale Teilhabe	Sieht seine eigenen Aktivitäten als sinnvollen Beitrag für die Ge-sellschaft und andere Menschen.	Ich habe der Welt etwas Wertvolles von mir zu geben.
	12. Soziale Kohärenz	Interessiert an Gesellschaft und dem sozialen Leben und findet das Leben sinnvoll und manch-mal auch verstehbar.	Ich finde es einfach zu erkennen, wie Gesellschaft sich positiv entwickelt.
	13. Soziale Integration	Das Gefühl, zu etwas dazuzuge-hören und von Gesellschaft getra-gen und unterstützt zu werden.	In der Gemeinschaft erfahre ich Unterstützung.

Chance begreifen und nicht mehr versuchen, gegen die Erkrankung anzuarbeiten, sondern Beziehungen nutzen, um die eigene Hoffnung zu fördern (Bannink, 2012). Betroffene können, nach dem Überwinden der akuten Symptomatik, durch die Entwicklung einer positiven Identität durch die Integration der Erkrankung als Teil des eigenen Selbst besser eine Genesung erreichen, als wenn sie als Folge negativen Erlebens der Erkrankung versuchen, den Gesundheitsstatus vor der Erkrankung wiederherzustellen. Auch können durch die positive Erfahrung der Genesung und die Verbesserung des Umgangs mit der psychischen Erkrankung besser Ziele erreicht werden, als wenn Betroffene mit ihrer Erkrankung hadern und ringen. Infolgedessen kann durch das Erleben des eigenen Recoverys das Übernehmen von wichtigen sozialen Rollen unterstützt werden, wodurch die Sinnfindung im Umgang mit der Erkrankung erheblich gestärkt werden kann (Blickhan, 2018; Slade, 2009).

9.36 Zwangsstörungen

Ingo Tschinke

Bei der Zwangsstörung handelt es sich um eine zugrunde liegende Angststörung, wonach jemand befürchtet, etwas gemacht zu haben oder machen zu können, was negative Konsequenzen für die eigene Person, die Familie oder andere wichtige Dritte zur Folge hat. Es kommt immer wieder zu aufdrängenden Gedanken, die an und für sich schon den Zwang darstellen, wie zum Beispiel, dass ich andere verletzen oder unsittlich berühren könnte. Häufig kommt es auch zu dem Gefühl, in Momenten der Unachtsamkeit andere Menschen schädigen zu können, wie beispielsweise die Angst, auf dem Nachhauseweg andere zu überfahren, woraufhin der Weg noch dreimal abgefahren wird, um zu kontrollieren, ob etwas passiert ist. Durch die Zwangshandlung soll die tatsächliche Angst kompensiert werden, was aber nur kurzzeitig erreicht wird. Es kommt also zu einer Neutralisierung durch Rituale, nochmalige Rückversicherungen und ständiges Argumentieren.

9.36.1 Beeinträchtigungsbilder

Menschen mit Zwangsstörungen leiden darunter, dass sich gedankliche Schleifen und Handlungen ständig wiederholen, um durch den Zwang eine Neutralisierung des negativen Effekts zu erzielen, der durch eine Fehlbewertung von sich aufdrängenden Gedanken entsteht und durch eine Überbewertung der eigenen Verantwortlichkeit kaum erträglich erscheint. Es besteht eine perfektionistische Erwartungshaltung (vor allem an sich selbst) und es kommt zu einer Überschätzung des realen Risikos einer Situation oder Handlung. Es besteht eine geringe Toleranz gegenüber Unsicherheit und Ungewissheit und eine Überschätzung der Bedeutung und Kontrollierbarkeit von Gedanken (Röseler, 2015).

9.36.2 Professioneller Umgang

Bei einer Zwangsstörung sollte zunächst eine ausführliche Biografiearbeit durchgeführt werden, um dadurch einen Zugang zu den Gedankenwelten herzustellen und Dispositionen zu ermitteln (ängstliche Persönlichkeitsstrukturen, hoher Wunsch der Schadensvermeidung etc.). Des Weiteren sollten Stressfaktoren erkundet und nicht-funktionale Gedanken, die als ständig wiederkehrende Denkmuster zu Problemen führen, erkannt werden. Dazu können die Aspekte aus der kognitiven und subjektiven Wahrnehmung mit deren Form, Inhalt und Bedeutung der Gedanken erfasst und das Verhalten und Stimmungsänderungen identifiziert und reflektiert werden. Außerdem sollte ermittelt werden, welche Wertvorstellungen die Betroffenen haben und inwieweit Gefühle von Angst und Schuld die Betroffenen belasten. Daraus können dann die Ziele vereinbart und in einer dynamischen Vereinbarung festgelegt werden. Dabei ist es notwendig, dass die Betroffenen auch bereit sind, sich mit ihren

Zwangshandlungen und Zwangsgedanken auseinanderzusetzen.

Frau K. leidet seit 1974 unter einer schweren Zwangserkrankung. Sie hat in ihrer Kindheit über Jahre einen schweren Missbrauch durch die eigene Mutter erlebt. Kompensatorisch hat sie stets das Gefühl gehabt, es der Mutter recht machen zu müssen, um ihre Liebe zu gewinnen, obgleich ihr bewusst war, dass die Mutter sie bis zu ihrem Tode belogen, missbraucht und negativ als Versagerin konnotiert hat. Nachdem sie die Mutter aus der Heimatstadt in die Großstadt geholt hatte, in der sie lebte, um sie und den Vater besser versorgen zu können, begannen ihre Zwangshandlungen. Diesen Zwangshandlungen hat sie ihre Kinder und den Ehemann untergeordnet: Niemand durfte Schmutz in die Wohnung tragen – so mussten sich der Ehemann und die Kinder stets vor der Wohnung nackt ausziehen, damit sie deren Wäsche reinigen und die Angehörigen mit Plastikfüßlingen in die Dusche führen konnte. Sie musste täglich bis zu acht Stunden putzen, um das beruhigende Gefühl der Kontrolle zu erhalten. Bei den Kindern wurde jeder Legostein geputzt, und sie durften keine Bücher lesen, da sich diese innen nicht abwischen ließen.

Die behaviorale Reizkonfrontation und Reizverhinderung kann dabei helfen, sich dem Zwang zu stellen und die Zwangshandlungen nicht mehr durchzuführen. Die Gedanken der Neutralisierung durch Rituale und Kontrollen beeinträchtigen die Konfrontation und Gedankenneubewertung bei den Betroffenen. Das Ziel muss darin bestehen, aufdringliche Gedanken erleben zu können, ohne sich von ihnen stören zu lassen. Es gilt sich selbst eine Rückversicherung aussprechen zu können, dass kein Schaden entsteht. Durch eine Rückversicherung bei der Bezugspflege kann im Gespräch auch eine Verantwortungsteilung vorgenommen werden.

Frau K. ist in die ambulante psychiatrische Pflege gekommen, da sie inzwischen mit über achtzig Jahren nicht mehr körperlich in der Lage ist, den Anforderungen des Zwangs nachzugeben. Sie ist zu alt und gebrechlich, um täglich acht Stunden zu putzen, und eine Putzfrau kann sie nicht zulassen, da diese mehr Schmutz durch ihre Anwesenheit in der Wohnung verursachen würde als sie beseitigen könne. Die Treffen mit der Pflege finden deswegen immer in einem Restaurant in der Nähe statt, da der Zwang nur bei ihr zu Hause „lebt“. Bei der gedanklichen Neubewertung ihrer Handlungen windet Frau K. sich wie ein Aal und plant ständig um ihren Zwang herum, anstatt sich mit diesem zu konfrontieren. Sie kann erkennen, dass zum Beispiel ein Handwerker in ihrer Wohnung, der ihr freundlich begegnet (lächelt, nett ist und ihren Zwang mitmacht durch das Tragen von Plastikhandschuhen und -füßlingen), nur drei Stunden langes Putzen nach sich zieht als ein unfreundlicher Handwerker, der achtstündiges Putzen bis zur Neutralisierung benötigt.

Auf der kognitiven Ebene können auch Imaginationsübungen durchgeführt werden, um negative Gedanken durch Tresor- oder Wolkenübungen aus dem Alltag zu verbannen, bei denen negative Gedanken in einem Tresor hinterlassen oder in Wolken eingebettet werden, die dann davontreiben. Bei der Gestalttherapie können negative Gedanken in eine Puppe oder ein Stofftier verlagert werden, das heißt, die negativen Gedanken werden in diese Figur externalisiert. Der Betroffene kann diese Figur später zur Hand nehmen und sich von ihr die negativen Gedanken zusprechen lassen („Du hast etwas falsch gemacht, willst du das nicht noch einmal kontrollieren?“). Durch die Antwort „Ich möchte diesen Aussagen nicht mehr zuhören“ können die externalisierten Gedanken gestoppt werden, wenn die Figur bewusst in eine Schublade gelegt wird, um somit einen Gedankenstopp zu erreichen.

Bei Zwangsstörungen muss zwischen willkürlichen und unwillkürlichen Gedanken unterschieden werden, um eine Gedankenumbewertung durchführen zu können. Durch den Einsatz der Low Intensity Cognitive Behaviour Therapy (LICBT) können die Gedanken bewusst gemacht und ein Habituationstraining durchgeführt werden (Papworth, 2019). Der Schlüssel zur Kontrolle von Zwangsgedanken liegt in der Erkenntnis, dass eine solche Kontrolle unnötig ist. Eine positive Gedankenkontrolle kann nur greifen, wenn Betroffene ihre Interpretationsmuster verändern und die Widersinnigkeit der kurzfristigen Kontrolle der Zwangshandlungen erkennen können (Marrinan, 2019). Zur Überwindung der Zwangshandlungen ist die Reizkonfrontation (es könnte etwas Schlimmes passieren) und die Reaktionsverhinderung (ich muss diese Handlung durchführen, damit die Situation für mich erträglich ist) wichtig. Die Zwangsmechanismen sollten immer wieder analysiert und thematisiert werden. Dabei hilft es, SMART-Ziele zur Konfrontation mit dem Zwang zu setzen.

Frau K. schildert aus ihrer Geschichte, dass sie ihre beiden Kinder massiv dem Zwang untergeordnet hatte und sie nichts anfassen durften, was ihnen nicht gestattet war. Auch habe sie die Kinder bestraft, wenn sie das Gefühl hatte, dass etwas berührt wurde, auch wenn die Kinder es abgestritten haben. Sie habe den Zwang um die Kinder herum geplant und habe erwartet, dass die Kinder verstehen, dass sie Opfer ihres Zwangs ist. Inzwischen sind die Kinder erwachsen und haben beide hohe akademische Grade erreicht (promovierte Chemikerin und Kunsthistoriker). Das Verhältnis ist noch immer von großer Schuld und Scham vonseiten von Frau K. geprägt, weil sie ihre Kinder so gequält habe. Insbesondere, dass die ältere Tochter ihr gesagt habe, dass sie sich nie sicher bei ihr gefühlt habe, belastet sie sehr stark. Durch die Reflexion des unterschiedlichen Erlebens von Frau K. und ihrer Tochter kann sie die Sichtweise der Tochter akzeptieren und den Kontakt verbessern.

Angehörige werden bei Zwangserkrankungen durch die Betroffenen meist noch weit mehr einbezogen als bei Menschen mit einer Angststörung. Durch die Betroffenen werden die Angehörigen im Vorfeld von Zwangshandlungen sehr ausgeprägt miteinbezogen und übernehmen sogar die Neutralisierung, da der Erkrankte seiner Wahrnehmung nicht traut und bei der Kontrolle durch die Angehörigen die Verantwortung abgeben kann – „ich bin jetzt nicht mehr schuld, der andere hat jetzt die Verantwortung“. Bei Zwangsgedanken sind Angehörige meist das Ziel der negativen Gedanken, und das wird aus Schuldgefühlen heraus meist nur ungern thematisiert.

Die Versorgung von Frau K. endet abrupt mit dem Ausbruch der Corona-Pandemie. Restaurants werden geschlossen, und als Risikopatientin darf Frau K. die Wohnung kaum noch verlassen. Sie darf aufgrund des Zwangs auch niemanden in die Wohnung lassen. Die Kontaktaufnahme wird umgestellt auf telefonische Kontakte, da sie eine Videoübertragung nicht erlaubt; die Bezugspflege würde ansonsten in ihre Wohnung „eindringen“, was sie nicht zulassen könne. Die telefonischen Kontakte kann sie allerdings auch nicht ertragen und fühlt sich dadurch ständig in ihrer Wohnung belastet. Sie beendet die Kontakte.

Anregungen zur weiterführenden Reflexion

Die Zusammenarbeit mit zwangserkrankten Menschen erfordert von der psychiatrischen Fachpflege ein hohes Maß von Empathie- und

Reflexionsfähigkeit. Pflegende müssen versuchen, sich in die Situation des Betroffenen hineinzuversetzen, so absurd sie auch erscheinen mag. Man sollte sich fragen, wie es einem selbst geht, wenn man bestimmte Situationen gedanklich nicht aushält, in welchen Situationen eigene Kompensationshandlungen durchgeführt werden und wie mit Schuld und Scham umgegangen wird.

Nach einigen Monaten nimmt Frau K. wieder Kontakt zur Bezugspflege auf, um sich doch noch weiter mit dem Zwang zu konfrontieren und diesen zu überwinden. Es ist ihr klar geworden, dass sie aufgrund ihrer Gebrechlichkeit körperliche Pflege benötigt. Ihr würde durch eine telefonische Konsultation des MDK der Pflegegrad 3 genehmigt, doch ihr Zwang macht es ihr unmöglich, Maßnahmen der Körperpflege und der hauswirtschaftlichen Versorgung zu nutzen. Es wird ein Konfrontationsplan nach der LICBT erstellt und langsam abgearbeitet. In der Auseinandersetzung mit dem Zwang und der Konfrontation mit dem Unterlassen von Neutralisierungshandlungen erweist es sich immer wieder als hilfreich, über den Sinn und Unsinn ihres Zwangs zu sprechen. Dabei wird insbesondere Humor als Intervention genutzt, um eine „Selbstdistanzierung“ zu erreichen. Frau K. wird mithilfe der paradoxen Intention nach F. Frankl angeleitet, sich in die größte Angst hineinzudenken, um somit den Zirkelmechanismus der Angst zu durchbrechen (Riemeyer, 2007). Dadurch, dass sie sich immer mehr über ihren eigenen Zwang lustig machen kann, gelingt es Frau K. tatsächlich, das Vermeidungsverhalten zu reduzieren und irrationale Neutralisierungen der Lächerlichkeit preiszugeben. Durch diese kleinen Erfolge erkennt sie, dass sie dem Zwang nicht ausgeliefert ist, sondern diesem etwas entgegenstellen kann. Es ist aber noch ein langer Weg, den sie gehen muss, wobei der Humor ihr Mut macht, diesen Weg auch auf sich zu nehmen.

10 Persönliches Netzwerk

Der zentrale Dreh- und Angelpunkt in der ambulanten psychiatrischen Pflege ist die therapeutische Pflegebeziehung zwischen Klient und Pflegefachperson. Um diese Beziehung möglichst effizient zu gestalten, ist es notwendig, ein eigenes persönliches Netzwerk aufzubauen und zu unterhalten. Dabei spielt es keine Rolle, ob es sich um einen guten Umzugsdienst oder um gute Kontakte zum Ordnungsamt oder, wie in der Schweiz, den Kindes- und Erwachsenenschutzbehörden (KESB) handelt – das eigene Netzwerk ist das Kapital, auf dem die eigene Arbeit aufbaut.

10.1 Vernetzung

Béatrice Gähler-Schwab

Professionelle Zusammenarbeit ist in der Versorgung von psychisch beeinträchtigten Menschen ein zentrales Element, um die Aufgaben in der Versorgung miteinander zu klären und Fehlbehandlungen zu vermeiden. Dabei geht es in erster Linie darum, gemeinsam mit dem Klienten und allen an der Behandlung beteiligten Fachpersonen eine optimale Versorgung anzustreben und zu gewähren.

Die Pflegefachperson muss sich bewusst machen, dass alle an der Begleitung beteiligten Personen mit ihrem Fachwissen, ihren Erfahrungen und Qualifikationen eine optimale Begleitung unterstützen. Sie muss sich daher mit der eigenen Haltung gegenüber anderen Berufsgruppen auseinandersetzen und den regelmäßigen Austausch mit Kollegen ernst nehmen, beispielsweise durch ihre Teilnahme an gemeinsamen Standortgesprächen.

Häufige Schwierigkeiten in der Begleitung von psychisch beeinträchtigten Menschen sind nicht klar abgesprochene Zuständigkeitsbereiche wie zum Beispiel zwischen ambulanter psychiatrischer Pflege und Ergotherapie oder Verordnungsbereiche zwischen Psychiater und Hausarzt. Dies führt in erster Linie bei den Klienten zu Verwirrung und zu Unsicherheiten. Bedenkt man dabei, dass unterschiedliche psychische Beeinträchtigungen wie beispielsweise Persönlichkeitsstörungen ebenfalls und unbeabsichtigt einen Einfluss auf eine optimale Behandlung haben können, wird sichtbar, wie wichtig eine gute und offene Kommunikationskultur innerhalb der Zusammenarbeit wird. Klienten sind meistens bestrebt, für sich selbst das gewünschte Optimum zu erreichen, und versuchen durch den Einbezug von möglichst vielen Beteiligten eine umfassende Behandlung zu erhalten. Kommunizieren die beteiligten Fachpersonen jedoch nicht interdisziplinär miteinander, entsteht häufig ein Chaos, das sich wiederum auf die einzelne betroffene Person auswirkt. Die Auswirkungen können von einfach bis hochkomplex reichen und ein ganzes System zum Einsturz bringen. Die Leidtragenden sind dann immer die Klienten. Unzufriedenheit oder gar ein Abbruch der Behandlung können die Folge sein.

10.1.1 Professioneller Umgang

Die Voraussetzung für eine Zusammenarbeit ist, dass die einzelnen beteiligten Dienstleister Kenntnis voneinander haben und die Aufgabenbereiche definiert sind. Bei der Informationssammlung hilft in der Regel der Betroffene aktiv mit. Die wichtigste Voraussetzung, um überhaupt eine interprofessionelle Zusammenarbeit beginnen zu können, ist, dass die Betroffenen die beteiligten Fachpersonen von ihrer Schweigepflicht entbinden. Diese Entbindung ermöglicht es den beteiligten Berufsgruppen, sich gegenseitig auszutauschen und miteinander zu kommunizieren. Ist der Betroffene nicht damit einverstanden oder stimmt er einem Austausch nicht zu, wird eine interprofessionelle Zusammenarbeit sehr schwierig oder unmöglich. Fachpersonen oder Fachstellen stellen nur die wichtigsten Verbindungspunkte in einer Zusammenarbeit dar. Je nachdem, welchen Bedarf der einzelne Betroffene hat, kann dieses Netzwerk an Fachpersonen auf verschiedenste Art und Weise zusammengesetzt sein.

Um einen Überblick zu erhalten, macht es Sinn, die einzelnen Professionen anhand eines Schaubildes darzustellen. Die folgende Abbildung geht vom Klienten aus und zeigt auf, wie sich die einzelnen Professionen, ihrer Bedeutung entsprechend, um ihn herum gruppieren können (**Abb. 10-1**).

In jedem Fall ist eine offene, auf Augenhöhe basierende Kommunikationskultur mit allen Beteiligten angebracht, was in der Zusammenarbeit eine Vertrauensbasis ermöglicht und relativ schnell zu einer Beruhigung von häufig unruhigen und komplexen Begleitungen führt.

10.1.2 Besonderheiten für die ambulante psychiatrische Pflege

Die ambulante psychiatrische Pflege nimmt gerade in der inter- oder multiprofessionellen Zusammenarbeit eine wesentliche Rolle ein. So hat sie gemeinsam mit dem Betroffenen die Aufgabe, einzelne Fachpersonen zu koordinieren und diese über Veränderungen des psychischen und somatischen Zustandes zu informieren. Die ambulante Pflege verfügt über die nötigen Kenntnisse der einzelnen involvierten Fachpersonen und kennt zusätzliche Angebote in ihrer Region.

Befinden sich Klienten in stationärer oder teilstationärer Behandlung, muss zwingend der Aufgabenbereich geklärt werden. Oft sind ambulant tätige Fachpersonen in dieser Zeit nicht mehr zuständig. Dies gilt so lange, bis die beeinträchtigte Person den geschützten Rahmen verlässt. Dabei wird sehr oft die Übergabe an die ambulante Begleitung nicht oder nur teilweise gemacht, was wiederum zu einem Mehraufwand für die Pflege und einem Qualitätsverlust führen kann. Daher lohnt es sich, beim Eintritt (falls möglich) bereits mit der Austrittsplanung zu beginnen. In jedem Fall wird, falls möglich, der Klient einbezogen. Standortbestimmungen, in denen die Pflegefachperson in das stationäre Setting geht, unterstützen die Qualität der Zusammenarbeit wesentlich und helfen, Behandlungsfehler und Unsicherheiten abzubauen. Gemeinsam festgelegte Therapieentscheide fördern die Kooperation untereinander und geben dem Klienten die dringend benötigte Sicherheit.

Anregungen zur weiterführenden Reflexion

- Die Fachperson ist sich bewusst, dass sie selbst aktiv in der Rolle der interprofessionellen Zusammenarbeit ist.
- Sie hinterfragt ihre eigenen Werte in Bezug auf interprofessionelle Zusammenarbeit und versucht gemeinsam mit dem Behandlungsteam, Strategien zu entwickeln, die eine optimale Versorgung der Klienten ermöglichen.
- Sie überprüft den Aufbau und die Pflege ihres Netzwerks.
- Sie hinterfragt, ob sie ihr Netzwerk optimal für die Begleitung der Klienten nutzt.
- Sie nimmt an interdisziplinären Weiterbildungen teil, auch, um den gegenseitigen fachlichen Austausch zu fördern.

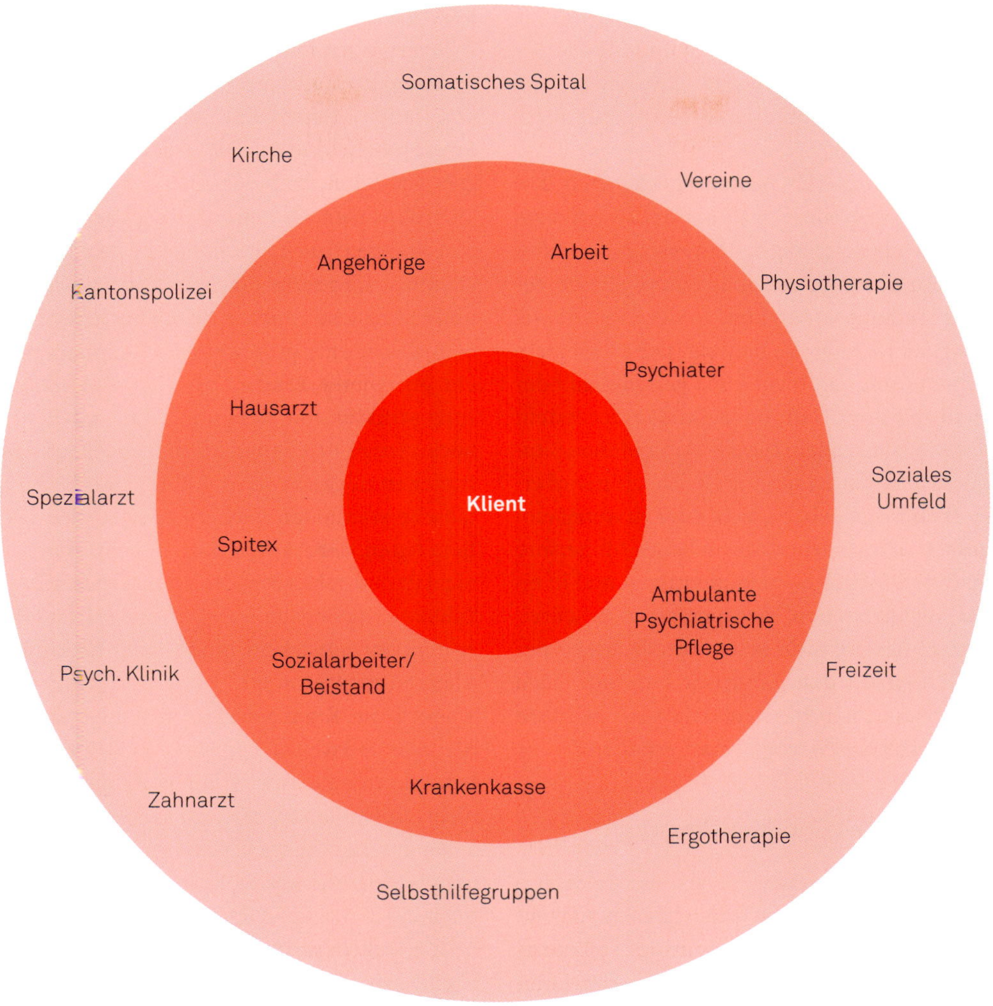

Abbildung 10-1: Netzwerk in der ambulanten psychiatrischen Pflege (Quelle: Eigene Darstellung)

10.2 Inter- und multidisziplinärer Austausch

Béatrice Gähler-Schwab

Die Arbeit im ambulanten Setting ist ein inter- oder multiprofessioneller Austausch mit verschiedenen Fachpersonen, der von der Bereitschaft der Pflegefachpersonen zur Kooperation und Vernetzung lebt, um diese gegebenenfalls zu erweitern. Es kann davon ausgegangen werden, dass regelmäßige Standortbestimmungen oder Fallbesprechungen die Qualität einer ambulanten Begleitung steigern. Die Aufgaben in der Versorgung werden geklärt und eine gemeinsame Haltung, die auf gegenseitiger Wertschätzung und Offenheit basiert und bei der sich die handelnden Personen als Versorgungspartner verstehen, gefördert. Dazu braucht es klar definierte Rahmenbedingungen, um eine optimale Zusammenarbeit anzustreben und den gemeinsamen Austausch zu fördern. Die Zusammenarbeit erfordert eine gute Kommunikationsstruktur und ermöglicht jedem Beteiligten, sich persönlich weiterzuentwickeln. Die eigene Bereitschaft für

Veränderungen sollte vorhanden sein, Informationen müssen zugänglich und für alle Beteiligten verständlich sein. Eine klare und transparente Informationsstruktur sollte angestrebt werden.

Ein mangelnder Austausch zwischen den Fachpersonen führt zu Überschneidungen bei der Aufgabenstellung in der Versorgung und zu Fehlern in der Behandlung von psychisch beeinträchtigten Menschen. In der Folge leidet die Qualität einer Begleitung. Die Pflegefachperson fühlt sich nicht ernst genommen oder steht mit ihrer Haltung allein da. Es entsteht der Eindruck, allein für die vorhandenen Situationen zuständig zu sein. Gleichzeitig wird erworbenes Fachwissen nicht oder zu wenig eingesetzt. Pflegefachpersonen haben Mühe, ihre geleistete Arbeit zu dokumentieren und in einer angemessenen Fachsprache zu beschreiben. Es kommt nicht selten vor, dass die Pflegefachperson den Eindruck hat, nur nach Anweisung zu arbeiten, und dass eigene Ideen und Vorschläge zu wenig Platz erhalten.

10.2.1 Professioneller Umgang

Begegnet die Pflegefachperson allen Beteiligten auf Augenhöhe und fördert sie einen regelmäßigen Austausch mit allen an der Betreuung beteiligten Personen, wird kurz- oder langfristig eine Vertrauensbasis entstehen, die einerseits den Selbstwert und andererseits die Fachlichkeit der Pflegeperson fördert. Klar definierte Handlungsspielräume und Kompetenzbereiche begünstigen einen professionellen Umgang innerhalb eines Kompetenzteams. Oftmals ist es für die Pflegefachperson jedoch schwierig, die geleistete Arbeit so zu beschreiben, dass andere Berufsgruppen auf den ersten Blick erkennen, wieso und warum genau eine bestimmte Pflegeleistung erbracht wird. Gerade komplexe Situationen erfordern ein fundiertes Fachwissen und benötigen eine gemeinsame Fachsprache. Ist dies nicht gegeben, kommt es schnell zu Missverständnissen und einem Qualitätsverlust innerhalb der Profession Pflege. Die Folge ist, dass sich die Pflegefachperson nicht ernst genommen fühlt.

Komplexe Fälle und Begleitungen erfordern von allen Beteiligten regelmäßige Austauschmöglichkeiten. Diese können gemeinsam mit den Betroffenen einen unschätzbaren Wert darstellen. Gemeinsam erarbeitete Fallbesprechungen führen zu einem Zuwachs an Verständnis, fördern die gegenseitige Empathie und ermöglichen auch in hochkomplexen Problematiken eine gegenseitige Akzeptanz und ein geeignetes Erarbeiten einer Problemlösungsstruktur mit dem Ziel, eine qualitativ hochwertige Begleitung für den einzelnen Betroffenen zu gewährleisten. Damit solche Austausche stattfinden können, müssen sich alle Beteiligten darüber im Klaren sein, dass es nicht darum geht, einander die Schwächen vorzuhalten, sondern gemeinsam eine Austauschstruktur zu entwickeln, die in erster Linie dem Klienten zugutekommt.

Auch die Krankenkassen möchten verstehen, was und welche Leitsymptome eine Problematik auszeichnen. Gelingt es der Pflege nicht, dies anhand festgelegter Kriterien zu belegen und zu beschreiben, werden oftmals benötigte Zeit- und Kostengutsprachen nicht ausreichend bewilligt. Dies führt wiederum zu neuen Schwierigkeiten, die eine qualitativ hochwertige Begleitung beeinträchtigter Menschen verhindern. Daher macht es Sinn, gerade in hochkomplexen Situationen multidisziplinäre Austauschmöglichkeiten zu schaffen und diese auch zu pflegen. Gemeinsame, mit dem Klienten besprochene Ziele und Lösungsstrategien müssen festgelegt und geschaffen werden, sodass der Ist-Zustand beschrieben und gemeinsam ein Soll-Zustand angestrebt werden kann.

Inter- oder multiprofessioneller Austausch ist ein Qualitätsmerkmal in der ambulanten Versorgung und ermöglicht es den Beteiligten, eine neue gemeinsame Haltung zu entwickeln, Ziele festzulegen und gemeinsam zu erreichen. Gemeinsame Fallbesprechungen ermöglichen den Beteiligten, diese Ziele in klar festgelegten Zeiträumen zu überprüfen und zu evaluieren.

Dabei werden die Prinzipien der Wirtschaftlichkeit, Zweckmäßigkeit und Wirksamkeit berücksichtigt.

10.2.2 Besonderheiten für die ambulante psychiatrische Pflege

Gerade durch den erhöhten Bedarf einer Begleitung im ambulanten Setting wird ein inter- oder multidisziplinärer Austausch gefordert. Die Fachpersonen sind angehalten, sich über bestehende Netzwerke Gedanken zu machen und gleichzeitig die vorhandenen Kommunikationswege zu nutzen. Zunehmend werden ambulant tätige Pflegefachpersonen im Bereich von Fallbesprechungen mit ihrer Expertise einbezogen. Dafür ist das Beherrschen der Fachsprache und Kenntnisse der Schwierigkeiten Voraussetzung. Gelingt es der Pflegefachperson, ein umfassendes Bild des Klienten abzugeben, kann davon ausgegangen werden, dass mit anderen Berufsgruppen auf Augenhöhe kommuniziert werden kann. Dies fördert den gemeinsamen Vertrauensaufbau, der sich wiederum in der Qualität der Begleitung eines Klienten widerspiegelt.

10.3 Krankheits- und Ferienvertretung, Kapazitäten

Béatrice Gähler-Schwab

Auch Pflegefachpersonen brauchen mal Urlaub oder werden krank. In diesen Fällen stellt sich die Frage, wie bei einer urlaubs- oder krankheitsbedingten Abwesenheit der Pflegefachperson die Begleitung des Klienten organisiert werden kann, ohne dass diese unterbrochen wird. Oder gehören Sie zu der Gruppe von Pflegefachpersonen, die sich sagen: „Arbeiten kann ich auch mit einem bisschen Schnupfen" oder „Unwohlsein ist noch lange kein Grund, zu Hause zu bleiben, wozu gibt es Medikamente?" Nicht selten sind Pflegende etwas nachlässig, wenn es um die eigene Gesundheit geht. Das Pflichtbewusstsein fordert sie auf, sich trotz Krankheitssymptomen zur Arbeit zu quälen. Oder die eigenen Ansprüche in Bezug auf Ferien oder Urlaub werden zugunsten von Klienten und deren Bedürfnissen zurückgestellt. Begleitungen werden nicht selten trotz des bereits vollen Terminkalenders angenommen, was früher oder später unweigerlich zu psychischen oder körperlichen Belastungen führt. Stress und allgemeines Unwohlsein oder gravierende Beeinträchtigungen können die Folge sein.

10.3.1 Professioneller Umgang

Die Pflegefachperson sollte sich bewusst machen, dass sie mit ihrer Haltung und ihrem Handeln von den Klienten als Rollenvorbild wahrgenommen wird. Das betrifft auch ihren eigenen Umgang mit Krankheit und Gesundheit. Wenn sich Pflegende ihrer Vorbildfunktion nicht bewusst sind, können sie durch ihre Art zu handeln andere gefährden. Sie begleiten Tag für Tag Klienten mit unterschiedlichen Beeinträchtigungen. Diese beschränken sich nicht nur auf die Psyche, sondern sind häufig kombiniert mit somatischen Problemen wie zum Beispiel einer Lungenentzündung, HIV oder anderen Infektionskrankheiten. Gerade bei Klienten mit einer geschwächten Abwehr besteht die Gefahr einer zusätzlichen Erkrankung.

Bei Pflegefachpersonen, die in der ambulanten Versorgung im Team arbeiten, lässt sich eine kontinuierliche Betreuung in der Regel gut organisieren und gewährleisten. In der Schweiz gibt es aber noch die freiberufliche Pflege, die aus einer eigenständigen Pflegefachperson besteht, die häufig nur lose an Berufskollegen gebunden ist. Gerade hier besteht die Gefahr, sich nicht genügend Ruhe- und Erholungspausen zu gönnen und dadurch sich und andere zu gefährden. Daher muss bei dieser Berufsgruppe eine optimale Vernetzung der Freiberuflichen stattfinden. Dies geschieht, indem gemeinsame Austausche und Ferienbesprechungen mit der jeweiligen Vertretungsbereitschaft gefördert werden. Eine Betreuung der Klienten muss nach den gesetzlichen Vorgaben an 365 Tagen zu 24 Stunden abgedeckt sein. Entsprechend müssen Vertretungen organisiert werden. Dabei ist es sehr wichtig, dass die Pflegefachperson Vertretungen den jeweiligen Klienten vorstellt und schaut, ob eine vorübergehende Zusammenarbeit sinnvoll und möglich ist. Dieses Vorgehen ist auch bei Abwesenheiten im Krankheitsfall von Bedeutung. Hilfreich ist es, wenn die Klienten die vertretende Fachperson bereits kennen.

Im Bereich der Kapazitäten ist es notwendig, dass die freiberufliche Pflegefachperson nur Begleitungen annimmt, mit denen sie auch arbeiten kann und möchte. Es macht keinen Sinn, eine Begleitung anzunehmen, wenn kein Bedarf besteht oder die Pflegefachperson nicht genügend Zeit hat, um eine optimale Begleitung zu gewährleisten. Im Bereich der Organisationen mit verschiedenen Pflegefachpersonen gestaltet sich die Frage der Kapazitäten anders, hier besteht die Möglichkeit, erst einmal zu starten und dann zu schauen, wer am besten zum jeweiligen Klienten passt. In jedem Fall sind Begleitungen nur anzunehmen, wenn auch die notwendige Kapazität dafür vorhanden ist.

10.3.2 Besonderheiten für die ambulante psychiatrische Pflege

Im Bereich der ambulanten Versorgung macht es Sinn, gemeinsam mit allen an der Pflege und Begleitung beteiligten Personen Krisenpläne und Abmachungen zu treffen, die einerseits den Klienten Sicherheit geben, andererseits ihre Bedürfnisse entsprechend gewährleisten. Zusätzlich ist es aber wichtig, dass ein Bedarf vorhanden ist. Im Bereich der Vertretung bei Urlaub oder Krankheit muss der einzelne Klient mit der Vertretung einverstanden sein. Bei Vertretungen geht es nicht darum, neue oder andere Arbeitsweisen einzuführen, sondern die Stabilität während der Abwesenheit der Hauptpflegefachperson zu gewährleisten. Die eigentliche Arbeit an der Problematik sollte in jedem Fall bei den Hauptverantwortlichen bleiben.

11 Fort- und Weiterbildung

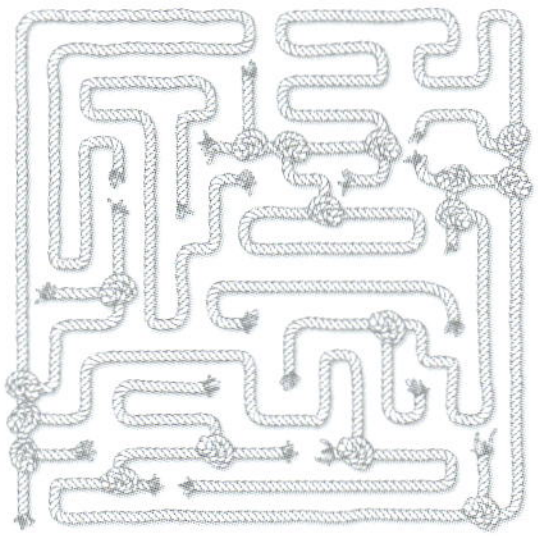

Die ambulante psychiatrische Pflege stellt für Pflegekräfte eine besondere Herausforderung dar im Vergleich zu den Strukturen einer psychiatrischen Fachklinik. Die Kontakte mit den Betroffenen sind häufiger und stellen sich zeitlich und inhaltlich umfangreicher dar. Psychiatrisch Pflegende müssen sich in der Häuslichkeit weitaus mehr selbst mit ihrer Persönlichkeit präsentieren als dies im stationären Bereich der Fall ist, wo Pflegende die Möglichkeit haben, sich als Teil eines Gesamtteams zu identifizieren. Daher ist es wichtig, psychiatrisch Pflegende, die direkt aus dem stationären Setting stammen und in die ambulante psychiatrische Pflege wechseln, mit Fort- und Weiterbildung zu unterstützen, damit sich diese dem neuen Arbeitsbereich stellen können.

11.1 Angebote der Fort- und Weiterbildung

Béatrice Gähler-Schwab

Viele Pflegefachpersonen sind der Meinung, dass in der Grundausbildung erworbenes Fachwissen und der große Schatz an Erfahrungen ausreichend für die Pflege im ambulanten Setting sind. Dabei vergessen sie oft, dass die Pflege sich rasant verändert. Standards, die bis anhin gegolten haben, werden wissenschaftlich widerlegt und neu definiert, was wiederum zu Veränderungen in den Behandlungen führen kann. Sind die Pflegefachpersonen nicht flexibel und erwerben diese neuen Standards nicht, gelten sie als „altmodisch" oder stagnierend. Dabei spielt auch die Aussage „Wir haben das bis heute immer so gemacht und es war gut so" eine große Rolle. Es kann schnell der Eindruck entstehen, dass Pflegefachpersonen nicht bereit sind, auf veränderte Pflegestandards einzugehen oder diese umzusetzen.

11.1.1 Definition

Um als Pflegefachperson im ambulanten Feld arbeiten zu können, müssen gute Qualifizierungsbedingungen geschaffen werden. In Deutschland werden diese durch die Rahmenversorgungsverträge definiert (der Regelversorgungsvertrag nach § 132a SGB V). Die Voraussetzungen und Ausbildungsrichtlinien sind von Land zu Land unterschiedlich. Nach der Grundausbildung ist es zwingend erforderlich, sich regelmäßig weiterzubilden, damit Klienten gerade im ambulanten Rahmen gut, sicher und gemäß den neuesten Standards begleitet werden können.

In einer Fortbildung qualifiziert man sich konkret darauf, Fähigkeiten zu erhalten oder zu erweitern und diese an die fachlichen Entwicklungen anzupassen. Diese können direkt am Arbeitsplatz eingesetzt werden und dienen dazu, bereits erworbenes Fachwissen zu überprüfen und zu erweitern.

In einer Weiterbildung geht es in erster Linie darum, Qualifikationen und das persönliche Qualitätsprofil zu erweitern. Dabei geht es um eine Spezialisierung einer bereits erworbenen Qualifikation und um den Erwerb von Fähigkeiten für Tätigkeiten in spezifischen Bereichen.

11.1.2 Professioneller Umgang

Im Allgemeinen gehen wir heute davon aus, dass lebenslanges Lernen vorausgesetzt wird. Dabei ist es aber wichtig zu differenzieren, ob die Pflegefachperson bestrebt ist, etwas zu verändern und neues Wissen zu erwerben, oder ob sie es nur tut, damit sie möglichst in dem großen Schwarm mitschwimmen kann.

Wichtig erscheint da die Voraussetzung, erst für sich selbst zu prüfen, wo der eigene Stellenwert gesehen wird, ob man motiviert ist, sich neues oder erweitertes Fachwissen anzueignen und in einem weiteren Schritt zu definieren, ob man auch die dementsprechend steigende Verantwortung übernehmen will und kann. Grundsätzlich ist es aber so, dass jede Fachperson über ein Wissen verfügt, das sie durch ihre tägliche Arbeit erworben hat. Gerade in der Pflege geht erworbenes Wissen durch tägliche Handlungen in Fleisch und Blut über, oder viele Pflegetätigkeiten, Problemlösungen und Entscheidungen werden nach Gefühl ausgeführt. Was wiederum nicht empirisch begründbar, zwischenmenschlich nicht nachprüfbar und schon gar nicht objektivierbar ist und zudem schwer als professionelles Handeln erklärt werden kann. Begibt sich die Fachperson in eine Fort- oder Weiterbildung, kann sie durch die gemeinsame Erfahrung mit anderen ihr Wissen bewusst oder unbewusst weitergeben, ihre Gefühle, Problemlösungsstrategien und Entscheidungen überprüfen und gleichzeitig von Erfahrungen der Kollegen profitieren. Somit gelingt es der Pflegfachperson, zukünftig die Handlungen besser und fundierter zu erklären. Werden die gemachten Erfahrungen in einen theoretischen Fokus gerückt und verknüpft man diese Erfahrungen mit Erfahrungen von Kollegen, entsteht ein starker Zusammenhalt und ein gegenseitiges Verständnis für angewandte Strategien. Gelingt dies zum Beispiel in einem themenspezifischen Workshop, erhält man neben neuen Inputs auch häufig Anerkennung und Lob. Der Erwerb von fundiertem Wissen unterstützt so zusätzlich im Bereich der interprofessionellen Zusammenarbeit und ermöglicht der Pflegefachperson ein verantwortungsvolles Arbeiten mit der nötigen Anerkennung.

Hat man sich mit der Frage nach Fort- und Weiterbildung auseinandergesetzt und diese für sich persönlich geklärt, geht es darum, herauszufinden, welche Art von Fort- oder Weiterbildung am besten geeignet ist. Wichtig für die Entscheidung ist, ob und welchen Einfluss die Maßnahme in der alltäglichen Arbeit hat. Die geltenden Voraussetzungen sollten daher je nach Arbeitsort genau überprüft werden. Die Angebote im Sektor Weiterbildung sind in allen Ländern sehr vielfältig und setzen unterschiedliche Ansprüche an die Pflegenden. Es lohnt sich zu schauen, ob und in welchem Rahmen zusätzliches Fachwissen erworben werden kann. Entsprechende Informationen sind über Pflegeverbände, Fachhochschulen oder Ausbildungsanbieter zu erwerben. Fort- und Weiterbildungen sollen die einzelne Pflegefachperson in ihrem Arbeitsfeld und gegebenenfalls bei anstehenden Veränderungen unterstützen. Der persönliche Gewinn sollte möglichst groß sein, damit die Freude am Erwerb oder Austausch von Fachwissen gefördert wird. Der regelmäßige Austausch mit anderen Pflegefachpersonen kann die Bereitschaft für eigenes weiteres Lernen erhöhen. Das wiederum kommt den Klienten zugute.

Die Arbeit mit psychisch beeinträchtigten Menschen erfordert von den Pflegenden eine große Flexibilität und Bereitschaft, über eigene Grenzen hinauszudenken und zu handeln. Ist die Fachperson in ihrem Wissen auf dem neuesten Stand, ist die Bereitschaft, für sich und andere einzustehen, deutlich höher. Unsicherheiten und Ängste, die uns Tag für Tag begegnen, können so besser und sicherer erklärt oder geklärt werden.

11.1.3 Besonderheiten für die ambulante psychiatrische Pflege

Im Bereich der ambulanten psychiatrischen Pflege mit ihren speziellen Aufgabenbereichen macht es Sinn, sich regelmäßig im eigenen Fachgebiet weiterzubilden oder gemeinsam mit anderen Pflegefachpersonen Fortbildungen zu besuchen. Dadurch wird neben dem Austausch an Fachwissen auch die interdisziplinäre Zusammenarbeit gefördert. Wichtig ist, dass sich die ambulant tätige Pflegefachperson informiert und für sich selbst abschätzt, welche Fort- oder Weiterbildung die Arbeit im ambulanten Setting erleichtert und wie groß der persönliche Gewinn ist.

Dabei bieten sich verschiedene Möglichkeiten an, sei es im Bereich der psychiatrischen Pflege oder im speziellen Fachgebiet der ambulanten psychiatrischen Pflege. Sinnvoll ist zu prüfen, ob Fort- und Weiterbildungen und ein Verknüpfen mit einer anderen Profession wie zum Beispiel der somatischen Pflege sinnvoll sind. Gerade im Bereich der ambulanten psychiatrischen Pflege nehmen die somatischen Problematiken zu, sodass viele Pflegefachpersonen mit den Erscheinungsbildern und den Leitsymptomen einer somatischen Erkrankung überfordert sind und zum Teil nicht genau wissen, in welcher Form sie ihren Klienten die nötige Unterstützung anbieten können. Zusätzliche erworbene Fähigkeiten im Bereich der Notfallversorgung sichern eigene Fähigkeiten ab und tragen aktiv zum Abbau von eigenen Ängsten im Umgang mit Notfällen bei.

Der Umgang mit Angehörigen und Kindern von psychisch beeinträchtigten Menschen in der ambulanten Versorgung unterscheidet sich ebenfalls gegenüber den stationären Einrichtungen, sodass auch in diesem Bereich eine Fort- und Weiterbildung sinnvoll sein kann.

Die Thematik Suizidalität wird zwar in allen Bereichen immer wieder angesprochen und behandelt. Sehr gute und fundierte Fort- und Weiterbildungen werden in regelmäßigen Abständen angeboten, aber nur teilweise von ambulant tätigen Pflegefachpersonen besucht. Gerade dieser Bereich der psychiatrischen Versorgung verdient eine besondere Beachtung. Pflegende im stationären Setting verfügen über regelmäßige interne Fortbildungen und erwerben sich so nötiges erweitertes Wissen und lernen, wie man in diesen speziellen Situationen richtig handelt. Im ambulanten Bereich nimmt diese Thematik jedoch noch nicht den Stellenwert ein, den sie haben sollte. Daher empfiehlt es sich, sich Gedanken über eine geeignete Fort- oder Weiterbildung bezüglich des Umgangs mit Suizidalität zu machen.

Wichtig ist, die eigenen beruflichen Fähigkeiten und Fertigkeiten einer regelmäßigen Überprüfung zu unterziehen und bei Bedarf erforderliche Kompetenzen und fehlende Qualifikationen durch geeignete Maßnahmen der Fort- und Weiterbildung nachzuschulen bzw. zu erwerben.

11.2 Fachliteratur

Béatrice Gähler-Schwab

Die Pflege und die Pflegestandards verändern sich seit einigen Jahren rasant. Neue Ausbildungswege und die Akademisierung der Pflege tragen dazu bei, dass neue spannende Wege in der Pflegelandschaft möglich sind. Pflegende reagieren nicht immer jubelnd über diese Veränderungen, sondern begegnen ihnen mit Misstrauen und Vorurteilen, aus Angst, nicht mehr mithalten zu können und den Veränderungen hilflos zusehen zu müssen. Gleichzeitig werden in regelmäßigen Abständen neue Fachbücher, Artikel oder Fachzeitschriften angepriesen, dass man sehr schnell den Überblick verliert und zusätzlich verwirrt ist. Was soll man kaufen oder was muss ich zwingend für meinen Beruf anschaffen? Diese und andere Fragen in Bezug auf Fachliteratur stellen sich viele Pflegefachpersonen.

11.2.1 Professioneller Umgang

Verschiedenste Literatur im Sektor Pflege führt dazu, dass Pflegefachpersonen nicht mehr genau wissen, was und welche Bücher sinnvoll sind. Erschwerend kommt hinzu, dass die ganze Welt der esoterischen Bücher viel Einfluss nimmt. So findet sich wohl in fast jedem Bücherregal von psychiatrischen Pflegefachpersonen ein solches Buch. Nicht, dass sie falsch sind, jedoch muss sorgfältig geprüft werden, ob sie auch den Standards und Rahmenbedingungen der psychiatrischen Pflege entsprechen.

Um Pflegehandlungen belegen und begründen zu können, braucht es entsprechende Kenntnisse und entsprechende Literatur. Veränderte Pflegestandards und evidenzbasierte Pflegeinterventionen sind von verschiedenen Pflegeforschenden erarbeitet und begründet worden. Es lohnt sich für die Pflegefachperson, sich regelmäßig damit auseinanderzusetzen, um auf dem aktuellen Stand zu bleiben. Gut ausgewählte Fachliteratur zu einem spezifischen Thema kann dazu beitragen, die eigene Haltung besser zu beschreiben oder zu begründen. Hier gilt es kritisch die Inhalte zu überprüfen und mit der eigenen Fachlichkeit und den fachlichen Bedürfnissen in Einklang zu bringen.

11.2.2 Besonderheiten für die ambulante psychiatrische Pflege

Die ambulante psychiatrische Pflege begleitet Klienten mit verschiedenen Beeinträchtigungen in verschiedenen Handlungsfeldern. Daher empfiehlt es sich, sich mit entsprechender Literatur auseinanderzusetzen. Diese kann aus Fachzeitschriften und Fachartikeln bestehen. Dabei lohnt es sich, eine entsprechende Fachzeitschrift zu abonnieren, um über aktuell anstehende Themen informiert zu werden und bei Fachartikeln im Literaturverzeichnis nach weiterführenden Artikeln zum Thema Ausschau zu halten.

11.3 Leitlinien und evidenzbasierte Literatur und Quellen

Ingo Tschinke

Die ambulante psychiatrische Pflege findet nicht im evidenzfreien Raum statt, das heißt, vieles, was wir in diesem Buch darstellen, unterliegt weitreichenden Forschungsarbeiten, die den Nachweis der Wirksamkeit für die Betroffenen erbringen. So wurde das REACH©-Modell durch zwei randomisierte kontrollierte Studien untersucht (Meadows et al., 2016; Slade et al., 2015) und das gesamte Recoveryprojekt mit vielen weiteren wissenschaftlichen Arbeiten der REFOCUS-Arbeitsgruppe unterstützt (Slade et al., 2017). In der praktischen Arbeit muss sich die ambulante psychiatrische Pflege mit der Implementierung komplexer Interventionen (Möhler et al., 2015; Richards & Hallberg, 2015) und der Wirksamkeit (Evidenz) von Interventionen auseinandersetzen (Behrens & Langer, 2016). Die medizinischen Grundlagen in der Psychiatrie fußen auf den Leitlinien der deutschen Fachgesellschaften, wie zum Beispiel der Deutschen Gesellschaft für Psychiatrie und Psychotherapie, Psychosomatik und Nervenheilkunde (DGPPN), die sich in erster Linie auf die Erkenntnisse der evidenzbasierten Medizin stützen. Auf der Internetseite des Deutschen Netzwerks Evidenzbasierte Medizin findet sich die deutsche Version des Leitartikels von Sackett et al. (1996), was evidenzbasierte Medizin ist und was nicht.

11.3.1 Definition

Evidenzbasierte Pflege oder auch Evidence-based Nursing nutzt wissenschaftlich belegte Verfahren, um die Wirksamkeit von pflegerischen Maßnahmen objektiv zu beurteilen. Ziel ist, dass professionell Pflegende den Pflegebedürftigen mithilfe der neuesten wissenschaftlich belegten Erfahrungen die beste und wirksamste Pflege zukommen lassen können (Behrens & Langer, 2016). Um therapeutische Entscheidungen oder Maßnahmen evidenzbasiert zu begründen, zum Beispiel die Einführung eines recoveryorientierten Ansatzes bei der Begleitung von psychisch erkrankten Menschen, empfehlen Behrens und Langer ein sechsschrittiges Verfahren, das im Folgenden kurz dargestellt wird (Behrens & Langer, 2016).

1. Schritt: Auftrag klären in der Begegnung – Evidence-informed decision making

- Ich möchte gern Recovery in meiner Institution umsetzen, weil ich über das Gezeiten-Modell von Barker gelesen habe und mich grundsätzlich die Form der Haltung gegenüber den Betroffenen fasziniert. Auch halte ich es für sinnvoll, dass die Betroffenen daran partizipieren und sie alle auf ihrem persönlichen Genesungsweg begleitet werden. Die Geschäftsführung unterstützt dieses Projekt, da sie davon gehört hat, dass das Thema wichtig ist, und sie beauftragt mich, dass ich das Thema im Theorie-Praxis-Transfer erarbeite.

2. Schritt: Problem formulieren

Nun möchte ich mich gern mit dem Thema vertieft auseinandersetzen und schaue, welche Fragestellungen sich daraus ergeben können:

- Wie schulen wir die Mitarbeiter zum Thema Recovery nachhaltig? Gibt es evidenzbasierte Schulungsprogramme und gibt es dazu Erfahrungen mit der Nachhaltigkeit? Wie sieht die Erfahrung mit den sogenannten Recovery-Colleges aus? Welche Auswirkungen haben die Schulungen auf die Betroffenen – ist dadurch das Outcome verbessert und wie messe ich dies?
- Recovery ist eine Grundhaltung und eine Intervention, die auch gesamtgesellschaftliche Auswirkung hat. Damit ist die Implementierung ein sehr komplexes Unterfangen. Was sagt mir die Forschung zum Thema Dissemination (Streuung) und Implementierung dazu? Wie kann ich das Change-Management dafür umsetzen?
- Recovery bedeutet auch, dass ich neue Prozesse im Unternehmen planen muss und alte Prozesse überdenken sollte. Diese Prozesse sollten im Rahmen des Qualitätsmanagements zusammen mit Betroffenen geplant und formuliert werden. Welche Evidenz gibt es zum Einsatz von Betroffenen dazu?
- Recovery kann nicht ohne Führung bzw. transformationales Leadership umgesetzt werden. Welche Informationen gibt es darüber?
- Die Umsetzung dieses Projekts dürfte das gesamte Unternehmen nachhaltig verändern. Ich muss mir deshalb Gedanken machen und nach Informationen suchen: Wie ist eine Finanzierung möglich und wie kann das Unternehmen nachhaltig von einer Umsetzung profitieren (zum Beispiel als innovatives Unternehmen oder als Magnetbetrieb) – da es im Rahmen der Recoveryorientierung auch eine Achtsamkeit gegenüber den Mitarbeitern gibt?

Nach der Problemformulierung wird klar, welch eine komplexe Problemstellung die Umsetzung von Recovery in dem Unternehmen bedeutet. Nach nochmaliger Klärung der Problemstellung und von Einschränkungen der Fragestellung mit der Geschäftsführung wird das Projekt gestartet.

3. Schritt: Literaturrecherche

- Zu den Fragenstellungen beschäftige ich mich nun mit dem Wissen, das ich zu dem komplexen Thema finden kann – dazu gibt es Bücher (deutsche und angloamerikanische Literatur), deutsche und internationale Zeitschriften und Datenbanken (Medline, CINAHL, Cochrane Library, DIMDI etc.).

4. Schritt: Kritische Beurteilung von Studien

- Nachdem ich zu der Problemstellung einiges an Materialien gefunden habe, gilt es, dieses zu sichten und kritisch zu hinterfragen.

5. Schritt: Veränderung der Arbeitspraxis

- Durch die Planung der Implementierung der komplexen Intervention des Recoverys wird die Arbeitsorganisation verändert, und ich kann nun auf die Erfahrungen Dritter zurückgreifen, da ich mich ausführlich mit der Implementierung komplexer Interventionen in der Literatur und in Studien befasst habe. Danach kann dann das umfangreiche Praxisprojekt im Sinne einer Projektplanung umgesetzt werden.

6. Schritt: Evaluation von Wirkungsketten

- Im Qualitätsmanagement habe ich die Prozesse nach wissenschaftlichen Erkenntnissen implementiert und muss mich nun fragen, ob die Ergebnisse wie erwartet eingetreten sind und meinen Bedürfnissen entsprechen oder ob ein anderes Ergebnis besser gewesen wäre.

11.3.2 Leitlinien

Leitlinien werden nach einem Gütegrad eingeteilt. S1-Leitlinien sind Empfehlungen, die auf Expertenmeinungen gründen, S2-Leitlinien beruhen auf einer oder mehreren Studien, und einer S3-Leitlinie liegen mehrere Metastudien zugrunde, weshalb sie den höchsten Evidenzgrad aufweist. Die Deutsche Gesellschaft für Psychiatrie und Psychotherapie, Psychosomatik und Nervenheilkunde (DGPPN) hat zu folgenden Themen S3-Leitlinien veröffentlicht:

- ADHS bei Kindern, Jugendlichen und Erwachsenen
- Schizophrenie (Gaebel et al., 2019)
- Demenzen (DGPPN, 2017)
- Zwangsstörungen (Hohagen, 2015)
- Diagnostik und Therapie bipolarer Störungen (DGBS, 2013)
- Psychosoziale Therapien bei schweren psychischen Erkrankungen (DGPPN, 2019)
- Verhinderung von Zwang: Prävention und Therapie aggressiven Verhaltens bei Erwachsenen (Steinert & Hirsch, 2019)
- Methamphetamin-bezogene Störungen (Drogenbeauftragte der Bundesregierung et al., 2017).

Einige S3-Leitlinien wurden in Zusammenarbeit mit anderen Fachgesellschaften erstellt, wie zum Beispiel die S3-Leitlinie zur Diagnostik und Therapie der Essstörungen bei Jugendlichen und Kindern mit der Deutschen Gesellschaft für Kinder- und Jugendpsychiatrie, Psychosomatik und Psychotherapie (DGKJP). Die Leitlinien der deutschen Fachgesellschaft sind unter www.awfm.de zum Download erhältlich. Ergänzend können auch die NICE-Guidelines des National Institute of Healthcare in Großbritannien unter https://www.nice.org.uk beschafft werden.

11.4 Ausbildung von Krankenpflegeschülern

Béatrice Gähler-Schwab

In der ambulanten psychiatrischen Pflege ist die Ausbildung von Krankenpflegeschülern nicht so einfach wie im stationären Rahmen. Voraussetzung ist, dass Lernende bereits selbstständig arbeiten können und sich auf einem Ausbildungsstand befinden, bei dem sie über umfassende Kenntnisse in der psychiatrischen Pflege verfügen.

Die Ausbildung von Krankenpflegeschülern ist ein sozialer Prozess, in dem der Schüler lernt, die Eigenverantwortung zu stärken, und eine konstruktive Förderung von Kompetenzen beginnt. Die Ausbildungsverantwortlichen fördern konstruktiv die Eigenverantwortung und begleiten Lernende im sozialen Lernprozess.

Häufig werden Lernende bereits während der Ausbildung umfänglich in den Arbeitsprozess einbezogen und erhalten sehr viel Eigenverantwortung. Dabei wird nicht überprüft, ob und wie Lernende in der Lage sind, diese Eigenverantwortung zu tragen oder damit umzugehen. Die Vorgesetzten setzen voraus, dass der Lernende gemäß dem zuvor angegebenen Kompetenzlevel diese auch problemlos ausführen kann. Dabei entstehende Lücken werden leider viel zu wenig überprüft, sodass nach kurzer Zeit Schwächen, Fehler oder gar Motivationsprobleme seitens der Lernenden auftreten. Dies wiederum führt im Tagesgeschäft der Pflege zu massiven Problematiken. Einerseits kann und wird die Sicherheit der Patienten oder Klienten gefährdet, andererseits führen diese Schwierigkeiten zu schwelenden Konflikten innerhalb eines Teams. Gerade die mangelnde Kommunikation ist der Haupteffekt, der einerseits den Lernprozess und andererseits die Arbeit behindert.

11.4.1 Professioneller Umgang

Die Ausbildungsverantwortlichen sollten Lernende konstruktiv und aktivierend begleiten. Dabei ist es notwendig, die Lern- und Eigenkompetenz zu stärken. Ein kooperativer sozialer Prozess fördert zudem die gegenseitige Akzeptanz und den sozialen Prozess. Der Pflegefachperson muss bewusst sein, dass Lernende neue Erfahrungen machen müssen, um nachhaltig zu neuen Herangehensweisen zu gelangen. Da die Arbeit in der Pflege mit Kranken einen unmittelbaren psychischen und physischen Einfluss hat, erfordert dies von allen Beteiligten Transparenz und die Fähigkeit, Handlungen zu überprüfen und allenfalls gemeinsame Strategien zu entwickeln, sodass eine gute therapeutische Beziehung entstehen kann. Basiert diese Beziehung mit den Klienten und den Ausbildenden auf diesem Grundsatz, steht einer Erfolg versprechenden Zusammenarbeit nichts im Weg.

Menschen haben die Fähigkeit, Mitgefühl, Sorge und helfendes Handeln zu entwickeln. Fördert der Ausbilder (Pflegefachperson mit besonderer Qualifikation) dies, fördert das wiederum beim Lernenden die Beobachtungsgabe, das Einschätzen einer Situation, die Bildung eigener Meinungen und Argumentationen. Lernende sollen eine eigene Lernkompetenz entwickeln, welche durch Ausbilder gefördert, aber in keiner Weise übernommen wird. Gerade bei Unsicherheiten muss der Ausbilder anwesend sein oder die Bereitschaft haben, die Situationen anhand der geltenden theoretischen und praktischen Rahmenbedingungen zu klären oder zu besprechen. Oft hilft dies dem Lernenden, Sicherheit und Mut für Neues zu haben, und fördert das Lernen am Modell. Ausbildungsverantwortliche bzw. fachliche Leitungen eines psychiatrischen Fachdienstes sollten sich bewusst machen, dass ein regelmäßiges Überprüfen von eigenem Fachwissen nötig ist und eine starke Eigenreflexion dazugehört.

11.4.2 Besonderheiten für die ambulante psychiatrische Pflege

Lernende und die ambulante psychiatrische Pflege sind nicht so einfach zusammenzubringen. Im Bereich von Organisationen ist der Einsatz von Lernenden sicher gerechtfertigt, da in einem Team gearbeitet wird. In der freiberuflichen Pflege, wie sie zusätzlich in der Schweiz angeboten wird, ist der Einsatz von Lernenden nicht so einfach möglich. Die Aufträge sind an Einzelbegleitungen gebunden, und sehr häufig bestehen bereits lange und gute Kooperationen mit den Klienten, und diese lassen eine Veränderung der Begleitung nur ungern zu. Hier bietet es sich an, die Lernenden als zusätzliche Begleitung mitzunehmen. Dies geschieht aber nur, wenn die Klienten einwilligen. Begleitungen in der Schweiz dauern im Gegensatz zu Deutschland oft Jahre und basieren vor allem auf einer therapeutischen Beziehungsgestaltung. Dies zu erschaffen, dauert meistens schon sehr lange, was aufgrund der Kürze der eigentlichen praktischen Ausbildung von Lernenden nicht gewährleistet werden kann. Zudem ist die Verantwortung für die einzelne Pflegefachperson so hoch, dass es die Lernenden in ihrem Prozess mehr behindern als fördern würde.

11.5 Nachwuchsförderung

Udo Finklenburg

Es ist abzusehen, dass der ambulante Bereich in Zukunft mehr psychiatrisch-pflegerische Arbeitsstellen bietet als der klinische Arbeitsbereich. Aber nicht jeder ist für die ambulante Arbeit geschaffen, und manche, die alle Voraussetzungen mitbringen würden, sind nicht über diese Möglichkeit informiert. Darüber hinaus ist es für manchen Newcomer schwierig, sich ein Arbeitsumfeld vorzustellen, welches er erst nach mehreren Jahren Berufserfahrung und allfälliger Spezialisierung aufsuchen kann. Folglich sind die dauerhafte Sensibilisierung und Förderung von Nachwuchs eine wichtige Aufgabe der ambulanten psychiatrischen Pflege.

11.5.1 Besonderheiten für die ambulante psychiatrische Pflege

Wie so oft, sind die Bedingungen nicht einheitlich geregelt. Teilweise sind die Pflegedienste gezwungen, Praktika anzubieten, teilweise besteht dazu keine Möglichkeit. Manche Kollegen haben jahrelange Erfahrung in der Begleitung von Schülern, andere sind diesbezüglich selbst Newcomer. Dem gegenüber stehen die Schüler und Kollegen, welchen wir in unterschiedlichen Kontexten begegnen, sei es während kürzerer oder längerer Praktika, sei es bei Fachkontakten in der Klinik, bei einem Austausch während einer Tagung oder während unterschiedlicher Formen von Schulungen.

Somit geht es hier nicht um die Hilfestellung für einen Konzeptentwurf, sondern um grundsätzliche Überlegungen, welche Inhalte gewährleistet sein sollen und wie diese vermittelt werden können. Nachwuchsförderung beinhaltet zwei Ebenen, die gleich sind und doch gegensätzlicher nicht sein können: Sie soll Lust machen auf Selbstständigkeit, Eigenverantwortung, Entscheidungsfreudigkeit und Kreativität, und zugleich muss sie klar machen, dass es ohne Selbstständigkeit, Eigenverantwortung, Entscheidungsfreudigkeit und Kreativität nicht geht. Die Aussage einer Schülerin während eines Kurzpraktikums ist bezeichnend und richtungsweisend: „Endlich kann ich mir unter all den leblosen Begriffen wie Recovery, Empowerment und Adherence etwas Konkretes, Praktikables vorstellen. Jetzt weiß ich, dass es Sinn macht."

Und genau darin liegt der Sinn und die Möglichkeit in der Schülerbetreuung. Diese Konzepte sind keine leeren Worthülsen oder graue Theorie, sondern sie lassen sich eins zu eins in der (ambulanten) Praxis umsetzen. Während eines Kurzpraktikums kann ein Schüler kaum eigenständig Aufträge ausführen. Er läuft mit, begleitet zu den einzelnen Klienten, zu Standortgesprächen, zu Teambesprechungen. Einerseits ist es wichtig, dass jeder Schritt informiert wird (Kurzgeschichte des Klienten, Pflegediagnosen, Zielsetzungen, Vorgehensweise), aber auch, dass er ermutigt wird, sich am Gespräch zu beteiligen und anschließend mit ihm die Situation zu reflektieren (wie wurde die Situation aufgenommen, was hat sie ausgelöst, wurde das Vorgehen verstanden, was hätte er anders gemacht und warum?). Dadurch findet eine bewusste Auseinandersetzung mit dem Erlebten statt, die ambulante psychiatrische Pflege wird nachvollziehbar spürbar.

In Schulungen mit Schülern oder Diplomierten ist es dergestalt anders, dass die spezielle Arbeitssituation der ambulanten psychiatrischen Pflege künstlich geschaffen werden muss, zum Beispiel durch konkrete Fallbeispiele. Unter der Vorgabe, dass die völlige Autonomie des Klienten gewährleistet sein muss, können diese Fälle dann auf Lösungsmöglichkeiten hin diskutiert werden.

In diesem Sinn heißt Nachwuchsförderung, auf die speziellen Bedingungen der ambulanten psychiatrischen Pflege hinzuweisen (ist der Interessent bereit, diese zu tragen und zu gewährleisten?) und zugleich mit den vielfältigen Möglichkeiten, die große Selbstständigkeit und die reichlichen Einflussmöglichkeiten, zu locken.

11.6 Somatik

Béatrice Gähler-Schwab

Somatische Probleme nehmen seit einiger Zeit in der psychiatrischen Pflege zu und erfordern eine vernetzte Zusammenarbeit mit anderen Berufsgruppen. Gleichzeitig wird von psychiatrisch Pflegenden ein umfassendes Wissen vorausgesetzt, was viele an ihre Grenzen stoßen lässt, Grenzen, die es aber zu überwinden gilt, dadurch, dass man sich bei Bedarf entweder weiterbildet oder externe Hilfe annimmt.

Häufig leiden psychisch beeinträchtigte Menschen zusätzlich an somatischen Problemen wie zum Beispiel Diabetes mellitus, Bluthochdruck oder Lebererkrankungen. Psychische Beeinträchtigungen können durch schwere somatische Krankheiten ausgelöst werden. Gleichzeitig können schwere psychische Beeinträchtigungen zu schweren somatischen Krankheitsbildern führen. Für psychiatrisch Pflegende gehören diese Krankheitsbilder in den normalen Arbeitsprozess. Werden aber somatische Krankheitsbilder komplexer oder intensiver in der Behandlung, stoßen psychiatrisch Pflegende schnell an ihre Grenzen. Dies vor allem, weil sie in erster Linie die psychiatrischen Beeinträchtigungsbilder verinnerlicht haben und ihnen die somatischen Beeinträchtigungen nicht oder nur teilweise geläufig sind.

11.6.1 Professioneller Umgang

Viele Betroffene leiden neben der psychischen Beeinträchtigung auch unter schweren somatischen Problematiken. Oft geht es darum, in relativ kurzer Zeit eine Einschätzung der aktuellen Sachlage vorzunehmen und zu beurteilen, um dann dem zuständigen Arzt die gemachten Einschätzungen möglichst präzise mitzuteilen. Bei dieser Aufgabe stoßen psychiatrisch Pflegende bereits an ihre Grenzen, da sie dem Arzt oft die Dringlichkeit nicht in der Fachsprache mitteilen können. Keine gleiche Ausdrucksweise zu haben, fördert gerade im psychiatrischen Setting Kommunikationsprobleme, die vermieden werden könnten. Dies vor allem, weil die Ärzte das Gefühl erhalten, dass in solchen Situationen nicht die somatische Problematik im Vordergrund steht, sondern die psychiatrischen und dadurch die tatsächlich bestehenden somatischen Problemstellungen verschleppt werden. Was fatale Auswirkungen für die Klienten haben kann. Wird die Situation nicht mehr händelbar, werden die Klienten in das somatische Krankenhaus eingewiesen, was dann zur Folge hat, dass die psychiatrische Beeinträchtigung nicht mehr optimal versorgt wird. Leider werden die Betroffenen dann im somatischen Krankenhaus wiederum als psychisch krank „abgestempelt" und nach einer Kurzintervention wieder zurück in das psychiatrische Setting gebracht, obwohl somatische Problematiken immer noch leitend sind. Die Quintessenz ist, dass bereits bei der Entstehung solcher komplexen Situationen die Pflegefachpersonen eine möglichst genaue Einschätzung der Leitsymptome und Vernetzungen in den somatischen Bereich herstellen sollte. Dies erfordert eine fundierte Erweiterung von somatischem Fachwissen für psychiatrisch Pflegende. Sie können so die wichtigen Hinweise auf die Zusammenhänge zwischen Psychiatrie und Somatik erkennen und adäquat weitergeben. Gleichzeitig ist die Pflege solcher komplexen Krankheitsbilder und deren optimale Versorgung in einem Gleichgewicht, sodass auch die Kosten nicht unnötig ansteigen werden.

11.6.2 Besonderheiten für die ambulante psychiatrische Pflege

In der ambulanten psychiatrischen Pflege sieht die Ausgangslage noch etwas anders aus. Dort leben die Klienten in ihrem gewohnten Umfeld und haben neben dem Psychiater meistens noch einen Hausarzt. Hier kommt zusätzlich die Schwierigkeit, dass diese zwei Professionen unter Umständen nichts voneinander wissen. Gerade im Medikamentenmanagement ist die Herausforderung sehr groß. Wechselwirkungen der Medikamente, Priorisierung und Einschätzung von Leitsymptomen, Klienten, die nur Teile der Problematiken erzählen, und der große Zeitdruck begünstigen so Doppelspurigkeiten und Fehldiagnosen. Dazu kommt der Umstand, dass viele psychisch Erkrankte unter großen Ängsten leiden und kleinste Veränderungen im somatischen Gesundheitszustand sofort behandelt haben möchten.

Ist die ambulante psychiatrische Pflegefachperson in der Lage, solche Schwierigkeiten zu erkennen und eine Einschätzung vorzunehmen, werden einerseits unnötige Arztbesuche vermieden und eine optimale Behandlung angestrebt. Dies wiederum fördert einerseits die Sicherheit der Klienten, dass im Fall einer somatischen Veränderung etwas unternommen wird, andererseits werden so Finanzen und Ressourcen gespart. Zusätzlich fühlen sich Klienten besser verstanden und unterstützt. Gerade in hochkomplexen Situationen bringt diese Art der Versorgung eine gewisse Ruhe und Entspanntheit bei allen Beteiligten.

Fragen zur weiterführenden Reflexion

- Erkenne ich somatische Beeinträchtigungen und kann ich sie einschätzen?
- Entspricht mein Ausbildungsstand den Anforderungen der Somatik?
- Arbeite ich vernetzt und kann ich einschätzen, wie meine Unterstützungsschritte für Klienten aussehen?
- Bin ich offen, allenfalls eine zusätzliche Weiterbildung im Bereich der Somatik zu machen?

12 Berufspolitik

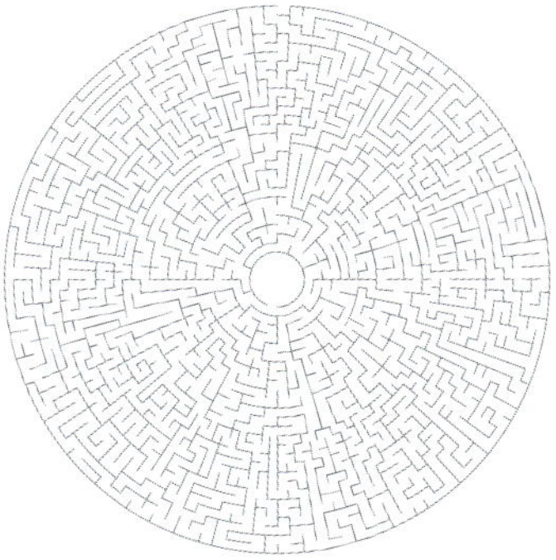

Nicht jeder kann auf Bundes-, Landes- oder Kantonsebene aktiv werden, was auch nicht nötig ist. Aber gleichwohl ist es sinnvoll, für sein Aufgabengebiet einzustehen und „Flagge" zu zeigen. Berufsverbände, Fachvereine, Interessenvertretungen haben nur dann Einfluss, wenn sie auf ihre Mitglieder zählen können. Das Gleiche gilt auch für Tagungen und Kongresse: Nur im Austausch wächst unser Beruf!

12.1 Verbände und Vereine

Udo Finklenburg

Die Pflege organisiert sich. Teils schon seit vielen Jahren (SBK Schweiz), teils erst in neuerer Zeit (Pflegekammern in verschiedenen Bundesländern). Die psychiatrische Pflege organsiert sich in der Deutschen Fachgesellschaft Psychiatrische Pflege (DFPP), auf europäischer Ebene in „Horatio: European Psychiatric Nurses". Auch die ambulante psychiatrische Pflege ist als Fachgesellschaft organisiert: in Deutschland in der Bundesinitiative Ambulante Psychiatrische Pflege (BAPP), in der Schweiz in dem Verein Ambulante Psychiatrische Pflege (VAPP).

Diese Verbände haben alle unterschiedliche Ziele und Aufgaben. So vertritt beispielsweise der Schweizerische Berufsverband Krankenpflege (SBK) neben seinen sonst schon vielfältigen Aufgaben die Freiberufler als Verhandlungspartner gegen die Kantone und die Krankenkassen. Ein Wachstum der ambulanten psychiatrischen Pflege in Deutschland wäre ohne die BAPP schlicht nicht denkbar. Der VAPP in der Schweiz hat sich zum Ziel gesetzt, die ambulante psychiatrische Pflege einer breiteren Öffentlichkeit bekannt zu machen und zugleich mit den Mitgliedern die fachlichen Inhalte aufzuarbeiten und zur Verfügung zu stellen. Die DFPP setzt sich (auch mit Schweizer Mitgliedern) ganz allgemein für fachliche Inhalte und das Image der psychiatrischen Pflege ein.

Allen zusammen ist zu verdanken, dass die psychiatrische Pflege in ihren unterschiedlichen Ausprägungen immer mehr gehört wird, dass Vorurteile langsam schwinden und wir zunehmend mit einer Stimme sprechen können. Dies hat auch zur Folge, dass die unterschiedlichen Vertreter der ambulanten psychiatrischen Pflege zunehmend eingeladen werden, an übergeordneten Gremien, Arbeitsgruppen oder Strategieplanungen teilzunehmen, sei es auf Bundesebene, sei es auf der Ebene der Länder bzw. Kantone oder der Krankenkassen. Dabei geht es darum, permanent auf die Anliegen aufmerksam zu machen, stets um Gehör zu ersuchen und die Verbände laufend als kompetente Ansprechpartner in das Blickfeld zu stellen.

Alle diese Verbände und Vereine leben durch aktive Mitglieder, welche sich mit Ideen, Kritiken, Auseinandersetzungen einbringen. Nur so werden wir es auf Dauer fertigbringen, dass sich die Psychiatriepflege nicht mehr als dienender und Wärterberuf, sondern als eigenständiges

Aufgabengebiet in einem multidisziplinären Umfeld etablieren kann.

Die Mitgliedschaft macht unterschiedlichen Sinn. Teils führt sie zu geringeren Bewilligungskosten (SBK), teils zu einer Öffentlichkeit, da ein Angebot sonst kaum zu finden ist (BAPP, VAPP), aber auch reduzierte Eintrittspreise zu Fachtagungen (VAPP) machen Sinn. Manche Verbände bieten ihren Mitgliedern auch ein Abonnement der Fachzeitschrift „Psychiatrische Pflege" (DFPP, VAPP).

Eine andere Ebene sind die interprofessionellen Verbände wie zum Beispiel die deutschen und schweizerischen Fachverbände für Sozialpsychiatrie, welche sich in den entsprechenden Ländern für den Erhalt und die Verbreiterung sozialpsychiatrischen Denkens und Reformen in der psychosozialen Versorgung einsetzen.

Vielerorts gibt es auf lokaler oder regionaler Ebene Verbände der örtlichen Sozialinstitutionen, welche die Stellung ihrer Mitglieder und deren Klienten lokal und regional stärken wollen.

Besonderheiten für die ambulante psychiatrische Pflege

Als ambulante psychiatrische Pflegefachperson muss man keinem Verband angehören. Aber unterschiedliche Argumente sprechen dringend dafür:

- Als Freiberufler in der Schweiz werden die (jährlichen) Bewilligungen ohne eine SBK-Mitgliedschaft recht teuer.
- Der SBK bietet einen gewissen Rechtsschutz gegen die Krankenkassen.
- Über die Webseiten von VAPP und BAPP wird ein Angebot auffindbar.
- Durch eine starke Mitgliederzahl erhält der VAPP und damit die ambulante psychiatrische Pflege entsprechendes Gewicht (z.B. bei den Krankenkassen, beim Bundesamt für Gesundheit, bei den Kantonen).
- Durch den Einsatz der BAPP hat sich die ambulante psychiatrische Pflege in Deutschland massiv verbessert, sie wird ernst genommen, als anhörungsberechtige Organisation des Gemeinsamen Bundesausschusses und bei der Einbeziehung zur Erstellung von Leitlinien.
- Als Mitglied der Community erhält man die Möglichkeit, sich fachlich und berufspolitisch auszutauschen.
- In lokalen und regionalen Zirkeln besteht die Möglichkeit, Sozialpolitik mitzugestalten.

Fragen zur weiterführenden Reflexion

- Welche Verbände sind für mich in meiner Region/meiner Situation sinnvoll?
- Welchen Betrag pro Jahr bin ich bereit, für Verbände auszugeben?
- Bin ich bereit, mich in Verbänden berufspolitisch/fachlich zu engagieren?

Weiterführende Internetseiten

- www.bapp.info
- www.vapp.ch
- www.dgsp-ev.de
- www.sgsp.ch
- www.sbk-asi.ch
- www.dfpp.de
- www.horatio-web.eu

12.2 Tagungen und Kongresse

Udo Finklenburg

Im deutschsprachigen Raum gibt es eine Vielzahl an Kongressen und Tagungen, welche sich mit der psychiatrischen Pflege direkt oder indirekt befassen. Besonders zu nennen sind der „Dreiländerkongress Pflege in der Psychiatrie", der jährlich wechselnd in Bielefeld, Bern und Wien stattfindet, die Jahrestagung der Deutschen Fachgesellschaft Psychiatrische Pflege (DFPP), die Fachtagung der Bundesinitiative Ambulante Psychiatrische Pflege (BAPP) und die Fachtagung Ambulante Psychiatrische Pflege, welche vom VAPP, der Berner Fachhochschule, den Universitären Psychiatrischen Diensten (UPD) Bern und weiteren Institutionen durchgeführt wird. Nicht weniger spannend ist die Teilnahme am DGPPN-Kongress in Berlin, an welchem die ambulante psychiatrische Pflege mit einem eigenen Programmteil und einem eigenen Stand, der sich in den letzten Jahren zu einem eigentlichen Treffpunkt entwickelt hat, vertreten ist.

Die psychiatrische Pflege trifft sich, vernetzt sich – häufig aber leider nur jene Personen, die Führungsaufgaben oder Forschungsaufträge haben. Dabei ist gerade der Austausch mit der Basis, mit den Praktikern, die mit den Realitäten klarkommen müssen, ein großer Gewinn für alle – in beide Richtungen. Hinzu kommt, dass viele Praktiker spezielle Erfahrungen machen durften: die erfolgreiche Anwendung von Techniken, spezielle Umgangsformen mit verschiedenen Diagnosen, interessante Organisationsformen und erfolgreiche Vernetzungen. Sich darüber mit den Kollegen auszutauschen, etwa in Form eines Referats, eines Workshops oder eines Posters, bereichert nicht nur diese, sondern erfüllt den Vortragenden auch mit dem Gefühl, etwas für alle geleistet zu haben.

Letztlich führt die Teilnahme an den Veranstaltungen dazu, dass die psychiatrische Pflege wächst, neue Formen annehmen kann und sich selbst laufend reflektiert, um so den Klienten gerecht zu werden und zugleich die eigene Freude am Beruf nicht zu verlieren.

Es gibt von und für Psychiatriepflegende organisierte Veranstaltungen aus speziellen (z. B. ambulante psychiatrische Pflege) oder multiplen Arbeitsfeldern (Dreiländerkongress Pflege in der Psychiatrie, DGPPN-Kongress), mit vorgegebenen Themen (Fachtagung Ambulante Psychiatrische Pflege) oder Call for Abstracts zu einem relativ offenen Oberthema (Dreiländerkongress). Die Teilnahme ist in der Regel kostenpflichtig und weiterbildungspunktewirksam. Einschränkung: Manche Institutionen finanzieren auf Antrag die Teilnahme, senden aber nur eine begrenzte Anzahl Mitarbeiter. Freiberufler können die Kosten von der Steuer absetzen.

12.2.1 Professioneller Umgang

Es macht keinen Sinn, eine Teilnahme an allen Kongressen anzustreben. Es gilt für sich persönlich herauszufinden, welche Veranstaltung den persönlichen Bedürfnissen am nächsten kommt. Der fachliche Inhalt, die Vernetzung, die Möglichkeit, sich selbst einzubringen, aber auch die Kosten, der Tagungsort und die Anreisedauer spielen bei der Entscheidung eine Rolle. Dabei ist es weniger entscheidend, ob die Institution dies unterstützt (schön, wenn sie es tut), sondern vielmehr der Wunsch, in seinem Beruf zu wachsen und frische Inputs zu erhalten.

12.2.2 Besonderheiten für die ambulante psychiatrische Pflege

Viele Psychiatriepflegende in aufsuchenden Organisationen arbeiten ohne Fachkollegen oder sind als Freiberufler nicht vernetzt. Auch sind aufsuchende Dienste noch nicht allzu weit verbreitet (je nach Region). Somit bietet die Teilnahme an Veranstaltungen eine gute Gelegenheit zum Erfahrungsaustausch und zum Knüpfen von Kontakten. Für Schweizer Freiberufler gilt die Notwendigkeit, über den Qualitätstag für freiberufliche Pflegefachpersonen hinaus Weiterbildungspunkte zu sammeln; die hier genannten Veranstaltungen bieten eine hervorragende Gelegenheit dazu.

Fragen zur weiterführenden Reflexion

- Bin ich ausreichend vernetzt?
- Erhalte ich aus meinem Umfeld anregende, ausreichende Inputs?
- Habe ich Gelegenheit, mich differenziert auszutauschen?
- Welche Veranstaltungsform spricht mich am meisten an?
- Habe ich auf diesen Veranstaltungen eventuell etwas zu bieten, würde ich mir zutrauen, ein Referat zu halten?

Weiterführende Internetseiten

- www.fachtagung-app.ch
- www.pflege-in-der-psychiatrie.eu
- www.dgppn.de
- www.dfpp.de
- www.bapp.info

Literatur

Abderhalden, C. (2011). Der Pflegeprozess. In D. Sauter & R.C. Ahrens (Hrsg.), *Lehrbuch psychiatrische Pflege* (3. Aufl., S. 347–378). Bern: Huber.

Aderhold, V., Alanen, Y.O. & Hess, G. (Hrsg.). (2003). *Psychotherapie der Psychosen. Integrative Behandlungsansätze aus Skandinavien.* Gießen: Psychosozial-Verlag.

Alban, S., Leininger, M.M. & Reynolds, C.L. (1999). *Multikulturelle Pflege.* München: Urban & Fischer.

Alexander, G. (2010). Behavioural coaching – the GROW model. In J. Passmore (Ed.), *Excellence in coaching. The industry guide* (2nd ed., pp. 83–93). London: KoganPage.

Alsleben, H., Weiß, A., Rufer, M. & Hand, I. (2004). *Psychoedukation Angst- und Panikstörungen. Manual zur Leitung von Patienten- und Angehörigengruppen.* München: Urban & Fischer.

Amirkhan, J.H. (1990). A Factor Analytically Derived Measure of Coping: The Coping Strategy Indicator. *Journal of Personality and Social Psychology, 59*(5), 1066–1074. https://doi.org/10.1037/0022-3514.59.5.1066

Amering, M. & Schmolke, M. (2012). *Recovery. Das Ende der Unheilbarkeit* (5. Aufl.). Bonn: Psychiatrie-Verlag.

Anderl-Doliwa, B. (2017). *Kompetenzprofile psychiatrisch Pflegender in ambulanten und aufsuchenden Settings (Dissertation).* Philosophisch-Theologische Hochschule Vallendar. Verfügbar unter https://kidoks.bsz-bw.de/frontdoor/deliver/index/docId/1078/file/Dissertion_Anderl-Doliwa.pdf

Andreasen, N.C., Carpenter, W.T., Kane, J.M., Lasser, R.A., Marder, S.R. & Weinberger, D.R. (2005). Remission in schizophrenia: proposed criteria and rationale for consensus. *American Journal of Psychiatry, 162*(3), 441–449. https://doi.org/10.1176/appi.ajp.162.3.441

Anthony, W. (1993). Recovery from mental illness: the guiding vision of the mental health service system in the 1990s. *Psychosocial Rehabilitation Journal, 16*(4), 11–23. https://doi.org/10.1037/h0095655

Antonovsky, A. & Franke, A. (1997). *Salutogenese. Zur Entmystifizierung der Gesundheit* (Forum für Verhaltenstherapie und psychosoziale Praxis, Bd. 36). Tübingen: Dgvt-Verlag.

AOK Niedersachsen. (2021). *Regelversorgungsvertrag für die ambulante psychiatrische Pflege im Lande Niedersachsen.* Verfügbar unter http://www.aok-gesundheitspartner.de/nds/pflege/hkp/index.html. Zugegriffen am 1.12.2020

Bakewell, S. (2018). *Das Café der Existenzialisten. Freiheit, Sein und Aprikosencocktails.* München: Beck.

Bannink, F. (2012). *Praxis der Positiven Psychologie.* Göttingen: Hogrefe.

Banser, A.-K. & Bode, P. (2018). *Selbstwerden. Über das Selbst als Aufgabe und die Möglichkeiten seiner Realisierung bei Søren Kierkegaard.* Würzburg: Königshausen & Neumann.

BAPP (Bundesinitiative Ambulante Psychiatrische Pflege). (2003). *Tätigkeitsinhalte der Ambulanten Psychiatrischen Pflege (APP).* Verfügbar unter https://www.bapp.info/texte/taetigkeiten.pdf

Barker, P. (2001). The tidal model: developing a person-centered approach to psychiatric and mental health nursing. *Perspectives in Psychiatric Care, 37*(3), 79–87. https://doi.org/10.1111/j.1744-6163.2001.tb00631.x

Barker, P. (2002). The tidal model. The healing potential of metaphor within a patient's narrative. *Journal of Psychosocial Nursing and Mental Health Services, 40*(7), 42–50. https://doi.org/10.3928/0279-3695-20020701-12

Barker, P. (2003). The Tidal Model: psychiatric colonization, recovery and the paradigm shift in mental health care. *International Journal of Mental Health Nursing, 12*(2), 96–102. https://doi.org/10.1046/j.1440-0979.2003.00275.x

Barker, P. (2009). The nature of nursing. In P. Barker (Ed.), *Psychiatric and Mental Health Nursing. The craft of caring* (2nd ed., pp. 3–11). London: Hodder Arnold.

Barker, P. (2011). Ethics. In a search of a good life. In P. Barker (Ed.), *Mental health ethics. The human context* (pp. 5–30). Abingdon, Oxon: Routledge.

Barker, P. & Buchanan-Barker, P. (2005). Still invisible after all these years. Mental health nursing on the margins. *Journal of Psychiatric and Mental Health Nursing, 12*(2), 252–256. https://doi.org/10.1111/j.1365-2850.2005.00832.x

Barker, P. & Buchanan-Barker, P. (2011). Myth of mental health nursing and the challenge of recovery. *International Journal of Mental Health Nursing, 20*(5), 337–344. https://doi.org/10.1111/j.1447-0349.2010.00734.x

Barker, P. & Buchanan-Barker, P. (2013). *Das Gezeiten-Modell. Der Kompass für eine recoveryorientierte, psychiatrische Pflege.* Bern: Huber.

Barker, P. & Buchanan-Barker, P. (2020). *Das Gezeiten-Modell. Der Kompass für eine recoveryorientierte, psychiatrische Pflege* (2. Aufl.). Bern: Hogrefe. https://doi.org/10.1024/86034-000

Barker, P., Jackson, S. & Stevenson, C. (1999). The need for psychiatric nursing. Towards a multidimensional theory of caring. *Nursing Inquiry, 6*(2), 103–111. https://doi.org/10.1046/j.1440-1800.1999.00018.x

Barker, P., Jackson, S. & Stevenson, C. (2004). Wozu werden Pflegefachkräfte in der Psychiatrie gebraucht? *Psychiatrische Pflege, 10*(6), 327–335. https://doi.org/10.1055/s-2004-813749

Barwinski, R. (2016). *Resilienz in der Psychotherapie. Entwicklungsblockaden bei Trauma, Neurosen und frühen Störungen auflösen.* Stuttgart: Klett-Cotta.

Bauer, R. (2018). *Beziehungspflege. Kongruente Beziehungsarbeit für Pflege-, Sozial- und Gesundheitsberufe. Eine Geschichte kongruenter Beziehungen zwischen Menschen* (3. Aufl.). Bern: Hogrefe.

Bäuml, J., Behrendt, B., Henningsen, P. & Pitschel-Walz, G. (Hrsg.). (2016). *Handbuch der Psychoedukation für Psychiatrie, Psychotherapie und Psychosomatische Medizin.* Stuttgart: Schattauer.

Bäuml, J., Pitschel-Walz, G., Bechdolf, A., Bergmann, F. & Buchkremer, G. (Hrsg.). (2008). *Psychoedukation bei schizophrenen Erkrankungen. Konsensuspapier der Arbeitsgruppe „Psychoedukation bei schizophrenen Erkrankungen“* (2. Aufl.). Stuttgart: Schattauer.

Becker, U. & Kingreen, T. (2018). *Sozialgesetzbuch mit Sozialgerichtsgesetz. Textausgabe mit ausführlichem Sachverzeichnis* (47. Aufl., Stand: 19. Dezember 2017, Sonderausgabe). München: dtv.

Becker, T., Hoffmann, H., Puschner, B. & Weinmann, S. (2008). *Versorgungsmodelle in Psychiatrie und Psychotherapie.* Stuttgart: Kohlhammer. Verfügbar unter http://gbv.eblib.com/patron/FullRecord.aspx?p=1773877

Behrens, J. & Langer, G. (2016). *Evidence-based Nursing and Caring. Methoden und Ethik der Pflegepraxis und Versorgungsforschung – vertrauensbildende Entzauberung der „Wissenschaft“* (4. Aufl.). Bern: Hogrefe.

Belsky, J. & Pluess, M. (2009). Beyond diathesis stress: differential susceptibility to environmental influences. *Psychological Bulletin, 135*(6), 885–908. https://doi.org/10.1037/a0017376

Benca, R. M., Obermeyer, W. H., Thisted, R. A. & Gillin, J. C. (1992). Sleep and psychiatric disorders. A meta-analysis. *Archives of General Psychiatry, 49*(8), 651–670. https://doi.org/10.1001/archpsyc.1992.01820080059010

Benner, P. E. (2017). *Stufen zur Pflegekompetenz. From Novice to Expert* (3. Aufl.). Bern: Hogrefe. https://doi.org/10.1024/85771-000

Bennett-Levy, J., Richards, D. & Farrand, P. (2010). *Oxford Guide to Low Intensity CBT Interventions (Oxford Guides to Cognitive Behavioural Therapy).* Oxford: OUP Oxford.

Berger, J. L. (2006). Incorporation of the Tidal Model into the interdisciplinary plan of care – a program quality improvement project. *Journal of Psychiatric and Mental Health Nursing, 13*(4), 464–467. https://doi.org/10.1111/j.1365-2850.2006.01007.x

Berghaus, M. & Luhmann, N. (2011). *Luhmann leicht gemacht. Eine Einführung in die Systemtheorie* (3. Aufl.). Köln: Böhlau.

Bergin, M., Wells, J. S. G. & Owen, S. (2017). Gender Sensitivity, Mental Health Care Provision and Minority Communities in Ireland. A Realist Analysis. *Mental Health & Human Resilience International Journal, 1*(1), 1–9. https://doi.org/10.23880/MHRIJ-16000106

BGW (Berufsgenossenschaft für Gesundheitsdienst und Wohlfahrtspflege). (2021). *Forschungsstudien zu psychischen Belastungen und Beanspruchungen im Gesundheits- und Sozialwesen.* Verfügbar unter https://www.bgw-online.de/DE/Arbeitssicherheit-Gesundheitsschutz/Grundlagen-Forschung/

Psychologie/Psych-Belastungen/Psych-Belastungen-Index.html

Bird, V., Leamy, M., Le Boutillier, C., Williams, J. & Slade, M. (2014). *REFOCUS* (2nd ed.). London: Rethink Mental Illness. Verfügbar unter https://www.researchintorecovery.com/refocus-manual-2nd-edition/?tx_category=refocus

Bird, V.J., Le Boutillier, C., Leamy, M., Larsen, J., Oades, L.G., Williams, J. & Slade, M. (2012). Assessing the strengths of mental health consumers. A systematic review. *Psychological Assessment, 24*(4), 1024–1033. https://doi.org/10.1037/a0028983

Biringer, E., Davidson, L., Sundfør, B., Ruud, T. & Borg, M. (2017). Service users' expectations of treatment and support at the Community Mental Health Centre in their recovery. *Scandinavian Journal of Caring Sciences, 31*(3), 505–513. https://doi.org/10.1111/scs.12364

Bischofberger, I. (2011). Humor und Lachen. In D. Sauter & R.C. Ahrens (Hrsg.), *Lehrbuch psychiatrische Pflege* (3. Aufl., S. 767–777). Bern: Huber.

Blanchard, M.R., Waterreus, A. & Mann, H. (1994). The nature of depression among older people in inner London, and the contact with primary care. *British Journal of Psychiatry, 164*(3), 396–402. https://doi.org/10.1192/bjp.164.3.396

Blanchard, M.R., Waterreus, A. & Mann, H. (1995). The effect of primary care nurse intervention upon older people screened as depressed. *International Journal of Geriatric Psychiatry, 10*, 289–298. https://doi.org/10.1002/gps.930100405

Blickhan, D. (2018). *Positive Psychologie. Ein Handbuch für die Praxis* (2. Aufl.). Paderborn: Junfermann.

Bock, T., Klapheck, K., Ruppelt, F. & von Iljin, J. (Hrsg.). (2014). *Sinnsuche und Genesung. Erfahrungen und Forschungen zum subjektiven Sinn von Psychosen.* Köln: Psychiatrie-Verlag.

Boden, M. & Feldt, D. (2012). *Krisen bewältigen, Stabilität erhalten, Veränderung ermöglichen. Ein Handbuch zur Gruppenmoderation und zur Selbsthilfe* (4. Aufl.). Bonn: Psychiatrie-Verlag.

Bohus, M. & Wolf-Arehult, M. (2018). *Interaktives Skillstraining für Borderline-Klienten. Das Therapeutenmanual* (Nachdruck der 2. Aufl. 2013). Stuttgart: Schattauer.

Bohus, M., Wolf-Arehult, M. & Kienast, T. (2014). *Interaktives Skillstraining für Borderline-Klienten. Das Therapeutenmanual.* Stuttgart: Schattauer. https://doi.org/10.1055/s-0033-1358648

Böker-Scharnhölz, M. & Pörksen, N. (1999). *Außerstationäre psychiatrische Pflege. Teil 1: Ambulante psychiatrische Behandlungspflege* (Schriftenreihe des Bundesministeriums für Gesundheit, Bd. 121). Baden-Baden: Nomos.

Böker-Scharnhölz, M. & Pörksen, N. (2000). *Außerstationäre psychiatrische Pflege. Teil 2: Gutachten. Psychiatrische Behandlungspflege in vollstationären Pflegeeinrichtungen* (Schriftenreihe des Bundesministeriums für Gesundheit, Bd. 131). Baden-Baden: Nomos.

Bora, R., Leaning, S., Moores, A. & Roberts, G. (2010). Life coaching for mental health recovery. The emerging practice of recovery coaching. *Advances in Psychiatric Treatment, 16*(6), 459–467. https://doi.org/10.1192/apt.bp.108.006536

Bradstreet, S. & McBrierty, R. (2012). Recovery in Scotland. Beyond service development. *International Review of Psychiatry, 24*(1), 64–69. https://doi.org/10.3109/09540261.2011.650158

Brookes, N., Murata, L. & Tansey, M. (2006). Guiding practice development using the Tidal Commitments. *Journal of Psychiatric and Mental Health Nursing, 13*(4), 460–463. https://doi.org/10.1111/j.1365-2850.2006.01006.x

Buchanan-Barker, P. (2011). Talking about recovery. In P. Barker (Ed.), *Mental health ethics. The human context* (pp. 331–338). Abingdon, Oxon: Routledge.

Buer, F. & Schmidt-Lellek, C. (Hrsg.). (2014). *Life-Coaching. Über Sinn, Glück und Verantwortung in der Arbeit.* Göttingen: Vandenhoeck & Ruprecht.

Bunt, S. & Prins, S. (2018). *Ein gutes Leben und andere Probleme. Ein Ratgeber von Psychiatrie-Erfahrenen für Psychiatrie-Erfahrene.* Köln: Balance buch + medien verlag.

Bundesgesetzblatt (2016). *Gesetz zur Stärkung der Teilhabe und Selbstbestimmung von Menschen mit Behinderungen (Bundesteilhabegesetz – BTHG).* Köln: Bundesanzeiger Verlag.

Chehil, S. & Kutcher, S.P. (2013). *Das Suizidrisiko. Abschätzung der Suizidgefahr und Umgang mit Suizidalität.* Bern: Huber.

Chesterson, J. (2009). Mental Health promotion and prevention. In P. Barker (Ed.), *Psychiatric and Mental Health Nursing. The craft of caring* (2nd ed., pp. 571–585). London: Hodder Arnold.

Ciompi, L. (Hrsg.). (2001). *Wie wirkt Soteria? Eine atypische Psychosenbehandlung kritisch durchleuchtet.* Bern: Huber.

Clement, U. (2016). *Systemische Sexualtherapie.* Stuttgart: Klett-Cotta.

Cohn, R.C. (2009). *Von der Psychoanalyse zur themenzentrierten Interaktion. Von der Behandlung einzelner zu einer Pädagogik für alle* (16. Aufl.). Stuttgart: Klett-Cotta. https://doi.org/10.14361/9783839412947-009

Coleman, R. (2018). *Recovery. An Alien Concept*. London: CreateSpace Independent Publishing Platform.

Cook, J. A., Copeland, M. E., Floyd, C. B., Jonikas, J. A., Hamilton, M. M., Razzano, L., Carter, T. M., Hudson, W. B., Grey, D. D. & Boyd, S. (2012). A randomized controlled trial of effects of Wellness Recovery Action Planning on depression, anxiety, and recovery. *Psychiatric Services, 63*(6), 541–547. https://doi.org/10.1176/appi.ps.201100125

Cooke, A. (Ed.). (2015). *Understanding Psychosis and Schizophrenia. Why some people sometimes hear voices, believe things that others find strange, or appear out of touch with reality, and what can help.* British Psychological Society Division of Clinical Psychology: Canterbury Chris Church University.

Corrigan, P. W., Morris, S. B., Michaels, P. J., Rafacz, J. D. & Rüsch, N. (2012). Challenging the public stigma of mental illness. A meta-analysis of outcome studies. *Psychiatric Services, 63*(10), 963–973. https://doi.org/10.1176/appi.ps.201100529

Corrigan, P. W., Powell, K. J., Fokuo, J. K. & Kosyluk, K. A. (2014). Does humor influence the stigma of mental illnesses? *Journal of Nervous and Mental Disease, 202*(5), 397–401. https://doi.org/10.1097/NMD.0000000000000138

Cotter, M. (2017). The Service User Perspective. In N. Wrycraft & A. Coad (Eds.), *Recovery in Mental Health Nursing* (pp. 90–104). London: Open University Press.

Coulter, A. & Collins, A. (2011). *Making shared decision-making a reality. No decision about me, without me.* London: King's Fund.

Cowger, C. D. (1994). Assessing client strengths. Clinical assessment for client empowerment. *Social Work, 39*(3), 262–268.

Cullberg, J., Levander, S., Holmquist, R., Wieselgren, I.-M. & Mattson, M. (2003). Bedürfnisangepasste Behandlung psychotisch ersterkrankter Menschen im Parachute-Projekt. In V. Aderhold, Y. O. Alanen & G. Hess (Hrsg.), *Psychotherapie der Psychosen. Integrative Behandlungsansätze aus Skandinavien* (S. 115–125). Gießen: Psychosozial-Verlag.

Cusack, E., Killoury, F. & Nugent, L. E. (2017). The professional psychiatric/mental health nurse. Skills, competencies and supports required to adopt recovery-orientated policy in practice. *Journal of Psychiatric and Mental Health Nursing, 24*(2–3), 93–104. https://doi.org/10.1111/jpm.12347

Dalgarno, M. & Oates, J. (2018). The meaning of co-production for clinicians. An exploratory case study of Practitioner Trainers in one Recovery College. *Journal of Psychiatric and Mental Health Nursing, 25*(5–6), 349–357. https://doi.org/10.1111/jpm.12469

Davidson, L. (2009). *A practical guide to recovery-oriented practice. Tools for transforming mental health care.* Oxford: Oxford Univ. Press.

Davidson, L. (2019). Recovery-Förderung durch Psychotherapie und andere Mittel. In G. Zuaboni, C. Burr, A. Winter & M. Schulz (Hrsg.), *Recovery und psychische Gesundheit. Grundlagen und Praxisprojekte* (S. 48–64). Köln: Psychiatrie-Verlag.

Davidson, R. J. & Begley, S. (2012). *Warum wir fühlen, wie wir fühlen. Wie die Gehirnstruktur unsere Emotionen bestimmt – und wie wir darauf Einfluss nehmen können* (2. Aufl.). München: Arkana.

Davidson, L., Tondora, J., O'Connell, M. J., Kirk, T., Rockholz, P. & Evans, A. C. (2007). Creating a recovery-oriented system of behavioral health care. Moving from concept to reality. *Psychiatric Rehabilitation Journal, 31*(1), 23–31. https://doi.org/10.2975/31.1.2007.23.31

Deegan, P. E. (2001). Recovery as a Self-Directed Process of Healing and Transformation. *Occupational Therapy in Mental Health, 17*(3–4), 5–21. https://doi.org/10.1300/J004v17n03_02

Deegan, P. E. (2005). The importance of personal medicine. A qualitative study of resilience in people with psychiatric disabilities. *Scandinavian Journal of Public Health, 66*(66), 29–35. https://doi.org/10.1080/14034950510033345

Deegan, P. E. (2019). Die Eule und ich oder Recovery als lebenslanger Prozess. In G. Zuaboni, C. Burr, A. Winter & M. Schulz (Hrsg.), *Recovery und psychische Gesundheit. Grundlagen und Praxisprojekte* (S. 14–25). Köln: Psychiatrie-Verlag.

De Las Cuevas, C., Peñate, W., Perestelo-Pérez, L. & Serrano-Aguilar, P. (2013). Shared decision making in psychiatric practice and the primary care setting is unique, as measured using a 9-item Shared Decision Making Questionnaire (SDM-Q-9). *Neuropsychiatric Disease and Treatment, 9*, 1045–1052. https://doi.org/10.2147/NDT.S49021

Delman, D. & Delman, J. (2017). Recovery Learning Communities and the Road of Wellbeing. In M. Slade, L. Oades & A. Jarden (Eds.), *Wellbeing, Recovery and Mental Health* (pp. 169–180). Cambridge: Cambridge University Press. https://doi.org/10.1017/9781316339275.015

Demmerling, C. (2015). Hermeneutik der Alltäglichkeit und In-der-Welt-sein. In T. Rentsch (Hrsg.), *Martin Heidegger – Sein und Zeit* (S. 83–108). Berlin/Boston: De Gruyter. https://doi.org/10.1515/9783110379396.83

DGBS (Deutsche Gesellschaft für Bipolare Störungen). (2013). *S3-Leitlinie „Diagnostik und Therapie bipolarer Störungen"*. Berlin: Springer.

DGPPN (Deutsche Gesellschaft für Psychiatrie und Psychotherapie, Psychosomatik und Nervenheilkunde). (Hrsg.). (2017). *S3-Leitlinie Demenzen.* Berlin, Heidelberg: Springer.

DGPPN (Deutsche Gesellschaft für Psychiatrie und Psychotherapie, Psychosomatik und Nervenheilkunde). (Hrsg.). (2018). *S3-Leitlinie Verhinderung von Zwang: Prävention und Therapie aggressiven Verhaltens bei Erwachsenen.* Verfügbar unter https://www.dgppn.de/_Resources/Persistent/121426d2cd6753c751db3a04869673dabe61ae15/S3%20LL%20Verhinderung%20von%20Zwang%20KURZ%20FINAL%2010.9.2018.pdf

DGPPN (Deutsche Gesellschaft für Psychiatrie und Psychotherapie, Psychosomatik und Nervenheilkunde). (Hrsg.). (2019). *S3-Leitlinie Psychosoziale Therapien bei schweren psychischen Erkrankungen. S3-Praxisleitlinien in Psychiatrie und Psychotherapie* (2. Aufl.). Berlin: Springer. Verfügbar unter http://www.awmf.org/leitlinien/detail/ll/038-020.html

Doenges, M.E., Moorhouse, M.F. & Murr, A.C. (2018). *Pflegediagnosen und Pflegemaßnahmen* (6. Aufl.). Bern: Hogrefe. https://doi.org/10.1024/85831-000

Domenig, D. (Hrsg.). (2007). *Transkulturelle Kompetenz. Lehrbuch für Pflege-, Gesundheits- und Sozialberufe* (2. Aufl.). Bern: Huber.

Donabedian, A. (2003). *An introduction to quality assurance in health care.* New York, NY: Oxford University Press.

Dörner, K. (2003). *Der gute Arzt. Lehrbuch der ärztlichen Grundhaltung* (Schriftenreihe der Akademie für Integrierte Medizin, 2. Aufl.). Stuttgart: Schattauer.

Dörner, K., Deger-Erlenmaier, H., Egetmeyer, A. & Koenning, K. (2014). *Freispruch der Familie. Wie Angehörige psychiatrischer Patienten sich in Gruppen von Not und Einsamkeit, von Schuld und Last freisprechen.* Köln: Balance-Buch+Medien-Verlag.

Dörner, K., Plog, U., Bock, T., Brieger, P., Heinz, A. & Wendt, F. (Hrsg.). (2017). *Irren ist menschlich. Lehrbuch der Psychiatrie und Psychotherapie* (24. Aufl.). Köln: Psychiatrie-Verlag.

Dorsch, F., Häcker, H. & Becker-Carus, C. (Hrsg.). (2004). *Dorsch Psychologisches Wörterbuch* (14. Aufl.). Bern: Huber.

Doukas, D.J. & Gorenflo, D.W. (1993). Analyzing the values history. An evaluation of patient medical values and advance directives. *Journal of Clinical Ethics, 4*(1), 41–45.

Draper, B. (2000). The effectiveness of old age psychiatry services. *International Journal of Geriatric Psychiatry, 15*(8), 687–703. https://doi.org/10.1002/1099-1166(200008)15:8<687::AID-GPS181>3.0.CO;2-K

Drogenbeauftragte der Bundesregierung, BMG (Bundesministerium für Gesundheit), BÄK (Bundesärztekammer) & DGPPN Deutsche Gesellschaft für Psychiatrie und Psychotherapie, Psychosomatik und Nervenheilkunde. (Hrsg.). (2017). *S3-Leitlinie Methamphetamin-bezogene Störungen.* Berlin/Heidelberg: Springer.

Dubrin, A.J., Dalglish, C. & Miller, P. (2006). *Leadership.* Milton: John Wiley & Sons.

Dudenredaktion. (Hrsg.). (n.d.). *Wörterbuch. Duden online.* Zugriff am 29.01.2021 unter https://www.duden.de/

Dunstan, D. & Anderson, D. (2018). Applying Strengths Model principles to build a rural community-based mental health support service and achieve recovery outcomes. *Rural and Remote Health, 18*(1), 3708. https://doi.org/10.22605/RRH3708

von Eichborn, V. (2010). *Sexuelle Gewalterfahrung. Die Kraft der Betroffenen. Posttraumatisches Wachstum und biografische Bildungsprozesse.* Marburg: Tectum.

Ellis, M. & Day, C. (2018). The therapeutic relationship. Engaging clients in their treatment and care. In I.J. Norman & I. Ryrie (Eds.), *The art and science of mental health nursing. Principles and practice* (4th ed., pp. 125–139). Maidenhead: Open University Press.

Erikson, E.H. (2017). *Identität und Lebenszyklus. Drei Aufsätze* (28. Aufl.). Berlin: Suhrkamp.

Ermann, M. (2016). *Psychotherapie und Psychosomatik. Ein Lehrbuch auf psychoanalytischer Grundlage* (6., vollst. überarb. u. erw. Aufl.). Stuttgart: Kohlhammer.

Fairburn, C.G. (2013). *Essattacken stoppen. Ein Selbsthilfeprogramm gegen Binge Eating* (3. Aufl.). Bern: Huber.

Farkas, M. (2007). The vision of recovery today. What it is and what it means for services. *World Psychiatry, 6*(2), 68–74.

Farkas, M., Gagne, C., Anthony, W. & Chamberlin, J. (2005). Implementing Recovery Oriented Evidence Based Programs. Identifying the Critical Dimensions. *Community Mental Health Journal, 41*(2), 141–158. https://doi.org/10.1007/s10597-005-2649-6

Fawcett, J. (1998). *Konzeptuelle Modelle der Pflege im Überblick* (2. Aufl.). Bern: Huber.

Fawcett, J. (1999). *Spezifische Theorien der Pflege im Überblick*. Bern: Huber.

Fay, B. (1987). *Critical social science. Liberation and its limits*. Ithaca, NY: Cornell Univ. Press.

Feigenwinter, M. (2019). *Jahren mehr Leben geben. Loslassen, zulassen, Neues wagen im Alter*. Eschbach: Verlag am Eschbach.

Fenichel, O. (1934). Zur Psychologie der Langeweile. *Imago, 20*(3), 270–281.

Fenichel, O. & Laermann, K. (Hrsg.). (1998). *Aufsätze* (Nachdr. der Ausg. Olten, 1979). Gießen: Psychosozial-Verlag.

Fichter, M., Quadflieg, N. & Hedlund, S. (2008). Long-term course of binge eating disorder and bulimia nervosa. Relevance for nosology and diagnostic criteria. *International Journal of Eating Disorders, 41*(7), 577–586. https://doi.org/10.1002/eat.20539

Fichter, M., Schweiger, U., Krieg, C., Pirke, K.-M., Ploog, D. & Remschmidt, H. (2000). *Behandlungsleitlinie Essstörungen*. Heidelberg: Steinkopff. https://doi.org/10.1007/978-3-642-57730-7

Finkelman, A.W. (1997). *Psychiatric Home Care*. Gaithersburg, MD: Aspen Publishers.

Fintz, A.S. (2014). Führen mit Sinn. Ein logotherapeutisches Coaching-Verfahren. In C. Schmidt-Lellek & F. Buer (Hrsg.), *Life-Coaching. Über Sinn, Glück und Verantwortung in der Arbeit* (S. 329–342). Göttingen: Vandenhoeck & Ruprecht.

Finzen, A. (2013). *Stigma psychische Krankheit. Zum Umgang mit Vorurteilen, Schuldzuweisungen und Diskriminierungen*. Köln: Psychiatrie-Verlag.

Fischer, J. (2011). Lebendig denken – Philosophie im Life-Coaching. Ein existenzieller phänomenologischer Zugang. In C. Schmidt-Lellek & F. Buer (Hrsg.), *Life-Coaching. Über Sinn, Glück und Verantwortung in der Arbeit* (S. 131–151). Göttingen: Vandenhoeck & Ruprecht. https://doi.org/10.13109/9783666403354.131

Fortune, B., Bird, V., Chandler, R., Fox, J., Hennem, R., Larsen, J., Le Boutillier, C., Leamy, M., Macpherson, R., Williams, J. & Slade, M. (2016). *Recovery for real. A summary of findings from the REFOCUS programme*. London: Rethink Mental Illness, King's College London.

Franke, A. (Hrsg.). (2012). *Modelle von Gesundheit und Krankheit* (3. Aufl.). Bern: Huber.

Frankl, V.E. (1982). *Die Psychotherapie in der Praxis. Eine kasuistische Einführung für Ärzte* (4. Aufl.). Wien: Deuticke.

Frankl, V.E. (2007). *Ärztliche Seelsorge. Grundlagen der Logotherapie und Existenzanalyse; mit den „Zehn Thesen über die Person"* (12. Aufl., ungekürzte Ausg.). München: Dt. Taschenbuch-Verlag.

Frankl, V.E. (2018). *Der leidende Mensch. Anthropologische Grundlagen der Psychotherapie* (4. Aufl.). Bern: Hogrefe. https://doi.org/10.1024/85910-000

Freimüller, L., Wölwer, W. & Horn, K. (2012). *Antistigma-Kompetenz in der psychiatrisch-psychotherapeutischen und psychosozialen Praxis* (Trainingsmanual). Stuttgart: Schattauer.

Frenzel, P. (2001). *Klienten-, personzentrierte Psychotherapie. Kontexte, Konzepte, Konkretisierungen* (Bibliothek Psychotherapie, Bd. 8). Wien: Facultas.

Frey, D. & Schmalzried, L.K. (2013). *Philosophie der Führung. Gute Führung lernen von Kant, Aristoteles, Popper & Co.* Berlin/Heidelberg: Springer Medizin. https://doi.org/10.1007/978-3-642-34439-8

Friedemann, M.-L. & Köhlen, C. (2018). *Familien- und umweltbezogene Pflege. Die Theorie des systemischen Gleichgewichts und ihre Umsetzung* (4. Aufl.). Bern: Hogrefe. https://doi.org/10.1024/85848-000

Friedemann, M.-L., Köhlen, C. & Augustyniak, A. (Hrsg.). (2010). *Familien- und umweltbezogene Pflege* (3. Aufl.). Bern: Huber.

Frodl, A. (2011). *Marketing im Gesundheitsbetrieb. Betriebswirtschaft für das Gesundheitswesen*. Verfügbar unter http://www.socialnet.de/rezensionen/isbn.php?isbn=978-3-8349-3139-9

Fröhlich-Gildhoff, K. & Rönnau-Böse, M. (2015). *Resilienz* (4. Aufl.). München: Ernst Reinhardt.

FSP (Föderation der Schweizer Psychologinnen und Psychologen). (Hrsg.). (2008). FSP Aktuell. Definition der Psychotherapie. *Psychoscope, 29*(7), 33.

Gaebel, W., Hasan, A. & Falkai, P. (Hrsg.). (2019). *S3-Leitlinie Schizophrenie*. Berlin: Springer. https://doi.org/10.1007/978-3-662-59380-6

Gather, J. (2016). Ethische Fragen in der medizinischen Behandlung von Menschen mit Demenz. In G. Juckel & K. Hoffmann (Hrsg.), *Ethische Entscheidungssituationen in Psychiatrie und Psychotherapie* (S. 158–164). Lengerich: Pabst Science Publishers.

G-BA (Gemeinsamer Bundesausschuss). (2005). *Häusliche Krankenpflege (Ambulante psychiatrische Krankenpflege). BAnz. Nr. 96 (S. 7969) vom 25.05.2005.* Verfügbar unter https://www.g-ba.de/informationen/richtlinien/11/#tab/beschluesse/list/%2Finformationen%2Fbeschluesse%2Fzur-richtlinie%2F11%2Fab%2F40%2Fmit%2F10%2Fals%2FGbaWebsiteBundle%3ABeschluss%3AajaxListInRichtlinie.html.twig%2F/details/200

G-BA (Gemeinsamer Bundesausschuss). (2018). *Beschluss des Gemeinsamen Bundesausschusses über eine Änderung der Richtlinie über die Verordnung von häuslicher Krankenpflege (Häuslichen Krankenpflege-Richtlinie): Psychiatrische häusliche Krankenpflege.* Verfügbar unter https://www.g-ba.de/informationen/beschluesse/3411/

G-BA (Gemeinsamer Bundesausschuss). (2020). *Richtlinie des Gemeinsamen Bundesausschusses über die Verordnung von häuslicher Krankenpflege (Häusliche Krankenpflege-Richtlinie).* Verfügbar unter https://www.g-ba.de/downloads/62-492-2307/HKP-RL_2020-09-17_iK-2020-12-05.pdf

Gerlinghoff, M., Backmund, H. & Bittenbinder-Obermeier, C. (2017). *Essen will gelernt sein. Bei Essstörungen und auch sonst.* Weinheim/Basel: Beltz.

Gesundheitsdepartement des Kantons Basel-Stadt. (2021). *Sucht. Definition.* Verfügbar unter https://www.sucht.bs.ch/sucht/definition.html#:~:text=Eine%20Abh%C3%A4ngigkeit%20kann%20sich%20entwickeln,Suchtentwicklung%20kann%20grunds%C3%A4tzlich%20jeden%20treffen

Gieselmann, A. & Vollmann, J. (2017). Vorausverfügungen in der Psychiatrie. In J. Vollmann, J. Gather & A. Gieselmann (Hrsg.), *Ethik in der Psychiatrie. Ein Praxisbuch* (S. 160–169). Köln: Psychiatrie-Verlag.

Giesemann, K. (2012). *Hungern im Überfluss. Essstörungen in der ambulanten Psychotherapie.* Stuttgart: Klett-Cotta.

Gildberg, F.A., Bradley, S.K., Paaske, K.J. & Hounsgaard, L. (2014). The use of humor in forensic mental health staff-patient interactions. *Journal of Forensic Nursing, 10*(2), 98–105. https://doi.org/10.1097/JFN.0000000000000029

Gingerich, S. & Mueser, K.T. (2016). *IMR. Illness Management and Recovery Implementation Guide. Personalized Skills and Strategies for Those with Mental Health Disorders* (updated and expanded ed.). Center City, MN: Hazelden Publishing.

GKV-Spitzenverband. (2020). *Rahmenempfehlungen nach § 132a Absatz 1 SGB V zur Versorgung mit Häuslicher Krankenpflege vom 10.12.2013 in der Fassung vom 14.10.2020.* Verfügbar unter https://www.gkv-spitzenverband.de/media/dokumente/krankenversicherung_1/ambulante_leistungen/haeusliche_krankenpflege/2020-10-14_Rahmenempfehlungen_132a_Abs.1_SGB_V_HKP.pdf

Goedecke, S. (2019). Lebendiges Konzept. *Psychiatrische Pflege, 4*(2), 19–23. https://doi.org/10.1024/2297-6965/a000231

Goffman, E. (2014). *Asyle. Über die soziale Situation psychiatrischer Patienten und anderer Insassen* (19. Aufl.). Frankfurt am Main: Suhrkamp.

Goffman, E. & Dahrendorf, R. (2017). *Wir alle spielen Theater. Die Selbstdarstellung im Alltag* (ungekürzte Taschenbuchausgabe, 17. Aufl.). München, Berlin, Zürich: Piper.

Gordon, W., Morton, T. & Brooks, G. (2005). Launching the Tidal Model. Evaluating the evidence. *Journal of Psychiatric and Mental Health Nursing, 12*(6), 703–712. https://doi.org/10.1111/j.1365-2850.2005.00901.x

Green, L.S., Oades, L.G. & Grant, A.M. (2006). Cognitive-behavioral, solution-focused life coaching. Enhancing goal striving, well-being, and hope. *Journal of Positive Psychology, 1*(3), 142–149. https://doi.org/10.1080/17439760600619849

Grey, B., Bailey, S., Leamy, M. & Slade, M. (2014). *REFOCUS Coaching Conversations for Recovery. Trainer Manual.* London: SLAM Partners. Verfügbar unter https://www.researchintorecovery.com/coaching-manuals-used-in-refocus/

Grist, S. (2014). Cognitive behavioral therapy. In S. Walker (Ed.), *Psychosocial interventions in mental health nursing* (pp. 22–36). Los Angeles: SAGE. https://doi.org/10.4135/9781473909892.n3

Grist, S., Bullard, P. & Ward, J. (2014). Low intensity cognitive behavioural therapy interventions. In S. Walker (Ed.), *Psychosocial interventions in mental health nursing* (pp. 81–106). Los Angeles: SAGE. https://doi.org/10.4135/9781473909892.n6

Gutmann, J. & Schädle-Deininger, H. (2016). *Humor in der psychiatrischen Pflege.* Bern: Hogrefe. https://doi.org/10.1024/85627-000

Hahn, S. (2019). Weg von der Compliance und hin zur individuellen Behandlung. *Psychiatrische Pflege, 4*(2), 39–41. https://doi.org/10.1024/2297-6965/a000235

Hanh, T. N. & Richard, U. (2011). *Versöhnung mit dem inneren Kind. Von der heilenden Kraft der Achtsamkeit*. München: Barth.

Hallschmitt, T. (2020). *Praktische Philosophie – Werte und Normen. Grundlegende Fragestellungen der praktischen Philosophie-Entwicklung von der Antike bis heute*. T. Hallschmitt.

Hamann, J., Bühner, M. & Rüsch, N. (2017). Self-Stigma and Consumer Participation in Shared Decision Making in Mental Health Services. *Psychiatric Services, 68*(8), 783–788. https://doi.org/10.1176/appi.ps.201600282

Hammer, M. (2012). *Das innere Gleichgewicht finden. Achtsame Wege aus der Stressspirale* (2. Aufl.). Bonn: Balance buch + medien verlag.

Hammer, M. & Plößl, I. (2015). *Irre verständlich. Menschen mit psychischer Erkrankung wirksam unterstützen* (3. Aufl.). Köln: Psychiatrie-Verlag.

Happell, B. (2008). Determining the effectiveness of mental health services from a consumer perspective. Part 1: enhancing recovery. *International Journal of Mental Health Nursing, 17*(2), 116–122. https://doi.org/10.1111/j.1447-0349.2008.00519.x

Harnau, B., Miemitz-Schmolke, M., Beins, W., Radisch, J., Reichwaldt, W., Koch, C. & Kopke, K. (2012). *Basiskonzept „Ambulante Psychiatrische Pflege in der Regelversorgung in Niedersachsen"*. Lüneburg: Leuphana Universität.

Harvey, G. & Kitson, A. (2016). PARiHS revisited. From heuristic to integrated framework for the successful implementation of knowledge into practice. *Implementation Science, 11*, 33. https://doi.org/10.1186/s13012-016-0398-2

Haubrock, M. (2018). Marketing. In M. Haubrock (Hrsg.), *Betriebswirtschaft und Management in der Gesundheitswirtschaft* (6. Aufl., S. 913–926). Bern: Hogrefe. https://doi.org/10.1024/85362-000

Hauth, I., Falkai, P. & Deister, A. (Hrsg.). (2017). *Psyche, Mensch, Gesellschaft: Psychiatrie und Psychotherapie in Deutschland. Forschung, Versorgung, Teilhabe*. Berlin: Medizinisch Wissenschaftliche Verlagsgesellschaft.

Hegemann, T. & Salman, R. (Hrsg.). (2016). *Handbuch Transkulturelle Psychiatrie* (2. Aufl.). Köln: Psychiatrie-Verlag.

Heim, E. (1985). *Praxis der Milieutherapie*. Berlin: Springer. https://doi.org/10.1007/978-3-642-69846-0

Heim, S. (2014). „Unermüdlich und allzeit bereit". Wie hilfreich sind selbstlose Angehörige? In Bundesverband der Angehörigen Psychisch Kranker (Hrsg.), *Mit psychischer Krankheit in der Familie leben. Rat und Hilfe für Angehörige* (5. Aufl., S. 12–21). Köln: Balance-Buch+Medien-Verlag.

Heim, S. (2019). Psychopharmaka als Hoffnungsträger. *Psychiatrische Pflege, 4*(2), 31–34. https://doi.org/10.1024/2297-6965/a000233

Heinz, A., Müller, S. & Kluge, U. (2016). Wie schaden wir unseren Patienten und uns selbst? Aspekte von Selbst- und Fremdfürsorge. In G. Juckel & K. Hoffmann (Hrsg.), *Ethische Entscheidungssituationen in Psychiatrie und Psychotherapie* (S. 74–84). Lengerich, Westf.: Pabst Science Publishers.

Heller, J. (2015). *Resilienz. 7 Schlüssel für mehr innere Stärke* (5. Aufl.). München: Gräfe und Unzer.

Helm, A. (2009). Recovery and reclamation. A pilgramage in understanding who and what we are. In P. Barker (Ed.), *Psychiatric and Mental Health Nursing. The craft of caring* (2nd ed., pp. 58–64). London: Hodder Arnold.

Hemkendreis, B. & Haßlinger, V. (2014). *Ambulante Psychiatrische Pflege* (Bd. 1). Köln: Psychiatrie-Verlag.

Henking, T. & Vollmann, J. (Hrsg.). (2015). *Zwangsbehandlung psychisch kranker Personen. Ein Leitfaden für die Praxis*. Berlin: Springer. https://doi.org/10.1007/978-3-662-47042-8

Henning, A.-M., Bay-Hansen, J. & Engelhardt, E. (2018). *Männer. Körper. Sex. Gesundheit*. Reinbek bei Hamburg: Rowohlt.

Henning, A.-M., Bremer-Olszewski, T. & Shin, H. (2017). *Make love. Ein Aufklärungsbuch*. München: Goldmann.

Hensen, P. (2019). *Qualitätsmanagement im Gesundheitswesen. Grundlagen für Studium und Praxis* (2. Aufl.). Wiesbaden: Springer Fachmedien. https://doi.org/10.1007/978-3-658-25913-6

Herman, J. L. (2010). *Die Narben der Gewalt. Traumatische Erfahrungen verstehen und überwinden* (3. Aufl.). Paderborn: Junfermann.

Herrman, H., Saxena, S. & Moodie, R. (2005). *Promoting Mental Health. Concepts Emerging Evidence Practice*. Geneva: World Health Organization. https://doi.org/10.1037/e538802013-009

Herpertz, S., Fichter, M., Herpertz-Dahlmann, B., Hilbert, A., Tuschen-Caffier, B., Vocks, S. & Zeeck, A. (Hrsg.). (2019). *S3-Leitlinie „Diagnostik und Behandlung der Essstörungen"* (2. Aufl.). Berlin: Springer. https://doi.org/10.1007/978-3-662-59606-7

Herwig, G. (2018). Implementierung komplexer Interventionen in die psychiatrische Versorgungspraxis. Oder wie schaffen eine nachhaltige Implementierung von Innovationen in die Versorgungspraxis? In S. Hahn, I. Needham, C. Gurtner, A. Hegedüs, U. Finklenburg, S. Schoppmann, M. Schulz, J. Rixe & H. Stefan (Hrsg.), *„Gute Arbeit“. Eine Herausforderung für die psychiatrische Pflege in Praxis – Management – Ausbildung – Forschung* (Vorträge, Workshops und Posterpräsentationen, 15. Dreiländerkongress Pflege in der Psychiatrie, S. 128–132). Bern: Verlag Berner Fachhochschule, Departement Gesundheit, Forschung & Entwicklung Pflege.

Hielscher, V., Nock, L., Kirchen-Peters, S. & Blass, K. (2013). *Zwischen Kosten, Zeit und Anspruch. Das alltägliche Dilemma sozialer Dienstleistungsarbeit.* Wiesbaden: Springer VS. https://doi.org/10.1007/978-3-658-01378-3

Higgins, A. & Brosnan, L. (2017). Sexuality and Gender. In M. Chambers (Ed.), *Psychiatric and mental health nursing. The craft of caring* (3rd ed., pp. 351–361). Abingdon/Oxon: Routledge. https://doi.org/10.1201/9781315381879-32

Higgins, A., Callaghan, P., DeVries, J., Keogh, B., Morrissey, J., Nash, M., Ryan, D., Gijbels, H. & Carter, T. (2012). Evaluation of mental health recovery and Wellness Recovery Action Planning education in Ireland. A mixed methods pre-postevaluation. *Journal of Advanced Nursing, 68*(11), 2418–2428. https://doi.org/10.1111/j.1365-2648.2011.05937.x

Hinsch, R. & Pfingsten, U. (2015). *Gruppentraining sozialer Kompetenzen GSK. Grundlagen, Durchführung, Anwendungsbeispiele* (Materialien für die klinische Praxis, mit E-Book und Arbeitsmaterial, 6., vollst. überarb. Aufl.). Weinheim: Beltz.

Hirsch, R.D. (2007). Humor in der Psychotherapie alter Menschen. In R.D. Hirsch (Hrsg.), *Heiterkeit und Humor im Alter. Schriftenreihe der Deutschen Gesellschaft für Gerontopsychiatrie und -psychotherapie* (Bd. 2, S. 81–117). Kassel: DGGG.

Hoffnungskompetenz. (2021). *Was ist Hoffnung – Definitionen.* Verfügbar unter https://hoffnungskompetenz.wordpress.com/grundlagen/was-ist-hoffnung/was-ist-hoffnung-definitionen/

Hohagen, F. (Hrsg.). (2015). *S3-Leitlinie Zwangsstörungen.* Berlin: Springer. https://doi.org/10.1007/978-3-662-44138-1

Hohm, H.-J. (2002). *Das Pflegesystem, seine Organisationen und Karrieren. Systemtheoretische Beobachtungen zur Entstehung eines sekundären Funktionssystems.* Freiburg im Breisgau: Lambertus.

Holley, J., Chambers, M. & Gillard, S. (2016). The impact of risk management practice upon the implementation of recovery-oriented care in community mental health services. A qualitative investigation. *Journal of Mental Health, 25*(4), 315–322. https://doi.org/10.3109/09638237.2015.1124402

Holm-Hadulla, R.M. (2000). Die therapeutische Beziehung. *Psychotherapeut, 45*(2), 124–136. https://doi.org/10.1007/s002780050211

Holzinger, A., Beck, M., Munk, I., Weithaas, S. & Angermeyer, M.C. (2003). Das Stigma psychischer Krankheit aus der Sicht schizophren und depressiv Erkrankter. *Psychiatrische Praxis, 30*(7), 395–401. https://doi.org/10.1055/s-2003-43251

Homeier, S. & Mattejat, F. (2018). *Sonnige Traurigtage. Ein Kinderfachbuch für Kinder psychisch kranker Eltern* (7. Aufl.). Frankfurt am Main: Mabuse.

Horatio: European Psychiatric Nurses. (2011). *Deklaration von Turku* (deutschsprachige Version, übersetzt unter der Schirmherrschaft der Deutschen Fachgesellschaft Psychiatrische Pflege [DFPP] und der Schweizer Akademischen Fachgesellschaft Psychiatrische Pflege). Verfügbar unter http://www.horatio-web.eu/downloads/The_Turku_Declaration_-_German.pdf

Horgan, A., Manning, F., Bocking, J., Happell, B., Lahti, M., Doody, R., Griffin, M., Bradley, S.K., Russell, S., Bjornsson, E., O'Donovan, M., MacGabhann, L., Savage, E., Pulli, J., Goodwin, J., van der Vaart, K.J., O'Sullivan, H., Dorrity, C., Ellila, H., Allon, J., ... Biering, P. (2018). 'To be treated as a human'. Using co-production to explore experts by experience involvement in mental health nursing education – The COMMUNE project. *International Journal of Mental Health Nursing, 27*(4), 1282–1291.

Hornung, R. & Lächler, J. (2018). *Psychologisches und soziologisches Grundwissen für Gesundheits- und Krankenpflegeberufe* (11. Aufl.). Weinheim, Basel: Beltz.

Höwler, E. (2016). *Kinder- und Jugendpsychiatrie für Gesundheitsberufe, Erzieher und Pädagogen.* Berlin/Heidelberg: Springer. https://doi.org/10.1007/978-3-662-48613-9

Huck, W. (2015). *Wahnsinnig jung. Junge Erwachsene zwischen Pädagogik und Psychiatrie.* Köln: Psychiatrie-Verlag.

Hurtz, R., Nischk, D., Showah, M. & Rusch, J. (2014). Raum für die persönliche Geschichte. Sinnsuche in der Soteria. In T. Bock, K. Klapheck, F. Ruppelt & J. von Iljin (Hrsg.), *Sinnsuche und Genesung. Erfahrungen und Forschungen zum subjektiven Sinn von Psychosen* (S. 202–216). Köln: Psychiatrie-Verlag.

ICN (International Council of Nurses). (1987). *Nursing Definitions.* Verfügbar unter https://www.icn.ch/nursing-policy/nursing-definitions

Intagliata, J. (1982). Improving the quality of community care for the chronically mentally disabled: the role of case management. *Schizophrenia Bulletin, 8*(4), 655–674. https://doi.org/10.1093/schbul/8.4.655

Jacobi, F., Höfler, M., Strehle, J., Mack, S., Gerschler, A., Scholl, L., Busch, M.A., Maske, U., Hapke, U., Gaebel, W., Maier, W., Wagner, M., Zielasek, J. & Wittchen, H.-U. (2014). Psychische Störungen in der Allgemeinbevölkerung. Studie zur Gesundheit Erwachsener in Deutschland und ihr Zusatzmodul Psychische Gesundheit (DEGS1-MH). *Der Nervenarzt, 85*(1), 77–87. https://doi.org/10.1007/s00115-013-3961-y

Jacobi, C., Paul, T. & Thiel, A. (2004). *Essstörungen.* Göttingen: Hogrefe.

Jacobsen, B. (2014). Zu Hause erst recht. Der subjektive Sinn im „Assertive Community Treatment". In T. Bock, K. Klapheck, F. Ruppelt & J. von Iljin (Hrsg.), *Sinnsuche und Genesung. Erfahrungen und Forschungen zum subjektiven Sinn von Psychosen* (S. 217–225). Köln: Psychiatrie-Verlag.

Jaeger, M. & Hoff, P. (2012). Recovery: conceptual and ethical aspects. *Current Opinion in Psychiatry, 25*(6), 497–502. https://doi.org/10.1097/YCO.0b013e328359052f

Jahn, D.R., DeVylder, J.E., Drapalski, A.L., Medoff, D. & Dixon, L.B. (2016). Personal Recovery as a Protective Factor Against Suicide Ideation in Individuals with Schizophrenia. *Journal of Nervous and Mental Disease, 204*(11), 827–831. https://doi.org/10.1097/NMD.0000000000000521

Jensen, M. (2014). *Diagnosenübergreifende Psychoedukation. Ein Manual für Patienten- und Angehörigengruppen* (2. Aufl.). Bonn: Psychiatrie-Verlag.

Johns, C. (2004). *Selbstreflexion in der Pflegepraxis. Gemeinsam aus Erfahrungen lernen.* Bern: Huber. https://doi.org/10.1024/1012-5302.17.6.411a

Johns, C. (2017). *Becoming a Reflective Practitioner* (5th ed.). Hoboken, NJ: John Wiley & Sons Ltd.

Johns, C. (2018). *Achtsames Führen in der Pflege. Mit Mindful Leadership überzeugen und verändern.* Bern: Hogrefe. https://doi.org/10.1024/85716-000

Johnson, M. (Ed.). (2001). *Nursing diagnoses, outcomes, and interventions. NANDA, NOC and NIC linkages.* St. Louis, MO: Mosby.

Jones, J.S., Fitzpatrick, J.J. & Rogers, V.L. (Eds.). (2017). *Psychiatric-mental health nursing. An interpersonal approach* (2nd ed.). New York: Springer Publishing Company. https://doi.org/10.1891/9780826131294

Jork, K. & Aziz, A. (Hrsg.). (2006). *Salutogenese und positive Psychotherapie. Gesund werden – gesund bleiben* (2. Aufl.). Bern: Huber.

Juckel, G. & Hoffmann, K. (Hrsg.). (2016). *Ethische Entscheidungssituationen in Psychiatrie und Psychotherapie.* Lengerich/Westf.: Pabst Science Publishers.

Jungbauer, J. (2016). *Familien mit einem psychisch kranken Elternteil. Forschungsbefunde und Praxiskonzepte* (2,. Aufl.). Opladen, Berlin: Barbara Budrich. https://doi.org/10.2307/j.ctvdf02b1

Kahlenberg, E. (2010). Aus den Augen – noch im Sinn? Vom Selbst in den Anderen. Psyche – Z. *Psychoanalyse, 64*, 59–85.

Kant, I. (2015). *Die drei Kritiken. Kritik der reinen Vernunft* (1781/87); *Kritik der praktischen Vernunft* (1788); *Kritik der Urteilskraft* (1790). Köln: Anaconda.

KBV (Kassenärztliche Bundesvereinigung). (Hrsg.). (2017). *Bekanntmachungen.* Verfügbar unter https://www.kbv.de/media/sp/2017_07_01_Psycho_Vereinbarung_DAe.pdf

Kelly, J., Gallagher, S. & McMahon, J. (2017). Developing a recovery college. A preliminary exercise in establishing regional readiness and community needs. *Journal of Mental Health, 26*(2), 150–155. https://doi.org/10.1080/09638237.2016.1207227

Kelly, J., Wellman, N. & Sin, J. (2009). HEART – the Hounslow Early Active Recovery Team. Implementing an inclusive strength-based model of care for people with early psychosis. *Journal of Psychiatric and Mental Health Nursing, 16*(6), 569–577. https://doi.org/10.1111/j.1365-2850.2009.01405.x

Keukens, R. (2016). Kultursensible Fürsorge in den Arbeitsbeziehungen der psychiatrischen Pflege. In T. Hegemann & R. Salman (Hrsg.), *Handbuch Transkulturelle Psychiatrie* (2. Aufl., S. 350–367). Köln: Psychiatrie-Verlag.

Keupp, H. (2013). *Identitätskonstruktionen. Das Patchwork der Identitäten in der Spätmoderne* (5. Aufl.). Reinbek bei Hamburg: Rowohlt.

Keyes, C. L. M., Martin, C. C. (2017). The Complete Stat Model of Mental Health. In M. Slade, L. Oades & A. Jarden (Eds.), *Wellbeing, Recovery and Mental Health* (pp. 86–97). Cambridge: Cambridge University Press.

Khaschei, K. (2014). Das Leben ist ein langer ruhiger Fluss. Beispiel für Sinnerfahrung als Angehörige.

In T. Bock, K. Klapheck, F. Ruppelt & J. von Iljin (Hrsg.), *Sinnsuche und Genesung. Erfahrungen und Forschungen zum subjektiven Sinn von Psychosen* (S. 121–124). Köln: Psychiatrie-Verlag.

Kieling, C., Baker-Henningham, H., Belfer, M., Conti, G., Ertem, I. & Omigbodun, O. (2011). Child and adolescent mental health worldwide: evidence for action. *The Lancet, 378*(9801), 1515–1525. https://doi.org/10.1016/S0140-6736(11)60827-1

Kingdon, D., Taylor, L., Ma, K. & Kinoshita, Y. (2013). Changing name. Changing prospects for psychosis. *Epidemiology and Psychiatric Sciences, 22*(4), 297–301. https://doi.org/10.1017/S2045796013000486

King, M. & Averis, A. (2000). The Application of Leininger's Sunrise Model to the Culturally Appropriate Care of Indigenous Australians. In J. Greenwood (Ed.), *Nursing theory in Australia. Development and application* (2nd ed., pp. 180–212). Frenchs Forest, NSW: Prentice Hall Health.

Kistner, W. (2002). *Der Pflegeprozess in der Psychiatrie. Beziehungsgestaltung und Problemlösung in der psychiatrischen Pflege* (4. Aufl.). München: Urban & Fischer.

Kitson, A., Harvey, G. & McCormack, B. (1998). Enabling the implementation of evidence based practice. A conceptual framework. *Quality and Safety in Health Care, 7*(3), 149–158. https://doi.org/10.1136/qshc.7.3.149

Kızılhan, İ. (2013). *Kultursensible Psychotherapie. Hintergründe, Haltungen und Methodenansätze* (Forum Migration, Gesundheit, Integration, Bd. 8). Berlin: VWB – Verlag für Wissenschaft und Bildung.

Kleeberg, A. (2019). Psychopharmaka – ja oder nein? *Psychiatrische Pflege, 4*(2), 15–17. https://doi.org/10.1024/2297-6965/a000230

Knuf, A. (2016). *Empowerment und Recovery* (5. Aufl.). Köln: Psychiatrie-Verlag.

Knuf, A. & Gartelmann, A. (2014). *Bevor die Stimmen wiederkommen. Vorsorge und Selbsthilfe bei psychotischen Krisen* (9. Aufl.). Bonn: Balance buch + medien verlag.

Knuf, A. & Hammer, M. (2013). *Die Entdeckung der Achtsamkeit in der Arbeit mit psychisch erkrankten Menschen*. Köln: Psychiatrie-Verlag.

Knutson, M. B., Newberry, S. & Schaper, A. (2013). Recovery education. A tool for psychiatric nurses. *Journal of Psychiatric and Mental Health Nursing, 20*(10), 874–881. https://doi.org/10.1111/jpm.12043

Kolbeck, C. (2014). *Bundesversicherungsamt deckt rechtswidriges Verhalten der Kassen auf.* Verfügbar unter https://www.medical-tribune.ch/meinung-und-dialog/artikel/bundesversicherungsamt-deckt-rechtswidriges-verhalten-der-kassen-auf/

Köhler, H. (2019). *Bürgerliches Gesetzbuch. Mit Allgemeinem Gleichbehandlungsgesetz, Produkthaftungsgesetz, Unterlassungsklagegesetz, Wohnungseigentumsgesetz, Beurkundungsgesetz und Erbbaurechtsgesetz* (83. Aufl.). München: dtv, Beck.

Kölch, M., Ziegenhain, U. & Fegert, J. M. (Hrsg.). (2014). *Kinder psychisch kranker Eltern. Herausforderungen für eine interdisziplinäre Kooperation in Betreuung und Versorgung (Studien und Praxishilfen zum Kinderschutz).* Weinheim, Basel: Beltz Juventa.

Kouzes, J. M. & Posner, B. Z. (2017). *The leadership challenge. How to make extraordinary things happen in organizations* (6th ed.). Somerset: John Wiley & Sons.

Kozel, B. (2015). *Professionelle Pflege bei Suizidalität.* Köln: Psychiatrie-Verlag.

Kraus, B. & Krieger, W. (Hrsg.). (2016). *Macht in der Sozialen Arbeit. Interaktionsverhältnisse zwischen Kontrolle, Partizipation und Freisetzung* (4. Aufl.). Lage: Jacobs.

Kremer, G. & Schulz, M. (2016). *Motivierende Gesprächsführung in der Psychiatrie* (3. Aufl.). Köln: Psychiatrie-Verlag.

Kröber, H.-L., Dölling, D., Leygraf, N. & Saß, H. (2009). *Handbuch der Forensischen Psychiatrie. Bd. 5: Forensische Psychiatrie im Privatrecht und Öffentlichen Recht.* Heidelberg: Steinkopff. https://doi.org/10.1007/978-3-7985-1742-4

Kuchenbecker, A., Beutling, A. & Rose, M. (Hrsg.). (2011). *Pädagogisch-pflegerische Praxis in der Kinder- und Jugendpsychiatrie* (3. Aufl.). Norderstedt: Books on Demand.

Kulbe, A. & Drukarnia, D. (2015). *Sterbebegleitung. Hilfen zur Pflege Sterbender* (2. Aufl.). München: Elsevier – Urban & Fischer.

Kunze, H., Kaltenbach, L. & Kupfer, K. (Hrsg.). (2010). *Psychiatrie-Personalverordnung. Textausgabe mit Materialien und Erläuterungen für die Praxis* (6. Aufl.). Stuttgart: Kohlhammer.

Laabdallaoui, M. & Rüschoff, I. S. (2017). *Umgang mit muslimischen Patienten* (2. Aufl.). Köln: Psychiatrie-Verlag.

Lakeman, R. (2009). Ethics and Nursing. In P. Barker (Ed.), *Psychiatric and Mental Health Nursing. The craft of caring* (2nd ed., pp. 607–617). London: Hodder Arnold.

Land Niedersachsen. (1997). *NPsychKG. Niedersächsisches Gesetz über Hilfen und Schutzmaßnahmen für psychisch Kranke.* Verfügbar unter http://www.nds-voris.de/jportal/?quelle=jlink&query=PsychKG+ND&psml=bsvorisprod.psml&max=true&aiz=true

Lang, T., Helbig-Lang, S., Westphal, D., Gloster, A.T. & Wittchen, H.-U. (2018). *Expositionsbasierte Therapie der Panikstörung mit Agoraphobie. Ein Behandlungsmanual* (2. Aufl.). Göttingen: Hogrefe. https://doi.org/10.1026/02867-000

Langeland, E., Riise, T., Hanestad, B.R., Nortvedt, M.W., Kristoffersen, K. & Wahl, A.K. (2006). The effect of salutogenic treatment principles on coping with mental health problems. A randomised controlled trial. *Patient Education and Counseling, 62*(2), 212–219. https://doi.org/10.1016/j.pec.2005.07.004

Längle, G., Holzke, M. & Gottlob, M. (2018). *Psychisch Kranke zu Hause versorgen. Handbuch zur stationsäquivalenten Behandlung.* Stuttgart: Kohlhammer.

Lauder, W. (1999). A survey of self-neglect in patients living in the community. *Journal of Clinical Nursing, 8*(1), 95–102. https://doi.org/10.1046/j.1365-2702.1999.00231.x

Lauterbach, K.W., Stock, S. & Brunner, H. (Hrsg.). (2013). *Gesundheitsökonomie. Lehrbuch für Mediziner und andere Gesundheitsberufe* (3. Aufl.). Bern: Huber.

Lazarus, R.S. (2005). Stress, Bewältigung und Emotionen: Entwicklung eines Modells. In V. Hill Rice, A. Hildenbrand, R. Müller, P. Muijsers & R.S. Lazarus (Hrsg.), *Stress und Coping. Lehrbuch für Pflegepraxis und -wissenschaft* (S. 231–263). Bern: Huber.

Lazarus, R.S. (2006). *Stress and emotion. A new synthesis.* New York, NY: Springer.

Lazarus, R.S. & Folkman, S. (2015). *Stress, appraisal, and coping.* New York, NY: Springer.

Leal, W. (Hrsg.). (2020). *Qualitätsmanagement in der Gesundheitsversorgung.* Berlin: Springer. https://doi.org/10.1007/978-3-662-59675-3

Leamy, M., Bird, V., Le Boutillier, C., Williams, J. & Slade, M. (2011). Conceptual framework for personal recovery in mental health. Systematic review and narrative synthesis. *British Journal of Psychiatry, 199*(6), 445–452. https://doi.org/10.1192/bjp.bp.110.083733

Leamy, M., Clarke, E., Le Boutillier, C., Bird, V., Choudhury, R., MacPherson, R., Pesola, F., Sabas, K., Williams, J., Williams, P. & Slade, M. (2016). Recovery practice in community mental health teams. National survey. *British Journal of Psychiatry, 209*(4), 340–346. https://doi.org/10.1192/bjp.bp.114.160739

Leamy, M., Clarke, E., Le Boutillier, C., Bird, V., Janosik, M., Sabas, K., Riley, G., Williams, J. & Slade, M. (2014). Implementing a Complex Intervention to Support Personal Recovery. A Qualitative Study Nested within a Cluster Randomised Controlled Trial. *PLoS ONE, 9*(5), e97091. https://doi.org/10.1371/journal.pone.0097091

Lear, J. & Pier, J. (2020). *Radikale Hoffnung. Ethik im Angesicht kultureller Zerstörung.* Berlin: Suhrkamp.

Le Boutillier, C., Chevalier, A., Lawrence, V., Leamy, M., Bird, V., Macpherson, R., Williams, J. & Slade, M. (2015a). Staff understanding of recovery-orientated mental health practice. A systematic review and narrative synthesis. *Implementation Science, 10*(87), 87–101. https://doi.org/10.1186/s13012-015-0275-4

Le Boutillier, C., Leamy, M., Bird, V.J., Davidson, L., Williams, J. & Slade, M. (2011). What does recovery mean in practice? A qualitative analysis of international recovery-oriented practice guidance. *Psychiatric Services, 62*(12), 1470–1476. https://doi.org/10.1176/appi.ps.001312011

Le Boutillier, C., Slade, M., Lawrence, V., Bird, V., Chandler, R., Farkas, M., Harding, C., Larsen, J., Oades, L.G., Roberts, G., Shepherd, G., Thornicroft, G., Williams, J. & Leamy, M. (2015). Competing priorities. Staff perspectives on supporting recovery. *Administration and Policy in Mental Health and Mental Health Services Research, 42*(4), 429–438. https://doi.org/10.1007/s10488-014-0585-x

Lenz, A. (2012). *Psychisch kranke Eltern und ihre Kinder.* Köln: Psychiatrie-Verlag.

Lenz, S. (2017). *Lesebuch.* Hamburg: Atlantik Verlag.

Lermer, E. (2019). *Positive Psychologie.* München: Ernst Reinhardt.

Lévinas, E. (Hrsg.). (2012). *Die Spur des Anderen. Untersuchungen zur Phänomenologie und Sozialphilosophie* (6. Aufl.). Freiburg im Breisgau: Alber.

Liedl, A., Schäfer, U., Knaevelsrud, C. & Maercker, A. (2013). *Psychoedukation bei posttraumatischen Störungen. Manual für Einzel- und Gruppensetting* (2. Aufl.). Stuttgart: Schattauer.

Lischer, M. (2013). *Spitex.* Bern: Historisches Lexikon der Schweiz (HLS; Version vom 10.01.2013). Verfügbar unter https://hls-dhs-dss.ch/de/articles/039805/2013-01-10/

Lorenz, R.-F. & Petzold, H. (2016). *Salutogenese. Grundwissen für Psychologen, Mediziner, Gesundheits- und Pflegewissenschaftler* (3. Aufl.). München, Basel: Ernst Reinhardt.

Lüthi, R. (2010). Ambulante Hospitalisation. In S. Hahn (Hrsg.), *„Depressivität und Suizidalität". Prävention – Früherkennung – Pflegeinterventionen – Selbsthilfe* (Vorträge und Posterpräsentationen, 7. Dreiländerkongress Pflege in der Psychiatrie, S. 183–184). Unterostendorf: ibicura.

Maercker, A., Forstmeier, S., Wagner, B., Glaesmer, H., Brähler, E. (2008). Posttraumatische Belastungsstörungen in Deutschland. Ergebnisse einer gesamtdeutschen epidemiologischen Untersuchung. *Der Nervenarzt, 79*(5), 577–586.

Mankiewicz, P.D. & Renton, J.C. (2017). Positive Psychology and Severe mental ill health. Strengths-based-cognitive-behavioral Interventions in Psychosis. In M. Slade, L. Oades & A. Jarden (Ed.), *Wellbeing, Recovery and Mental Health* (pp. 46–58). Cambridge: Cambridge University Press. https://doi.org/10.1017/9781316339275.006

Marrinan, T. (2019). Treatment Strategies. In M. Papworth & T. Marrinan (Eds.), *Low Intensity Cognitive Behaviour Therapy. A Practitioner's Guide* (2nd ed., pp. 221–279). Los Angeles: SAGE.

Marrinan, T. (2019). Understanding Anxiety. In M. Papworth & T. Marrinan (Eds.), *Low Intensity Cognitive Behaviour Therapy. A Practitioner's Guide* (2nd ed., pp. 197–220). Los Angeles: SAGE.

Martino, H. & Rabenschlag, F. (Hrsg.). (2012). Arbeitspapier Entstigmatisierung. Grundlagen für eine nationale Kampagne zur Entstigmatisierung von psychischen Krankheiten und von Menschen mit Störungen der psychischen Gesundheit. *Public Health Schweiz*. Verfügbar unter https://public-health.ch/documents/232/Entstigmatisierung_Arbeitspapier_DEF.pdf

Maslow, A.H. (2018). *Motivation und Persönlichkeit* (15. Aufl.). Reinbek bei Hamburg: Rowohlt.

McAllister, M., Börger, H. & Offermanns, P. (Hrsg.). (2013). *Resilienz und Resilienzförderung bei Pflegenden*. Bern: Huber.

McKenna, B., Furness, T., Dhital, D., Park, M. & Connally, F. (2014). The transformation from custodial to recovery-oriented care. A paradigm shift that needed to happen. *Journal of Forensic Nursing, 10*(4), 226–233. https://doi.org/10.1097/JFN.0000000000000045

Meadows, G., Brophy, L., Shawyer, F., Enticott, J.C., Fossey, E. & Thornton, C.D. (2019). REFOCUS-PULSAR recovery-oriented practice training in specialist mental health care. A stepped-wedge cluster randomised controlled trial. *Lancet Psychiatry, 6*(2), 103–114. https://doi.org/10.1016/S2215-0366(18)30429-2

Meadows, G., Slade, M., Barnfield, J., Agis, U., Brooker, J. & Brophy, L. (2016). *PULSAR-Manual. Recovery-promoting realionship and working pracitices for specialist and community mental health services (or secondary Care staff)*. Melbourne: Monash University.

Meffert, H., Burmann, C., Kirchgeorg, M. & Eisenbeiß, M. (2019). *Marketing. Grundlagen marktorientierter Unternehmensführung. Konzepte – Instrumente – Praxisbeispiele* (13., überarb. u. erw. Aufl.). Wiesbaden: Springer Gabler. https://doi.org/10.1007/978-3-658-21196-7

Meleis, A.I. & Brock, E. (1999). *Pflegetheorie. Gegenstand, Entwicklung und Perspektiven des theoretischen Denkens in der Pflege*. Bern: Huber.

Metzing, S. (2007). *Kinder und Jugendliche als pflegende Angehörige. Erleben und Gestalten familialer Pflege*. Bern: Huber.

Meyer, G. (2016). Gastfreundschaft als Pflegekonzept in der APP. *Psychiatrische Pflege, 1*(1), 48–49. https://doi.org/10.1024/2297-6965/a000015

Meyer, H.J. (2016). Respekt vor der Autonomie eines psychisch kranken Menschen oder unterlassene Hilfeleistung? In P. Weiß & A. Heinz (Hrsg.), *Selbsthilfe – Selbstbestimmung – Partizipation* (Tagungsdokumentation, 3./4.11.2015 Berlin, APK Bd. 42, S. 90–98). Bonn: Aktion Psychisch Kranke. Verfügbar unter https://www.lapk-rlp.de/wp-content/uploads/160707_Referat_Dr._Meyer.pdf

Miller, J.F. (Hrsg.). (2003a). *Coping fördern – Machtlosigkeit überwinden. Hilfen zur Bewältigung chronischen Krankseins*. Bern: Huber.

Miller, J.F. (2003b). Steigerung des Selbstwertgefühls. In J.F. Miller (Hrsg.), *Coping fördern – Machtlosigkeit überwinden. Hilfen zur Bewältigung chronischen Krankseins* (S. 415–428). Bern: Huber.

Möhler, R., Köpke, S. & Meyer, G. (2015). Criteria for Reporting the Development and Evaluation of Complex Interventions in healthcare. Revised guideline (CReDECI 2). *Trials, 16*, 204. https://doi.org/10.1186/s13063-015-0709-y

Monteverde, S., Käppeli, S. & Büchler-Tschudin, V. (Hrsg.). (2012). *Handbuch Pflegeethik. Ethisch denken und handeln in den Praxisfeldern der Pflege*. Stuttgart: Kohlhammer.

Moran, G.S. (2018). The mental health consumer movement and peer providers in Israel. *Epidemiology and Psychiatric Sciences, 27*(5), 420–426. https://doi.org/10.1017/S2045796018000173

Morschitzky, H. (2009). *Angststörungen. Diagnostik, Konzepte, Therapie, Selbsthilfe* (4. Aufl.). Wien:

Springer. https://doi.org/10.1007/978-3-211-09449-5

Mosch, E. von (2014). *Mamas Monster. Was ist nur mit Mama los?* (6. Aufl.). Bonn: Balance Buch + Medien-Verlag.

Mosher, L.R., Hendrix, V. & Fort, D.C. (2004). *Soteria. Through Madness to Deliverance*. Philadelphia, PA: Xlibris Corporation.

Moxham, L., Taylor, e.K., Patterson, C., Perlman, D., Brighton, R., Heffernan, T. & Sumskis, S. (2017). Goal Setting Among People Living with Mental Illness. A Qualitative Analysis of Recovery Camp. *Issues in Mental Health Nursing, 38*(5), 420–424. https://doi.org/10.1080/01612840.2016.1271067

Mueser, K.T., Bond, G.R., Drake, R.E. & Resnick, S.G. (1998). Models of Community Care for Severe Mental Illness: A Review of Research on Case Management. *Schizophrenia Bulletin, 24*(1), 37–74. https://doi.org/10.1093/oxfordjournals.schbul.a033314

Muheim, F., Eichhorn, M., Berger, P., Czernin, S., Stoppe, G., Keck, M. & Riecher-Rössler, A. (2013). Suicide attempts in the county of Basel. Results from the WHO/EURO Multicentre Study on Suicidal Behaviour. *Swiss Medical Weekly, 143*, w13759. https://doi.org/10.4414/smw.2013.13759

Muster-Wäbs, H. & Schneider, K. (2005). Berufspädgogische und didaktische Grundlagen. In M. Poser (Hrsg.), *Leiten, Lehren und Beraten. Fallorientiertes Lehr- und Arbeitsbuch für Pflegemanager und Pflegepädagogen*. Bern: Huber.

Mütsch, M., Schmid, H., Wettstein, F. & Well, B. (2014). *Schweizer Manifest für Public Mental Health* (2. Aufl.). Verfügbar unter https://public-health.ch/documents/367/Schweizer_Manifest_fur_Public_Mental_Health.pdf

Needham, I. (2011). Manipulation. In D. Sauter, C. Abderhalden & I. Needham (Hrsg.), *Lehrbuch Psychiatrische Pflege* (3. Aufl., S. 806–813). Bern: Huber.

Needham, I. & Ruhmann, D. (2011). Scham. In D. Sauter, C. Abderhalden & I. Needham (Hrsg.), *Lehrbuch Psychiatrische Pflege* (3. Aufl., S. 892–903). Bern: Huber.

de Neef, N., Coppens, V., Huys, W. & Morrens, M. (2019). Bondage-Discipline, Dominance-Submission and Sadomasochism (BDSM) from an Integrative Biopsychosocial Perspective. A Systematic Review. *Journal of Sexual Medicine, 7*(2), 129–144. https://doi.org/10.1016/j.esxm.2019.02.002

Neumann-Ponesch, S. (2004). *Modelle und Theorien in der Pflege*. Wien: Facultas. https://doi.org/10.1024/1012-5302.18.2.128b

Niedersächsisches Ministerium für Soziales, Gesundheit und Gleichstellung. (Hrsg.). (2016). *Landespsychiatrieplan Niedersachsen. Zusammenfassung*. Verfügbar unter https://www.ms.niedersachsen.de/download/107617/Landespsychiatrieplan_Niedersachsen_Zusammenfassung_pdf

Nietzsche, F. (2008). *Götzen-Dämmerung oder Wie man mit dem Hammer philosophiert*. Köln: Anaconda.

Nitkowski, D. & Petermann, F. (2009). Verhaltensdiagnostik selbstverletzenden Verhaltens. *Nervenheilkunde, 28*(4), 227–231. https://doi.org/10.1055/s-0038-1628611

Nitkowski, D. & Petermann, F. (2011). Selbstverletzendes Verhalten und komorbide psychische Störungen. Ein Überblick. *Fortschritte der Neurologie-Psychiatrie, 79*, 9–20. https://doi.org/10.1055/s-0029-1245772

Noiseux, S., Tribble St-Cyr, D., Corin, E., St-Hilaire, P.-L., Morissette, R., Leclerc, C., Fleury, D., Vigneault, L. & Gagnier, F. (2010). The process of recovery of people with mental illness. The perspectives of patients, family members and care providers. Part 1. *BMC Health Services Research, 10*, 161. https://doi.org/10.1186/1472-6963-10-161

Nordmeyer, S. (2014). Sinnbedürfnis und Lebensqualität. In T. Bock, K. Klapheck, F. Ruppelt & J. von Iljin (Hrsg.), *Sinnsuche und Genesung. Erfahrungen und Forschungen zum subjektiven Sinn von Psychosen* (S. 98–103). Köln: Psychiatrie-Verlag.

Norman, I.J. & Ryrie, I. (2013). *The art and science of mental health nursing. Principles and practice* (3rd ed.). Maidenhead: Open University Press.

Novak, B. & Faller, P. (1999). *Tourenplanung in mittelständischen Unternehmen. Ausgangslage, Rahmenbedingungen, Gestaltungsmöglichkeiten*. Wiesbaden: Deutscher Universitätsverlag. https://doi.org/10.1007/978-3-663-09048-9

Nute, A. (2016). Working with groups. In N. Evans & B. Hannigan (Eds.), *Therapeutic skills for mental health nurses* (pp. 192–203). London: Open University Press.

Oaklander, V. & Höhr, H. (2016). *Verborgene Schätze heben. Wege in die innere Welt von Kindern und Jugendlichen*. Stuttgart: Klett-Cotta.

Oakley, L. (2005). Social, cultural, and spiritual context of psychiatric nursing care. In G.W. Stuart & M.T. Laraia (Eds.), *Principles and practice of psychiatric nursing*. St. Louis: Elsevier Mosby.

O'Brien, S., McFarland, J., Kealy, B., Pullela, A., Saunders, J., Cullen, W. & Meagher, D. (2012). A randomized-controlled trial of intensive case management emphasizing the recovery model among patients with severe and enduring mental illness. *Irish journal of medical science, 181*(3), 301–308.

O'Keeffe, D., Hickey, D., Lane, A., McCormack, M., Lawlor, E., Kinsella, A., Donoghue, O. & Clarke, M. (2016). Mental illness self-management. A randomised controlled trial of the Wellness Recovery Action Planning intervention for inpatients and outpatients with psychiatric illness. *Irish Journal of Psychological Medicine, 33*(2), 81–92. https://doi.org/10.1017/ipm.2015.18

Oestereich, C. (2016). Entwicklung interkultureller Kompetenz im psychiatrischen Krankenhaus. In T. Hegemann & R. Salman (Hrsg.), *Handbuch Transkulturelle Psychiatrie* (S. 333–349) (2. Aufl.). Köln: Psychiatrie-Verlag.

Oggier, W. (Hrsg.). (2015). *Gesundheitswesen Schweiz 2015–2017*. Bern: Huber.

O'Toole, M.T. (Ed.). (2017). *Mosby's Medical Dictionary*. St. Louis, MO: Elsevier.

Papworth, M. (2019). Behavior change und client engagement. In M. Papworth & T. Marrinan (Eds.), *Low intensity cognitive behaviour therapy. A practitioner's guide* (2nd ed., pp. 151–176). Los Angeles: SAGE.

Papworth, M. & Marrinan, T. (2019). *Low intensity cognitive behaviour therapy. A practitioner's guide* (2nd ed.). Los Angeles: SAGE.

Pargament, K.I. (2007). *Spiritually integrated psychotherapy. Understanding and addressing the sacred.* New York, NY: Guilford Publications.

Passley-Clarke, J. (2019). Implementation of Recovery Education on an Inpatient Psychiatric Unit. *Journal of the American Psychiatric Nurses Association, 25*(6), 501–507. https://doi.org/10.1177/1078390318810413

Penlington, C. (2018). Working with long-term conditions. In M. Papworth & T. Marrinan (Eds.), *Low Intensity Cognitive Behaviour Therapy. A Practitioner's Guide* (2nd ed., pp. 350–384). Los Angeles: SAGE.

Peplau, H.E. (1995). *Interpersonale Beziehungen in der Pflege. Ein konzeptueller Bezugsrahmen für eine psychodynamische Pflege*. Basel: Recom.

Peseschkian, N., Kick, H.A. & Röthke, H. (2006). Theorie der Positiven Psychotherapie und Familientherapie. In K. Jork & A. Aziz (Hrsg.), *Salutogenese und Positive Psychotherapie. Gesund werden – gesund bleiben* (2. Aufl., S. 93–109). Bern: Huber.

Piaget, J. (2016). *Meine Theorie der geistigen Entwicklung* (4. Aufl.). Weinheim/Basel: Beltz.

Perkins, R. & Rinaldi, M. (2007a). Das Leben wieder in den Griff bekommen. In C. Abderhalden, M. Schulz, H. Stefan & A. Winter (Hrsg.), *Das Leben wieder in den Griff bekommen. Ein Handbuch zur Planung deiner eigenen Recovery*. Bern: Universitäre Psychiatrische Dienste, Abt. Forschung, Entwicklung, Pflege und Pädagogik.

Perkins, R. & Rinaldi, M. (2007b). Persönlicher Recovery-Plan. In C. Abderhalden, M. Schulz, H. Stefan & A. Winter (Hrsg.), *Das Leben wieder in den Griff bekommen. Ein Handbuch zur Planung deiner eigenen Recovery*. Bern: Universitäre Psychiatrische Dienste, Abt. Forschung, Entwicklung, Pflege und Pädagogik.

Perkins, R. & Rinaldi, M. (2007c). Recovery-Vorausverfügung. In C. Abderhalden, M. Schulz, H. Stefan & A. Winter (Hrsg.), *Das Leben wieder in den Griff bekommen. Ein Handbuch zur Planung deiner eigenen Recovery*. Bern: Universitäre Psychiatrische Dienste, Abt. Forschung, Entwicklung, Pflege und Pädagogik.

Perkins, R. & Slade, M. (2012). Recovery in England. Transforming statutory services? *International Review of Psychiatry, 24*(1), 29–39. https://doi.org/10.3109/09540261.2011.645025

Perlman, D., Taylor, E., Moxham, L., Patterson, C., Brighton, R., Heffernan, T. & Sumskis, S. (2017). Innovative Mental Health Clinical Placement. Developing Nurses' Relationship Skills. *Journal of Psychosocial Nursing and Mental Health Services, 55*(2), 36–43. https://doi.org/10.3928/02793695-20170210-05

Petermann, F. & Nitkowski, D. (2008). Selbstverletzendes Verhalten. *Der Nervenarzt, 79*(9), 1017–1022. https://doi.org/10.1007/s00115-008-2538-7

Peterson, C. & Seligman, M.E.P. (2004). *Character strengths and virtues. A handbook and classification*. Washington, DC, New York: American Psychological Association.

Pieper, A. (2018). *Kierkegaard: Die Hauptwerke. Ein Lesebuch*. Tübingen: Narr Francke Attempto.

Pledger, A.B. (2018). The Value of Lived Experience. Co-Production and Collaboration in Recovery Colleges. *Journal of Recovery in Mental Health, 1*(3), 21–28.

Precht, R.D. (2018). *Sei du selbst* (Geschichte der Philosophie, Bd. 3). München: Goldmann.

Pieper, A. (2018). *Kierkegaard: Die Hauptwerke. Ein Lesebuch*. Tübingen: Narr Francke Attempto.

Pilgrim, D. & McCranie, A. (2013). *Recovery and Mental Health. A Critical Sociological Account*. Oxford: Macmillan Education; Palgrave. https://doi.org/10.1007/978-1-137-35889-9

Plass, A. & Wiegand-Grefe, S. (2012). *Kinder psychisch kranker Eltern. Entwicklungsrisiken erkennen und behandeln*. Weinheim, Basel: Beltz. https://doi.org/10.1007/s15014-012-0113-y

Pluess, M. & Belsky, J. (2013). Vantage sensitivity: Individual differences in response to positive experiences. *Psychological Bulletin, 139*(4), 901–916. https://doi.org/10.1037/a0030196

Pöldinger, W. (1982). Erkennung und Beurteilung der Suizidalität. In C. Reimer (Hrsg.), *Suizid. Ergebnisse und Therapie* (S. 13–23). Berlin, Heidelberg: Springer. https://doi.org/10.1007/978-3-642-68093-9_2

Pryjmachuk, S. (2019). Using the Skill of Problemsolving. In M. Papworth & T. Marrinan (Eds.), *Low Intensity Cognitive Behaviour Therapy. A Practitioner's Guide* (2nd ed., pp. 74–87). Los Angeles: SAGE.

Psychiatrienetz. (2019). *Arbeit – EX-IN*. Verfügbar unter https://www.psychiatrie.de/arbeit/ex-in.html

Puschner, B., Becker, T., Mayer, B., Jordan, H., Maj, M., Fiorillo, A., Égerházi, A., Ivánka, T., Munk-Jørgensen, P., Krogsgaard Bording, M., Rössler, W., Kawohl, W., Slade, M. & CEDAR study group. (2016). Clinical decision making and outcome in the routine care of people with severe mental illness across Europe (CEDAR). *Epidemiology and Psychiatric Sciences, 25*(1), 69–79.

Quasdorf, T., Hoben, M., Riesner, C., Dichter, M.N. & Halek, M. (2013). Einflussfaktoren in Disseminations- und Implementierungsprozesses. *Pflege & Gesellschaft, 18*(3), 235–252.

Rabenschlag, F. (2016). Recovery und Empowerment. In T. Rakel-Haller & A. Lanzenberger (Hrsg.), *Pflegetherapeutische Gruppen in der Psychiatrie. Planen – durchführen – dokumentieren – bewerten* (3. Aufl., S. 165–167). Stuttgart: Wissenschaftliche Verlagsgesellschaft.

Rabovsky, K. & Stoppe, G. (Hrsg.). (2009). *Diagnosenübergreifende und multimodale Psychoedukation. Manual zur Leitung von Patienten- und Angehörigengruppen*. München/Jena: Elsevier – Urban & Fischer.

Rakel-Haller, T. & Lanzenberger, A. (Hrsg.). (2016). *Pflegetherapeutische Gruppen in der Psychiatrie. Planen – durchführen – dokumentieren – bewerten* (3. Aufl.). Stuttgart: Wissenschaftliche Verlagsgesellschaft.

Rampe, M. (2010). *Der R-Faktor. Das Geheimnis unserer inneren Stärke*. Norderstedt: Books on Demand.

Rapp, C.A. & Goscha, R.J. (2006). *The strengths model. Case management with people with psychiatric disabilities* (2nd ed.). Oxford: University Press.

Rashid, T., Howes, R.N. & Louden, R. (2017). Positive Psychotherapy. A wellbeing approach to Recovery. In M. Slade, L. Oades & A. Jarden (Ed.), *Wellbeing, Recovery and Mental Health* (pp. 111–132). Cambridge: Cambridge University Press. https://doi.org/10.1017/9781316339275.011

Rätz, U. & Finklenburg, U. (2017). Zum Glück gezwungen? *Psychiatrische Pflege, 2*(4), 35–38. https://doi.org/10.1024/2297-6965/a000103

Rauchfleisch, U. (2013). *Begleitung und Therapie straffälliger Menschen* (4. Aufl.). Göttingen: Vandenhoeck & Ruprecht.

Read, J. & Dillon, J. (Eds.). (2013). *Models of madness. Psychological, social and biological approaches to psychosis* (2nd ed.). London: Routledge.

Reddemann, L. (2017). *Psychodynamisch-Imaginative Traumatherapie. PITT® – das Manual. Ein resilienzorientierter Ansatz in der Psychotraumatologie* (9. Aufl.). Stuttgart: Klett-Cotta.

Reichel, A.M. (2019). *Traumasensible psychiatrische Pflege*. Köln: Psychiatrie-Verlag.

Reivich, K. & Shatté, A. (2003). *The resilience factor. 7 keys to finding your inner strength and overcoming life's hurdles*. Portland, OR: Broadway Books.

Remschmidt, H., Mattejat, F. & Warnke, A. (Hrsg.). (2008). *Therapie psychischer Störungen bei Kindern und Jugendlichen. Ein integratives Lehrbuch für die Praxis*. Stuttgart: Thieme. https://doi.org/10.1055/b-002-26635

Rentsch, T. (Hrsg.). (2015). *Martin Heidegger – Sein und Zeit*. Berlin, Boston: De Gruyter. https://doi.org/10.1515/9783110379396

Repper, J. & Perkins, R. (2009). *Social inclusion and recovery. A model for mental health practice*. Edinburgh: Baillière Tindall.

Repper, J. & Perkins, R. (2015). *The Team Recovery Implementation Plan. A framework for creating recovery-focused services*. Verfügbar unter https://imroc.org/resources/6-team-recovery-implementation-plan-framework-creating-recovery-focused-services/

Resnick, S.G. & Rosenheck, R.A. (2008). Integrating peer-provided services. A quasi-experimental study of recovery orientation, confidence, and empowerment. *Psychiatric Services, 59*(11), 1307–1314. https://doi.org/10.1176/ps.2008.59.11.1307

Reynolds, B. (2009). Developing therapeutic one-to-one relationsships. In P. Barker (Ed.), *Psychiatric and Mental Health Nursing. The craft of caring* (2nd ed., pp. 313–320). London: Hodder Arnold.

Richardi, R. (Hrsg.). (2017). *Arbeitsgesetze. Mit den wichtigsten Bestimmungen zum Arbeitsverhältnis, Kündigungsrecht, Arbeitsschutzrecht, Berufsbildungsrecht, Tarifrecht, Betriebsverfassungsrecht, Mitbestimmungsrecht und Verfahrensrecht* (91. Aufl., Stand: 1. Juli 2017, Sonderausgabe). München: dtv, Beck.

Richards, D.A. & Hallberg, I.R. (Eds.). (2015). *Complex interventions in health. An overview of research methods*. London: Routledge. https://doi.org/10.4324/9780203794982

Richter, D. (2007). *Patientenübergriffe – psychische Folgen für Mitarbeiter. Theorie, Empirie, Prävention*. Bonn: Psychiatrie-Verlag.

Richter, D. & Hahn, S. (2009). Formelles und informelles Aufgabenprofil in der ambulanten psychiatrischen Pflege aus Sicht von Pflegenden. Eine Meta-Synthese. *Pflege, 22*(2), 129–142. https://doi.org/10.1024/1012-5302.22.2.129

Riemann, D., Voderholzer, U. & Berger, M. (2003). Nichterholsamer Schlaf und Insomnie. *Der Nervenarzt, 74*(5), 450–469. https://doi.org/10.1007/s00115-003-1524-3

Riemeyer, J. (2007). *Die Logotherapie Viktor Frankls und ihre Weiterentwicklungen. Eine Einführung in die sinnorientierte Psychotherapie*. Bern: Huber.

Robinson, P.H. (2006). *Community treatment of eating disorders*. Chichester/England/Hoboken, NJ: John Wiley.

Roes, M., Jong, A. de & Wulff, I. (2013). Implementierungs- und Disseminationsforschung – ein notwendiger Diskurs. *Pflege & Gesellschaft, 18*(3), 197–213.

Rogers, C.R. (2014). *Die nicht-direktive Beratung* (14. Aufl.). Frankfurt am Main: Fischer Taschenbuch.

Rogers, C.R. (2017). *Der neue Mensch* (11. Aufl.). Stuttgart: Klett-Cotta.

Rogers, C.R. & Rosenberg, R.L. (2016). *Die Person als Mittelpunkt der Wirklichkeit* (3. Aufl.). Stuttgart: Klett-Cotta.

Rönnau-Böse, M. & Fröhlich-Gildhoff, K. (2015). *Resilienz und Resilienzförderung über die Lebensspanne*. Stuttgart: Kohlhammer.

Röseler, V. (2015). *Professioneller Umgang mit Zwangsstörungen*. Köln: Psychiatrie-Verlag.

Rosemann, M. (2018). *BTHG. Die wichtigsten Neuerungen für die psychiatrische Arbeit*. Köln: Psychiatrie-Verlag.

Rost, C. (Hrsg.). (2014). *Ressourcenarbeit mit EMDR. Bewährte Techniken im Überblick* (3. Aufl.). Paderborn: Junfermann.

Rost, C. (Hrsg.). (2016). *EMDR zwischen Struktur und Kreativität*. Paderborn: Junfermann.

Rotthaus, W. (Hrsg.). (2013). *Systemische Kinder- und Jugendlichenpsychotherapie* (4. Aufl.). Heidelberg: Carl-Auer.

Rotthaus, W. & Trapmann, H. (2013). *Auffälliges Verhalten im Jugendalter* (3. Aufl.). Dortmund: Verlag Modernes Lernen.

Rüdell, K., Bhui, K. & Priebe, S. (2009). Concept, development and application of a new mixed method assessment of cultural variations in illness perceptions. Barts Explanatory Model Inventory. *Journal of Health Psychology, 14*(2), 336–347. https://doi.org/10.1177/1359105308100218

Rudnick, A., Kohn, P.M., Edwards, K.R., Podnar, D., Caird, S. & Martin, R. (2014). Humour-related interventions for people with mental illness. A randomized controlled pilot study. *Community Mental Health Journal, 50*(6), 737–742. https://doi.org/10.1007/s10597-013-9685-4

Rüsch, N. & Berger, M. (2012). Das Stigma psychischer Erkrankungen. In M. Berger (Hrsg.), *Psychische Erkrankungen. Klinik und Therapie* (4., vollst. neu bearb. Aufl., S. 951–957). München: Elsevier – Urban & Fischer. https://doi.org/10.1016/B978-3-437-22483-6.10032-4

Rüsch, N., Heland-Graef, M. & Berg-Peer, J. (2021). *Das Stigma psychischer Erkrankung. Strategien gegen Ausgrenzung und Diskriminierung. Wissenschaftsbasiertes Sachbuch*. München: Elsevier – Urban & Fischer.

Russinova, Z., Rogers, E.S., Ellison, M.L. & Lyass, A. (2011). Recovery-promoting professional competencies. Perspectives of mental health consumers, consumer-providers and providers. *Psychiatric Rehabilitation Journal, 34*(3), 177–185. https://doi.org/10.2975/34.3.2011.177.185

Ryan, D. (2009). Mental health nursing in community care. In P. Barker (Ed.), *Psychiatric and Mental Health Nursing. The craft of caring* (2nd ed., pp. 418–425). London: Hodder Arnold.

Ryrie, I. (2018). Solution-focused approach. In I.J. Norman & I. Ryrie (Eds.), *The art and science of mental health nursing. Principles and practice* (4th ed., pp. 508–516). Maidenhead: Open University Press.

Sachse, R. (2014). *Persönlichkeitsstörungen verstehen. Zum Umgang mit schwierigen Klienten* (10. Aufl.). Bonn: Psychiatrie-Verlag.

Sachse, R., Langens, T. A. & Sachse, M. (2018). *Klienten motivieren. Therapeutische Strategien zur Stärkung der Änderungsbereitschaft* (2. Aufl.). Köln: Psychiatrie-Verlag.

Sackett, D. L., Rosenberg, W. M., Gray, J. A., Haynes, R. B. & Richardson, W. S. (1996). Evidence based medicine. What it is and what it isn't. *BMJ, 312*(7023), 71–72. https://doi.org/10.1136/bmj.312.7023.71

Saimeh, N. (Hrsg.). (2007). *Maßregelvollzug in Zeiten ökonomischer Begrenzung (Forensik 2007. Eickelborner Fachtagung)*. Bonn: Psychiatrie-Verlag.

de Saint-Exupéry, A. (1956). *Der kleine Prinz*. Düsseldorf: Karl Rauch Verlag.

Salbach-Andrae, H., Lenz, K., Klinkowski, N., Pfeiffer, E. & Lehmkuhl, U. (2007). Selbstverletzendes Verhalten bei weiblichen Jugendlichen. *Zeitschrift für Psychiatrie, Psychologie und Psychotherapie, 55*(3), 185–193. https://doi.org/10.1024/1661-4747.55.3.185

Salgado, J. D., Deane, F. P., Crowe, T. P. & Oades, L. G. (2010). Hope and improvements in mental health service providers' recovery attitudes following training. *Journal of Mental Health, 19*(3), 243–248. https://doi.org/10.3109/09638230903531126

Salter, M. & Turner, T. (2008). *Community Mental Health Care. A Practical Guide to Outdoor Psychiatry*. Edinburgh: Churchill Livingstone Elsevier.

Sartre, J.-P., König, T. & von Wroblewsky, V. (Hrsg.). (2014). *Das Sein und das Nichts. Versuch einer phänomenologischen Ontologie* (18. Aufl.). Reinbek bei Hamburg: Rowohlt.

Sartre, J.-P., Bökenkamp, W., König, T. & von Wroblewsky, V. (2012). *Der Existentialismus ist ein Humanismus. Und andere philosophische Essays 1943–1948* (6. Aufl.). Reinbek bei Hamburg: Rowohlt.

Sauter, D., Abderhalden, C., Needham, I. & Wolff, S. (Hrsg.). (2011). *Lehrbuch Psychiatrische Pflege* (3. Aufl.). Bern: Huber.

SBK (Schweizerischer Berufsverband Krankenpflege). (2020). *Pflege dokumentieren. Qualitätskriterien zur Pflegedokumentation und ihrer Anwendung* (2. Aufl.). Bern: SBK-Eigenverlag.

Schädle-Deininger, H. (2019). Spannungsbogen von Fürsorge, Hilfe und ethischem Handeln. *Psychiatrische Pflege, 4*(2), 9–13. https://doi.org/10.1024/2297-6965/a000229

Schädle-Deininger, H. & Mayer, M. (2019). *Verbändedialog Psychiatrische Pflege. Definition psychiatrischer Pflege*. Verfügbar unter www.dfpp.de

Schädle-Deininger, H. & Wegmüller, D. (2017). *Psychiatrische Pflege. Kurzlehrbuch und Leitfaden für Weiterbildung, Praxis und Studium* (3. Aufl.). Bern: Hogrefe. https://doi.org/10.1024/85611-000

Schädle-Deininger, H. & Villinger, U. (1997). *Praktische psychiatrische Pflege. Arbeitshilfen für den Alltag* (2. Aufl.). Bonn: Psychiatrie-Verlag.

Schaeffer, D. (2004). *Der Patient als Nutzer. Krankheitsbewältigung und Versorgungsnutzung im Verlauf chronischer Krankheit*. Bern: Huber.

Schäfer, I., Gast, U., Hofmann, A., Knaevelsrud, C., Lampe, A., Liebermann, P., Lotzin, A., Maercker, A., Rosner, R. & Wöller, W. (Hrsg.). (2019). *S3-Leitlinie posttraumatische Belastungsstörung*. Berlin: Springer. https://doi.org/10.1007/978-3-662-59783-5

Schäfer, M. & Schöttes, H. (2016). Ethik des Trialogs in der Psychiatrie. In G. Juckel & K. Hoffmann (Hrsg.), *Ethische Entscheidungssituationen in Psychiatrie und Psychotherapie* (S. 193–207). Lengerich, Westf.: Pabst Science Publishers.

Schaub, A., Roth, E. & Goldmann, U. (2013). *Kognitiv-psychoedukative Therapie zur Bewältigung von Depressionen. Ein Therapiemanual* (2., aktualis. u. erw. Aufl.). Göttingen: Hogrefe.

Schlimme, J. E. & Brückner, B. (2017). *Die abklingende Psychose. Verständigung finden, Genesung begleiten*. Köln: Psychiatrie-Verlag.

Schlimme, J. E., Scholz, T. & Seroka, R. (2019). *Medikamentenreduktion und Genesung von Psychosen*. Köln: Psychiatrie-Verlag.

Schmidt, S. (2016). *Das QM-Handbuch. Qualitätsmanagement für die ambulante Pflege* (3. Aufl.). Berlin, Heidelberg: Springer. https://doi.org/10.1007/978-3-662-49868-2_3

Schmidt-Lellek, C. & Buer, F. (Hrsg.). (2011). *Life-Coaching in der Praxis. Wie Coaches umfassend beraten*. Göttingen: Vandenhoeck & Ruprecht.

Schmidt, S. & Meißner, T. (2009). *Organisation und Haftung in der ambulanten Pflege. Praxisbuch*. Berlin, Heidelberg: Springer.

Schmidt-Quernheim, F. & Hax-Schoppenhorst, T. (Hrsg.). (2018). *Praxisbuch forensische Psychiatrie. Behandlung und ambulante Nachsorge im Maßregelvollzug* (3. Aufl.). Bern: Hogrefe. https://doi.org/10.1024/85800-000

Schmidt-Zadel, R. (Hrsg.). (2001). *25 Jahre Psychiatrie-Enquete* (Aktion Psychisch Kranke, Bd. 2). Bonn: Psychiatrie-Verlag.

Schnell, T. (2020). *Psychologie des Lebenssinns* (2. Aufl.). Berlin: Springer. https://doi.org/10.1007/978-3-662-61120-3

Schomerus, G. (2014). Ablehnung von Menschen mit schweren psychischen Erkrankungen. *Psychothe-*

rapeut, 59(3), 250–252. https://doi.org/10.1007/s00278-014-1052-6

Schoppmann, S., Herrmann, M., Tilly, C. & Link, A. (2015). *Borderline begegnen. Miteinander umgehen lernen.* Köln: Psychiatrie-Verlag.

Schramme, T. (2016). Paternalismus, Zwang und Manipulation in der Psychiatrie. In G. Juckel & K. Hoffmann (Hrsg.), *Ethische Entscheidungssituationen in Psychiatrie und Psychotherapie* (S. 11–26). Lengerich, Westf.: Pabst Science Publishers.

Schramme, T. (2017). Autonomie und Paternalismus. In J. Vollmann, J. Gather & A. Gieselmann (Hrsg.), *Ethik in der Psychiatrie. Ein Praxisbuch* (S. 18–25). Köln: Psychiatrie-Verlag.

Schrank, B., Bird, V., Rudnick, A. & Slade, M. (2012). Determinants, self-management strategies and interventions for hope in people with mental disorders. Systematic search and narrative review. *Social Science & Medicine, 74*(4), 554–564. https://doi.org/10.1016/j.socscimed.2011.11.008

Schrank, B., Brownell, T., Riches, S., Chevalier, A., Jakaite, Z., Larkin, C., Lawrence, V. & Slade, M. (2015). Staff views on wellbeing for themselves and for service users. *Journal of Mental Health, 24*(1), 48–53. https://doi.org/10.3109/09638237.2014.998804

Schrems, B. (2003). *Der Prozess des Diagnostizierens in der Pflege.* Wien: Facultas. https://doi.org/10.1024/1012-5302.17.3.217b

Schulte-Markwort, M. (2016). *Burnout-Kids. Wie das Prinzip Leistung unsere Kinder überfordert.* München: Knaur Taschenbuch.

Schulz, M. (2014). Psychiatrische Pflege und die Suche nach Sinn. In T. Bock, K. Klapheck, F. Ruppel & J. von Iljin (Hrsg.), *Sinnsuche und Genesung. Erfahrungen und Forschungen zum subjektiven Sinn von Psychosen* (S. 226–233). Köln: Psychiatrie-Verlag

Schulz, M. & Zuaboni, G. (2012). Anders fragen: Überlegungen für ein Recovery-orientiertes Assessment. Recovery-orientiert fragen. *Psychiatrische Pflege, 18*, 230–235. https://doi.org/10.1055/s-0032-1327011

Schweizerische Eidgenossenschaft. (n.d.). *Schweigepflicht.* Zugriff am 28.12.2018 unter https://www.edoeb.admin.ch/edoeb/de/home/datenschutz/gesundheit/schweigepflicht.html

Seikkula, J., Alakare, B. & Aaltonen, J. (2003). Offener Dialog in der Psychosebehandlung. Prinzipien und Forschungsergebnisse des West-Lappland-Projektes. In V. Aderhold, Y.O. Alanen & G. Hess (Hrsg.), *Psychotherapie der Psychosen. Integrative Behandlungsansätze aus Skandinavien* (S. 89–102). Gießen: Psychosozial-Verlag.

Seligman, M.E.P. (2011). *Flourish. A new understanding of happiness and well-being, and how to achieve them.* London: Brealey.

Seligman, M.E.P. (2015). *Wie wir aufblühen. Die fünf Säulen des persönlichen Wohlbefindens* (vollständige Taschenbuchausgabe, 2. Aufl.). München: Goldmann.

Seligman, M. (2017). *Authentic happiness. Using the new positive psychology to realize your potential for lasting fulfillment.* London: Nicholas Brealey Publishing.

Shepherd, G., Boardman, J. & Slade, M. (2008). *Make Recovery a Reality.* London: Sainsbury Centre for Mental Health. Verfügbar unter https://www.centreformentalhealth.org.uk/publications/making-recovery-reality

Shepherd, G., Boardman, J., Rinaldi, M. & Roberts, G. (2014). *Supporting recovery in mental health services. Quality and Outcomes.* London: Centre for Mental Health and Mental Health Network, NHS Confederation.

Sherwood, K. (2012). *Im Bett mit Shiva. Eros, Sex und Transzendenz. Vom Vorspiel bis zum Nachglühen.* München: Kösel.

Sibitz, I., Friedrich, M.E., Unger, A., Bachmann, A., Benesch, T. & Amering, M. (2013). Internalisiertes Stigma bei Schizophrenie: Validierung der deutschen Version der Internalized Stigma of Mental Illness-Skala (ISMI). *Psychiatrische Praxis, 40*(2), 83–91. https://doi.org/10.1055/s-0032-1332878

Simon, M. (2017). *Das Gesundheitssystem in Deutschland. Eine Einführung in Struktur und Funktionsweise* (6. Aufl.). Bern: Hogrefe. https://doi.org/10.1024/85743-000

Simpson, A. (2009). The acute care setting. In P. Barker (Ed.), *Psychiatric and Mental Health Nursing. The craft of caring* (2nd ed., pp. 403–409). London: Hodder Arnold.

Simpson, A. (2009). Leading developments in the craft of caring. In P. Barker (Ed.), *Psychiatric and Mental Health Nursing. The craft of caring* (2nd ed., pp. 45–50). London: Hodder Arnold.

Skolarus, T.A. & Sales, A.E. (2015). Implementation Issues. Towards a systemic and stepwise approach. In D.A. Richards & I.R. Hallberg (Eds.), *Complex interventions in health. An overview of research methods* (pp. 265–272). London: Routledge.

Slade, M. (2009). *Personal Recovery and Mental Illness. A Guide for Mental Health Professionals (Values-based medicine).* Cambridge: Cambridge University Press. https://doi.org/10.1017/CBO9780511581649

Slade, M. (2010). Mental illness and well-being. The central importance of positive psychology and recovery approaches. *BMC Health Services Research, 10*, 1–14. https://doi.org/10.1186/1472-6963-10-26

Slade, M. (2013a). *100 Ways to support recovery* (2nd ed.). London: Rethink Mental Illness. Verfügbar unter https://www.researchintorecovery.com/publications/

Slade, M. (2013b). *100 Wege um Recovery zu unterstützen. Ein Leitfaden für psychiatrische Fachpersonen.* Bielefeld: Fachhochschule der Diakonie. Verfügbar unter https://www.researchintorecovery.com/files/German%20version%20of%20100%20Ways%20To%20Support%20Recovery.pdf

Slade, M. (2017). Implementing shared decision making in routine mental health care. *World Psychiatry, 16*(2), 146–153. https://doi.org/10.1002/wps.20412

Slade, M., Amering, M., Farkas, M., Hamilton, B., O'Hagan, M., Panther, G., Perkins, R., Shepherd, G., Tse, S. & Whitley, R. (2014). Uses and abuses of recovery. Implementing recovery-oriented practices in mental health systems. *World Psychiatry, 13*(1), 12–20. https://doi.org/10.1002/wps.20084

Slade, M., Bird, V., Chandler, R., Clarke, E., Craig, T., Larsen, J., Lawrence, V., Le Boutillier, C., Macpherson, R., McCrone, P., Pesola, F., Riley, G., Shepherd, G., Tew, J., Thornicroft, G., Wallace, G., Williams, J. & Leamy, M. (2017). *REFOCUS. Developing a recovery focus in mental health services in England.* Nottingham: Institute of Mental Health.

Slade, M., Bird, V., Clarke, E., Le Boutillier, C., McCrone, P. & Macpherson, R. (2015). Supporting recovery in patients with psychosis through care by community-based adult mental health teams (REFOCUS). A multisite, cluster, randomised, controlled trial. *Lancet Psychiatry, 2*(6), 503–514. https://doi.org/10.1016/S2215-0366(15)00086-3

Slade, M., Bird, V., Le Boutillier, C., Farkas, M., Grey, B., Larsen, J., Leamy, M., Oades, L. & Williams, J. (2015). Development of the REFOCUS intervention to increase mental health team support for personal recovery. *British Journal of Psychiatry, 207*(6), 544–550. https://doi.org/10.1192/bjp.bp.114.155978

Slade, M., Bird, V., Le Boutillier, C., Williams, J., McCrone, P. & Leamy, M. (2011). REFOCUS Trial. Protocol for a cluster randomised controlled trial of a pro-recovery intervention within community based mental health teams. *BMC psychiatry, 11*, 185. https://doi.org/10.1186/1471-244X-11-185

Slade, M. & Longden, E. (2015). Empirical evidence about recovery and mental health. How likely, how long, what helps? *BMC Psychiatry, 15*, 285. https://doi.org/10.1186/s12888-015-0678-4

Slade, M., Oades, L. & Jarden, A. (Eds.). (2017). *Wellbeing, Recovery and Mental Health.* Cambridge: Cambridge University Press. https://doi.org/10.1017/9781316339275

Slade, M., Rennick-Egglestone, S., Blackie, L., Llewellyn-Beardsley, J., Franklin, D., Hui, A., Thornicroft, G., McGranahan, R., Pollock, K., Priebe, S., Ramsay, A., Roe, D. & Deakin, E. (2019). Posttraumatic growth in mental health recovery. Qualitative study of narratives. *BMJ Open, 9*(6), e029342. https://doi.org/10.1136/bmjopen-2019-029342

Sowers, W. (2005). Transforming systems of care. The American Association of Community Psychiatrists Guidelines for Recovery Oriented Services. *Community Mental Health Journal, 41*(6), 757–774. https://doi.org/10.1007/s10597-005-6433-4

Spiegelhalder, K., Backhaus, J. & Riemann, D. (Hrsg.). (2011). *Schlafstörungen* (2. Aufl.). Göttingen: Hogrefe.

Starr, J. (2016). *The Coaching Manual. The Definitive Guide to the Process, Principles and Skills of Personal Coaching* (4th ed.). Harlow: Pearson.

Statistisches Bundesamt. (2021). *Krankenhäuser nach Fachabteilungen.* Verfügbar unter https://www.destatis.de/DE/Themen/Gesellschaft-Umwelt/Gesundheit/Krankenhaeuser/Tabellen/krankenhaeuser-fa.html

Statistisches Bundesamt (Destatis). (2021). *Bevölkerung mit Migrationshintergrund 2019 um 2,1% gewachsen: Schwächster Anstieg seit 2011 (Pressemitteilung Nr. 279 vom 28. Juli 2020).* Verfügbar unter https://www.destatis.de/DE/Presse/Pressemitteilungen/2020/07/PD20_279_12511.html;jsessionid=2A09ACA42868DEFDF41C085322258600.internet8742

Steinert, T. (2009). *Umgang mit Gewalt in der Psychiatrie.* Köln: Psychiatrie-Verlag.

Steinert, T. & Hirsch, S. (Hrsg.). (2019). *S3-Leitlinie „Verhinderung von Zwang. Prävention und Therapie aggressiven Verhaltens bei Erwachsenen“.* Berlin: Springer. https://doi.org/10.1007/978-3-662-58684-6

Steinert, T. & Whittington, R. (2013). A bio-psycho-social model of violence related to mental health problems. *International Journal of Law and Psychiatry, 36*(2), 168–175. https://doi.org/10.1016/j.ijlp.2013.01.009

Stratford, A., Brophy, L. & Castle, D. (2012). Integrating recovery-oriented practice into psychiatric registrar training. *Australasian Psychiatry, 20*(6), 524–526. https://doi.org/10.1177/103985621246 5349

Strotzka, H. (1994). *Psychotherapie und Tiefenpsychologie: ein Kurzlehrbuch* (3., unveränd. Aufl). Wien: Springer. https://doi.org/10.1007/978-3-7091-9359-4

Stuart, H., Chen, S.-P., Christie, R., Dobson, K., Kirsh, B., Knaak, S., Koller, M., Krupa, T., Lauria-Horner, B., Luong, D., Modgill, G., Patten, S.B., Pietrus, M., Szeto, A. & Whitley, R. (2014). Opening minds in Canada. Targeting change. *Canadian Journal of Psychiatry, 59*(10 Suppl 1), 13–18. https://doi.org/10.1177/070674371405901S05

Stuber, J., Rocha, A., Christian, A. & Johnson, D. (2014). Predictors of recovery-oriented competencies among mental health professionals in one community mental health system. *Community Mental Health Journal, 50*(8), 909–914. https://doi.org/10.1007/s10597-014-9708-9

Tedeschi, R.G., Shakespeare-Finch, J., Taku, K. & Calhoun, L.G. (2018). *Posttraumatic Growth. Theory, Research, and Applications.* Milton: Routledge. https://doi.org/10.4324/9781315527451

Theune, M. (2016). *The Tidal Model. Ein theoretischer Bezugsrahmen für die Ambulante Psychiatrische Pflege.* Verfügbar unter http://www.bapp.info/archiv/The-Tidal-Model_qual-Analyse_Theune-2016.pdf

Thiersch, H. (2014). *Lebensweltorientierte Soziale Arbeit. Aufgaben der Praxis im sozialen Wandel* (9. Aufl.). Weinheim: Beltz Juventa.

Thiersch, H. (2015). *Soziale Arbeit und Lebensweltorientierung. Konzepte und Kontexte. Gesammelte Aufsätze, Band 1.* Weinheim, Basel: Beltz Juventa.

Thompson, F. (2017). The mental health nurse and recovery. In S. Trenoweth (Ed.), *Promoting recovery in mental health nursing* (pp. 20–30). London: SAGE, Learning Matters. https://doi.org/10.4135/9781473983427.n3

Thornicroft, G. (2011). Physical health disparities and mental illness: the scandal of premature mortality. *British Journal of Psychiatry, 199*(6), 441–442. https://doi.org/10.1192/bjp.bp.111.092718

Tilly, C. & Offermann, A. (2013). *Mama, Mia und das Schleuderprogramm. Kindern Borderline erklären* (2. Aufl.). Bonn: Balance Buch + Medien-Verlag.

Tolzin, C.J. (2004). *Stellungnahme zu Diagnosen für spezifische Leistungen der häuslichen Krankenpflege für psychisch Kranke.* Schwerin: Kompetenzzentrum für Psychiatrie und Psychotherapie des MDK Mecklenburg-Vorpommern.

Townsend, W., Boyd, S. & Griffin, G. (2004). *Emerging Best Practices in Mental Health Recovery. UK Version.* Derbyshire: National Institute for Mental Health in England.

Townsend, M.C., Walter, G. & Abderhalden, C. (Hrsg.). (2012). *Pflegediagnosen und Pflegemaßnahmen für die psychiatrische Pflege. Handbuch zur Pflegeplanerstellung* (3. Aufl.). Bern: Huber.

Trapmann, H. & Rotthaus, W. (2013). *Auffälliges Verhalten im Kindesalter* (12. Aufl.). Dortmund: Verlag Modernes Lernen.

Trenoweth, S. (Ed.). (2017). *Promoting Recovery in Mental Health Nursing.* London: SAGE, Learning Matters. https://doi.org/10.4135/9781473983427

Tschinke, I. (2006). Qualitätsindikatoren psychiatrischer Pflege aus Sicht der Nutzer. *Psychiatrische Pflege Heute, 12*(2), 77–82. https://doi.org/10.1055/s-2005-858786

Tschinke, I. (2007). Analyse der Richtlinie zur ambulanten psychiatrischen Pflege. In M. Schulz, C. Abderhalden, I. Needham, S. Schoppmann & H. Stefan (Hrsg.), *Kompetenz – zwischen Qualifikation und Verantwortung (4. Dreiländerkongress Pflege in der Psychiatrie, Vorträge und Posterpräsentationen,* S. 255–265). Unterostendorf: Ibicura. Verfügbar unter https://www.pflege-in-der-psychiatrie.eu/files/kongressband/Kongressband_2007.pdf

Tschinke, I. (2010). Das systemische Pflegemodell zur Familien- und Umweltorientierten Pflege in der Anwendung bei Menschen mit Depressionen in der ambulanten psychiatrischen Pflege. In S. Hahn (Hrsg.), *„Depressivität und Suizidalität“. Prävention – Früherkennung – Pflegeinterventionen – Selbsthilfe* (Vorträge und Posterpräsentationen, 7. Dreiländerkongress Pflege in der Psychiatrie, Bd. 10). Unterostendorf: ibicura.

Tschinke, I. (2013). Reglementierung der ambulanten psychiatrischen Pflege – Ist die Gesundheitsökonomischen Entscheidung der Kostenträger aus ethischen Gründen haltbar? Ein Plädoyer. In M. Schulz, S. Hahn, S. Schoppmann, U. Finklenburg, I. Needham, A. Hegedüs & H. Stefan (Hrsg.), *Blick zurück und nach vorn* (10. Dreiländerkongress Pflege in der Psychiatrie, S. 327–331). Bern: Verlag Forschung & Entwicklung/Dienstleistung Pflege, BFH. Verfügbar unter https://www.researchgate.net/publication/309175429_Reglementierung_der_ambulanten_psychiatrischen_Pflege_-_Ist_die_Gesundheitsokonomischen_Entscheidung_der_Kostentrager_aus_ethischen_Grunden_haltbar_-_Ein_Pladoyer

Tschinke, I. (2018). Kulturelle Adaption des REFOCUS Manuals für Recovery-Gespräche in der ambulanten psychiatrischen Pflege. In S. Hahn, I. Needham, C. Gurtner, A. Hegedüs, U. Finklenburg, S. Schoppmann, M. Schulz, J. Rixe & H. Stefan (Hrsg.), *„Gute Arbeit". Eine Herausforderung für die psychiatrische Pflege in Praxis – Management – Ausbildung – Forschung* (Vorträge, Workshops und Posterpräsentationen, 15. Dreiländerkongress Pflege in der Psychiatrie, S. 259–263). Bern: Verlag Berner Fachhochschule, Departement Gesundheit, Forschung & Entwicklung Pflege.

Tschinke, I., Radisch, J., Giersberg, S., Karsten, A., Trombach, F., Kropp, V., Koch, C., Harnau, B. & Kopke, K. (2012). *Bezugspflege in der ambulanten psychiatrischen Pflege*. Verfügbar unter https://www.bapp.info/archiv/BezugspflegeAPP-Leuphana_lang.pdf

Tschinke, I. & Rogner, M. (2019). Wirksamkeit von Experten aus Erfahrung im Recovery-Training. In S. Hahn, C. Gurtner, C. Burr, A. Hegedüs, U. Finklenburg, I. Needham, S. Schoppmann, H. Stefan, M. Schulz & J. Rixe (Hrsg.), *Et cetera PPP: Psychopathologie, Psychotherapie, Psychopharmakologie* (Vorträge, Workshops und Posterpräsentationen, 16. Dreiländerkongress Pflege in der Psychiatrie, S. 188–192). Bern: Verlag Berner Fachhochschule, Departement Gesundheit, Forschung & Entwicklung Pflege.

Uhlmann, C. (2014). Der Sinn der Krise – auch für die Familie? In T. Bock, K. Klapheck, F. Ruppelt & J. von Iljin (Hrsg.), *Sinnsuche und Genesung. Erfahrungen und Forschungen zum subjektiven Sinn von Psychosen* (S. 125–130). Köln: Psychiatrie-Verlag.

UN Human Rights Council. (2017). *Report of the Special Rapporteur on the right of everyone to the enjoyment of the highest attainable standard of physical and mental health. Thirty-fifth session 6-23 June 2017 Agenda item 3.*

Utsch, M., Bonelli, R.M. & Pfeifer, S. (2018). *Psychotherapie und Spiritualität. Mit existenziellen Konflikten und Transzendenzfragen professionell umgehen* (2. Aufl.). Berlin, Heidelberg: Springer. https://doi.org/10.1007/978-3-662-56009-9

Utschakowski, J., Sielaff, G., Bock, T. & Winter, A. (Hrsg.). (2016). *Experten aus Erfahrung. Peerarbeit in der Psychiatrie*. Köln: Psychiatrie-Verlag.

Valente, S.M. (2017). Managing Professional and Nurse-Patient Relationship Boundaries in Mental Health. *Journal of Psychosocial Nursing and Mental Health Services, 55*(1), 45–51. https://doi.org/10.3928/02793695-20170119-09

van Veldhuizen, J.R. & Bähler, M. (2017). *Flexible Assertive Community Treatment (FACT)-Manual. Flexible aufsuchend-nachgehende gemeindenahe Behandlung (deutsche Version des niederländischen Originals)*. Hamburg: Universitätsklinikum Hamburg-Eppendorf.

Vita, A. & Barlati, S. (2018). Recovery from schizophrenia: is it possible? *Current Opinion in Psychiatry, 31*(3), 246–255. https://doi.org/10.1097/YCO.0000000000000407

Vollmann, J. (2016). Patientenverfügungen von Menschen mit psychischen Erkrankungen. Gültigkeit, Reichweite, Wirksamkeitsvoraussetzungen und klinische Umsetzung. In G. Juckel & K. Hoffmann (Hrsg.), *Ethische Entscheidungssituationen in Psychiatrie und Psychotherapie* (S. 208–219). Lengerich, Westf.: Pabst Science Publishers.

Vollmann, J., Gather, J. & Gieselmann, A. (Hrsg.). (2017). *Ethik in der Psychiatrie. Ein Praxisbuch.* Köln: Psychiatrie-Verlag.

Vollmann, J. & Scholten, M. (2017). Patientenselbstbestimmung und Selbstbestimmungsfähigkeit. In J. Vollmann, J. Gather & A. Gieselmann (Hrsg.), *Ethik in der Psychiatrie. Ein Praxisbuch* (S. 26–34). Köln: Psychiatrie-Verlag.

Wabnitz, P., Schulz, M., Löhr, M. & Nienaber, A. (2017). Low-Intensity Cognitive Behavioral Therapy. *Psychiatrische Pflege, 2*(1), 31–36. https://doi.org/10.1024/2297-6965/a000073

van der Wal, C.N. & Kok, R.N. (2019). Laughter-inducing therapies. Systematic review and meta-analysis. *Social Science & Medicine, 232*, 473–488. https://doi.org/10.1016/j.socscimed.2019.02.018

Walle, M., Koch, C., Reichwaldt, W., Roick, C., Diefenbacher, A., Karsten, A., Berger, H., Klünder, C., Lammers-Reißing, A., Beins, W., Bangen, R. & Hellrung, N. (2010). *Theorie und Praxis eines zukunftsorientierten ambulant gesteuerten psychiatrischen Behandlungssystems* (Netzwerksysteme für integrierte Behandlung und Versorgung, Bd. 1). Berlin: Weingärtner.

Waller, H., Garety, P., Jolley, S., Fornells-Ambrojo, M., Kuipers, E. & Onwumere, J. (2013). Low intensity cognitive behavioural therapy for psychosis. A pilot study. *Journal of Behavior Therapy and Experimental Psychiatry, 44*(1), 98–104. https://doi.org/10.1016/j.jbtep.2012.07.013

Waller, H., Garety, P., Jolley, S., Fornells-Ambrojo, M., Kuipers, E. & Onwumere, J. (2015). Training frontline mental health staff to deliver „low intensity" psychological therapy for psychosis. A qualitative analysis of therapist and service user views on the therapy and its future implementation. *Behavioural and Cognitive Psychotherapy, 43*(3), 298–313.

Waller, H., Landau, S., Fornells-Ambrojo, M., Jolley, S., McCrone, P. & Halkoree, R. (2018). Improving implementation of evidence based practice for people with psychosis through training the wider workforce. Results of the GOALS feasibility randomised controlled trial. *Journal of Behavior Therapy and Experimental Psychiatry, 59*, 121–128. https://doi.org/10.1016/j.jbtep.2017.12.004

Wallner, J. (2007). *Health Care zwischen Ethik und Recht*. Wien: Facultas-WUV.

Ward, M.F. (2009). Record-keeping. In P. Barker (Ed.), *Psychiatric and Mental Health Nursing. The craft of caring* (2nd ed., pp. 545–552). London: Hodder Arnold.

Watkins, P.N., Börger, H. & Wolff, S. (2009). *Recovery – wieder genesen können. Ein Handbuch für Psychiatrie-Praktiker*. Bern: Huber.

Watzlawick, P. (2016). *Man kann nicht nicht kommunizieren. Das Lesebuch* (2. Aufl.). Bern: Hogrefe.

Watzlawick, P. (2017). *Wie wirklich ist die Wirklichkeit? Wahn, Täuschung, Verstehen* (18. Aufl.). München: Piper.

Webster, D. (2009). Using solution-focused approach. In P. Barker (Ed.), *Psychiatric and Mental Health Nursing. The craft of caring* (2nd ed., pp. 377–383). London: Hodder Arnold.

Weigel, A., Gumz, A., Kästner, D., Romer, G., Wegscheider, K. & Löwe, B. (2015). Prävention und Versorgung von Essstörungen. Das Gesundheitsnetz Magersucht und Bulimie. *Psychiatrische Praxis, 42*(Suppl 1), 30–34. https://doi.org/10.1055/s-0034-1387651

Weinberger, S. (2013). *Klientenzentrierte Gesprächsführung. Lern- und Praxisanleitung für psychosoziale Berufe* (Edition Sozial, 14. Aufl.). Weinheim: Beltz Juventa.

Weinmann, S. (2019). *Die Vermessung der Psychiatrie. Täuschung und Selbsttäuschung eines Fachgebiets*. Köln: Psychiatrie-Verlag.

Weiß, P. & Heinz, A. (Hrsg.). (2016). *Selbsthilfe – Selbstbestimmung – Partizipation*. (Tagungsdokumentation, 3./4.11.2015 Berlin, Jahrestagung der Aktion Psychisch Kranke (APK). Bonn: Aktion Psychisch Kranke.

Weißflog, S., Schoppmann, S. & Richter, D. (2016). Aufgaben und Tätigkeiten der Ambulanten Psychiatrischen Pflege in der Schweiz und in Deutschland. Ergebnisse eines länderübergreifenden Forschungsprojektes. *Pflegewissenschaft, 18*(3/4), 180–191.

Weischedel, W. (Hrsg.). (1996). *Immanuel Kant – Kritik der praktischen Vernunft. Grundlegung zur Metaphysik der Sitten* (Suhrkamp Taschenbuch Wissenschaft, Werkausgabe Bd. VII, 13. Aufl.). Frankfurt am Main: Suhrkamp.

Wendt, W.R. (2018). *Case Management im Sozial- und Gesundheitswesen. Eine Einführung* (7. Aufl.). Freiburg im Breisgau: Lambertus.

Werning, A. (2017). Praxisbeispiel EX-IN. Wie kann ein Genesungsbegleiter zu einer „guten" Behandlung beitragen. In J. Vollmann, J. Gather & A. Gieselmann (Hrsg.), *Ethik in der Psychiatrie. Ein Praxisbuch* (S. 139–143). Köln: Psychiatrie-Verlag.

Whitehill, I. (2009). Recovery. a personal perspective. In P. Barker (Ed.), *Psychiatric and Mental Health Nursing. The craft of caring* (2nd ed., pp. 51–57). London: Hodder Arnold.

WHO (World Health Organization). (2003). *Adherence to long-term therapies: evidence for action*. Geneva: World Health Organization. Verfügbar unter https://www.who.int/chp/knowledge/publications/adherence_full_report.pdf?ua=1

WHO. (2014). *Preventing Suicide. A Global Imperative*. Geneva: World Health Organization.

Wiesemann, C. (Hrsg.). (2003). *Pflege und Ethik. Leitfaden für Wissenschaft und Praxis* (Konferenzschrift, Kongress „Pflege und Ethik", Göttingen 1999). Stuttgart: Kohlhammer.

Wikipedia, Die freie Enzyklopädie. (Hrsg.). (2020, 24. Oktober). *Tourenplanung*. Verfügbar unter https://de.wikipedia.org/w/index.php?title=Tourenplanung&oldid=204839177

Wilber, K. (2001). *A Theory of everything. An integral vision for business, politics, science and spirituality*. Boston, MA: Shambhala.

Wilkin, P. (2009). The craft of psychiatric mental health nursing practice. In P. Barker (Ed.), *Psychiatric and Mental Health Nursing. The craft of caring* (2nd ed., pp. 37–50). London: Hodder Arnold.

Wilkinson, J.M. (2012). *Das Pflegeprozess-Lehrbuch.* Bern: Huber.

Williams, C.C. & Tufford, L. (2012). Professional competencies for promoting recovery in mental illness. *Psychiatry, 75*(2), 190–201. https://doi.org/10.1521/psyc.2012.75.2.190

Wittchen, H.-U. (2008). *Angst. Angsterkrankungen, Behandlungsmöglichkeiten* (10., unveränd. Nachdr.). Basel: Karger.

Wohlfart, E. & Zaumseil, M. (Hrsg.). (2006). *Transkulturelle Psychiatrie – interkulturelle Psychotherapie. Interdisziplinäre Theorie und Praxis.* Heidelberg: Springer Medizin. https://doi.org/10.1007/978-3-540-32776-9

Wolf, J.-C. (2012). *John Stuart Mills „Utilitarismus". Ein kritischer Kommentar* (Studienausgabe, 2. Aufl.). Freiburg im Breisgau, München: Alber.

Wolfersdorf, M. (2008). Suizidalität. *Der Nervenarzt, 79*(11), 1319–1334. https://doi.org/10.1007/s00115-008-2478-2

Wolff, S. (2011). Selbstkonzept und Körperbild. In D. Sauter & R.C. Ahrens (Hrsg.), *Lehrbuch psychiatrische Pflege* (3. Aufl., S. 919–932). Bern: Huber.

Wrycraft, N. (2017). Communication. In N. Wrycraft & A. Coad (Eds.), *Recovery in Mental Health Nursing* (S. 39–52). London: Open University Press.

Wrycraft, N. & Coad, A. (Eds.). (2017). *Recovery in Mental Health Nursing.* London: Open University Press.

Wunderink, L., Nieboer, R.M., Wiersma, D., Sytema, S. & Nienhuis, F.J. (2013). Recovery in Remitted First-Episode Psychosis at 7 Years of Follow-up of an Early Dose Reduction/Discontinuation or Maintenance Treatment Strategy. Long-term Follow-up of a 2-Year Randomized Clinical Trial. *JAMA Psychiatry, 70*(9), 913–920. https://doi.org/10.1001/jamapsychiatry.2013.19

Wurmser, L. (2017). *Die Maske der Scham. Die Psychoanalyse von Schamaffekten und Schamkonflikten* (7., unveränd. Aufl.). Hohenwarsleben: Westarp.

Wustmann, C. (2015). *Resilienz. Widerstandsfähigkeit von Kindern in Tageseinrichtungen fördern* (5. Aufl.). Weinheim, Basel: Beltz.

Wydler, H. (Hrsg.). (2010). *Salutogenese und Kohärenzgefühl. Grundlagen, Empirie und Praxis eines gesundheitswissenschaftlichen Konzepts* (4. Aufl.). Weinheim: Juventa.

Yakeley, J. (2018). Shame, culture and mental health. *Nordic Journal of Psychiatry, 72*(Supl), 20–22. https://doi.org/10.1080/08039488.2018.1525641

Yates, I., Holmes, G. & Priest, H. (2012). Recovery, place and community mental health services. *Journal of Mental Health, 21*(2), 104–113. https://doi.org/10.3109/09638237.2011.613957

Zielke-Nadkarni, A. (2003). *Pflege im kulturellen Kontext. Positionen, Forschungsergebnisse, Praxiserfahrungen.* Bern: Huber. https://doi.org/10.1024/1012-5302.17.4.280a

Zink, K.J. (2004). *TQM als integratives Managementkonzept. Das EFQM Excellence Modell und seine Umsetzung* (mit Selbstbewertungsprozess; berücksichtigt Reviews des EFQM-Modells von 2000 und 2002; 2. Aufl.). München: Hanser. https://doi.org/10.3139/9783446228290

Zöllner, T., Calhoun, L.G. & Tedschi, R.G. (2006). Trauma und persönliches Wachstum. In R. Rosner & A. Maercker (Hrsg.), *Psychotherapie der posttraumatischen Belastungsstörungen* (S. 36–42). Stuttgart: Thieme.

Zuckerman, M. (1999). *Vulnerability to psychopathology. A biosocial model.* Washington, DC: American Psychological Association. https://doi.org/10.1037/10316-000

Weiterführende Literatur

Angenendt, A. (2015). *Ehe, Liebe und Sexualität im Christentum. Von den Anfängen bis heute* (2. Aufl.). Münster: Aschendorff.

Bauer, B.G., Anderson, W.P. & Hyatt, R.W. (2002). *Bulimie. Eine Behandlungsanleitung für Therapeuten und Betroffene.* Weinheim: Beltz.

Brandstätter, V., Otto, J.H. & Bengel, J. (Hrsg.). (2009). *Handbuch der allgemeinen Psychologie. Motivation und Emotion.* Göttingen: Hogrefe.

Beauftragter der Bundesregierung für die Belange behinderter Menschen. (Hrsg.). (o.J.). *UN-Behindertenrechtskonvention* (amtliche deutsche Übersetzung, englischer Originaltext und deutsche Schattenübersetzung in leichte Sprache). Verfügbar unter https://www.bsv-rlp.de/fileadmin/media/bsv/sport/inklusion/Broschuere_UNKonvention_KK.pdf

Bundeskanzlei. (Hrsg.). (2021). *Der Bundesrat. Das Portal der Schweizer Regierung.* Verfügbar unter https://www.admin.ch/gov/de/start/dokumentation/impressum.html

Bundestherapeutenkammer. (o.J.). *Psychotherapeuten beklagen zu lange Wartezeit nach Akutbehandlung.* Zugriff am 31.03.2021 unter https://www.aerztezeitung.de/politik_gesellschaft/psychotherapeutische_versorgung/article/961469/bundestherapeutenkammer-psychotherapeuten-beklagen-lange-wartezeit-nach-akutbehandlung.html

Dilling, H., Mombour, W. & Schmidt, M.H. (Hrsg.). (2015). *ICD-10. Internationale Klassifikation psychischer Störungen* (10. Aufl.). Bern: Hogrefe.

Hartmann, U. (Hrsg.). (2018). *Sexualtherapie. Ein neuer Weg in Theorie und Praxis.* Berlin: Springer.

Hoffmann, H. (2013). *Der Struwwelpeter.* Köln: Schwager & Steinlein.

Holvoet, L., Huys, W., Coppens, V., Seeuws, J., Goethals, K. & Morrens, M. (2017). Fifty Shades of Belgian Gray. The Prevalence of BDSM-Related Fantasies and Activities in the General Population. *Journal of Sexual Medicine, 14*(9), 1152–1159. https://doi.org/10.1016/j.jsxm.2017.07.003

Kant, I. & Horn, C. (2015). *Grundlegung zur Metaphysik der Sitten* (Suhrkamp Studienbibliothek, Bd. 2, 4. Aufl.). Frankfurt am Main: Suhrkamp. https://doi.org/10.28937/978-3-7873-2878-9

Körtner, U.H.J. (2017). *Grundkurs Pflegeethik* (3. Aufl.). Wien: Facultas.

Mason, P.T. & Kreger, R. (2014). *Schluss mit dem Eiertanz. Für Angehörige von Menschen mit Borderline* (8. Aufl.). Köln: Balance-Buch + Medien-Verlag.

Rice, V.H., Hildenbrand, A., Müller, R., Muijsers, P. & Lazarus, R.S. (Hrsg.). (2005). *Stress und Coping. Lehrbuch für Pflegepraxis und -wissenschaft.* Bern: Huber.

Rösel, M. (2014). *Wenn lieben immer wieder weh tut. Partner in der Borderline-Beziehung.* München: Starks-Sture-Verlag.

Sauter, D. (2011). Essen und Trinken. In D. Sauter, C. Abderhalden, I. Needham & S. Wolff (Hrsg.), *Lehrbuch Psychiatrische Pflege* (Fachpflege – Psychiatrische Pflege, 3. Aufl., S. 716–734). Bern: Huber.

Selye, H. (1984). *The stress of life.* New York, NY: McGraw-Hill.

Thielscher, C. (Hrsg.). (2012). *Medizinökonomie.* Wiesbaden: Gabler. https://doi.org/10.1007/978-3-8349-7088-6

Wallner, J. (2004). *Ethik im Gesundheitssystem. Eine Einführung.* Wien: Facultas.

Watzlawick, P. (2015). *Anleitung zum Unglücklichsein* (28. Aufl.). München: Piper.

Speziell für die Schweiz findet sich Literatur unter:

BAG (Bundesamt für Gesundheit) – www.bag.admin.ch

Concret AG – www.concret-ag.ch

Curacasa (Fachverband freiberufliche Pflege Schweiz) – www.curacasa.ch

SBK (Schweizerischer Berufsverband Krankenpflege) – unter www.sbk.ch

Schweizerische Gesetzessammlung: https://www.admin.ch/opc/de/classified-compilation/19950219/index.html (Abruf: 1.8.2019)

Schweizerische Gesetzessammlung: https://www.admin.ch/opc/de/classified-compilation/19950275/index.html

Herausgeber- und Autorenverzeichnis

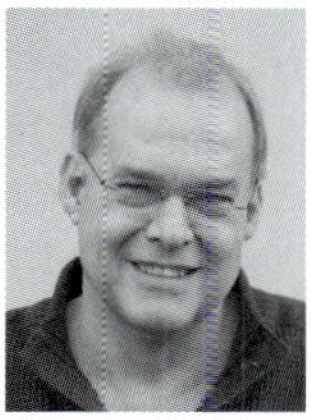

Finklenburg, Udo, PsyKP, MAS Mental Health (BFH), freiberuflicher Psychiatriepfleger in der Region Biel/Seeland (CH), Gründungsmitglied und Präsident des Vereins Ambulante Psychiatrische Pflege, Mitglied des Organisationskomitees „Dreiländerkongress Pflege in der Psychiatrie“. Mitglied der Psychiatriekommission des SBK Schweiz.
Kontakt: u.finklenburg@just-do-it.ch

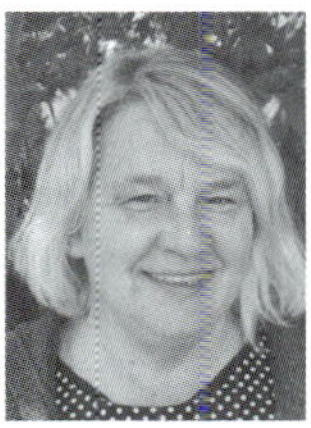

Gähler-Schwab, Béatrice, geb. 1969, lebt in Büren an der Aare; Dipl.-Pflegefachfrau Psychiatrie, MAS Mental Health (BFH). Sie führt gemeinsam mit vier weiteren Pflegefachpersonen kollektiv den ambulanten psychiatrischen Pflegedienst „just-do-it“ für Biel. Sie ist Mitglied im Vorstand des VAPP sowie diverser Kommissionen und im Organisationskomitee „Fachtagung Ambulante psychiatrische Pflege“.
Kontakt: b.gaehler@just-do-it.ch

Konhäuser, Tim, geb. 14.11.1970, lebt in Rottenburg, Fachwirt für Organisation und Führung, Fachkrankenpfleger für Psychiatrie, Mitglied im Wissenschaftlichen Beirat „Dreiländerkongress Pflege in der Psychiatrie“, Mitglied in der DFPP, Mitglied in der Sektion psychiatrische Pflegeforschung der DGP.
Kontakt: tim.konhaeuser@gmail.com

Roddau, Peter, Fachkrankenpfleger in der Gerontopsychiatrie, Leitungskraft in der ambulanten psychiatrischen Pflege seit 2008.
Kontakt: roddau.pk@web.de

Rogner, Melanie, Dipl.-Juristin, Bachelor of Arts Sozialwissenschaft, Expertin aus Erfahrung/EX-IN-Absolventin, Recovery-Dozentin/Trainerin, Mutter von zwei Kindern.
Kontakt: rogner.schulungen@gmail.com

Schmid, David, geb. 1979, lebt in Bern. Er ist dipl. Pflegefachmann HF Schwerpunkt Psychiatrie. Nach mehrjähriger Praxiserfahrung in der stationären Kinder- und Jugendpsychiatrie arbeitete er von 2008 bis 2020 als freiberuflicher Pflegefachmann im Kanton Bern für Kinder, Jugendliche und Erwachsene. Neben seiner Praxistätigkeit war er bei einer nationalen Kinder-Spitex-Stiftung verantwortlich für Weiterbildung, Supervision und Coaching im Bereich Psychiatrie. 2020 gründete er eine Firma für Landschaftsgestaltung und Gartenbau und engagiert sich seitdem für die Integration physisch und psychisch benachteiligter Menschen in den Arbeitsmarkt.
Kontakt: david@glowinggrass.ch

Schneider-Tschinke, Britta, MA Organisationsentwicklung, Fachpflegerin für Psychiatrie, Deeskalationstrainerin, stellv. Pflegedirektorin am AGAPLESION Diakonieklinikum Rotenburg.
Kontakt: schneider-tschinke@gmx.de

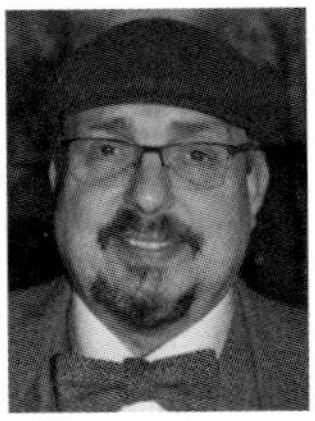

Tschinke, Ingo, geb. 1962, Master of Science Gesundheits- und Pflegewissenschaft (Univ.), Master of Nursing/Arts (Univ.), Dipl.-Pflegewirt (FH), Fachpfleger in der Psychiatrie, Regionalsprecher der BAPP Nord seit 2008, Mitglied der Deutschen Fachgesellschaft für Pflegewissenschaft, dort tätig in der Sektion Psychiatrische Pflegewissenschaft, Mitglied in der DFPP und tätig im Arbeitskreis „State of the Art“, selbstständiger Recovery-Dozent mit Melanie Rogner, seit 13 Jahren in der ambulanten psychiatrischen Pflege tätig und vorher 18 Jahre in der stationären Allgemeinpsychiatrie.
Kontakt: tschinke.ingo@gmx.de

Voss, Frank, MA, Gesundheits- und Krankenpfleger, Gesundheitswissenschaftler und Gesundheitsökonom, sozialtherapeutische Fachkraft im MRV, Einrichtungsleitung im St. Antoniusklinikum Waldbreitbach.
Kontakt: frank.voss300@gmail.com

Sachwortverzeichnis

T

U

V